脳神経外科
臨床マニュアル

改訂第5版

端 和夫・三國信啓 編

丸善出版

改訂第5版 序 文

　1989年の初版発行から30年が経過した．その間，脳神経外科の進歩に対応して4回の改訂を行ったが，それぞれの改訂時には，当然，新知見を紹介し，移り行く時代の要求を反映することが盛り込まれた．しかし，いずれの改訂時にも，初版発行時の理念であった，一人の患者を前にして良い脳神経外科臨床を実現するための大切な要素を記載した本であることを心がけた．ここでの大切な要素とは，基本知識という一般的な意味のほかにもう一つ，端 和夫が個人的に考えた，それぞれの時代に応じてわが国の脳神経外科医に求められていると感じる努力目標が含まれている．初版での重点は，治療成績に決定的な影響を持つにもかかわらず当時さほど重要視されていなかった厳密な全身管理であった．改訂第2版，第3版の場合には外科治療の可能性を拡大させる高度な手術技術であり，第4版の場合には幅広い知識の獲得であった．これらの重点項目を意識した改訂版が，当時の脳神経外科社会にどれほど受け入れられたかは知る由もないが，より良い臨床の実現を目指すわが国の脳神経外科医のために役立ったことを願っている．

　しかし残念ながら，端 和夫をはじめ田邊純嘉，上出延治など，今までの改訂に力を尽くした者たちは，すでに臨床の現場から遠ざかって長い年月が経ってしまい，もはや最新の脳神経外科臨床の現実を実感することができなくなった．そして，大切な要素を盛り込む改訂に着手できず，長い間多くの方々に使っていただいた本書のリニューアルが延び延びになっており残念な思いであった．

　ところが幸いにして，三國信啓が改訂のリーダーとなってくれることになり，また丸善出版の承諾を得ることができて，改訂第5版を制作することが実現した．そしてこの改訂版の基本姿勢は，初版の理念にもう一度立ち返ることに決まった．今回は特に重点項目はないが，「一人の患者を前にした脳神経外科医が，良い治療を実現するための手助けとなる知識と方法が具体的に書かれている」というわけである．

　執筆者は多くが札幌医科大学脳神経外科の関係者で，中にはまだ若い人たちもあるが，その人たちの視点が反映されているという良い面もあるかもしれない．至らぬところは三國信啓をはじめ丹羽 潤，大滝雅文，野中 雅，南田善弘，鰐渕昌彦が手助けした．小児脳神経外科に関する項目は吉藤和久が担当したが，大阪総合医療センター

の坂本博昭博士に校閲と執筆もお願いした．約20％の節は札幌医科大学関係者以外の執筆者で，ほとんどは第4版の執筆者であるが，新たに数人の方に執筆をお願いした．その中には，途方もない手術経験を持っておられ，端 和夫が尊敬する大変な勉強家の富永紳介博士の脳動静脈奇形の手術の項目もある．最終的にはすべての項目について端 和夫と三國信啓が査読，校閲し，執筆者に注文を出した．

　その結果でき上がったのが本書であるが，初版と同様に，自分の手で良い治療を実現しようと思っている脳神経外科医に役立つ本になることを願っている．

　最後に丸善出版の安平 進，小西孝幸両氏には企画から上梓に至るまで何度も札幌まで出向いていただいたことを含め，大変なご苦労をいただいた．心からの感謝の意を表する．

2018年　晩　秋

端　和夫，三國信啓

改訂第4版 序 文

1989 年に『脳神経外科臨床マニュアル』を最初に作った当時は，わが国の脳神経外科医は神経系の外傷，腫瘍，血管，脊髄，小児などの広い領域で仕事をし，それぞれについて詳しい知識が求められていた．その後，脳卒中医療の大きな分野を脳神経外科医が担うこととなり，必要な知識はさらに増えた．改訂第3版が出版された2001年の頃も状況は基本的に変わらなかったと思う．

しかし，それから 10 年が経過し，わが国の脳神経外科医の働く領域には多少の変化が起こっているように見える．脳卒中医療への関与は相変わらずで，最近では tPA や認知症の知識も必要となっているが，一方，本来の脳神経外科領域ともいえる分野では，かつて脳神経外科学一般の領域に含まれていた多くの分野が，それぞれひとつの専門的な領域として独立してきた感がある．各々の分野には専門家が生まれた結果，その領域の知識は脳神経外科の一般知識というよりは専門家になるための特殊な知識と認識される傾向が強くなった．それは血管内手術や脊髄外科，小児脳神経外科など特殊性の高い領域にとどまらず，多くの脳腫瘍や血管障害，例えば下垂体腫瘍，聴神経腫瘍，脳動静脈奇形の手術，さらには CEA までにも及んでいるかに見える．現在では，極端な表現をすれば，一般の脳神経外科医は脳卒中と慢性硬膜下血腫，それに時々見つかる髄膜腫や頭部外傷の手術ができればよく，あとは専門家に任せてしまう，という風潮である．その結果，一人前の脳神経外科医になるための知識の必要量は少なくなり，その他の分野の知識は，何がどれだけ必要であるか，学ぶ人ばかりでなく教える側の人にとっても分かり難い状況である．必然的にこれから脳神経外科医として成長してゆく世代の人々の知識が，狭い範囲の実用的知識のみで終わることが多くなっているかに見える．これは憂慮に値する事態である．

言うまでもなく幅広い視野を持たない者に日本の脳神経外科の将来を託す事はできない．

このような観点から，この度の改訂では，今までの札幌医科大学の人達の執筆による実用的知識の記載という慣例を見直して，広い領域について全国的にその領域の第一人者と思われる方々に執筆を依頼した．執筆の過程では失礼を顧みず私から多くの注文を出したが快く応じてくださり，多少とも筆者の蘊蓄を傾けていただいた記述となった．

結果的にはわが国の脳神経外科が受け持っている全ての領域を網羅した，実践的にも学問的にも非常にレベルの高い教科書となった．Ⅰ～Ⅲ巻を合わせると 1700 ページに及ぶ大きな本となり，値段も相当高価となったが，そもそも脳神経外科学というのは決して薄っぺらなものではない，という事の証でもあろう．将来のわが国の脳神経外科を担う全ての人達が本書を読破して，広い視野を身につけた臨床脳神経外科医になってほしいものである．

改訂に関する計画，内容の校閲には札幌医科大学脳神経外科の南田善弘，本望 修の両君，上出脳神経外科の上出廷治院長にご苦労をかけた．またシュプリンガー・ジャパンのスタッフには編集作業全般について大変な努力をいただいた．心から感謝の意を表したい．

2010 年 4 月 22 日

端 和夫

改訂第3版 序 文

　現在は情報が簡単に手に入り，検索すると発表文献はもとよりわざわざ要約したものまであって，それらをすぐに日常診療に利用すればよいように見える．しかし，それらの情報のうち，どれを選択するかは別の問題である．脳神経外科の臨床のように，疾患そのもの，症状の現れ方，治療の選択や目標など，ほとんどすべての側面で非常に個別性が強い領域では，たとえば未破裂脳動脈瘤の平均の破裂率が何％というような一般的な知識は，現実にそれほど役には立たない．

　よい臨床を実践するためには，ガイドラインに提示されているような情報をうのみにするのではなく，患者の個別性を考慮した情報のよい選択をすることが不可欠で，それは多くの臨床経験に基づいた知恵によるものであろう．

　1989年の初版の時と同じく，本書は情報そのものの提示が目的のマニュアルではなく，実践的に意味のある情報をどう選択するかが見えてくるような手引きであることを心がけた．できるだけ建前的な空虚な記載を省き，多くの情報の中から，著者らがよいと思ったものが選択されているはずである．

　今回の改訂の計画は，端 和夫，田邊純嘉，上出延治，八巻稔明，南田善弘，本望 修の6人で作り，前回の改訂に関与した多くのメンバーが査読した．そして上出延治が最終的に細部に目を通してチェックした．二分脊椎の項は私の尊敬する友人の坂本敬三博士に書いていただいたが，その他の項目は札幌医科大学脳神経外科関係のスタッフが精一杯の頑張りで執筆した．したがって，できばえには著者の臨床レベルが直接反映されていることになり，一方では心配な点も多い．また内容はできるだけ公平な記載となるよう心がけたが，著者の主観により偏った記載となっている部分があるかもしれない．しかし，それらはよい臨床を提供しようとする著者の心意気として読んでいただき，読者の判断で取捨選択していただければ幸いである．

　前回改訂後の8年間に，脳神経外科の臨床はさらに細緻に，多岐にわたるものとなり，短期間の間の変化の大きさに驚かされる．そのためページ数が増し，大きな本となってしまった．

　多少矛盾した言い方に聞こえるかもしれないが，どうか読者の皆さんはマニュアルに書かれているような知識を最終的な規範としないでいただきたい．優れた臨床家には，患者の示す限りない多様性に対応できるような，視野の広い情報処理能力と自立的な思考が不可欠である．またそのことが，脳神経外科の臨床が将来も知的な職業であり続けるための条件になるのではないかと思う．

　どうかこの本を上手に使っていただいて，節約できた時間を将来に向けての自己開発にあてていただければ幸いである．

　2001年3月

端 和夫

改訂新版　序　文

　1989年につくった臨床マニュアルを1993年にもう改訂するということは，出版物を商品としてみた場合には多少早すぎるのかも知れない.

　しかし，この本が筆者自身，すなわち札幌医科大学脳神経外科の臨床の実際にもなかなか役に立ち，また多くの人から使っていますよという声をかけられたりすると，出来が悪かったり，必要なことが書かれていなかったりする部分や，少しでも内容が古くなって現実にそぐわなくなった部分などが大変気になって，出版社に無理をいって改訂させてもらうことにした.

　ところが改訂を実際始めてみると，わずか5年足らずの間に，脳神経外科の臨床がずいぶん変わっているのに驚かされた.

　感じとしては，脳神経外科の臨床の進歩は最近は多少停滞気味で，それがむしろ一般的な認識かと思っていたが，実際は大きく変わっており，しかもそれに気がつかなかったわけである.いつのまにか時代に取り残され，古い考えにとらわれて組織の中でブレーキになるという状態は，わりあい簡単に起こるのかも知れない.

　結果的には，少し書き足したり，削ったりという当初の予想が大幅に変わり，すっかり新しい本と思うほどになった.

　しかし内容的には初版と同じく，後輩に伝えて役に立つ本質的かつ実践的な知識を余分なことを省いて記載した.脳神経外科の治療が成功するかどうかは，昔も今も，治療する人がどれほどの熱意をつぎ込むかに懸かるところが多い.個々の内容には執筆者の主観がいささか独断的に現れている場合があるかもしれないが，これは単に知識の羅列でなく，それぞれが各場面で最良と思うものを選択したいという意識の表れであると思っていただきたい.

　改訂の計画は端 和夫，田邊純嘉，上出廷治，大坊雅彦，伊林至洋，丹羽潤，森本繁文，大瀧雅文の8人でつくり，それに松村茂樹，黒川泰任，柏原茂樹，高橋義男を加えたメンバーが各項目の内容を査読，検討し，最終的には端 和夫と田邊純嘉が校閲した.

　作業の元締めは伊林至洋が担当した.岡田 忠さんには図やワープロで，川嶋明子，木村郁美，川勝智恵の皆さんにはいろいろな仕事で苦労をかけた.

　この改訂版が，初版にも増して脳神経外科医のより良い治療の実践に役立つことを願っている.

1993年3月

端　和夫

初版 序 文

　脳神経外科を仕事としてから，多くの施設で，多くの脳神経外科医，あるいはこれから脳神経外科医になろうとする人たちと一緒に働いてきた．よく勉強するが診療は得意でない人や，診療は上手でもあまり勉強しない人，詳しい記録を書く人や，ほとんど何も書かない人，新しいことは何でも取り入れる人や，今までのやり方をなかなか変えない人，小気味のいい仕事ぶりの人や，重厚な味わいの人，実にさまざまな人たちがいた．

　しかし，これらの脳神経外科医たちは1人の例外もなく，受け持ち患者を治そうとする格別の熱意を持っていた．時間を忘れて手術をし，重症患者には何日も徹夜して待機し，状況のわずかな変化に一喜一憂した．動脈瘤の重症例の術後，次々に合併症が起こるのを，惨めな気持ちを振り払いながら対応に追われたことを，何人もの同僚の顔とともに思い出す．治療が不成功に終わったとき，診断や術前の対応や，手術や術後などの様々な反省が心に浮かび，あるものは仲間の間の共通の戒めとなって残ってきた．

　最近では脳神経外科固有の問題の対策は次第に確立され，かわって全身合併症の対策が治療を左右することが多くなった．その結果，おびただしい量の内科的あるいはICU的知識が必要となり，大きな施設では，それぞれの専門家の応援を依頼することが多くなった．しかし，他の医師が一緒になって徹夜してくれることはほとんどなく，やはり脳神経外科医自身が対処しなければならない．また，町には多くの脳神経外科の病院ができ，競争に勝つためには，まれな疾患にも正確に対処でき，高度な手術をよい成績でしなくてはならない状況にある．しかし，症例は分散され，実践的な対応能力を研くための経験をつむ機会は少ない．

　脳神経外科の教科書の多くは学生を対象としたものか，あるいは，専門医試験のための知識を記載しているもののように見える．手術のビデオは見ることはできても，それらは標準化されたものか，あるいはとんでもなく珍しいものばかりである．

　目の前の患者を治すためにはどんな努力もいとわないが，1人か2人のスタッフで，手分けをしながら休みなしに働き，相談する他科の専門家もいないという大多数の若手の脳神経外科医にとって，これは厳しい現実である．

　そのような人たちのために，座右にあって役立つ虎の巻を作ろうとしたのがこの本である．各項目はすべてを網羅しているわけではないが，教科書には書かれていない大切なポイントが，ちょうど先輩や同僚たちが縄のれんの店でぽつぽつ話してくれるように数多く盛り込まれているはずである．

　この本は教室の35周年を記念して，札幌医科大学脳神経外科で私と一緒に働いた全員が，これから同じ道をめざす研修医のために心を込めて書いたものである．それぞれが多少とも得意なところを受け持ち，日頃の臨床の実際とあれこれ勉強した結果を記載することになった．

　術前・術後管理の項目は松村茂樹，黒川泰任，柏原茂樹の三君が内容を検討し，筆者に多くの注文を出した．さらにそれらを含めて，私と田邊純嘉，上出廷治，大坊雅彦の4人で全体をチェックし，手直ししたが，最終的な文責は私にあることはいうまでもない．また，教室の岡

田 忠さんには図表やワープロで，川嶋明子さんにはあらゆる仕事で苦労をかけた．

　この本が，1人でも多くの脳神経外科医に，よりよい治療を自分自身の手で実現する手助け
となれば幸せである．

　1989年6月

端　和夫

目 次

I 章　初期診察に関わる事項

1 節　頭痛，めまい　2

1. 頭　痛　2

頭痛の分類　2／危険な頭痛の鑑別（二次性頭痛の鑑別）　3／一次性頭痛　4

2. めまい感，めまい　8

真性めまい　8／持続性平衡感覚障害　9／めまい感　10／失神あるいは失神に類似するような病態　10

2 節　意識障害　12

1. 初期対応　12
2. 意識障害の程度の把握，意識障害の評価　13
3. 意識障害の臨床的鑑別　15

鑑別診断のためのバイタルサインチェック　15／鑑別診断のための神経症状，基本的神経検査所見　16

4. 脳神経外科救急における
意識障害患者の初期治療での原則　17

3 節　認知症診断　19

1. 認知症を診断するにあたって　19
2. 脳神経外科外来における認知症診断の進め方　20

認知症を診断する上でのポイント　20／診察前に必要な知識　21／脳神経外科外来における認知症鑑別診断のフローチャート　22

3. 画像所見からの認知症疾患の鑑別　26

形態画像検査　26／機能画像検査　27

4. Treatable Dementia　29

正常圧水頭症　29／特発性正常圧水頭症　29

5. 薬物治療の実際　34

治療開始および治療薬選択　34／治療薬の変更について　36／BPSD に対する治療（抑肝散，セロクエルなど）　36

6. 改正道路交通法と認知症　36

これまでの経緯　36／改正道路交通法　37

4 節　末梢神経障害の診かた　38

1. 末梢神経の構造と病変　38

構造　38／病理　38／末梢神経障害（ニューロパシー）の障害分布による分類　39／障害機序　39／末梢神経障害を疑う所見　41

2. 単ニューロパシー　44

手根管症候群　44／前骨間神経症候群　46／肘管症候群　46／尺骨神経管症候群　47／橈骨神経麻痺　47／後骨間神経麻痺　47／外側大腿皮神経症候群　48／足根管症候群　48

3. 多発単ニューロパシー　48

血管炎性多発単神経炎　49／サルコイドニューロパシー　50

4. 多発ニューロパシー　50

ギランバレー症候群　50／慢性炎症性脱髄性ニューロパシー　51／糖尿病性ニューロパシー　52／栄養障害性，薬剤性，中毒性多発ニューロパシー　53／Critical illness neuropathy　53／遺伝性　54

5. 腕神経叢障害　54

Ⅱ章　機器診断に関わる事項

5節　腫瘍性病変の MRI 診断　58

1. 星細胞系・乏突起膠細胞系腫瘍　60
2. その他の星細胞系腫瘍　64
3. 上衣系腫瘍　66
4. その他の神経膠腫　68
5. 脈絡叢腫瘍　68
6. 神経細胞性および混合神経細胞性・膠細胞系腫瘍　70
7. 松果体部腫瘍　74
8. 胎児性腫瘍　76
9. 脳神経・傍脊椎神経腫瘍　77
10. 髄膜腫　78
11. 間葉系非髄膜上皮細胞性腫瘍　79
12. メラノサイト系腫瘍　80
13. 原発性悪性リンパ腫　81
14. 組織球系腫瘍　82
15. 胚細胞性腫瘍　83
16. 家族性腫瘍症候群　84
17. トルコ鞍部腫瘍　85
18. 転移性腫瘍　87
19. 下垂体・傍鞍部腫瘍　87
20. 頭蓋底部腫瘍　88
21. 嚢胞性腫瘤　89

6節　急性期脳梗塞の画像診断　93

1. Treatment Related Acute Imaging Target（TRAIT）　93
2. Large Vessel Occlusion　95
   Non-contrast CT（NCCT）95 ／ CTA　96 ／ MRA 97 ／ T2* 強調画像　98 ／頸動脈エコー　98
3. Small Core　100
   ASPECTS on NCCT　100 ／ Diffusion-weighted Imaging（DWI）101 ／ CT-perfusion　105
4. Large core-perfusion mismatch（Penumbral marker）　106
   MR-perfusion　106 ／ CT-perfusion　108 ／ Clinical-Imaging Mismatch（CIM）　108
5. Collaterals　110
   CTA source image　110 ／ multiphase CTA　111 ／ FLAIR Hyperintense Vessel（FHV）112

Ⅲ章　術前，術後に関する事項

7節　術前の全身評価　116

1. 検査のルーチン　116
   採血，採尿　116 ／ X 線写真　117 ／安静時 12 誘導心電図　117 ／呼吸機能検査　117 ／そのほかの放射線画像検査　117 ／高次脳機能検査　118
2. 循環器　118
   心合併症と脳神経外科手術　119 ／周術期検査　119 ／抗血栓薬の管理　121
3. 呼吸器系　124
   術前検査　124 ／慢性呼吸器系疾患　125
4. 腎疾患　126
5. 耐糖能　126

8節　高齢者管理の注意　127

1. 高齢者について　127

   高齢者の特徴　127／加齢に伴う生理学的変化の特徴　127／加齢により増加する全身疾患　128

2. 高齢者における脳神経外科診療　128

   高血圧症　128／心房細動　129／冠動脈疾患　129／心不全　130／慢性閉塞性肺疾患　130／腎不全　130／糖尿病　131／脱水と溢水　131／電解質異常　132／低栄養　133／貧血　134／動脈硬化　134／脳小血管病　135／フレイル　135／せん妄　136

3. 高齢者における薬物療法の注意点　136

   高齢者における薬物療法の特徴　136／薬物動態の加齢の影響　136／高齢者の薬物療法の実際　137

9節　下垂体ホルモン検査と補償療法　138

1. 下垂体ホルモン検査　138

   目的　138／一般的注意事項　138／下垂体ホルモンの基礎分泌と評価　139／ホルモン検査の選択　140／下垂体ホルモン分泌機能検査　141

2. ホルモン補償療法　145

   副腎皮質ホルモン　145／甲状腺ホルモン　145／成長ホルモン　145／ゴナドトロピン　146

3. 内分泌緊急症　147

   副腎クリーゼ　147

10節　脳神経外科領域での輸液・栄養管理　148

1. 脳神経外科領域での輸液　148

   脳神経外科領域での輸液の原則　148／脳血液関門の役割　148／脳浮腫の発生とその治療　148

2. 輸液の開始から維持までの実際　149

   輸液の開始　149／維持輸液　149／是正輸液　150

3. 栄養の管理　153

   エネルギー必要量の計算　153／必要な栄養素とその割合　154／各栄養素ごとの投与量計算　154

4. 栄養の投与経路　155

   一般的な栄養管理の原則　155／経静脈投与　155／経腸栄養　158

11節　血圧管理　160

1. 脳神経外科領域における血圧管理概説　160

2. 頭蓋内病変を有する患者の急性期血圧管理　160

   脳血管障害の血圧管理　163

3. 頭部外傷における血圧管理　166

4. 降圧剤（静注，経口）の選択と考え方　167

   静注降圧剤　167／経口降圧剤　168

5. 昇圧について　168

   ショック　168／意図的な昇圧　169／昇圧剤の選択について　169

6. 脳卒中予防としての血圧管理　170

   脳小血管病における血圧管理　170／主幹動脈狭窄における血圧管理　171

12節　心不全・不整脈　172

1. 術前・術後のリスク評価　172

   術前心臓血管系評価　172／術前リスク評価の実際　173

2. 心不全・不整脈疾患の診断と管理　176

   心不全　176／不整脈疾患　179

13 節　深部静脈血栓症，肺塞栓　184

1. 深部静脈血栓症（DVT）　184

   病態　184／診断　186／予防と治療の実際　188

2. 肺動脈（血栓）塞栓症　191

   病態　191／診断　192／予防と治療の実際　194

14 節　呼吸管理—呼吸不全とその対策　196

1. 急性呼吸不全の分類と病態　196

   血液ガス分析値　197／Ⅰ型呼吸不全（急性酸素化障害）　197／Ⅱ型呼吸不全（急性換気障害，肺胞低換気）　198

2. 呼吸管理の実際（基礎編）　198

   酸素療法　198／薬物療法（経気道的投与）　200／高流量経鼻酸素療法　200／非侵襲的陽圧換気　201／気道確保　202／気管挿管下の人工呼吸管理　205

3. 呼吸管理の実際（応用編）　215

   急性呼吸促迫症候群　215／気道圧開放換気　215／腹臥位療法　216／体外式膜型人工肺　217／肺理学療法　218

4. 脳神経外科領域における呼吸管理　218

   重症頭部外傷　218／脊髄損傷　218／たこつぼ心筋症・神経原性肺水腫　219／静脈血栓塞栓症　219／人工呼吸器関連肺炎　220／人工呼吸器関連肺障害　221／慢性閉塞性肺疾患　221

5. おわりに　221

15 節　急性腎障害の治療　223

1. AKI の原因・分類　223

2. 検査・診断・臨床経過　224

   検査　224／診断　225／臨床経過　225／腎前性と腎性の鑑別　226／薬剤・造影剤による腎障害　227

3. 治　療　229

   溢水・肺水腫が起きたら　229

16 節　血　糖　232

1. 入院時における血糖値に関するスクリーニング検査　232

2. 血糖値異常が認められたときの検査　233

   腎障害の有無　233／眼底検査　234／糖尿病性神経障害　234

3. 血糖値管理　234

   経口血糖降下薬　234／ GLP-1 受容体作動薬　236／インスリンの種類と特徴　237／一般的なインスリンの使用法　237／高カロリー輸液中のインスリン使用法　238／インスリン少量持続投与法　239

4. 術前・術中・術後における血糖管理　239

   術前における血糖管理　239／術中における血糖管理　240／術後における血糖管理　240

5. 糖尿病性昏睡（医原性低血糖昏睡も含む）　241

   糖尿病性ケトアシドーシス　241／非ケトン性高浸透圧性昏睡　241／乳酸アシドーシス　241／低血糖性昏睡　242

6. 糖尿病性ケトアシドーシス・非ケトン性高浸透圧性昏睡：初期対応・治療の実際　242

   初期検査（代謝性障害のチェック）　242／初期対応　243／治療　243

17 節　水電解質異常　245

1. 中枢性尿崩症（CDI）　245

   病態　245／診断　246／治療　246

2. 抗利尿ホルモン不適合分泌症候群（SIADH），中枢性塩分喪失症候群（CSWS）　247

   SIADH　248／CSWS　249

18 節　DIC（ARDS, 敗血症含む）　251

1. DIC の病型　251

   線溶抑制型 DIC　251／線溶均衡型 DIC　252／線溶亢進型 DIC　252

2. DIC の診断　254

   急性期DIC診断基準（日本救急医学会，2005 年）の特徴　254／厚生労働省 DIC 診断基準（1988 年改定）　254

3. DIC の治療　254

   基礎疾患の治療　254／低酸素血症，アシドーシス，低血圧など DIC を増悪させる因子の除去　255／抗凝固療法　255／補充療法　256

19 節　周術期感染症対策　257

1. PK/PD 理論　257

   PK/PD 理論とは　257／de‐escalation　258

2. 予防投与と治療投与　258

   予防投与　258／治療投与　259

3. 術前／術中／術後の感染症対策　259

   術前評価─手術部位感染症予防　259／術中管理─予防的抗菌薬投与　260／術後管理　261

4. 術後の発熱　262

   発熱時期　262／術後発熱の原因と対策　263

5. Top to Bottom Approach　264

   感染部位別診察項目　264／発熱時（38℃以上）対応，基本検査　265／血液培養について　266

6. 術後髄膜炎対策　268

   発現時期　268／診断　268／脳神経外科術後における髄膜炎と起炎菌　269

Ⅳ章　各種評価スケール

20 節　各種評価スケール　276

1. 脳血管障害に関する評価スケール　276
2. 脳腫瘍に関する評価スケール　285
3. 頭部外傷に関する評価スケール　286
4. 機能的評価スケール　287
5. 高次脳機能評価スケール　290
6. その他　295

Ⅴ章　小児の問題

21 節　小児の診察と画像検査　300

1. 問　診　300
2. 診　察　301

   理学的所見　301／外表所見　301／神経学的所見　309

3. 画像検査　311

   超音波エコー検査　311／単純 X 線検査　312／CT　314／MRI　316

4. インフォームド・コンセント　319

22 節　新生児頭蓋内出血　320

1. 新生児脳室内出血　320

   病態　320／症状　320／診断　321／治療　321
   ／外科治療の方法　322／予後　323

23 節　小児脳脊髄腫瘍　325

1. 小児脳脊髄腫瘍総論　325

   はじめに　325／Challenge：小児脳脊髄腫瘍の特
   徴　325／小児脳脊髄腫瘍治療の進歩はどのように
   してもたらされてきたか？　330／小児脳脊髄腫瘍
   について脳神経外科医が知るべきこと　330／初発
   症状・徴候と診断　331／病理診断と分子
   診断　334／治療　334／長期フォローアップと多
   職種チームアプローチ　335／緩和医療　335

2. 主な小児脳脊髄腫瘍　336

   低悪性度神経膠腫　336／高悪性度神経膠腫　339
   ／髄芽腫　342／胎児性腫瘍　347／上衣腫　350
   ／髄内脊髄腫瘍　353／脳幹部腫瘍　354／脈絡叢
   腫瘍　356／非定型奇形腫様／ラブドイド腫瘍　358

24 節　脳外液貯留（硬膜下液貯留，くも膜下腔拡大）　361

1. 病　態　361

   硬膜下液貯留　361／くも膜下腔拡大　362

2. 画像診断　362

3. 臨床所見（頭蓋内圧亢進所見）　363

4. 治療適応　363

5. 治療法　364

   硬膜下液貯留に対して　364／くも膜下腔拡大に対
   して　364

25 節　水頭症　365

1. 髄液循環　365

2. 病態と分類　365

3. 症　状　366

4. 診　断　366

   胎児期　366／出生後　367

5. 治　療　367

   目的・方針　367／第 3 脳室底開窓術　367／脳室
   腹腔シャント術（VP シャント術）　368

26 節　二分脊椎　373

1. 概　念　373

2. 疫　学　373

3. 発　生　374

   脊索形成と，その異常により発生する疾患　375
   ／一次神経管閉鎖と，その障害により発生する
   疾患　375／二次神経管形成と，その異常により発
   生する疾患　375／その他　377

4. 開放性二分脊椎　377

   臨床像　377／診断・評価　377／治療　378／合
   併病変　381

5. 閉鎖性二分脊椎（潜在性二分脊椎）　382

   分離脊髄奇形　383／先天性皮膚洞　384／Limited
   dorsal myeloschisis（LDM）　384／脊髄脂肪
   腫　384／終糸病変〈終糸脂肪腫と肥厚終糸〉　386
   ／終末部脊髄嚢瘤　386／Retained medullary
   cord　386

27 節　くも膜嚢胞　388

1. 発生・病態　388
2. 臨床像　388
3. 治療　389

治療方針　389／治療法　389

Ⅵ章　血管内手術

---

28 節　脳動脈瘤の塞栓術　392

1. 脳血管内治療の適応と診断　392

塞栓術の適応　392／脳動脈瘤の診断　393

2. 脳血管内治療の周術期管理　394

麻酔　394／抗血栓療法　395／術後管理　396

3. 使用器材　397

ガイディングカテーテル，ガイディングシース　397
／マイクロカテーテル　398／マイクロガイドワイ
ヤー　398／Y コネクター　399／持続灌流ラ
イン　399／オクルージョンバルーンカテーテル　400
／ステント　400／デタッチャブルコイル　400

4. 塞栓術の手技　403

シンプルテクニック　403／assist（adjunctive）
technique　404

5. 脳動脈瘤の部位と塞栓術におけるポイント　407

内頚動脈海綿静脈洞部瘤　407／内頚動脈－眼動脈
部瘤　407／内頚動脈－上下垂体動脈部瘤　407
／内頚動脈前壁瘤　408／内頚動脈－後交通動
脈部瘤 408／内頚動脈前脈絡叢動脈部瘤　409／内
頚動脈終末部瘤　409／前交通動脈瘤　410／前大
脳動脈遠位部瘤　411／中大脳動脈分岐部瘤　411
／椎骨動脈瘤　412／椎骨動脈解離　412／両側椎骨
動脈解離　413／脳底動脈先端部瘤　413／脳底動脈
－上小脳動脈部瘤　413／脳底動脈本幹部瘤　414

6. Flow Diverter　414

適応，実施基準　414／使用器材　415／治療の
実際　416

---

29 節　血管形成術・ステント留置術　418

1. 頚動脈　418

適応　418／使用器材　419／治療の実際　420

2. 鎖骨下動脈，頭蓋外椎骨動脈　422

適応　422／使用器材　423／治療の実際　423

3. 頭蓋内動脈　424

適応　424／使用器材　425／治療の実際　426

---

30 節　血栓回収療法（急性期脳梗塞に対する血管内治療）　428

1. エビデンス　428

ステントリトリーバー　428／再灌流カテーテル　430
／HERMES Collaboration による 5 試験のメタ
解析　431／時間に関するサブ解析　431

2. 血栓回収デバイスと標準的手技　432

Solitaire 2　432／Trevo XP ProVue Retriever　432
／RIVIVE SE　433／Penumbra system　437／ステ

ントリトリーバーと再灌流カテーテルを併用したアド
バンスドテクニック　439

3. 院内整備　440

緊急血管内治療用デバイスカートの設置　440
／血管造影室での準備　440／時間短縮への取
り組み　440

Ⅶ章　脳血管障害

31節　破裂脳動脈瘤の治療　444

1. 発症時の対応　444

   救急搬送連絡時の留意点　444／搬入後の検査　444／各種処置　445／検査・診断　447

2. 手術について　450

   手術適応の決定　450／手術時期の決定　450／外科手術か血管内手術か　451／術中の留意点　451

3. 術後管理　452

   脳血管攣縮対策　452／水電解質バランスの管理　458／水頭症管理　459／痙攣発作に対する管理　459／テルソン症候群　460／リハビリテーション　460

4. 慢性期の外来診療　460

32節　頚部頚動脈狭窄症，CEA の工夫　462

1. 手術適応について　462
2. 本節の症例　462

3. 手術治療　462

   体位　462／頚動脈の剥離展開　463／動脈切開，シャントの設置　466／血栓内膜の剥離　467／動脈縫合，シャントの抜去，動脈開放の手順　468

33節　脳動脈瘤手術の工夫　471

1. 手術デザイン　471

   脳血管写（3D-DSA, 3D-CTA, MRA）や CT の入念なチェックと術前シミュレーション　471／ネッククリッピングの難易度を把握　472／アプローチの選択　472／手術シミュレーション　473／手術支援機器，手技の応用　473

2. 手術手技の要点　475

   体位　475／シルビウス裂の剥離　476／動脈瘤の剥離　478／ネッククリッピング　479／テンポラリークリップの応用　480／術中破裂への対応　481／くも膜下血腫の除去　482／ドレナージの設置　483

3. 主な部位の動脈瘤　483

   前交通動脈瘤　483／前大脳動脈末梢部動脈瘤　486／ IC-ophthalmic aneurysm　486／ C2-3 portion aneurysm　487／ IC-PC aneurysm　487／ IC-anterior choroidal aneurysm　488／ IC 分岐部動脈瘤　488／ IC dorsal (anterior wall) aneurysm　489／中大脳脳動脈瘤　490／脳底動脈先端部動脈瘤　491／ BA-SCA aneurysm　492／ BA-AICA aneurysm　493／ VA union aneurysm　493／ VA-PICA aneurysm　494

34節　脳動静脈奇形（AVM）手術のポイント　495

1. AVM 摘出手術の基本　495
2. 脳 AVM のアプローチ　495
3. 大脳半球 AVM　496

   Frontal lobe AVM　496／ Parietooccipital AVM　496／ Temporal lobe AVM　496／ Paramedian AVM　498／ Deep AVM　499／ Ventricular and periventricular AVM（脳室と脳室近傍動静脈奇形）504

4. Cerebellar AVM　508

   Tentorial cerebellar AVM　508／ Petrosal cerebellar AVM　509／ Suboccipital cerebellar AVM　509／ Tonsillar cerebellar AVM　509／ Vermian AVM　510

5. 脳幹部 AVM　513

   アプローチについて　514／摘出術の手技について　514／ Ruptured brainstem AVM　514

6. Cerebellopontine AVM　515

35 節　脳動脈解離（解離性脳動脈瘤）　517

1. 脳動脈解離の症状　517

   頭痛，頚部痛　517／虚血症状，解離部局所症状　518／出血症状　518

2. 診　断　518

   画像所見のポイント　518／経過観察の具体的方法　518

3. 治療方針の決定　521

4. 内科的治療　522

   血圧管理　522／抗血栓療法　522

5. 椎骨動脈解離の血管内治療　524

   PICA involved type　524／穿通枝梗塞の回避　526／血管閉塞が困難な症例への対応　527／親血管閉塞後の合併症　527

6. 出血発症の椎骨動脈解離への保存的治療の選択　527

36 節　海綿状血管腫　529

1. 治療介入前の予備知識　529

   病理　529／関連遺伝子　530／出血リスク　531

2. 摘出術の基本的考え方　531

3. 優位脳組織に近接した海綿状血管腫（脳幹部など）　532

   摘出術の適応　532／手術アプローチの選択　532

4. 定位放射線治療の考え方　533

5. 術前評価と摘出術の計画　533

   術前評価　533／摘出術のタイミング　535／摘出術の計画　535

6. 手術アプローチ　536

   基底核・視床病変への到達法　536／脳幹部病変への到達法　537

7. 摘出術の手順　543

8. 摘出術のポイント　546

37 節　巨大脳動脈瘤　547

1. 内頚動脈−海綿静脈洞部巨大動脈瘤　547

   治療適応の判断　547／術前検査　548／治療（従来法）　549／術後管理　551

2. 内頚動脈硬膜内巨大動脈瘤　552

   治療適応　552／術前検査　552／治療法　552／術後管理　557

3. 中大脳動脈巨大動脈瘤　557

   従前検査　557／治療法　557

4. 椎骨動脈巨大動脈瘤　558

   術前検査　559／治療法　559／術後管理　560

5. 脳底動脈巨大動脈瘤　560

38 節　もやもや病　562

1. 原　因　562

2. 病態と症状　562

3. 診　断　564

   診断基準　564／病期分類　566／特徴的画像所見　567／血流評価　568／シミュレーション画像　568／脳波　568

4. 治療法　568

   内科的治療　569／虚血発作に対する外科的治療　569／出血発症に対する外科的治療　570

5. 手術方法　570

   体位　570／STA剝離　570／開頭　571／MMA周囲のドリリング　571／血管吻合　572／閉頭　573／周術期管理　574

6. 予　後　574

7. 妊娠出産　574

8. 生活指導　575

9. 社会福祉資源　575

39 節　硬膜動静脈瘻　578

1. 疫学と症候　578
2. 診断と検査　579
3. 治療適応　582
   海綿静脈洞部病変　582／その他の部位　582
4. 治　療　583
   治療ガイドライン　583／治療戦略の組み立て方　583

/海綿静脈洞部硬膜動静脈瘻　584／横・S状静脈洞部硬膜動静脈瘻　587／その他の部位の硬膜動静脈瘻に対する治療　591

5. 最近のトピックス『Onyx™』　591
6. 治療の合併症とその対策　593

VIII章　脳腫瘍

---

40 節　放射線・化学療法　598

1. 脳腫瘍に対する放射線治療　598
   総論　598／各論　601

2. 脳腫瘍に対する化学療法　607
   各疾患別化学療法　608／化学療法の副作用　617
3. 治療効果の判定と全身評価基準　618
   治療効果の判定　618／全身評価基準　619

41 節　覚醒下手術　622

1. 適応と手術に関する留意事項　622
   適応　622／手術までに　623／術中注意点　623
2. 電気刺激について　624
   電気刺激に際して　624／電気刺激の基礎知識　624
   ／運動誘発電位　625

3. 言語機能評価　625
   タスク　625／皮質および深部白質電気刺激　626

42 節　中枢神経系原発悪性リンパ腫の診断と治療　627

1. PCNSLの定義と疫学　627
2. PCNSLの診断と検査　628
   診断に必要な検査　629／全身性悪性リンパ腫鑑別のための全身検索　631

3. PCNSLの治療　632
   外科的治療　632／放射線治療　632／ステロイド　633／化学療法1：MTX大量療法＋ロイコボリン救援療法　633／化学療法2：salvage化学療法の候補薬剤　637／抗てんかん薬　637
4. まとめ　638

43 節　胚細胞腫　639

1. 胚細胞腫（germ cell tumor）の一般概念　639
2. 本腫瘍群を構成する腫瘍　639
3. 病　理　640
   ジャーミノーマ　640／奇形腫　641／卵黄嚢腫瘍　641
   ／絨毛がん　641／胎児性がん　642／混合腫瘍　642

4. 症状と症候　642
   松果体部腫瘍　642／神経下垂体部腫瘍（鞍上部腫瘍）　643／基底核部の胚細胞腫　643
5. 画像診断　643
6. 腫瘍マーカー　643
7. 治　療　644
   手術　645／術後治療　646／長期的な留意点　651

44 節　髄膜腫手術の基本　653

1. 髄膜腫の術前に必要な知識　653

まずは手術のゴールを設定する　653 ／手術に必要な画像検査　653 ／鑑別疾患　654 ／周辺症状の管理　655 ／その他の術前準備　655

2. 髄膜腫手術総論　655

開頭の基本　655 ／ 4D の基本　657 ／ Simpson 分類　657

3. 髄膜腫手術各論　657

円蓋部髄膜腫　657 ／大脳鎌・傍矢状洞部髄膜腫　658 ／前頭蓋底髄膜腫（嗅窩部髄膜腫，蝶形骨平面髄膜腫）659 ／蝶形骨縁髄膜腫，前床突起髄膜腫，蝶形骨眼窩部髄膜腫　661 ／鞍結節部髄膜腫　664

／海綿静脈洞髄膜腫　666 ／中頭蓋窩髄膜腫　666 ／錐体部髄膜腫，斜台部髄膜腫，錐体斜台部髄膜腫，錐体テント髄膜腫　666 ／テント髄膜腫　669 ／大孔部髄膜腫　670 ／脳室内髄膜腫　671

4. 術後管理　671

5. 術後の経過観察と後療法　672

45 節　頭蓋咽頭腫の手術　673

1. 頭蓋咽頭腫の手術アプローチ　674

2. 腫瘍摘出　675

LT の切開　675 ／腫瘍被膜の確認　676 ／被膜切開　676 ／腫瘍の摘出　677

3. 閉頭，術後管理　680

46 節　聴神経腫瘍とその手術　681

1. 腫瘍の増大に関する自然歴と治療法の選択　681

2. 症　状　681

3. 術前の検討　682

画像所見　682 ／神経耳科学的検査　683

4. 手術アプローチ　685

後頭蓋窩法　685

5. 顔面神経が切れた場合の対処　695

6. 予　後　695

顔面神経の解剖学的温存率と機能予後　695 ／有効聴力の温存率　696 ／耳鳴り　696 ／味覚障害　696

47 節　頚静脈孔部神経鞘腫の手術　697

1. 術前検討　697

症候　697 ／鑑別診断　698 ／頚静脈孔近傍の局所解剖　698 ／頚静脈孔部神経鞘腫の手術アプローチ　699

2. 手術の実際　700

術中機能モニタリング　700 ／体位　700 ／皮膚切開・筋層剥離　700 ／開頭と頚静脈孔開放　701 ／腫瘍摘出　703 ／閉頭　704

3. 術後管理と問題点　704

術後管理　704 ／術後転帰と問題点　704

48 節　眼窩腫瘍とその手術　706

1. 手術適応　706
2. 手術手技　706
   皮膚切開と皮弁の飜転　706 ／開頭と supraorbital bar の除去　707 ／病変部への到達　707 ／閉創　709
3. 症例提示　710

IX章　てんかん，不随意運動など

---

49 節　てんかん焦点診断　714

1. てんかんとは　714
2. 臨床発作型，てんかん類型の診断　715
3. てんかんの薬物療法　719
   抗てんかん薬の選択　719 ／てんかん発作重積状態　720
4. 外科手術が可能なてんかんと手術方法　722
5. 焦点診断　722
   検査方法　722 ／焦点診断のための疾患各論　729

X章　外　傷

---

50 節　頭部外傷 (traumatic brain injury:TBI) 診療のポイント　736

1. 病院前外傷診療と神経蘇生　736
   病院前救護　736 ／ Primary survey と頭頚部外傷　737 ／ Secondary survey　738
2. 頭部外傷の重症度分類　739
   頭部外傷と意識障害　739 ／軽症頭部外傷　739 ／高齢者の軽症頭部外傷，抗血栓療法患者における頭部外傷　741 ／脳震盪とスポーツ頭部外傷　742 ／中等症頭部外傷，重症頭部外傷　743
3. 重症頭部外傷治療・管理のガイドライン　745
4. 手術適応と方法　748
   頭蓋形成的開頭術　748 ／減圧開頭術　751
5. 外傷性脳血管損傷　751
6. 外傷後髄液漏　754
7. 札幌医科大学高度救命救急センターの TBI 診療の実際　755

51 節　脊椎・脊髄外傷　760

1. 脊髄損傷の評価と診察のポイント　760
   脊髄損傷の基本知識　760 ／患者搬入　761 ／全身状態の評価　761 ／神経学的診察　762 ／脊髄損傷の評価　763 ／放射線学的検査　764 ／脊髄損傷の重篤度と治療方針　765
2. 各病態での治療方針　765
   頚椎前方脱臼(中下位頚椎)　765 ／頚椎椎体骨折(中下位頚椎)　768 ／頚椎椎弓骨折・棘突起骨折　769
   骨損傷のない頚髄損傷　769 ／小児脊髄損傷　770 ／後頭環椎脱臼　771 ／環椎骨折　771 ／軸椎骨折　771 ／強直性脊椎障害に伴った脊髄損傷　773 ／椎骨動脈損傷　773
3. 損傷脊髄に対する薬物治療　774
4. 全身管理　774
5. リハビリテーション　774

XI章　脊椎，脊髄疾患

52節　脊髄のレベル診断　778

1. 神経学的診察方法　778
2. 徒手筋力テストと脊髄レベル　779
3. 筋トーヌスの検査方法　780
4. 四肢の腱反射　780
5. レベル診断に有用な異常反射・徴候　781
6. 知覚異常とレベル診断　781
7. 疼痛や異常知覚によるレベル推測　782
8. 頚椎椎間板ヘルニアのレベルによる症状　783
9. 腰椎椎間板ヘルニアのレベルによる症状　783
10. 脊椎の画像検査によるレベル決定の注意点　784
11. 脊髄横断面からの特徴的な症候　785

53節　頚椎前方アプローチ　786

1. 頚椎症　786
2. 頚椎症の病態　786
3. 頚椎症の症状　786
   頚部脊髄症　787／頚部神経根症　787
4. 頚椎症の画像所見　787
5. 頚椎症の治療　787
   保存的治療　787／手術適応　788
6. 頚椎症の手術　788
   術式選択　788／頚椎前方除圧固定術　789
7. 後縦靱帯骨化症（OPLL）　792
   OPLL に対する single-cage 法　795／OPLL に対する椎体切除術　795
8. 前方アプローチに伴う合併症　798

54節　後方アプローチ―MSLP：筋層構築的棘突起椎弓形成術　802

1. MSLP の目的とその適応　802
2. 頚椎の脊椎管狭窄症に対する MSLP 手術　803
   体位と設定　803／手術技法　805／術後管理とクリニカルパス　816
3. 腰椎の脊椎管狭窄症に対する MSLP 手術　819
   設定と体位　819／手術技法　819／術後管理とクリニカルパス　825
4. 筋層構築的手法：MSLP のメリット　825

55節　脊髄硬膜内腫瘍の手術　827

1. 一般的術前準備，手術室での準備　827
   的確なインフォームド・コンセント　827／術前の頚椎カラー，胸腰部コルセットの準備　828／開創レベルを正確にするための準備　828／腹臥位で行うための手術場でのセッティング　828
2. 脊髄硬膜内髄外腫瘍　829
   一般的な硬膜内髄外腫瘍での手術戦略のポイント　829／脊柱管内のみに存在する髄外腫瘍に対する後方アプローチ　830／ダンベル型腫瘍に対する後方アプローチ　833
3. 脊髄髄内腫瘍　835
   脊髄髄内腫瘍の手術戦略のポイント　835／完全に脊髄に埋もれた髄内腫瘍の摘出術　835／軟膜下腫瘍の摘出術　838

56 節　頭蓋頚椎移行部の手術　841

1. 解剖・機能　842
2. 臨床症状　842
3. 画像診断　842
4. 疾　患　844
   環軸椎亜脱臼　844／キアリ奇形　845

5. 治　療　846
   保存的治療　846／外科治療　846
6. まとめ　856

XII 章　手術に関する事項

---

57 節　手術に役立つ三次元画像　860

1. 融合三次元画像　860
2. もやもや病に対するバイパス術　861
3. 顔面痙攣に対する MVD　862
4. 脳腫瘍（schwannoma）　863

5. 脳腫瘍（下垂体腺腫）　864
   Clipping 前の画像　866／Coil 前の画像　867
6. まとめ　868

58 節　術中モニタリング　869

1. SEP 体性感覚誘発電位　869
   正中神経刺激 SEP　869／正中神経刺激 SEP を用いた中心溝の同定　871／後脛骨神経刺激 SEP　872
2. MEP 運動誘発電位　874
   麻酔　874／脳表刺激 MEP　875／経頭蓋刺激 MEP　876

3. 誘発筋電図　877
   刺激　877／記録　878
4. AMR　879
5. VEP　880

59 節　開閉頭法　883

1. 術前処置　883
   術前洗髪（待機手術の場合）　883／毛髪除去に関する方針決定　883／体位と頭部の固定　884／メイフィールド型頭部三点固定器の設置　884／皮膚切開線の決定　885／整髪と消毒　885／ガウン，手洗い　886／ドレープと覆布　887
2. 開頭法　887
   マスターズリング開頭セット　887／頭皮切開　888／凝固止血　888／筋の剥離と切開　888／穿頭　889／ソーイング　889／骨弁除去　889／硬膜切開　890／術野の保護　890

3. 閉頭法　891
   硬膜補充　891／骨弁の固定　892／骨欠損部間隙の補填　892／頭皮下貯留液の予防：フラップ固定法　892／創近傍部脱毛の予防：帽状腱膜縫合法　894／創部感染の予防　896／閉頭時あるいは頭蓋形成術時の皮膚寄せ　896／皮膚縫合と創部管理　897
4. 術後管理　897
   抗生剤の予防投与　897／消毒とガーゼ保護　898／抜糸　898

60節　末梢神経の手術　899

1. 痙縮に対する末梢神経縮小術　899

   手術に関する留意点　900／下肢の痙縮に対する末梢神経縮小術　902／上肢の痙縮に対する末梢神経縮小術　905

2. 頚部ジストニアに対する選択的末梢神経遮断術　906

   外科的治療の実際　906／Bertrand 手術の原法　907／Taira 変法　908

61節　Pterional approach　912

1. Pterional approach とそのバリエーション　912

   Standard pterional approach　914／Subfrontal approach　916／Anterior temporal approach　917

2. Pterional approach に関連する拡大法　917

   Extradural anterior clinoidectomy（Dolenc approach）919／Supraorbital bar osteotomy　921／Zygomatic osteotomy　922／Orbitozygomatic osteotomy　923

3. Pterional approach に関連する低侵襲アプローチ法　924

   Supraorbital approach　924／Mini-pterional approach　925／Mini-orbitozygomatic approach　925

4. 海綿静脈洞腫瘍に対する手術適応とアプローチ法　925

5. まとめ　925

62節　Anterior interhemispheric approach, Anterior craniofacial approach　927

1. Anterior interhemispheric approach　927

   手術操作における基本的な注意点　928／半球間裂の剥離の要点　931

2. Anterior craniofacial approach　933

   Anterior craniofacial approach の特徴と到達範囲　934／Anterior craniofacial approach の手術手技　935／嗅覚を温存しない transbasal approach　938

63節　Occipital interhemispheric approach　941

1. 術前検査　941

2. 手術法　943

   体位　943／皮膚切開, 開頭　943／硬膜切開　944／髄液排出　944／テント切開　945／静脈剥離と病変への到達　946

3. 注意すべき合併症　947

   後頭葉挫傷と半盲　947／深部静脈損傷　947

4. 症例提示　948

64節　Transpetrosal approach　951

1. Anterior petrosal approach　951

   手術適応　951／手術手技　951

2. Posterior petrosal approach　956

   手術適応　956／Retrolabyrinthine approach の手術手技　956

3. Combined petrosal approach　960

   手術適応　961／手術手技　961

65 節　Transcondylar approach　966

1. Transcondylar approach の利点と適応および準備　966

   利点　966／適応　966／術前の準備　966

2. 手術手技　967

   モニタリング　967／体位　967／皮膚切開と後頭骨，乳様突起の露出　967／後頭動脈の剥離　968／開頭　969／椎骨動脈の同定　970／椎骨動脈周囲の剥離　971／後頭顆窩および後頭顆の骨削除　971／頚静脈結節の骨削除　972／硬膜閉鎖　974

66 節　Transsphenoidal surgery （T/S）　975

1. 経鼻経蝶形骨洞手術の適応　975
2. 手術前の準備　975

   手術体位　975／麻酔　976／消毒　976／術前処置　976

3. 手　術　976

   鼻腔から蝶形骨までの手術アプローチ　976／蝶形骨洞内手術操作　978

4. 腫瘍切除　979

   下垂体腺腫　979／ラトケ嚢胞　983／頭蓋咽頭腫　984／斜台部脊索腫　985／髄膜腫　986

5. モニタリング　986

   視覚誘発電位　986／ナビゲーション　986／ドップラー　986

6. 術後管理　987
7. 合併症　987

67 節　脳室へのアプローチ　990

1. 側脳室へのアプローチ　990

   側脳室前角部　990／側脳室三角部　993／側脳室下角　996／側脳室への推奨アプローチ　997

2. 第 3 脳室へのアプローチ　998

   第 3 脳室前半部　998／第 3 脳室後半部　1000

3. 第 4 脳室へのアプローチ　1003

   正中後下方からの Midline suboccipital approach　1003

XIII 章　将来の話題

68 節　遺伝カウンセリング　1008

1. 遺伝カウンセリングの歴史　1008
2. 遺伝カウンセリングとは　1009
3. 遺伝カウンセリングの担当者　1010
4. 遺伝カウンセリングの流れ　1011
5. 腫瘍学領域における遺伝カウンセリング　1012
6. これからの遺伝性腫瘍診療と遺伝カウンセリング　1013

和文索引　1015

欧文索引　1031

改訂第5版　**執筆者一覧**

●編集委員代表

端　和夫　　　新さっぽろ脳神経外科病院

三國　信啓　　札幌医科大学 脳神経外科

●編集委員

大瀧　雅文　　帯広厚生病院 脳神経外科

小柳　泉　　　北海道脳神経外科記念病院 脳神経外科

丹羽　潤　　　札幌宮の沢脳神経外科病院 脳神経外科

野中　雅　　　札幌白石記念病院 脳神経外科

南田　善弘　　砂川市立病院 脳神経外科

吉藤　和久　　北海道立子ども総合医療・療育センター 脳神経外科

●執筆者

秋山　幸功　　札幌医科大学 脳神経外科　　　　　　　　　　　　　40, 66, 67 節

飯星　智史　　札幌医科大学 脳神経外科　　　　　　　　　　　　　30 節

井川　房夫　　島根県立中央病院 脳神経外科　　　　　　　　　　　33 節

糸岐　一茂　　獨協医科大学 脳神経外科　　　　　　　　　　　　　54 節

井上　智弘　　NTT 東日本関東病院 脳神経外科　　　　　　　　　　32 節

入江　伸介　　釧路脳神経外科　　　　　　　　　　　　　　　　　31 節

岩味健一郎　　愛知医科大学 脳神経外科　　　　　　　　　　　　　62 節

上出　廷治　　上出脳神経外科クリニック　　　　　　　　　　　　1, 2 節

鵜飼　亮　　　札幌医科大学 脳神経外科　　　　　　　　　　　　　35 節

江夏　怜　　　札幌医科大学 脳神経外科　　　　　　　　　　　　　49 節

大坂　美鈴	北海道大野記念病院 脳神経外科	3 節
大瀧　隼也	函館新都市病院 脳神経外科	18 節
大瀧　雅文	帯広厚生病院 脳神経外科	35 節
大森　義範	北海道立子ども総合医療・療育センター 脳神経外科	22 節
大宅　宗一	埼玉医科大学総合医療センター 脳神経外科	44 節
岡田　知久	京都大学大学院 脳機能総合研究センター	5 節
越智さと子	札幌医科大学 脳神経外科	43 節
片山　洋一	札幌医科大学 高度救命救急センター	14 節
加藤　庸子	藤田医科大学 脳神経外科	33 節
鎌田　達也	網走脳神経外科・リハビリテーション病院 循環器科	11 節
川本　俊樹	東京逓信病院 脳神経外科	54 節
菅野　彩	市立釧路総合病院 脳神経外科	20, 58 節
金　彪	獨協医科大学 脳神経外科	54 節
木村　友亮	札幌医科大学 脳神経外科	57 節
金　相年	帯広厚生病院 脳神経外科	28 節
國廣　誉世	大阪市立総合医療センター 小児脳神経外科	21 節
栗原　伴佳	函館新都市病院 脳神経外科	10 節
黒川　龍	獨協医科大学 脳神経外科	54 節
桑山　直也	富山大学 脳神経外科	39 節
神津　英至	札幌医科大学 循環器・腎臓・代謝内分泌内科	12 節
後藤　剛夫	大阪市立大学 脳神経外科	63 節
小松　克也	市立札幌病院 脳神経外科	19 節
古明地孝宏	砂川市立病院 脳神経外科	15 節
小柳　泉	北海道脳神経外科記念病院 脳神経外科	51, 52 節
齋藤　清	福島県立医科大学 脳神経外科	62 節
坂本　博昭	大阪市立総合医療センター 小児脳神経外科	21 節
櫻井　晃洋	札幌医科大学 遺伝子診療科	68 節
佐々木富男	名古屋共立病院 脳神経外科	46, 47 節
新郷　哲郎	獨協医科大学 脳神経外科	54 節
鈴木　健吾	新さっぽろ脳神経外科病院 脳神経外科	8 節
鈴木　進	留萌セントラルクリニック	16 節
鈴木　比女	札幌医科大学 脳神経外科	7 節

鈴木　脩斗	札幌医科大学 脳神経外科	16節
住吉　学	釧路孝仁会記念病院 脳神経外科	53節
大坊　雅彦	札幌白石記念病院 脳神経外科	9節
平　孝臣	東京女子医科大学 脳神経外科	60節
髙橋　淳	国立循環器病研究センター 脳神経外科	37節
高安　正和	愛知医科大学 脳神経外科	56節
對馬　州一	市立函館病院 脳神経外科	42節
土橋　和文	札幌医科大学 循環器・腎臓・代謝内分泌内科	12,13節
富永　紳介	富永病院	34節
外山賢太郎	札幌医科大学 脳神経外科	2節
中川　洋	釧路孝仁会記念病院 脳神経外科	53節
丹羽　潤	札幌宮の沢脳神経外科病院 脳神経外科	3節
野崎　和彦	滋賀医科大学 脳神経外科	36節
能代　将平	帯広厚生病院 脳神経外科	17節
野々口直助	大阪医科大学 脳神経外科・脳血管内治療科	42節
野村　達史	札幌白石記念病院 脳神経外科/脳血管内治療センター	28節
端　和夫	新さっぽろ脳神経外科病院	45節
橋本　暁佳	札幌医科大学 循環器・腎臓・代謝内分泌内科	12,13節
橋本　集	札幌禎心会病院 脳神経外科	11節
原口　浩一	函館新都市病院 脳神経外科	29節
平野　照之	杏林大学 脳卒中医学	6節
藤井　徳幸	札幌白石記念病院 循環器内科	13節
文屋　尚史	札幌医科大学 高度救命救急センター	14節
寶子丸　稔	交野病院 信愛会脊椎脊髄センター	55節
堀澤　士朗	東京女子医科大学 脳神経外科	60節
本間　敏美	王子総合病院 脳神経外科	67節
松居　徹	埼玉医科大学総合医療センター 脳神経外科	44節
松阪　康弘	大阪市立総合医療センター 小児脳神経外科	21節
松谷　雅生	五反田リハビリテーション病院	43節
松村　茂樹	札幌宮の沢脳神経外科病院 脳神経外科	1節
三上　毅	札幌医科大学 脳神経外科	38,65節
三國　信啓	札幌医科大学 脳神経外科	38,41節

南田　善弘	砂川市立病院 脳神経外科	45, 59, 61, 64, 65, 66 節	
宮田　圭	札幌医科大学 高度救命救急センター	50 節	
村田　英俊	横浜市立大学 脳神経外科	54 節	
柳澤　隆昭	東京慈恵会医科大学 脳神経外科	23 節	
山岡　歩	札幌医科大学 高度救命救急センター	14 , 50 節	
山本　悌司	脳神経疾患研究所 総合南東北病院 神経内科	4 節	
横山林太郎	札幌医科大学 脳神経外科	9 節	
吉藤　和久	北海道立子ども総合医療・療育センター 脳神経外科	22, 24, 25, 26, 27 節	
鰐渕　昌彦	札幌医科大学 脳神経外科	48, 64, 65 節	

［五十音順］

改訂第4版　執筆者一覧

●編　集

端　和夫

●執筆者

青木　茂樹	柏原　茂樹	重森　稔	西林　宏起	宮木　大
青木　友和	加藤　庸子	渋井壮一郎	貫井　英明	宮城　知也
青木　昌弘	川原　信隆	下重　晋也	布村　克幸	宮田　圭
秋山　幸功	川本　俊樹	庄島　正明	野崎　和彦	宮田　昭宏
朝田　隆	北川　一夫	白根　礼造	野中　雅	村尾　健一
天野　敏之	喜多村孝幸	末武　敬司	埜中　正博	村垣　善浩
飯星　智史	金　彪	鈴木　進	野々口直助	森岡　隆人
石合　純夫	木村　俊運	大坊　雅彦	端　和夫	森田　明夫
石井　映美	久保田　司	平　孝臣	橋本　憲司	森野　道晴
石川　正恒	黒岩　敏彦	高里　良男	橋本　祐治	八木　伸一
石黒　雅敬	黒川　龍	高橋　明	花北　順哉	柳澤　隆昭
板倉　毅	桑山　直也	高橋　里史	馬場　雄大	八巻　稔明
板倉　徹	神津　英至	高橋　潤	飛騨　一利	山口　修平
伊藤　康信	小阪　嘉之	高橋　敏行	藤井　清孝	山口　竜一
井上　智弘	児玉南海雄	高安　正和	藤井　徳幸	山崎　麻美
井上　佑一	後藤　剛夫	瀧上　真良	藤井　正純	山村　明範
今村　博敏	小林　達也	田邊　純嘉	藤重　正人	山本　悌司
入江　伸介	古明地孝宏	谷　諭	藤島清太郎	山本　昌昭
岩瀬　正顕	小柳　泉	田原　重志	宝金　清博	吉田　一成
上出　廷治	齋藤　清	土橋　和文	寳子丸　稔	吉藤　和久
江面　正幸	齋藤　孝次	鶴野　卓史	本間　正人	米増　保之
小倉　光博	齋藤　洋一	寺川　雄三	前田　義裕	鰐渕　昌彦
大瀧　雅文	坂井　信幸	寺本　明	正岡　博幸	
太田原康成	坂口　学	土井　崇裕	松阪　康弘	［五十音順］
大畑　建治	坂本　敬三	中尾　直之	松谷　雅生	
岡　秀宏	坂本　博昭	中川　洋	松村　茂樹	
小笠原邦昭	佐々木達也	中川原譲二	丸山　隆志	
岡本新一郎	佐々木富男	中澤　和智	三上　毅	
荻原　雅和	佐藤　章	長峯　隆	三國　信啓	
梶本　宜永	塩川　芳昭	名嘉山哲雄	南田　善弘	

I

初期診察に関わる事項

1節	頭痛, めまい	2
2節	意識障害	12
3節	認知症診断	19
4節	末梢神経障害の診かた	38

1. 頭痛，めまい

松村 茂樹，上出 廷治

1. 頭　痛

1.1　頭痛の分類

頭痛は，国際頭痛分類 第 3 版 beta 版（ICHD-3 β）（Society, H.C.C.o.t.H. 2013）に準拠して分類，診断し，対処，治療法を決定するのがよい（表 1.1）.

表 1.1　頭痛の分類（国際頭痛分類第 3 版 beta 版（ICHD-3 β）日本語版）

第 1 部：一次性頭痛
1.　片頭痛
2.　緊張型頭痛
3.　三叉神経・自律神経性頭痛（TACs）
4.　その他の一次性頭痛疾患
第 2 部：二次性頭痛
5.　頭頸部外傷・傷害による頭痛
6.　頭頸部血管障害による頭痛
7.　非血管性頭蓋内疾患による頭痛
8.　物質またはその離脱による頭痛
9.　感染症による頭痛
10.　ホメオスターシス障害による頭痛
11.　頭蓋骨，頸，眼，耳，鼻，副鼻腔，歯，口，あるいはその他の顔面・頸部の構成組織の障害による頭痛あるいは顔面痛
12.　精神疾患による頭痛
第 3 部：有痛性脳神経ニューロパチー，他の顔面痛およびその他の頭痛
13.　有痛性脳神経ニューロパチーおよび他の顔面痛
14.　その他の頭痛性疾患

日本頭痛学会・国際頭痛分類委員会：医学書院（2014）

1.2 危険な頭痛の鑑別（二次性頭痛の鑑別）

1.2.1 診断に直結する問診事項

① 突然起こった激しい頭痛，経験したことのない頭痛，超急性発症で，電撃的にピークに達する頭痛．全般性，激烈で経験したことのない頭痛．一過性の意識障害，嘔気・嘔吐を伴うもの⇒くも膜下出血

② 高齢者で多量飲酒の習慣があり，徐々に悪化する頭痛で，認知症などを伴うもの⇒慢性硬膜下出血

③ 先行全身感染症，急激な発熱を伴った頭痛．項部硬直，髄膜刺激症状，意識障害などを伴うもの⇒髄膜炎，脳炎

④ 神経脱落症状を有する頭痛．潜行性に発症．ゆっくりと徐々に進行，悪化し，持続性となる．起床時に強く，くしゃみ，咳，運動で悪化する．嘔気，嘔吐を伴い，嘔吐後は一時的に頭痛が軽快するもの⇒脳圧亢進状態，頭蓋内占拠性病変，脳腫瘍

⑤ ピンポイントの局所的痛み，圧痛点がある頭痛．前頭部，眼窩周囲，頬部の局所性疼痛，顔面痛．飛行機頭痛と呼ばれる気圧変化時に悪化するもの．上体を前屈したり，頭部を下げることで悪化するもの．鼻炎，副鼻腔炎の既往⇒副鼻腔炎

⑥ 60歳以降の高齢者で，先行する発熱や全身倦怠感を伴い，側頭部の自発痛，圧痛があり，側頭動脈に有痛性の腫脹や蛇行像があるもの⇒側頭動脈炎

⑦ 若年成人で，突然後頭部から頸部の激痛とともに，めまい，脳幹症状，小脳症状を伴うもの⇒解離性椎骨動脈瘤

⑧ 皮疹のある頭痛．前額部，眼窩上部の頭皮過敏，髪に触れただけでぴりぴりする感じから水疱を伴った皮疹が出現するもの⇒三叉神経第1枝領域の帯状疱疹

1.2.2 診断に直結する随伴症状，徴候

① 高血圧/悪性高血圧に伴う頭痛．
・閃光暗点発作様の視覚異常を伴う局所症状のない頭痛⇒高血圧性脳症

② 局所神経症状のない意識障害を伴う頭痛⇒中毒，代謝性障害（肺性脳症，高山病，低血糖）

③ 眼窩痛，複視，眼瞼下垂，顔面神経麻痺などを伴う頭痛⇒緑内障，眼筋麻痺性片頭痛，トロサ・ハント症候群，ラムゼイ・ハント症候群，下垂体卒中，内頸動脈後交通動脈分岐部動脈瘤

④ 起立性頭痛（座位，立位をとることにより悪化する頭痛）．外傷性，開頭手術後や腰椎穿刺後の頭痛．原因と特定できないものの，全身倦怠感，視覚異常（複視や霧視，視力低下），聴覚異常（難聴，耳鳴り），めまい感やふらつき感，自

4 Ⅰ. 初期診察に関わる事項

律神経症状などを伴うもの⇒低髄液圧症候群

⑤ 基礎疾患があり，頭痛を誘発する薬剤処方を受けているもの⇒薬剤誘発性頭痛，薬物乱用性頭痛，薬物離脱時頭痛

1.3　一次性頭痛

1.3.1　片頭痛

若い年齢層に多く，女性に多い．10〜20歳代に始まることが多く，20〜50歳にかけて慢性頭痛として悩まされる．前兆のない片頭痛と，前兆のある片頭痛に大別され，後者はさらに典型的前兆を伴う片頭痛，脳幹性前兆を伴う片頭痛，片麻痺性片頭痛，網膜片頭痛などに細分される．

a. 特徴

・頭の片側がズキズキ，あるいはガンガンと，脈打つように痛い（拍動性頭痛）．
・1か月に1〜2回，発作が起こる（多いときは週1〜2回）．
・激しい痛みが数時間から2〜3日続く．いったん治まると，うそのように痛みがなくなる．
・高度の痛みで，日常生活面での障害が多く，仕事や勉強も手につかず寝込んでしまうことも多い．
・嘔気や嘔吐を伴うことが多い．
・痛みのあるうちは動くことはもちろん，頭を動かしたり，姿勢を変えるだけで痛みが増強する．
・光（明るくまぶしい環境）や音（うるさい場所），臭いに敏感で，痛みが悪化する．
・前兆を伴うものがあり，20〜30分程度で，閃輝暗点と呼ばれる．見えにくい感じから始まり，次に目の前にフラッシュのような光る斑点やまぶしいギザギザの線が出現，だんだん大きくなって視野の一方や中心部が見えにくくなる．

b. 治療

・軽症例では，一般鎮痛剤 NSAIDs で痛みがコントロールできる場合がある．
・頭痛発作とともに早期から吐き気が強く，嘔吐する患者には，片頭痛の気配がしたらナウゼリン®10mg，プリンペラン®5mg を服用させる．
・日常生活面で支障のある中等症以上の例では，トリプタンを使用する．症状の強さ，持続時間，ライフスタイル，吐き気，嘔吐の有無などを考慮し，注射薬，

点鼻薬，錠剤，口腔内崩壊錠を選択する．その際，頭痛日記をつけていただくようにし，生活指導，服薬指導とともに，薬剤選択に利用する．

・重症例で，片頭痛側の顔面異常感覚（アロデニア）が早期から出現するなど，服薬のタイミングが遅くなるとトリプタンの効果がなくなるような例では，スマトリプタン（イミグラン®）注3mg/mLあるいはキット皮下注3mg/shot（これは在宅自己注射も可能），点鼻薬を用いる．リザトリプタン（マクサルト®）口腔内崩壊錠もよい．

・重症例でなければゾルミトリプタン（ゾーミック®）錠剤/口腔内崩壊錠がよい．

・再発率の低下を期待しては，エレトリプタン（レルパックス®）がよい．

・長時間痛みが続くときは，効果発現まで時間がかかるが，作用時間の長いナラトリプタン（アマージ®）がよい．

・月数回発作があり，これが持続する場合には片頭痛予防薬の使用を考慮する．患者とよく相談し，医学的エビデンス，副作用の有無などを説明し，低用量から開始する．数週から2〜3か月使用し，効果を確認する．塩酸ロメリジン（テラナス®，ミグシス®）10〜20mg/日が第一選択である．ロメリジン無効例には，塩酸プロプラノロール（インデラル®）20〜60mg/日（10mgを1日2〜3回服用から開始）を使用する．

・重症の片頭痛で，発作回数も多く，トリプタン/NSAIDs/一般予防薬を使用してもコントロールが困難な場合は，バルプロ酸（デパケンR®400〜600mg/日）併用を考慮する．また，アミノトリプチンを10〜20mgの就寝前内服も効果がある．

1.3.2　緊張型頭痛

細かい手仕事あるいはコンピュータ作業，また無理な姿勢での仕事を長時間続けたとき，あるいはこれに仕事上のプレッシャーや悩みなどや気持ちが落ち込んだり不安やうつ病的になっていたりなどの精神的要因が関係し，後頭部から頚部，肩の筋肉が収縮してこわばり血行が悪くなる（肩凝りという状態）ことで発生する慢性頭痛である．稀発反復性緊張型頭痛，頻発反復性緊張型頭痛，慢性緊張型頭痛に分類される．

a.　特徴

・中高年に多く，男性にも女性にも同じように見られる．
・頭全体から，後頭部，首の後ろ主体の痛み．
・重たい感じ（頭重感），締めつけられる感じ（絞扼感），帽子をかぶっている感

じ（頭帽感）と表現される.
- 軽度から中等度の痛みで，日常生活面での障害（影響）は少ない.
- 1日中続き（朝起きたときから寝るまで），痛いときは週何日もこれが続くことが多い.
- じっとしているより，動いたり運動したりしていると楽になる.
- 随伴症状として，肩凝り感，首の後ろの張った感じ，目の疲れた感じ（目の後ろが重たい感じ），全身のだるさ，倦怠感，ふわふわした動揺感（めまい感，歩行時の不安定さ）

b. 治療

- 頻発反復性緊張型頭痛，慢性緊張型頭痛が治療の対象となる.
- 頻発反復性緊張型頭痛は身体的ストレスの関与が強く，慢性緊張型頭痛は精神的ストレスの関与が大きい.
- 頭痛発作期の薬物療法としては，NSAIDs（アスピリン330〜660mg/アセトアミノフェン500mg/イブプロフェン200mg）屯用が第一選択薬である. 市販の鎮痛薬に関しては常用により薬剤誘発性頭痛を引き起こしやすいので注意する. カフェインの併用も効果があるとされるが，消化器系の副作用が多いことや，慢性的に使用すると薬剤誘発性頭痛を引き起こしやすい.
- 反復性緊張型頭痛では，抗不安薬［エチゾラム（デパス®）0.5〜1mg/分1〜2］，筋弛緩薬［チザニジン（テルネリン®）3〜6mg/日，エペリゾン（ミオナール®）150mg/日］を併用する. 反復性緊張型頭痛では，外用薬併用や，頸部から肩のトリガーブロックの効果も期待できる例が少なくない.
- 慢性緊張型頭痛に関しては，抗うつ薬（アミトリプチン10〜25mg/日）の使用を考慮するが，眠気，口腔内乾燥などの副作用に注意する.
- 非薬物療法として，反復性緊張型頭痛には，正しい姿勢（就寝時の枕の高さ）の指導，的確なストレッチ/頭痛体操指導，早足歩行や水泳（背泳ぎ）などの運動指導を行い，マッサージ/低周波/近赤外線/ホットパック/鍼灸などの物理療法の必要性を考慮する.
- 難治性の慢性緊張型頭痛には，心療内科，精神科的対応，認知行動療法も考慮する.

1.3.3 群発頭痛

群発頭痛は，慢性頭痛でも筋緊張性頭痛や片頭痛と違って患者が少ないが，男性に多い. 群発地震のように，1年のうちのある一定期間（1〜2か月間）だけ，毎日のように激しい頭痛発作が起こる. 夜間就寝中，特に明け方に起こることが多く，

1回の発作は1～2時間で治まるが，大変激しい痛みのため目が覚め，かつじっとしていられず「のたうち回る」と表現される頭痛である．

ICHD-3βでは，三叉神経・自律神経性頭痛として扱われ，三叉神経・自律神経性頭痛は群発頭痛（反復性，慢性），発作性片側頭痛（反復性，慢性），短時間持続型片側神経痛様頭痛発作（結膜充血および流涙を伴う，頭部自律神経症状を伴う），持続性片側頭痛に細分される．

a. 特徴

- 片方の目の奥や目の周囲に始まる痛みで，上顎から頭半分全体に広がる．厳密に一側性であるが，群発期によって左右が交代することがある．
- 「きりで刺される」「目をえぐられる」「目をハンマーでたたかれる」と表現されるような激しい痛みで，じっとしていられずのたうち回る．
- 歯痛，項部痛を主訴とすることがあるが，その際にも眼窩部周辺の痛みが併存する．
- 発作の頻度は1回/2日から8回/日である．痛みは15分から180分間持続する．明け方に起こることが多く，強い痛みのために目が覚める．
- 痛みと同じ側の，流涙，結膜充血，鼻閉／鼻漏，前頭部や顔面の発汗，縮瞳／眼瞼下垂，眼瞼浮腫などがみられることがある．
- 片頭痛と違い，吐き気や嘔吐のあることは少ない．
- 群発期間内は，アルコールで痛みが誘発される．
- 反復性群発頭痛は7～365日続く群発期が，1か月以上の寛解期をはさんで2回以上あり，慢性群発頭痛は1年を超えて発作が繰り返し，寛解期がないか，あっても1か月以内のものである．
- 予後に関しては60歳までに寛解するが，それまでの間，発作を繰り返すうちに寛解期が長くなり，頭痛も軽くなることが多い．

b. 治療

- 群発頭痛は，発作期間／群発期間を少しでも早く抜け出せるように，すぐに予防的治療も開始する．
- 反復性群発頭痛の予防薬としては，Ca拮抗薬のベラパミル（ワソラン®240mg/日，分3）または塩酸ロメリジン（テラナス®）10～20mg/日，副腎皮質ステロイド（プレドニゾロンなど）で効果が期待できる．
- 頭痛発作時の治療法としては，イミグラン®注3mg/mLあるいはキット皮下注3mg/shot（在宅自己注射可）が第一選択薬である．
- また100%酸素吸入：フェイスマスクで7～10L/分で15分間吸入すると症状の改善がみられることがある．

2. めまい感，めまい

2.1 真性めまい（vertigo）

前庭器官関連領域の障害．自分の周囲が回っている / 回転している錯覚で，嘔気，嘔吐，姿勢異常，平行障害，眼振を伴う．

2.1.1 内耳機能障害

① 迷路炎
   - 細菌性迷路炎：中耳炎と関連して発症し，発熱，頭痛などの感染症状，著明な聴力低下，嘔気 / 嘔吐を伴う激しいめまい．
   - 急性迷路炎：麻疹 / 急性耳下腺炎と関連して発症．

② メニエール病
   - 回転性めまい発作を繰り返す．嘔気，嘔吐を伴う数分から数時間の激しいめまい．
   - めまい発作の前後に耳の圧迫感，耳鳴り，変動する難聴がある．
   - 発作を繰り返すことで難聴が進行する．
   - 一側性障害が原則だが，両側性のこともある．
   - 病態は内リンパ水腫で，治療には抗めまい薬，利尿薬を使用．

③ 外傷後めまい
   - 急性外傷後めまい：一側前庭の急性麻痺によるもの．嘔気，嘔吐，自発眼振と障害側に偏倚する平衡障害．急に頭を動かしたり，障害側を下にすると悪化する．
   - 外リンパ瘻：急激な気圧変動，飛行機に乗ったり，潜水時，あるいは強く鼻をかんだ際に回転性のめまい，難聴，耳閉感，耳鳴りが起こる．症状出現直前にぱちんと何かはじけるような音を感じることがある．

④ 薬剤性めまい
   - アミノグリコシド系抗生物質などでみられる．

⑤ 良性発作性頭位めまい
   - 特定の頭位により誘発される回転性めまい．起床時など頭を起こしたときなどに急に起こり，通常数十秒間以内に消失する．
   - めまい発作時に眼振がみられる．
   - 蝸牛症状はない．
   - 原因は耳石が半規管を刺激するためと考えられ，めまいを起こす頭位を繰り返しとらせることにより，軽快または消失する．
   - 抗めまい薬，浮遊耳石置換法などの運動療法が有効である．

⑥ 突発性難聴（めまいを伴うもの）
- 明らかな原因がなく，突然発症する急激かつ高度の難聴で，めまいが合併することがある.
- 難聴は一側性が多いが，両側性のこともある.
- 耳鳴りが難聴と同時に，あるいは前後して認められることが多い.
- 難聴と同時，あるいは前後して嘔気，嘔吐を伴う回転性のめまいが起こるが，めまい発作を繰り返すことはない.

⑦ 椎骨脳底動脈循環不全
- めまいや平衡障害とともに，脳幹，小脳症状を伴う.
- 鎖骨下盗血症候群：脳幹症状を伴うめまい発作，患側（鎖骨下動脈閉塞側）の上肢虚血症状（運動に伴う脱力，しびれ），拍動低下，血圧低下などがある.

2.1.2 前庭神経機能異常

① 前庭神経炎
- 突然の激しいめまい発作で発症.
- 感冒罹患などのウイルス感染が前駆.
- 嘔気，嘔吐，耳鳴りを伴うが，聴力は正常.
- 多くは数日間で軽快するが，軽度のめまい感が持続することがある.
- 発作時はステロイドや抗ウイルス薬投与が行われる.

② 前庭神経機械的圧迫
髄膜腫，前庭神経鞘腫.

③ 消耗性頭位めまい

④ 脳幹機能異常
血管障害.　片頭痛：脳底型片頭痛.　脱髄疾患：多発性硬化症.　薬剤（抗痙攣剤，アルコール，鎮静剤，催眠剤，サリチル酸塩中毒など）

⑤ 頚部の固有受容器の機能異常
頚椎症などでみられる頚性めまい.

2.2　持続性平衡感覚障害

空間見当識の入力系，すなわち前庭固有感覚，小脳，視覚，錐体外路系の不均衡によるものである.

① 多発性感覚障害：多発性末梢神経障害
② 小脳変性症

2.3　めまい感（dizziness）

　　はっきりと定義できない感覚としてのふらつき感，フワフワ感で，心療内科，精神科領域の疾患の伴うもの．

① 過呼吸症候群，パニック障害，情緒障害
② 低血糖
③ 不安神経症，うつ病
④ ヒステリー

2.4　失神あるいは失神に類似するような病態

　　何らかの原因で脳血流が急激に低下することにより起こる一過性の意識消失発作（失神），およびそれに類似する病態のうち，意識消失に至らない軽症のものが，フワーっとして気が遠くなった感じ，めまい感と表現される．

① 起立性低血圧
　　・中枢神経疾患：シャイ・ドレーガー症候群，パーキンソン症候群，脊髄小脳変性症，脊髄空洞症，多発性硬化症，脊髄癆，脳炎など．
　　・末梢神経障害：ギラン・バレー症候群，糖尿病ニューロパチー，アミロイドーシス．
　　・内分泌，代謝疾患：糖尿病，下垂体機能不全，副腎機能低下，低Na血症．
　　・薬剤性：精神安定剤，降圧剤，モノアミンオキシダーゼ阻害薬，L-DOPA，交感神経遮断薬．

＜起立性調節障害（Orthostatic Dysregulation；OD）＞
・起立性低血圧を基盤に，思春期から立ちくらみやめまいがひどく，朝礼などでよく貧血の発作のようになって倒れたり，乗り物酔いがひどい，入浴時や嫌なものを見聞きすると気分が悪くなる，少し動くと息切れや動悸がする，朝なかなか起きられず午前中は調子が悪いなどの症状を併せ持つ例が少なくない．
　-血圧が低く，さらに寝た位置から座ったり立ち上がったりすると血圧が下がってしまう．
　-若い女性に多いパターンで，片頭痛の発作を繰り返し，母親も同じとあきらめていることも多い．
　-MRI検査で脳内の異常なし，また脳波検査でも異常なし．
　-頭痛を伴わない起立性調節障害では，ミドドリン（メトリジン®）2〜8mg/分1〜3，メチル硫酸アメジニウム（リズミック®）20〜40mg/分2〜3を服用させる．

- 日常生活面でストレスに留意し，軽い運動を取り入れ，寝るときに少し上半身を高くして寝る，またむくみがないようなら水分摂取（1日1.5〜2L）あるいは，少し塩分を多めにとる，心臓に問題がないようなら風呂上がりに何回か手足の末梢に冷たい水をかけて自律神経系の強化を図るなどの工夫をさせるとよい．
・パソコンやスマートフォンの使用によるブルーライトの影響も考慮する（1日2〜3時間程度）．

② 心原性低血圧
  ・心拍異常：アダムス・ストークス症候群，洞機能不全症候群，発作性頻拍症，QT延長症候群．
  ・心拍出障害：大動脈弁狭窄症，肺動脈狭窄症，原発性肺高血圧症，心筋梗塞，心筋炎．
③ 血管迷走神経発作
  ・疼痛，腹痛，精神的ショック，心因性．長時間の立位保持，過労．脱水，下痢，失血．
④ 頚動脈洞性失神
  ・頚動脈過敏症（窮屈なカラーをつけている状態），頚動脈洞マッサージ．
⑤ 胸腔内圧上昇性失神
  ・排尿，排便失神，咳失神，バルサルバ失神．

文　献

Society, H.C.C.o.t.I.H. The International Classification of Headache Disorders, 3rd edition（beta version）. Cephalalgia 33 : 629-808（2013）.

2. 意識障害

外山 賢太郎, 上出 廷治

1. 初期対応

　意識障害, 特に重度の意識障害患者の診察にあたっては, 原因検索よりまず ABC (airway, breathing, circulation) の安定が最優先される. 必要に応じて気道確保し, 循環動態を安定させて原因検索を進める必要がある.

＜気管挿管の適応＞
① 意識障害により気道が確保できない (GCS＜8).
② ショックバイタルである.
③ 呼吸不全を伴う (高二酸化炭素血症など).

　意識は覚醒と認知に分けられ, 意識は脳幹網様体調節系にあり, 認知は大脳皮質にある. 意識障害が起こるときは, 脳幹網様体調節系の障害, 大脳皮質全体が障害, または全身性疾患により間接的に意識が障害されるかに分類される. つまり, テント下病変, テント上病変, 全身性疾患を念頭におくとよい.

　全身性疾患で意識障害をきたすものは, 低血糖, ショック, 敗血症, 脂肪塞栓, TTP-HUS (血栓性血小板減少症性紫斑病-溶血性尿毒症症候群), ブロックなどがある. テント上病変, テント下病変を区別する方法には, 人形の目試験とカロリックテストがある.

　意識障害の鑑別の記憶法としては AIUEO TIPS というものがある.

＜AIUEO TIPS＞
A：alcohol / acidosis / aortic dissection　アルコール, ビタミン B1 欠乏症 / 代謝性アシドーシス / 大動脈解離
I：insulin　低血糖, 糖尿病性ケトアシドーシス, 非ケトン性高浸透圧性昏睡
U：uremia　尿毒症

E：encephalopathy / electrolyte　肝性脳症，粘液水腫，甲状腺クリーゼ，副腎不全による二次性脳症，高血圧性脳症 / 電解質異常

O：Oxygen・CO_2 / opiate・overdose　低酸素血症・高二酸化炭素血症・麻薬・薬物過量摂取

T：trauma / temperature / tumor　頭部外傷 / 体温異常 / 脳腫瘍

I：infection　感染症（髄膜炎，脳炎，敗血症）

P：pharmacology / psychogenic　薬物性 / 精神疾患

S：syncope / seizure / shock / stroke　失神 / 痙攣 / ショック / 脳卒中

＜初期対応時に考慮すべき薬剤治療（原因確定前）＞
① ビタメジン®（1V）＋生理食塩水 20mL 静注
② 50% ブドウ糖（20mL/A）40mL（2A）静注
③ ナロキソン塩酸塩®（0.2mg/1mL/A）0.4mg（2A）静注
④ 米国では上記の昏睡カクテル（Coma cocktail）を投与して意識の回復があるかを見て意識障害の診断，治療をすることがある．

2. 意識障害の程度の把握，意識障害の評価

　患者の意識状態を正確に把握し，評価，それを伝達するために Japan Coma Scale（JCS），Glasgow Coma Scale（GCS）は必須となる．緊急状態であれば大まかな分類で評価し初期対応に当たってよいが，その後の治療評価等を考えた場合，落ち着いた時点で正確な意識状態の評価を行いカルテに記載しておく必要がある．

　研修医で細かな評価で誤りがちなのが JCS2，JCS3 の違い，GCS での E3，E4 である．普遍的な記憶（電話番号など）が障害されているのが JCS3 であり，日付，周囲の誰かがわからないなど変化する状況がわからない状態は JCS2 で評価する．言葉をかけて開眼した状態であっても，その後自発的に 15〜20 秒開眼できる場合は E4 で評価する．呼びかけて開眼するが，すぐに閉眼する状態を E3 と判断する．

　以下に，JCS，GCS，またそれぞれを対比した表を示す．
① 3-3-9 度方式による意識障害の分類 Japan Coma Scale（表 2.1）
② Glasgow Coma Scale（表 2.2）
③ Japan Coma Scale と Glasgow Coma Scale の対比（表 2.3）

表 2.1 3-3-9 度方式による意識障害の分類

Ⅰ. 刺激しないで覚醒している状態（1 桁で表現）
　1. だいたい意識清明だが，今ひとつはっきりしない．
　2. 見当識障害がある．
　3. 自分の名前，生年月日が言えない．
Ⅱ. 刺激すると覚醒する状態（2 桁で表現）
　10. 普通の呼びかけで容易に開眼する．
　20. 大きな声または体をゆすることにより開眼する．
　30. 痛み刺激を加えつつ呼びかけを繰り返すと開眼する．
Ⅲ. 刺激しても覚醒しない状態（3 桁で表現）
　100. 痛み刺激に対して払いのけるような動作をする．
　200. 痛み刺激で少し手足を動かしたり，顔をしかめる．
　300. 痛み刺激に反応しない．

R：Restlessness（不穏）　I：Incontinence（失禁）　A：Apallic state または Akinetic mutism
例えば 30R または 30 不穏とか，20I または 20 失禁として表す．

太田富雄，和賀志郎，半田肇，他：急性期意識障害の新しい grading とその表現法．（いわゆる 3-3-9 度方式），第 3 回脳卒中の外科研究会講演集，pp61-69（1975）

表 2.2 Glasgow Coma Scale

点数	開眼 （eye opening, E）	最良言語反応 （best verbal response, V）	運動運動反応 （best motor response, M）
6	–	–	命令に応じて可
5	–	見当識あり	疼痛部へ
4	自然に開眼	混沌とした会話	逃避反応として
3	呼びかけにより開眼	不適当な発語	異常な屈曲運動
2	痛みにより開眼	理解不能な音声	伸展反応（徐脳姿勢）
1	なし	なし	なし

Teasdale G, Jennett B：Assessment of coma and impaired consciousness. A practical scale, Lancet 2：81-84（1974）

表 2.3 Japan Coma Scale（JCS）と Glasgow Coma Scale（GCS）の対比

JCS	GCS		
	E：開眼	V：発語	M：最良運動反応
刺激しなくても覚醒している状態			
0：　意識清明	4：自発的に	5：見当識あり	6：命令に従う
1：　今ひとつはっきりしない	4	5	6
2：　見当識障害がある	4	4：混乱した会話	6
3：　自分の名前，生年月日が言えない	4		
刺激すると覚醒する状態			
10：普通の呼びかけで開眼する	3：呼びかけ	3：混乱した言葉	
20：大きな声または揺さぶると開眼	3		
30：痛み刺激でかろうじて開眼	2：痛み刺激にて	2：理解不能な音声	
刺激しても覚醒しない状態			
100：痛み刺激に払いのける動作	1：まったくなし		5：疼痛部へ
200：痛み刺激で手足の動き，顔をしかめる	1		4：逃避
			3：異常屈曲
			2：異常伸展
300：痛み刺激にまったく反応しない	1	1：まったくなし	1：まったくなし

3. 意識障害の臨床的鑑別

3.1 鑑別診断のためのバイタルサインチェック

3.1.1 中枢性呼吸障害に伴う呼吸障害

a. 失調性呼吸：延髄障害

呼吸の速さや深さに一定のパターンが失われ，不規則となる．

b. 群発呼吸：橋下部から延髄上部障害

チェーン・ストークス呼吸に似て，無呼吸に速い不規則な促迫呼吸が混在．

c. 吸息性無呼吸：橋障害

いっぱい息を吸い込んだ状態で呼吸が停止する状態．

d. 過呼吸：橋上部から中脳下部の障害

メトロノームのような規則正しい過呼吸．

・クスマウル大呼吸：糖尿病性昏睡や，尿毒症に伴う代謝性アシドーシスに起因する深く速い呼吸．

・パニック障害：意識障害 / 脳幹症状のない過呼吸発作．

e. チェーン・ストークス呼吸：両側大脳皮質下ないし間脳障害

呼吸が徐々に深くなり，ついで徐々に浅くなり，その後いったん休止する，といったパターンを繰り返す．

3.1.2 呼吸障害により，二次的に意識障害が引き起こされる状態

a. 肺性脳症

慢性肺気腫や肺線維症などの呼吸器基礎疾患を背景に，気道感染，うっ血性心不全，不適切な高濃度酸素投与により二次的に肺胞低換気が発生することにより引き起こされる意識障害．このうち CO_2 によって引き起こされるものが CO_2 ナルコーシスである．

b. 基礎疾患の存在を疑う呼気臭

糖尿病性昏睡：アセトン臭

尿毒症：尿臭

肝性昏睡：アンモニア臭

3.1.3 血圧，脈

① 急激な血圧低下 / ショック状態による脳循環不全

・心筋梗塞，大動脈解離瘤破裂による循環不全

・出血性ショック（外傷，消化管出血，食道静脈瘤破裂）

・肺塞栓症

・重症くも膜下出血，脳幹出血

② 異常な血圧上昇を伴う意識障害

　　・高血圧性脳症，重症脳内出血

③ 重度徐脈：アダムス・ストークス症候群による脳循環不全

④ 重度頻脈：上室性／心室性頻脈による脳循環不全

3.1.4　体　温

① 異常発熱が先行する場合

　　・脳炎，髄膜炎，脳膿瘍などの中枢神経系感染症

② 急激な意識障害進展後の発熱

　　・脳幹出血，脳室内出血（脳室内穿破），広範脳梗塞

③ 熱中症：高温環境下で作業後

④ 低体温を伴う意識障害

　　・低体温症：低温環境下での事故，遭難

　　・薬物中毒：アルコール中毒，睡眠剤／バルビタール中毒

3.2　鑑別診断のための神経症状，基本的神経検査所見

3.2.1　瞳孔の形状と対光反射

① 左右同大，正常対光反応，眼球運動正常，脳局所症状なし

　　・中枢神経系の器質的障害による意識障害は否定的となる．

　　・代謝性，中毒性要因による意識障害を考える．

② 著明縮瞳，眼球運動正常，脳局所症状なし

　　・麻薬などによる一部の薬物中毒による意識障害を考える．

　　・アトロピン，スコポラミン大量服用

　　・無酸素脳症

③ 瞳孔反応正常，眼球運動障害（人形の目現象消失），脳局所症状なし

　　・ウェルニッケ脳症の可能性大：$VitB_1$ 測定で診断，チラミンの投与．

④ 一側瞳孔異常（瞳孔不同）

　　・散大／対光反射消失（一側動眼神経麻痺）：脳ヘルニアの可能性を考える．

　　・IC-PC 動脈瘤の存在（破裂，または切迫破裂の可能性）．

　　・縮瞳／眼瞼下垂（障害側の無汗症）：ホルネル症候群＝内頚動脈解離性病変，
　　閉塞存在の可能性

⑤ 両側瞳孔異常
- ピンポイント瞳孔（著しい縮瞳）：橋出血に認められる.
- 散大固定瞳孔：延髄完全障害
- 中間位固定縮瞳：中脳病変の存在を疑う.

3.2.2 眼位，眼球運動

① 安静時眼位の異常／偏位
- 共同偏視：前頭葉病変で障害側に向く偏位（麻痺と反対側），橋病変で障害の反対側に偏位（麻痺側）
- 散大瞳孔側眼球の外側偏位：鈎ヘルニアによる動眼神経麻痺
- 下方への垂直性共同偏位：視床病変，中脳病変
- 斜偏視（一側内下方，他側外上方偏位）：動眼神経／滑車神経麻痺，脳幹障害（局所兆候としての意味はない）

② 自発眼球運動
- 意識障害患者では，眼球が緩やかに左右に振り子運動する：局所意義はなく，脳幹（動眼神経核，MLF）障害がない状態
- ocular bobbing（規則正しく，持続的に，正中位から下方向に眼球が素早く沈み込み，ゆっくり戻る運動）：橋出血などの広範囲の橋病変. 予後不良の兆候

③ 反射性眼球運動＝頭位眼反射（人形の目現象）と前庭反射
- 頭位眼反射正常，前庭眼反射注入側への偏視：脳幹障害の危険性小
- 頭位眼反射亢進，前庭眼反射注入側への偏視：間脳障害
- 頭位眼反射両側消失，前庭眼反射消失：重篤な脳幹障害

3.2.3 運動機能／姿勢，筋緊張と疼痛反応

- 正常睡眠時のように手足を組んだり，体を丸めている状態. 筋緊張に異常がなく，反射が正常で左右差がなく，疼痛反応に異常なし：皮質脊髄路に異常なし，大脳皮質に異常なし
- 上肢を屈曲，下肢伸展：除皮質硬直＝広範な大脳半球異常
- 四肢伸展：除脳硬直：中脳下部，橋の両側性の広範な障害

4. 脳神経外科救急における意識障害患者の初期治療での原則

すでに記したようにバイタルを安定させ，病態を把握し，疾患を特定していくことが大原則である. 救急現場から脳神経外科へ緊急の治療が必要となる疾患の多くは脳梗塞，脳出血，くも膜下出血である. いずれも急性期からの適切な治療介入が

大事な疾患であるが，発症からの治療時間が大きく患者の予後を左右する疾患が脳梗塞である．2005年からt-PA治療，2010年から血栓回収療法が行われるようになり，デバイスの進歩とともにいかに早期に閉塞血管の再開通を得られるかが，数多く議論されている．2016年の日本脳神経血管内治療学会で「神戸宣言」として全国どこでも脳梗塞急性期の血管内血栓回収療法の普及の必要性が謳われた．

また，「脳卒中ガイドライン2015」で，t-PA投与は発症4時間半以内投与に加え，「少しでも早く（来院より1時間以内に）投与することが強く勧められる」が以前のガイドラインから変更された．さらに2017年9月に「脳卒中ガイドライン2015（追補）」においては，脳血栓回収療法はグレードC1からグレードAとなった．脳梗塞患者においては再開通させるだけでなく，いかに早く再開通させるかが求められるようになっている．

意識障害として搬送された患者の診察は，先に述べた手順でバイタルサインの安定化を前提に病気の診断を行い，特に脳梗塞を強く疑う患者においてはt-PA投与，次の血栓回収療法を念頭に，手早く採血や頭部CT，MRIを行うことができるよう病院間でのスタッフの連携が必須である．

3. 認知症診断

丹羽 潤, 大坂 美鈴

1. 認知症を診断するにあたって

　脳神経外科医が認知症を診断するにあたって以下の3点を銘記しておくことが重要である.

　第1に診断に苦慮する症例に対しては, 変性疾患の鑑別に強い神経内科医あるいは精神神経疾患の対応や鑑別に優れている精神神経科医の力を借りることである. 逆に我々脳神経外科医は脳卒中など脳の器質的疾患の鑑別と画像診断に明るいという理由から他科に積極的に協力すべきである. 診断が困難な症例は三者が相補うことが望ましい.

　第2に脳神経外科外来を受診する患者の多くは記憶障害を主訴とした健忘型軽度認知障害 (amnestic MCI) であり, 早期診断と早期治療介入が必要である. 彼らは臨床的認知尺度 (CDR) あるいは行動評価尺度 (FAST) などの認知機能障害分類で比較的軽度の障害に属する. 徘徊あるいは暴言などの認知症の行動・心理症状 (BPSD) が前面にみられる患者は少ない.

　第3に当該患者に血管性危険因子 vascular factor (高血圧, 糖尿病, 脂質異常症など) がどれだけ関与しているかを把握し評価することが重要である. 近年, 認知症に対する危険因子として vascular factor の役割が重要視されており, 血管障害は血管性認知症 (VaD), Alzheimer 型認知症 (AD) あるいは血管性認知障害 (VCI) の原因としてだけではなく, いまだ疾患修飾治療薬が開発されていない現状では認知症の進行を予防する上で考慮すべきものと考えられる (2.2.4 項を参照) (Gorelick et al 2011).

　以下に認知症を理解するに当たっての重要用語を列記する.

a. 軽度認知障害 (Mild Cognitive Impairment : MCI)

　知的に正常とも言えない状態を指す. Alzheimer 型認知症 (＝Alzheimer 病 :AD) の前駆状態を意味する用語である. 健忘型軽度認知障害 (amnestic MCI) と軽度の見当識障害や遂行機能障害などがみられる非健忘型軽度認知障害 (non-amnestic MCI) に分類されるが, 前者が多い. CDR で 0.5, FAST で stage 3 の状態である. MCI から認知症へ進展する症例をコンバーターと呼んでいる. その進展率 (コン

バート率）についてメタアナリシスでは年間 5〜10% と記されている.

b. 臨床的認知尺度（Clinical Dementia Rating：CDR）

　患者および家族からの情報をもとに，認知症の重症度を判定する最も一般的な尺度である.「記憶」「見当識」など 6 項目を 5 段階で評価する. 0：健常，0.5：認知症の疑い，1：軽度認知症，2：中等度認知症，3：高度認知症に分類される.

c. 行動評価尺度（Functional Assessment Staging：FAST）

　AD の病期を日常生活動作（ADL）の変化に基づいて，stage 1〜7 までの 7 段階に分類した評価尺度である. CDR とともに国際的に頻用されている. FAST stage 3：境界状態，FAST stage 4：軽度の AD などである.

d. 認知症の行動・心理症状（Behavior and Psychological Symptoms of Dementia：BPSD）

　認知症の行動・心理症状であり，認知症において最も注目されている領域の 1 つである. 幻覚，妄想，徘徊，不安・焦燥，うつ，せん妄，暴言・暴力など精神症状と行動異常を指す. 患者の機能を低下させ本人を苦しめるばかりでなく，介護者にとっても大きな精神的ストレスになっている. 適切な対応で症状が軽減することもある. 一方，認知機能障害（中核障害）は全般性注意障害，遂行（実行）機能障害，見当識障害，失語，視空間認知障害，失行などからなる.

e. 血管性認知障害（Vascular Cognitive Impairment：VCI）

　脳血管障害を有する認知症がすべて VaD ではない. VCI は VaD から認知症に至らない比較的軽症の認知機能障害までも包括した概念である.

f. 遂行（実行）機能障害

　抽象的思考や複雑な行為を計画し，開始し，順序立てて行う能力である. 前頭葉もしくは関連する皮質下経路の障害に関連している.

2. 脳神経外科外来における認知症診断の進め方

2.1 認知症を診断する上でのポイント

1）治療可能な認知症（treatable dementia）（特発性正常圧水頭症，慢性硬膜下血腫，脳腫瘍など）（本節 4 項を参照）を見落とさないこと.

2）加齢に伴う生理的健忘であるか，MCI であるかを鑑別すること.

3）脳血管障害を有する患者において認知症の併発をいち早く評価・診断すること. VaD なのか脳血管障害に AD が合併したものなのかを見極めること.

4）脳ドックでは認知症発症との関連が深い無症候性脳梗塞や白質病変を評価する（これらは VaD の小血管病性認知症の原因となる）.

5）上記以外で発見されるレビー小体型認知症（DLB）あるいは前頭側頭葉変性症

（FTLD）などの変性性認知症（2.2.3項を参照）について理解していること.

6）血管性危険因子を含む危険因子について評価すること（危険因子については2.2.4項を参照）.

7）外来でフォローアップ中の認知症患者がBPSDなどでコントロール困難な症状を併発した場合に対応できる体制を構築しておくこと.

8）脳神経外科単科で認知症を鑑別診断することが困難な場合には，神経内科医や精神科医と協力して診断し，早期に介入していくことが肝要である.

2.2 診察前に必要な知識

認知症に対するいくつかの基本的考え方を簡単に説明する．これらは非常に重要なことなので成書を参照して頂きたい.

2.2.1 認知症の定義

代表的なものにDSM-5（アメリカ精神医学会精神医学診断統計便覧第5版）（American Psychiatric Association 2013）とNIHとAAによる認知症とAlzheimer型認知症の診断基準（2011年）がある（MacKhann et al 2011）．これらによると，認知症とは正常に達した知的機能が後天的な器質的障害により持続的に低下していき，日常生活や社会生活に支障をきたすような状態である．意識障害がないときにみられる.

2.2.2 鑑別すべき病態

加齢による認知機能の低下，うつ病態による仮性認知症，せん妄および精神遅滞など.

2.2.3 認知症の原因

認知症の原因となる各疾患は主として以下の7つに分類される.

1）Alzheimer型認知症（AD）：原因としては最多であり，認知症全体の60％を占める.

2）血管性認知症（VaD）：ADについで多く，脳血管障害に起因する認知症である．多発梗塞性認知症，戦略的な部位の単一病変による認知症，小血管病性認知症，低灌流性血管性認知症，出血性血管性認知症，その他に分類される．ADと併存する症例も多くみられる（混合型認知症）．これまでVaDは脳血管障害が基礎にあると考えられてきたが，近年高血圧・糖尿病・脂質異常症などの生活習慣病がVaDだけではなくADの危険因子であるとの報告があり，VaDとADとの共存が示唆され

ている.

3）レビー小体型認知症（DLB）：最近頻度が高いことで注目されている．パーキンソン病とADが合併した状態とも言える．画像診断の進歩で比較的容易に鑑別できるようになった．症状として認知の変動，レム睡眠行動異常症（RBD）および幻視などが特徴的である．2017年にDLB診断基準が新たに発表された（McKeith et al 2017）.

4）前頭側頭葉変性症（FTLD）：従来言われていた前頭側頭型認知症（FTD）に意味性認知症（SD）と進行性非流暢性失語（PA）を含む概念である．症状としては脱抑制および無関心・無気力を認める.

5）治療可能な認知症（treatable dementia）：正常圧水頭症，慢性硬膜下血腫，脳腫瘍あるいは頭部外傷後遺症などがある（本節4項を参照）.

6）内科的疾患：ビタミン欠乏による認知機能低下と甲状腺機能低下症による認知機能低下があるが，いずれも治療可能である.

7）他の鑑別すべき疾患：進行性核上性麻痺（PSP），皮質基底核変性症（CBD），また異常タウ蛋白蓄積を病理学的特徴とする嗜銀顆粒性認知症，神経原線維変化型老年期認知症（SD-NFT）などがあるが，脳神経外科単科での鑑別診断は難しい.

3），4），7）については神経内科を紹介するのが妥当である.

2.2.4　認知症の危険因子と防御因子

認知症診断に関しては進行を予防する意味でも当該患者に危険因子がどの程度関与しているかを評価することが重要である．危険因子としては，遺伝的危険因子，血管性危険因子 vascular factor（脳卒中の既往，高血圧，糖尿病，脂質異常症，肥満，心房細動），生活習慣関連因子（喫煙）などがある．また防御因子としては適切な運動，食事因子，社会的活動参加，高い教育レベルなどがある．これらに関しては最近AHA/ASAから健康な脳を維持する行動指標と健康指標としてAHA's Life's Simple 7が提案された（Gorelick et al 2017）．以下の7つである．①禁煙，②定期的な運動，③標準体重（BMI 25kg/m^2 未満）（これはあくまでも米国の基準である），④健康的な食事，⑤血圧を管理する（120/80mmHg 未満），⑥コレステロールを管理する（総コレステロール200mg/dL未満），⑦血糖値を下げる（空腹時血糖100mg/dL未満）となっている.

2.3　脳神経外科外来における認知症鑑別診断のフローチャート（図3.1）

2.3.1　問　診（病歴聴取）

認知症診断は他疾患と同様に問診から始まる．他疾患以上に本人からの話だけで

| 問診（本人および家族）（可能であればもの忘れスクリーニング検査を行う*） |

→加齢による認知機能の低下，うつ病態，せん妄，精神遅滞，意識障害を除外する．
（＊今後の診察予定をたてるのに有用）

| 神経検査・神経心理検査（MMSE，改訂 HDS-R，CDT） |

→大まかな重症度を分類する．
→必要に応じて RBMT，コグニスタット，CDR，FAST，SDS，CES-D，NPI などを施行する．

| 血液検査（T3，T4，TSH およびビタミン B1，ビタミン B6，ビタミン B12，葉酸，ニコチン酸）とバイオマーカー |

→甲状腺機能低下あるいはビタミン欠乏症を除外する．

| 画像診断（CT，MRI，MRA および VSRAD） |

→①特発性正常圧水頭症，慢性硬膜下血腫，脳腫瘍などの treatable dementia を鑑別する．
→②血管性認知症の鑑別，白質病変などを評価する．
→③内側側頭部（海馬，扁桃，嗅内皮質）の萎縮の程度を評価する．

| 脳血流 SPECT |

→頭頂葉や後部帯状回・楔前部の脳血流低下を評価する．
　AD，DLB，FTLD などを鑑別する．
→他の変性疾患が疑われる場合には神経内科を紹介する．

図 3.1　脳神経外科外来における認知症鑑別診断のフローチャート

（日本認知症学会：認知症テキストブック，中外医学社（2008））

はなく同行してきた家族から「患者の日常生活についての状況を詳細に聴取すること」が診断の大きな手助けとなる．

　本人に対する問診から記憶・言語・施行などの認知機能さらに病識の程度，心理症状を推察する．家族からは具体的な症状とその経過，日常生活で問題点などを明らかにする．BPSD を認める場合には，阿部式 BPSD スコア（44 点満点で NPI と相関．施行時間は NPI の 1/4 程度）を使用するとよい．

　問診の際にさらに必要な事項は，1）同居者は誰か，一人暮らしの場合には家族が近隣にいるか，2）男性であれば何歳までどのような職業についていたか，3）食事，トイレ，入浴などの基本的 ADL がどの程度できているか，4）買い物や薬の管理ができるのか，電話に出ることができるのか，また女性であれば食事の準備ができるのか，などの手段的 ADL について確認する．最後に，5）介護認定されている場合にはその等級を，またデイサービスなどを受けているかなどを手短に聴取する．

　また問診の際に，血管性危険因子と生活習慣関連因子についても聴取する．

2.3.2　神経検査と神経心理検査

　次に神経検査および神経心理検査へと進む．神経検査は脳神経外科医が通常の外

来で施行しているもので十分である．AD患者の多くには目立った神経症候はみられない．神経所見がみられるのはVaDである．またDLBが疑われる症例ではパーキンソン症候を認めることが多い．特に歩行障害がある場合にはAD以外の認知症を疑う．VaDでは小刻み歩行，DLBでは手の振戦を伴う硬直あるいは寡動歩行を認める．

次いで外来で簡単に実施でき，かつ診断的意義の大きなスクリーニング検査としての神経心理検査を行う．これにはMMSE（Mini-Mental State Examination）か，あるいは改訂HDS-R（長谷川式簡易知能評価スケール）がある．また視空間能力を反映するCDT（Clock Drawing Test）（時計描画テスト）や鳩の模型を行うのがよい．これらから患者の認知症の現在の状況を推測することができる．問診時に短時間で簡単にできる「もの忘れスクリーニング検査」を行うことは，今後の診察予定を立てる上で非常に有用である（図3.2）．

その後，必要に応じて①日常の記憶障害の程度を詳細に検出するRBMT（日本語版リバーミード行動記憶試験），②認知機能を多面的に評価するコグニスタット

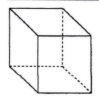

図3.2 もの忘れスクリーニング検査

［浦上克哉：Jpn J Cancer Chemother 30(Suppl. 1): 49-53, December(2003)一部改変］

（日本語版 Neurobehavioral Cognitive Status Examination），認知症の重症度を評価するスケールとして先に記載した③ CDR あるいは④ FAST をリハビリ部門のセラピストに依頼する．⑤認知症の行動・心理症状 BPSD を評価する尺度として NPIがある．また，うつ状態からくる記銘力低下も考慮されるので⑥ SDS（Self-rating Depression Scale：自己評価式抑うつ性尺度）あるいは⑦ CES-D（Center for Epidemiologic Status Depression Scale：抑うつ状態自己評価尺度）を行う．さらに前頭葉機能を評価する目的で FAB（Frontal Assessment Battery）あるいは TMT（トレイルメーキングテスト）などを盛り込むとよい．以下にスクリーニング諸検査について概説する．

1）MMSE：30 点満点．カットオフポイントは 24/23 であるが，見当識（10 点），注意と計算（5 点），遅延再生（3 点）がポイントとなる．HDS-R と整合性がある．たとえ 30 点であっても問診時に記銘力低下が気になる場合には MCI を見逃さないために RBMT を行う．

2）HDS-R：30 点満点．カットオフポイントは 21/20 である．ADL の障害に配慮してあえて動作性検査を排除して評価している．

3）CDT：白紙に時計の絵を描く検査であり，円の大きさ，数字や時計の針の描き方から，前頭葉（遂行機能），側頭葉（意味記憶）および頭頂葉（視空間認知）の機能を評価する．

4）もの忘れスクリーニング検査：3 単語の即時再生と遅延再生，時間の見当識，視空間認知で評価する．15 点満点中 12 点以下の場合には AD の可能性が疑われる．所要時間は 3 分程度．

5）NPI（Neuropsychiatric Inventry）：認知症の行動・心理症状（先に記載した BPSD）を評価する尺度．

2.3.3 血液検査とバイオマーカー

甲状腺機能低下やビタミン欠乏による記銘力低下を否定するために，採血項目は通常の血液検査に T3，T4 および TSH，ビタミン B1，ビタミン B6，ビタミン B12，葉酸およびニコチン酸を追加する．甲状腺機能低下あるいはビタミン欠乏症による認知症（treatable dementia）がチェックできる．

髄液検査による CSF バイオマーカーであるリン酸化タウ（保険適応）あるいは Aβ42（現在は保険収載されていない）の測定は侵襲的であるために外来検査ではお薦めしない．

2.3.4 画像診断（本節 3 項を参照）

最後に画像検査を行う．受診当日施行するものとして頭部 CT あるいは脳 MRI（FLAIR，T2WI，T2*WI，海馬長軸に直交する T1WI 冠状断，脳内 MRA，可能で

あれば頸動脈 MRA）がある．これらの形態画像検査から特発性正常圧水頭症，慢性硬膜下血腫などの治療可能な認知症を診断する．また無症候性脳梗塞，白質病変の程度を評価する．さらに認知症の有無と鑑別診断を目的として，MRI を用いた画像統計解析である VSRAD（voxel-based specific regional analysis system for Alzheimer disease）を行い，記銘力低下に関連する内側側頭部（海馬，扁桃，嗅内皮質）の萎縮の程度を評価する．また脳血流 SPECT を行い，頭頂葉皮質や後部位帯状回・楔前部の血流低下を評価する．その他，DLB との鑑別にはドパミントランスポーターシンチグラフィー，MIBG 心筋シンチグラフィーなどがある．

3. 画像所見からの認知症疾患の鑑別

画像所見はあくまでも補助診断であることを忘れてはいけない．したがって画像所見を最優先させて認知症診断することは誤りである．2.3 項に記載しているように問診による臨床症状の確認と神経所見ならびに神経心理検査から第一義的に診断を考慮すべきである．

3.1 形態画像検査

3.1.1 頭部 CT および頭部 MRI

形態画像検査からはまず正常圧水頭症，慢性硬膜下血腫，脳腫瘍など外科的に治療可能な疾患を鑑別する．さらに VaD の原因となる脳梗塞所見（多発性脳梗塞，戦略的な部位の単一病変），無症候性脳梗塞あるいは白質病変（小血管病変），出血性病変の有無を評価する．これらは以下の画像統計解析に優先して行う．

3.1.2 VSRAD による画像統計解析

大脳萎縮の評価には VBM 解析が有用であり，VSRAD により関心領域である内側側頭部（海馬，扁桃，嗅内皮質）の萎縮の程度を評価する．

評価：萎縮度が 2.0 以上であれば海馬近傍に有意な萎縮があると評価できるが，あくまでも臨床所見が優先される（図 3.3）．MCI においてもすでに神経細胞数の減少がみられ，内側側頭部が萎縮している．高齢発症例では選択的に内側側頭部の萎縮が目立つのに対して，初老期発症例（65 歳未満で発症した認知症を若年性認知症と呼んでいる）では側頭・頭頂皮質の萎縮が目立つ傾向にある（以下の脳血流 SPECT が診断に有用である）．

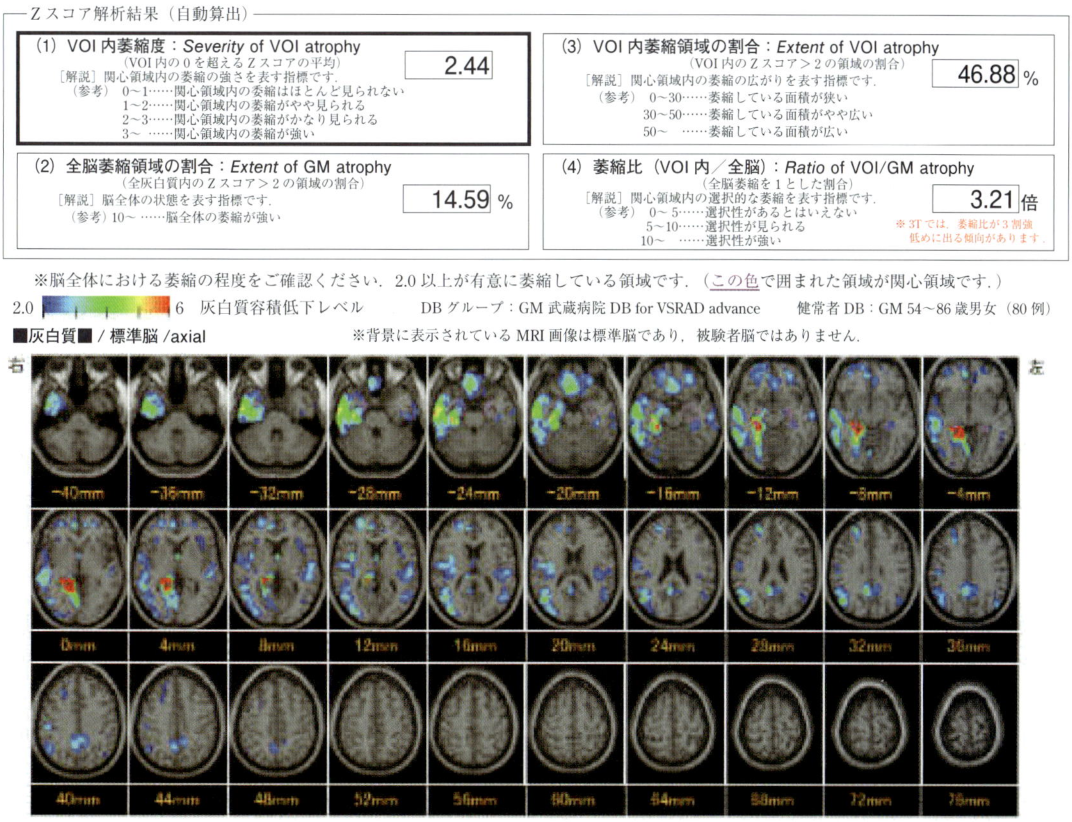

3. 認知症診断　27

Zスコア解析結果（自動算出）

(1) VOI 内萎縮度：Severity of VOI atrophy	
（VOI 内の 0 を超える Z スコアの平均）	**2.44**
［解説］関心領域内の萎縮の強さを表す指標です．	
（参考）0〜1……関心領域内の萎縮はほとんど見られない	
1〜2……関心領域内の萎縮がやや見られる	
2〜3……関心領域内の萎縮がかなり見られる	
3〜……関心領域内の萎縮が強い	

(3) VOI 内萎縮領域の割合：Extent of VOI atrophy	
（VOI 内の Z スコア＞2 の領域の割合）	**46.88** %
［解説］関心領域内の萎縮の広がりを表す指標です．	
（参考）0〜30……萎縮している面積が狭い	
30〜50……萎縮している面積がやや広い	
50〜……萎縮している面積が広い	

(2) 全脳萎縮領域の割合：Extent of GM atrophy	
（全灰白質内の Z スコア＞2 の領域の割合）	**14.59** %
［解説］脳全体の状態を表す指標です．	
（参考）10〜……脳全体の萎縮が強い	

(4) 萎縮比（VOI 内／全脳）：Ratio of VOI/GM atrophy	
（全脳萎縮を 1 とした割合）	**3.21** 倍
［解説］関心領域内の選択的な萎縮を表す指標です．	
（参考）0〜5……選択性があるとはいえない	※3T では：萎縮比が3割強
5〜10……選択性が見られる	低めに出る傾向があります．
10〜……選択性が強い	

※脳全体における萎縮の程度をご確認ください．2.0 以上が有意に萎縮している領域です．（この色で囲まれた領域が関心領域です．）

2.0 ■■■■■ 6　灰白質容積低下レベル　　DB グループ：GM 武蔵病院 DB for VSRAD advance　　健常者 DB：GM 54〜86 歳男女（80 例）

■灰白質■ / 標準脳 /axial　　　　　　　※背景に表示されている MRI 画像は標準脳であり，被験者脳ではありません．

73 歳女性．MMSE23 点．萎縮度 2.44 であり，内側側頭部のかなりの程度の萎縮を認める．

図 3.3　内側側頭部（海馬，扁桃，嗅内皮質）の萎縮

3.2　機能画像検査

脳血流 SPECT，ドパミントランスポーターシンチグラフィー，MIBG 心筋シンチグラフィーなどがある．

3.2.1　脳血流 SPECT

脳血流低下部位による認知症の鑑別診断が可能である．AD においては嗅内皮質が解剖学的に Papez 回路として後部帯状回および楔前部と密接な線維連絡を持っているので，後者で血流低下がみられる．また，この所見は MCI の段階からみられる．SPECT による血流評価には ^{123}I-IMP と ^{99m}Tc-ECD などの核種があり，前者では Z-Graph，後者では eZIS として解析・評価できる．MCI で頭頂葉の血流低下がみられる場合には AD へ移行する可能性が高く予後判定に有用である．AD では頭頂葉（連合野）の血流低下，後部帯状回あるいは楔前部の血流低下が特徴である（図 3.4）．また DLB では後頭葉の血流低下がみられる．

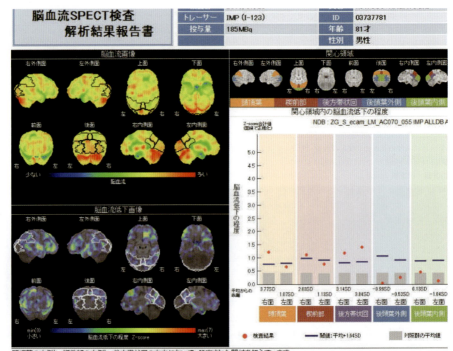

81歳男性．MMSE25点．右頭頂葉．右楔前部および左右後部帯状回の血流低下を認める．左右後頭葉の血流低下はみられない．

図3.4　脳血流SPECT　Z-Graphによる頭頂葉（連合野），後部帯状回および楔前部の血流低下の評価

3.2.2　鑑別疾患のための検査

　ADおよびDLBは脳血流SPECTで後部帯状回，楔前部の血流低下がみられる．両者の鑑別はしばしば困難な場合があるが，DLBではADに比較して後頭葉の血流が低下している．しかしそれでも鑑別が困難なときには以下のドパミントランスポーターか，あるいはMIBG心筋シンチグラフィーを組み合わせると診断精度が増す．

a．ドパミントランスポーター（ダットスキャン）
　線条体の^{123}I-FP-CITを用いたドパミントランスポーターの密度を反映すると考えられ，DLBとADの鑑別に有用である．BOLTらの報告ではSBR$_{BOLT}$（Specific Binding Ratio）で判定し，4.5以下の場合にはDLBを強く疑うが，閾値は年齢や性別などにより異なるため注意が必要である．

b. MIBG（meta-iodobenzylguanidine）心筋シンチグラフィー

心筋交感神経イメージングが用いられている．DLB では心筋の描出が高度に低下していることから，90％以上の正診率で鑑別診断が可能である．早期相心臓 / 縦隔比（H/M ratio）で判定し，閾値は施設により異なるが，2.0 前後である．それ以下の場合には DLB を強く疑う．

3.2.3　その他の検査法

PET により FDG-PET，アミロイドイメージング，タウイメージングなどが可能であるが，通常の施設では施行できないので，成書を参照のこと．

4.　Treatable Dementia

認知症を呈する疾患の中で脳神経外科手術にて治療可能なものとして正常圧水頭症（Normal Pressure Hydrocephalus：NPH）および慢性硬膜下血腫（Chronic Subdural Hematoma：CSDH）などがある（CSDH に関しては成書を参照）．

4.1　正常圧水頭症

正常圧水頭症 NPH は 1965 年に Hakim と Adams によって初めて報告された．歩行障害，認知障害，尿失禁といった古典的三徴を有し，脳室拡大があるにもかかわらず髄液圧が正常であり，髄液シャント術で症状が改善するという特徴を持つ症候群である．

NPH は "treatable dementia" として注目され，病因的にくも膜下出血や髄膜炎のような二次性正常圧水頭症 sNPH（secondary NPH）と原因不明な特発性正常圧水頭症 iNPH（idiopathic NPH）とに分類される．原因が明らかで髄液シャント術が早期に行える sNPH に比べ iNPH は原因不明で他の認知障害との鑑別は容易ではない．

4.2　特発性正常圧水頭症

4.2.1　特発性正常圧水頭症の診療ガイドライン

わが国では 2004 年に「特発性正常圧水頭症ガイドライン」の初版が出版された

（以下，初版 GL）．iNPH は 2005 年に Marmarou らの診療ガイドラインが出版されたことで国際的に認識された．初版 GL の診断基準の妥当性は多施設前向きコホート研究 study of idiopathic normal-pressure hydrocephalus on neurological improvement（SINPHONI）で証明され，Possible iNPH の有病率は 1.1% と予想よりはるかに高いと推測された．これを受け診療ガイドラインが改訂され 2011 年 7 月に出版された（以下，改訂版 GL）（日本正常圧水頭症学会 2011）．ここでは改訂版 GL に沿って述べる．

4.2.2 臨床的特徴

　病初期から歩行障害が生じ，その後に認知障害と排尿障害が認められ，三徴候が揃うのは 60% である．歩行障害を 90% 以上に認める．iNPH の歩行障害は失行性・失調性歩行であり，その特徴は小刻み・すり足・開脚あるいは不安定であり，回転時に足踏みを繰り返すパーキンソン病と類似した歩行である．認知障害は 70〜80% にみられ，物忘れや自発性低下や集中力低下が主体であるが，人格障害はない．排尿障害は 50% にみられ，無抑制膀胱をきたし尿失禁，頻尿がみられる．

　[評価法]

　改訂版 GL では idiopathic normal pressure hydrocephalus grading scale（iNPHGS）と 3m Timed Up & Go テスト（TUG）を奨励している．iNPHGS は三徴の重症度尺度で軽度〜重度までを 0〜4 の 5 段階で評価している．一方，TUG は 3m を往復歩行させて，椅子からの立ち上がり，方向転換，椅子までの着席を評価し所要時間と歩数を計算する．iNPH は起立・着席動作が困難で方向転換はさらに困難となる．椅子から立ち上がり，3m 往復して再び座るまでの時間は，75 歳以上で 10 秒以上は異常とされる（平均は 8.5 秒）．改善度の判定は所要時間の 10% 以上の短縮を陽性の基準としている．

4.2.3 補助診断

a. CT, MRI

　従来の iNPH の脳室拡大の判定基準は Evans index であった．前角の最大幅を同スライス面の頭蓋骨内板の最大幅との比で 0.3 以上を脳室拡大と判定していた．しかし，脳室のサイズだけでは脳萎縮との鑑別が困難な場合がある．改訂版 GL では iNPH の診断において DESH（Disproportionately Enlarged Subarachnoid-Space hydrocephalus）という画像所見が重要視されている（図 3.5）．

　DESH とは脳の下半分にあるシルビウス裂や脳底槽などのくも膜下腔では開大がみられるが，脳の上半分にある高位円蓋部や大脳半球間裂後半部のくも膜下腔の狭小化がみられ，部位により不均等がみられることである（Gorelick et al 2017）．また約 30% の例で局所性脳溝拡大も認める．

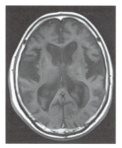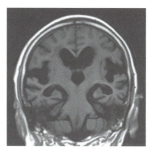

水平断において，Evans index（＝a/b）が 0.3 以上あること．
冠状断において①シルビウス裂が開大していること，②頭頂付近の脳溝に萎縮がない．
DESH：disporoportionately enlarged subarachnoid-space hydrocephalus

図 3.5　特発性正常圧水頭症の MRI 所見

b. 脳血流検査

　高位円蓋部 SPECT の画像診断上は特徴的な所見を示し，診断に有用である．高位円蓋部や頭頂葉内側正中部の見掛け上の血流上昇は河童の皿のようにみえるのでカッパサイン（Convexity APPArent Hyperperfusion：CAPPAH sign）と呼ぶ（図 3.6）．

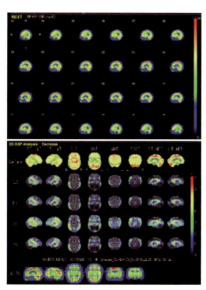

^{123}I-IMP-SPECT 定性画像

高位円蓋部や頭頂葉内側正中部では「見掛け上の」の相対的血流増多を呈する．見掛け上の血流増多は河童のお皿のようにみえる（CAPPAH sign）

同一症例の 3DSSP 統計解析画像

血流低下領域を表示
外側面でシルビウス裂の拡大による脳梁周囲の V 字状の血流低下および内側面で脳室拡大による脳梁周囲の血流低下を認める．また高位円蓋部は黒く抜け見掛け上の血流増加を示している．

図 3.6　特発性水頭症患者の脳血流 SPECT（^{123}IMP-SPECT）画像

c. 髄液排除試験

　髄液排除試験には①腰椎穿刺にて直接排液する方法（タップテスト）と②ドレナージチューブを介して数日間排液を行う持続ドレナージ法（ドレナージテスト）がある．前者は腰椎穿刺で髄液を 30mL 排除し，その後の症状の変化をみる検査であ

I. 初期診察に関わる事項

る．19 ゲージ以上の太い穿刺針を使用し，30mL を自然滴下で排液する．後者は持続ドレナージを腰部くも膜下腔に留置して，数日かけて 300 から 500mL の髄液を排除する方法である．タップテストよりも診断率が高いとされる．改訂版 GL では侵襲性の少ないことからタップテストを勧めている．効果判定には歩行，認知し排尿の三徴候にいずれかの改善をもって陽性とする．最も認めやすい変化は歩行障害であり，TUG が有用である．

4.2.4 診断基準と診断の流れ

表 3.1 に改訂版 GL の診断基準を示す（Hashimoto et al 2010）．術前の診断レベルを Possible iNPH と Probable iNPH に分け，術後でシャント有効例を Definite

表 3.1 改訂版 iNPH 診療ガイドラインによる診断基準

	必須項目	参考項目
Possible iNPH	1) 60 歳台以降に発症する． 2) 歩行障害，認知障害および排尿障害の 1 つ以上認める． 3) 脳室が拡大（Evans index*＞0.3）している． 　＊Evans index：両側側脳室前角最大幅 / その断面における頭蓋内腔最大幅 4) 他の神経学的あるいは非神経学的疾患によって上記臨床症状のすべてを説明しえない． 5) 脳室拡大をきたす可能性のある先行疾患（くも膜下出血・髄膜炎・頭部外傷・先天性水頭症・中脳水道狭窄症など）がない．	1) 歩行は歩幅が狭く，すり足，不安定で，特に歩行転換時には不安定性が増す． 2) 症状は緩徐進行性が多いが，一時的な進行停止や増悪など波状経過を認めることがある． 3) 症状のうち，歩行障害が最も頻度が高く，次いで認知障害，排尿障害の順である． 4) 認知障害は認知機能テストで客観的な低下が示される． 5) 他の神経疾患（パーキンソン病，アルツハイマー病など）や脳血管障害（ラクナ梗塞など）の併存はありうるが，いずれも軽症にとどまる． 6) シルビウス裂・脳底槽は拡大していることが多い． 7) 脳室周囲低吸収域（periventricular lucency；PVL），脳室周囲高信号域（periventricular hyperintensity；PVH）の有無は問わない． 8) 脳血流検査は他の認知症性疾患との鑑別に役立つ．
Probable iNPH	1) Possible iNPH の必須項目を満たす． 2) 脳脊髄液圧が 200mmH$_2$O 以下で，脳脊髄液の性状が正常である． 3) 以下のいずれかを認める． 　①歩行障害があり，高位円蓋部および正中部の脳溝・くも膜下腔の狭小化が認められる． 　②タップテスト（脳脊髄液排除試験）で症状の改善を認める． 　③ドレナージテスト（腰部持続脳脊髄液ドレナージ）で症状の改善を認める．	
Definite iNPH	シャント術施行後，客観的に症状の改善が示される．	

iNPHとして3段階に分類している．Possible診断基準を満たしタップテストあるいはドレナージテスト陽性例をProbable iNPHとしProbable iNPHの例のみが手術適応ありとしている．

術前をPossibleとProbable，術後に症状改善を認めた例をDefiniteとする．高位円蓋部および正中部の脳溝・くも膜下腔の狭小化はiNPHに特徴的な歩行障害とともにProbable iNPHの必須項目となっている．

60歳以上の発症で，歩行障害，認知障害および尿失禁の1つ以上の症状があり，明らかな先行疾患がなく脳脊髄液が圧を含め正常で脳室拡大があればPossible iNPHとなる．

さらに画像上DESHの所見があり，かつ歩行障害があり髄液排除試験に反応したものがProbable iNPHとなり，Probable iNPHに対して脳脊髄液シャント術が行われ反応があればDefinite iNPHとなる．SINPHONIにおいてDESH所見があればタップテストの結果の如何にかかわらず脳室腹腔シャントに対する反応率は80％に達する．診断の流れ（図3.7）では歩行障害とDESH所見があれば，腰椎穿刺による髄液の圧・性状確認のみでもよいと改訂されている．改訂版GLでは腰椎穿刺を行えない場合でもPossible iNPHの診断が可能なように，髄液圧の項目をProbable iNPHとしている．また，改訂版ではPossible iNPHの条件を満たし，かつMRIでDESHが認められるような例に対してMRI-supported possible iNPHという診断レベルを設定している．

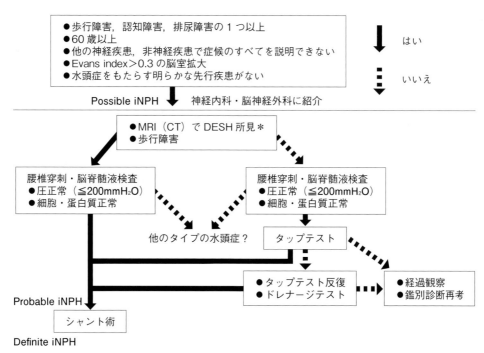

図3.7 改訂版iNPH診療ガイドラインによる診断の流れ

34 Ⅰ. 初期診察に関わる事項

歩行障害も DESH 所見もともに欠くときは髄液排除試験に反応することが依然
Probable iNPH の診断に必要である．

Probable iNPH に対して手術適応ありとしているが，患者は 70 歳から 80 歳台の
高齢者が多く，他疾患を合併している患者も多いので，本人・家族への十分な説明
と同意が必要である．

4.2.5　治　療

iNPH は高齢者が多く，脳血管障害や心疾患など数多くの合併症を有しているた
め，手術適応の決定には十分な配慮が必要である．保存的治療としてはタップテス
トを治療手段として用いることがあるが長期の治療としては有効ではない．髄液シ
ャント術には脳室腹腔シャント術（VP shunt），脳室心房シャント術（VA shunt），
腰部くも膜下腔腹腔シャント（LP shunt）の 3 種類がある．LP shunt は侵襲性が低
く，効果は VP shunt と同等なので，高齢者には有用と考えられるが，高度の脊椎
管狭窄症や高度の腰椎変形があると適応外となる．VA shunt は overdrainage の合
併症が少ないとされるが，敗血症の可能性があり，腹腔が使用できないときに選択
されることが多い．iNPH は髄液シャント術によって過剰排液となりやすいので，
わが国の診療ガイドラインでは手術後にも変更可能な圧可変式差圧バルブの使用を
推奨している．

4.2.6　治療成績

わが国で行われた iNPH 共同研究では 1 年後では mRS で 1 段階以上の改善は 69％，
iNPH 重症度分類で三徴候のいずれかが 1 段階以上改善したのは 89％であった
（McKeith et al 2017）．有害事象は肺炎，脳梗塞，悪性腫瘍なども含め 15％に認め，
外来での経過観察中の管理も必要である．iNPH が主原因の場合は歩行障害の改善
は数年間持続可能であるが，脳梗塞や全身合併症などのために機能低下を認める例
もあり医療機関の連携が必要である．

5.　薬物治療の実際

5.1　治療開始および治療薬選択

治療を開始するにあたり，診断時に評価した関連する vascular factor の中で是正
が可能な部分があれば，まずそれらを優先して行う．次いで認知機能の改善と生活
の質向上を目的として，薬物治療と非薬物治療を組み合わせて行う．薬物の開始時

期は軽症，中等症あるいは高度認知症と診断された時点である．現在 MCI に対しては薬物治療の適応はない．しかし AD にコンバートする可能性がある MCI（MCI due to AD）と診断された時点では薬剤の使用を考慮すべきと考える．

AD および DLB に関しての投与薬剤と投与量は重症度別対応が必要とされる．したがって先に記載した CDR あるいは FAST で重症度を評価してから開始する．

治療薬としてはコリンエステラーゼ阻害薬（ドネペジル，ガランタミン，リバスチグミンパッチ）や NMDA 受容体拮抗薬（メマンチン）がある．前者の副作用として吐き気・嘔吐・下痢などの消化器症状があり，投与開始時や増量時に出現する．パッチ製剤は血中濃度が安定しやすく消化器症状は少ないが，貼付部位に皮膚反応が生じることがある．使用当初から保湿剤かあるいはステロイド外用薬（フルメタ軟膏など）を併用するのがよい．また徐脈がみられることがあるので，治療開始前後に心電図のチェックを行うとよい．後者ではめまい・傾眠，頭痛，便秘などがみられる．

BSPD に対しては非薬物治療を優先して行う．向精神病薬を使用する場合には有害事象と投薬の必要性を継続的に評価する必要がある．

5.1.1 AD

コリンエステラーゼ阻害薬や NMDA 受容体拮抗薬（メマンチン）を使用する．使用容量は重症度に依存する（表 3.2）．表 3.3 に治療薬の導入法を掲載した．また BPSD がないか軽度である AD ではドネペジルを使用し，易怒性・興奮などの BPSD がみられる AD に対してはガランタミンがより有効である．

表 3.2　認知症の重症度分類

重症度分類	CDR	FAST
軽度	1	FAST　4
中等度	2	FAST　5
高度	3	FAST　6, 7

表 3.3　認知症治療薬

薬　剤	適　用[注1]	使い方	用量（導入開始時）[注2]
ドネペジル（アリセプト）	軽度〜高度	1日1回	3mg（2W）→ 5mg
ガランタミン（レミニール）	軽度〜中等度	1日2回	8mg（1M）→ 16mg
リバスチグミン（イクセロンパッチ®／リバスタッチ）	軽度〜中等度	1日1回，パッチ製剤	4.5mg（1M）→ 9mg
メマンチン（メマリー）	中等度〜高度	1日1回	5mg（1W）→ 10mg（1W）

注1）表 3.2 参照
注2）W：週，M：月

5.1.2 VaD

脳卒中の既往，高血圧，糖尿病，脂質異常症，肥満，心房細動，喫煙などの危険因子を管理する．AD合併例ではコリンエステラーゼ阻害薬かNMDA受容体拮抗薬を併用する．

5.1.3 DLB

コリンエステラーゼ阻害薬ドネペジルを使用する．

5.1.4 FTLD

治療薬については未だ十分に確立していない．

5.2 治療薬の変更について

ドネペジルあるいはガランタミンで副作用が見られた場合には他剤に変更するか，パッチ製剤であるリバスチグミンに変更する．また中等度以上の認知症であればメマンチンに変更が可能である．

5.3 BPSDに対する治療（抑肝散，セロクエルなど）

外来でコントロール可能と判断される程度のBPSDであれば，まず抑肝散を投与する．これでも手に負えないようであれば潔く精神神経科を紹介する．不眠を訴える場合には，糖尿病がないことを確認してからセロクエルを処方する．またラメルテオン（ロゼレム）の効果も期待できる．これでも症状が継続するようであれば精神神経科にお願いすべきである．

6. 改正道路交通法と認知症

6.1 これまでの経緯

2004年から2014年の10年間で75歳以上の死亡事故率は75歳未満の2倍に及んでいた．また運転時の違反行為の割合は，記憶力が低下している人は問題ない人と比較すると2倍近くであった．さらに2014年に75歳以上が起こした死亡事故のうち，認知機能検査を受けていた人の40％以上で認知症か認知機能低下のおそれ

があった.

6.2 改正道路交通法

上記を踏まえて 2017 年 3 月 12 日より改正道路交通法が施行され，75 歳以上で運転免許を更新するとき，あるいは一定の違反行為をしたときには認知機能検査を受けることになった．時間の見当識，手がかり再生および時計描画（20 分間要する）を行い，記憶力・判断力が低くなっていると判断された第 1 分類の高齢者は，臨時適性検査（専門医の診断）を受けるか，または認知症専門医などに診断書の提出が必要になった．

認知症専門医などから認知症と診断されなかった場合は，免許継続として次回免許更新となる．しかし，認知症と診断された場合には運転免許の取り消し又は停止対象となる．認知症専門医などの診断書の提出がない場合にも運転免許の取り消し又は停止処分になる．

［追記］

認知症の全般的理解およびその詳細については「認知症疾患 診療ガイドライン 2017」（日本神経学会 2017）を参考にするとよい．また国内には認知症に関する数多くの学会があるが，認知症を習得すべきと考えている脳神経外科医の参加が特に勧められる学会は以下の 4 つの学会である．
① 「日本脳神経外科認知症学会」，2018 年に第 2 回目開催（以下 2018 年開催）
② 「日本認知症学会」，第 37 回開催
③ 「日本脳ドック学会」，第 27 回目開催
④ 「日本脳血管・認知症学会（Vas-Cog）」第 9 回が開催されている．

文　献

American Psychiatric Association. Diagnostic and statistical manual of mental disorders Fifth Edition: DSM-5. Arlington, VA : American Psychiatric Association（2013）.
Gorelick PB et al : Stroke 42 : 2672-2713 （2011）.
Gorelick PB et al : Stroke 48 : e284-e303, DOI （2017）.
Hashimoto M, et al : Cerebrospinal Fluid Re 医学と医療の最前線 3648 日本内科学会雑誌 第 100 巻 第 12 号・平成 23 年 12 月 10 日 search7: 18(2010).
MacKhann GM et al : Alzheimers Dement. 7: 263-269(2011).
McKeith IG et al : Neurolohgy 89: 1-13 （2017）.
日本正常圧水頭症学会特発性正常圧水頭症診療ガイドライン作成委員会：特発性正常圧水頭症診療ガイドライン．メディカルレビュー社，東京，大阪：1-183(2011).
Tokuda T et al : Hydrocephalus 2012 Kyoto v1PS-5-01(2012 abstr).

4. 末梢神経障害の診かた

山本 悌司

1. 末梢神経の構造と病変

1.1 構　造

　　末梢神経は中枢神経と末梢組織との中間にあって，その両者を結ぶ役割を担う．末梢脊髄神経は 8 対の頚神経，12 対の胸神経，5 対の腰神経，5 対の仙骨神経からなり，腕神経叢，腰神経叢，仙骨神経叢などを形成して合流・分離し，末梢神経に再構成される．末梢神経は運動，感覚，自律神経（内臓諸臓器では副交感・交感神経，四肢末梢神経では交感神経）からなる混合神経であり，筋枝ではほぼ運動神経で一部感覚神経，血管支配交感神経からなり，皮神経では感覚・交感神経のみとなる．

1.2 病　理

　　末梢神経病変は病理から一般に軸索変性，脱髄，その混合病型に分けて考えることができる．軸索変性が主病変のときは，神経・筋相互作用が失われるため，筋萎縮が著明となる（図 4.1）．節性脱髄病変が主体の場合，順行性・逆行性軸索流を通じて神経筋の相互作用はある程度保持されているため，筋萎縮はあまり著明ではない．しかし，末梢神経病変には節性脱髄と軸索変性が混在することも多い．

　　一方，ポリオや運動ニューロン疾患，頚椎症性脊髄症の一部では末梢神経ではなく中枢神経である脊髄前角運動神経細胞が一次的に障害され，一個の運動ニューロンの支配する数百本の筋線維（motor unit）は一塊として変性に陥る．そのため筋萎縮は高度になることが多い．それゆえ，時に脊髄病変と末梢神経病変との鑑別が重要となる．

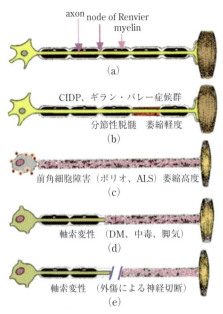

(a) 正常運動ユニットでは運動ニューロン，有髄軸索，筋の両方向性軸索流によるシグナルと電気生理学的活動が保たれている．
(b) 炎症性脱髄性ニューロパシーなど，節性脱髄が主体の場合は，麻痺に比較して，筋萎縮は目立たない．また，機能回復も速やかなことが多い．
(c) ポリオなど前角運動ニューロン障害では，運動ユニットが一塊となって変性するため，高度の麻痺，筋萎縮を呈し，その回復は困難である．
(d) 軸索障害では，障害部位以下の有髄神経は Waller 変性を呈し，筋萎縮も著しい．しかし，軸索を囲むシュワン細胞基底膜のトンネル状構造（シュワン細胞索）は残存するため，軸索発芽（sprout）をガイドにして末梢への再生が期待できる．
(e) 同じ軸索変性でも，物理的離断による場合は，シュワン細胞索，神経周鞘，内鞘など再生路のガイド構造が保存されているかどうかで，再生と機能回復が決定される．

図 4.1 脊髄運動ニューロン，有髄神経と支配筋萎縮の関係からみた病態

1.3 末梢神経障害（ニューロパシー）の障害分布による分類

　末梢神経障害は障害部位とその分布から，単一末梢神経の障害である単神経障害（単ニューロパシー）（橈骨神経麻痺，手根管症候群など），多発単神経障害（多発単ニューロパシー）（複数神経の非対称的障害），左右上下肢対称性の多発性神経障害（多発ニューロパシー）に分類される．また，神経障害のレベルから，神経根障害，神経叢障害，末梢神経障害が区別される（表 4.1）．多発ニューロパシーの多くは感覚運動障害を証明するが，稀に運動障害のみの場合，あるいは感覚障害のみで，運動麻痺を認めない場合もある（山本 2007）．

1.4 障害機序

　単神経障害は物理的要因（圧迫・絞扼性，外傷性）あるいは帯状ヘルペス感染などが大部分である．外傷性，圧迫性単神経障害の場合，病理変化に乏しく機能が比較的速やかに回復する neuropraxia，軸索の離断を伴うが，神経周鞘の構造，特に基底膜は維持されていて，神経断端からの萌芽，再生がシュワン細胞基底膜をガイドとして比較的速やかに起こる axotmesis，軸索，神経周鞘の連続性が離断し，ガイドとなる基底膜も破綻する neurotmesis に概念的に分類される．多発単ニューロパシーは，血管炎などによる神経栄養血管レベルでの血流障害による虚血性ニュー

ロパシーが原因として多いが，肉芽腫性炎症（サルコイド，ハンセン病など），帯状ヘルペス，遺伝性圧迫脆弱性ニューロパシーなどでみることもある．

多発ニューロパシーの成因は多様であり，病型により表4.2 のように分類される．急性に運動障害が出現する急性炎症性脱髄性多発ニューロパシー（Guillain-Barre 症候群），慢性炎症性脱髄多発ニューロパシー（chronic inflammatory demyelinating polyneuropathy CIDP）から，糖尿病性多発ニューロパシー，遺伝性運動感覚性ニューロパシー（Charcot-Marie-Tooth 病）までの多様な病態が含まれる．

表4.1　障害分布からみた末梢神経障害分類

障害分類	障害分布
単神経障害 【単ニューロパシー】	圧迫性，絞扼性，外傷性ニューロパシーが多い． 　橈骨神経麻痺（土曜日夜の麻痺，後骨間筋神経症候群など），正中神経障害（手根管症候群，前骨間筋神経症候群など），尺骨神経麻痺（肘管症候群，Guyon 管症候群など），総腓骨神経麻痺，脛骨神経麻痺（足根管症候群を含む），大腿外側皮神経症候群（感覚異常性大腿神経痛 meralgia paresthetica），帯状ヘルペス性神経障害，ベル麻痺など
多発性単神経障害 【多発単ニューロパシー】	血管炎性，糖尿病性ニューロパシーの一部が多い． 　血管炎（Churg-Strausss 症候群，結節性多発動脈炎，顕微鏡的多発動脈炎，多発血管炎性肉芽腫症；Wegener 肉芽腫），糖尿病性多発単ニューロパシー，サルコイドニューロパシー，圧迫脆弱性遺伝性ニューロパシーなど
多発神経障害 【多発ニューロパシー】	ⅰ）炎症性・自己免疫性（急性炎症性多発ニューロパシー；Guillain-Barré 症候群，慢性炎症性脱髄性多発ニューロパシー；CIDP） ⅱ）栄養障害性（脚気，ピリドキシン欠乏性，ピリドキシン過剰性） ⅲ）中毒性（ビンクリスチン，シスプラチン，ヒ素，鉛，タリウム，アクリラマイド，n- ヘキサン，有機リンなど） ⅳ）代謝性（糖尿病性，ポルフィリン症，Fabry 病，アミロイド症，イソニアジド，重症疾患ニューロパシー；critical illness neuropathy） ⅴ）遺伝性多発ニューロパシー，遺伝性運動感覚性多発ニューロパシー（Charcot-Marie-Tooth 病など）
神経叢障害	神経痛性筋萎縮症（麻痺性腕神経叢炎），胸郭出口症候群，外傷性・圧迫性・腫瘍性・放射線後腕神経叢障害

表4.2　自己免疫性炎症性ニューロパシーの分類

病　型	病　態
急性ニューロパシー	ⅰ．急性炎症性脱髄性ニューロパシー（AIDP；古典的 Guillain-Barre 症候群） ⅱ．急性運動感覚性軸索型ニューロパシー（AMSAN；軸索型 Guillain-Barre 症候群） ⅲ．急性運動軸索型ニューロパシー（AMAN） ⅳ．Miller-Fisher 症候群
慢性ニューロパシー	ⅰ．慢性炎症性脱髄性ニューロパシー（CIDP）；以下は CIDP の亜型と見なされる． 　a．感覚・失調性ニューロパシー 　b．多巣性運動ニューロパシー（MMN） 　c．多巣性感覚運動性ニューロパシー（Lewis-Sumner 症候群）

1.5 末梢神経障害を疑う所見

1.5.1 病　歴

　　しびれ，疼痛，筋力低下，筋萎縮などが同一部位に局在するときはその領域を支配している単神経障害を考える．大脳皮質性病変（precentral knob 脳梗塞で上肢のみ，内側梗塞で下肢のみなど）でも一肢のみの麻痺をみることはあるが，通常，感覚障害は不明瞭であり，麻痺分布も単一神経に留まらない．また，深部腱反射亢進など上位運動ニューロン障害所見をみる．脊髄病変は横断性病変では下肢痙性麻痺，感覚障害にレベルを証明する．脊髄半横断では解離性感覚障害（病側深部感覚障害，痙性麻痺と対側温痛覚障害）など Brown-Sequard 症候を呈する．筋萎縮側索硬化症では一肢の部分的筋萎縮から発症することがあるが，感覚障害を認めず，しばしば痙性，深部腱反射亢進，線維束性攣縮などを認める．

　　多発ニューロパシーをきたす基礎疾患として重要なものに糖尿病がある．その他，アルコール者の栄養障害，家族歴で類疾の有無（遺伝性ニューロパシーなど）も問診上重要である．感覚障害のない比較的左右対称性運動麻痺，筋萎縮をみるときは，多発性筋炎，筋ジストロフィーなども鑑別し，筋逸脱酵素（血中 CK）レベルをチェックする．

1.5.2 感覚・運動障害の診察

　　単神経麻痺の場合，末梢神経支配に一致しているかどうかをまずチェックする．手根部での正中神経圧迫による手根管症候群の場合，C7，C8 神経根障害と異なり，感覚障害は第 4 指正中でスプリットし，母指側のみの障害であり，他方，尺骨神経障害では，4 指小指側の障害である．また，前腕レベルの絞扼性単神経麻痺である前骨間筋症候群，後骨間筋症候群では疼痛はあるが，運動障害のみで感覚障害を認めない．長胸神経障害による前鋸筋麻痺では翼状肩甲を呈し，肩甲上神経麻痺による棘上・棘下神経麻痺でも疼痛はきたすが感覚障害を認めない．逆に大腿外側皮神経の鼠径靭帯レベルでの絞扼性障害である異常感覚性大腿神経痛（meralgia paresthetica）では，しびれ・疼痛のみで運動障害はない．

　　感覚障害は温痛覚，触覚，振動覚，必要に応じて 2 点識別覚をチェックし，その領域と程度を評価する．一般に単神経障害では触覚あるいは温痛覚の検査で十分であるが，多発ニューロパシーでは小径線維障害による温痛覚と大径線維の障害である振動覚，二点識別覚，位置覚など，大・小径障害のどちらが優位かを区別する必要がある．多発ニューロパシーは左右対称性，遠位優位の筋力低下，感覚障害（グローブ・ストッキング型）を呈する（図 4.2）．これは長い神経ほど末梢部が先に変性する傾向が強いからである（length-dependent neuropathy, dying back neuropathy）．脱髄性ニューロパシーでも節性脱髄巣の頻度はその長さに依存するため，遠位優位

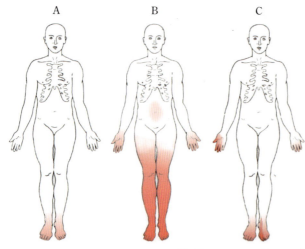

図4.2 ニューロパシーの感覚分布

多発ニューロパシーでは軽症では下肢末端に限局し（A），進行すると上肢にも波及し，グローブストッキング型の比較的左右対称性の感覚障害を示す（B）．多発単ニューロパシーでは右総腓骨神経領域の感覚障害と左正中神経領域の感覚障害のように複数の単神経領域の障害を生ずる．時には多発ニューロパシーと多発単ニューロパシーが重なる場合もある（C）．

の運動・感覚障害を認めやすいが，神経根レベルの病変が強い病態のときは近位筋に麻痺が顕著であり，感覚障害がグローブ・ストッキング様ではなく，神経根に沿った障害を呈する場合もある．また，GBSの亜型である急性軸索型多発ニューロパシーの場合，感覚障害を証明せず，運動麻痺・筋萎縮が顕著である．

1.5.3 深部腱反射

末梢神経障害では原則として運動・感覚障害部位レベルの腱反射は低下・消失する．軽度の多発ニューロパシーでは遠位にあるアキレス腱反射は低下・消失し，悪化すると近位の膝蓋腱反射も消失する．深部腱反射は一般に運動障害よりも感覚障害により敏感に低下する．糖尿病性多発ニューロパシーでは運動麻痺が認められない初期でもアキレス腱反射の低下，消失をみる．一方，感覚障害を認めない急性軸索型ニューロパシーでは，高度の麻痺にもかかわらず，深部腱反射が比較的保存されることがある．

1.5.4 末梢神経の障害部位探索

単神経障害の場合，当該神経近傍を触れ，圧痛，Tinel徴候，神経肥厚がないかをみる．Tinel徴候は末梢神経の部分損傷あるいは損傷後神経腫形成部位の叩打で，電気ショック様放散痛をその神経領域に証明するものである．末梢神経には圧迫，絞扼をきたしやすい神経部位が知られているので，それらを中心にチェックする．尺骨神経内側上窩から尺骨手根屈筋侵入部位まで，あるいは総腓骨神経が膝窩で坐骨神経から分離し，腓骨骨頭下を回る部位，坐骨神経が坐骨切痕部から梨状筋を通

過する部位，脛骨神経が脛骨内果後面を通過する足根管などがポイントである．

1.5.5 末梢神経生理学的検査

　末梢神経の重度急性損傷でも損傷部位より遠位部の電気刺激では通常3日以内の複合筋活動電位（cMAP：compound muscle action potential）振幅はほぼ正常であり，5〜8日で次第に低下する．そのため，8日以降cMAPが残存する運動軸索の機能が反映される．この間，遠位部の運動神経伝導速度と潜時には有意な変化がない．一方，感覚神経活動電位（sensory nerve action potential：SNAP）は約5日間正常振幅を保持し，その後8日目まで次第に振幅は低下する．

　脱髄性末梢神経疾患では一般に神経伝導速度の遅延，遠位潜時の延長，途中での伝導ブロック，cMAPの時間的分散，多相化などが特徴である．伝導ブロックの証明には，当該神経の遠位に比して近位部でのM波波形が，陰性部面積あるいは振幅で20%以上減少するなどの基準が利用される（図4.3）．圧迫などによる単神経麻痺ではその部位を跨いだインチングによるM波検査によって局所伝導ブロックを証明する．

　軸索型ニューロパシーでは，運動神経伝導検査でM波振幅の低下が著明で，伝導速度の遅延は比較的軽度である．しかし，高度の軸索変性では，M波誘発が早期に不可能となる（図4.4）．実際には脱髄・軸索病変は混在するため，電気生理学的に両者の区別が画然としないことがある．

　SNAPは，感覚神経障害によって遅延，振幅の低下をみるが，非常に鋭敏であり，しばしば軽度の障害でも誘発不能に陥りやすい．

　F波最短潜時は伝導速度最速線維に依存するため，その遅延は最大径神経線維密度が低下していることを示す．M波伝導速度が正常な場合は，それより近位部，つまり神経叢，神経根レベルでの障害を示唆する．特に脛骨神経F波は通常100%

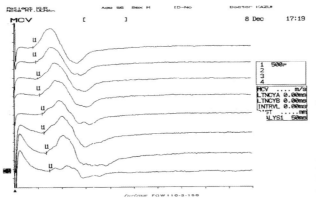

図4.3　脱髄性ニューロパシーによる伝導ブロック

Guillain-Barré症候群に認めた正中神経伝導ブロックのインチング法．遠位刺激よりも近位刺激によって複合筋活動電位（cMAP）は振幅が漸次低下し，空間的分散も認められる．

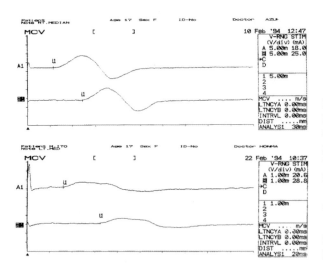

図 4.4 急性軸索型 Guillain-Barré 症候群の正中神経運動神経誘発電位による複合筋活動電位 (cMAP) の急速な低下. 発症当初は筋力低下が著明であるが, cMAP 振幅はよく保たれ, 遠位運動潜時も若干の延長をみるのみである (上段). しかし, 2 週間後には当該神経はほぼ誘発不能に陥っている (下段)

の出現頻度であり, F 波出現頻度の低下は神経根レベルでの伝導ブロックあるいは脊髄前角運動神経細胞の反応性低下を疑う.

2. 単ニューロパシー (mononeuropathy)

末梢神経の物理的離断, 慢性的反復的圧迫, 絞扼が原因のことが多いが, 帯状ヘルペス感染によるものもある. 局所のしびれ, 疼痛, 筋力低下を主徴とし, 日常遭遇する疾患であり, 外科的治療の適応となる場合も多く, 的確な診断, 治療が必要である.

2.1 手根管症候群

正中神経が手根部手掌側横靭帯下で圧迫されることによる. 女性に多く, 妊娠時, 甲状腺機能低下症, 人工透析 (beta-microglobulin 由来アミロイドの沈着), リウマチ性関節炎, 糖尿病などを原疾患として見出すが, しばしば原因疾患は同定されない. 正中神経の感覚支配に一致した 1-4 指掌側のしびれ, 疼痛をみるが, 最初は間欠的に手作業時あるいは就寝時に出現する. 時に放散痛は上腕, 肩甲部に及ぶため, 頚腕症候群, 神経根障害や胸郭出口症候群と見誤ることがある. 進行するとしびれは持続的になり, 短拇指外転筋の委縮をみる (図 4.5). 診断として, Phalen 徴候 (手根関節の屈曲保持により正中神経領域のしびれが出現し, 開放により消失), 非特異的であるが手根部での Tinel 徴候陽性, 感覚障害が正中神経領域に限局していることである. 痛覚, 触覚の検査に加え, 指尖で二点識別覚低下を証明することも

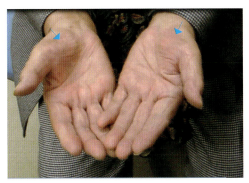

両側正中神経領域にしびれ，感覚鈍麻をみるが，本例では既に著明な筋萎縮をみる（矢印）．

図 4.5　両側手根管症候群による短拇指外転筋萎縮

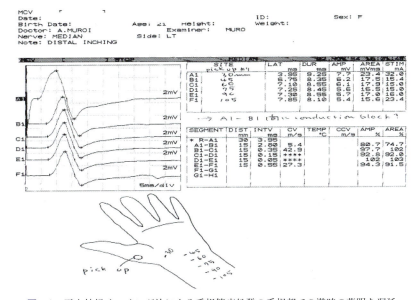

図 4.6　正中神経インチング法による手根管症候群の手根部での潜時の著明な遅延

有用である．第四指のしびれを訴える場合は，正中，尺骨神経で分割されているため，指をスプリットする橈骨側のみの感覚障害を証明する．また，手背 DIP 関節までは正中神経支配であるため，その部分の感覚障害を証明することも診断の鍵となる．短拇指外転筋の筋力は，手掌に垂直に拇指を外転して検査する必要がある．

神経伝導検査は必須であり，手根管レベルでの伝導遅延を証明する（日本神経治療学会 2008）．一般に複合運動活動電位（cMAP）遠位潜時が 5msec を超えると遅延が明らかであり，インチングは有用な方法である（図 4.6）．SNAP は 4msec 以上で，振幅も低下，延長してくる．進行期では SNAP は誘発不能となる．神経伝導検査では軽度の異常を看破するため，尺骨神経と正中神経との比較が重要であり，いくつかの手法が提唱されている（日本神経治療学会 2008）．指尖感覚は繊細な作

業を要する日常生活に重要なので，早期，可逆的な時期に治療を要する．保存的治療はステロイド局注（デポ型ステロイドが有利であり，掌側手根靭帯より外側に広く浸潤させ，神経に触れないことが原則である）と手根の伸展位固定などで圧迫を軽減することである．しかし，感覚障害が持続的あるいは短拇指外転筋萎縮をみるときは，非可逆的にならないよう除圧手術のタイミングが重要である．

2.2　前骨間神経症候群

　　正中神経が肘部屈側から，円回内筋へ進入する部位での絞扼であり，同部位の疼痛はあるが，皮神経を含まないため，感覚障害なく，深指屈筋，長母指屈筋の麻痺が生ずる．perfect O サインができなくなる（図 4.7）．非外傷性麻痺の場合は，同部位での絞扼，炎症などがある．時に腕神経叢炎でも一見同神経が比較的選択的に障害され，見かけ上単麻痺を呈することがある．特発性では保存的に自然回復を見ることが多い．

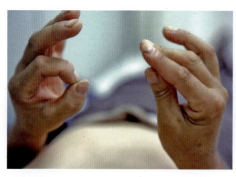

図 4.7　perfect O テスト
正中神経分枝である前骨間筋神経絞扼により長母指屈筋，深指屈筋麻痺により，母指屈曲と示指 DIP 関節屈曲が困難になり，tear drop form になる．感覚障害はない．

2.3　肘管症候群

　　尺骨神経肘部尺骨神経溝から尺骨手根屈筋膜間に進入するレベルでの絞扼性障害

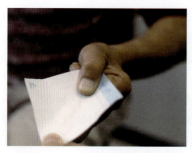

図 4.8　Froment 徴候
尺骨神経麻痺で母指，示指間で紙引き抜きテストを行うと，示指 PIP 関節は強く屈曲し，DIP は過伸展位となる．これは骨間筋麻痺のため MP 関節伸展力が低下し，その代償として DIP 過伸展で安定を得ている．また，母指内転筋麻痺のため MP 関節が固定せず，IP 関節屈曲でつまみ力を得る．

であり，肘部の職業的反復圧迫などが原因である．4-5指の感覚障害，背側骨間筋萎縮，母指内転筋筋力低下などをきたし，Froment徴候をみる（図4.8）．診断は同部位でTinel陽性，尺骨管を挟む神経伝導検査インチング法で伝導遅延を証明する．

2.4 尺骨神経管症候群（Guyon管症候群）

豆状骨と鈎骨鈎に挟まれた神経管を通過するときの絞扼性障害であり，過度の手作業，ガングリオンによる圧迫，有鈎骨骨折変形などの原因がある．虫様筋麻痺のため，4-5指MP関節過伸展，PIP，DIP関節は屈曲位となるが，MP関節過伸展を抑制すると，総指伸筋など前腕伸筋によってPIP関節は伸展できるようになる（Boubier's maneuver）．肘管レベルでの症状とは，尺側手根屈筋は保存されるなどの違いはあるが，むしろ受傷機転の相違から鑑別が有用である．感覚障害は尺骨神経手掌側のみに観察されることも，感覚障害を伴わない場合もある．ピンチ力が低下し，Froment徴候をみる．

2.5 橈骨神経麻痺

橈骨神経は後方から外側に上腕骨に接して走行するため，上腕外側圧迫で麻痺をきたしやすい．休日を控え，肘掛け椅子で寛ぎ，眠りに落ちた後（Saturday night palsy，腕枕（honey moon palsy）などが知られる．垂れ手，手根より遠位の橈骨側手背のしびれを見る．圧迫が軽度の場合，回復は良好である（図4.9）．

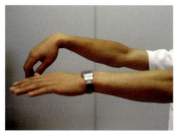

図4.9 橈骨神経麻痺による垂れ手．橈骨螺旋溝を回る部位で圧迫を受けたSaturday night palsyである．

2.6 後骨間神経麻痺

橈骨神経運動枝であり，肘関節レベルで感覚枝（浅枝）と分離し，Frohseのア

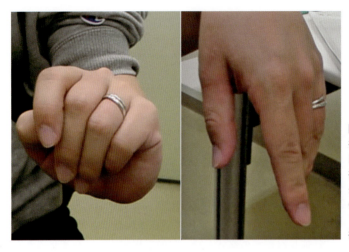

図 4.10　後骨間筋症候群による下垂指．橈骨神経本幹から肘部で分岐，回外筋に入り，手指の伸展筋群（総指伸筋，小指伸筋，尺骨手根伸筋，長母指外転筋など）を支配する．そのため，手首伸展は橈骨神経へ偏倚しながら可能であるが，その際下垂指となる．感覚障害はない．

ーケードを通過するので，この部位では後骨間神経の可動性が少なく，絞扼を受けやすい．肘付近の骨折，脱臼，テニスなど回内・回外運動を原因として認める．肘深部の疼痛などの後，垂れ指（drop fingers）をみる．橈骨側手根伸筋は麻痺を免れるため，手関節背屈は若干橈屈気味に可能であるが，総指伸筋，長・短拇指伸筋，尺側手根伸筋，長拇指外転筋，小指伸筋麻痺により垂れ指となる（図4.10）．回外筋麻痺をみることもある．感覚障害を認めない．

2.7　外側大腿皮神経症候群（meralgia paresthetica）

強固な鼠径靱帯下を外側で横断するレベルでの圧迫による．大腿外側のしびれ，疼痛を呈する．運動枝を持たないため，感覚障害のみであり，急速な肥満，草むしりなど極端な屈曲姿勢の後に生じやすい．

2.8　足根管症候群

足底内果の靱帯を潜るレベルで総足底神経が圧迫されるために起こる．足内側で内側，外側足底神経に分離するため，しびれ，神経痛様疼痛が特に足底内側から母指底部に起こりやすい．同部位の骨折，捻挫などの既往歴を認めることが多い．

3.　多発単ニューロパシー(mononeuropathy multiplex, mononeuritis multiplex)

末梢神経が複数障害される病態であり，血管炎症候群，虚血性末梢神経障害，糖

表 4.3 糖尿病性ニューロパシーの病型

病　型	病　態
糖尿病性多発ニューロパシー	左右対称性，グローブストッキング型，感覚障害が運動障害に先立つ．四肢遠位優位末梢神経障害．振動覚低下，表在感覚も低下するが，運動麻痺は比較的軽い．早期にアキレス腱反射が低下，消失する．神経伝導検査でSNAP振幅低下，運動神経伝導速度遅延，cMAP低下をみる．耐糖能異常（IGT）でもみることがあり，糖尿病の重症度に必ずしも併行しない．
糖尿病性自律神経ニューロパシー	排尿障害，起立性低血圧，発汗障害，勃起障害などを主徴とする．交感神経節後線維，温痛覚線維など小径線維優位のニューロパシーで，感覚運動性多発ニューロパシーを併存する．時に下肢，胸腹部などに神経痛様疼痛をきたし，「糖尿病性仮性脊髄癆」とも称される．
糖尿病性単ニューロパシー	神経栄養血管の糖尿病性虚血性神経障害．糖尿病性動眼神経麻痺その代表である．副交感神経成分は外側にあり虚血に強いが，運動神経成分は神経束内側にあり，虚血性障害を受けやすいので内眼筋麻痺は目立たない．手根管症候群，一側性橈骨神経麻痺，総腓骨神経麻痺などもみる．
糖尿病性筋萎縮症	非対称性な下肢近位筋萎縮，疼痛を主徴とする．骨格筋枝，あるいは脊髄前根の障害を主体としたニューロパシーであり，重症糖尿病に合併しやすい．糖尿病性近位ニューロパシーとも呼ばれる．
治療後ニューロパシー	血糖コントロールを急速に行う，あるいは低血糖を反復した場合ニューロパシーは悪化し，四肢が有痛性になることがしばしばある（painful diabetic neuropathy）．

尿病性ニューロパシーの型として，虚血性障害が主体のとき見出される（表4.3）．稀に肉芽腫性多発病変でもみる．

3.1　血管炎性多発単神経炎

　血管炎は複数の神経栄養動脈を閉塞し，当該末梢神経の虚血によるワーラー変性を惹起するため，しばしば非対称性多発末梢神経障害をきたす（図4.2B，図4.11）．血管炎症候群は多臓器障害をきたしやすいので，腎障害の有無（血尿，蛋白尿，腎機能障害），肝障害，皮膚症状の合併がないか注意する．特に好酸球性多発血管炎性肉芽腫症（Churg-Strauss症候群）では，喘息の既往，血清IgE高値，

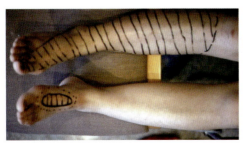

図4.11　多発単神経炎
好酸球性多発血管炎性肉芽腫症（Churg-Strauss症候群）による，血管炎による虚血性末梢神経障害である．本例では右坐骨神経領域障害による広範な感覚障害，左浅腓骨神経麻痺による感覚障害と，非対称性末梢神経障害を特徴とする．

好酸球増多，CRP 上昇，皮膚症状などを呈する．

3.2　サルコイドニューロパシー

サルコイド肉芽腫性炎症が末梢神経に及んだもので，全身性サルコイドーシスに併発する．肺（肺門リンパ節腫脹，気管・肺野病変），心筋，筋病変（しばしば無症候性），前部ぶどう膜炎，皮膚病変などを伴う．ツベルクリン反応陰性，血中 ACE（angiotensin converting enzyme）・リゾチーム上昇，経気管枝肺生検・リンパ節生検による病理診断，リンパ節，肺，筋などに Ga SPECT，FDG PET で集積像を認める．

4.　多発ニューロパシー（polyneuropathy）

左右対称性の感覚運動障害を主徴とする．原則として長大な末梢神経の遠位部から症状が起こりやすいので，脊髄から最も遠位にある下肢末端から症状が出現する．感覚障害がほぼ膝レベルに上昇すると，上肢末端の感覚障害も証明されることが多い．大径感覚線維障害が著明のときは，四肢末梢のしびれ，足底の違和感などを自覚し，振動覚，二点識別覚，関節位置覚の低下，ロンベルグ徴候などを呈する．小径線維優位の場合は四肢末端のグローブストッキング型の温痛覚低下を伴うことが多い（図 4.2A）．

その原因によっては運動麻痺が主徴で，感覚障害が乏しい場合もある（Guillain-Barre 症候群など）．脱髄性の場合は運動麻痺が著明でも，筋萎縮は遅れて出現するが，軸索障害が著しい場合，筋萎縮はより顕著となる．深部腱反射も遠位部から低下，消失し，時に発汗低下などの交感神経障害をみる．多発ニューロパシーは表 4.2 に示したようにその原因は多様であるが，急性発症か進行性かを明らかにすることで，その原因を突き止め，対処することが重要である．特に自己免疫性炎症性ニューロパシー（表 4.2）と糖尿病性ニューロパシー，薬剤性ニューロパシーは頻度も多く，重要なものである．

4.1　ギランバレー症候群(Guillain-Barre syndrome, GBS, 急性炎症性脱髄性ニューロパシー)

数日から 4 週間以内にピークに達する急性単相性の経過をとる自己免疫性ニューロパシーであり，左右対称性運動麻痺が主体である．両側顔面神経麻痺を伴うときは本症を念頭に置く．遠位部あるいは神経根に沿ったしびれ，感覚障害も伴い，時に排尿障害などの自律神経障害を合併する．本疾患では時に急速に呼吸筋麻痺，球

麻痺，心臓自律神経障害による致死的不整脈の出現など生命に危険が及ぶことがあるため，迅速な対応が必要である．また，神経根刺激症状としてラセグー徴候をしばしば証明する．約70%に上気道炎，腸炎などの先行感染を認める．腰椎穿刺により髄液蛋白細胞解離を証明するが，発症1週間以内では軽度の細胞増多をみることもある（ギラン・バレー症候群，フィッシャー症候群診療ガイドライン2013）．

　急性炎症性脱髄性多発ニューロパシーはGBSと同一，同義語と考えられていた．しかし，本症を含めた自己免疫性ニューロパシーの概念と分類は変わった（日本神経治療学会2008）．感覚障害を欠き，一次的軸索傷害が主体の急性運動軸索型GBS（acute axonal motor neuropathy，AMAN）が比較的多いことも明らかとなった．また，急性運動感覚性軸索型ニューロパシー（acute motor sensory axonal neuropathy，AMSAN）も同様のスペクトラムに属する．これらは古典的GBSと異なり，脱髄や炎症所見に乏しく，急速な弛緩性麻痺，筋萎縮をきたすのが特徴である．古典的GBSでは深部腱反射は通常早期に消失するが，急性運動軸索型では早期には残存することも多い．

　先行感染として，細菌性腸炎の起因菌である *Campylobacter jejuni* が多く，血中の各種抗ガングリオシド抗体を証明する．定型的GBSも急性軸索型も急性期を過ぎると徐々に回復するが，ステロイド療法は無効あるいはむしろ悪化させることがあるので急性期使用は控えるべきである．血漿交換療法，特に単純血漿交換に有効のエビデンスが高い．しかし，単純血漿交換では，水バランス障害，低アルブミン血症をきたすなど比較的侵襲性が高いので，二重濾過カラムあるいはトリプトファンカラムによる選択的IgG除去を利用することもある．大量免疫globulin療法は簡便であり，進行を頓挫させ，回復を早めることができる．急性軸索型の回復は脱髄型ほど速やかではなく，時に高度の麻痺，筋萎縮を後遺症として残す．特に急性期の呼吸不全，自律神経機能障害による低血圧，不整脈などに注意を払う．予後不良因子として，早期の呼吸不全，遠位M波誘発不能（図4.3），高齢者，糖尿病などの合併症が挙げられる．

4.2　慢性炎症性脱髄性ニューロパシー(CIDP, chronic inflammatory demyelinating polyneuropathy)

　数週間以上の経過で進行性する左右対称性運動感覚性ニューロパシーであり，時に自然寛解，再燃を反復する．炎症性脱髄を主体とする自己免疫性疾患であり，比較的大径線維がターゲットであるため，自律神経障害は乏しい．病理学的に節性脱髄を認めるが，長期に再発を反復する場合，末梢神経生検で髄鞘の脱髄と再髄鞘化を反復し，末梢神経の肥厚を呈し，表在神経を索状に触知することがある（大耳介神経，尺骨神経，総腓骨神経など，図4.12）．また，脊髄神経根の肥大をみることもある（図4.13）．髄液蛋白細胞解離を認める．また，神経根の高度な腫大をみることもある（図4.13）．

亜型として，運動麻痺が乏しく，感覚・感覚性失調（ロンベルグ陽性，上肢の偽性アテトーゼなどを証明），深部腱反射消失を呈する失調型 CIDP もある．また，運動ニューロン疾患の筋萎縮などを鑑別しなければならない．非対称的運動障害，筋萎縮のみの多発単神経障害を呈する多巣性伝導ブロックを伴う運動ニューロパシー（multifocal motor neuropathy，MMN），それに感覚障害も随伴する多巣性感覚運動性ニューロパシー（Lewis-Sumner 症候群）も自己免疫性慢性ニューロパシーに含まれる．治療としては免疫グロブリン療法が推奨されるが，経済性からまずステロイド療法で反応を見，不応性であるならば免疫グロブリン大量療法を選択するか，あるいは血漿交換を選択する．

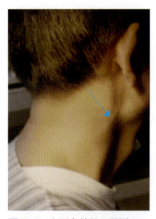

図 4.12　大耳介神経の肥厚
慢性炎症性脱髄性多発ニューロパシーによる末梢神経肥厚は，体表から比較的触知しやすい尺骨神経尺骨神経溝，総腓骨神経などで触れることがある．

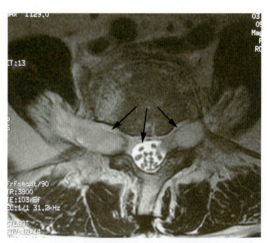

図 4.13　S1 レベル MRI T2 強調画像．慢性炎症性脱髄性多発ニューロパシーによる馬尾，神経根の高度肥厚（矢印）

4.3　糖尿病性ニューロパシー

足底部のぴりぴり感，痛み，しびれなど表在感覚障害で初発することが多いが，進行すると足底の深部感覚障害による違和感，ふらつきなどをきたし，遠位筋筋力低下も遅れて証明する．初期には小径神経線維優位の症状であり，進行すると大径線維も侵される．本症の病態は，高血糖によるソルビトールへの polyol 代謝亢進，蛋白の糖化亢進，活性酸素による酸化ストレスなどによる末梢神経代謝性障害と神

経栄養血管である微小血管症の両者によると推定される．非常に軽症の糖尿病，あるいは耐糖能異常（impaired glucose tolerance, IGT）レベルの障害でも発症する（Dyck et al 2003）．しかし，細動脈障害が優位なときには，末梢神経虚血による単神経障害（例えば糖尿病性動眼神経麻痺）や多発単ニューロパシー（図 4.2B）が前景になる場合もある．また，ターゲットとなる末梢神経が自律神経であるときや，急速な血糖コントロールが契機になって神経痛様疼痛を急速に招来する painful neuropathy をきたすこともある（表 4.3）．

　2 型糖尿病による多発ニューロパシーでは，血糖コントロールのみでは改善は難しく，肥満治療（過剰な遊離脂肪酸による耐糖能悪化；脂肪毒性），運動療法などが重要と考えられる．

4.4　栄養障害性，薬剤性，中毒性多発ニューロパシー

　その原因によって感覚優位，運動優位あるいは混合型ニューロパシーを呈する．栄養障害性（脚気）ニューロパシーは慢性アルコール中毒者，胃切除後，妊娠悪阻，経静脈栄養（IVH）などに際し，十分なビタミン B₁（thiamine）を補充しない場合に出現することがある．時に中枢性 thiamine 欠乏であるウエルニッケ脳症を併発する．Thiamine 補充は連日 100～300mg 程度の静脈内投与ですべきであり，落ち着いたら経口に変更する．本症は医療上，医原性疾患とみなされる場合があり，留意すべきニューロパシーである．

　多数の薬剤性ニューロパシーが知られているが，特に抗腫瘍薬であるビンカアルカロイド製剤，プラチナ製剤によるものはよく遭遇する．意図的あるいは事故としてヒ素，タリウム，有機リン中毒，トルエン吸入に続発し，多発ニューロパシーをみることがある．

4.5　Critical illness neuropathy

　多臓器不全など重篤な疾患で ICU 管理を長期間続けた患者に認められる筋萎縮の著明な軸索型ニューロパシーである．四肢末梢の感覚障害，運動麻痺，時には人工呼吸器から離脱困難で拘束性呼吸筋障害の原因にもなる．長期間の筋弛緩薬，麻酔薬，その他の薬剤の使用が主因と考えられる．筋力低下，呼吸筋障害にあたって，critical illness myopathy の存在も知られ，これは特に筋弛緩薬の長期使用により，筋ミオシンフィラメントの消失を特徴とする（Jaffar et al 2006）．

4.6 遺伝性
（遺伝性運動感覚性ニューロパシー，Charcot-Marie-Tooth 病；CMT，圧迫脆弱性遺伝性ニューロパシーHNPP など）

遺伝性，家族性であり，極めて緩徐に進行する下肢遠位筋，上肢遠位筋萎縮，軽度の感覚障害，アキレス腱反射消失などを主徴とする．脱髄型（1型），軸索型（2型），X連鎖性など遺伝形式（優性，劣性，伴性）があり，多数の遺伝子異常が知られている．極めて緩徐進行性の下肢遠位部の筋萎縮による stork leg の筋萎縮分布，家族歴などから本症を疑う（図 4.14）．最も頻度の高い CMT1A と HNPP の遺伝子診断は FISH 法による PMP22 遺伝子の検査で可能である（保険収載）．現時点で有効な治療法はない．

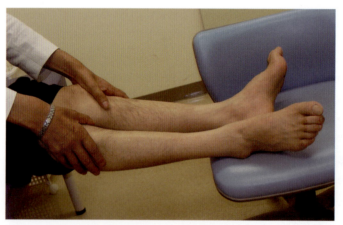

図 4.14 Charcot-Marie-Tooth 病．遺伝性運動感覚性多発ニューロパシーによる高度の下腿筋萎縮と凹み足変形．手背にて背側骨間筋の萎縮も認める．

5. 腕神経叢障害

末梢神経障害の中でも腕神経叢レベルの障害による麻痺・感覚障害は，脊髄神経根症，末梢単神経・多発単神経ニューロパシーとの鑑別が重要である．腕神経叢は C5-Th1 レベルの神経根が合併・分離・合併をして肩甲帯・上肢を支配するため，部位診断には解剖学的考察が必須である（図 4.15）．

腕神経叢障害の原因は多々あるが，外傷性，腫瘍性，圧迫性，炎症性障害（神経痛性筋萎縮症；麻痺性腕神経叢炎など），放射線障害に大きく分けられる．急性，

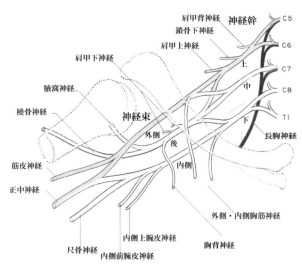

図4.15 腕神経叢の構造
長胸神経,肩甲背神経は神経幹を形成するより中枢側で分岐する.そのため腕神経叢プロパーの障害では麻痺を免れることが多い.上腕,前腕皮膚感覚を支配する皮神経は内側束から直接分枝することに注意する(手の感覚神経は,橈骨,正中,尺骨神経から分岐する).

外傷性(新生児出産時損傷を含む)で上肢麻痺が高度のときは本障害に加え,神経根引き抜き損傷を鑑別しなければならない.引き抜き損傷はTh1神経根など下部神経根損傷をみることが多く,手固有筋の麻痺とともに,交感神経幹の障害によるホルネル症候を伴うことがある(Klumpke麻痺).一方,第5,6神経根など上部神経幹損傷では上腕二頭筋,上腕橈骨筋,三角筋,回外筋などの麻痺のため麻痺手は回外し,所謂チップを受ける姿位(tip position)をみる(Erb麻痺).一方,翼状肩甲は長胸神経障害による前鋸筋麻痺であるが,これは腕神経幹を形成する前にC5-7神経根から分離するため,腕神経叢プロパーの障害では侵されない.また,肩甲背神経支配の菱形筋はC5支配であり,この麻痺をみるときは少なくともC5神経根障害を考える必要がある.いずれにしても,一側肩甲・上肢を支配する複数以上の末梢神経領域の障害を認めるときは,腕神経叢レベルでの病変を疑う.特に鎖骨上窩レベルでTinel徴候を証明することがしばしばある.

文 献

Dyck PJ, Sinnreich M: Diabetic neuropathies, in Peripheral Neuropathy, Continuum 9: 19-34(2003).
ギラン・バレー症候群,フィッシャー症候群診療ガイドライン 2013,日本神経学会.
　　www.neurology-jp.org/.../gbs/sinkei_gbs_2013_04.pdf
Jaffar Khan, Taylor B. Harrison, Mark M. Rich and Marc Moss: Early development of critical illness myopathy and neuropathy in patients with severe sepsis. Neurology 67: 1421-1425(2006).
日本神経治療学会治療指針作成委員会:標準的治療-手根管症候群.神経治療学 25: 63-84(2008).
山本悌司:栄養障害性ニューロパシー 他.三浪明男,佐々木秀直(編):末梢神経疾患,筋疾患,循環障害,最新整形外科学大系22巻,中山書店,pp.178-18(2007).

機器診断に関わる事項

5節　腫瘍性病変のMRI診断 ……………………………… 58
6節　急性期脳梗塞の画像診断 …………………………… 93

5. 腫瘍性病変の MRI 診断

岡田 知久

　脳腫瘍の分類は，これまで 2007 年に出された第 4 版 WHO Classification of the Central Nervous System（WHO2007）に準拠して行われてきたが，2016 年に出版された改訂版 WHO2016 では従来の形態学的な分類に加えて，遺伝子解析結果を加えた "integrated diagnosis" として脳腫瘍分類が再編成された（表 5.1）．その背景には遺伝学的分類が治療反応性や予後と相関することが示されてきたことがある．詳細は WHO2016 を参照していただくこととし，ここでは画像所見を含めた概略を記載する．分類されている大項目は「18. 転移性脳腫瘍」までであるが，それらに加えて記載のない項目を大項目 19 以下として追加している．

表 5.1　WHO2016 神経膠腫分類（一部変更して記載）
[　] 内の表記は，これが付く場合と付かない場合がある．（　）内はサブ分類.
[... / ...] で区切られた項目はいずれかが付く．NOS は not otherwise specified.

1. **Diffuse astrocytic and oligodendroglial tumors**
   Diffuse astrocytoma, IDH-mutant（Gemistocytic astrocytoma, IDH-mutant）
   Diffuse astrocytoma, [IDH-wildtype / NOS]
   Anaplastic astrocytoma, [IDH-mutant / IDH-wildtype / NOS]
   Glioblastoma, IDH-wildtype（Giant cell glioblastoma, Gliosarcoma, Epithelioid glioblastoma）
   Glioblastoma, [IDH-mutant / NOS]
   Diffuse midline glioma, H3 K27M-mutant
   [Anaplastic] Oligodendroglioma, IDH-mutant and 1p/19q-codeleted
   [Anaplastic] Oligodendroglioma, NOS
   [Anaplastic] Oligoastrocytoma, NOS
2. **Other astrocytic tumours**
   Pilocytic astrocytoma（Pilomyxoid astrocytoma）, Subependymal giant cell astrocytoma, [Anaplastic] Pleomorphic xanthoastrocytoma
3. **Ependymal tumors**
   Subependymoma, Myxopapillary ependymoma, Ependymoma（Papillary / Clear cell / Tanycytic）, Ependymoma RELA fusion-positive, Anaplastic ependymoma
4. **Other gliomas**
   Chordoid glioma of the third ventricle, Angiocentric glioma, Astroblastoma
5. **Choroid plexus tumors**
   [Anaplastic] Choroid plexux papilloma, Choroid plexsus carcinoma

5. 腫瘍性病変の MRI 診断　59

II

6. Neuronal and mixed neuronal-glial tumors

Dysembryoplastic neuroepithelial tumor, Gangliocytoma, [Anaplastic] Ganglioglioma, Dysplastic cerebellar gangliocytoma (Lhermitte-Duclos disease), Desmoplastic infantile astrocytoma and ganglioglioma, Papillary glioneuronal tumor, Rosette-forming glioneuronal tumor, Diffuse leptomeningeal glioneuronal tumor, Central neurocytoma, Extraventricular neurocytoma, Cerebellar liponeurocytoma, Paraganglioma

7. Tumors of the pineal region

Pineocytoma, Pineal parenchymal tumor with intermediate differentiation, Pineoblastoma, Papillary tumor of the pineal region

8. Embryonal tumors

Medulloblastoma [NOS]

Medulloblastomas, genetically defined

WNT-activated, SHH-activated and TP53-mutant,

SHH-activated and TP53-wildtype, non-WNT / non-SHH

Medulloblastomas, histologically defined

Medulloblastoma, classic

Desmoplastic / nodular medulloblastoma

Medulloblastoma with extensive nodularity

Large cell / anaplastic medulloblastoma

Embryonal tumor with multilayered rosettes, C19MC-altered / NOS

Other CNS embryonal tumors

Medulloepithelioma, CNS neuroblastoma,

CNS ganglioneuroblastoma, CNS embryonal tumor NOS

Atypical teratoid / rhabdoid tumor

CNS embryonal tumor with rhabdoid features

9. Tumors of the craninal and paraspinal nerves

Schwannoma (Cellular / Plexiform schwannoma), Melanotic Schwannoma, Neurofibroma, [Atypical / Plexform] neurofibroma, Perineurinoma, Hybrid nerve sheath tumors, Malignant peripheral nerve sheath tumour (MPNST with [divergent / perineural] differentiation, Epithelioid MPNST)

10. Meningiomas

Variants: Meningothelial, Fibrous, Transitional, Psammomatous, Angiomatous, Microcystic, Secretory, Lymphoplasmacyte-rich, Metaplastic, Chordoid, Clear cell, Atypical, Papillary, Rhabdoid, Anaplastic (malignant)

11. Mesenchymal, non-meningothelial tumors

Solitary fibrous tumor / hemangiopericytoma, Hemangioblastoma, Hemangioma, Epithelioid hemangioendothelioma, Angiosarcoma, Kaposi sarcoma, Ewing sarcoma / peripheral primitive neuroectodermal tumor, Lipoma, Angiolipoma, Hibernoma, Liposarcoma, Desmoid-type fibromatosis, Myofibroblastoma, Inflammatory myofibroblastic tumor, Benign fibrous histiocytoma, Fibrosarcoma, Undifferentiated pleomorphic sarcoma / malignant fibrous histiocyotoma, Leiomyoma, leiomyosarcoma, Rhabdomyoma, Rhabdomyosarcoma, Chondroma, Chondrosarcoma, Osteoma, Osteochondroma, Osteosarcoma

12. Melanocytic tumors

Meningeal melanocytosis / melanomatosis / melanocytoma / melanoma

13. Lymphomas

Diffuse large B-cell lymphoma of the CNS

Immunodeficiency-associated CNS lymphomas

AIDS-related diffuse large B-cell lymphoma, EBV+ diffuse large B-cell lymphoma NOS, Lymphomatoid granulomatosis

Intravascular large B-cell lymphoma, Miscellaneous rare lymphoma in the CNS (Low-grade B-cell lymphomas, T-cell and NK/T-cell lymphomas, Anaplastic large cell lymphoma (ALK+/ALK-)), MALT lymphoma of the dura

14. Histiocytic tumors

Langerhans cell histiocytosis, Erdheim-Chester disease, Rosai-Dorfman disease, juvenile xanthogranuloma, Histiocytic sarcoma

15. Germ cell tumors

Germinoma, Embryonal carcinoma, Yolk sac tumor, Choriocarcinoma, ［Mature / Immature］ Teratoma, Teratoma with malignant transformation, Mixed germ cell tumor

16. Familial tumor syndromes

Neurofibromatosis type ［1/2］, Schwannomatosis, Von Hippel-Lindau disease, Tuberous sclerosis, Li-Fraumeni syndrome, Cowden syndrome, Turcot syndrome（Mismatch repair cancer syndrome, Familial adenomatous polyposis）, Naevoid basal cell carcinoma syndrome, Rhabdoid tumor predisposition syndrome

17. Tumors of the sellar region

Craniopharyngioma（Adamantinomatous / Papillary）, Granular cell tumor of the sellar region, Pituicytoma, Spindle cell oncocytoma

18. Metastatic tumors

19. 下垂体・傍鞍部腫瘍

20. 頭蓋底部腫瘍

21. 囊胞性腫瘤

---

1. 星細胞系・乏突起膠細胞系腫瘍（Diffuse astorocytic and oligodendroglial tumors）

両腫瘍はともに高頻度で，isocitrate dehydrogenase 1/2（IDH 1/2）の変異が見られることから，同一の分類としてまとめられることとなった．変異のほとんどが IDH1 に生じていると報告されている．星細胞系腫瘍では TP53・ATRX の変異が，乏突起膠系腫瘍では 1p/19q 共欠失があり区別される．

びまん性星細胞腫（Diffuse astrocytoma, WHO grade II）（図 5.1A）

びまん性星細胞腫では IDH 変異がほとんどの症例で認められ，IDH 野生型は稀とされている．そのほかにも ATRX 変異や TP53 変異の出現率が高いことが報告されている．IDH 変異型では発症年齢も比較的若く，20～40 歳代で多い．4～5 年で悪性転化するとされているが，IDH 変異症例を集めた報告では生存期間の中央値は 10.9 年であり，IDH 野生型と比較して予後が良い．IDH 変異では，大きくて多核の肥胖細胞様の腫瘍性神経膠細胞が認められるが，その割合が 20% を超えると gemistocytic astrocytoma と診断される．より悪性転化しやすいとの報告はあるが，確定はされていない．

腫瘍は大脳白質，特に前頭葉と側頭葉に多い．テント下では，脳幹病変は小児で多く認められる．小脳での発生頻度は低い．画像上は T2 強調画像・FLAIR での境界は比較的明瞭であり，内部信号は比較的均一である．時に T1 強調画像において，強い低信号をきたすことがある．造影増強効果は認めない．囊胞や石灰化を伴うことがある．MR/CT の脳血流画像では低値を，FDG-PET では低集積を示す．

退形成性星細胞腫（anaplastic astrocytoma, WHO grade III）（図 5.1B）

IDH 変異の発現率が高く，全体の約 8 割で認められる．IDH 変異型では発症年

5. 腫瘍性病変のMRI診断　61

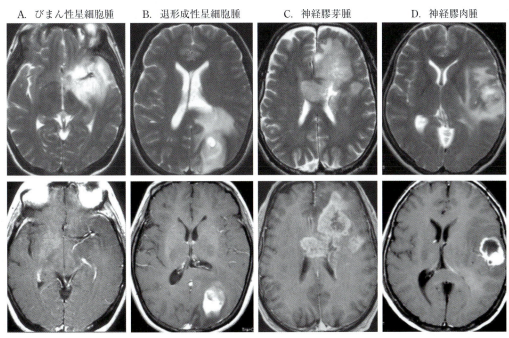

左から，びまん性星細胞腫，退形成性星細胞腫，神経膠芽腫，神経膠肉腫．上段：T2強調像，下段：造影T1強調像．びまん性星細胞腫ではmass effect・浮腫に乏しく，造影されない．退形成性星細胞腫では造影効果を認め，その周囲に浮腫を伴う．それに加えて，膠芽腫では周囲脳梁を介して対側へ地図状に広がり，離れた部位にも認められる．神経膠肉腫では，辺縁は比較的明瞭で硬膜と接しているが，画像での鑑別は容易ではない．

図 5.1　星細胞系腫瘍

齢の中央値は36歳とIDH変異型のびまん性星細胞腫と変わらないとの報告がある．生存期間の中央値はIDH変異型では約9年だが，IDH野生型では予後がより不良で，びまん性・浸潤性に発育する．
　画像上は，内部信号がより不均一で，辺縁も浸潤傾向を反映して不整である．囊胞形成を伴うことはあるが壊死はなく，造影効果は認めるが，リング状の増強効果や出血所見は稀である．Gliomatosis cerebri様の広がりを示すことがあるが，WHO2016ではgliomatosis cerebriは分類の項目から削除されている．

神経膠芽腫（glioblastomaもしくはGBM，WHO grade IV）（図 5.1C）
　びまん性星細胞腫や退形成性星細胞腫とは異なり，IDH野生型（約90％）と変異型（約10％）を区別することは予後の点から重要である（Masui et al 2016）．IDH野生型神経膠芽腫では，先行するびまん性星細胞腫・退形成性星細胞腫がなく，多くが50歳以上に発生して急速に進行して予後は不良である（生存期間中央値約10か月）．これに対してIDH変異型神経膠芽腫は，40歳代を中心としたより若い成人に多くみられ，既存のびまん性星細胞腫・退形成性星細胞腫から進行して二次性に発生して，臨床経過が長い（生存期間中央値約24か月）．神経膠芽腫は大脳に

好発，神経線維に沿って浸潤性に広がり，脳梁を介して対側大脳半球など遠隔領域にも広がる．脳室壁や脳表へ広がり，播種をきたす場合もある．

画像では，内部信号は不均一で，出血・壊死や囊胞形成を伴い，不整なリング状造影増強効果を示すことが多い．辺縁は不整かつ不明瞭で浮腫を伴うことが多い．腫瘍細胞密度が高い部位では，DWI で軽度高信号を示す．腫瘍浸潤範囲の同定は困難だが，DWI・PWI やメチオニン PET 画像などにより浸潤範囲を同定しようとする報告もある．

IDH 野生型のサブタイプとして，巨細胞性神経膠芽腫，神経膠肉腫（図 5.1D）と類上皮性神経膠芽腫の 3 種類が記載されている．巨細胞性神経膠芽腫は広がりがより限局性であることが多く，少し予後が良いとされている．神経膠肉腫は膠芽腫に類似するが，紡錘細胞肉腫（間葉由来）の要素を有している．予後は神経膠芽腫と同等と考えられているが，頭蓋骨への浸潤や全身性転移をきたすことがある．類上皮性神経膠芽腫は小児や若年者に好発して，急速に進行して生存期間の中央値は約 6 か月である．全体の約 1/3 で髄膜播種がみられる．

Diffuse midline glioma, H3 K27M-mutant（WHO grade IV）

正中線上（視床，脳幹や脊髄）に好発する予後不良の神経膠腫であり，H3F3A もしくは HIST1H3B/C に K27M 変異を有する．主に 10～15 歳以下に生じるが 20 歳以上にも生じ得る．予後は不良で 2 年生存率は 10% 以下である．橋では膨隆性に増大して脳底動脈を取り囲んだり，第 4 脳室へ突出することがある．画像上は壊死や出血を伴うことがあるが，造影効果が腫瘍全体の 1/4 以上で認められることは稀である．

乏突起膠腫（Oligodendroglioma, WHO grade II）（図 5.2A）

全原発性脳腫瘍の 1.2% を占める．乏突起細胞に類似した腫瘍細胞からなり，びまん性・浸潤性に緩徐に発育する．IDH 変異に加えて，乏突起膠系腫瘍では lp/19q 共欠失を認めることが多い．ただし，小児・若年成人発症の場合はいずれも認めないことが多く，その場合には類似した病理像を示す dysembryoplastic neuroectodermal tumour や extraventricular neurocytoma, clear cell ependymoma, pilocytic astrocytoma などとの鑑別が重要である．好発年齢は 30～60 歳台であり，20 歳以下，特に小児では稀．発症部位は前頭葉が半分以上であり，次いで側頭葉に好発する．基底核・脳幹や後頭蓋窩では稀．臨床症状としては，約 2/3 でてんかん発作を伴うとする報告がある．

画像上は，通常皮質もしくは皮質下白質に境界明瞭な腫瘤を形成し，浮腫もほとんどない．石灰化をきたす頻度は高いが，診断的価値は低い．囊胞形成や出血により不均一な信号を示すことがある．造影効果を認めるのは 20% 以下だが，病理組織では毛細血管の発達が認められるのが典型的であり，血流増加を認める場合がある（Saito et al 2012）．星細胞腫に比較して皮質へ浸潤する傾向が強く，髄軟膜まで

5. 腫瘍性病変のMRI診断

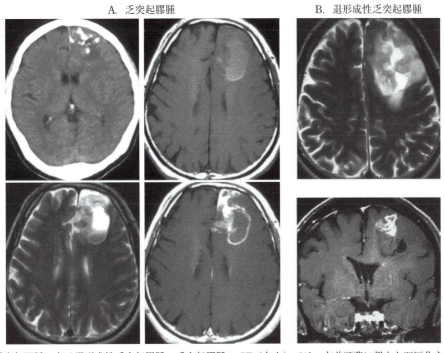

左は乏突起膠腫，右は退形成性乏突起膠腫．乏突起膠腫のCT（左上）では，左前頭葉に粗大な石灰化を有し境界不明瞭な腫瘤性病変を認める．造影前のT1強調像（中央上）では，腫瘤腹側部が脳表に広がっている．辺縁部は等信号，中心部分は淡い高信号を示す．T2強調像（左下）では実質部は不均一な高信号を示し，中央部背側に液面形成があり，腫瘍内出血の所見である．造影T1強調像（中央下）では，辺縁部のみが造影されている．退形成性乏突起膠腫では，T2強調像（右上）では皮質に達する実質部は不均一な高信号を示し，中央部背側に液面形成があり，腫瘍内出血の所見である．造影T1強調像（中央下）では，辺縁部が造影されている．退形成性乏突起膠腫では，T2強調像（右上）で実質部は不均一な高信号を示し中央に壊死を伴っている．冠状断の造影T1強調像（右下）では，腫瘍頭側部のみ強く造影されていることがわかる．

図5.2　乏突起細胞系腫瘍

広がる所見を認めることがある．予後は報告によりばらつくが，10年生存率は約5割とされている．腫瘍切除後は神経毒性を考慮して，残存腫瘍による症状や増大が認められる場合にのみ放射線治療や化学療法が行われている．

退形成性乏突起膠腫（Anaplastic oligodendroglioma, WHO grade III）（図5.2B）

乏突起膠腫から悪性転化する場合とde novoに生じる場合がある．IDH変異と1p/19q共欠損を有する場合は，IHD変異は有するが1p/19q共欠損がないもしくはIDH野生型の腫瘍よりも予後は良好である．生存期間の中央値が1p/19q共欠損腫瘍では8.5年に対して，これがない腫瘍では3.7年と報告されている．診断時の年齢は乏突起膠腫よりも高く，乏突起膠腫から退形成性乏突起膠腫への進行は約6〜7年である．画像所見としては，腫瘍内壊死・出血や囊胞形成，石灰化などを反映して不均一な内部信号を示す．造影増強効果は約70％で認められ，強く不均一

である.

乏突起星細胞腫／退形成性乏突起星細胞腫（oligoastrocytoma/anaplastic oligoastrocytoma, WHO grade II/III）

これまで病理組織上両者が混在する場合に診断されてきたが，ほとんどの場合IDH 変異を有するびまん性星細胞腫もしくは IDH 変異と 1p/19q 共欠損を伴う乏突起膠腫に分類できるため，分子遺伝学的検査により診断されるべきであり，[anaplastic] oligoastrocytoma, NOS の診断は例外的であるとされる.

2. その他の星細胞系腫瘍（Other astrocytic tumors）

IDH 変異がなく，非浸潤性に増殖することが特徴である．主に小児・青年に好発して，予後良好な場合が多いが，悪性化の報告もある．造影効果を有する場合が多く，高悪性度腫瘍と間違えないように注意が必要である.

毛様細胞性星細胞腫（pilocytic astrocytoma, WHO grade I）（図 5.3A，図 5.4）

ローゼンタール線維を有する双極性細胞が密な部位と微小囊胞を伴う多極性の細胞が疎な部分の二相性を示す腫瘍である．小児の原発性脳腫瘍で最も多く 2 割弱を占め，9 割近くが 30 歳までに発症する．小脳，特に虫部や視神経・視交叉，視床下部に好発して，緩徐に発育する．予後は良好だが，稀に播種をきたすことがある．神経線維腫症 1 型患者の 15％に合併し，視神経に好発する．遺伝子学的には BRAF遺伝子異常が陽性である場合が多い.

画像上，典型的には腫瘍の境界は明瞭で，囊胞と壁在結節からなる．造影効果は結節だけではなく，囊胞壁に認められることがある．浮腫は稀もしくは軽度である．T2 強調像で強い高信号を示し，強く造影される．石灰化を伴うことがある.

毛様類粘液性星細胞腫（pilomyxoid astrocytoma）は粘液成分を多く含む亜型で，視床下部ないし視交叉に好発する．これまでは WHO grade II として分類されてきたが，予後は報告により異なるため，現時点では grade 分類は推奨されていない.

上衣下巨細胞性星細胞腫（subependymal giant cell astrocytoma；SEGA, WHO grade I）（図 5.3C）

主として結節性硬化症患者において，モンロー孔近傍を中心に増大する腫瘍．同孔を閉塞して，水頭症で発症することもある．側脳室沿いに石灰化を伴う上衣下結節を認める場合があり，診断が容易となる．石灰化・出血を伴うことがある．早期の発見と治療で予後がよく，結節性硬化症患者では 25 歳になるまで，1〜3 年ごとに MRI 検査を推奨する報告もある.

モンロー孔近傍の側脳室壁に存在し，境界明瞭な結節性腫瘍である．CT では原

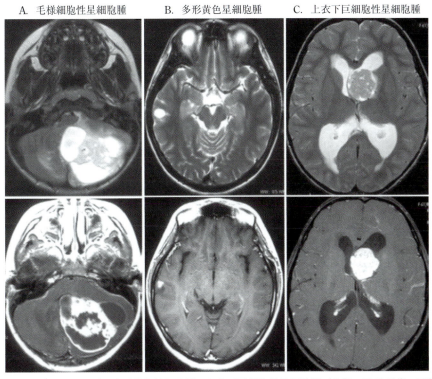

A. 毛様細胞性星細胞腫　B. 多形黄色星細胞腫　C. 上衣下巨細胞性星細胞腫

左から，毛様細胞性星細胞腫，多形黄色星細胞腫，上衣下巨細胞性星細胞腫（上段：T2強調像，下段：造影T1強調像）．毛様細胞性星細胞腫は囊胞成分と実質成分からなり後者とともに，辺縁・隔壁構造が強く造影されている．多形黄色星細胞腫では，側頭葉皮質から皮質下白質に広がる境界明瞭な囊胞性腫瘍がある．脳表側に強く造影される結節状の実質部がある．上衣下巨細胞性星細胞腫では，モンロー孔近傍に分葉状で強く造影される腫瘤を認める．

図 5.3　その他のびまん性星細胞腫瘍

則として石灰化を有する等低吸収値から軽度高吸収値を示す結節である．例外的に石灰化を認めない症例がある．T1強調像でほぼ等信号，T2強調像で等信号から軽度高信号を示し，不均一な強い造影を受ける．結節性硬化症では他の上衣下結節も造影MRIで一般に軽度増強を受けるが，それらは腫瘍ではない．

多形黄色星細胞腫（pleomorphic xanthoastrocytoma, WHO grade II）（図 5.3B）

　全星細胞系腫瘍の1％以下と稀．腫瘍内部に脂肪蓄積を示す大型の黄色細胞が認められる．腫瘍細胞は神経細胞への分化を示すことが多く，細胞分裂は少ない．典型的には大脳半球表面，特に側頭葉に好発して，髄軟膜に広がり囊胞を形成する．発症年齢の中央値は22歳と小児から若年成人で多いが，中高年期の発症もある．予後は比較的良好で5年生存率は約9割である．画像上は，充実成分は脳表側に認められその内側に囊胞を伴うことが多い．

　退形成性多形黄色星細胞腫（WHO grade III）は，核分裂像が強拡大の10視野

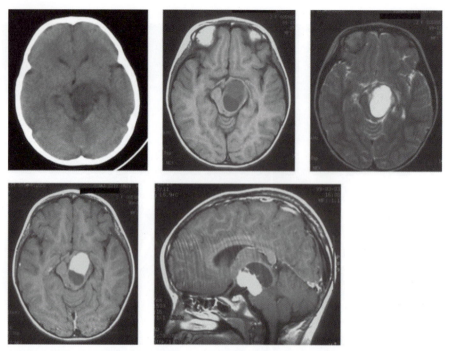

左から，（上段：CT 画像，T1 強調画像，T2 強調画像，下段：造影 T1 強調像）．

図 5.4 毛様細胞性星細胞腫

中に 5 個以上あり，5 年生存率は約 56％ と予後不良である．画像上の鑑別点は明らかではない．

3. 上衣系腫瘍（Ependymal tumors）

上衣系細胞に由来する腫瘍であり，上衣下腫，粘液乳頭状上衣腫，上衣腫，上衣腫 RELA fusion-positive，退形成性上衣腫の 5 種類に分類される．

上衣下腫（Subependymoma, WHO grade I）（図 5.5B）
　脳室壁から突出し緩徐に発育するする予後良好な腫瘍で，上衣系腫瘍の約 8％ と比較的稀で，40〜60 歳代の男性に好発する．無症状で CT・MRI で偶然発見されるが，閉塞性水頭症でみつかることがある．過半数が第 4 脳室に，1/3 程度が側脳室に生じる．画像上は，境界明瞭な結節性腫瘤であり，石灰化や出血を認めることがある．増強効果はないか軽度の場合が多い．鑑別には中枢性神経細胞腫や脈絡叢乳頭腫が挙げられるが，前者は若年に好発しより不均一であり，後者は強い増強効果を有する．

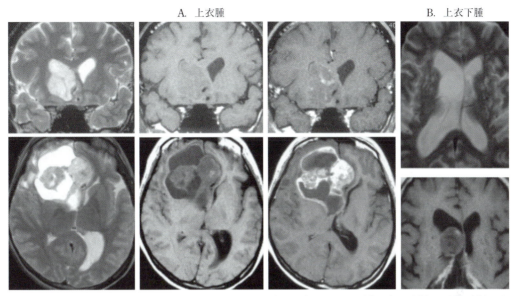

左側は上衣腫（上段・下段は異なる症例・左：T2強調画像，中央：T1強調画像，右：造影T1強調画像），右側は上衣下腫（上段：T2強調画像，下段：造影T1強調画像）．左上段の症例は比較的均一な信号を示し，造影も一部のみであるが，左下段症例では囊胞を形成し，充実性部分は不均一な信号強度・造影効果を示す．右側の上衣下腫は境界明瞭な腫瘤を形成し，T2強調像では強い高信号を示し，造影後T1強調像では腹内側の一部に淡い造影効果を認めるのみである．

図5.5　上衣細胞系腫瘍

上衣腫（Ependymoma, WHO grade II）（図5.5A）

　神経上皮性腫瘍の約7％を占める腫瘍で，3歳以下では全中枢神経系腫瘍の3割を，脊髄では全グリア細胞系腫瘍の約半分を占める．いずれの年代にも生じるが，小児では後頭蓋窩に好発するのに対して，脊髄での発生は30～40歳で多い．好発部位は後頭蓋窩が6割（3歳以下では8割），テント上が3割（うち，脳室内に6割・大脳半球に4割）で，脊髄は1割である．緩徐に発育し，周囲脳実質への明瞭な浸潤や浮腫を伴うことは少ない．組織学的に，papillary・clear cell・tanycytic に分類される．新たに分類された上衣腫，RELA fusion-positive は grade II/III であり，小児期にテント上に発生する上衣腫の約7割を占めるが，成人では稀である．後頭蓋窩や脊髄に発生する上衣腫は RELA fusion 遺伝子を有しない．5年生存率は4歳以下では50％前後だが，5歳以上の小児では75％前後である．

　画像上は，造影MRIでは造影効果はさまざまだが境界明瞭な腫瘤として同定される．出血や囊胞形成を伴うことがある．テント上腫瘍では囊胞を伴うことが多い．脊髄では腫瘍の上端・下端に囊胞や出血による低信号を伴うことがあり，特徴的な画像所見を呈する．

　退形成性上衣腫はWHO grade III に分類されるが，grade II と grade III との間で予後の差が明確ではなく，治療方針の決定には使用されない．

　粘液乳頭状上衣腫（WHO grade I）は緩徐に発育する粘液基質に富む腫瘍であり，

そのほとんどが脊髄円錐，馬尾，終糸に生じる．いずれの年代にも生じる．良性腫瘍だが，髄液播種を認めることがある．

4. その他の神経膠腫 (Other gliomas)

第3脳室脊索腫様神経膠腫 (Chordoid glioma of the third ventricle, WHO grade II)

第3脳室（特に腹側 1/3・中央）に生じる緩徐に発育する非浸潤性の稀な腫瘍で主に 30 歳以降の成人に発生する．GFAP を発現した上皮様のグリア細胞が脊索腫に似た構造を作って増殖，間質は粘液様の基質に富み典型的にはリンパ球浸潤の特徴がある．閉塞性水頭症に伴う症状や視床下部の圧迫による機能不全，視野異常などの症状を呈する．MRI 画像では，T1 強調像では脳実質と等信号の強く均一な造影効果を示す．

血管中心性神経膠腫 (Angiocentric glioma, WHO grade I)

皮質・皮質下を中心に広がる，境界明瞭で造影されない稀な腫瘍．増大傾向を示さないか，緩徐増大するが，脳実質血管に沿って広がったり，軟膜下に広がることがある．小児～若年成人において難治性てんかんで発症することが多く，切除により予後は良好である．

星状芽細胞腫 (astroblastoma)

GFAP 陽性で中心の血管に向けて放射状の突起を伸ばす細胞よりなる稀な腫瘍で，主に小児から若年成人に発症する．テント上が約 8 割，テント下が約 2 割で，脊髄での発症は稀．WHO grade は確定されていない．結節もしくは分葉状の境界明瞭な充実性腫瘤を形成する．囊胞変性を伴うことが多く，造影効果を認める．石灰化は稀．全切除できれば，5 年生存率は 95％との報告がある．

5. 脈絡叢腫瘍 (Choroid plexus tumors)

脈絡叢乳頭腫 (Choroid plexus papilloma, WHO grade I)（図 5.6A，図 5.7）

脈絡叢上皮細胞から発生する良性腫瘍．脳室にカリフラワー状の腫瘤を形成する．全脳腫瘍の 1％以下であるが，15 歳以下では 3％前後を占める．部位により発症年齢の中央値が異なり，側脳室・第 3 脳室は 1.5 歳，第 4 脳室は 22.5 歳，小脳橋角部では 35.5 歳であり，脊髄などでの発生は稀である．画像上，境界は明瞭だが，出血や囊胞，石灰化を伴うことがあり，造影効果は不均一．髄液播種をきたすことがあるが，10 年生存率は約 8 割である．

A. 脈絡叢乳頭腫　　B. 中枢性神経細胞腫

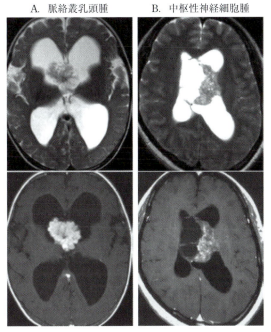

上段：T2強調画像，下段：造影T1強調画像．（左側）脈絡叢乳頭腫はカリフラワー様の形状を示し，比較的均一に強く造影される．石灰化は認めていない．水頭症を伴っている．（右側）中枢性神経細胞腫は囊胞を有する腫瘍で不均一な造影を受けている．

図5.6　第3脳室腫瘍（脈絡叢乳頭腫・中枢性神経細胞腫）

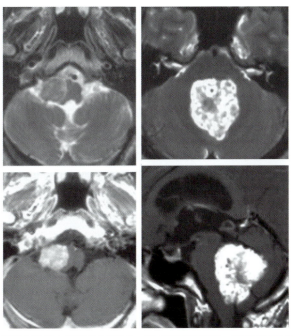

（左）Lushcka孔外側に延髄を圧排する腫瘍を認める．T2強調像では等～軽度高信号を示し，比較的均一に強く造影される．（右）T2強調像では不均一な高信号を示し，造影効果も不均一である．

図5.7　脈絡叢乳頭腫

異型脈絡叢乳頭腫（anaplastic choroid plexus papilloma, WHO grade II）

病理所見にて核分裂が増加しているが，脈絡叢がんの基準を満たさないものと定義されている．脈絡叢腫瘍全体の7.4％で，発症年齢の中央値は0.7歳と脈絡叢乳頭腫や脈絡叢がんよりも若い．

脈絡叢がん（choroid plexus carcinoma, WHO grade III）

脈絡叢由来の上皮性腫瘍の中で，5つの組織学的特徴（核分裂増加，細胞密度増加，核異型，乳頭状構造の不明瞭化，壊死）のうち4つ以上が認められる場合とされている．脈絡叢腫瘍の約1/3を占めており，その8割程度が小児に発生する．診断時には約2割で転移・播種をきたしている．画像上は，大きな腫瘤を形成して不均一な信号強度・造影効果を示し，周囲脳実質に浮腫を伴い播種をきたしていることが多い．5年生存率は約6割である．

6. 神経細胞性および混合神経細胞性・膠細胞系腫瘍
（Neuronal and mixed neuronal-glial tumors）

胚芽異形成性神経上皮腫瘍（Dysembryoplastic neuroepithelial tumor, WHO grade I）（図5.8）

主に皮質に生じ多結節性の構造を示す腫瘍であり，その9割が30歳までに発症する．発生部位は側頭葉が約7割を占め，残りの約半分が前頭葉とその他の領域である．てんかん発作を契機に発見されることが多く，てんかんに関連する腫瘍のうち2割前後を占める．

画像上，皮質病変が主体だが白質にも広がり得る．T2強調画像では強い高信号を示す多発あるいは単発の嚢胞状構造が特徴的である．粘液基質を伴う偽嚢胞はFLAIRでは低信号とはならない．造影効果は2〜3割で認められ，均一というよりも多発のリング状である．mass effectに乏しく，周囲の浮腫はみられない．石灰化を認めることもあるが，その場合は造影される領域や出血の近くに多い．周囲に皮質形成異常を伴うことがある．MRIで経過観察した場合，腫瘍が増大したり造影効果が出現することがあるが，悪性転化は稀であり，虚血・出血に伴う変化の場合がある．

神経節細胞腫（Gangliocytoma, WHO grade I）（図5.9B）

腫瘍性の神経節細胞よりなる腫瘍で，ほとんどが成熟しているが異形成を伴うこともある．神経節膠腫との移行型もあり，鑑別は困難な場合がある．中枢神経系に広く発生するが，小脳に発生するdysplastic gangliocytoma（Lhermitte-Duclos disease）（図5.10）では小脳回が肥厚して，特徴的な縞状の形状を呈する（Cowden症候群の項目を参照）．

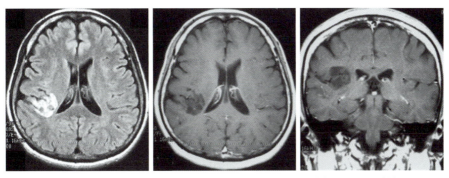

右シルビウス裂背側部の弁外部・島回から皮質下白質に広がる境界明瞭な腫瘤を認める．（左）FLAIR では囊胞を伴う不均一な高信号を示し，（中央・右）造影 T1 強調像では造影効果は認めない．

図 5.8　胚芽異形成神経上皮腫

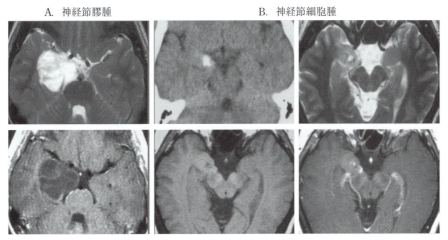

（左）神経節膠腫は内部に隔壁様の構造を有する境界明瞭な腫瘤を形成している．T2 強調像で不均一な高信号を示し造影効果はなく，石灰化も認めず．（右）神経節細胞腫は CT で石灰化を有する結節だが，T2 強調像では一部低信号を含む不均一な高信号を示す．部分的に造影効果を認める．

図 5.9　神経節膠腫・神経節細胞腫

神経節膠腫（Ganglioglioma, WHO grade I）（図 5.9A）
　高分化の神経節細胞とグリア細胞で構成される腫瘍であり，全脳腫瘍の約 1% を占める．発症年齢は 2 か月から 70 歳までと広い．てんかんの病歴を有することが多く，発生部位は側頭葉が大半を占める．画像上は，大脳皮質から皮質下に囊胞を伴う境界明瞭な腫瘤を形成し，実質部分が T2 強調画像/FLAIR 像で高信号を示す．造影効果は多彩である．約 3 割で石灰化を伴う．術後の無再発生存率は 7.5 年で 97% と予後良好である．
　退形成性神経節細胞腫（Anaplastic ganglioglioma, WHO grade III）は異形成

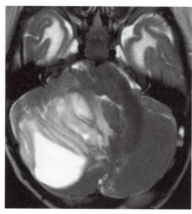

右小脳半球に小脳葉が肥厚した特徴的な縞状構造を示す腫瘤を認める．本腫瘍に特異的な所見である．

図 5.10　Lhermitte-Duclos 病

神経節細胞と退形性グリア組織からなり，細胞分裂が認められる．再発率が高いという報告はあるが，症例数が少なく確定的ではない．Grade II に分類される腫瘍に関しては確定していない．

線維形成性乳児神経節膠腫／線維形成性乳児星細胞腫（Desmoplastic infantile astrocytoma and ganglioglioma, WHO grade I）

顕著な線維性間質を伴う神経節細胞・星細胞由来の腫瘍．報告数は少ないが，6 歳以下に好発し，ほとんどが 10 歳以下だが 17 歳以上でも発生例の報告はある．画像上は，大脳皮質表面や髄膜に接して広がる大きな囊胞性腫瘍像を呈し，充実成分が脳表側，囊胞成分が深部にあることが多い．充実性成分は造影される．浮腫は認めないか，あっても軽度である．

乳頭状グリア神経細胞腫瘍（Papillary glioneuronal tumor, WHO grade I）

星細胞と神経細胞の二相性の分化を示す稀な腫瘍（全脳腫瘍の 0.02％以下）．発症年齢は 4〜75 歳と広いが，35％が 17 歳以下，60％が 25 歳以下で発症する．テント上発生が主で脳室近傍に生じることが多く，脳室内発育の形をとることもある．テント下の発症は稀である．画像上は，壁在結節を伴う囊胞性腫瘤や囊胞のみ，囊胞と充実性腫瘍が混在する，充実性腫瘍のみと多様である．腫瘍が大きな場合でも，ほとんどの症例で浮腫を伴わないか認められてもわずかである．出血や石灰化は稀である．病理組織にて Ki-67 index が 5％以上の場合，MRI で周囲に浮腫がありリング状造影を伴う傾向が指摘されている．治療後 5 年での平均無再発生存率は，Ki-67 index 低値群では約 95％であったのに対して，同高値群では約 56％と報告されている．

ロゼット形成性グリア神経細胞腫瘍（Rosette-forming glioneuronal tumor, WHO grade I）

ロゼットもしくは血管周囲に偽ロゼットを形成する均一な神経細胞と毛様細胞性星細胞腫に似た星細胞の2つの組織が混在する稀な腫瘍．発症年齢は6〜79歳と広いが中央値は27歳であった．腫瘍の80%は後頭蓋窩（第4脳室・中脳水道），特に正中部に生じるが，約15%はテント上で松果体領域や視交叉，透明中核などにも生じる．充実性腫瘍が約40%，嚢胞性腫瘍が約20%で，両者が混在するのが約40%である．造影効果は約70%で認められる．石灰化や出血もみられることがある．予後は良好だが，術後の機能不全や稀に播種や腫瘍増大をきたすことがある．

Diffuse leptomeningeal glioneuronal tumor

髄軟膜への広範な播種を特徴とする，希突起膠細胞様の細胞よりなる腫瘍．WHO2016で新たに分類されたが，grade は未定．多くは小児発症だが，若年成人での報告もある．画像上は，びまん性の軟髄膜肥厚と造影効果を示し，T2強調画像では軟膜下や実質内に嚢胞状・結節状の高信号域が複数みられることがある．脊髄にも広がることが多い．緩徐進行することが多いが，早期死亡例も報告されている．

中枢性神経細胞腫（Central neurocytoma, WHO grade II）（図 5.6B）

免疫組織学的に神経細胞の特徴を有する均一な円形の腫瘍細胞による脳室内腫瘍．透明中隔あるいは側脳室壁に付着してMonro孔近傍の脳室内腫瘤を形成するのが典型的だが，第3脳室にも広がることがある．腫瘍がMonro孔を閉塞し，頭蓋内圧亢進症状で発症することが多い．約7割は20〜40歳に発生する．画像上はsoap-bubble様の多嚢胞性の境界明瞭な腫瘤で出血・石灰化を伴うことがある．造影効果はさまざまである．診断にはMRSでグリシンのピークを認めることが有用である．全切除できれば予後は良いが，Ki-67 index が2〜3%以上では予後が悪いという報告もある．

脳室外神経細胞腫（Extraventricular neurocytoma, WHO grade II）

中枢性神経細胞腫と類似した神経細胞への分化を示す均一な小細胞よりなる腫瘍でIDH変異は認めない．前頭葉をはじめ大脳半球に好発するが，視床・視床下部，脳幹部などにも生じるが，脳室には接しない．脊髄にも生じ得る．発症は40歳代に多いがいずれの年齢でも生じ得る．特徴的な画像所見に乏しいが，嚢胞形成や軽度の浮腫を約半数で，石灰化を約1/3で伴う．一般に予後は良いが，1p/19q共欠損が存在する場合には予後が悪いとの報告がある．

Cerebellar liponeurocytoma（WHO grade II）

神経細胞分化を示す小脳腫瘍で，脂肪腫様変化を伴う稀な疾患で，そのほとんどが30歳以上に発生する．画像上は脂肪を同定できれば，鑑別に挙がる．増殖能は

低く予後は良いとされているが，再発や悪性転化も報告されている．

傍神経節腫 （paraganglioma，WHO grade I）

傍神経節細胞から発生する腫瘍で，頸静脈糸球体から発生して頸静脈孔から頭蓋内へと伸展する glomus jugulare tumor や頸動脈分岐部，中耳に発生する．好発年齢は 30～60 歳代である．画像上は，血流が豊富で強い造影効果を認める．T2 強調画像では flow void による低信号と高信号が混在する．

7. 松果体部腫瘍 （Tumors of the pineal region）

この領域の腫瘍は 4 つに分類されており，3 つが松果体実質から発生する高分化の松果体細胞腫 （grade I），中間型松果体実質腫瘍 （grade II～III），低分化の松果体芽腫 （grade IV） 腫瘍で，もう 1 つが松果体部乳頭状腫瘍である．しかし，松果体領域において最も頻度が高いのは胚細胞性腫瘍で，約半数を占め，松果体実質性腫瘍は 1/4 程度である．他に髄膜腫や神経膠腫なども発生する．

松果体細胞腫 （Pineocytoma，WHO grade I） （図 5.11A）

松果体細胞腫は，大きな松果体細胞様のロゼットや神経節細胞様分化を示す多型性細胞よりなる腫瘍で松果体実質腫瘍の約 20％を占める．発症年齢は 10 歳以下から 80 歳以上までと広いが，40～50 歳代に多く，女性は男性の 2 倍弱である．画像上は 3cm 以下の境界明瞭な腫瘤であり，辺縁部に広がった小石灰化が認められることがある．嚢胞を伴うことがある．造影効果は強く均一である．発症から手術までの期間が長く，5 年生存率も 9 割前後と高く予後は比較的良好である．

中間型松果体実質腫瘍 （Pineal parenchymal tumor of intermediate differentiation；PPTID，WHO grade II/III）

この腫瘍は，松果体細胞腫と松果体芽腫との中間の悪性度を有するもので，松果体芽腫よりも分化度が高い円形細胞よりなる．松果体実質性腫瘍の 1/4 から 1/2 程度を占めると報告されている．発症年齢は松果体細胞腫とほぼ同様である．画像上は，局所浸潤を伴う大きな腫瘤として同定されることが多い．CT 上は辺縁部に広がった小石灰化 "exploded calcification" が認められることが多い．造影効果は強いが不均一である．局所再発率は 22％で，播種は診断時で 10％，再発時で 15％に認められる．Grade II と III を分ける定義は明らかではないが，Low-grade PPTID は病理組織で強拡大 10 視野内で認められる核分裂数が 6 より少なく，かつ多くの細胞でニューロフィラメント蛋白陽性の場合としている報告がある．この群では再発率は 26％だが，high-grade PPTID では 56％と高い．

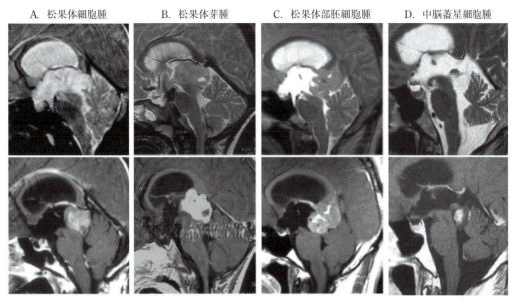

上段：T2強調像，下段：（造影）T1強調像（左）松果体細胞腫：T2強調像では高信号を示し，比較的強い造影効果を示す．（中央左）松果体芽腫：T2強調像では脳実質とほぼ等信号だが，全体に強く造影される．四丘体を尾側に，内大静脈を頭側に圧排しており，松果体由来であることがわかる．（中央右）松果体部胚細胞腫：T2強調像で等〜軽度高信号を示し，囊胞を伴う．細胞密度が高く，造影効果は比較的軽度である．拡散強調画像で高信号・ADCは低値を示す．（右）中脳蓋星細胞腫：T2強調像で高信号を示し，部分的に強く造影される．上丘が頭側へ変異しており，松果体由来ではないことがわかる．

図 5.11　松果体・四丘体部腫瘍

松果体芽腫（Pineoblastoma, WHO grade IV）（図 5.11B）

　分化に乏しい細胞密度の高い腫瘍で，松果体実質腫瘍の1/4〜1/2程度を占める．いずれの年齢層でも生じるが，小児から若年成人での発生が多く，やや女性優位である．画像上は巨大な分葉状の形状を示し，周囲組織へ浸潤していることが多い．小さな囊胞・壊死や浮腫を伴うことがある．石灰化は比較的稀．ほぼ全例水頭症を呈する．診断時点において30％前後で髄液播種を認める．予後は報告により異なるが，5年生存率は10〜81％である．

松果体部乳頭状腫瘍（papillary tumor of the pineal region, WHO grade II/III）

　サイトケラチン陽性の上皮様細胞からなる非常に稀な腫瘍．発症年齢は1〜71歳で，20〜40歳代に多い．画像上は乳頭状・充実性の領域を有する境界明瞭な腫瘤を形成する．T1強調画像で高信号を示すことが特徴的である．これが高濃度分泌物（タンパク・糖タンパク）によるとする報告もあるが，否定的な報告も存在する．局所再発は半数を超え，髄液播種は7％との報告がある．

8. 胎児性腫瘍（Embryonal tumours）

　詳細な分類が行われている髄芽腫に加えて，Embryonal tumor with mutilayered rosettes，C19MC-altered，Medulloepithelioma，CNS neuroblastoma，CNS ganglioneuroblastoma，CNS embryonal tumour，NOS，Atypical teratoid/rhabdoid tumour などがある．髄芽腫および Atypical teratoid/rhabdoid tumour について解説する．

髄芽腫（Medulloblastomas, genetically defined / histologically defined / NOS, WHO grade IV）

　原始神経外胚葉由来の腫瘍であり，小児脳悪性腫瘍の代表的な疾患である．WHO2016 では，髄芽腫は新たに病理組織学的な特徴に加えて，遺伝子診断により分類されることとなった．病理組織学的には，古典型（classic），線維形成性 / 結節性（desmoplastic/nodular），高度結節状（with extensive nodularity），大細胞 / 退形成性（large cell/anaplastic）に分類される．遺伝子学的には，wingless（WNT）-activated，sonic hedgehog（SHH）-activated TP53-mutant/wildtype，non-WNT/non-SHH（group 3，group 4）に分類される．全体の約 8 割は 18 歳以下で発症し，男性でより多い．遺伝子分類が予後に関係するとの報告があり，WNT-activated のほとんどは low-risk だが，SHH-activated TP53-mutant は high-risk，同 TP53-wildtype は standard-risk から low-risk，non-WNT/non-SHH は standard-risk から high-risk とされている．

　画像上は，小脳実質内もしくは第 4 脳室に突出する腫瘤を形成する（図 5.12）．MRI 信号は不均一なことが多く，造影効果も多様で非特異的だが，拡散強調像では高い細胞密度を反映して，毛様細胞性星細胞腫や上衣腫，血管芽腫よりも低い ADC 値を示す点は鑑別上有用である．CT 値も脳実質より高値である．播種を伴うことが多い．病理組織学的には，古典型が全体の 72％である．線維形成性 / 結節性は 20％ほどで充実性腫瘤を形成する．大細胞 / 退形成性は約 10％を占める．高度結節状は 5％以下で 80％以上が小脳虫部に発生する．遺伝子分類で好発部位が異なる傾向があり，WNT-activated は正中に，SHH-activated は外側に多いとされている．

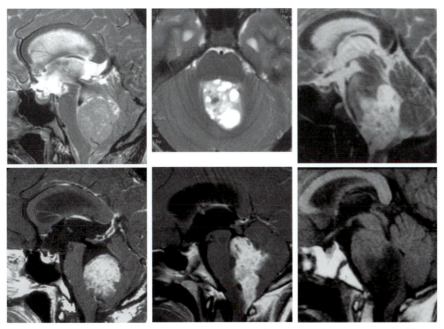

(左) 髄芽腫：第4脳室内にT2強調像で等〜軽度高信号を示す腫瘤があり，不均一ながら強い造影効果を認める．CTでも軽度高濃度を示す．(中央) 上衣腫：T2強調像で多数の小嚢胞を有する腫瘤があり，充実成分は軽度高信号を示す．不均一だが強く造影される．尾側へはMagendie孔を介して大後頭孔より尾側まで広がっている．(右) びまん性星細胞腫：橋下部から延髄にT1強調像で低信号・T2強調像で高信号の腫瘤を認める．造影効果は多彩である（呈示画像は単純）．

図5.12　第4脳室腫瘍

非定型奇形腫様／横紋筋様腫瘍（Atypical teratoid/rhabdoid tumour（AT/RT, WHO grade IV）

　主に低分化の要素で構成される．多くの場合SMARCB1（INI1）が不活化された横紋筋腫様細胞よりなる腫瘍．小児脳腫瘍の1〜2％だが，3歳以下に好発して，乳幼児脳腫瘍の10％以上を占める．画像上は他の胎児性脳腫瘍に類似する．充実部は細胞密度が高くADCは低下するが，嚢胞や壊死・出血を伴い不均一である．程度は異なるが造影効果があり，診断時には1/4程度で髄軟膜播種を認める．予後は不良である．

9. 脳神経・傍脊椎神経腫瘍（Tumours of the cranial and paraspinal nerves）

　Schwannoma, Melanotic schwannoma, Neurofibroma, Perineurinoma, Hybrid nerve sheath tumours, Malignant peripheral nerve sheath tumourに分類される．ここでは代表的なSchwannomaについてのみ解説する．

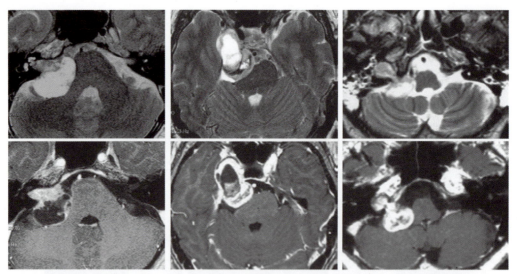

(左) 聴神経鞘腫：内耳道内に充実成分があり小脳橋角部に広がる嚢胞成分を認める．（中央）三叉神経鞘腫：右 Meckel 腔から背側に広がる腫瘍があり，橋底部を圧迫している．嚢胞があり，内部に出血所見をきたしており，T2 強調像で shading を認める．（右）頸静脈孔神経鞘腫：右頸静脈孔から頭蓋内に連続する腫瘍があり，不均一に強く造影される．

図 5.13　神経鞘腫

神経鞘腫（Schwannoma, Grade I）（図 5.13）

　分化したシュワン細胞より発生する境界明瞭な腫瘍で，多くの場合単発かつ良性でミエリンを伴わない．全頭蓋内腫瘍の 10％弱を占める．発症の中心は 40〜50 歳代だが，稀に若年にも発生し得る．嗅神経・視神経を除く脳神経（第Ⅲ-Ⅻ脳神経）より発生し，特に聴神経（小脳橋角部腫瘍の大半），三叉神経，顔面神経（膝神経節に好発）や静脈孔神経（舌咽神経・迷走神経）に生じる．約 5％は neurofibromatosis type 2（NF2）で発生し，腫瘍は多発することがある．病理学的には細胞密度が高い Antoni type A と細胞密度が低く小嚢胞が多い Antoni type B が混在することが多い．腫瘍内部や周囲に大きな嚢胞を伴うこともある．出血を伴うことがある．

10. 髄膜腫（Meningioma, grade I-III）（図 5.14）

　髄膜上皮細胞より発生する腫瘍であり，頭蓋内腫瘍としては最も頻度が高い．Grade は 1 から 3 に分類される．Grade 1 としては，Meningothelial, Fibrous (fibroblastic), Transitional, Psammomatous, Angiomatous, Microcystic, Secretory, Lymphoplasmacyte-rich, Metaplastic がある．Grade 2 は全体の 20〜25％で，Chordoid, Clear cell, Atypical に分類される．Grade 3 は全体の 1〜6％で，Papillary, Rhabdoid, Anaplastic の 3 types がある．NF-2 遺伝子変異や 22q 欠損な

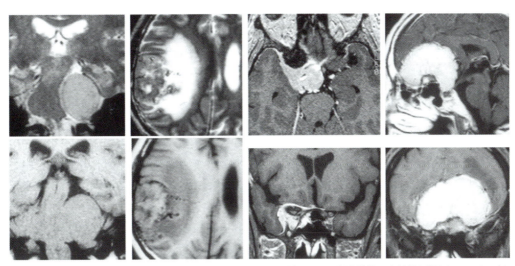

（左）小脳テント髄膜腫：境界明瞭で，T2 強調像で圧迫する脳幹との間に脳脊髄液の高信号が保たれている．（中央左）円蓋部髄膜腫：腫瘍辺縁は不整で接する大脳半球との境界が不明瞭であり，脳実質と連続する血管があり，広範な浮腫を生じている．脳実質への浸潤が生じている．（中右）トルコ鞍近傍・蝶形骨縁髄膜腫：造影 T1 強調像で dural tail sign が認められる．（右）嗅窩部髄膜腫：前頭葉底部から鞍隔膜まで広がる腫瘍で，前頭葉を強く圧排している．

図 5.14　髄膜腫

ど grade に依らず共通のものもあるが，grade II/III のみで認められるものもある．

発症年齢は 20 歳以降，ほぼ年齢に比例して発生頻度が増加する．女性の発生頻度が高い．好発部位は円蓋部，大脳鎌，小脳テント，傍トルコ鞍部，蝶形骨稜，嗅窩部などだが，脳室内に発生することもある．頭蓋骨板間層に発生することがある．髄膜腫の 90% 以上は単発である．頭蓋外への転移は稀で 1000 例中 1 例程度であり，その多くが grade III の腫瘍で生じる．

MRI 上は，T2 強調画像では軽度低信号から等信号であることが多いが，microcystic meningioma と chordoid meningioma では高信号を示す．腫瘍に接する頭蓋骨に骨硬化を伴う骨肥厚（hyperostosis）を認めることがある．腫瘍と脳実質との間に T2 強調像で高信号を示す脳脊髄液が認められれば，脳実質への浸潤はないと推測される．これに対して広範な脳浮腫を伴う場合や腫瘍辺縁に突出がある場合には，高悪性度や浸潤の可能性を考慮すべきである．頭蓋底では脳神経との位置関係を見る上でも，エコー時間（TE）を長くした heavy-T2 強調画像が役立つ．

11. 間葉系非髄膜上皮細胞性腫瘍（Mesenchymal, non-meningothelial tumours）

病理学的には以下のように，非常に多岐に分類される．Solitary fibrous tumour / haemangiopericytoma, Haemangioblastoma, Haemangioma, Epithelioid haemangioendothelioma, Angiosarcoma, Kaposi sarcoma, Ewing sarcoma / peripheral PNET, Lipoma, Angiolipoma, Hibernoma, Liposarcoma, Desmoid-type fibromatosis, Myofibroblastoma, Inflammatory myofibroblastic tumour, Benign fibrous histiocytoma, Fibrosarcoma, Undifferentiated pleomorphic sarcoma / malignant fibrous histiocytoma, Leiomyoma, Leiomyosarcoma, Rhabdomyoma, Rhabdomyosarcoma, Chondroma, Chondrosarcoma, Osteoma. 稀な腫瘍が多く, 脳実質や脈絡叢よりも髄膜より発生することが多い. 多くはテント上に発生するが, 小児に好発する Rhabdomyosarcoma はテント下が多く, Chondrosarcoma は頭蓋底部に, Lipoma は正中部に発生することがほとんどである.

Solitary fibrous tumour / haemangiopericytoma (WHO grade I-III)

　線維芽細胞様の間葉系腫瘍であり, 分岐する血管構造に富むことが多い. 20～50 歳代で多く認められる. 診断は, 腫瘍細胞核に SATA6 が検出されるか, 遺伝子 12q13 で NAB2-STAT6 の融合が確認されれば確定できる. Grade II もしくは III が悪性と考えられており, 診断には高倍率 10 視野に 5 個以上の細胞分裂を確認することが必要である. 悪性の場合, 放射線治療などの術後補助療法が有用とされている. 画像上は, 頭蓋骨に近接する辺縁不整な単発性腫瘤像を呈する. 血流が豊富で, flow void や顕著な draining vein を認めることがある.

血管芽腫 (Hemangioblastoma, WHO grade I) (図 5.15)

　間質細胞の腫瘍性増殖と豊富な小血管よりなる腫瘍で, 成人の小脳 (約 8 割) や脳幹部, 脊髄に生じる. その約 7 割は孤発性であり, 約 3 割は von Hippel-Lindau disease (VHL) で遺伝性に発生するが, 両者において VHL 腫瘍抑制遺伝子の不活化が関与している. VHL では約 2/3 で多発性である. 画像上は血流豊富な腫瘍として, 血管造影では vascular stain が認められ, MRI では強い造影効果と辺縁部に flow void を認め, 拡散強調画像で低信号になることが特徴的である. 約 3/4 で嚢胞を伴い, 壁在結節像を示す. 約 5% はエリスロポエチンを産生し, 多血症となる.

12. メラノサイト系腫瘍 (Melanocytic tumors)

　中枢神経系原発のメラノサイト系腫瘍は髄軟膜のメラノサイトから生じるもので, 4 つに分類される. 腫瘤を形成せず, びまん性もしくは多発性に広がる良性腫瘍が melanocytosis, 悪性腫瘍が melanomatosis である. 腫瘤を形成するもので, 良性から悪性との中間の腫瘍を melanocytoma, 悪性腫瘍を melanoma と呼ぶが, いずれも非常に稀である. 転移性 melanoma やメラニン沈着をきたす神経鞘腫や髄芽腫, パラガングリオーマやその他のグリオーマと区別する必要がある. 画像上, MRI では T1 強調画像で高信号, T2 強調画像で低信号を示す点が特徴的である.

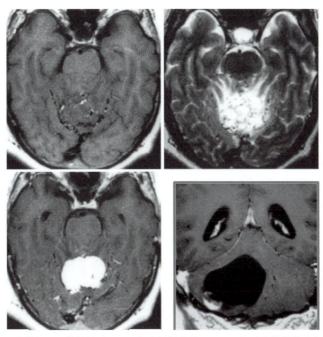

（左上）T1強調像では皮質とほぼ等信号だが，一部高信号を認める．これは血管芽腫は血流が豊富なため，流入した血液が高信号を示している．（右上）T2強調像では腫瘍は高信号を示し，血管はflow voidとして認められる．（左下）全体に強い造影効果を示す．（右下）異なる症例．このように大きな囊胞の一部に造影結節を有する形を示すこともある．

図5.15　血管芽腫

13. 原発性悪性リンパ腫（Primary CNS lymphoma；PCNSL）（図5.16）

　　そのほとんどが diffuse large B-cell type であるが，それ以外にも immunodeficiency-associated CNS lymphoma, intravascular large B-cell lymphoma, low-grade B-cell lymphoma, T-cell and NK/T-cell lymphoma, anaplastic large cell lymphoma, MALT lymphoma of the dura に分類される．PCNSL は脳腫瘍全体の3％弱を占め，年間の発生率は10万人当たり約0.5人である．発症は40〜70歳代が主であり，特異50〜60歳代がピークである．約2/3は単発性である．画像上，CTでは高濃度を示し，MRIではT1強調画像で低信号，T2強調画像で等‐高信号を示し，均一な造影効果を示すことが多い．出血は少ないとされていたが，近年使用される機会が増えている出血検出に鋭敏な SWI 画像では，出血の有無が必ずしも鑑別に役立たないと報告されている（Sakata et al 2015）．特に AIDS や EB virus 陽性例では，壊死や出血を伴うことが多い．

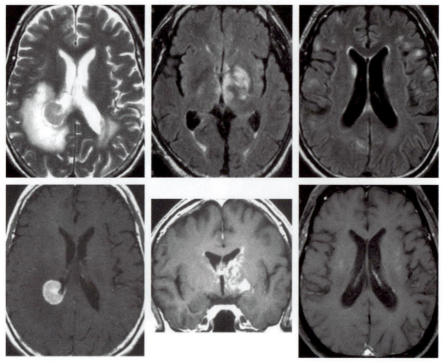

（左）右側脳室三角部に接して境界明瞭で均一な造影を受ける腫瘍を認める．（中央）FLAIRでは第3脳室壁から左レンズ核・視床へと高信号域があり，造影不均一な造影効果が広がっている．（右）FLAIRでは小高信号域が散見されるが，造影効果は認めない．生検で血管内悪性リンパ腫症と診断された．

図 5.16　悪性リンパ腫・血管内悪性リンパ腫症

14. 組織球系腫瘍（Histiocytic tumors）

稀な腫瘍であり，Langerhans cell histiocytosis，Erdheim-Chester disease，Rosai-Dorfman disease，Juvenile xanthogranuloma，Histiocytic sarcoma の5つに分類される．

ランゲルハンス細胞組織球症（Langerhans cell histiocytosis）（図 5.17）

ランゲルハンス細胞と呼ばれる樹状細胞よりなる腫瘍で，主に15歳以下に発生する．頭蓋骨や髄膜の腫瘤や視床下部・下垂体領域の腫瘤として認められる．白質脳症様の病変をきたし，歯状核や基底核の変性を伴うこともある．尿崩症をきたすことが多く，他の視床下部機能不全症状を伴うことがある．単発の場合，自然消滅したり切除で済む場合があるが，全身性で臓器不全を伴う場合には化学療法が必要となる．発症20年後の生存率は約8割である．

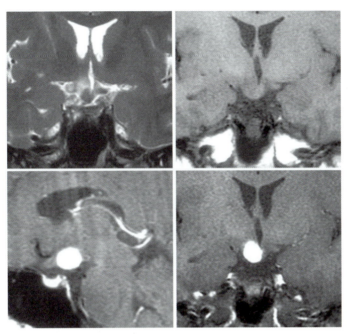

（上左）T2強調像，（上右）T1強調像で右視床下部にほぼ等信号の小結節を認める．（下段）造影T1強調像で均等な増強を認める．

図 5.17　Langerhans histiocytosis

エルドハイム・チェスター病（Erdheim-Chester disease）

非ランゲルハンス細胞性組織球症の一型で，同細胞が異常増殖をきたす非常に稀な疾患．発症の平均年齢は53歳と高い．脳（特に小脳と脳幹）や脊髄，髄膜以外にも，骨や心血管系，肺，腎臓，皮膚など全身に広がりさまざまな症状を呈する．

ロサイ・ドルフマン病（Rosai-Dorfman disease）

臨床上は発熱・頭痛などとともに，巨大・無痛性のリンパ節腫脹を頸部や縦隔などに生じる疾患である．発症の平均年齢は21歳と若い．頭蓋内では単発・多発の髄膜腫瘤を頭蓋底部や傍鞍部，円蓋部などに形成する．脳実質内に腫瘤を形成することもある．画像上は髄膜腫に類似するが，T2強調像で低信号を示すのが特徴的である．

15. 胚細胞性腫瘍（germ cell tumor）（図 5.18）

胎生期に迷入した胚細胞由来の腫瘍であり，胚細胞腫（germinoma），胎児性がん（embryonal carcinoma），卵黄嚢腫瘍（yolk sac tumor），絨毛がん（choriocarcinoma），奇形腫（teratoma），およびこれらが混在する混合性胚細胞性腫瘍（mixed germ

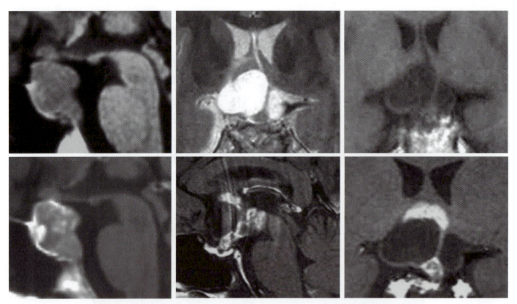

（左）鞍内胚細胞腫：トルコ鞍内から鞍上部に広がる腫瘤があり，T1強調像でほぼ等信号を示し，造影効果は軽度である．腫瘤腹側の強く造影される部分は圧迫され変形した下垂体前葉である．（中・右）鞍上部嚢胞性胚細胞腫：鞍上部に嚢胞性腫瘤があり，充実部は腫瘤の背側部と頭側部に存在し，強く造影される．

図 5.18　胚細胞腫

cell tumor）に分類される．発症のピークは10～14歳で，ほとんどは35歳以下に発生する．欧米よりも東アジアでの発生が多く，頭蓋内原発腫瘍全体の2～3％，小児では10％前後を占める．約8割は正中に発生し，松果体領域に発生する腫瘍の大多数は男性に，鞍上部では男性よりも女性に多い．胚細胞腫は基底核や視床にも発生する．組織型は胚細胞腫が約4割，混合性胚細胞性腫瘍が約3割，奇形腫が2割で，他は約3％以下と少ない．血液データ上は，絨毛がんでは通常hCGが非常に上昇しており，卵黄嚢腫瘍ではAFPが高値を示すが，胎児性がんではhCG・AFPとも典型的には陰性である．

　画像上は，奇形腫以外は充実性で造影される腫瘤を形成する．MRI上はT1強調像では等～低信号，T2強調像では等～高信号を示す．基底核・視床の胚細胞腫では，石灰化や嚢胞を形成する傾向にあり，T1強調像では信号異常がほとんどなく，T2強調像で軽度高信号を示し，造影効果も軽度かない場合がある．嚢胞や石灰化，脂肪を認める場合は奇形腫が，出血を認める場合には絨毛がんが疑われる

16. 家族性腫瘍症候群（Familial tumor syndromes）

Neurofibromatosis type 1 / type 2, schwanomatosis, von Hippel-Lindau disease, tuberous sclerosis, Li-Fraumeni syndrome, Cowden syndrome は常染色体優性遺伝である. ほかにも Turcot syndrome, Naevoid basal cell carcinoma syndrome, Rhabdoid tumor predisposition syndrome が挙げられる.

Neurofibromatosis type 1（**NF1**）は 17q11.2 の NF1 遺伝子変異で生じる. 神経線維腫, 多発カフェオーレ斑, 腋窩・鼠径部の色素斑, 視神経膠腫（pilocytic astrocytoma）, 骨病変, 光彩過誤腫（Lisch nodules）を特徴とし, さらに malignant peripheral nerve sheath tumour（MPNST）や gastrointestinal stromal tumour（GIST）, 横紋筋肉腫, 褐色細胞腫やカルシノイド, 白血病などの悪性腫瘍を発症するリスクが高い. 視神経膠腫は数年にわたり増大傾向を示さなかったり自然縮小することがあるが, 他にもびまん性神経膠腫や神経膠芽腫を発症するリスクも増大する.

Neurofibromatosis type 2（**NF2**）は 22q12 の NF2 遺伝子変異で生じる. 両側性聴神経鞘腫が特徴的であるが, 他の脳神経や脊髄・末梢神経や皮膚にも神経鞘腫が生じたり, 頭蓋内・脊柱管内に髄膜腫が生じる. 神経膠腫（特に脊髄に上衣腫）や髄膜血管腫症, 過誤腫, 眼球異常などが生じ得る.

Von Hippel-Lindau disease（**VHL**）は常染色体優性遺伝で, 3p25-26 の遺伝子変異で生じる. 中枢神経系・網膜に血管芽腫を生じるが, 多発性の場合には VHL を疑う. 他にも内耳腫瘍（内リンパ嚢腫瘍）に加えて腎がん, 褐色細胞腫, 膵腫瘍を生じ得る.

Tuberous sclerosis（**TS**）は 9q の TSC1 もしくは 16p の TSC2 遺伝子変異で生じる. 中枢神経系では皮質・皮質下の過誤腫, 上衣下結節・巨大上衣下腫（subependymal giant cell astrocytoma；SEGA）が, 神経組織以外にも皮膚血管線維腫（皮脂腺腫）, 肺リンパ脈管筋腫症（LAM）, 腎血管筋脂肪腫（AML）, 心横紋筋腫, 腸管ポリープなどを生じる.

Li-Fraumeni syndrome（**LFS**）は 17p13 の TP53 腫瘍抑制遺伝子変異で生じることが多く, 小児や若年成人に多発性の原発性腫瘍を生じる. 10 歳以下では脳腫瘍（髄芽腫・脈絡叢腫瘍が中心）や副腎がん, 軟部組織肉腫が, 10 歳代では骨肉腫が, 20 歳代以降では乳がんを発症することが多い. ただし 20 歳以降でも, 脳腫瘍（神経膠腫・神経膠芽腫が主体）と骨肉腫は, 頻度は下がるが生じ得る.

Cowden syndrome は PETN, SDH などの遺伝子突然変異により生じる. 過誤腫を多発し, 中でも異形成小脳神経節腫（dysplastic cerebellar gangliocytoma；Lhermitte-Duclos disease）は特徴的である. 他にも乳がん, 甲状腺がん, 子宮内膜がん, 腎がん, 大腸がんを生じ得る.

17. トルコ鞍部腫瘍（Tumors of the sellar region）

Craniopharyngioma, Granular cell tumor of the sellar region, Pituicytoma,

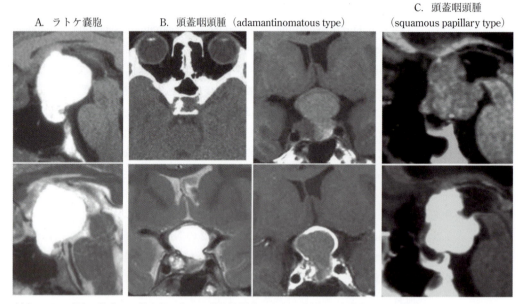

（左）ラトケ嚢胞：鞍内から鞍上部に広がる嚢胞性腫瘤であり，単純T1強調像・T2強調像とも高信号を示している．CTでは壁に石灰化を有していた（非表示）．（中央）頭蓋咽頭腫（adamantinomatous type）：CTではトルコ鞍内右側に石灰化を認める．同部はT2強調像で不均一な高信号を示し，造影される．さらに鞍内から鞍上部に広がる嚢胞成分があり，内部信号は不均一で壁は造影される．（右）頭蓋咽頭腫（squamous papillary type）：鞍上部にT1強調像（上：単純・下：造影後）で等信号を示す充実性腫瘤があり，強く均一に造影される．

図5.19　ラトケ嚢胞・頭蓋咽頭腫

Spindle cell oncocytoma に分類される．

頭蓋咽頭腫（Craniopharyngioma, WHO grade I）（図5.19B, C）

　ラトケ嚢の胎生期遺残上皮から生じたと考えられる良性腫瘍で，主に鞍上部に生じるが，トルコ鞍内や稀に蝶形骨洞や小脳橋角部に発生することもある．病理学的には adamantinomatous と papillary の2つの type に分けられる．前者は CTNNB1 の変異を，後者は BRAF V600E の変異を伴うことが多い．Adamantinomatous type の頻度が高く，小児（5〜15歳）と中高年（45〜60歳）の二峰性の発生頻度を示す．小児の非神経上皮性頭蓋内腫瘍の5〜11％を占める．Papillary type は発生頻度が低く，中年（40〜55歳）に好発する．症状は視覚障害や内分泌ホルモン異常が主である．画像上，adamantinomatous type は分葉状で多嚢胞性の腫瘤を形成し，adamantinoma（エナメル上皮腫）様の石灰化を伴う．充実性部分や嚢胞壁は造影効果を示す．Papillary type は充実性腫瘤を形成し，石灰化を伴わない．内部信号はより均一である．腫瘍組織自体は低悪性度であるが，特に adamantinomatous type では周囲構造への浸潤を伴うことがある．播種は稀とされている．

Granular cell tumor of the sellar region, Pituicytoma, Spindle cell oncocytoma

いずれも WHO grade I の良性腫瘍である．前 2 者は下垂体後葉から下垂体茎・漏斗部に生じる．後者はトルコ鞍内から鞍上部に広がることが多く，海綿静脈洞や鞍底部へ浸潤をきたすことがある．これらはいずれも TTF1 の発現が不明瞭であり，一連の疾患スペクトラムと考えられている．

18. 転移性腫瘍 (Metastatic tumors of the CNS)

がん患者のうち，成人では 30%，小児では 6～10% で脳転移を生じる．原発巣は，肺がん，乳がん，大腸・直腸がん，悪性黒色腫，腎がんが多い．転移性脳腫瘍が疑われた場合には，躯幹部の CT 検査や FDG による PET/CT 検査が原発巣検索に有用である．

19. 下垂体・傍鞍部腫瘍

下垂体の観察には矢状断 T1 強調画像が重要である．正常下垂体は前葉・後葉に大別される．前葉は高さ 10mm までが正常だが，妊娠中や甲状腺機能低下症ではこれを超える場合もあり得る．後葉は矢状断 T1 強調像で高信号を示すのが特徴的であるが，骨髄脂肪の高信号との区別が困難な場合がある．下垂体微小腺腫の検出には冠状断のダイナミック造影 T1 強調画像が有用である．最近は 5～10 秒の時間分解能で観察でき，下垂体茎から下垂体への付着部が最も早く造影され，その後前葉辺縁部へと造影効果が広がる．正常組織と比較して微小腺腫の多くが遅れて造影されるために検出しやすくなる．海綿静脈洞の観察には，冠状断 T2 強調画像が有用な場合が多い．

下垂体腺腫 (Pituitary adenoma)

前葉に発生して，緩徐に発育する腫瘍である．腫瘍径 10 mm 以下が microadenoma，それ以上は macroadenoma である．約 2/3 はホルモン産生を伴っており，順にプロラクチン，成長ホルモン，副腎皮質刺激ホルモンを産生するものが多い．これらによる症状がない場合には増大して視野障害などの検査で発見される．原則，尿崩症は発生しない．稀に鞍上部や蝶形骨洞など異所性に発生することがある．MRI 画像上は均一な信号強度を示す場合が多いが，大きくなると腫瘍内出血・液面形成を伴うことがある．成長ホルモン産生腫瘍は T2 強調像で低信号を示し，トルコ鞍底部から蝶形骨洞へと進展することがある．海綿静脈洞への浸潤の診断は，画像では必ずしも容易ではない．

ラトケ嚢胞（Rathke's cleft cyst）（図 5.19A）

下垂体発生過程で認められるラトケ嚢の遺残上皮から発生する腫瘍であり，鞍内から鞍上部に発生する．内容液のタンパク濃度が高く，T1 強調像で高信号を示すことが多い．

リンパ球性下垂体炎（Lymphocytic hypophysitis）

非腫瘍性リンパ球が下垂体に浸潤して生じる．下垂体全体に広がる hypophysitis 以外に，前葉を主体とした adenohypophysitis と，下垂体柄・後葉を中心とした infundibulo-neurohypophysitis がある．妊娠に関連して発生するとされていたが，その有無や性別に関係なく，幅広い年齢層に発生する．周囲に広がることがあり，海綿静脈洞などに T2 強調像で特徴的な低信号を認める場合がある．自然退縮することが多い．

IgG4 関連疾患

下垂体や周囲硬膜に形質細胞・リンパ球の浸潤を伴う線維性病変であり，血中 IgG4 高値を伴う．頭部では涙腺や唾液腺，全身では自己免疫膵炎や硬化性胆管炎，後腹膜線維症などが生じる．画像上は，全体的に低信号をきたすのが典型的である．

20. 頭蓋底部腫瘍（skull base tumor）

頭蓋底底部には，既に解説した髄膜腫・神経鞘腫，下垂体腺腫以外にも，頭蓋底部の骨から発生する腫瘍のほか，頭蓋外から進展する腫瘍などがある．

脊索腫（Chordoma）（図 5.20）

骨内に遺残した脊索より発生する腫瘍で，（傍）正中に発生する．頭蓋底では斜台に好発する．緩徐に増大するが周囲に浸潤性・破壊性に広がり，外転神経麻痺などの症状をきたすことがある．画像上は，T2 強調像での強い高信号が特徴的とされる．斜台病変に乏しく脳幹部腹側に突出する病変が主体の場合は泡状外脊索症（ecchordosis physaliphora）が考えられるが稀である．

軟骨腫（Chondroma, WHO grade I)・軟骨肉腫（Chondrosarcoma, WHO grade III-IV）

錐体骨と後頭骨・斜台など軟骨結合から発生する腫瘍であり，正中から外れて生じる．発症年齢は幅広い．MR 画像上は，脊索腫と同様に T2 強調画像で強い高信号を示すが，CT では骨破壊とともに軟骨性の石灰化が認められることが多い．

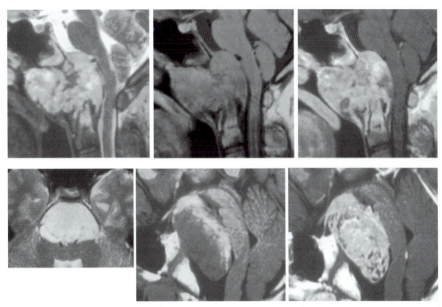

(上段）腫瘍は斜台を破壊し頭蓋内と上咽頭に広がる．T2強調像では不均一な高信号を示し，T1強調像ではほぼ等信号で不均一な造影効果を認める．（下段）T2強調像では橋底部を圧迫する高信号腫瘍を認める．矢状断T1強調像では斜台の破壊はなく，単純では腫瘍内背部に出血を伴い高信号を示しており，造影後は全体に不均一に強く造影される．

図5.20　脊索腫

線維性異形成（Fibrous dysplasia）

幼若な骨形成を伴う線維性結合組織の増生によって正常骨が置換される病態であり，10～20歳代に多いが，より高齢でも認められる．頭蓋骨や顔面骨に生じ，CTではすりガラス状の膨隆性病変として認められる．MRIではT1強調像・T2強調像とも，高信号は示さないことが多い．

嗅神経芽細胞腫（Olfactory neuroblastoma）（図5.21）

鼻腔の嗅粘膜上皮から発生する稀な悪性腫瘍であり，頭蓋内をはじめ周囲に浸潤することが多い．好発年齢は10歳代と50歳代の二峰性のピークを示す．画像上は腫瘍辺縁部の囊胞が特徴的である．

21. 囊胞性腫瘍

くも膜囊胞（Arachnoid cyst）

約半数が中頭蓋窩腹側部に発生するが，小脳橋角部や鞍上部など広範な部位に生じる．囊内は脳脊髄液であり，囊外の脳脊髄液と等信号を示す．稀に緩徐増大するものがある．

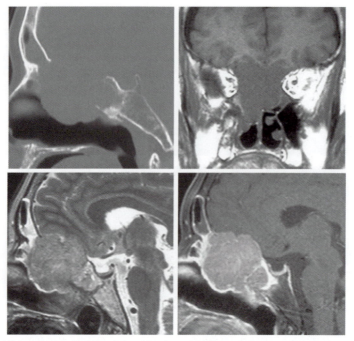

（左上）CT で前頭蓋底の正中部の骨破壊があり，（右上）T1 強調像で頭蓋底部および鼻腔にも広がる腫瘍を認める．
（左下）T2 強調像で腫瘍は充実性で灰白質とほぼ等信号で，（右下）造影 T1 強調像では比較的均等に造影される．

図 5.21　嗅神経芽腫

神経膠性囊胞（Neuroglial cyst）

上皮で覆われる囊胞であり，大脳白質に認められることが多い．上衣細胞に覆われており，脳室に生じるものは**上衣性囊胞**（ependymal cyst）と，脈絡叢に生じるものは**脈絡叢囊胞**（choroid plexus cyst）と呼ばれる．後者は側脳室三角部に好発する．脂質を含んだ組織球などが蓄積して拡散強調像で高信号を示すことがあり，**黄色肉芽腫**（xanthogranuloma）と呼ばれる．

コロイド囊胞（Colloid cyst）（図 5.22）

第 3 脳室前部，モンロー孔近傍に発生する稀な囊胞であり，突然の頭痛などで発症することが多い．粘液を含み，典型的には T1 強調像で高信号，T2 強調像で低信号を示す．

類上皮腫（epidermoid cyst）（図 5.23）

胎生期に迷入した表皮外胚葉細胞から生じる囊胞性腫瘍である．囊胞壁は皮膚の表皮，内容物はケラチンやコレステロールなどからなる．約半数が小脳橋角部に，その他，傍鞍部やシルビウス裂，第 4 脳室などに生じる．頭蓋骨に発生することもある．画像上は，脳脊髄液とほぼ等信号だが，拡散強調画像では明瞭な高信号を示し容易に診断できる．T1 強調像で高信号や T2 強調像で低信号を示すことがある．内容物が漏れると無菌性髄膜炎を生じる．

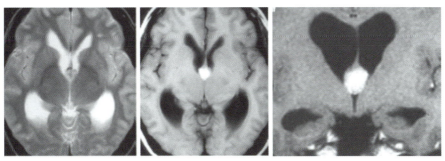

第3脳室内に（左）T2強調像でほぼ等信号，（中）T1強調像で高信号を示す小腫瘤を認める．（右）造影T1強調像では造影効果は認めない．モンロー孔近傍に位置しており，軽度の脳室拡大を伴っている．

図 5.22　コロイド嚢胞

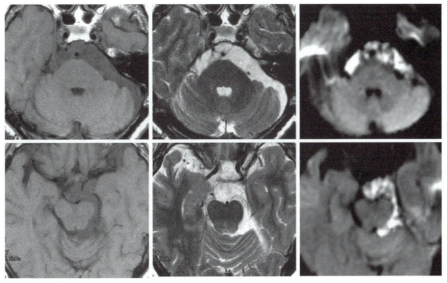

（左）T1強調像・（中）T2強調像ではCSFとほぼ同信号であり，病変の存在を疑わせるのは脳幹の軽度変異のみである．しかし（右）拡張強調像で病変は高信号を示し，くも膜嚢胞ではなく類上皮腫であることがわかる．よく見ると，T1強調像では橋前槽左側部から左迂回槽にかけて，淡い高信号が広がっていることがわかる．

図 5.23　類上皮腫

類皮腫（dermoid cyst）（図 5.24）

発生機序は類上皮腫と同様だが，皮膚上皮に加えて，毛髪や皮脂腺・汗腺などからなる．類上皮腫よりも頻度は低い．画像上，脂肪信号や石灰化を確認できる場合が多い．

腸管原性嚢胞（Enterogenous cyst）（図 5.25）

胎生期に内胚葉成分が脊柱管内や頭蓋内に迷入したと考えられている．嚢胞壁が内胚葉由来の腸管上皮・気管支上皮に類似した細胞からなり，内容物はT1強調像

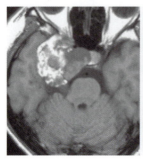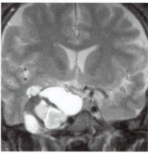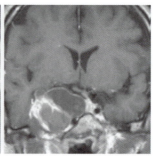

(左) T1 強調像では右海綿静脈洞内に脂肪を疑わせる高信号を有する腫瘤を認める．隔壁構造を認め多房性病変である．
(中) 冠状断 T2 強調像で脂肪部分は軽度低信号を示しており，(右) 造影 T1 強調像では明らかな造影効果は認めない．

図 5.24　類皮腫

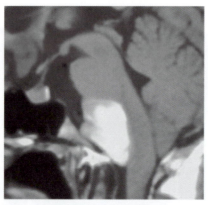

矢状断 T1 強調像で延髄腹側に高信号を示す巨大な腫瘤があり，延髄は圧迫され変形している．腸管原性嚢胞の好発部位である．

図 5.25　腸管原性嚢胞

で高信号を示すことが多い．脊髄腹側以外に，延髄腹側部や後頭蓋窩などに発生する．

※前版の画像使用を快諾頂いた大阪市立大学・井上佑一先生，名嘉山哲雄先生，札幌医科大学・田邊純嘉先生，ならびに貴重なコメントを頂いた京都大学・山本憲先生，伏見育崇先生，兵庫県立尼崎総合医療センター・金柿光憲先生に感謝の意を表する．

文　献

Louis ON, Ohgaki H, Wiestler OD, Cavenee WK: WHO Classfication of Tumours of the Central Nervous System, Revised 4th Edition. International Agency for Research on Cancer, Lyon（2016）.
Masui K, Mischel PS, Reifenberger G.: Molecular classification of gliomas. Handb Clin Neurol 134: 97-120,（2016）.
Saito T, et al: Role of perfusion weighted imaging at 3T in the histopathological differentiation between astrocytic and oligodendroglial tumors. Eur JRadiol. 81: 1863-1869（2012）.
Sakata A, et al: Primary central nervous system lymphoma: is absence of intratumoral hemorrhage a characteristic finding on MRI?, Radiol Oncol. 49: 128-134（2015）.

6. 急性期脳梗塞の画像診断

平野 照之

21世紀に入り，脳卒中診療における画像診断の役割は大きく様変わりしている．画像診断で得られる情報量と所要時間はトレード・オフの関係にある．Time is brain（Saver et al 2006）と言われるように治療開始の遅れはそのまま患者予後の悪化につながる．検査にあたっては常に時間を意識し，方針決定に必要な画像を短時間で収集することが求められる．この考え方は，2005年のアルテプラーゼ静注療法の認可によって，あらためて周知啓発されることになった．その後，2015年に血栓回収療法のエビデンスが確立（Powers et al 2015）し，そして2017年にDWI or CTP Assessment with Clinical Mismatch in the Triage of Wake-up and Late Presenting Stroke Undergoing Neurointervention with Trevo（DAWN）試験（Nogueira et al 2017）が組織評価に基づく治療戦略（tissue-based strategy）の妥当性を示しても，これは変わることなく脳梗塞画像診断の基本原則である．

画像診断に求められる役割も，治療法の進歩に伴って変化している．当初の画像診断の役割は，単なる出血と梗塞の区別にとどまっていたが，早期虚血変化・虚血コアの判断，大血管閉塞（large vessel occlusion, LVO）の見極め，さらには救済可能なペナンブラ組織の存在診断や局在診断まで議論されるようになった．治療選択における画像診断の比重は時代とともに大きくなっている．これには画像診断機器の発達，特にMR技術の進化が深く関わっていることは言うまでもない．

ここでは脳梗塞急性期血行再建を念頭においた画像診断に焦点をあてて概説する．

1. Treatment Related Acute Imaging Target（TRAIT）

Stroke Imaging Research（STIR）groupは，脳梗塞急性期治療における血栓回収療法のエビデンス確立を受け，2015年に開催した検討会議で脳梗塞の急性期画像診断に必要な評価項目を4つに整理した．すなわち

① large vessel occlusion
② small core
③ large core-perfusion mismatch（penumbral marker）

④ good cerebral collaterals

が画像マーカーとして有用であり，これらは血栓回収療法に限らず，治療成績の予測につながるというものである（Warach et al 2016）．これらの評価に用いる診断機器や撮影法をまとめたものが表6.1である．

　　LVO の有無は，急性血行再建療法の適応を決める上で必須の情報である．評価のゴールド・スタンダードは言うまでもなく脳血管造影だが，これは治療の一環として行われるべきものであり，救急現場では MR angiography（MRA）か CT angiography（CTA）を主に用いる．近年，世界的には CTA が第一選択とされている．しかし日本では，高齢かつ低体重で腎機能の悪い脳梗塞例が多くを占めており，造影剤の総使用量を抑えるためにも MRA で LVO を見極めることが多い．また，STIR group は取り上げていないが，LVO 評価に脳神経超音波検査の役割は大きい．頚動脈エコーの B-mode とパルスドプラ法を組み合わせれば，内頚動脈閉塞，中大脳動脈閉塞の診断は可能である．

　　虚血コアは，血栓溶解療法および血栓回収療法後の予後を規定する重要な要素である．早期に血流を再開させたとしても，その時点で壊死に陥っている組織には回復の見込みはない．そればかりか高度の脳浮腫や出血性梗塞をきたして致死的な転帰をたどることもある．したがって侵襲的処置を加えて得られるメリットとのバランスを判断するためには，虚血コアの評価が重要な意味を持つ．この目的では単純 CT での早期虚血性変化（early ischemic change：EIC）や MRI 拡散強調画像（diffusion weighted image：DWI）での拡散制限域での虚血コア評価が急性期には一般的である．正確にコア・サイズを測定するための専用解析ソフトも開発されているが，臨床現場では Alberta Stroke Program Early CT Score（ASPECTS）（Barber

表6.1　Treatment Related Acute Imaging Target

TRAIT	Proposed imaging methods
Artery occlusion	CTA
	MRA
	Catheter angiography
Core	ASPECTS on NCCT
	Volume of severely decreased CBV or CBF from PCT
	Volume of acute DWI lesion from MRI
Mismatch	Volume of perfusion lesion（by PCT, MRP, or ASL）to core volume
Cerebral collaterals	CTA source images
	Single- or multiphasic CTA
	Contrast-enhanced MRA
	Catheter angiography

　ASL indicates arterial spin labeling; ASPECTS, Alberta Stroke Program Early CT score; CBF, cerebral blood flow; CBV, cerebral blood volume; CTA, computed tomography angiography; DWI, diffusion-weighted imaging; MRA, magnetic resonance angiography; MRI, magnetic resonance imaging; MRP, magnetic resonance perfusion; NCCT, noncontrast computed tomography; PCT, perfusion computed tomography; and TRAIT, treatment-related acute imaging target.

II

6. 急性期脳梗塞の画像診断　95

表 6.2　血栓回収療法の適応症例

米国心臓病協会 / 米国脳卒中協会が示す血栓回収療法の適応　（Class1, Level A）
1.　発症前の ADL が modified Rankin Scale スコア 0-1
2.　発症 4.5 時間以内でアルテプラーゼ静注療法の適応があればこれを実施
3.　閉塞血管が内頚動脈または中大脳動脈近位部
4.　年齢 18 歳以上
5.　NIHSS≧6
6.　CT で早期虚血変化の範囲が限定的：ASPECTS≧6
7.　発症から 6 時間以内に治療開始可能

et al 2000）によって簡易的に評価することが多い.

　ミスマッチ評価と側副血行評価は，日本ではまだ普及しているとは言えない.前述したように造影剤（CT であればヨード製剤，MRI であればガドリニウム製剤）の使用に関する躊躇，灌流画像については精度の高い解析プログラムが必要であり，さらに日本では医療機器として薬事承認を得たシステムも存在しないことが障壁となっている.

　現代の脳卒中センターには，TRAIT の 4 項目を念頭に，事前に画像評価項目を定めておくことが求められる.必ずしもすべてを見極める必要はないが，血栓回収療法の意義が確立した現在，LVO と虚血コアの 2 つは必須項目と言えよう.ガイドラインにグレード A 推奨と示される特徴（表 6.2）を有する症例では，最短の検査項目で治療に進むべきである.残るペナンブラと側副血行の評価については，6 時間を超える症例や，リスク・ベネフィットのバランスの判断に苦慮する場合に，重要な意味を持つ.

2.　Large Vessel Occlusion

2.1　Non-contrast CT（NCCT）

　頭部単純 CT で観察される hyperdense artery sign でも LVO は診断可能である.Hyperdense MCA sign（中大脳動脈主幹（M1）部閉塞）（Shobha et al 2014），hyperdense Sylvian fissure MCA 'dot' sign（中大脳動脈 M2 部閉塞），hyperdense ICA sign（内頚動脈（IC）先端部）（Ozdemir et al 2008）が代表的な所見である（図 6.1）.内頚動脈や M1 起始部の閉塞例へのアルテプラーゼ静注療法の効果は限定的であるため，これらの所見があれば可能な限り血栓回収療法を実施する.血管内血栓の CT 吸収値が高いため閉塞血管に hyperdense artery sign が見られるわけだが，高齢者においては石灰化との鑑別が必要である（Rauch et al 1993）.

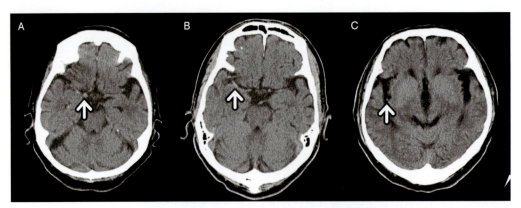

頭部単純CTで大血管閉塞（large vessel occlusion）を示唆する所見．A：内頚動脈遠位部の閉塞を示すhyperdense ICA sign，B：中大脳動脈主幹（M1）部閉塞を示すhyperdense MCA sign，C：中大脳動脈分枝（M2）閉塞を示すMCA dot sign．

図6.1　Hyperdense artery signs

2.2　CTA

　ヨード造影剤を5mL/s程度で急速静注し，注入開始25秒前後の1回循環目に造影剤が血管内腔に限局して高濃度で存在する時点で高速スキャンを行い，血管が他の軟部組織より高密度に描出される断層像を得る．評価にあたっては，元画像，MPR（multi-planar reconstruction）画像，および3D再構成画像を総合的に判断する（図6.2）．

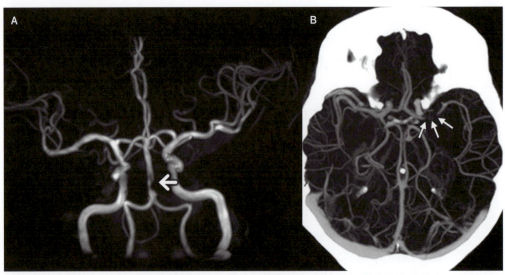

A：3D再構成画像による脳底動脈狭窄所見（矢印）．B：MPR法による左中大脳動脈閉塞所見．閉塞部末梢には皮質枝間吻合を介して側副血行が確認される．

図6.2　CTA

脳血管閉塞部位および血栓サイズが評価でき，海外ではLVO診断の第一選択となっている．Highly Effective Reperfusion evaluated in Multiple Endovascular Stroke trials（HERMES）では全試験がCTAで閉塞血管を確認している（Menon et al 2015）．時間短縮を目指し，治療適応をCTのみで判断するとすれば，CTAの追加が妥当な選択である．

2.3　MRA

日本ではLVO評価法として最も頻用されている．MRIは流れに敏感であることから，造影剤を用いなくとも動脈のみを描出した血管像がMRAとして得られる．脳では3 dimensional time-of-flight（3D-TOF）法が一般的である．TOF-MRAの原理は，撮像部位に途中から入り込んだ水素原子が，撮像部位に静止するよりも強い信号を出し得る効果（TOF効果，in flow効果）による．速い血流ほど高信号に描出されるが，遅い血流は描出不良となるため注意が必要である．

内頚動脈や中大脳動脈M1起始部（閉塞断端までの残存血管長＜5mm）（Hirano et al 2010）（図6.3）の閉塞例はアルテプラーゼによる再開通率は低く，転帰も不良である．頭蓋内血管の評価では，末梢分枝の左右差をよく確認する．通常MCA閉塞例では患側の後大脳動脈（posterior cerebral artery：PCA）は拡大しており（Ichijo et al 2013），皮質枝間吻合を介した側副血行を反映する．

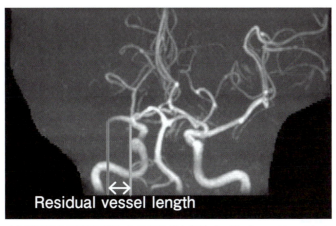

中大脳動脈水平部閉塞例における残存血管長（residual vessel length）の計測法を示す．3D-TOF MRAの正面像で内頚動脈分岐部から中大脳動脈の血流信号遠位端までの水平距離を用いる．残存血管長＜5mmの例ではアルテプラーゼによる再開通を得にくい．

図6.3　MRA残存血管長

2.4 T2*強調画像

　T2*強調画像は磁化率変化に敏感であるため，塞栓子を血栓内のデオキシヘモグロビンやヘモジデリン濃度を反映した限局性の低信号として描出できる（susceptibility vessel sign：SVS）．2D-gradient-echo法によるT2*強調像は分単位の高速撮像が可能であり，急性期～慢性期の出血の有無も評価できるので，MRI単独で治療方針を決定する際には必須の撮像法と言える．頭蓋底領域では磁化率アーチファクトが強いため内頸動脈閉塞のSVS検出は困難であるが，内頸動脈の急性閉塞例では連続して中大脳動脈も閉塞していることも少なくない（図6.4A）．

　中大脳動脈M1部にみられるM1 SVSはアルテプラーゼ治療により早期再開通が得られない強力な予測因子とされる（Kimura et al 2009）．また，中大脳動脈分枝の閉塞部位がSVSから同定できることも多い（図6.4B）．

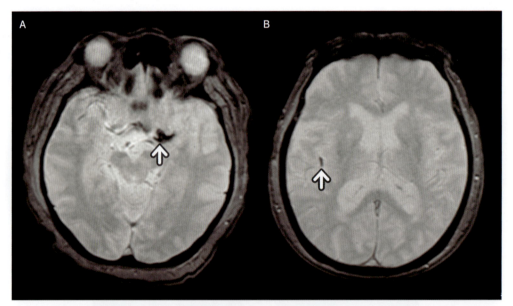

MRI T2*強調画像において，閉塞血管を示唆する所見．内頸動脈遠位端（A）や中大脳動脈M2部（B）に明瞭な低信号が認められる．赤色血栓の存在が示唆される．

図6.4　Susceptibility vessel sign（SVS）

2.5　頸動脈エコー

　頸部血管超音波検査（carotid ultrasonography：CUS）は，頸部総頸動脈，内頸動脈，外頸動脈，および椎骨動脈の形態と血流波形を非侵襲的かつ簡便に評価できる．B-モード断層法，duplex法およびカラードプラ法を兼ね備え汎用されている

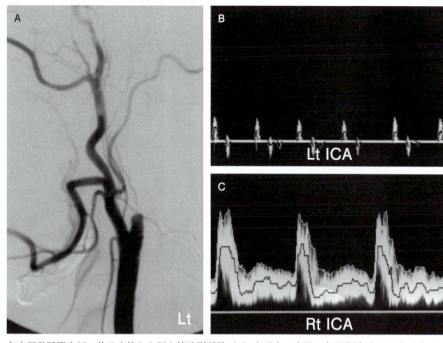

左内頸動脈閉塞例．後日実施した脳血管造影所見（A）を示す．患側の内頸動脈（Lt ICA）（B）は，健側（Rt ICA）（C）に比べ血流速度が著明に低下している．拡張末期の血流シグナルは消失しており systolic spike の所見である．

図 6.5　頸部血管エコー

超音波診断装置を用いる．探触子は周波数 7.5MHz 前後のリニア型を主に用いる．

　閉塞部位では血流信号が消失する（図 6.5）．儀閉塞の鑑別はカラードプラ法で血流信号の有無を確認することで可能である．塞栓性機序による内頸動脈近位部閉塞では oscillating thrombus を認める（Kimura et al 1998）．内頸動脈遠位部閉塞では，総頸動脈の拡張末期血流速度比（ED ratio）が 1.4 以上に上昇する（Kimura et al 1997）．

　胸部大動脈解離が頸動脈まで進展した場合，真腔と偽腔（二層構造），intimal flap，解離に併発する壁在血栓が観察できる（図 6.6）（Iguchi et al 2010）．急性期脳梗塞例では，腕頭動脈から右総頸動脈へ解離が波及することが多い．大動脈解離に対してアルテプラーゼ静注療法は禁忌であるため，見逃しを防ぐために CUS は有用である．

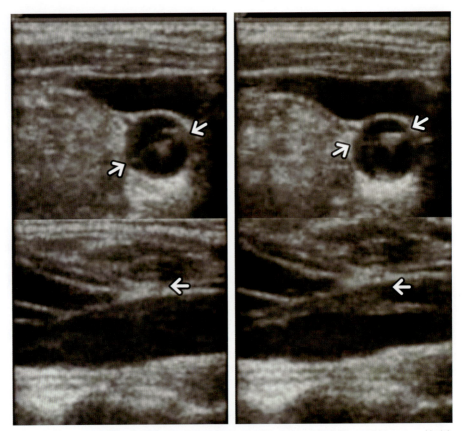

左：収縮期，右：拡張期．短軸像（上段），長軸像（下段）ともに血管内腔に可動性のflap（矢印）を認める．

図 6.6　胸部大動脈解離に併発した右総頚動脈解離

3. Small Core

3.1　ASPECTS on NCCT

　　NCCTで観察されるEICとは，灰白質の軽微な濃度低下と大脳皮質の軽微な腫脹と要約される．EICが認められるということは，組織の残存血流量が著しく低下している，あるいは発症から相応の時間が経過していることを示す（Hirano et al 2005）．すなわちEICは組織の虚血プロセス進行度の指標（tissue clock）である．ただしEICのうち，皮質濃度低下を伴わず脳浮腫のみを呈するisolated cortical swelling（ICS）（図 6.7）は区別が必要である．灌流圧低下を血管床拡大で代償（Butcher et al 2007），あるいは血流低下からの経過時間が短い場合（Hirano et al 2005）に観察される．厳密に証明されたわけではないが，ICSには救済可能な虚血

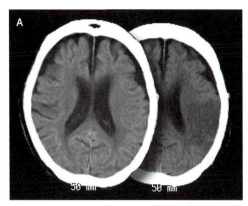 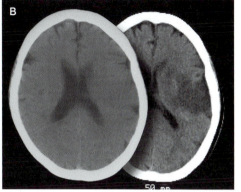

左MCA領域に所見を認める2例．Aでは皮質X線吸収値が低下していない（isolated cortical swelling）．一方，Bの脳浮腫は皮質濃度が低下している（parenchymal hypoattenuation）．

図6.7　早期虚血変化としての脳浮腫の違い

性ペナンブラが存在する可能性が指摘されている（Butcher et al 2007）．

　コア・サイズの判断にはASPECTSが用いられる（Barber et al 2000）．評価には，レンズ核と視床の共軸位断と，それより約2cm頭側のレンズ核構造が見えなくなった最初の断面にて，MCA領域を10か所に区分し減点法によって病変範囲をスコア化する（図6.8）．原著では8点以上がアルテプラーゼ静注療法の適応とされる．10領域を系統的に読影することで見落としが少なくなり，初心者向けの教育ツールとしての利用価値も高い．J-ACTに登録された103例を解析すると，ASPECTS低値が症候性頭蓋内出血と関連した（Hirano et al 2011）．

3.2　Diffusion-weighted Imaging（DWI）

　虚血組織の不可逆性は拡散係数（apparent diffusion coefficient：ADC）から推測できる．次世代型画像解析プログラムの1つであるRAPID®はADC＜610の領域を虚血コアとして算定している．しかし一般には，視覚的に判断することが多く，病変感度や画像の明瞭度がDWIの有利な点である（Saur et al 2003）．CTでは検出困難なラクナ梗塞やテント下病変の検出にも優れている．しかし，DWIでは信号強度の基準となる構造物（骨，水など）がないため，表示条件の違いがそのまま診断精度の低下につながる．したがって画像の標準化は不可欠である．厚労省研究班ASIST-Japan（Acute Stroke Imaging Standardization Group-Japan）ではb＝0画像を用いた標準化手法を提唱しており（Hirai et al 2009），すでに多くのMRI装置に搭載されている（図6.9）．

　DWIによるEIC評価のピットフォールにreversed discrepancy（RD）がある（Kim et al 2006）．これはCTで認められるEICがDWI高信号とならない現象（図6.10）

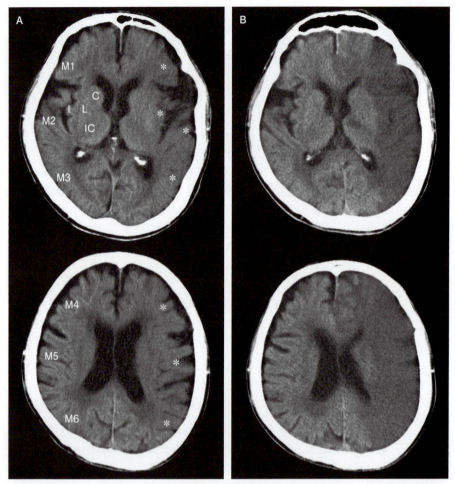

左内頚動脈の心原性脳塞栓症. 発症2時間のCT（A）で, 左中大脳動脈領域に早期虚血変化を広範囲に認める（＊）. 同部は翌日のCT（B）で明瞭な低吸収域となった. 中大脳動脈領域の10か所〔C：尾状核, I：島回, L：レンズ核, IC：内包（膝～後脚のみ）, M1：前方域, M2：側頭弁蓋部, M3：後方域, M4, M5, M6：それぞれM1, M2, M3の頭側部〕を減点法で採点したASPECTSは3点となる.

図6.8 ASPECTS

であり, 筆者らの検討では発症3時間以内の脳梗塞164例のうち24％（特に心房細動を有する例）に認められた（Kawano et al 2013）. RDの出現理由の1つが早期自然再開通であり, 血管原性浮腫が細胞障害性浮腫による拡散制限を相殺してしまうことによる. もう1つ磁化率アーチファクトがある. 特に基底核はミネラル沈着でDWI信号強度が低下しやすく, 軽微な変化は検出困難となる（Senar et al 2002）. 特に高磁場（3テスラ）MRIで注意が必要である.

　　DWIによるコア・サイズの判定にもASPECTSが流用される（DWI-ASPECTS）. 同一症例の比較ではDWIはCTより0.5～0.9点スコアが低くなる（Barber et

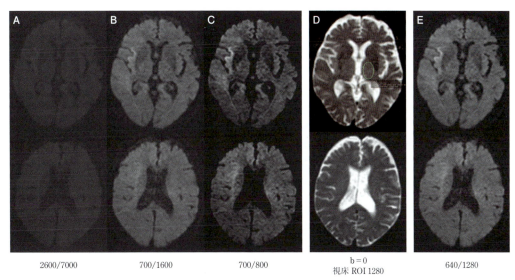

2600/7000	700/1600	700/800	b=0 視床 ROI 1280	640/1280

同一データを様々なウィンドウレベル，ウィンドウ幅で表示（A：ウィンドウレベル 2600 / ウィンドウ幅 7000，B：700 / 1600，C：700 / 800）すると，右島回周囲の DWI 高信号領域の見え方も変化する．b=0 画像（D）で視床の信号強度（1280）で正規化し，ウィンドウ幅を 1280，ウィンドウレベルをその半分の 640 で表示する（E）と，標準化した画像が得られる．

図 6.9　ASIST-Japan の推奨する DWI 表示法

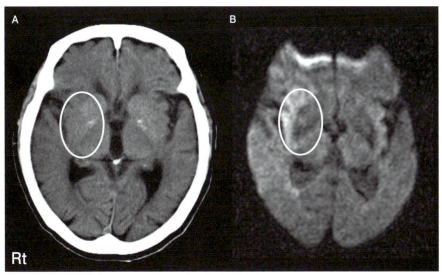

左麻痺を発症した 72 歳女性．NIHSS 16．発症後 2.5 時間で撮影した CT（A）で，右レンズ核の辺縁は不明瞭となっているが，2.6 時間の DWI（B）での高信号は島皮質に限局し，レンズ核の信号異常は目立たない．

図 6.10　CT-DWI reversed discrepancy

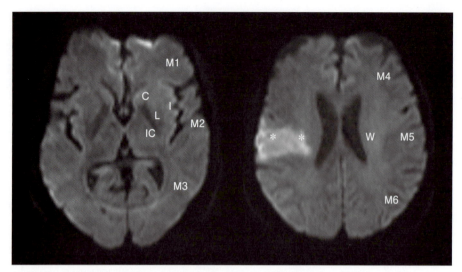

ASPECTS (Alberta Stroke Programme Early CT Score) の判定箇所 [C：尾状核, I：島回, L：レンズ核, IC：内包（膝～後脚のみ）, M1：前方域, M2：側頭弁蓋部, M3：後方域, M4, M5, M6：それぞれ M1, M2, M3 の頭側部] に大脳白質（W）を加えた 11 領域を評価する. 提示した症例は W と M5 に所見（＊）があり, ASPECTS+W は 9 点と評価される.

図 6.11　ASPECTS+W

al 2005；Nezu et al 2011). ただし, DWI は虚血検出感度が高すぎる故に, 各領域内のごく小さな高信号病変も領域全体に及ぶ場合も同じ 1 点として扱ってよいか, またごく淡い信号変化をどのように扱うかについては注意が必要である. DWI-ASPECTS に関する研究成果は日本から多数報告されている. アルテプラーゼ静注療法について, 6 以下が 3 か月後 modified Rankin Scale（mRS）3〜6 に, 5 以下が症候性頭蓋内出血に, また 4 以下が死亡にそれぞれ有意に関連している（Nezu et al 2011). 一方, 7 以上は早期著明改善と関連する（Aoki et al 2013).

ASIST-Japan は DWI を用いた EIC 評価として, ASPECTS 10 領域に深部白質（deep white matter）：DWI-W 病変を加えた 11 点法（ASPECTS+W）を推奨している（図 6.11). 虚血閾値の低い DWI-W に早期から所見があれば, 虚血は重度で急性期血行再建の効果も乏しいと予想される. 実際, 筆者らの検討でも DWI-W 病変を有すると rt-PA の著明改善例は少なかった（Kawano et al 2010). 前述した RD に関しても, 基底核領域の RD は DWI-W 評価で補完できる可能性がある（Kawano et al 2013). また急性期の頭蓋内出血予測能を CT の ASPECTS, DWI-ASPECTS（10 点法）, ASPECTS+W（11 点法）で比較したところ, 有意に予測できたのは ASPECTS+W だけであった（Kawano et al 2012).

3.3 CT-perfusion

　CT灌流画像（CTP）は，ヨード造影剤を急速静注し，同一断面を経時的・連続的に撮像することでvoxelごとの時間濃度曲線（Time Concentration Curve：TCC）から局所脳血流を評価する（Eastwood et al 2003）．半定量パラメータとして，ボーラス到達時間（bolus arrival time：BAT），ピーク到達時間（time to peak：TTP），一次モーメント法による平均通過時間（first moment mean transit time：fMTT），カーブ下面積（area under the curve：AUC），最大傾斜（maximum slope：MS）などがある．BAT，TTP，fMTTは時間に関するパラメータであり虚血による循環遅延に鋭敏である．AUCは血管床を，MSは脳血液量を反映しており相対値として用いる．

　定量解析には逆畳み込み積分（deconvolution）法を用いる．動脈の時間濃度曲線（arterial input function：AIF）を所得し，AIFとTCCから残留関数 $[R(t)]$ を求め，$R(t)$ から各種の定量パラメータを算出する（Ostergaard et al 1996, 715-725, 726-736）．AIFが解析対象組織から遠い場合には造影剤の到達遅延が生じる（delay

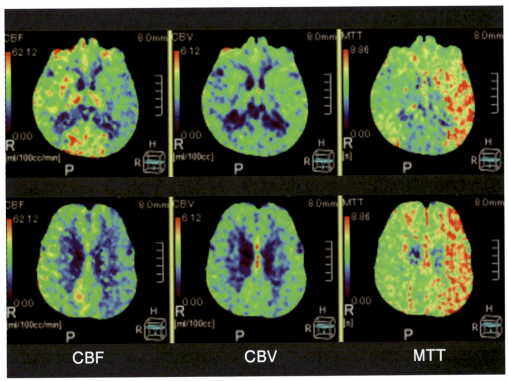

左内頚動脈閉塞例．左大脳半球で脳血流量（CBF）が低下し，脳血液量（CBV）は保たれ，平均通過時間（MTT）が延長している．

図6.12　CT-P

効果）ため（Calamante et al 2000），定量解析には block circulant singular value decompositions（bSVD），oscillation index SVD（oSVD）など delay 効果のない解析アルゴリズムを使用する．得られる定量パラメータとして，脳血流量（cerebral blood flow：CBF），脳血液量（cerebral blood volume：CBV），平均通過時間（mean transit time：MTT）があり，CBF＝CBV/MTT の関係にある（図 6.12）．また，$R(t)$ のピーク時間である time-to-maximum（T_{max}）も頻用される（Calamante et al 2010）．

不可逆性の虚血組織では血管床が虚脱してしまうため CBV 低下領域を虚血コアと判断することが多い．一方，DAWN 試験では RAPID® を使用し CBF 対側比＜30％の領域を虚血コアとして定義していた．

4. Large core-perfusion mismatch（Penumbral marker）

4.1 MR-perfusion

MRI による灌流画像（perfusion-weighted imaging：PWI）の撮像には 2 つの方法がある（図 6.13）．1 つは造影剤を急速静注し，これをトレーサとして用いる dynamic susceptibility contrast（DSC）法である．ガドリニウム造影剤を投与後，T2* 強調画像を連続撮影し，磁化率効果による血管内外の信号強度の差を利用し灌流画像を得る．組織の信号強度の低下具合，すなわち T2* 緩和速度（RT2*）の差

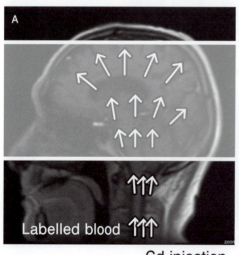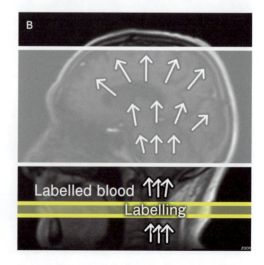

Dynamic Susceptibility Contrast（DSC）法（A）と arterial spin labeling（ASL）法（B）の概要を示す．

図 6.13　MR 灌流画像：DSC 法と ASL 法

（ΔR2*）は，信号強度比の対数に比例し，またその値は造影剤の濃度に比例するため，希釈理論によってDSC法は定量解析が可能な方法である．ここでもAIFを設定したdeconvolution法を応用し，CBF，CBV，MTT，T_{max}などを算出する．MRIでは最も一般的に行われる灌流評価法だが，高度の腎機能障害例など造影剤を使用できない場合は検査を行うことができない．また，トレーサとなる造影剤は血液脳関門を通過せず血管内に留まるため，酸素やグルコースなどの代謝情報の評価は困難である．

　もう1つは造影剤を使用せず，動脈血を内因性のトレーサとして用いるarterial spin labeling（ASL）法である（Luh et al 1999；Zaharchuk et al 2009）．反転パルスを撮像部位に流入する動脈血に印加し，血管内の水素原子を磁気的に標識する．反転パルスを印加しない場合，撮像部位内の磁化ベクトルは同じ方向を向いているが，反転パルスを印加された水素原子の磁化ベクトルは反転した状態で撮像部位内に流入する．磁化ベクトルが反転した血流が灌流した領域はわずかながら信号強度が低下し，その程度は血流量に依存する．すなわちASL法は標識された血流が寄与するT1緩和速度の差（ΔR1）の程度が，組織の血流量を反映することを利用する．ただし，反転パルスによる信号強度の低下の程度は，反転パルスを受けていない場合のわずか数％にすぎないので，通常ASL法では反転パルスを用いた画像と用いていない画像との差分画像を用いる．造影剤を用いないことで非侵襲的な検査法と言えるが，AIFを得ることができないため希釈理論を適応することはできず，

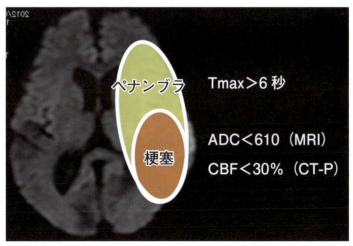

脳血流（cerebral blood flow：CBF）の高度の低下により非可逆的な梗塞のコアが中心部に生じる．その周囲のCBF低下は比較的軽度であり，可逆的な機能障害を呈する虚血性ペナンブラと考えられる．灌流画像でのペナンブラ領域はT_{max}＞6秒かつ拡散強調画像で拡散係数（apparent diffusion coefficient：ADC）が610以上（CT灌流画像であればCBFが対側比30％以上）に保たれている領域と定義される．

図6.14　虚血性ペナンブラの概念

灌流情報として得られるのは CBF のみである．また，わずかな信号差を検出する必要があるため高い S/N 比が求められ，3 テスラなど高磁場 MRI 装置での撮影が望まれる．

　MRI では DWI 高信号領域が非可逆的な梗塞を示すため，DWI-PWI ミスマッチ（diffusion-perfusion mismatch：DPM）によって虚血ペナンブラの推定がなされる（図 6.14）（Ogata et al 2011）．MR 灌流画像での灌流異常域は MTT を用いることが一般的であったが，より計算が簡便な TTP が用いられることもある．しかし，これらのマップでは灌流異常域の定義に絶対値を用いることが困難であり，閾値の設定によって灌流異常域が変動する．最近では T_{max} を灌流異常域の定義に用いることが増えており，$T_{max} > 6$ 秒という基準が多施設共同研究などで用いられている．

　T_{max} は生理的なパラメータではなく様々な要素（delay，MTT など）を含んでいるが，deconvolution を行うことで患者間格差が少ない点が利点である．また，T_{max} の延長具合は虚血重症度に関連しており，T_{max} の延長域が一定以上の容積になると予後が悪いことも示されている．この場合，T_{max} の閾値には 8 秒あるいは 10 秒が用いられる．

4.2　CT-perfusion

　CBF 健側比が 30〜40% 以上低下した領域を救済可能な虚血巣，70〜80% 以上低下した領域を梗塞と予想する報告があるが（Wintermark et al 2002；Klotz et al 1999），数値の信頼性には十分なエビデンスはない．多施設共同研究では $T_{max} > 6$ 秒の領域を救済可能組織と定義していることが多い（図 6.15）．

4.3　Clinical-Imaging Mismatch（CIM）

　DAWN 試験で定義された臨床症候と画像所見のミスマッチ（CIM）は，National Institutes of Health Stroke Scale（NIHSS）での臨床症候の重症度を，RAPID®での虚血コア・サイズ（CTP または DWI によって判断）と比較することで定義している（Nogueira et al 2017）．具体的には，
（1）80 歳以上の症例で，NIHSS≧10 かつ虚血コア<21cc
（2）80 歳未満で NIHSS≧10 かつ虚血コア<31cc，あるいは
（3）80 歳未満で NIHSS≧20 かつ虚血コア<51cc
とし，年齢と重症度によって細分化している．臨床症状では判断できない虚血コアの判断を画像診断に求めた CIM であり，Clinical-Core Mismatch（CCM）と言ってもよい．

　一方，Extending the Time for Thrombolysis in Emergency Neurological Deficits-

6. 急性期脳梗塞の画像診断　109

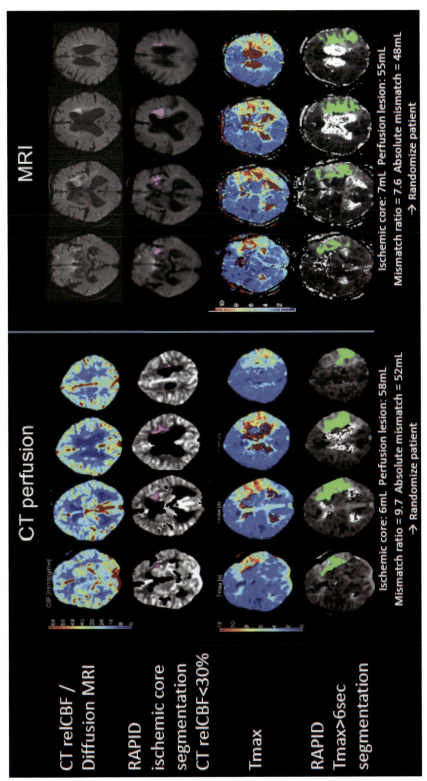

図 6.15　RAPID によるミスマッチ評価

iSchemaViewRAPID® (CA, USA) による解析結果の例. 左に CT 灌流画像, 右に MRI 灌流画像の結果を示す.
虚血コア, 灌流異常域, ミスマッチ比および体積が数分で表示される.

Ⅱ. 機器診断に関わる事項

表6.3　Clinical Imaging Mismatch の評価法

PIM
Perfusion-Imaging Mismatch

a.　CTP-derived core Lesion ≤ 50 mL
b.　Volume of severe hypoperfusion (T_{max} >10 s) <100 mL
c.　CTP Mismatch (T_{max} >6 s - core) ≥ 15 mL and ratio >1.8

CCM
Clinical-Core Mismatch

a.　NIHSS ≥ 10 and core <31 mL (and age <80 years)
b.　NIHSS ≥ 20 and core <51 mL (and age <80 years)
c.　NIHSS ≥ 10 and core <21 mL (and age ≥ 80 years)

CAM
Clinical-ASPECTS Mismatch

a.　NIHSS ≥ 10 and ASPECTS 8-10 (and age <80 years)
b.　NIHSS ≥ 20 and ASPECTS 6-8 (and age <80 years)
c.　NIHSS ≥ 10 and ASPECTS 9-10 (and age ≥ 80 years)

CTP：CT perfusion，NIHSS：National Institutes of Health Stroke Scale，ASPECTS：Alberta Stroke Program Early CT Score

Intra-Arterial（EXTEND-IA）（Campbell et al 2015）　や Solitaire With the Intention for Thrombectomy as Primary Endovascular Treatment Trial（SWIFT-PRIME）（Saver et al 2015）は RAPID® を用いた詳細なペナンブラ評価を行っている．Perfusion-Imaging Mismatch（PIM）というオリジナルのコンセプトを踏襲し，少ない症例数で高い有効率を示すことに成功している．

　　RAPID® などの特別な解析手法を用いることなく，CIM をどのように実臨床で評価していくかは重要な課題である．現実的には ASPECTS で虚血コア・サイズを推定するのが，簡便かつ実効性のある代替法と言えよう（Kent et al 2005）．この問題に関しては DAWN 研究グループも認識している．Clinical-ASPECTS Mismatch（CAM）として虚血コア<21cc を ASPECTS 9-10，<31cc を ASPECTS 8-10，<51cc を ASPECTS 6-8 に置き換えたシミュレーションから，CAM によって CCM と同様の患者選択ができることを報告している（表6.3）（Bouslama et al 2017）．

5.　Collaterals

5.1　CTA source image

　　中大脳動脈閉塞例では，閉塞遠位部の逆行性造影の程度が重要でありアルテプラーゼ静注療法の効果と関連する（Miteff et al 2009）．また，maximum-intensity projection（MIP）画像を用いて血栓長を評価すると，5mm 血栓が長くなるごとに

血栓回収療法による転帰は 1.24 倍悪化する（Yoo et al 2017）．

5.2 multiphase CTA

造影剤を投与し動脈相で撮影する通常の CTA に，静脈相，後期静脈相での撮影を加えたものである（Menon et al 2015）．3 つの時相を重ね合わせることで leptomeningeal anastomosis の程度が評価できる（図 6.16）．側副血行が良好であれば，虚血コアは小さくペナンブラが広いと予想される．灌流画像の解析結果を待つことなく，迅速に血栓回収療法を始められるメリットは大きく，HERMES で最も時間短縮にこだわった Endovascular Treatment for Small Core and Anterior Circulation Proximal Occlusion With Emphasis on Minimizing CT to Recanalization Times（ESCAPE）（Goyal et al 2015）もこの評価を採用していた．

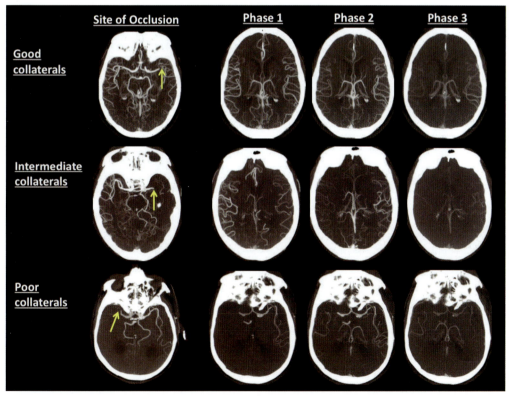

造影剤投与後に時相を変えて撮影した 3 つの 3D 画像（phase 1, 2, 3）を合成し，血管閉塞部位と同時に，側副血行発達の程度（good, intermediate, poor）を判定する．カルガリー大学 ASPECTS 紹介ホームページ（http://www.aspectsinstroke.com/collateral-scoring/）より引用．

図 6.16　multiphase CTA による側副血行評価

5.3 FLAIR Hyperintense Vessel (FHV)

　側副血行の多寡を示唆する所見として，MRIのFLAIR画像におけるFHVサインがある．これは主幹動脈（内頚動脈，椎骨・脳底動脈，皮質動脈）閉塞部位より遠位部が，線状の高信号として映し出される現象である．FHVの分布は，灌流低下域とほぼ一致することが知られている（図6.17）（Toyoda et al 2001）．

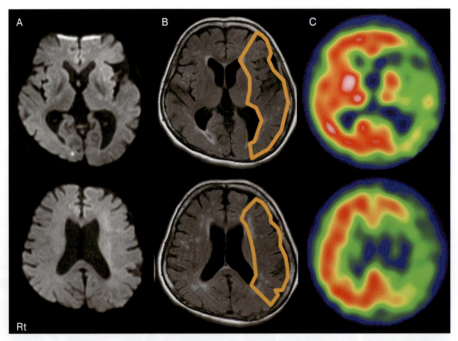

右麻痺と失語を発症した58歳女性．NIHSS 23．発症後50分のMRI（A, B）と発症80分の脳血流SPECT（^{99m}Tc-HMPAO）（C）を示す．DWI（A）で左中大脳動脈領域の拡散制限ははっきりしない．FLAIR（B）では血管内高信号（FLAIR hyperintense vessel sign：FHV）が広範囲に観察され，脳血流SPECT（C）での血流低下部位とよく一致している．

図6.17　FLAIRによるocclusive vessel sign

文　献

Aoki J et al: Stroke 44: 534-537 (2013).
Barber PA et al: Lancet 355: 1670-1674 (2000).
Barber PA et al: J Neurol Neurosurg Psychiatry 76: 1528-1533 (2005).
Bouslama M et al: Cerebrovasc Dis 44: 277-2845 (2017).
Butcher KS et al: Stroke 38: 941-947 (2007).
Calamante F et al: Magn Reson Med 44: 466-473 (2000).
Calamante F et al: Stroke 41: 1169-1174 (2010).
Campbell BC et al: N Engl J Med 372: 1009-1018 (2015).
Eastwood JD et al: AJR Am J Roentgenol 180: 3-12 (2003).

Goyal M et al: N Engl J Med 372: 1019-1030(2015).
Hirai T et al: Acad Radiol 16: 305-312(2009).
Hirano T et al: Stroke 36: 2601-2608(2005).
Hirano T et al: Stroke 41: 2828-2833(2010).
Hirano T et al: J Stroke Cerebrovasc Dis 21: 898-902(2011).
Ichijo M et al: Stroke 44: 512-515(2013).
Iguchi Y et al: Intern Med 49: 543-547(2010).
Kawano H et al: Cerebrovasc Dis 30: 230-236(2010).
Kawano H et al: J Neurol 259: 2045-2052(2012).
Kawano H et al: Stroke 44: 1056-1061(2013).
Kawano H et al: J Stroke Cerebrovasc Dis 22: 290-296(2013).
Kent DM et al: Stroke 36: 1695-1699(2005).
Kim EY et al: AJNR Am J Neuroradiol 27: 1990-1995(2006).
Kimura K et al: AJNR Am J Neuroradiol 18: 1447-1452(1997).
Kimura K et al: Ultrasound Med Biol 24: 1121-1124(1998).
Kimura K et al: Stroke 40: 3130-3132(2009).
Klotz E et al: Eur J Radiol 30: 170-184(1999).
Luh WM et al: Magn Reson Med 41: 1246-1254(1999).
Menon BK et al: Radiology 275: 510-520(2015).
Menon BK et al: Stroke 46: 1453-1461(2015).
Miteff F et al: Brain 132: 2231-2238(2009).
Nezu T et al: Stroke 42: 2196-2200(2011).
Nogueira RG et al: N Engl J Med 2017 Nov 11. doi:10.1056/NEJMoa1796442
Ogata T et al: Stroke 42: 1596-1601(2011).
Ostergaard L et al: Magn Reson Med 36: 715-725(1996).
Ostergaard L et al: Magn Reson Med 36: 726-736(1996).
Ozdemir O et al: Stroke 39: 2011-2016(2008).
Powers WJ et al: Stroke 46: 3024-3039(2015).
Rauch RA et al: AJNR Am J Neuroradiol 14: 669-673(1993).
Saur D et al: AJNR Am J Neuroradiol 24: 878-885(2003).
Saver JL et al: Stroke 37: 263-266(2006).
Saver JL et al: N Engl J Med 372: 2285-2295(2015).
Senar RN et al: J Clin Imaging 26: 371-374 (2002).
Shobha N et al: J Neuroimaging 24: 7-10(2014).
Toyoda K et al: AJNR Am J Neuroradiol 22: 1021-1029(2001).
Warach SJ et al: Stroke 47: 1389-1398(2016).
Wintermark M et al: Ann Neurol 51: 417-432(2002).
Yoo AJ et al: Stroke 48: 1895-1900(2017).
Zaharchuk G et al: Radiology 252: 797-807(2009).

術前，術後に関する事項

7 節	術前の全身評価	116
8 節	高齢者管理の注意	127
9 節	下垂体ホルモン検査と補償療法	138
10 節	脳神経外科領域での輸液・栄養管理	148
11 節	血圧管理	160
12 節	心不全・不整脈	172
13 節	深部静脈血栓症，肺塞栓	184
14 節	呼吸管理—呼吸不全とその対策	196
15 節	急性腎障害の治療	223
16 節	血　糖	232
17 節	水電解質異常	245
18 節	DIC（ARDS, 敗血症含む）	251
19 節	周術期感染症対策	257

7. 術前の全身評価

鈴木 比女

　この節では，手術を目的とした症例の術前の評価について記載する．身体侵襲度の程度によらず，いかなる手術であってもその手術を施行するにあたって個々の合併症リスクや有害事象は可能な限り低く抑えるべきである．そのためには，各症例における基礎疾患や全身状態の把握が重要であり，外科手術の基盤となるだろう．また，術前に問題点を把握することによって周術期管理が後手にまわることを予防することができ，迅速な対応が可能となるだろう．近年，高齢化が進んだ影響や生活習慣病の蔓延によって，基礎疾患を抱えた症例が多くみられている．以下ではより安全で確実な医療を提供するために，術前に必要な評価項目について述べる．なお，脳神経外科の手術適応となる疾患については超急性期から慢性期，脳腫瘍から脳血管障害，機能，脊椎脊髄，小児と多岐にわたっている．そのため各種疾患や病態に応じて必要となる検査，対応が存在することを十分に考慮し，それらに関しては各種疾患の記載された節を参照するのが望ましい．

1. 検査のルーチン

1.1 採血，採尿

　血球算定，生化学，凝固系，炎症反応，血糖，感染症は最低必須項目である．各種病態や疾患，予想される異常を鑑み，ホルモン検査や腫瘍マーカーの測定を行う．特に下垂体疾患など鞍上部病変では術前から内分泌異常や尿崩症を呈している場合があり，術前からのホルモン補充や術後予想される病態把握のために重要な検査である．

　尿検体については不顕性感染症や糖尿病，腎機能障害の有無や病態評価に有用であり，随時尿・24 時間蓄尿の提出が望ましい．

　感染症において HBs 抗原（＋）が検出された場合は，術後化学療法を検討する際に HBV 再活性化が問題となり対応が迫られるため，HBV-DNA 定量など追加の検

査を行い専門医の診察を仰ぐ.

1.2　X線写真

　　胸部X線写真は循環器呼吸器疾患のスクリーニングに有用である．脳神経外科手術において特徴であるのは，術前に頭部X線写真，頸椎X線写真撮影をすませておくことである．これらは開頭術前後や脳動脈瘤コイル塞栓術前後，血管内ステント留置術前後の比較に有用であり，例えば脳動脈瘤コイル塞栓術では術後数か月の単位でコイル形状の変化がみられ再発の有無を検知する一因となることがある．また開頭手術においては頭部固定が必要となるが，ほとんどの手術において頭囲回旋，屈伸が必要となるため，頸椎症の有無や環軸椎亜脱臼などの検出が可能である．これらの疾患が疑われた場合は術前にベッドサイドで頭部固定のシミュレーションを行い，頸部回旋などによって四肢にしびれや疼痛などの出現がないか確認する必要がある．

1.3　安静時12誘導心電図

　　非侵襲的検査であり，短時間で虚血性心疾患や不整脈のスクリーニングが可能である．詳細は後述する．

1.4　呼吸機能検査

　　換気障害の有無など全身麻酔に必要な情報を取得する．意識障害や言語障害のある患者ではしばしば施行が困難であり，胸部X線写真や胸部CTなど他検査を代用して評価することにはなる．

1.5　そのほかの放射線画像検査

　　各疾患，症例に応じて，頭頸部MRI・MRA，頭部CT，脳血管撮影，FDG-PET，各核種使用のSPECTなどを必要と判断した場合に行う．転移性脳腫瘍が疑われる場合は全身造影CTが有用である．脳腫瘍や難治性てんかんの手術の場合，言語や記憶の優位半球を調べる必要があり，functional MRIやWADAテストを施行する．
　　近年，手術ナビゲーションシステムが発達・普及してきており，3Dプリンターによる症例模型の作成がなされている（XII章57節「手術に役立つ三次元画像」）を

118 Ⅲ.術前，術後に関する事項

参照）．これらの画像デバイスには上記のような検査が必要であり，待機的手術の場合は計画的に施行するのが望ましい．

1.6 高次脳機能検査

多くの脳神経外科疾患において，高次脳機能評価は必須である．慢性疾患の病態の描出や，手術加療の適応の検討，術前後の比較検討などにおいて評価項目として有用である．例えば小児もやもや病ではその特異的な主幹動脈の閉塞と側副血行路の形成といった病態から慢性虚血による前頭葉機能・高次脳機能低下などがみられることがあり，それは頚動脈狭窄といった動脈硬化性疾患でも同様である．また，てんかん，ことに側頭葉内側てんかんでは言語性 IQ が動作性 IQ と比較してより低下するといった特徴もこの高次機能評価で描出される．放射線画像上異常の認めない難治性てんかん患者における外科的治療介入の際に，手術方法や手術切除部位などの検討材料となる．脳腫瘍など実質占拠制病変があればその局在による障害，言語障害や空間失認などが出現し，手術方針の決定に影響する．詳細は各種疾患を解説している節を参照することが望ましいが，一般的な評価としては HDS-R，WAIS-R，WMS などを施行する．

2. 循環器

心疾患と脳外科疾患は密接な関係にある．具体的には，虚血性脳疾患が認められたとき，その原因が動脈硬化性因子である場合，すなわち全身の血管にも動脈硬化性変化が生じていると考えた方がよい．そのうち特に生命予後に直結するものとして，循環器系疾患の精査は術前の全身評価において必須項目といえる．実際に手術死亡の 3～6 割は心合併症が占めている．

これまで米国心臓病学会 ACC と米国心臓協会 AHA が提唱してきた「非心臓疾患のための周術期心血管評価ガイドライン」は複数回改訂が加えられ，現行使用されているものは 2014 年に改訂発表されたものである．

本節では，上記ガイドラインと，わが国で日本循環器学会を筆頭に合同研究班産科学会から 2014 年改訂版として発表された「非心臓手術における合併心疾患の評価と管理に関するガイドライン」を参考に記載する．

2.1　心合併症と脳神経外科手術

　本邦ガイドラインによると，Fleisher, L.A., et al. 2007 および European Society of Cardiology, et al. 2009 などの報告によって作成された，心合併症率からみた非心臓手術のリスク分類が参考となる（表 7.1）．脳神経外科手術はおおむね中等度リスクに該当する．脳神経外科手術がカバーする範囲は，脳腫瘍や脳血管障害の開頭手術，頚部内頚動脈内膜剥離術などそもそも高齢者や全身合併症を伴いやすい疾患を対象とした手術もあれば，血管内治療や DBS，VNS を含む機能外科などのさほど侵襲度合の高くない手術手技もあり，脳神経外科学が持つ診断治療学の性質上，手術侵襲度が多岐にわたっている．しかしながら例えば局所麻酔で行われるようなものでも，頚部内頚動脈狭窄における血管内ステント留置術では術中～術直後からの急激な血圧低下が出現する場合があり，身体的手術侵襲度が低いすなわち心血管イベントが低リスクとも言い難いのである．各患者の病態と施行される手術内容を熟知したうえで，術前から個々の周術期リスク管理を行う必要がある．

　上記ガイドラインによる術前心機能評価についての術前検査フローチャートは図 7.1 の通りである．

表 7.1　心合併症率からみた非心臓手術のリスク分類

リスクレベル	非心臓手術
低リスク <1%	乳腺手術 歯科手術 内分泌手術 眼科手術 体表手術
中程度リスク 1～5%	頭頚部手術 動脈瘤血管内修復術 腹腔内手術 整形外科手術 泌尿器科手術
高リスク ≧5%	大動脈・主幹血管手術 末梢血管手術

(Fleisher L.A., et al. 2007 および European Society of Cardiology, et al. 2009)

2.2　周術期検査

2.2.1　診察（問診，身体所見）

　虚血性心疾患における自覚症状の有無（前胸部絞扼感，胸痛，息切れ，動悸など）を確認する．狭心症や心筋梗塞の既往歴（特に最近 6 か月以内の心筋梗塞），各種危険因子（高血圧，高脂血症，糖尿病，肥満など），突然死の家族歴を聴取する．

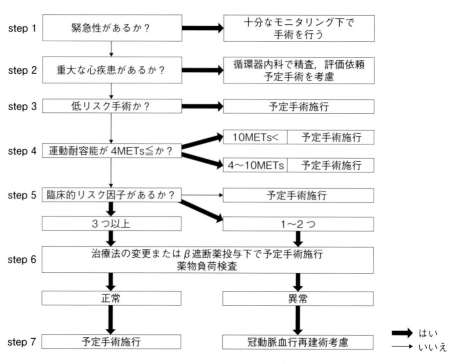

図 7.1　術前検査フローチャート

　日常生活においての活動度合いの評価はきわめて重要である．指標となるのは 4METs の運動であり，「1 階から 3 階まで階段を歩いてのぼることができる」「床のふき掃除ができる」「毎日ランニングを行っている」程度の運動である．冠動脈血行再建後や不整脈の患者では，往々にして抗血栓治療薬を内服しているため，周術期休薬期間やヘパリン置換の必要性の有無などを忘れずに評価し対応する必要がある．

　身体診察では，血圧や脈拍，心拍数といった基本的なバイタルサインの把握を行う．頚静脈の怒張の有無，頚動脈の雑音・緊張度の有無，四肢の浮腫性変化や色調変化を観察する．頚動脈の診察においては先に聴診を行い，血管雑音が聴取されないことを確認してから触診に及ぶ．頚動脈プラークが存在していることがわかっているのであれば，無理な触診は行うべきではない．

2.2.2　胸部 X 線写真

　心拡大や肺水腫などうっ血性心不全を示唆する所見の有無を確認する．また，胸部大血管の拡大や石灰化は胸部大動脈瘤が潜在している可能性があり，さらなる検査が必要である．

2.2.3　安静時 12 誘導心電図

　　特に中等度〜高度リスク手術では，冠動脈疾患の既往や不整脈，明らかな器質的心疾患がなくても 12 誘導心電図を行うことは有用である．波形の異常，リズムの異常を確認する．

　　左脚ブロックは病的意義を持つことが多いため，高リスク手術の場合は精査を要する．異常 Q 波，ST 変化や陰性冠性 T 波など虚血性心疾患の所見が認められた場合は，中等度以上のリスクのある手術の場合は心エコー検査や負荷テストを施行するのが望ましい．

　　運動耐容能が良好でない患者では，単発の単源性心室性期外収縮や上室性期外収縮，心房細動に病的意義があることがあり，精査が望ましい．多源性や連発性心室性期外収縮，2 度 3 度房室ブロック，洞不全症候群などがみられた場合はその運動耐容能に限らず精査を要する．

2.2.4　ホルター心電図

　　非侵襲的な検査である一方で有意な不整脈の検出に有用であり，安静時 12 誘導心電図で精査を要すると判断された場合に実施が推奨される．

　　虚血性心疾患の検出を目的とした場合は，その検出能力の有用性はさほど高くはない．

2.2.5　心エコー

　　非侵襲的な検査ながら，心機能評価，弁機能評価など心疾患の検出にきわめて有用である．ただし上記検査の結果，異常所見が認められた場合に有用であり，周術期にルーチンで行う必要は推奨されない．原因不明の呼吸困難を訴える患者や，心不全患者で呼吸困難感など臨床症状を呈する場合は行うことは有用である．

2.3　抗血栓薬の管理

　　脳神経外科手術のみならず，抗凝固薬・抗血小板薬の周術期取り扱いはきわめて重要な項目である．各施設に院内マニュアルが存在していることが多く，検査・処置・手術を行う際の上記薬剤の取り扱いについてはその遵守が望ましい．

2.3.1　抗血小板薬

a．アスピリン
　　安易な中止は心血管系イベントの惹起につながる可能性が高い．非心臓手術にお

いてアスピリンの中止は出血リスクが 1.5 倍に増加したものの重篤なものに至らなかったという報告や，心血管系イベントのリスクが出血性合併症のリスクを上回るときにのみ中止すべきとするメタ解析が報告されている．ただし，脳神経外科手術では出血性合併症が生じたときに直接視認が不可能に近いことや，圧迫止血が容易ではないこと，開頭手術ではその特有の硬性閉鎖性空間での出血は脳実質や神経を如実に圧迫し致命的になることをリスクとして加味する必要がある．日本循環器学会の「循環器疾患における抗凝固・抗血小板療法に関するガイドライン（2009 年改訂版）」では，出血性合併症が起こった場合の対処が困難な体表の手術や大手術で術前 7〜14 日前の中止を推奨している．

b. チエノピリジン系薬剤

クロピドグレル：術前 5〜7 日前の中止を推奨している．
チクリピジン：術前 10〜14 日前の中止を推奨している．

c. シロスタゾール

術前 3 日前の中止を推奨している．

休薬期間において，血栓や塞栓症のリスクの高い症例では脱水の回避，輸液，ヘパリン置換を検討する．長期の休薬を避けたい場合は，術前にシロスタゾールなど中止期間の短いものに切り替えることが望ましい．

2.3.2 抗凝固薬

脳神経外科手術は先述のとおり術後出血への対応が容易ではないため，大手術の場合の抗凝固薬の取り扱いとなる．

a. ワルファリン

ワルファリンを中止すると約 1% の頻度で重篤な血栓塞栓症を発症するとされる．術前 3〜5 日までの中止を推奨している．

b. ダビガトラン

クレアチニンクリアランス（Ccr）を確認する必要があり，50mL/min 以上で 1〜2 日，30〜49mL/min で 2〜4 日間投与の中止を推奨している．

c. リバーロキサバン

術前 24 時間の中止を推奨している．

d. アピキサバン

術前 24〜48 時間の中止を推奨している.

上記薬剤の休薬については,ヘパリン投与による橋渡し療法(ヘパリンブリッジ)が必要である.

e. エドキサバン

術前 24 時間前の中止を推奨している.

近年,抗凝固薬の特異的中和剤の開発が進んでいる.下記は現在日本で承認されている中和剤である.

f. イダルシズマブ (プリズバインド®)

ダビガトランの特異的中和剤であり,重篤な出血が発生した患者ないしは緊急で抗凝固作用の中和が必要な患者を対象とした RE-VERSE AD 試験でイダルシズマブの安全性と有効性が示された(Pollack et al 2015).イダルシズマブの投与後 APTT 値は速やかにダビガトランを投与していない場合と同程度にまで抑制される。

2.3.3　ヘパリンブリッジ

ヘパリンは APTT 値によって厳重にコントロールする必要があり,対照の 1.5〜2.5 倍 に延長するように投与量を調整する.手術の 4〜6 時間前にヘパリンを中止,ないしはプロタミンでヘパリンの効果を中和し,術前に APTT を確認しておく.

術後は出血がないことを確認してから,可及的速やかにヘパリンとワルファリンを再開する.PT-INR が治療域に達したときヘパリンを中止する.ダビガトランは Ccr に応じて休薬期間を設けた後,中止 12 時間後から必要に応じてヘパリン置換となる.リバーロキサバン,アピキサバンはエビデンスレベルが出せるほどの臨床経験,研究がなされていないが,必要に応じてヘパリン置換を考慮する

ヘパリンブリッジの有用性は確立しておらず,ヘパリンでブリッジする場合はヘパリンの用量管理を厳重に行うべきであろう.

2.3.4　経皮的冠動脈インターベンション(PCI)後の抗血小板薬の管理

PCI 施行後の患者における抗血小板薬の管理手順を図 7.2 に示す.

抗血小板薬の急激な中止は血栓症による形成部位の閉塞を誘発する可能性があり,厳重な注意を要する.しかしながら PCI 後症例の非心臓手術における抗血小板薬管理に関して高いエビデンスレベルを持つ研究はなく,専門家の意見に基づいたガイドラインが作成されている.

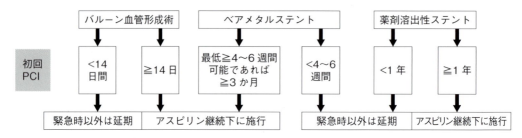

図7.2 経皮的冠動脈インターベンション術後の抗血小板薬管理

　PCI 施行後で，推奨される期間を待機した後であっても，原則としてアスピリンを継続したまま非心臓手術を施行すべきである．バルーン拡張術単独であっても，ステント留置術であっても同様である．

　基本的には，これらガイドラインだけを参考に判断するのではなく，個々の症例と専門医の診察が必須である（図7.2）．

2.3.5　その他

　脳神経外科疾患でも抗血栓療法の対象となっている患者は多く，その周術期管理については上記薬剤の性質上によるところ以外にも個々の疾患と病態・病勢による部分の関与が大きい．例えば開頭による直接血行再建術では抗血小板薬を短期間の休薬にすます場合や2剤から1剤に減らす場合，休薬せずに手術を行う場合，術後新規に投与開始する場合があり，一概に安易な休薬は望ましくない．急性期脳虚血性疾患の場合は抗血栓療法の中止はかえって悪影響となる．これらの状況判断は的確に行っていくべきである．

3.　呼吸器系

　気管支喘息，慢性閉塞性肺疾患（COPD）が問題となる．もちろんのこと周術期は禁煙が望ましい．

3.1　術前検査

3.1.1　スパイロメトリー

　呼吸のときの呼気量と吸気量を測定し，呼吸の能力を調べる基本的な検査である．換気の機能から，慢性呼吸器疾患の鑑別，病態把握とその評価において非侵襲的で

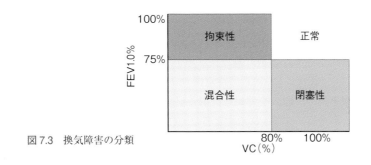

図7.3 換気障害の分類

有用な検査である.

　肺活量（VC），1秒率（FEV1.0%）を指標として，肺の換気障害の有無と障害の種類を図7.3に示すように拘束性・閉塞性・混合性の3つのグループに分類する.

3.1.2　胸部X線写真

　循環器系疾患の有無とともに，得られる情報が多い基本的な非侵襲的検査である.肺線維症など呼吸機能に影響する基礎疾患の有無のほか，肺腫瘍などの異常陰影，活動性のある肺炎の有無について確認する.

3.2　慢性呼吸器系疾患

3.2.1　気管支喘息

　気管支喘息患者はNSAIDsが使用できない場合や，各種薬剤にアレルギーを持っている可能性が高く，問診は重要である. 原則としてヨード造影剤を使用したCT撮影が不可能であることも重要である.

　発作の頻度や程度などの臨床症状と上記検査結果から重症度を分類し，外科的手術加療が可能であるかどうか，周術期管理が必要であるかどうかを評価する. 術前1〜2週間に発作があった場合は手術延期を考慮する.

3.2.2　COPD

　喫煙や高齢者の増加によって近年増加している疾患であり，上記検査結果と臨床症状から病期を分類する. 人工呼吸器関連の合併症が起こる場合や人工呼吸器からの離脱が困難となる場合がある. 術前に安静時空気呼吸下での動脈血ガス評価を行っておくことが望ましい.

4. 腎疾患

　腎機能の評価はその障害の原因や今後周術期に使用しうる薬剤の投与量・投与内容に影響を及ぼす．術前評価では，血液性化学検査における尿素窒素（BUN），クレアチニン（Cre），クレアチニンクリアランス（CCr）を確認する．入院時に24時間蓄尿を行い，CCrを算出しておく必要がある．腎機能障害における手術施行の可否については，図7.4に示すようにCCrに応じて判断する．

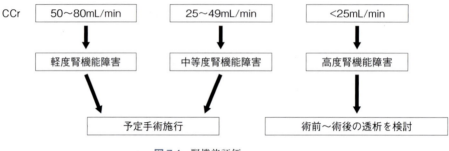

図7.4　腎機能評価

5. 耐糖能

　糖尿病患者はその前段階の状態も含め増加の一途をたどっており，脳神経外科疾患の要因となる以外に，感染症の合併リスクの増加や創部治癒遅延などの周術期合併症の引き金となる．後述の「Ⅲ章16節 血糖」を参照されたい．

文　献

European Society of Cardiology, et al : Eur Heart J(2009).
Fleisher LA, et al : J Am Coll Cardiol(2014).
Fleisher LA, et al : Circulation(2007).
非心臓手術における合併心疾患の評価と管理に関するガイドライン，2014年度改訂版．
循環器病の診断と治療に関するガイドライン．心房細動治療（薬物）ガイドライン（2013年改訂版）．
Pollack CV Jr, et al : Idarucizumab for Dabigatran Reversal, N Engl Med, 373 : 511-20(2015).

8. 高齢者管理の注意

鈴木 健吾

身体機能維持期間の延長と外科・麻酔技術の向上により，いわゆる高齢者に対しても安全に外科治療を行うことが可能となってきた．脳神経外科領域においても，高齢者を対象とする機会が増加している．しかし，加齢に伴い，生理機能・予備力の低下，合併する疾患の上昇を認め，より厳重な周術期管理を要する．

そこで本節では，加齢に伴う生理学的変化と全身疾患を列挙し，それが脳神経外科のさまざまな治療法に及ぼす影響とその対処を中心に，高齢者の脳神経外科手術・急性期治療における注意点を述べる．

1. 高齢者について

1.1 高齢者の特徴

① 個人差（個体差）が大きい．
② 加齢により増加する全身疾患を有していることが多い．
③ 複数の疾患を合併していることが多い．

1.2 加齢に伴う生理学的変化の特徴

① 循環器：動脈硬化進行による血圧上昇．末梢血管抵抗増大・左室肥大による心拍出量減少．よって，循環動態は不安定となる．
② 呼吸器：呼吸筋の減弱，有効肺容積減少による肺機能低下．
③ 腎：腎機能低下．状態変化に伴う予備能低下が著しい．また，腎性貧血を引き起こす．
④ 肝：加齢に伴う影響は少ない．
⑤ 血球成分：白血球，血小板の明らかな変化はない．脂肪髄増加・腎機能低下に

伴い，貧血（ヘモグロビン低下）は進行する．

⑥ 栄養：低蛋白血症，低アルブミン血症を呈することが多い．

⑦ 内分泌：甲状腺機能低下．耐糖能異常．

⑧ 水電解質代謝：体内水分量は減少する．電解質異常をきたしやすい．

⑨ 神経：脳血流量の減少，認知機能の低下，大脳白質病変の増加．

1.3 加齢により増加する全身疾患

下記に，加齢に伴い増加する代表的な疾患・病態を列挙する．

① 循環器：高血圧症，心房細動，冠動脈疾患，心不全

② 呼吸器：慢性閉塞性肺疾患（COPD）

③ 腎：腎硬化症，腎不全

④ 内分泌：糖尿病

⑤ 水電解質代謝：脱水・溢水

⑥ その他：低栄養・貧血，動脈硬化，脳小血管病，フレイル，せん妄

2. 高齢者における脳神経外科診療

1.3項に挙げたそれぞれの病態における簡便な評価方法と脳神経外科診療との関わり，注意点を述べる．

2.1 高血圧症

① 評価方法：
　　ⅰ）早朝血圧を測定する．
　　ⅱ）動揺性が著しいため，日を変えて繰り返し血圧測定する．

② 末梢血管抵抗の増大を認めるため，特に収縮期血圧が高値となる．

③ 高血圧症を有する高齢者は，全身性の動脈硬化を高度に有していることが多いため，他の全身性疾患の検索を行うことが重要である．

④ 未破裂脳動脈瘤手術などの開頭術直後は，後出血予防の観点から血圧管理を厳重に行う必要がある．しかし高血圧症を有する高齢者では臓器血流の自動調節能が障害されているため，急激な降圧は臓器血流障害をきたす可能性が高く，急激に降圧しすぎない．
　　Ex. ニカルジピンを静注する際には，0.5mg から使用する．
　　Ex. カルシウム拮抗薬や硝酸薬を持続静注する際も，低用量から開始する．

⑤ 虚血性脳血管障害の急性期には，収縮期血圧 220mgHg 以上で降圧を考慮するが，若年成人よりも慎重に降圧する．

⑥ 経口可能な場合には，経口血圧降下薬（Ca 拮抗薬，ARB，ACE 阻害薬が第一選択）の併用・切替を行うが，起立性低血圧を発症しやすいので注意が必要．

2.2　心房細動

① 評価方法：
　　　ⅰ）検出：12 誘導心電図．必要があれば，心電図モニターや 24 時間ホルター心電図
　　　ⅱ）罹病期間：心エコー．左房径の拡大の程度で罹病期間を推察できる．軽度（45mm 以下）であれば，心房細動歴は短い．
　　　ⅲ）塞栓症リスク：CHADS2 スコア

② 加齢とともに有病率は増加し，心不全や血栓塞栓症のリスクが高いことを理解する．

③ 高齢者では特に脱水などを背景に塞栓症リスクが高まるため，注意を要する．

④ 周術期には溢水や脱水により心不全を発症しやすいので，水分出納管理を徹底する．

⑤ 抗凝固薬内服患者においては，手術に際しての抗凝固薬中止期間は最低限とする．

2.3　冠動脈疾患

① 評価方法：
　　　ⅰ）冠動脈疾患の既往の有無
　　　ⅱ）病前の胸部症状の有無
　　　ⅲ）12 誘導心電図で，ST-T 変化の有無

② 不顕性に合併している頻度が高いので，侵襲の高い手術や長時間手術を予定する場合，頚部内頚動脈狭窄症など頭頚部の動脈硬化性変化が強い場合には，循環器内科医による診察・検査を依頼する．

③ 未破裂脳動脈瘤などの全身麻酔手術では，周術期の過度な血圧低下は狭心症・心筋梗塞の原因となり得るので，手術中・術後の過度な降圧は避ける．

2.4 心不全

① 評価方法：
　　ⅰ）安静時・軽度動作時の息切れや動悸の有無
　　ⅱ）胸部 X 線：心拡大・胸水の有無
　　ⅲ）脳性ナトリウム利尿ペプチド（BNP）の測定．200pg/mL 以上の場合，要注意
② 高齢者では，収縮能が保たれた拡張機能障害による心不全の頻度が高いとされるため，心エコー検査による評価を考慮する．
③ 全身麻酔手術などのストレス負荷により術後心不全悪化を認めることがあるため，術後 1 週間程度は水分出納管理を徹底する（2.8 項参照）．
④ 肺炎や尿路感染症などの感染症を契機に心不全をきたすことが多く，注意を要する．

2.5 慢性閉塞性肺疾患

① 評価方法：
　　ⅰ）労作時息切れ，痰・咳の増加の有無
　　ⅱ）胸部 X 線：肺透過性亢進，肺血管陰影の減少，横隔膜の平低下，滴状心
　　ⅲ）胸部 CT：低吸収領域の存在
　　ⅳ）肺機能検査：1 秒率＜70%
② 肺機能検査施行が難しい場合は，血液ガス測定を行う．
　　$PaCO_2$ の増加（＞45mmHg），$AaDO_2$ の拡大
　　*$AaDO_2$：肺胞気酸素分圧（PAO_2）と動脈血酸素分圧（PaO_2）の差
　　*$PAO_2 = 150 - PaCO_2/0.8$
　　*$AaDO_2$＞20mmHg を異常とする．
③ 高齢者の術後合併症の最多は肺炎であり，特に慢性閉塞性肺疾患を有する場合には，軽度の肺炎でも重篤となり得るので，誤嚥防止，痰喀出促進，栄養管理など予防を徹底する．
④ 特に，脊椎における後方除圧の際などは腹臥位での長時間手術となるため，術後は無気肺予防のために喀痰の排出に注意する．

2.6 腎不全

① 評価方法：
　　ⅰ）血清クレアチニン値

ⅱ）クレアチニンクリアランス

② 高齢者では筋肉量の低下のため，血清クレアチニン値の異常を認めなくても腎機能が低下していることがあるため，なるべくクレアチニンクリアランスを用いる．

③ 正確な腎機能評価のためには，クレアチニンクリアランス測定が必要であるが，蓄尿を要するため，高齢者や認知機能低下患者では困難なことがある．その際には，Cockcroft-Gault 計算式による eGFR 算出が勧められるが，上述の通り筋肉量低下によるクレアチニン値低値により，見かけ上 eGFR が実際よりも高く推算されることに注意を要する．

＜Cockcroft-Gault 計算式＞

eGFR(mL/min)＝(140－年齢)×体重(kg) / (72×血清クレアチニン)

（女性は×0.85）

---

④ 加齢に伴い腎機能は低下し，特に基礎疾患がなくても慢性腎臓病（CKD）のレベルまで低下している例もあるため，注意が必要である．

⑤ 開頭術などに際して抗生剤や抗痙攣薬の予防投与を行う際には，腎機能に応じた投与量を決定し，術後には腎機能悪化がないか慎重に経過観察する．

2.7　糖尿病

① 加齢によるインスリン抵抗性とインスリン分泌不全により耐糖能は低下する．

② 評価方法：成人と同様であるが，以下の場合は厳重管理を要する．
　　ⅰ）空腹時血糖：＞140mg/dL
　　ⅱ）随時血糖：＞200mg/dL
　　ⅲ）HbA1c：＞7.0%
　　ⅳ）糖尿病網膜症あるいは微量アルブミン尿症の合併

③ 周術期には，創傷治癒遅延の原因となったり，誤嚥性肺炎など合併症の原因となったりするため，血糖管理は 150mg/dL を目標に厳重に行う．
　　ⅰ）食事量の安定まで：術前使用の経口糖尿病薬・インスリンを中止し，150～200mg/dL 以上のスライディングスケールを用いる．
　　ⅱ）食事量の安定後：術前使用の経口糖尿病薬・インスリンを再開し，しばらくの間は血糖測定チェックを継続する．

2.8　脱水と溢水

① 高齢者では，細胞内液量の減少により脱水傾向にある．

② 血管床減少，水分摂取減少により脱水となりやすい.

　四肢の皮膚・舌の水分充実性を確認する.

③ 逆に，過剰な補液や薬剤により容易に溢水となり，肺水腫や心不全を呈する.

　呼吸状態や胸部 X 線での肺水腫・心拡大の有無，CT/ エコーで下大静脈径の評価を行う.

④ 評価方法：

　ⅰ）水分出納をチェックする.

　ⅱ）四肢の皮膚・舌の水分充実性を確認する.

　ⅲ）胸部 X 線：肺水腫・心拡大の有無

　ⅳ）CT/ エコー：下大静脈径

　ⅴ）中心静脈カテーテル留置中：中心静脈圧

⑤ 高齢者における輸液管理

　ⅰ）投与水分量は，30mL/kg/日を基準とする.

　ⅱ）1 日尿量測定の上，

$$必要水分量（mL/日）＝尿量（mL/日）＋不感蒸泄量（15 ×体重 mL/日）$$
$$－代謝水（300mL）$$

　　　として計算する.

　ⅲ）食事・経管栄養を含めた水分摂取量から尿・便による排出量を引いた水分バランス（主に不感蒸泄量に当たる）を算出し，＋700〜＋900mL 程度で管理する．溢水になりやすい症例では，＋300〜＋500mL 程度で厳重に管理する.

2.9　電解質異常

① 高齢者において，電解質異常はよく遭遇する.
② 高齢者は，臨床症状を呈さないことも多く，注意して診療にあたる必要がある.
③ 低ナトリウム血症や低カリウム血症の頻度が高い.
④ 原因として薬剤性であることも多々あるので要注意.
⑤ SIADH が原因のこともある.

2.9.1　高ナトリウム血症

① 原因は，水分摂取不足，発熱，薬剤性が多い.
② BUN/Cr 比や Hct 上昇，尿酸値も参考となる.
③ 血糖の測定を忘れず，血液浸透圧も算出する.

2.9.2 低ナトリウム血症

① 原因は，塩分摂取不足，薬剤性，悪性腫瘍が多い．
② 倦怠感や精神神経症状の原因となる．
③ 鉱質コルチコイド（フロリネフ® 0.1mg 分 2）の投与で改善することもある．
④ 電解質補正は数日間〜1週間程度かけて行う（電解質の頻回チェック）．

2.9.3 低カリウム血症

① 原因は，薬剤性，経口摂取不足，消化管からの喪失が多い．
② 高齢者の全身脱力の原因となっていることもある．
③ フロセミドが原因の場合，K保持性利尿薬への切替・併用を行う．
④ 原因を特定できないことも多く，対症的にカリウムの補充を行う（血液検査による電解質をチェックしながら）．

2.10 低栄養

① 低栄養は，生命予後や機能予後に悪影響を及ぼすため，積極的に介入する．
② 評価方法：下記のような多項目で評価する．

ⅰ）BMI	＜18.5
ⅱ）血清総コレステロール	＜140mg/dL
ⅲ）血清アルブミン	+＜3.0g/dL
ⅳ）トランスサイレチン	＜10mg/dL
ⅴ）トランスフェリン	＜200mg/dL
ⅵ）ヘモグロビン	＜10.0g/dL
ⅶ）リンパ球数	＜1500/μL

③ 低栄養と判定し，経口摂取困難と判断した場合，早期に経鼻胃管による経管栄養を開始する．
④ 経管栄養時の注意
　　ⅰ）経管栄養開始時には，下痢や嘔気・嘔吐がみられることがある．
　　ⅱ）栄養液は1回あたり50ccまたは100ccから漸増し，栄養液をゆっくりと滴下すると下痢の発症が少ない．
　　ⅲ）それでも下痢を呈する場合には，栄養剤の変更や整腸剤の併用を考慮する．
　　ⅳ）長期絶食から再開する際には，グルタミン・食物繊維・オリゴ糖などで胃腸の状態を整えてから開始する．

⑤ 病態により，嘔気・嘔吐が強い場合や誤嚥リスクが高い場合などは，中心静脈からの高カロリー輸液を考慮する．

2.11 貧 血

① 高齢者の貧血は，進行が緩徐で貧血の症状が出にくいことが多い．
② 評価方法：ヘモグロビン値で $10\sim11g/dL$ 以下を貧血と考える．
③ 原因：高齢者においては，消化管悪性腫瘍，腎性貧血，VB_{12} 不足が多いが，脳神経外科診療においては，出血・補液による希釈，ストレス性消化管潰瘍を考慮する．
④ 高齢者は，脳卒中後や心筋梗塞後で抗血小板薬や抗凝固薬を内服していることも多く，貧血の進行を認めた場合には，便中ヒトヘモグロビン精密検査を2回以上行い，消化管出血の有無を確認する．消化管出血が疑われた場合には，可及的速やかに消化器内科専門医へコンサルトする．
⑤ 特に，くも膜下出血脳血管攣縮期や脳梗塞急性期の貧血は，若年者以上に頭蓋内の状態に影響する可能性が高く，的確に診断し，濃厚赤血球輸血など迅速な治療を行う．
⑥ 高齢者における急速な輸血は，腎不全，アレルギーなどの合併症を発症する頻度が高いので，Hb 値で $9.0g/dL$ を目標に1日 $200\sim400mL$ の濃厚赤血球輸血を行う．
1日 400mL 以上の輸血は心負荷・腎負荷となるので避ける．

2.12 動脈硬化

① 全身の動脈硬化を示す指標
　ⅰ）総頚動脈 IMT（内膜中膜複合体厚）：$>1.2mm$
　ⅱ）CAVI（Cardio Ankle Vascular Index）：>8
　ⅲ）ABI（Ankle Brachial Pressure Index）：<0.9
② 頭蓋内動脈の動脈硬化の評価
　ⅰ）MR Angiography：頭蓋内の動脈硬化の程度を推し量ることができる．
　ⅱ）CT Angiography：石灰化を含めた動脈硬化の有無を確認できる．
③ 動脈硬化の危険因子：高血圧症，脂質異常症，糖尿病，喫煙
④ 未破裂脳動脈瘤治療時の注意点
　ⅰ）開頭クリッピング時
　　・親動脈の動脈硬化が強い場合，クリップによる血管壁の損傷や周辺の正常血管閉塞に注意する．

・テンポラリークリップ使用は極力避け，使用する場合には短時間に留める．

ⅱ）血管内コイル塞栓術時

・動脈硬化により血管の屈曲・蛇行が強い場合が多い．

・病変部位に到達することが可能か大動脈などのアクセスルートを評価する必要がある．

2.13　脳小血管病

① 評価方法：
　ⅰ）FLAIR，T2WI：白質病変，皮質微小梗塞，脳萎縮の程度
　ⅱ）T2*：微小出血，限局型脳表ヘモジデローシス
② 程度の差はあるが加齢は上記病態に影響する．脳は若年者に比べ脆弱である．
③ 未破裂脳動脈瘤など開頭術治療時の注意点
　ⅰ）脳軟膜が弱く，脳損傷生じやすい：より脳に対する愛護的な操作を要する．
　ⅱ）脳の弾力性が乏しい：脳へらなどの脳の圧排を必要最低限とする．
　ⅲ）脳萎縮がある：術後，硬膜下血腫を発症しやすい．
　ⅳ）脳血管の動脈硬化：動脈は硬く，弾性に乏しい．

2.14　フレイル

① 何とか自立できているが，心身機能や生活環境において何かしら心もとない状態にある高齢者．
② 評価方法：Fried ら．以下の３つ以上に該当：フレイル，１つまたは２つ：プレフレイル．
　ⅰ）筋力低下
　ⅱ）倦怠感
　ⅲ）活動性の低下
　ⅳ）歩行速度の低下
　ⅴ）体重減少
③ フレイル高齢者では，恒常性を維持する機能が低下しており，入院生活中の合併症の発生，入院期間の延長の原因となり得る．
④ 全身管理にはより厳重な管理を要し，早期離床・早期退院を目指す必要がある．

2.15 せん妄

① 認知機能低下と環境変化がリスクとなる.
② 評価方法:

    ⅰ) MMSE や HDS-R などで認知機能をスクリーニングして,発症を予測する.

    ⅱ) 20 点以下でなくても,23〜25 点程度の軽度認知機能低下も要注意.

③ せん妄を惹起する薬剤（H_2 受容体拮抗薬,降圧薬,抗コリン薬,ステロイド）の中止可否を検討する.
④ 対症的薬物療法

    ・抗精神病薬が中心となる.

      ・リスペリドン 0.5mg〜

      ・クエチアピン 25mg〜:糖尿病患者禁忌

      ・オランザピン 2.5mg〜:糖尿病患者禁忌

    ・漢方の抑肝散は副作用も少なく使いやすい.症状により 2.5mg 1 日 2〜3 回

⑤ 術後の点滴やドレナージなどは最低限とし,早期離床を促す.特に慢性硬膜下血腫の穿頭血腫洗浄術の際は術中によく洗浄し,ドレナージを留置しないこと,または早期抜去を検討する.

3. 高齢者における薬物療法の注意点

3.1 高齢者における薬物療法の特徴

① 高齢者においては,薬物有害事象の発生頻度が高い.
② 高齢者の薬物有害事象は,重症化することが多い.
③ 多剤併用（polypharmacy）が多い.

3.2 薬物動態の加齢の影響

① 薬物吸収:加齢による影響は少ない.
② 薬物分布:細胞内水分が減少するため,水溶性薬物の血中濃度は上昇しやすくなる.脂肪量は増加するため,脂溶性薬物の血中濃度は低下するものの蓄積効果が出やすい.
③ 薬物代謝:肝血流,肝細胞機能低下により加齢とともに低下する.
④ 薬物排泄:腎血流量が低下するため,腎排泄型薬物の血中濃度は増加する.

3.3 高齢者の薬物療法の実際

① 多剤内服の場合，薬物相互作用を考慮しながら処方する．

② 腎機能や体重などから推奨投与量を決定することが重要であるが，高齢者では成人量の 1/3～1/2 量程度の少量から開始していくことも考慮する．

③ 高浸透圧利尿薬使用に際しての注意

  i ）高齢者では効果の発現が緩徐で作用時間は遅延する．

  ii ）グリセオール®を 2 倍程度の時間をかけて滴下する．

  iii ）血清 Na 値の上昇，血清 K 値の低下に注意する．

9. 下垂体ホルモン検査と補償療法

横山 林太郎, 大坊 雅彦

1. 下垂体ホルモン検査

1.1 目 的

- 最も基本的で重要なことは, ホルモン補償を行うかどうかの判定である. この判定のためには, 下垂体ホルモンの基礎分泌とフィードバック調整系全体として分泌機能検査を行う必要がある.
- 視床下部－下垂体系に発生する腫瘍の内分泌学的特性を明らかにするため.
- 治療として行われる手術, 放射線療法などの治療効果, 評価を行うため.

1.2 一般的注意事項

- 早朝安静時に採血を行う. ホルモン分泌には日内変動があり, 食事, 睡眠, 薬剤, 体位などの影響を受けるため, 採血条件に注意する.
- 血液検体には全血, 血清, 血漿があり, 測定項目により必要な検体が異なる. 採血管や採血後測定までの検体保存法が異なるため事前に確認する.
- 肘正中静脈に翼状針を留置し, 三方活栓を接続してヘパリン加生理食塩水入りシリンジと連結し, 凝固防止のためヘパリン加生理食塩水を少量注入しクランプする (図 9.1).
- 体位, 運動, 穿刺時の疼痛ストレスの影響を回避するため, 安静臥位 30 分以上経過後に採血する.
- ホルモン分泌に影響する薬剤の投与をあらかじめ中止しておく.
  下垂体後葉機能については, 「第Ⅲ章 17 節 水電解質異常－尿崩症, SIADH など」を参照のこと. 間脳下垂体機能障害に関する診断と治療については, 間脳下垂体機能障害に関する調査研究班の診断と治療の手引き, 日本内分泌学会のホームページに公開されている.
- ホルモン分泌機能検査は薬剤投与による副作用の可能性があり, 常に重大な副作

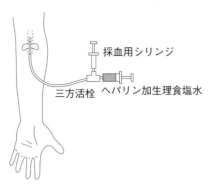

図 9.1 採血方法

用が起こり得る可能性を理解した上で検査を施行する必要がある．特に TRH 負荷試験による下垂体卒中やインスリン負荷試験による低血糖性昏睡など，重大な副作用をきたし得る検査は，必要性を十分検討し，患者への説明と同意を得た上で施行する．

1.3 下垂体ホルモンの基礎分泌と評価

1.3.1 プロラクチン（PRL）

入眠後に PRL の上昇がみられ，早朝起床時に高値を示す．視床下部からの PIF（PRL-release inhibiting factor，PRL 放出抑制因子：主にドーパミン）により DA2 ドーパミン受容体を介して抑制的に調節されている．複数回の測定で 20ng/mL 以上の場合，PRL 分泌過剰症と診断でき，100ng/mL 以上のときはプロラクチノーマがほぼ確実である．

1.3.2 成長ホルモン（GH）

GH は律動性に分泌され，入眠期に著明な分泌がみられる．視床下部からの GRH（GH releasing hormone）およびソマトスタチン（somatostatin）により制御されている．GH の成長促進作用はインスリン様成長因子-I（insulin-like growth factor-I，IGF-I：ソマトメジン C）を介して行われる．IGF-I は主に肝臓由来で，GRH および GH の分泌を抑制する．日内変動がなく先行する 24 時間の GH の分泌総量と相関する．年齢，性別により正常範囲が異なる．肝機能障害では低値となる．

IGF 結合蛋白（IGFBP）-3 も GH 依存性があり GH 分泌の指標となる．

成長ホルモンは成長促進作用のほかに，水電解質，蛋白，糖，脂質，骨代謝さらに免疫系など多彩な作用を持つことが明らかとなってきた．

1.3.3 副腎皮質刺激ホルモン（ACTH），コルチゾール

早朝に高く，午後から深夜にかけて低下する日内変動をしている．さらに，ACTH，コルチゾールは持続的に分泌されるのではなく，1日10数回の波をもって間欠的に分泌されている．そのため，ACTHの基礎値の単回の測定は下垂体予備能の信用のおける指標とはならない．

1.3.4 甲状腺刺激ホルモン（TSH）

食事，運動などで影響されない．視床下部のTRHにより分泌が促進され，遊離型甲状腺ホルモンにより抑制される．甲状腺疾患がなく，甲状腺機能検査［遊離トリヨードサイロニン（free T3），遊離サイロキシン（free T4）］において正常の場合は，TSH分泌は十分であると考えられる．

1.3.5 ゴナドトロピン（LH，FSH）

ゴナドトロピンの評価において，標的内分泌腺の検査が必要であり，男子ではテストステロン，女子ではエストロゲン，プロゲステロンの測定が性腺機能低下の診断に役立つ．女性では血中LH，FSHは性周期により大きな変動を示すため，解釈は複雑である．

1.4 ホルモン検査の選択

1.4.1 刺激試験（表9.1）

下垂体障害では間脳および下垂体に対する刺激試験の両者に低反応を示す．間脳

表9.1 下垂体前葉ホルモン刺激試験

ホルモン	刺激部位	
	間 脳	下垂体
PRL	メトクロプラミド負荷試験	TRH 試験
GH	インスリン負荷試験，アルギニン負荷試験，L-DOPA 負荷試験，グルカゴン負荷試験，GHRP-2 負荷試験	
ACTH	インスリン負荷試験	CRH 試験，DDAVP 試験
TSH		TRH 試験
LH，FSH		LHRH 試験

障害では間脳刺激試験には反応しないが，下垂体への刺激試験では遅延，低反応を示す．

1.4.2 抑制試験（表9.2）

主にホルモン産生腫瘍の診断の目的で行われる．

表9.2 下垂体前葉ホルモン抑制試験

ホルモン	抑制試験
PRL	ブロモクリプチン試験
GH	ブドウ糖負荷試験
ACTH	デキサメタゾン負荷試験

＜ホルモン同時負荷試験＞

ホルモン検査の時間的余裕がない場合や，スクリーニングとして下垂体機能検査をする場合には，同時負荷が有用である．TRH，LHRH，インスリンの同時負荷あるいはTRH，LHRH，CRHの同時負荷．さらにこの三者負荷試験にアルギニン負荷試験（別の日に実施）を行うことで，下垂体前葉機能をひととおり検査できる．GRH負荷試験はGHの反応性に年齢や個人による差が大きく，再現性が乏しい．

1.5 下垂体ホルモン分泌機能検査

1.5.1 TRH負荷試験

① 原理：下垂体への直接作用．
② 方法：TRH 500μg（200～250μg※）を静注する．前，30，60，90，120分後に採血，GH，TSH，PRLを測定する．
   ※嚢胞変性を伴う下垂体腫瘍ではTRH負荷を契機に下垂体卒中を発症する例が報告されていることから，近年はTRH投与量を200～250μgに減じて行われることが多い．
③ 判定：GHが前値の2倍以上に増加した場合は奇異反応とする．PRLが正常では前値の2倍以上，あるいは30ng/mL以上に上昇する．頂値が前値の2倍未満でプロラクチノーマの可能性あり．

1.5.2　メトクロプラミド（プリンペラン®）試験

① 原理：ドーパミン受容体をブロックし，PRL の分泌を刺激する．
② 方法：プリンペラン®10mg を静注する．前，15，30，60，90，120 分後に採血，PRL を測定する．
③ 判定：PRL 頂値が前値の 2 倍以上の増加を正常反応とする．プロラクチノーマでは低〜無反応を示す．

1.5.3　インスリン負荷試験

① 原理：低血糖により視床下部を介して GH，ACTH の分泌が刺激される．
② 方法：レギュラーインスリン 0.1 単位/kg（副腎不全患者では 0.05 単位/kg）を静注し，前，30，60，（90）分後に GH，ACTH，コルチゾール，血糖を測定する．
③ 判定：GH 頂値が 3ng/mL 以上になった場合に正常反応とする．ACTH 頂値が前値の 2 倍以上，コルチゾール頂値が 15μg/dL 以上に増加した場合に正常反応とする．血糖が 50mg/dL 以下，または前値の 1/2 以下に下降した場合に有効刺激とする．

1.5.4　GHRH 負荷試験

① 原理：下垂体の GH 分泌細胞を直接刺激し，GH 分泌を促進する．
② 方法：GHRH 100μg を静注し，前，30，60，（90），（120）分後に採血し，GH を測定する．
③ 判定：GH 頂値が 3ng/mL 以上に増加した場合を正常反応とする．本試験は GH の反応性に個人差が大きく，同一被験者での再現性もあまり高くなく，GH 分泌不全症自体の診断的価値は低い．

1.5.5　CRH 負荷試験

① 原理：ACTH 産生細胞の CRH レセプターを介した ACTH 分泌刺激作用．
② 方法：CRH 100μg を静注し，前，30，60，90 分後に採血し，ACTH，コルチゾールを測定する．
③ 判定：ACTH，コルチゾールともに前値の 2 倍以上の反応を示す．クッシング病では，過剰反応を示す．副腎腺腫では，ACTH は低値のままで反応はみられない．異所性 ACTH 産生腫瘍においても無反応である．

1.5.6 LHRH 負荷試験

① 原理：LHRH は下垂体細胞を直接刺激して，LH および FSH の分泌を促進する．
② 方法：LHRH 100μg を静注し，前，30，60，90 分後に採血する．
③ 判定：健常者では，LH 頂値は前値の 5〜10 倍，FSH 頂値は前値の 1.5〜2.5 倍となる．下垂体性性腺機能低下症では LH と FSH の基礎値はともに低値〜正常，LH 頂値は前値の 5 倍以下，FSH 頂値は前値の 1.5 倍以下となる．視床下部性は頂値が後ろにずれる遅延反応を示す．

1.5.7 アルギニン負荷試験

① 原理：視床下部のソマトスタチン分泌抑制を介して GH 分泌を促進する．
② 方法：アルギニン 5mL/kg（最高 300mL）を 30 分かけて点滴静注する．前，30，60，90，（120），（150）分後に採血し，GH を測定する．
③ 判定：健常者では，成人では GH 頂値が 3ng/mL 以上，小児では 6ng/mL 以上となる．

1.5.8 L−ドーパ負荷試験

① 原理：視床下部のドーパミン受容体に結合し，GRH を介して GH 分泌を促進する．
② 方法：L−ドーパ（ドパストン®）500mg を経口投与し，前，30，60，90，120 分後に採血し，GH を測定する．
③ 判定：GH 頂値が 5ng/mL 以上を正常反応とする．

1.5.9 グルカゴン負荷試験

① 原理：グルカゴンにより血糖値が一時的に上昇し，その後，反応性の低血糖となり，この刺激により視床下部を介して GH 分泌が刺激される．
② 方法：グルカゴン 1mg を筋注する．前，60，90，120，150，180 分後に採血し，GH，血糖を測定する．
③ 判定：GH 頂値が 5ng/mL 以上を正常反応とする．

1.5.10 GHRP−2 負荷試験

① 原理：成長ホルモン分泌刺激物質（GHS）受容体に結合し，視床下部を介して GH 分泌を促進させる．
② 方法：GHRP 100μg を生食 10mL に溶解し，約 30 秒かけて緩徐に静注する．前，

15，30，45，(60) 分後に採血し，GH を測定する．

③ 判定：GH 頂値が 9ng/mL 以上を正常反応とする．

1.5.11 DDAVP 試験

① 原理：下垂体 ACTH 産生細胞を発現している V1b 受容体に DDAVP が結合して，ACTH 分泌を促進する．

② 方法：DDAVP 4μg（デスモプレシン注®）を静注し，前，(15)，30，60，90，120 分後に採血し，ACTH とコルチゾールを測定する．

③ 判定：健常者やクッシング病以外のクッシング症候群では増加反応が見られないが，クッシング病では ACTH 頂値が前値の 1.5 倍以上の増加反応がみられる．

1.5.12 ブロモクリプチン負荷試験

① 原理：外因性のドパミンアゴニストにより，D_2 受容体を介して PRL 産生が抑制される．

② 方法：パーロデル®1 錠（2.5mg）を内服し，60 分ごとに 6 時間まで採血し，PRL を測定する．

③ 判定：PRL が前値の 1/2 以下に減少した場合，本剤は有効と判定する．

1.5.13 ブドウ糖負荷試験

① 原理：視床下部のブドウ糖受容体を介して GH 分泌を抑制する．

② 方法：ブドウ糖 75g（トレーラン G®）を経口投与し，前，30，60，120 分後に採血し，GH と血糖を測定する．

③ 判定：正常では，GH が 1ng/mL 未満に抑制される．空腹時血糖が 200mg/mL 以上の糖尿病を合併している症例では行わない．

1.5.14 デキサメタゾン抑制試験

① 原理：デキサメタゾン投与により，negative feedback を介して ACTH の分泌を抑制する．

[一晩少量デキサメタゾン抑制試験]

② 方法：前日深夜にデキサメタゾン 0.5mg を経口投与し，翌日の早朝空腹時に採血し，ACTH，コルチゾールを測定する．

③ 判定：コルチゾールが 5μg/dL 未満でクッシング病は否定できる．抑制されなければ，大量デキサメタゾン抑制試験で確定診断検査を行う．

[一晩大量デキサメタゾン抑制試験]

② 方法：前日深夜にデキサメタゾン 8mg を経口投与し，翌日の早朝空腹時に採血し，ACTH，コルチゾールを測定する．

③ 判定：クッシング病では，前値の 1/2 以下に抑制される．異所性 ACTH 症候群では抑制されない．

2. ホルモン補償療法

2.1 副腎皮質ホルモン

術前より副腎皮質不全が認められる場合には，ヒドロコルチゾン 20〜30mg/日を手術の 2〜3 日前から投与する．その他の場合には，術直前に 100mg を点滴静注し，その後 12 時間ごとに 100mg を手術の翌々日まで投与し，その後急速に減量する．術前に副腎皮質機能が正常であれば，術後のホルモン補償は多くの場合不要である．術前より副腎皮質不全が認められる場合には 10〜30mg/日の経口投与とする．維持量は尿中 17-OHCS（17-ヒドロキシコルチコステロイド）や血中コルチゾールの値を目安として決定する．通常は朝夕の 2 回に 2：1 の割合で投与する．手術，感染，ストレス時には通常の 3〜5 倍に増量する．

2.2 甲状腺ホルモン

T4 製剤（チラーヂン S®）を比較的少量（25μg）から開始し，1〜2 週間の間隔で徐々に増量して維持量とする．free T3，free T4 を正常域内にコントロールする．TSH 値はホルモン補充の目安とはならない．1 日投与量としてはサイロキシン 50〜150μg となる．

T4 はコルチゾールの代謝を促進するので，副腎不全を伴っている場合には，副腎皮質ホルモンの補償を 2〜3 週間先行させる必要がある．治療を急ぐ場合には，T3 製剤（チロナミン®）を使用する．

2.3 成長ホルモン

GH は下垂体手術や放射線治療後に最も欠乏が生じやすいホルモンである．2006年 4 月から成長ホルモン補充が成人に対しても保険適用となった．間脳下垂体機能調査研究班の「成人成長ホルモン分泌不全症の診断の手引き」において重症と診断

された患者が治療対象となる．つまり，

1) 小児期発症では成長障害を伴うこと
2) 易疲労感，スタミナ低下，集中力低下などの臨床症状
3) 皮膚の乾燥と菲薄化，体毛の柔軟化，体脂肪の増加などの理学所見
4) 頭蓋内器質性疾患の合併ないし既往歴があること

が重要である．さらに成長ホルモン分泌刺激試験を行い，GH 分泌低下を確認する．インスリン負荷試験，アルギニン負荷試験，L-ドーパ負荷試験，グルカゴン負荷試験において頂値が 1.8ng/mL 以下，GHRP-2 負荷試験では頂値が 9ng/mL 以下のとき，このうち 2 種類以上の検査で GH 分泌低下が認められたとき，重症成人成長ホルモン分泌不全症と診断する．

　器質性疾患により下垂体が障害されている場合で，GH を含め複数の下垂体ホルモン分泌が低下している場合は，GH 分泌刺激試験は 1 種類でよい．

　毎日就寝前に GH を皮下注射する．GH 投与は少量（3μg/kg 体重/日）から開始し，臨床症状，血中 IGF-I 値をみながら 4 週間単位で増量する．IGF-I 値が年齢・性別基準範囲内に保たれるように量を調節する．GH 投与上限は 1mg/日とする．

　副作用は GH の体液貯留作用による浮腫，関節痛，筋肉痛，手根管症候群などが認められることがある．悪性腫瘍のある患者，糖尿病患者，妊娠または妊娠している可能性のある女性は禁忌である．

2.4　ゴナドトロピン

　性ホルモンによる補償療法，ゴナドトロピン療法などがあるが，その方法は複雑なため，婦人科医，泌尿器科医と協力して行うのがよい．

　以下にその概略を述べる．

2.4.1　性ホルモンによる治療

　男女とも挙児を希望しない場合は，男性ではテストステロンの筋注を行う．女性では，FSH，LH の単独投与あるいは両者の組み合わせによるカウフマン療法が行われる．

2.4.2　ゴナドトロピン療法

　男女とも挙児を希望する場合は，HCG-HMG 療法を行う．男性では HCG は Leydig 細胞を刺激してテストステロン分泌を促進し，HMG は精子形成作用を有する．女性では，HCG により排卵誘発黄体機能の継続を行い，HMG で卵胞の発育が促進される．

2.4.3 LH–RH による治療

視床下部障害による続発性性腺機能低下症では，LH–RH の 2 時間ごとの間欠投与が行われる．

3. 内分泌緊急症

3.1 副腎クリーゼ

3.1.1 概要

副腎クリーゼ（急性副腎不全症）は，急激な糖質コルチコイドの絶対的または相対的な欠乏により，循環不全をきたす致死的病態であり，内分泌緊急症を代表する疾患の 1 つである．

症状としては，全身倦怠感，消化器症状，発熱など，自他覚症状や所見の特異性に比較的乏しく，診断に難渋する場合も少なくない．病態や成因などは他成書を参考にしていただきたいが，脳神経外科の診療においては，慢性副腎不全症患者に種々のストレス（手術，感染，外傷など）が加わり，ステロイド需要量が増加した場合や，長期服用中のステロイド薬が不適切に減量・中止された場合に遭遇する可能性が考えられる．

3.1.2 診断と治療

本症が疑われれば，ACTH，コルチゾールの測定検体を採取後，躊躇なく治療を開始する．ストレス下の随時血中コルチゾール値が 3～5 μg/dL 未満であれば副腎不全症を強く疑う．

副腎クリーゼの代表的な治療法を以下に示す．

1）心機能監視下に 1000mL/ 時で生理食塩水を点滴静注（生理食塩水の投与量は，年齢や病態を考慮して判断する）．

2）ヒドロコルチゾン 100mg 静注後，5% ブドウ糖液中に 100～200mg のヒドロコルチゾンを混注し，24 時間で点滴静注．または 25～50mg のヒドロコルチゾンを 6 時間ごとに静注する．

文 献

成瀬光栄 他編：内分泌機能検査実施マニュアル　改訂第 2 版，診断と治療社，東京（2011）．
成瀬光栄 他編：内分泌代謝専門医ガイドブック　改訂第 4 版，診断と治療社，東京（2016）．
佐伯直勝 編：脳神経外科エキスパート間脳下垂体，中外医学社，東京（2008）．
柳瀬敏彦 他：急性副腎不全（副腎クリーゼ）．日本内科学会雑誌 105：640-646（2016）．

10. 脳神経外科領域での輸液・栄養管理

栗原 伴佳

1. 脳神経外科領域での輸液

1.1 脳神経外科領域での輸液の原則

　　従来脳神経外科領域では脳浮腫や頭蓋内圧亢進との関係から体液管理は水分不足気味（dry side）で管理することが原則とされてきた．しかし最近では「正常循環血液量，等張性，等膠質性」を原則とすることに変化してきている．単純な dry side での管理は循環系の合併症をきたし，かえって脳循環を悪化させ，予後の悪化をきたす．

1.2 脳血液関門の役割

　　脳毛細血管では周囲をアストロサイトで囲まれ，特異的に限られた物質が脳内に運ばれる機能「脳血液関門」を有している（岡田 2014；小澤 他 2015a）．O_2，CO_2，水などは脳血液関門を通過できるが，グルコースやアミノ酸，電解質などの脳に必要とされる物質は脳内に選択的に輸送され，蛋白質などそれ以外の物質は通過できない（小澤 他 2015a. b）．そのため，血液の組成に大きな変動があっても脳脊髄液の組成には影響を与えない．また，脳神経系に対して毒性を示す物質の脳脊髄液への侵入も防がれている（小澤 他 2015c）．

1.3 脳浮腫の発生とその治療

　　脳虚血，中枢神経系の感染症，脱髄疾患，脳腫瘍，脳症などでは血液脳関門の破綻が生じて，水分，イオン類，糖，アミノ酸，蛋白質などの透過性が変化し，脳浮腫を呈する．
　　脳浮腫のうち血管性浮腫と呼ばれるものは，血液脳関門が破綻して透過性が亢進

し，血管内の水や血漿成分が細胞外腔へ漏出する（伊藤 他 1985）．これに対して，マンニトールやグルセオールなどの浸透圧利尿薬は血管外に流出せず，組織浸透圧よりも高い血漿浸透圧を形成し，血管内に水を引き込み，脳浮腫を改善させる（越川 1985）．

2. 輸液の開始から維持までの実際

2.1 輸液の開始

- 患者が搬入されデータがそろっていないときは身体所見を十分に観察した後，まず細胞外液に類似した酢酸リンゲル液，乳酸リンゲル液あるいは重炭酸リンゲル液にて輸液ルートを確保し，キープ程度の速度で輸液を開始し，その間にCTやMRIなどを行う．
- 診断が確定し，血液検査データが出て，利尿が確認できたらデータに基づき維持輸液および是正輸液へと移行する．
- 検査データに異常がなく，胸部X線写真で心不全兆候が認められず発症前の栄養状態が良好と思われる症例では，数日間は維持電解質輸液のみで問題は生じない．

2.2 維持輸液

目的は水分，電解質，栄養，ビタミンの補充となる．以下は1日の各々の必要量である．

2.2.1 水分の補充量

尿中に浸透圧物質を排泄するための最低水分	800〜1300mL
不感蒸泄	900mL
便中排泄	100mL
代謝による産生される水分	300mL
合　計	1500〜2000mL

簡易的に，必要水分量（mL）＝30〜40（mL）×現在の体重（kg）としてよい．

計算式により決定した水分量を漫然と投与するのではなく，モニタリングを行いながら病態に応じて加減することが重要である．

2.2.2　電解質の必要量

1日あたりの必要量は，NaCl 8〜12g（100〜150mEq），K 40〜80mEq である．

2.2.3　カロリーの補充量

維持輸液では蛋白異化を最低限にするために1日あたり最低でもブドウ糖で100〜150g が必要である．

2.2.4　ビタミンの補充量

1週間以内であれば通常では不足は生じないが，水溶性ビタミン（ビタミンB群，ナイアシン，パントテン酸，葉酸，ビオチン）などは半減期が短いので，短期的維持輸液でも投与する．

これらを勘案すると，通常成人1日あたり水分2000mL，NaCl 100〜150mEq，K 40〜80mEq，ブドウ糖100〜150g が必要である（林 2009）．

2.3　是正輸液

是正する対象は水分と電解質であることがほとんどである．

2.3.1　脱水の是正

a．症　状
皮膚 turgor 低下，口腔粘膜乾燥，眼球陥凹，バイタルサインの変化．

b．検査所見
ヘマトクリット値上昇，尿 Na・Cl 20mEq 以下，血清浸透圧（正常 275〜290mOsm/kgH$_2$O）の上昇．

c．水分欠乏量の推定式
Na 濃度から

$$水分欠乏 (L) = 健常時体重 (kg) × 体液分布率 (男 0.6, 女 0.5) × [(血清 Na 濃度 - 140)/140]$$

血漿浸透圧から

$$水分欠乏量 (L) = 健常時体重 (kg) × 体液分布率 (男 0.6, 女 0.5) × [1 - 300 / 現在の血漿浸透圧 (mOsm)]$$

ヘマトクリット値から

血漿欠乏量（L）＝健常時体重× 0.2 ×［測定時 Ht（%）/ 健常時 Ht（%）－1］

d. 水分是正における輸液速度

輸液速度（mL/日）＝維持輸液量＋推定欠乏量×安全係数（1/2～1/3）

輸液開始後は尿量，バイタルサイン，できれば体重をモニタし，輸液速度を適宜調整する．

2.3.2　高 Na 血症の是正

・高 Na 血症：一般に脱水によることが多い．
・細胞外液量正常～減少：脱水による．
・細胞外液量増加：原発性アルドステロン症，Na 過剰摂取・投与による．

a. 是正液の種類

・脱水のみの場合：5%ブドウ糖液．
・脱水に Na 欠乏を伴う場合：0.9%または 0.45%NaCl 液．

b. 補正の速度

・1 日 10～15mEq/L 以内とする．
・水分欠乏量の 1/2 を最初の 1 日で補正し，その後 2～3 日で正常値へ補正する．急速に補正すると脳細胞内に水分が移動し，脳浮腫を生じるので禁忌．
・6 時間ごとに Na 値をモニタしながら補正速度を調節する．

c. 補正量

Δ Na＝［輸液中（Na＋K）－血清 Na］/TBW＋1

ここに，Δ Na：ある輸液投与後の血清 Na 濃度変化，TBW：total body water（体重×体液分布率）．

《例》体重 60kg（TBL36L），血清 Na 160 の患者を 5%ブドウ糖液で補正し Na 濃度を 0.5mEq/L/h で下げるには

体液減少量＝60×0.6×（160/140－1）＝5.1L

Na 濃度比（0－160）/（36＋1）＝－4.3mEq/L

したがって，0.5/4.3＝0.116L/h＝116mL/h で補正する．

2.3.3 低 Na 血症の是正

・脱水を伴う場合：腎からの喪失（利尿剤の過剰投与），下痢，火傷，CSWS（cerebral salt wasting syndrome）.
・脱水を伴わない場合：SIADH（syndrome of inappropriate secretion of ADH），副腎不全，心不全，肝不全，腎不全.

a. 補正の原則

・短時間で低 Na 血症をきたし中枢神経症状を伴う場合：急速補正.
・慢性にて低 Na 血症をきたしている場合：緩徐補正.

b. 急速補正

まずは 1 日で Na 値 125mEq/L 目標に，
・Na 欠乏量の計算：体重（kg）×体液分布率（男 0.6，女 0.5）×[125−血清 Na（mEq/L）]
・まず 3% または 5%NaCl にて NaCl を投与し症状の改善を試みる.
・補正速度は通常 0.5mEq/L/h とする．最大でも 1〜2mEq/L/h を超えないよう，かつ 8〜12mEq/L/ 日を超えないように補正し（柴垣 2007），頻回にモニタする．これ以上の補正速度では橋中心髄鞘崩壊症（central pontine myelinolysis）をきたす.
・血清 Na 値が 125mEq まで回復したら後は 1 日から 2 日かけて残りの Na 欠乏量を 3%NaCl で補正する.

＜中枢神経系の異常に起因する低 Na 血症＞

Syndrome of inappropriate secretion of ADH（SIADH）と cerebral salt wasting syndrome（CSWS）（表 10.1）は，同じように中枢神経系の異常で低 Na 血症を呈し，臨床上鑑別が難しい．しかし水分および電解質に関わる病態はまったく異なり，治療方法も正反対となるため注意深い鑑別を要する.

表 10.1 SIADH と CSWS の鑑別点

	CSWS	SIADH
循環血漿量	↓	→〜↑
脱水症状	あり	なし
中心静脈圧	↓	→〜↑
血清 Na 濃度	↓	↓
尿中 Na 濃度	↑↑	↑
血清浸透圧	↓〜正常	↓
血清 BUN/Cre 比	↑	→〜↓
治療	生食＆鉱質ステロイド投与	水制限

病態の相違は SIADH が水分貯留による希釈性低 Na 血症であるのに対し，CSWS は尿中の Na 排泄と水分の両者の過剰排泄（しかも Na 排泄＞水分排泄）による低 Na 血症である．そのため SIADH では治療として水分制限が選択されるが，CSWS では欠乏した水分と Na 両者を補充することが必要となる．したがって，CSWS を SIADH と間違えて水分制限すると脱水が進行する．
・SIADH の治療：水分制限．
・CSWS の治療：水分補充と Na 補充，高張食塩水または食塩の経口投与，酢酸フルドロコルチゾン（フロリネフ®）投与［1 錠（0.1mg）/日］．
　静脈投与では volume expansion と連続的尿中 Na 排泄を生じるので，できる限り経口投与がよいという報告がある（Cole 2004；大隣 2005）．

3.　栄養の管理

3.1　エネルギー必要量の計算

　以下に示す Long の式で計算される．

　1 日のエネルギー必要量＝基礎エネルギー消費量×活動係数×ストレス係数

　ここに，基礎エネルギー消費量（basal energy expenditure，BEE）は次の計算式（Harris-Benedict の式）で算出される．
　男性：BEE（kcal/日）＝66.47＋［13.75×体重（kg）］＋［5.0×身長（cm）−6.75×年齢］
　女性：BEE（kcal/日）＝66.51＋［9.56×体重（kg）］＋［1.85×身長（cm）−4.68×年齢］
　活動係数は表 10.2 を参照．ストレス係数は表 10.3 を参照．代謝ストレス下の患者のエネルギー必要量は簡易的に 25〜30kcal/日としてよい．

表 10.2　活動係数

	寝たきり（安静）	寝たきり（覚醒）	ベッド上（安静）	ベッド外活動
活動係数	1	1.1	1.2	1.3〜1.4

表 10.3　ストレス係数

	術後（合併症なし）	感染症	多発外傷	頭部外傷	多臓器不全
ストレス係数	1.0	1.2〜1.6	1.2〜1.4	1.6	1.2〜1.4

3.2 必要な栄養素とその割合

- 炭水化物（4kcal/g）：50〜60％
- 蛋白（4kcal/g）：15〜20％
- 脂肪（9kcal/g）：25〜30％
- 水分，電解質，ビタミン，微量元素

3.3 各栄養素ごとの投与量計算

基本的にはまず蛋白の投与量を決め，次いで脂質の投与量を決めた後，残りを炭水化物に割り当てる．

3.3.1 蛋白の必要量の計算（おおむね全体の 15〜20％）

① 蛋白必要量＝（エネルギー必要量÷C/N）×6.25
C/N は総エネルギー量／窒素含量のことで，一般に 150〜200 になるように設定する．
② 簡易式：蛋白必要量＝0.6〜1.0（g/kg/日）×現体重（kg）
代謝更新時：蛋白必要量＝1.2〜2.0（g/kg/日）×現体重（kg）
軽度亢進は 1.2，高度亢進は 2.0．
③ 計算された蛋白量×4＝蛋白のエネルギー量

3.3.2 脂質の必要量と投与速度

- 通常，総エネルギーの 25〜30％．総量で 2.5g/kg を超えない．
- 投与速度は 0.1g/kg/h 以下の速度が望ましい（日本静脈経腸栄養学会ガイドラインより．イントラリポス添付文書では 0.33g/kg/h）．
- 脂肪製剤は 10％製剤では 1kcal/mL，20％製剤では 2kcal/mL に調整されている．
- 脳外科領域で頻用されるプロポフォールは脂肪として 1.1kcal/mL を含むため，10mL/h で持続投与すると 110kcal/h すなわち 264kcal/日の投与量で注意が必要．

3.3.3 炭水化物の投与量

炭水化物の必要量（g）＝［エネルギー必要量（kcal）−蛋白必要量（g）× 4（kcal）
−脂質必要量（g）×9（kcal）］/4

3.3.4　ビタミンの必要量

　一般に総合ビタミン剤が多く市販されているが，これらを１日１本用いるとほぼ過不足はない．「日本人の食事摂取基準」（厚生労働省 2015 年）を参照．

3.3.5　水分，電解質の必要量

　2.2　「維持輸液」を参照．

4.　栄養の投与経路

　① 経口投与：意識清明で，咀嚼・嚥下に障害のない場合
　② 経腸投与：意識障害や嚥下に問題のある場合
　③ 経静脈投与：消化管から栄養投与が不可能な場合

4.1　一般的な栄養管理の原則

　・消化管に問題がなければ急性期を過ぎたら経口もしくは経腸栄養を開始する．
　・栄養投与は緊急的に必要になるものではないので，脳外科急性期の患者の場合，血行動態などのバイタルサインが安定してから開始する．
　・直ちに手術が必要ない患者でも，病態の変化によっては数日以内に手術の可能がある場合は消化管の中は空にしておく．
　・急性期は頭蓋内圧亢進により嘔吐を生じることも多く，これによる嚥下性肺炎のリスクを考え経腸・経口投与は慎重にする．

4.2　経静脈投与

　消化管を使わずに輸液で栄養投与する方法．長期にわたり栄養は投与できるが，消化管内にまったく栄養が投与されずに長期間経過すると bacterial translocation が生じる．

4.2.1　末梢静脈栄養（peripheral parenteral nutrition：PPN）

　末梢静脈からの栄養投与．
　・短期間の栄養補給に適する（１週間から 10 日くらいまで）．

Ⅲ. 術前，術後に関する事項

・中心静脈路を確保する必要がなく簡便で，炭水化物，蛋白，脂質，ビタミンなど
が投与可能である．
・投与可能エネルギーは最大で1300kcal程度まで．
・現在ではPPN用に各種アミノ酸加総合電解質液が種々市販されており，これら
を用いると便利である（表10.4）．
・グルコースとアミノ酸の混合によるメイラード反応や混合操作による輸液の汚染

表10.4　低濃度糖加電解質アミノ酸液

	Na (mEq/L)	K (mEq/L)	糖質濃度 (%)	総遊離アミノ酸量 (g/L)	NPC/N	総窒素量 (g/L)	総熱量 (kcal/L)	浸透圧比	ビタミンB1 (mg/L)
アミカリック	30	25	7.5	27.5	70	4.3	410	約3	
アミノフリード	35	20	7.5	30	64	4.7	420	約3	
ビーフリード	35	20	7.5	30	64	4.7	420	約3	1.92
アミグランド	35	20	7.5	30	64	4.7	420	約3	2

輸液製剤協議会HP　組成表より一部改編

表10.5　TPNキット製剤

		液量 (mL)	mEq/袋							
			Na$^+$	K$^+$	Mg^{2+}	Ca^{2+}	Cl$^+$	SO$_4^{2-}$	Ace$^-$	Glu$^-$
ダブルバッグ	ピーエヌツイン1号輸液	1000	50	30	6	8	50	6	34	8
	ピーエヌツイン2号輸液	1100	50	30	6	8	50	6	40	8
	ピーエヌツイン3号輸液	1200	51	30	6	8	50	6	46	8
トリプルバッグ (総合ビタミン配合)	ネオパレン1号輸液	1000	50	22	4	4	50	4	47	−
		1500	75	33	6	6	75	6	71	−
		2000	100	44	8	8	100	8	95	−
	ネオパレン2号輸液	1000	50	27	5	5	50	5	53	−
		1500	75	41	7.5	7.6	75	8	80	−
		2000	100	54	10	10	100	10	107	−
	フルカリック1号輸液	903	50	30	10	8.5	49	−	11.9	8.5
		1354.5	75	45	15	12.8	73.5	−	17.9	12.8
	フルカリック2号輸液	1003	50	30	10	8.5	49	−	11.9	8.5
		1504.5	75	45	15	12.8	73.5	−	17.9	12.8
	フルカリック3号輸液	1103	50	30	10	8.5	49	−	11.9	8.5
クワッドバッグ (総合ビタミン・微量元素液配合)	エルネオパNF1号輸液	1000	50	22	4	4	50	4	39	−
		1500	75	33	6	6	75	6	58	−
		2000	100	44	8	8	100	8	78	−
	エルネオパNF2号輸液	1000	50	27	5	5	50	5	48	−
		1500	75	41	7.5	7.6	75	8	72	−
		2000	100	54	10	10	100	10	96	−

輸液製剤協議会HP　組成表より一部改編

10. 脳神経外科領域での輸液・栄養管理　　**157**

を防ぐダブルバック製剤が一般的である．商品によりビタミンB1や微量元素を含有するものがる（丹黒2007）．

・〈Ex〉ビーフリード®輸液2000mL＋イントラリポス®輸液250mLで約1040kcalとなる．

4.2.2　完全静脈栄養（total parenteral nutrition：TPN）

中心静脈からの栄養投与．

・長期にわたり経腸栄養が不可能な症例に施行する．

・高浸透圧の製剤を投与するため中心静脈カテーテルを留置して投与する．

・現在TPN用のキット製剤が種々市販されている．ダブルバッグ，トリプルバッグ，クワッドバッグがあり，感染予防，ビタミン・微量元素投与忘れ防止，操作の簡便さからも有用である（エルネオパNF輸液インタビューフォーム）（表10.5）．

$L\text{-}Lac^-$	Cit^{3-}	Suc^{2-}	mmol/袋 P	μmol/袋 Zn	糖質 (g/袋)	総遊離アミノ酸 (g/袋)	NPC/N	窒素量 (g/袋)	熱量 (kcal/袋)	浸透圧比
−	−	−	8	20	G120	20	158	3.04	560	約4
−	−	−	8	20	G180	30	158	4.56	840	約5
−	−	−	8	20	G250.4	40	164	6.08	1160	約7
−	4	−	5	20	G120	20	153	3.13	560	約4
−	6	−	7.6	30	G180	30	153	4.70	840	約4
−	7	−	10	40	G240	40	153	6.27	1120	約4
−	12	12	6	20	G175	30	149	4.70	820	約5
−	18	18	9	30	G262.5	45	149	7.05	1230	約5
−	23	24	12	40	G350	60	149	9.40	1640	約5
30	−	−	250mg	20	G120	20	154	3.12	560	約4
45	−	−	375mg	30	G180	30	154	4.68	840	約4
30	−	−	250mg	30	G175	30	150	4.68	820	約4
45	−	−	375mg	45	G262.5	45	150	7.02	1230	約5
30	−	−	250mg	40	G250	40	160	6.24	1160	約6
11	8	−	5	30	G120	20	153	3.13	560	約4
17	11	−	7.6	45	G180	30	153	4.70	840	約4
23	15	−	10	60	G240	40	153	6.27	1120	約4
14	12	−	6	30	G175	30	149	4.70	820	約5
21	18	−	9	45	G262.5	45	149	7.05	1230	約5
28	24	−	12	60	G350	60	149	9.40	1640	約5

4.3 経腸栄養 (enteral nutrition：EN)

経口摂取と経管栄養があるが，ここでは経管栄養について述べる.

咀嚼や嚥下に障害があるが，消化管機能は問題のない患者が適応となる. 投与経路として，

・経口食道経管栄養 (oro-esophageal catheterization：OE)
・胃瘻 (percutaneous endoscopic gastrostomy：PEG)，腸瘻 (percutaneous endoscopic jejunostomy：PEJ)

などがある. おおよそ6週間以内ならOE，それ以上ならPEGもしくはPEJとする.

胃内投与はボーラス法あるいは持続法のいずれでもよいが，幽門後に投与する場合は持続法で行う.

・適切な口径のチューブを選択する.
・注入時はファーラー位または坐位にて行う.
・通常，経腸栄養剤の水分量は1kcal/mL製剤で約85%，1.5kcal/mL製剤で78%である. そのため経腸栄養剤のみの投与では水分量が不足する. 1日必要水分量を30mL/kg/日より算出し不足量を白湯などで補う.
・感染防止のため市販のバッグ製剤 (RTH製剤：ready-to-hang) を用いる.
・胃瘻からの栄養管理では逆流・下痢対策，投与時間短縮のため半固形化製剤が有用とされている.

4.3.1 経腸栄養剤の種類

a. 自然食品流動食
① 普通食品流動：おかゆ，野菜スープ，牛乳，卵黄など.
② ミキサー食：粥など，ミキサーを用いて流動化したもの.

b. 濃厚流動食 (一般的に食品を指す)
天然物を主原料とした栄養剤で成分，形状の違いにより最も多くの種類が市販されている. 病態栄養剤も市販されている.

糖尿病用：インスロー®，タピオン®，DIMS®，グルセルナ®
腎不全用：リーナレン®，レナジー，レナウェル®
肝不全用：ヘパス®，アミノレバンEN®注：医薬品
呼吸器不全用：プルモケア®
免疫賦活用：インパクト®，オキシーパ®，メイン®

などがある. また，下痢・逆流対策として形状可変型栄養剤 (ハイネイーゲル®) も普及してきている.

表 10.6　経腸栄養剤の特徴

		濃厚流動食	半消化態 経腸栄養剤	消化態 経腸栄養剤	成分栄養剤
栄養素	窒素源	蛋白質	蛋白質	アミノ酸・ペプチド	アミノ酸
	糖　質	デンプンなど	デキストリン	デキストリン	デキストリン
	脂　質	多い	やや少ない	やや少ない	きわめて少ない
繊維成分		±	±	−	−
味・香り		良好	比較的良好	不良	不良
投与経路		経鼻胃管	経鼻胃管・PEG	経鼻胃管・PEG	経鼻胃管・PEG
消　化		必要	必要	一部不要	一部不要
残　渣		あり	あり	きわめて少ない	きわめて少ない
浸透圧		低い	比較的低い	高い	高い

曽和融生，他 監修：PEG（胃瘻）栄養，フジメディカル出版，pp42-47，2004
東口髙志 編集：NST 完全ガイド，照林社，pp117-121，2005

c.　**経腸栄養剤**（一般的に医薬品を指す）（表 10.6）

① 半消化態栄養剤：窒素源に蛋白質あるいはカゼインが用いられ，消化を必要とする．主な窒素源が蛋白質であるため比較的飲みやすい．

② 消化態栄養剤：窒素源がアミノ酸やジ・トリペプチドからなる．消化不要であり吸収率もよく，残渣をほとんど残さない．脂肪も含まれる．

③ 成分栄養剤：窒素源が合成アミノ酸のみで構成されている．消化不要であり残渣が極めて少ない．脂肪の含有量が少ないため必須脂肪酸欠乏に対する注意が必要（曽和 他 2004；東口 2005）．

文　献

Cole CD: Neurosurg Focus 16: 1-10（2004）.
林松彦：レジデントノート 11（Suppl）：47-4（2009）.
東口髙志編集：NST 完全ガイド，照林社，pp117-121（2005）.
伊藤正男 他 編：医学書院医学大辞典；医学書院（2003 電子版）.
越川昭三：輸液　第 2 版；中外医学社，pp193-197（1985）.
岡田隆夫 編：改訂 2 版　カラーイラストで学ぶ集中講義　生理学：メジカルビュー社，pp104-105（2014）.
大隅辰哉：脳神経　57（I）：57-63（2005）.
小澤瀞司 他 監修：標準生理学；医学書院，pp177-179（2015a）.
ibid, p663（2015b）.
ibid, p712（2015c）.
柴垣有吾：腎と透析：臨時増刊：75-82（2007）.
曽和融生 他 監修：PEG（胃瘻）栄養，フジメディカル出版，pp42-47（2004）.
丹黒章：NST ガイドブック．メディカルレビュー社，大阪，pp72-73（2007）.

11. 血圧管理

橋本 集，鎌田 達也

1. 脳神経外科領域における血圧管理概説

　脳神経外科における血圧管理には大きく分けて2つの方針がある．

　一方は急性期の時々刻々と変化する複雑な病態に対する動的管理，またもう一方は慢性期の安定した病態に対する二次予防としての静的管理である．

　現在，脳卒中の血圧管理のガイドラインとして，2017 ACC/AHA/AASA Guideline of High Blood Pressure in Adult（2017 AHA），2015年 日本脳卒中学会 脳卒中治療ガイドライン2015（追補2017対応），2014年の日本高血圧治療ガイドライン（JSH2014）がある．

　2017 AHA がより単純化されており，急ぐ場合に使いやすいのに対して，追補2017とJSH2014の二者はわが国で編纂されたガイドラインであり，説明が多く，個別症例の対応に人種と治療薬選択の上でより説得力がある．

　特にJSH2014は発症後24時間以内の超急性期，2週間以内の急性期，4週間以内の亜急性期，1か月以上の慢性期に分け，疾患ごとに降圧目標を定めており，本書の主旨に共通する点が多い（表11.1）．

　これらを念頭に，以下では病態ごとの経時的な管理方針について分類し，具体例を提示していく．

2. 頭蓋内病変を有する患者の急性期血圧管理

　頭蓋内病変，特に脳卒中急性期の血圧管理においては，通常の体血圧管理と同時に脳灌流圧も考慮する必要がある．

　一般に，脳灌流圧は平均動脈圧と頭蓋内圧の差で定義され，脳血流量は脳血管抵抗が一定であれば脳灌流圧に依存する．

　しかし，正常脳には脳血流自動調節能が備わっており，脳灌流圧が50～150mmHg の範囲で変動する場合，脳血管抵抗が変動することで脳血流が一定に保たれる．（図11.1）．

表 11.1 発症期および疾患別降圧治療・降圧目標（日本高血圧学会高血圧治療ガイドライン作成委員会：高血圧治療ガイドライン 2014，日本高血圧学会（2014））

発症期	疾患		降圧治療対象	降圧目標	降圧薬
超急性期 （発症 24 時間以内）	脳梗塞	発症 4.5 時間以内	血栓溶解療法予定患者[*1] SBP＞185mmHgまたはDBP＞110mmHg	血栓溶解治療施行中および施行後 24 時間＜180/105mmHg	ニカルジピン，ジルチアゼム，ニトログリセリンやニトロプルシドの微量点滴静注
		発症 24 時間以内	血栓溶解療法を行わない患者 SBP＞220mmHgまたはDBP＞120mmHg	前値の 85〜90%	
		脳出血	SBP＞180mmHgまたはMBP＞130mmHg SBP150〜180mmHg	前値の 80%[*2] SBP140mmHg程度	
	くも膜下出血 （破裂脳動脈瘤で発症から脳動脈瘤処置まで）		SBP＞160mmHg	前値の 80%[*3]	
急性期 （発症 2 週以内）	脳梗塞		SBP＞220mmHgまたはDBP＞120mmHg	前値の 85〜90%	ニカルジピン，ジルチアゼム，ニトログリセリンやニトロプルシドの微量点滴静注 または経口薬（Ca拮抗薬，ACE 阻害薬，ARB，利尿薬）
	脳出血		SBP＞180mmHgまたはMBP＞130mmHg	前値の 80%[*2]	
			SBP150〜180mmHg	SBP140mmHg程度	
亜急性期 （発症 3-4 週）	脳梗塞		SBP＞220mmHgまたはDBP＞120mmHg	前値の 85〜90%	経口薬（Ca拮抗薬，ACE 阻害薬，ARB，利尿薬）
			SBP180〜220mmHgで頸動脈または脳主幹動脈に50%以上の狭窄のない患者	前値の 85〜90%	
	脳出血		SBP＞180mmHg MBP＞130mmHg	前値の 85〜90%	
			SBP150〜180mmHg	SBP140mmHg程度	
慢性期 （発症 1 か月以後）	脳梗塞		SBP≧140mmHg	＜140/90mmHg程度[*4]	
	脳出血 くも膜下出血		SBP≧140mmHg	＜140/90mmHg程度[*5]	

SBP：収縮期血圧，DBP：拡張期血圧，MBP：平均動脈血圧

[*1] 血栓回収療法予定患者については，血栓溶解療法に準じる．

[*2] 重症で頭蓋内圧亢進が予想される症例では血圧低下に伴い脳灌流圧が低下し，症状を悪化させるあるいは急性腎障害を併発する可能性があるので慎重に降圧する．

[*3] 重症で頭蓋内圧亢進が予想される症例，急性期脳梗塞や脳血管攣縮の併発例では血圧低下に伴い脳灌流圧が低下し，症状を悪化させる可能性があるので慎重に降圧する．

[*4] 降圧は緩徐に行い，両側頸動脈高度狭窄，脳主幹動脈閉塞の場合には，特に下げすぎに注意する．ラクナ梗塞，抗血栓薬併用時は，さらに低いレベル 130/80mmHg 未満を目指す．

[*5] 可能な症例は 130/80mmHg 未満を目指す．

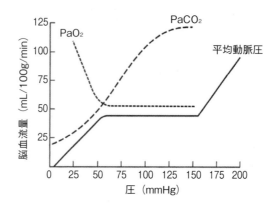

図 11.1　血圧と動脈血二酸化炭素分圧／動脈血酸素分圧の関係
（出典：The Journal of Japan Society of Clinical Anesthesia, Vol. 32, No.5, 2012）

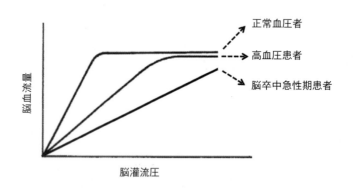

図 11.2　脳血流と脳灌流圧の関係
（出典：The Journal of Japan Society of Clinical Anesthesia, Vol. 32, No.5, 2012）

　脳血管障害急性期においては，この調節能が障害されていることが多いため，脳灌流圧の変動が直接脳血流の変動に繋がる（図 11.2）．そのため，血圧管理として平均動脈圧に介入することが，直接的に脳血流そのものに介入していることに留意する必要がある．
　これに加えて，慢性的に高血圧がある症例では，自動調節域が右方シフトしており，適正な管理目標の設定がより困難となる．
　基本方針として，ガイドラインの設定する目標を目安に，患者個々に応じた管理を行うことが求められる．

2.1 脳血管障害の血圧管理

2.1.1 破裂脳動脈瘤によるくも膜下出血

　動脈瘤破裂によるくも膜下出血は，脳外科領域における emergency の最たるものといえる．重度の意識障害や，外出中の発症で身元がわからずに搬送されるなど，患者背景が明らかでないまま初療，遂には手術に至るケースもある．

　この病態に対して，血圧管理が果たす役割は，「再出血の予防」が第一義である．

　脳卒中患者全般にいえることであるが，動脈瘤が発生し，破裂するような患者の背景には，全身的な動脈硬化の進行が疑われる．このような患者にとって，過度な降圧が二次的な臓器虚血を助長する可能性については考慮されるべきである．

　「再破裂するくらいならば十分に下げたほうがよい．それで問題があれば後から考える」というのが実臨床において，最も受け入れやすいスタンスではないだろうか．

　以下は，このような観点を踏まえた上で，病期ごとの血圧管理の具体例を現在の主要なエビデンスに従って分類したものである．

a. 超急性期

　ガイドライン上，この時期の明確な降圧目標値はない．

　AHA2012 では，来院時の収縮期血圧 160mmHg 以上は再出血の危険因子であるため，目標値を 160mmHg 未満としている．

　JSH2014 では，収縮期血圧 160mmHg 以上の場合には降圧剤の静脈投与を行い，前値の 80% を目安に降圧目標としている．再出血のリスクとして収縮期血圧 160mmHg 以上とされているが，東北地方の多施設研究では再出血例の多くが収縮期血圧 120〜140mmHg であったと報告されており，明確な基準は確立されていない．

　特に重症例など，頭蓋内圧亢進が予想される場合では，血圧低下に伴い脳灌流圧が低下して症状を悪化させることがあり，降圧薬投与は慎重にすべきである．

　実臨床での実感としては初診で患者背景など明確でない場合も多く，一律 140mmHg 未満に管理することがほとんどである．

b. 周術期

　外科的治療を選択する場合，術中の収縮期血圧が高いことは転帰悪化因子であるが，術前血圧に比較して過度に降圧することも転帰の悪化につながる．

　脳動脈瘤の破裂率低下目的で Ca 拮抗剤（ニカルジピン）がよく用いられる．しかし，10mmHg 程度の降圧では術中破裂を予防しないとの報告もあり，降圧目標は 140mmHg 未満となるように設定している．

　周術期の出血性合併症が回避されれば，スパズム期の方針に準じて，160mmHg 未満の管理に移行する．

164 Ⅲ. 術前，術後に関する事項

血管内治療を選択する場合にも，外科手術に準じた管理としている．

c. 亜急性期

くも膜下出血の亜急性期においても，ガイドライン上明確なものはない．発症後4〜14日に多いとされる血管攣縮予防のためにニカルジピンを含むCa拮抗剤が有用と考えられる．筆者らは，収縮期血圧160mmHg以上ある場合には経口ニカルジピン40〜60mg分2-3を基準に投与を開始している．

また，直接的な血圧管理を目的としているわけではないが，ニカルジピン0.25〜0.5μg/kg/minを持続投与することが脳血管攣縮の予防になると考えており，患者の年齢や血圧の値に応じて変動するものの，発症14日まではルーチンでの投与を行っている．余談だが，当施設ではこれと，術中の血腫洗浄をスパズム予防の2本柱に位置づけており，まだ印象ベースだが症候性脳血管攣縮の発生はグレードの悪い例などに限られている．

2.1.2 高血圧性脳出血

その名の通り，高血圧に起因する出血であり，病態から考えても血圧管理が治療に直結するといえる．一口に出血といってもそのサイズや症状，またこれらに基づくその後の治療方針によって，適切な治療が症例ごとに異なる．前項のくも膜下出血とは異なり，emergencyでない症例が大半であるため，下げる必要もない．むしろ，患者の全身状態を踏まえ，保存的治療を見据えた初期治療が考慮されるべきであろう．とはいえ，血腫の再増大により症状が増悪することは防ぎたいため，この疾患においては「節度を保った降圧」が重要である．このような背景から，ガイドラインでも「下げすぎない」ことが推奨されていた．

以下に示す管理もガイドラインに基づき，日常臨床の実感と乖離しない範囲でまとめている．

a. 超急性期-急性期

最新の2017AHA/AAPA Guidelineでは，発症6時間以内，収縮期血圧150〜220mmHgの患者において，腎保護のために140mmHg以下に下げるべきでないとし，収縮期血圧220mmHgを超えるときには点滴静注での降圧剤を薦めているが降圧目標を定めていない．

またJSH2014では，収縮期血圧150〜180mmHgでは140mmHg程度へ，収縮期血圧180mHg以上，または平均血圧130mmHg以上の場合には前値の20%低下をゆっくり行うべきとしている．

しかしながら，わが国ではその後複数の臨床研究（INTERACT2など）がなされ，脳卒中治療ガイドライン2015（追補2017対応）では，超急性期を含めできるだけ早期に収縮期血圧140mmHg以下への降圧を行い，7日間継続することを推奨して

いる．その際，具体的な薬剤選択としてニカルジピン，ニトログリセリンの使用を薦めている．

このような違いが生じた背景疫学として，追補 2017 対応は日本における脳卒中の頻度が欧米と同等であるが，その中で脳出血の占める割合が 2～3 倍と多い特徴を指摘しており，疫学の違いが結論の違いに関係した可能性がある．

疫学的には，追補 2017 対応に準拠する方が安全と筆者らは考えている．

b. 慢性期

JSH2014 では，慢性期には 140/90mmHg 未満を目標とするが，可能であればさらに低いレベルの 130/80mmHg 未満を目指すべきとし，推奨される経口降圧薬は Ca 拮抗薬，ACE 阻害薬，ARB，利尿薬であるとしている．

わが国の研究で，拡張期血圧が 90mmHg を超えると再発率が高く，125/75mmHg 未満では起こりにくいと報告されている．

また，MRI T2* 画像で microbleeds が脳出血の発症に寄与するとする報告がなされている．microbleeds が認められた症例については，追補 2017 対応においてもより厳格なコントロールが重要であると指摘している．

実際には，厳格なコントロールがいかなる数字を示しているかは現時点では不詳であるが，筆者らは脳出血の発症後の再発とパラレルに思考し，再発が懸念されにくい値としての 125/75mmHg 未満を目標にするのが現実的と考える．

2.1.3 脳梗塞

a. 超急性期― tPA を使用しない場合

この時期の降圧療法については tPA（tissue plasminogen activator）による血栓溶解療法を行うか否かで方針が異なる．

血栓溶解療法を施行しない場合は，基本的に降圧は行わない．脳出血の場合と異なり，脳梗塞という低灌流病変に対する生理的反応としての血圧上昇である．血圧高値が更なる病変形成に寄与しないことは想像に難くなく，逆に自動調節脳が破綻した状態では，血圧低下が脳血流低下に直結するため，病変形成を助長することさえあるかもしれない．事実，積極的降圧により予後が悪化したという報告もある．

そのため，いわゆる高血圧緊急症（または高血圧性脳症）の診断基準に相当する，血圧 220/110mmHg 以上で初めて介入すべきとの主張は理に適っている．

これは 2017AHA，JSH2014，脳卒中ガイドライン 2015 のすべてにおいて推奨されており，現状遵守されるべきであろう．

ただし，合併症として急性心筋梗塞，心不全，大動脈解離，腎不全がある場合には，高血圧状態がこれら病態の悪化に直結する可能性があり，患者個々の状態によっては例外的に降圧を要する．

b. 超急性期— tPA を施行する場合

tPA による合併症を回避する必要があるとの観点から，治療前に収縮期血圧 185mmHg 未満に，拡張期血圧 110mmHg 未満に下げる．

血栓溶解療法後の 24 時間以内は 180/105mmHg 未満にコントロールする．

使用前に各種降圧剤を用いても，これらを達しない場合には使用禁忌となる点にも留意する必要がある．

c. 脳梗塞急性期（発症後 24 時間～2 週間）

超急性期同様に収縮期血圧 220mmg 以上 または拡張期血圧 110mmHg 以上が持続する場合に降圧剤（ニカルジピン，ジルチアゼム，ニトログリセリン）の静脈投与で，前値より−10～−15% の降圧をする．また，降圧剤服用患者で神経症状が安定しているときには，発症前より用いている経口降圧剤（Ca 拮抗剤，ACE 阻害剤，ARB，利尿剤）の再開でもよい．

d. 亜急性期以降（発症後 2 週間以降）

経口降圧剤（Ca 拮抗剤，ACE 阻害剤，ARB，利尿剤）を用いて，前値より−10～−15% の降圧をする．脳梗塞の慢性期（発症 1 か月以降）では，140/90 mmHg 未満を降圧目標とする．両側頸動脈高度狭窄，脳主幹動脈閉塞では特に下げすぎに注意を要する．

ラクナ梗塞，抗血栓薬服用患者では，可能であれば再発予防，出血性合併症予防の観点から，さらに低いレベル 130/80mmHg 未満を目指す．

e. 心原性脳塞栓症における再灌流，出血性梗塞の場合

上記のような病期のステップは安定した経過であることを前提としている．症状，所見が増悪した場合には，血圧においても管理方針の変更を強いられる．中でも，出血性梗塞はその代表であろう．病態の詳細は別項に譲るが，画像上出血を呈した場合には，脳出血に準じた降圧を行う必要がある．

3. 頭部外傷における血圧管理

重症頭部外傷ガイドライン 第 4 版において，頭部外傷の超急性期，急性期に降圧治療を開始する血圧値や降圧目標に関する十分なエビデンスはない．

循環管理における閾値についての言及によれば，血圧の上限が予後改善に寄与することはなく，むしろ年齢に応じた下限が重要とされている．

具体的には，50～69 歳で収縮期血圧 > 100mmHg，15～49 歳および 70 歳以上で > 110mmHg を維持することが死亡率を低下させて神経学的予後の改善をもたらすかもしれないとしている．

急性期に至っても，多発外傷の場合には，消化管破裂が否定されるまで経口薬剤の投与は避ける必要があり，他の頭蓋内病変における管理に準じて経静脈的降圧剤の使用が適切と考える．

4. 降圧剤（静注，経口）の選択と考え方

4.1 静注降圧剤

下記のいずれかの静脈投与
・ニカルジピン　　　（1A: 2mg/10mg/25mg）　　使用量 0.5〜6.0μg/kg/min
・ジルチアゼム　　　（1A: 10mg/50mg/250mg）　使用量 5〜15μg/kg/min
・ニトログリセリン（1A: 1mg/5mg/25mg）　　　使用量 0.5〜5μg/kg/min

脳浮腫軽減のためグリセオールなどの高浸透圧利尿剤を投与する場合には，薬剤自体のボリュームによる循環血液量の増加に加え，薬剤に含まれる塩化ナトリウムが相まって単独でも心不全を誘発し得る．

心抑制がある Ca 拮抗剤を使用する場合には，それ自体が心不全を誘発する可能性があり，胸部 X 線で心胸郭比を計測したり，エコーで心臓の状態を観察するなど慎重に対処する必要がある．

降圧治療を要する場合であっても，急激な血圧低下は避けるべきと考えられている．これは，ペナンブラ領域の局所脳血流維持を目的としているが，ショックを避ける上でも重要である．脳血管障害超急性期に推奨される降圧薬は，ニカルジピン，ジルチアゼム，ニトログリセリンが代表的である．

わが国では，ニカルジピンの使用研究が進んでいる．Ca 拮抗剤は血管の攣縮を抑制し得る点からも望ましい（ジヒドロピリジン系 Ca 拮抗剤では頻脈を増長させるおそれがあり，注意が必要）．

超急性期のカラコラミンサージのために頻脈状態（心拍数 101/ 分以上）にあるときには，ベンゾジアゼピン系 Ca 拮抗剤のジルチアゼムが選択されるべきである．また，Ca 拮抗剤による心収縮抑制を避ける必要がある，すなわち心不全が疑われる症例（例えば胸部 X 線上で心胸郭比 55％以上など）の場合には，心抑制がなく，脳血流維持に有用であるニトログリセリンが選択されるべきである．

ニトログリセリンは脳血管を拡張し，脳血流量を増加させることが知られており，脳圧亢進の懸念がある一方，臨床的に転帰に影響したとの報告はなく，脳血流に及ぼす影響は Ca 拮抗薬と同等であったと報告されている．

4.2 経口降圧剤

　急性期でも，可能な症例は経口降圧薬に変更する．患者がすでに降圧剤を処方されている場合にはそれを用いる．

　心不全がない場合には，安定した血圧維持しやすい Ca 拮抗剤が選ばれる．Ca 拮抗剤は，心拍数を変動（増加または減少）させるものがある．ニフェジピンやニカルジピンは頻脈を誘発する．

　ジルチアゼムは脈拍減少作用があり使いやすいが，心不全発生に注意する．

　アムロジピンは頻脈を誘発しにくいが，立ち上がりが鈍いこと，徐脈を誘発することがあること，容量依存性に心不全が出現することがあり注意が必要である．超急性期にも有効な亜硝酸剤の経口薬は高血圧に有効でないし，また適用もとっていない．

　高血圧で心不全合併症例では，静注用亜硝酸剤の代わりにエナラプリルが用いられる．ほかに心不全に適応症がある降圧剤は ACE-I はリシノプリル，ARB のカンデサルタンがある．単剤が無効の場合，Ca 拮抗剤と ACE 阻害剤または ARB は併用し得る．

5. 昇圧について

　脳神経外科疾患単独では，脳幹病変などの極めて重篤な病態を除いて，純粋な血圧低下を経験することは多くない．日常，臨床において昇圧の必要に迫られるのは（エビデンスの有無はさておいて），局所灌流を改善させる目的が大部分と思われる．

　無論，全身管理の一貫としてショックへの対応は避けられず，これについても言及する．

5.1 ショック

　循環の急激な変調により，末梢組織の血液需要に供給が追いつかないために酸素の運搬が低下し，全身の臓器で好気性代謝が障害され，生体細胞機能が保てなくなる症候群である．平易に言い換えれば，循環不全による組織の酸素化障害である．

　原因として，循環血漿量の減少，心機能低下，心大血管閉塞，血管分布異常が挙げられ，それぞれ初期対応が異なる．

　以下に介入可能な病態について，その方針を含めて記載する．

5.1.1 循環血液量減少性ショック　hypovolemic shock

　　循環血液量減少により，心拍出量が低下することで生じるショックである．血液量が減少した原因の検索と同時並行で，細胞外液（乳酸リンゲル液など）を1000〜2000mL輸液する．

　　ショックからの離脱が困難であれば昇圧薬を併用するが，あくまで循環血漿量が減少するという外的要因によるため，作用機序による薬剤選択の制限はない．

5.1.2 心原性ショック cardiogenic shock

　　収縮期血圧 $\leqq$ 90mmHg または血管収縮薬を必要とする低血圧を呈する．大部分は急性心筋梗塞に合併し，心拍出量低下により全身臓器への血流低下，これに続く交感神経賦活によるカテコラミン分泌から末梢血管収縮・後負荷増大となり，更なる心機能低下を招く悪循環に陥る．

　　初期対応として輸液負荷，ノルアドレナリン投与を行いつつ，急性心筋梗塞をはじめとする心疾患の検索を同時並行で行う．

5.1.3 血管分布異常性ショック distributive shock

　　脳外科医が臨床で出遭う本病態の大部分は敗血症性ショックであろう．

　　全身性の炎症に伴い，末梢血管抵抗が低下し組織での酸素利用障害が起こるため，他のショックと異なり，正常〜高心拍出量となるのが特徴である．本病態において収縮期血圧＜90mmHg を呈する場合にはノルアドレナリン 0.1〜0.2μg/kg/min による血管収縮作用での血圧維持に努める．病態は複雑化しており，仔細なプロトコルなどは成書に譲る．

5.2 意図的な昇圧

　　血管の高度狭窄を呈する病態，例えばくも膜下出血後のスパズムや主幹動脈のアテローム血栓性梗塞に対しては，意図して高血圧を誘導することがある．

　　筆者の施設ではドブタミン 3μg/kg/min で開始し，目標血圧 140〜160mmHg 程度に維持することが多い．

5.3 昇圧剤の選択について

　　昇圧剤の選択については，厳密さを追求すると循環器生理を考察する必要がある．

III. 術前，術後に関する事項

本書の役割の範疇では，敢えて網羅性は追わず，使用頻度の高い薬剤の使い方を紹介する．

基本的理解として次の項目を押さえる．

・あらゆるショックに対して第一選択となるのはノルアドレナリン．
・ドパミンはその副作用から昇圧の第一選択とはならない．
・アドレナリンは心停止，アナフィラキシーショックでの第一選択．

a. ノルアドレナリン

ノルアドレナリン5 mgを生食あるいは5%ブドウ糖液に希釈し，総量50 mL（0.1mg/mL）とすると1μg/kg/min＝［体重（kg）× 0.6］mL/hとなる．0.05μg/kg/minで投与を開始し，最大1.0μg/kg/minまで徐々に増量可能．

b. ドブタミン

3mg/1mLキットがある．

精密持続点滴3mL/hで開始（体重50kgで3μg/kg/min）．

最大20μg/kg/hまで増量可能．

6. 脳卒中予防としての血圧管理

ここまでは主に発症急性期の血圧管理に言及してきた．最後に予防の観点から血圧管理について述べる．

脳卒中診療において最も重要なことは，究極的には「発症しないこと」であるといっても過言ではない．脳卒中患者の再発予防はもちろんのこと，未発症の患者に内在するリスクを把握し，対処可能なものを分類し，アプローチすることは，発症後にいかなる介入をすることより価値がある．

特にこの項では，脳卒中のリスクとなる病態について分類し，それぞれに対しての血圧管理の目安を示していく．

6.1 脳小血管病における血圧管理

脳ドックの普及という，わが国の疫学的な特性を背景に，無症候性病変に関する知見の集積が進んでいる．無症候性ラクナ梗塞，大脳白質病変，脳微小出血などを包括する概念であるが，これらに共通するリスク管理として，高血圧の是正が挙げられている．

これらはMRI T2，FLAIR，T2* によってその存在が確認でき，管理の目安となる．

具体的には脳出血再発予防と同じく125〜130mmHgを下回る家庭血圧を目標と

したいが，このような病態を有する患者の背景には，多臓器に及ぶ血管のアテローム硬化性変化が予想されるため，特に降圧に伴う腎障害などの発生には十分に留意する必要がある．

6.2　主幹動脈狭窄における血圧管理

前述の脳小血管病と全く無関係ではないが，スクリーニングで明らかな主幹動脈狭窄を呈する無症候性（もしくは症候性と認識されていない）病変についても，血圧の厳格な管理を必要とする一方で，漫然とした降圧を避ける必要が生じる．これは急性期管理の冒頭に挙げた，脳血流に影響するためである．

無症候でも，脳血流の代償機構が最大限まで作用している場合には過度な降圧により一過性脳虚血発作をはじめとする症候性への転換が起こり得る．そのため，明らかな狭窄病変がある場合には SPECT などによる脳血流検査を併用して，代償機構の程度を可視化し，その患者にとって最適な降圧目標を設定する必要がある．

文　献

2017 ACC/AHA/AAPA/ Guideline for the prevention, detection, evaluation, and management of high blood pressure in adults.

ICU/CCU の薬の考え方，使い方，ver.2，中外医学社，pp278-345（2016）．

Markus：Brain Mar 124 : 457-467（2001）．

日本高血圧学会高血圧治療ガイドライン作成委員会：高血圧診療ガイドライン 2014（JSH2014），Hypertension Res 37: 253-387（2014）．

日本脳卒中治療学会脳卒中ガイドライン委員会：脳卒中治療ガイドライン 2015（追補 2017 対応），協和企画：第 2 版（2017）．

神経麻酔を究める，The Journal of Japan Society of Clinical Anesthesia, Vol32, No5（2012）．

Wardlaw：J Neurol Sci 299 : 66-71（2010）．

12. 心不全・不整脈

神津 英至，橋本 暁佳，土橋 和文

　心臓血管系と脳神経系は，共通基盤である脈管の動脈硬化・炎症性・変性などの疾患を通じて，互いの臓器障害を共有・合併する．また，心不全・不整脈疾患は，より重篤な心原性脳梗塞の発症に関わる一方，出血性脳卒中・てんかん疾患などは特徴的な心筋障害・心臓突然死を惹起する可能性がある（脳–心連関）．

　本節では循環器内科の立場から，第一に脳神経外科領域の周術期心臓血管系評価について概説する．第二に活動性心疾患，ことに心不全と不整脈について診断と患者管理のエッセンスについて記す．なお，ここでは脳外科診療に必要な項目に特化しており，心不全・不整脈の詳細は最新の循環器診療ガイドラインや本節末に掲げた成書を参照いただきたい．

1. 術前・術後のリスク評価

1.1 術前心臓血管系評価

　術式などの治療手段の選択には絶対性はなく，勧告（ステートメント）・指針（ガイドライン）などを参考にし，患者要因・施設背景・合併疾患を含めた病態を勘案して，「経験のある術者」が選択することが肝要である．ことに，脳神経外科領域の手術治療の多くは，救急救命的手段として実施されるものであり，非心臓一般手術での危険度評価とは異なる．

　非心臓手術での周術期の安全評価と総合的治療方針の決定のための指針は，これまで国内外で複数示されてきた．本節では，米国麻酔科学会（表 12.1）（Vacanti et al, 1970），米国心臓協会・心臓病学会（AHA/ACC）（表 12.2）（Fleisher et al, 2014），日本循環器学会（表 12.3）（2014 改訂版）の各ガイドラインを中心に，非心臓手術での合併症予測方法と診療の実際について示す．

　また，地域および疾患・領域ごとの登録制度に基づく危険度評価スコア（例，「心臓血管外科領域の Euro SCORE および Japan SCORE」など）がインターネットを

通じて容易に入手利用可能となっている．参照を願いたい．

1.2 術前リスク評価の実際

実施手術・処置の危険度の評価がまず重要となる．米国麻酔科学会のリスク評価

III

表 12.1 麻酔リスク分類（米国麻酔科学会（2009），日本循環器学会，他：非心臓手術における合併心疾患の評価と管理に関するガイドライン（2014 年改訂版））

分　類	疾　患
クラス I	・健常患者
クラス II	・軽度の全身疾患 ・中等度肥満，高齢，糖尿病（食事ないし非インスリン治療），軽症高血圧，慢性肺疾患
クラス III	・活動制限のある全身疾患 ・病的肥満，心臓血管疾患，安定狭心症，陳旧性心筋梗塞，糖尿病（インスリン治療），中等度の肺疾患
クラス IV	・ほぼ寝たきりの全身疾患 ・顕性心不全，不安定ないし重症狭心症，難治性不整脈，高度の肺・肝・腎臓・内分泌疾患
クラス V	・手術なしでは生存不能 ・ショック合併，破裂性大動脈瘤，脳圧亢進など

表 12.2 非心臓手術に伴う心血管系の評価（AHA/ACC2014）

	患者側要因	医療側要因	病歴・運動負荷	冠動脈造影
高度危険群	不安定な冠動脈疾患 ・心筋梗塞（1 か月以内）ないし残存虚血 ・不安定ないし重症狭心症（CHC III/IV） 非代償心不全 重症不整脈 ・高度房室ブロック ・器質性心疾患に伴う VT ・QRS 拍数の安定しない SVT	手術（処置）危険度が 5％以上 ・緊急大手術 ・心血管手術 ・長時間ないし大出血が想定	低運動能（4Mets または 100/分）で以下の徴候 ・典型的狭心痛 ・負荷後遅延虚血 ・5 誘導以上の異常	・運動負荷で高危険群 ・内服加療に反応 ・不安定ないし重症狭心症（CHC III/IV） ・患者および医療の両面で高危険群で運動負荷判定が不能である
中等危険度	安定な冠動脈疾患 ・心筋梗塞の既往，異常 Q 波 ・軽症安定狭心症（CHC I/II） 代償された心不全，糖尿病	手術（処置）危険度が 5％未満 ・内頚動脈剥離術 ・開胸開腹手術 ・整形外科，泌尿器科手術	中等度運動能（4〜6Mets ないし 100〜130/分）で以下の徴候 ・典型的狭心痛 ・負荷後早期で虚血 ・3〜4 誘導での異常	・運動負荷で中等度危険群 ・患者要件は低危険群であるが手術が高危険群で運動負荷判定が不能である
低危険群	高齢者 心電図異常（LVH，LBBB，ST 変化，洞調律以外の調律） 低運動能，脳血管障害の既往 安定しない血圧高値	手術（処置）危険度が 1％未満 ・内視鏡手術，歯科処置 ・体表面の処置 ・白内障手術・乳房手術	虚血がないか高運動能（>7Mets ないし>130/分）で以下の徴候 ・典型的狭心痛 ・1〜2 誘導での異常	・いずれも低危険群 ・良好な運動能 ・5 年以内の冠動脈造影が正常でその後の病状に変化のないもの

174　Ⅲ. 術前，術後に関する事項

表 12.3　術前評価のアルゴリズム（日本循環器学会，他：非心臓手術における合併心疾患の評価と管理に 関するガイドライン（2014 年改訂版））

		「いいえ」は次	「はい」
STEP 1		緊急手術（救命的）	手術実施，前後に評価
STEP 2		活動性心疾患	心疾患の評価治療を優先実施し 改善後に手術考慮
STEP 3		低リスク手術	非心臓手術
STEP 4		NYHA 1 または NYHA 2 ないし 4 Mets 以上	非心臓手術
STEP 5	RCRI スコア 3≦		・高リスク手術（大血管など）では治療法変更ないし β 遮断薬 ・中等度リスク手術では心疾患の評価と治療を優先
	RCRI スコア 1/2		・中等度リスク手術では心疾患の評価と治療を優先
	RCRI スコア 0		非心臓手術

表 12.4　周術期の心臓血管事故からみた医療側のリスク分類

低リスク <1%	中等度リスク 1〜5%	高度リスク 5%>
乳腺手術 歯科手術 内分泌手術 眼科手術 婦人科手術 再建手術（形成外科） 整形外科（膝） 泌尿器小手術	腹腔内手術 頚動脈手術 末梢動脈形成術 動脈瘤血管内修復術（TEVA，EVA） 頭頚部手術 脳神経外科 整形外科大手術（股関節，脊椎） 肺・腎・肝移植 泌尿器大手術	大動脈および 主幹血管手術 末梢血管手術

（表 12.1）は，手術処置ごとに低・中・高リスク群に分類している（表 12.4）．このうち，脳神経外科領域手術は，他の多くの主要外科と同様に中等度リスク手術に分類される．しかし，主幹動脈・末梢血管手術では高リスク手術とされる．循環器疾患の病歴のない低リスク群では心臓血管系の評価は不要とされる．極めて簡便であり汎用されている．死亡率はクラスⅠで 0.08%，Ⅲで 1.8%，Ⅳで 7.8%，Ⅴで 9.8%とされる．クラスⅢ以上では「活動制限のある全身疾患」を指し，心臓血管系が多い．ここでの活動制限とは日常生活内，4〜5 METs，NYHA Ⅱb〜Ⅲに相当する．

米国心臓学会総合評価（表 12.2）では患者側要因，医療側要因，病歴および運動能評価から 3 段階に区分しており，ほぼ同等の内容である．

日本循環器学会では評価（表 12.3）のアルゴリズムも作成しているのでこれについてより詳細に述べる．STEP 1 として救命緊急手術は優先的に実施し，その間にリスク層別化と各因子治療としている．STEP 2 として救急救命以外では，活動性心疾患（表 12.5）の病態評価と治療を実施する．この際，不安定狭心症・急性心筋梗塞などの急性冠症候群へのインターベンション治療では，2 週間程度は新たな全身麻酔下手術は回避が望ましく，強力な抗血小板薬使用期間を考慮し原疾患と合併

12. 心不全・不整脈　175

表 12.5　活動性の心臓疾患とは

分　類	疾　患
冠動脈疾患	不安定狭心症 高度狭心症（CCS クラスⅡ～Ⅳ） 　低運動能，心不全ないし心室性不整脈合併 急性心筋梗塞（発症 7～30 日未満）
心不全	非代償性心不全（NYHA 4），増悪心不全ないし新規発症心不全（急性の要素）
重篤な不整脈	高度房室ブロック（Mobitze2 ないし 3 度） 有症状の徐脈ないし心室性不整脈 心拍数の高い上室性頻拍（100bpm） 新規の心室頻拍
高度の弁膜疾患	高度大動脈弁狭窄（meanPG＞40mmHg，AVA＜1.0cm^2） 症状のある僧帽弁狭窄

疾患のいずれの治療を優先するかを含めて綿密な診療科間の協議が必要となる．一方，不整脈疾患については，概ね早期対応が可能であるが，心不全については多種多彩な薬剤・デバイスが必要であり，症例ごとに実施可能となる期間も相違するし，術後も継続的診療が肝要となる．

　STEP 3 および 4 については他のガイドラインとほぼ同様である．次に，高リスクの手術・処置では STEP 5 として，RCRI（Reviced Cardiac Risk Index）による評価を実施する．評価項目として，冠動脈疾患，心不全，一過性脳虚血発作ないし脳梗塞の既往，インスリン使用下の糖尿病，腎機能障害（Cr＞2.0mg/dL），高リスク手術の 6 項目を含む．スコア 3 以上では高リスクに準ずる．

　以上を勘案すると，十分な運動耐用能（NYHA Ⅰ ないし 7METs）で，多重の管理不良の冠危険因子集積がなく，6 か月以内の心筋梗塞・虚血発作・心不全・徐脈および頻拍性不整脈歴がなく，簡便な検査（心電図および胸部レ線など）で異常のない例での一般手術については，高リスクとは判断されない．

　個別の検査方法では，超音波エコーは多くの心機能情報を提供することに異論はない．しかし，左室駆出率を含めて，危険度閾値は示されていない．つまり，正常心機能であることが，周術期の心不全・不整脈および周術期虚血の予測指標とはならないし，数値解釈は疾患ごとに異なることを示している．

　また，血管造影・造影 X 線 CT などの冠動脈形態評価については無症候虚血が 20～30％ある事実を踏まえ，積極的に実施する施設もある．わが国のガイドライン記載を表 12.6 に示す．急性心筋梗塞の成因が軽微な病変からの発症であること，周術期の心筋虚血発作の多くが冠攣縮であることを考慮すると術前の形態評価には限界がある．治療反応が不十分な不安定ないし重症狭心症ないし高リスク手術で他に評価法がない場合には積極的に施行するのが一般的である．

　最後に，周術リスク評価は客観的数値を示すことを目的とし，説明承諾では当該施設での成績を含めて合意形成に利用される．しかし，リスクは少なくても，いっ

表 12.6 冠動脈造影の周術期間評価の適応

分 類	疾 患
クラス I （推奨する）	・非侵襲的検査で高 RCRI リスク ・内科治療で反応しない狭心症 ・不安定狭心症 ・高リスク手術と高リスク患者で非侵襲検査で判定できない
クラス III （推奨しない）	・低リスク手術で低 RCRI スコア ・単なるリスク集積へのスクリーニング ・冠動脈バイパス術ないし PCI（経皮的冠動脈形成術）後で運動能高く無症候 ・軽度の狭心症で左室機能良好かつ低 RCRI ・5 年以内での冠動脈造影評価 ・バイパスおよび PCI を希望しない ・高度左室機能不全などで再疎通療法の適応がない

たん惹起されれば個別には 100％であることは十分に認識する必要がある.

2. 心不全・不整脈疾患の診断と管理

2.1 心不全

2.1.1 心不全の定義と成因

　急性と慢性心不全に大別される. 急性心不全は「急性のポンプ機能低下を代償機転が時間・程度として十分でない状態」であり, 非代償性心不全・高血圧性心不全・心原性肺水腫・心原性ショック・高拍出性心不全・右室不全を含む. 心機能低下が軽微か明確でない急性心不全患者（HFpEF）が 30〜50％と高頻度である.

　一方, 慢性心不全は「慢性のポンプ機能低下（HFrEF）が血液量を拍出できない状態であり, 加えて神経内分泌因子ストーム（交感神経, レニン・アンギオテンシン・アルドステロン系, Na 利尿ホルモン）と悪循環形成し, 脳・肺・腎・消化器など多臓器の障害を惹起した」病態である.

　成因は, わが国では欧米に比して原発性心筋疾患頻度が高いが, 日常臨床では高血圧心不全と頻拍性心房細動による顕性化が高頻度である. 脳神経外科領域では冠動脈疾患の合併, 心房細動などの頻拍性不整脈による増悪, 呼吸器感染症などの熱性疾患, 消化管出血による貧血, 神経原性心筋障害, 薬剤の中止, 過剰輸液ないし不適切な体液管理, 外科的処置・手術の侵襲が心不全の増悪因子となることに留意する.

　なお, 急性肺水腫は心不全の特徴的な病態であるが, 多彩な肺障害・肺血流障害・環境変動（高地, 物理的変動など）など, 心臓以外の要因による肺水腫とは鑑別が必要である.

2.1.2　急性心不全の病態と治療

　急性心不全ないし急性増悪した慢性心不全では，原因疾患と増悪因子の診断と治療が重要である．次に，臨床分類および治療指針決定では，クリニカルシナリオ（CS）分類よる治療選択（表12.7）が実践に即している．従前の血管および心臓不全概念を，平易に分類，治療指針を示すものである．呼吸管理・安静と利尿剤による体液管理はCSに共通した心不全治療の基本項目である．CS4は急性冠症候群，CS5右心不全は特殊病態であり，個別病態の治療を優先する．

　次に，CS1～3は収縮期血圧値ごとに分類される．CS1は顕著な血圧上昇（SBP140≦）を主徴とし，極端な血管容量増加を伴わないことが多い．高血圧性心不全が代表的な成因であり，CS1では降圧・硝酸薬使用，少量のhANPまたはドパミンが著効する．CS2では比較的緩序な発症で，全身浮腫および血管内容量過多な病態で利尿管理が最も肝要となる．CS3は慢性心不全の繰り返す急性増悪の典型病態で，血圧低値を主徴とし，機械的サポートを含めた専門医管理が必須である．

　また，脳血管障害・てんかん疾患では一過性心電図変化とたこつぼ型心筋障害（neurogenic stunning）が知られる．カテコラミン使用で増悪する遷延性低血圧さらには致命的転帰も知られ留意する必要がある．

表12.7　急性心不全の管理アルゴリズム（クリニカルシナリオ：CS. 当院様式に改変）

	CS1	CS2	CS3
定義	収縮期血圧 ≧140mmHg	収縮期血圧 100≦/＜140mmHg	収縮期血圧 ＜100mmHg
病態の特徴	急激な発症 肺水腫 全身浮腫軽度 EDP上昇 LVEF保持 血管性不全型	進行緩序 肺水腫軽 全身浮腫顕著 EDP持続高値 臓器障害，貧血などあり	進行および浮腫一定せず 低還流障害 心原性ショック
原則	NPPVか硝酸薬 利尿薬は原則不要	NPPVか硝酸薬 容量負荷で利尿薬	強心薬 血管収縮薬など 補助循環
一般療法	まずは鎮静，①適切な酸素化（酸素投与→BiPAP→気管内挿入・人工呼吸器），②経口凝固療法か静脈内投与，③不整脈管理と心拍数の適正化，④血圧の適正化（降圧，昇圧薬），⑤栄養管理と筋力維持・リハビリテーション		
薬剤	原則使用しないが少量ハンプ（0.0125～0.1γ）とDOA（＜2γ）は急性効果	ハンプDOB	DOBに加えて，低拍出状態ではミルリノンなど
利尿	①ループ利尿薬静注（間欠投与10～40mg），②トルブタン（3.75～7.5mg），③ループ大量持続注射（100～200mg），④CHDF/HD/HDF，⑤慢性期のサイアザイドと抗アルドステロン薬の使用		

CS4（急性冠症候群），CS5（右心不全）
BiPAP：非侵襲的陽圧人工呼吸器，CHDF/HD/HDF：それぞれ血液濾過の方法，血液透析（HD），血液濾過透析（(HDF)，持続的血液濾過透析（HDF），DOA：ドパミン，DOB：ドブタミン，EDP：拡張末期圧，LVEF：左室駆出率，NPPV：非侵襲的陽圧換気

2.1.3 慢性心不全の病態と治療

慢性の心不全では，不全心腔で特徴的な症候・徴候をきたす．右心系では，後方不全で蛋白尿・血尿およびうっ血肝・肝硬変・血小板減少，消化管浮腫による食欲低下・イレウス・低蛋白血症と胸水貯留，下腿（全身）浮腫，顕著な体重増加がみられる．前方不全は低酸素血症，失神，低血圧をきたす．一方，左心系では，後方不全では労作時呼吸困難，肺水腫・息切れ，前方不全では血圧低下，乏尿（尿量低下），肝壊死，黄疸，低心拍出症候群（乳酸アシドーシス，止血線溶異常），全身倦怠，頭部乏血症状である．

その慢性心不全機能分類としてはニューヨーク心臓協会（NYHA）の心機能分類（狭心症ではほぼ同様のカナダ心臓協会［CCA］分類）が定性指標として汎用される．これに関しては，質問項目（表 12.8）が準備されている．

まず，患者ごとに病状把握に鋭敏な自覚症状と徴候を特定することである．浮腫・溢水（下腿浮腫，体重増減，尿量低下，頚静脈怒張），呼吸不全（呼吸困難，歩行距離・SAT，起座呼吸），消化管うっ滞（食欲低下・嘔気，黄疸），低心拍出（血圧変動，四肢の冷感，めまい，全身倦怠），不整脈と脈拍数などがある．

検査評価法として，一般採血検査（末梢血球数，腎機能，電解質，甲状腺機能，CRP など），心不全マーカー，心電図と胸部 X 線がある．心不全マーカーとしては血漿カテコラミン，ナトリウム利尿ペプチドとその類縁物質（BNP および NT-pro BNP）測定がある．重症度判定にも有用だが，疑陰性要因として僧帽弁狭窄・右

表 12.8 身体活動能力（METs 換算）質問表

1. 夜，楽に眠れますか　2. 横になっていると楽ですか（1MET 以下）
3. 一人で食事や洗面ができますか（1.6METs）
4. トイレは一人で楽にできますか　5. 着替えが一人で楽にできますか（2METs）
6. 炊事や掃除ができますか　7. 自分でフトンを敷けますか（2〜3METs）

8. ぞうきんがけはできますか　9. シャワーをあびても平気ですか
10. ラジオ体操をしても平気ですか（3〜4METs）
11. 健康な人と同じ速度で平地を 100〜200m 歩いても平気ですか（3〜4METs）
12. 庭いじり（軽い草むしりなど）をしても平気ですか（4METs）
13. 一人で風呂に入れますか（4〜5METs）

14. 健康な人と同じ速度で 2 階まで昇っても平気ですか（5〜6METs）
15. 軽い農作業（庭掘りなど）はできますか（5〜7METs）
16. 平地を急いで 200m 歩いても平気ですか
17. 雪かきはできますか（6〜7METs）

18. テニス（又は卓球）をしても平気ですか（6〜7METs）
19. ジョギング（時速 8km 程度）を 300〜400m しても平気ですか（7〜8METs）
20. 水泳をしても平気ですか（7〜8METs）
21. なわとびをしても平気ですか（8METs 以上）

同じ運動でも個人で運動強度は異なる．ことに技術が必要な運動．

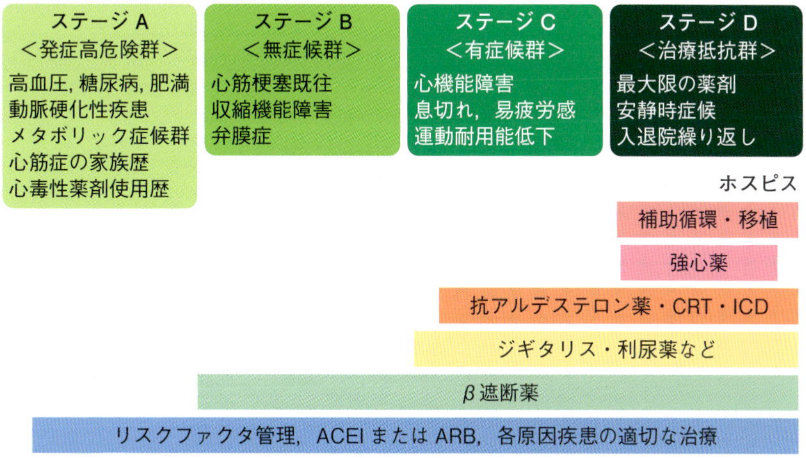

図 12.1　慢性心不全のステージ分類と治療法の基本（AHA/ACC2005 年より改変引用）.

心不全，擬陽性要因として年齢・腎機能などがある．心不全診療での閾値は，正常値の 5〜10 倍程度と施設により異なるので留意が必要である．

　慢性心不全の薬剤治療は図 12.1 の段階治療が一般的である．また，過剰な利尿，ことに高齢者では全身栓塞の要因となるので高齢者では厳禁である．したがって，適切な輸液は必要であるが，輸液ラインは哲学を持って目的別（栄養，維持，静脈注射，カテコラミンなど）に構成し，無用なポンプの連結はしない．危険薬指示構成の院内統一が必要となる．

2.2　不整脈疾患

　洞結節で派生した刺激は心房興奮（P 波）させ，ヒス・プルキンエ系—固有心筋の順（QRS 波）に伝播する．房室結節は唯一の房室伝導路である．徐脈性不整脈は刺激派生・伝導系の機能不全である．一方，頻拍性不整脈には基質（機能および器質的心筋障害，異常回路など），誘因（心房または心室期外収縮），調節因子（ストレス，電解質異常，熱発など）が関与した頻拍性律動異常がある．なお，周術期の不整脈とその誘因ないし背景因子について表 12.9 に記載した．ここでは，脳神経外科領域での徐脈性不整脈と失神・ペースメーカ治療，頻拍性不整脈として心房細動について概説する．

2.2.1　徐脈性不整脈

　就寝中は洞性徐脈および洞性不整脈，典型的ウエンケバッハ型房室ブロックが観察される．さらにスポーツマンでは，安静時 20〜30/分でも正常なことがある．失

Ⅲ. 術前，術後に関する事項

表 12.9　周術期不整脈とその要因

不整脈	誘因ないし背景
洞不全	迷走神経刺激（胃索引などの腹部操作，眼球，挿管など） 頚動脈洞反射（頚部，食道手術など） 電解質異常（K，Ca および Mg）
房室ブロック	同上，頻脈刺激ないしアトロピン 薬剤（β遮断薬） 大動脈弁狭窄・心筋虚血など
心房期外収縮 心房粗細動	手術侵襲，水電解質異常 心不全増悪，僧帽弁疾患，高血圧，加齢
心室期外収縮 心室頻拍	手術侵襲，水電解質異常 心不全増悪，僧帽弁疾患，高血圧，加齢
心室細動	QT 延長症候群，Brugada 症候群 J 波症候群 心筋障害をきたす疾患全般

神などの症候に一致した徐脈はペースメーカ治療の適応となる．

一過性意識消失・失神は，脳神経外科・循環器内科の双方で精査する必要がある．ことに発作性徐脈にはてんかん発作の合併が知られている．心原性失神をきたす要因として，痛み・外科処置によって起こる迷走神経失神，起立性調節障害，排尿・排便・嘔吐で生じる状況失神，さらには自律神経活動に起因する神経（循環）調節障害失神（NMS）などの機能失神が全失神の 50％程度を占める．発作時表現形は一過性の洞不全症候群や房室ブロックをきたす心（拍動）抑制型，血圧低下を主体とする血管抑制型，両者の混合型がある．心抑制型ではペースメーカなどの徐脈の治療によっても改善するが，血管抑制型，混合型では失神発作は軽快しない．

失神状況からの鑑別は容易ではないが，動悸および特定の状況（排便・排尿・痛み刺激・長時間の立位坐位・恐怖などの精神的・肉体的ストレス，人前発作など），前兆（頭重感や頭痛・複視，嘔気・嘔吐，腹痛，眼前暗黒感など），発作持続と特徴（短時間，頚横振，閉眼）は心原性発作に比較的特徴的とされる．一方，外傷歴に差異はない．診断にはティルト試験ないし体内心電図記録装置の装着が有用である．ティルトはまた治療訓練としても有用である．

2.2.2　頻拍性不整脈

脳神経外科診療で特段の留意が必要な頻拍性不整脈として，特定の薬剤使用・電解質異常による続発性 QT 延長によるトルサ・デ・ポアと心房細動がある．

このうち，心房細動は最も高頻度かつ，心原性脳梗塞の最重要の要因である．多くは一過性非弁膜性心房細動であり，加えて無症候のため診断は容易ではない．24 時間記録では心房細動の 10～20％程度の診断率との指摘もあり，入院下では 3～5 日程度の心電図モニタリングが必要である．非永続性心房細動では，カテーテル焼

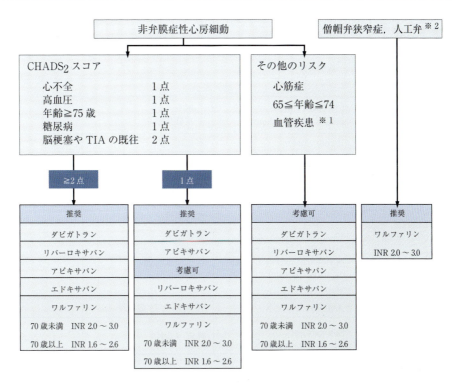

※1：血管疾患とは心筋梗塞の既往，大動脈プラークおよび末梢動脈疾患など．
※2：人工弁は機械弁，生体弁をともに．

図12.2　心房細動における抗血栓療法の適応（日本循環器学会／日本心不全学会合同ガイドライン：急性・慢性心不全診療ガイドライン（2017年改訂版）より改変）
（同等レベルの適応がある場合、新規経口抗凝固薬が望ましい．）

灼治療が心房細動予防のみならず，心原性脳梗塞の一次および二次予防上有用ではある．内服薬としては抗血栓治療として新規ないし直接経口抗凝固薬（DOAC）が第一選択となる．わが国のガイドライン上には，抗凝固薬の選択基準（図12.2）と合併症としての易出血性評価（表12.10）を考慮して選択するとされている．

また，心房細動による頻拍は，HFpEFの直接要因のみならず憎悪因子である．房室伝導特性の高い房室結節・副伝導路では致死性頻拍（偽性心室頻拍），心不全の悪化をきたすので電気的除細動を含めて積極的に洞調律維持する．高齢者（A：75歳以上），器質性心疾患（心不全：H）の合併，長期間の罹患，左房拡大ないし心房機能低下例，肥満・糖尿病，脳梗塞（T），閉塞性肺疾患（C），高血圧（H）では洞調律の維持は複数の薬剤によっても難渋し（HATCHスコア），高周波心筋焼灼術の適応となることも多い．

表 12.10　心房細動の血栓栓塞評価（CHA$_2$DS$_2$-VASc スコア）と抗凝固薬での出血評価（HAS-BLED スコア）（日本循環器学会／日本心不全学会合同ガイドライン：急性・慢性心不全診療ガイドライン（2017 年改訂版）より改変）

		危険因子	スコア
C	Congestive heart failure / LV dysfunction	心不全，左室機能不全	1
H	Hypertension	高血圧	1
A$_2$	Age ≧ 75y	75 歳以上	2
D	Diabetes mellitus	糖尿病	1
S$_2$	Stroke / TIA / TE	脳梗塞，TIA，血栓塞栓症の既往	2
V	Vascular disease (pricr myocardial infarction. pericheral artery disease, or aortic pleque)	血管疾患（心筋梗塞の既往，抹梢動脈疾患，大動脈プラーク）	1
A	Age 65～74y	65 歳以上 74 歳以下	1
Sc	Sex category (i.e. female gemder)	性別（女性）	1
	合計		0～9※

※：年齢によって 0,1,2 点が配分されるので合計は最高で 9 点にとどまる．
TIA：一過性脳虚血発作

頭文字	臨床像	ポイント
H	高血圧 ※1	1
A	腎機能障害，肝機能障害（各 1 点）※2	2
S	脳卒中	1
B	出血 ※3	1
L	不安定な国際標準化（INR）※4	1
E	高齢者（＞65 歳）	1
D	薬剤，アルコール（各 1 点）※5	2
	合計	9

※1：収縮期血圧＞160mmHg
※2：腎機能障害：慢性透析や腎移植，血清クレアチニン 200µmol/L（2.26mg/dL）以上
　　肝機能異常：慢性肝障害（肝硬変など）または検査値異常（ビリルビン値＞正常上限 ×2 倍，AST/ALT/ALP＞正常上限 ×3 倍）
※3：出血歴，出血傾向（出血素因，貧血など）
※4：INR 不安定，高値または TTR(time in therapeutic range)＜60%
※5：抗血小板薬や NSAIDs 併用，アルコール依存症

文　献

Fleisher LA, Fleischmann KE, Auerbach AD, et al : 2014 ACC/AHA Guideline on perioperative cardiovascular evaluation and management of patients undergoing noncardiac surgery. A report of the American College of Cardiology/American Heart Association Task Force on Practice Guidelines. Circulation 130: e278-e333（2014）.

井上博ら：日本循環器学会，他：心房細動治療（薬物）ガイドライン（2013年改訂版）．循環器病の診断と治療に関するガイドライン（2012年度合同研究班報告）．日本循環器学会ホームページ（http://www.j-circ.or.jp/guideline/）.

Kristensen SD, Knuuti J, Saraste A, et al : Authors/Task Force Members. 2014 ESC/ESA Guidelines on non-cardiac surgery: cardiovascular assessment and management: The Joint Task Force on non-cardiac surgery: cardiovascular assessment and management of the European Society of Cardiology（ESC）and the European Society of Anaesthesiology（ESA）. Eur Heart J 35: 2383-2431（2014）.

許俊鋭ら：日本循環器学会，他：非心臓手術における合併心疾患の評価と管理に関するガイドライン（2014年改訂版）．http://www.j-circ.or.jp/guideline/pdf/JCS2014

丸山幸夫ら：日本循環器学会，他：急性心不全治療ガイドライン（2006年改訂版）．循環器病の診断と治療に関するガイドライン（2004-2005年度合同研究班報告）．日本循環器学会ホームページ（http://www.j-circ.or.jp/guideline/）

松崎益徳ら：日本循環器学会，他：慢性心不全治療ガイドライン（2005年改訂版）．循環器病の診断と治療に関するガイドライン（2004年度合同研究班報告）．日本循環器学会ホームページ（http://www.j-circ.or.jp/guideline/）.

小川聡ら：日本循環器学会，他：心房細動治療（薬物）ガイドライン（2008年改訂版）．循環器病の診断と治療に関するガイドライン（2006-2007年度合同研究班報告）．日本循環器学会ホームページ（http://www.j-circ.or.jp/guideline/）.

筒井裕之ら：日本循環器学会／日本心不全学会合同ガイドライン：急性・慢性心不全診療ガイドライン（2017年改訂版）．日本循環器学会ホームページ（http://www.j-circ.or.jp/guideline/）.

Vacanti CJ, Van Houten RJ : Hill RC. A statistical analysis of the relationship of physical status to postoperative mortality in 68,388 cases. Anesth Analg 49: 564-566（1970）.

13. 深部静脈血栓症，肺塞栓

藤井 徳幸，橋本 暁佳，土橋 和文

深部静脈血栓症（DVT）や肺動脈血栓塞栓症（PTE）は大静脈系で発生し，多くは急性疾患である．最近，慢性疾患である慢性血栓塞栓性肺高血圧症（CTEPH）と静脈炎後症候群（PPS）を加え，静脈血栓塞栓（VTE）と称する．わが国でも疾患に対する認識と各種診断手段の精度向上に伴い，顕増している．

VTE はエコノミークラス（ロングフライト）症候群，車中泊，震災後の避難所での不動による震災関連死・震災後症候群の関連病態としても知られる．また，入院療養に伴う VTE は安静解除後突然死の要因であり，安全管理上の重要課題である．脳神経外科領域では，運動機能障害やそれに伴う長期臥床を伴う患者が多く，手術時間が長時間に及ぶことも多いため留意する必要がある．ここでは術前術後の VTE についての診断・治療とその予防について本節末に掲げたガイドライン等を中心に概説する．

1. 深部静脈血栓症（DVT）

1.1 病 態

VTE 形成には，Virchow の 3 成因（静脈壁障害，血液凝固能亢進，血流停滞）が関与する．表 13.2 に示す臨床的要因が加わって発症する．VTE は全身の静脈系に発生し，下肢筋膜より深部静脈で頻度が高い．上肢も含めた筋膜より深部の静脈に発生するものを DVT と総称する．さらに，下肢の DVT は血栓の範囲により，膝窩動脈を含む中枢側に血栓を有する中枢型と末梢型に分類される．また，末梢型の多くは，解剖学的特性からヒラメ筋静脈内に発生する．

わが国の過去の報告は欧米と比較して著しく少ない．脳神経外科手術に関連する DVT の発生率は 29〜43% であり，致死的肺塞栓は 3% 程度と考えられている（Epstein et al 2005）．ガイドラインで示された頻度を表 13.1 に示す．しかし，実臨床では静脈エコーおよび X 線 CT の導入と静脈ポートなど血管内異物挿入の機会が

13.深部静脈血栓症，肺塞栓　185

表13.1　リスクレベルと合併症頻度・推奨予防法

リスク	下腿 DVT（%）	中枢型 DVT（%）	症候性 PE（%）	致死性 PE（%）	推奨予防法
低	2	0.4	0.2	0.002	早期離床および 積極的運動
中	10〜20	2〜4	1〜2	0.1〜0.4	弾性ストッキング（ES） あるいは 間欠的空気圧迫法（IPC）
高	20〜40	4〜8	2〜4	0.4〜1.0	間欠的空気圧迫法（IPC） あるいは 低用量未分化ヘパリン
最高	40〜80	10〜20	4〜10	0.2〜5	低用量未分化ヘパリン と IPC の併用 あるいは 低用量未分化ヘパリン と ES の併用

注1）　用量調節低用量ヘパリンおよびワルファリンは最高リスクに実施可能
注2）　私見（無症候の PE および DVT 頻度の詳細は不明）症候性の3倍程度と推察

表13.2　静脈血栓症の主な危険因子

成因	先天性要因	後天性要因
血流停滞		長期臥床，肥満，妊娠，心肺疾患（うっ血），全身麻酔，麻痺，ギプス包帯固定，加齢，静脈瘤，長時間座位（旅行，災害時），外部圧迫
凝固亢進	AT 欠乏，PC／PS 欠乏，プラスミノーゲン異常症，異常 Fib 血症，ラスミノーゲン活性化因子，インヒビター増加，トロンボモジュリン異常など	悪性腫瘍，妊娠・産後，各種手術，外傷，骨折，熱傷，薬物（経口避妊薬など），感染症，ネフローゼ症候群，MDS，多血症，抗リン脂質抗体症候群，脱水
血管内皮障害	高ホモシステイン血症	各種手術 外傷，骨折，中心静脈カテーテル留置，カテーテル検査・治療，血管炎，抗リン脂質抗体症候群，膠原病，喫煙，高ホモシステイン血症，VTE の既往

日本循環器学会：肺血栓塞栓症および深部静脈血栓症の診断，治療，予防に関するガイドライン（2017 年改訂版）より改変

増え，顕著に増加しているが正確な頻度は不明である．

1.2 診断

1.2.1 臨床症状と徴候

中枢型DVTは，静脈還流障害によって腫脹，疼痛，色調変化が出現し（図13.1），静脈性間欠性跛行を呈することがある．末梢型DVTの症状は下腿腫脹や疼痛などであるが多くは無症候例である．

他覚的な徴候（下記囲み参照）として，血栓化した大腿静脈や膝窩静脈の触知や圧痛に加えて，特徴的な静脈還流障害による下腿筋の硬化圧痛をきたす．色調変化は，ピンクから青まで個人差があり，立位で増強する．足部の変色や壊死は，動脈灌流障害を伴った静脈性壊死を疑う所見である．色素沈着や皮膚硬化などの鬱血性皮膚炎の所見では，血栓後症候群を考慮する．その他，簡便な診断法として修正Wellsスコア（表13.3）がある．

Lowenberg徴候：下腿に血圧測定用カフ加圧すると，100〜150mmHgの圧迫で痛みが生じる．

Homan徴候：膝を軽く押さえ足関節を背屈させると，腓腹部に疼痛が生じる．

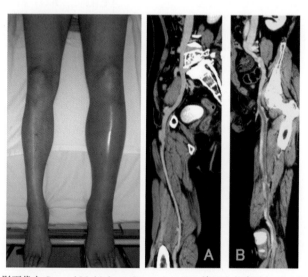

静脈相の造影画像をCurved Multiplanar Reconstruction法により表示している．Aは右下肢の静脈で血栓は認めないがBの左下肢は膝関節部から鼠径部まで連続する血栓を静脈内に認める．

図13.1 中枢型深部静脈血栓症による腫脹，疼痛，色調変化（左下肢）と造影X線CT

13. 深部静脈血栓症, 肺塞栓　**187**

表 13.3　深部静脈血栓診断のための修正 Wells スコア

臨床的特徴	スコア
活動性の悪性腫瘍 （治療下, 6 か月以内の内服歴, 保存治療）	1
麻痺, 不全麻痺, 最近のギプス固定, 不動（下肢）	1
臥床＞3 日, 全身麻酔または局部麻酔による大手術＜12 週	1
深部静脈部の疼痛	1
下肢全体の腫脹	1
足首の腫脹（左右差＞3cm）	1
症候側の圧痕性浮腫	1
側副性の表在静脈（非静脈瘤形成）	1
DVT の既往	1
DVT 以外の明確な要因がある	−2

注）　2 点以上では深部静脈血栓の可能性あり.
　　　3 点以上で可能性が高い.

1.2.2　凝固線溶系検査

　D-ダイマーの測定・TAT・可溶性フィブリンモノマー測定（やや研究的）が有用である. このうち, D-ダイマーは炎症・手術ないし外傷・出血後ないし広範囲熱傷・動脈硬化性疾患全般, 悪性腫瘍およびその類縁疾患, 妊娠, 高齢などで上昇し, 留意する必要がある. 陰性的中率が高く, 7〜10μg/mL 未満あるいは通常値未満の場合には否定的である. しかし, 非活動性血栓ないし小血栓, 抗凝固薬の使用下では偽性低値となる. また, 血栓の推移観察にも有用である.

1.2.3　画像診断

a. 静脈エコー検査
　静脈エコーでは, 正常静脈は円形に描出され, プローベ圧迫で内腔が消失する. 血栓閉塞静脈では圧迫でも内腔が消失しない. 加えて, 新鮮血栓がカラードップラなどを欠損として描出される. 血栓エコー所見は確実な診断根拠となり, 静脈非圧縮所見も信頼性が高い. しかし, 術者技術に依存し, 骨盤内の観察には吸気による流速減弱など特徴的所見はあるが適さない.

b. その他の画像診断
　造影 X 線 CT（図 13.2）は比較的低侵襲であり, また全身スキャンが可能な機器では, 肺動脈血栓と一括評価可能で極めて有用である. 一方, MR 静脈造影は, より低侵襲かつ診断精度が高く期待される検査法である. 血栓シンチグラフィーは自己の血小板に放射性同位元素をラベルし静脈内投与後に撮像する. 部位不明 DVT

188　Ⅲ．術前，術後に関する事項

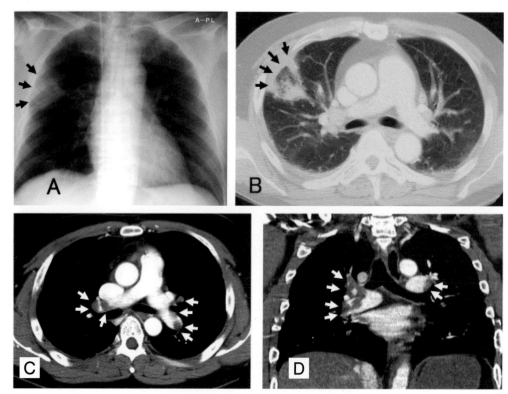

図 13.2　肺梗塞の胸部写真（A）および胸部 CT（B）．矢印の部位に楔状の浸潤影を認める．一方，3 次再構築された画像では詳細な血栓分布の観察が可能である（C，D 矢印）．

や再発性血栓の診断に有用である．

1.3　予防と治療の実際

DVT の治療目的は肺塞栓の発症を防ぎ，急性期の下肢腫脹症状を改善させ静脈血栓後症候群の発症を防ぐことにある．

1.3.1　発症予防

発症予防は手術リスクと患者リスクを総合的に評価して層別リスクごとの推奨予防方法が規定（表 13.1）されている．保険請求上もチェックリスト評価と計画的実施が必須要件とされている．また，薬剤としては低分子ヘパリンのみが使用可能で，経口剤（ワルファリンおよび新規経口凝固抑制薬：DOAC ないし NOAC）は適用がない．

周術期間の管理としては，脳神経外科手術における脳腫瘍以外の開頭術では弾性

ストッキングまたは間欠的空気圧迫法，脳腫瘍の開頭術はリスクが高いと考えられ，間欠的空気圧迫法または抗凝固療法による予防が望ましい．

抗凝固療法による予防は，術後に出血性合併症発生の危険が低くなってから開始する．静脈血栓塞栓のリスクが高くても手術による出血性合併症発生の危険が高い場合には抗凝固療法を行わなくてもよい．脳神経外科領域では80％程度に弾性ストッキング，間欠的空気圧迫法，未分画ヘパリン，低分子ヘパリンのいずれかが使用されている（Epstein et al 2005）．弾性ストッキングはDVTの発症を79％，肺塞栓の発症を43％低下させ，低分子ヘパリンはDVTの発症を90％，肺塞栓の発症を67％低下させたとの報告がある（Gnanalingham et al 2003）．

一方，脊椎手術は出血性合併症が発生すると神経麻痺など重大な後遺症となる可能性があり，予防的な抗凝固療法は行うべきではない．脊椎手術では術中から間欠的空気圧迫法による予防を行うのが一般である．急性期の脊髄損傷は静脈血栓塞栓発生のリスクが高く，間欠的空気圧迫法または抗凝固療法による予防が必要であるが脊椎周囲血腫や外傷性くも膜下出血など出血性病変が併存すれば，それらの出血が落ち着くまでは抗凝固療法は行わない．多発外傷や重症外傷は静脈血栓塞栓のリスクが高いと考えられるが，ほとんどの場合出血性病変を有しているため抗凝固療法は出血が落ち着くまでは行えない．可能な限り弾性ストッキングや間欠的空気圧迫法を施行することで対処するのが一般である．

1.3.2 DVTでの抗凝固療法

ヘパリン（未分画ヘパリン）は，アンチトロンビンと結合し凝固第X因子を抑制し，さらにトロンビンとも結合して凝固系を抑制する．静脈内投与時には活性化部分トロンボプラスチン時間（Activated partial thromboplastin time; APTT）でモニタリングを行い，APTT値がコントロールの1.5，また緊急時には硫酸プロタミンで中和（ヘパリン1000単位に対してプロタミン10mgを目安）が可能である．2〜2.5倍に延長するようにヘパリンの投与量を調節する．一方，低分子ヘパリンは凝固第X因子の特異的抑制により出血合併症が少ない．さらに，経口薬と同様に血液検査モニターは不要であるが，下肢整形外科手術施行患者における静脈血栓塞栓症の発症抑制の適応のみである．今後の使用拡大が望まれる（図13.3）．

経口剤では，ワルファリンは投与開始早期に凝固亢進状態となり，ヘパリンを併用する必要がある．投与量はプロトロンビン時間比（Prothrombin time-international normalized ratio; PT-INR）が2.0〜3.0となるよう調節する．経口抗凝固薬の投与期間については明確な指標はないが，3〜6か月継続することが望ましい．ただし危険因子（血栓性素因や悪性腫瘍，寝たきりなど）が持続する場合には継続的に投与する必要がある．また，DOACについては，単独投与・投与早期の増量・長期間の効果など，今後の臨床的検証が必要である（表13.4，表13.5）．

III. 術前，術後に関する事項

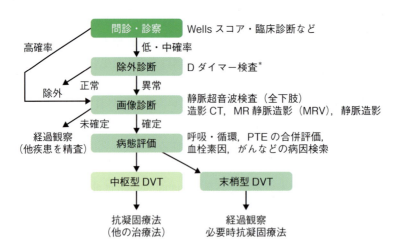

＊：Dダイマー使用できない場合は画像診断を行う

図13.3 深部静脈血栓の診断と治療法選択
(日本循環器学会：肺血栓塞栓症および深部静脈血栓症の診断，治療，予防に関するガイドライン（2017年改訂版）より改変)

表13.4 深部静脈血栓症の薬物療法クラス分類

中枢型で非経口抗凝固薬と WAR を投与し安定継続	I	B
中枢型血栓溶解血管内治療血栓摘除後未分画ヘパリン	I	B
中枢型で非経口抗凝固薬あるいは DOAC：エドキサバンは非経口抗凝固薬で開始，リバロキサバンおよびアピキキサバンは初期高用量	I	A
腎機能低下例ではヘパリン・ワルファリン併用	I	C
末梢型は画一的抗凝固療法しない	I	B
末梢型の抗凝固療法は3ヵ月まで	I	C
中枢型の可逆誘因3ヵ月間，未誘因で少なく3ヵ月間	I	A
中枢型再発でより長期の抗凝固療法	I	B
中枢型の3ヵ月以上治療でリスクとベネフィット考慮	I	C
ワルファリン用量は PT-INR 値 1.5〜2.5	IIa	C
中枢型の治癒しないがん患者ではより長期投与	IIa	B
誘因なし DVT で抗凝固療法後の再発予防に ASA 使用	IIb	B

日本循環器学会：肺血栓塞栓症および深部静脈血栓症の診断，治療，予防に関するガイドライン（2017年改訂版）

1.3.3 その他の治療

下大静脈フィルター挿入は，致命的な急性肺塞栓症を予防する目的で積極的に実施された時期がある．静脈外迷入，フィルター破損など，一時的な下大静脈フィルター挿入が行われる．血栓溶解療法，カテーテル治療，外科的血栓除去術に対する優位性は明らかではなく，治療適応に関しても検討の余地がある．

表13.5 急性肺血栓塞栓症の薬物療法クラス分類

非経口抗凝固薬とワルファリンは効果安定まで併用	I	B
血行動態が安定例に非経口抗凝固薬かDOACを投与：エドキサバンは非経口抗凝固薬で開始，リバロキサバンおよびアピキキサバンは初期高用量	I	A
可逆因子では3ヶ月誘因なしで少なくとも3ヵ月間	I	A
再発例ではより長期の投与	I	B
3ヵ月以上延長治療はリスクとベネフィットを検討	I	C
ショックや遷延血行動態不安定では血栓溶解療法	I	B
ワルファリン管理域はPT-INR1.5～2.5	IIa	C
がん患者ではがんが治癒しない限りより長期間投与	IIa	B
右室機能不全と心臓バイオマーカー陽性で非経口薬抗凝固療法を選択，循環動態悪化で血栓溶解療法	IIa	B

日本循環器学会：肺血栓塞栓症および深部静脈血栓症の診断，治療，予防に関するガイドライン（2017年改訂版）

2. 肺動脈（血栓）塞栓症

2.1 病　態

　　肺塞栓は，静脈内塞栓が肺動脈を閉塞した病態の総称である．空気，脂肪，羊水，腫瘍細胞などがあるが，塞栓源の多くは静脈由来の血栓である．DVTと同様に診断手段の進歩で，ことに軽症例が顕著に増加している．肺塞栓は特異的所見が少ないために診断が難しく，「偉大な仮面舞踏会の客人 great masquerader」と称される．

　　肺塞栓の病態は急速に出現する肺高血圧および低酸素血症である．肺血管の機械的閉塞に加えて体液性因子（セロトニン，トロンボキサンA2など）放出と低酸素血症により肺血管が攣縮し，重症例では急性右心不全から循環虚脱・心停止（心停止虚脱型）に至る．

　　肺梗塞は急性肺塞栓の10～15％程度に合併するが，気管支動脈によって2重支配されており肺梗塞に至る頻度は高くない．ただ，卵円孔開存があると右房圧上昇に伴って右左シャントが生じる．静脈内血栓が脳梗塞などの奇異性塞栓をきたす可能性がある．

　　未治療の急性肺塞栓の死亡率は30％程度とされ，広範囲な肺血管床の栓塞（概ね50％以上：広範型）では致命的となる．PTE死亡は発症数時間以内の早期死亡であり，ほとんどが48時間以内である（Poe et al 1969）．心原性ショックを呈する症例は特に死亡率が高いが，補助循環の使用等，適切な治療を行うことで10％以下にまで低下させることができる．

　　一方で，急性期生存例の長期予後は比較的良好であり，再発や肺高血圧の出現は5％以下，慢性肺血栓塞栓症へ移行するのは1％以下と考えられている．

192   Ⅲ. 術前，術後に関する事項

2.2 診断 （表 13.6）

2.2.1 臨床症状と徴候

　呼吸困難・頻呼吸，胸痛が主要症状であり，ほとんどの症例でみられる．肺梗塞では胸膜性胸痛を伴う．呼吸困難・頻呼吸は低酸素血症や循環不全に起因し，胸痛は中枢肺動脈閉塞による右室負荷・虚血による胸骨後面痛と肺梗塞による胸膜性胸痛であることが多い．また，原因不明のめまい・失神発作・ふらつき，脱力が診断の端緒となる場合もある．

　80 歳以上の高齢，担がん状態，慢性肺疾患の既往，心拍数 110/分以上，収縮期血圧 100 未満，酸素飽和度 90% 未満が重要度と関係する（PESI スコア）．

表 13.6　肺塞栓診断のための臨床スコア

臨床的特徴	スコア
深部静脈血栓の徴候	3.0
肺塞栓症より可能性の低い診断	3.0
心拍>100/分	1.5
不動>3 日，4 週以内の手術	1.5
肺塞栓症や深部静脈血栓の既往	1.5
喀血	1.0
がん	1.0

注）　4 点以上で可能性が高い．

2.2.2 凝固線溶系検査

　急性肺塞栓のスクリーニング検査は DVT と同様である．広範型などの一部の肺塞栓症例では心筋トロポニン T と LDH 上昇がみられることがある．動脈血ガス分析は肺塞栓に特異的な所見はないが，他の呼吸器・循環器疾患よりも，低酸素血症に加えて低炭酸ガス血症と呼吸性アルカローシスを伴うことが多い．

2.2.3 画像診断など

　胸部レ線・心電図には，軽症例では特異的所見はない．心エコーでは肺動脈や右室・右房などの血栓観察は稀だが，肺血圧と右室圧測定が可能である．右室圧や右室機能は重症度評価，治療方針の決定，予後予測などに有用である．肺シンチグラフィー（換気・血流，図 13.4）は，特異的な換気血流ミスマッチ像は診断価値が高いが，換気シンチを緊急で施行できる施設は限られている．

　造影 X 線 CT 検査装置は検出器の多列化が進み，肺動脈亜区域枝まで描出が可能

であり，血栓を造影欠損として描出できることが多い（図 13.5）．肺動脈造影は，血栓除去への移行が考慮されない症例では実施されない．急性肺塞栓の重症度は，血行動態と心エコーでの右心負荷所見で分類する方法が簡便であり一般に用いられることが多い（Task Force on Pulmonary Embolism, 2000）．Greenfield らはさらに症状，血液ガス所見，肺動脈閉塞率，右心圧所見からⅠ～Ⅴのカテゴリーに分類することを提唱している（Greenfield et al 1984）．

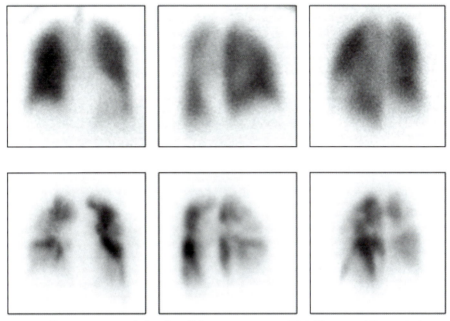

図 13.4　肺シンチグラム．上段は ^{81m}Kr 換気シンチグラム，下段は ^{99m}Tc-MAA 血流シンチグラム．左から前面，右後斜位，左後斜位での撮像．換気シンチグラムに異常は認めず血流シンチグラムは楔状の区域欠損が多発し，明らかな換気・血流ミスマッチを呈している．

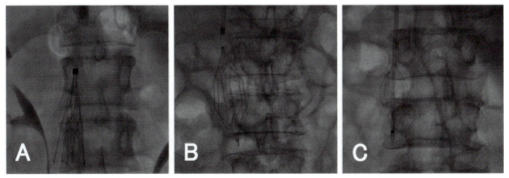

図 13.5　下大静脈フィルター留置例．Aは永久留置型グリーンフィールド，Bは回収可能型オプトイーゼ，Cは一時留置型ニューハウスプロテクト．最近は回収可能型の使用が推奨される．

2.3 予防と治療の実際

安静と呼吸循環管理が基本となる．上記の心停止ないし広範囲型以外では特異的治療の適応とはならないので，DVTに準じた治療となるが，重症度により異なる（図13.6）．

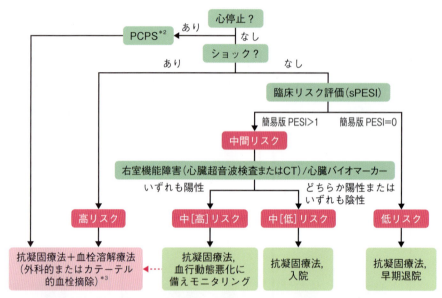

*1：診断されしだい，抗凝固療法を開始する．高度な出血のリスクがある場合など，抗凝固療法が禁忌の場合には下大静脈フィルター留置を考慮する
*2：施設の設備や患者の状態により，装着するか否かを検討する
*3：施設の状況や患者の状態により，治療法を選択する

図13.6 急性PTEのリスクレベルと治療アプローチ
（日本循環器学会：肺血栓塞栓症および深部静脈血栓症の診断，治療，予防に関するガイドライン（2017年改訂版）より改変）

2.3.1 血栓溶解療法

閉塞した肺動脈の血栓を溶解させることで肺循環を改善することを目標とする．出血性合併症軽減のため投与前の問診や既往の把握が重要である．わが国では，t-PA（モンテプラーゼ，®クリアクター）とウロキナーゼがある．モンテプラーゼは1mL当たり80,000単位となるように生理食塩液で溶解し，体重kg当たり13,750〜27,500単位を静脈内投与する．投与速度は800,000単位/分である．アルテプラーゼを使用する場合は2,400万単位を付属の溶解液で溶解後に生理食塩液で希釈して2時間かけて静脈内投与，ウロキナーゼの場合は1日量24〜96万単位を数日間静脈内投与する．しかし，両薬剤とも出血性合併症が高率で，実施されないことが多い．

2.3.2 補助循環，カテーテル治療と手術治療

蘇生困難な心肺停止や心肺停止を繰り返すような症例，酸素・薬物治療などの使用でもショックや低酸素血症が遷延するなど呼吸循環を安定化できない症例は超重症例であり，可能な限り速やかに経皮的心肺補助（Percutaneous cardiopulmonary support; PCPS）を開始し，さらなる診断や治療へのブリッジとする．

カテーテル治療は肺動脈に挿入したカテーテルからの血栓吸引除去，血栓破砕，流体力学的デバイスを使用した血栓除去は，有用性の報告があるものの合併症や血行動態悪化の懸念もあり，現時点では積極的な使用は推奨されない．今後の治療効果の検討が待たれる．下大静脈フィルター挿入については DVT と同様である．外科的血栓摘除術については循環虚脱・心停止を伴う，あるいはショックが遷延するような重症の広範性肺塞栓に対しては外科的血栓摘除術も考慮する必要がある．外科的血栓摘除術が実際に治療として選択されるのは 5% 以下と少ない．また，CTEPH の治療については，当該ガイドライン（日本循環器科学会，2014）を参照されたい．また，予防についても DVT の項に記載した．

文　献

Epstein NE et al：A review of the risks and benefits of differing prophylaxis regimens for the treatment of deep venous thrombosis and pulmonary embolism in neurosurgery. Surg Neurol 64: 295-302(2005).

Gnanalingham KK et al：Attitudes to the use of prophylaxis for thrombo-embolism in neurosurgical patients. J Clin Neurosci 10: 467-469(2003).

Greenfield LJ et al：Surgical approaches to thromboembolism. Br J Surg 71: 968-970(1984).

肺血栓塞栓症および深部静脈血栓の診断，治療，予防に関するガイドライン（2017年改訂版）. http://www.j-circ.or.jp/guideline/pdf/JCS2017-ito-h-pdf

肺血栓栓塞症 / 深部静脈血栓症（静脈血栓栓塞症）予防ガイドライン作成委員会. 肺血栓栓塞症 / 深部静脈血栓症（静脈血栓栓塞症）予防ガイドライン. Medical Front International Limited (2004).

日本循環器科学会. 慢性肺動脈血栓症に対する balloon pulmonary angioplasty の適応と実施法に関するステートメント（2014）. http://www.j-circ.or.jp/guideline/pdf/JCS2015

Poe ND et al：Fatal pulmonary embolism. J Nucl Med 10: 28-33(1969).

Task Force on Pulmonary Embolism, European Society of Cardiology ,Guidelines on diagnosis and management of acute pulmonary embolism. Eur heart J 21: 1301-1336(2000).

14. 呼吸管理—呼吸不全とその対策

山岡 歩，文屋 尚史，片山 洋一

生命維持のためには，Airway（気道），Breathing（呼吸），Circulation（循環）の安定化が不可欠であり，特に気道確保，適切な換気と酸素化は最優先される．急性呼吸不全は，脳神経外科領域でも遭遇することが多い病態と考えられる．本節では，急性呼吸不全の病態とその対策を中心に概説する．

1. 急性呼吸不全の分類と病態

急性呼吸不全の分類方法はさまざまである．血液ガス分析による分類では，室内空気呼吸時の $PaO_2 < 60$ Torr を呼吸不全と定義し，高二酸化炭素血症（$PaCO_2 > 45$ Torr）を伴うものを II 型呼吸不全，伴わないものを I 型呼吸不全と分類する．呼吸不全の病態と原因を表 14.1 に示す．

表 14.1　急性呼吸不全の病態と原因

分　類	病　態	原　因
I 型呼吸不全 $PaO_2 < 60$Torr	換気血流比不均等	肺炎，肺水腫，無気肺，急性呼吸促迫症候群，肺血栓塞栓症，気管支喘息など
	シャント	肺内シャント（無気肺，肺炎）など
	拡散障害	間質性肺炎，過敏性肺炎，薬剤性肺炎，肺水腫，無気肺，肺血栓塞栓症など
II 型呼吸不全（肺胞低換気）$PaO_2 < 60$Torr $PaCO_2 > 45$Torr	呼吸中枢の抑制	脳炎，脳幹出血，脳梗塞，薬物中毒（睡眠薬，鎮静薬）など
	呼吸筋力の低下	多発性神経炎（Guillanin-Barre 症候群など），中毒性疾患（薬物，フグ毒），頚髄損傷，破傷風，全身痙攣状態など
	胸郭の拡張障害	肋骨骨折，フレイルチェスト，慢性閉塞性肺疾患，肥満など
	有効肺胞量の減少	気胸，広範な肺炎など
	気道狭窄	急性喉頭炎，気管支喘息大発作，誤嚥による窒息など

蝶名林直彦：内科診断学第 3 版，医学書院，pp.761-770，2016 を一部改編．

1.1 血液ガス分析値

　血液ガス分析によって，酸素化や換気，酸-塩基平衡の評価が可能となる．呼吸状態・循環動態に異常がある場合は積極的に実施すべきである．血液ガス分析値の各種基準値を表14.2に示す．酸素化能を示す指標として，A-aDO$_2$（肺胞気-動脈血酸素分圧較差）がある．Ⅰ型呼吸不全の原因となる換気血流不均等，シャント，拡散障害では PAO$_2$ は変化せず，PaO$_2$ が低下するため，A-aDO$_2$ は開大する．一方，肺胞低換気のみのⅡ型呼吸不全では，A-aDO$_2$ は正常範囲内である．その他の酸素化の指標として，P/F ratio や OI（Oxygenation Index）がある．

表14.2　血液ガス分析値の各種基準値

項　目		基準値
FiO$_2$	吸入酸素濃度	21〜100%
PaO$_2$	動脈血酸素分圧	80〜100mmHg
SaO$_2$	動脈血ヘモグロビン酸素飽和度	95%（PaO$_2$ 約80Torr に相当）以上
PaCO$_2$	動脈血二酸化炭素分圧	35〜45mmHg
pH		7.35〜7.45
HCO$_3^-$	重炭酸イオン	22〜26mmol/L
BE	塩基余剰	-2〜$+2$mmol/L
A-aDO$_2$	肺胞気-動脈血酸素分圧較差	PAO$_2$－PaO$_2$＝［（大気圧－飽和水蒸気圧）×FiO$_2$－PaCO$_2$/呼吸商］－PaO$_2$ 基準値：10Torr 以下，境界値：10〜20Torr，異常値：20Torr 以上
P/F ratio	PaO$_2$/FiO$_2$ ratio	mild ARDS：200＜P/F ratio≦300（PEEP，CPAP≧5cmH$_2$O） moderate ARDS：100＜P/F ratio≦200（PEEP≧5cmH$_2$O） severe ARDS：P/F ratio＜100（PEEP≧5cmH$_2$O）
OI	Oxygenation Index	平均気道内圧×FiO$_2$/PaO$_2$×100

1.2　Ⅰ型呼吸不全（急性酸素化障害）

1.2.1　換気血流比不均等（V/Q ミスマッチ）

　肺胞換気と肺毛細血管血流との割合を換気血流比（V/Q 比）という．V/Q 比は体位や部位によって異なり，健常肺でも仰臥位では，重力の影響で腹側よりも背側に多く分布する．疾患肺では，血流や換気が少ない肺胞が出現して，さらに不均等分布が増大する．これによって低酸素血症を呈するが，換気応答が保たれていれば，PaCO$_2$ は上昇しない．V/Q ミスマッチによる低酸素血症は，酸素吸入で PaO$_2$ は改善する．

1.2.2 シャント

　肺毛細血管を通過しない血液が動脈血と混合する解剖学的（肺外）シャントと，肺毛細血管を通過するが酸素化を受けないまま左房に流入する生理学的（肺内）シャントがある．シャントが小さい場合はFiO_2を上げることで酸素化は改善するが，大きい場合はFiO_2を上げても酸素化は改善しないため，シャントの治療が必要となる．

1.2.3 拡散障害

　肺胞-毛細血管膜の肥厚や，拡散に使える肺胞面積の低下によって拡散障害が生じる．酸素の組織透過性は他のガスと比較して低く，肺胞膜での拡散障害によって低酸素血症を生じる．一方，二酸化炭素は膜透過性が非常に高く，拡散障害が問題となることは少ない．拡散障害による低酸素血症は，酸素吸入でPaO_2は改善する．

1.3　II型呼吸不全（急性換気障害，肺胞低換気）

　薬物や神経筋疾患による呼吸中枢の障害や呼吸筋の疲労によって，肺胞低換気を生じる．分時肺胞換気量は呼吸数と1回換気量，死腔によって規定される．死腔には，装置による付加的死腔（呼吸器回路や人工鼻，挿管チューブ），解剖学的死腔（ガス交換の生じない気管・気管支の容量），肺胞死腔（肺血栓塞栓症や急性呼吸促迫症候群など）がある．肺胞低換気による低酸素血症は，分時肺胞換気量を改善するのが最も良いが，酸素投与によってもある程度は改善する．

2. 呼吸管理の実際（基礎編）

2.1　酸素療法

　酸素療法の適応は，肺酸素化能の低下による低酸素血症である．目標酸素飽和度は，一般患者では94〜98％，II型呼吸不全リスクのある患者では88〜92％に設定する．酸素投与デバイスは，鼻カニューレ，標準フェイスマスク，リザーバー付きフェイスマスクが頻用される．投与できるFiO_2の範囲に合わせて，酸素流量を変更する（表14.3）．鼻カニューレによる鼻腔内への酸素ジェット流の吹き込みは不快であり，4L/min以上では標準フェイスマスクに切り替えることが多い．リザーバー付きフェイスマスクを使用する際は，マスクが顔にフィットしていることや，

表 14.3 各酸素投与方法と FiO_2 の関係

投与方法	酸素流量（L/min）	FiO_2
鼻カニューレ	1～2	0.24～0.28
	3～4	0.28～0.32
	5	0.4
標準フェイスマスク	5～6	0.4～0.5
	7	0.7
リザーバー付きフェイスマスク	6～7	0.6～0.7
	8～9	0.8～0.9
	10	0.9～

酸素療法	**目標** ・通常：SpO_2 94～98% ・2型呼吸不全リスクが高い場合（COPD など）：SpO_2 88～92%	**投与方法** ・鼻カニューレ：1～3L / min ・標準フェイスマスク：4～6L / min ・リザーバー付きフェイスマスク：7～10L / min

評価	**臨床所見** ・呼吸困難の増強 ・呼吸仕事量の増加 （頻呼吸もしくは呼吸補助筋の緊張） ・呼吸数 > 24 回 / 分	**血液ガス所見** ・低酸素血症（P / F 比＜200） ・高二酸化炭素血症（$PaCO_2$＞45mmHg） ・呼吸性アシドーシス（pH＜7.35）

高流量酸素 or 陽圧換気	1型呼吸不全：NHF or NPPV（CPAP） 2型呼吸不全：NPPV（S / T） **NHF**　　　　　　　　　　　　　　　　　　**NPPV** FiO_2：1.0 で開始　　　　　　　　　　モード：Ⅰ型呼吸不全：CPAP 　　　可及的速やかに 0.6 以下へ減量　　　　　　　Ⅱ型呼吸不全：S / T 酸素流量：40～60L / min　　　　　　FiO_2：1.0 で開始 　　　　　　　　　　　　　　　　　　　　　　可及的速やかに 0.6 以下へ減量 NHF から NPPV へ変更を考慮：　　　EPAP（PEEP）：4～5cmH₂O ・確実に PEEP を付加したいとき　　　IPAP：8～15cmH₂O ・換気補助が必要となったとき　　　　トリガー：最大感度 ・呼吸状態の改善を認めないとき　　　バックアップレート：15 / 分 　　　　　　　　　　　　　　　　　　バックアップ I / E 比：1：3

再評価	4～6 時間以内に呼吸状態の改善を認めないときは，気管挿管下の人工呼吸器管理を導入

図 14.1　酸素療法から人工呼吸器管理導入まで

患者の吸気時にリザーバーバックが萎むことを確認する必要がある.

　酸素投与の指示を出す場合，簡易的に「鼻カニューレ 1〜3L/min，標準フェイスマスク 4〜6L/min，リザーバー付きフェイスマスク 7〜10L/min」と出すことが多い．この際の注意点は，標準フェイスマスクもしくはリザーバー付きフェイスマスクに切り替わる際には，必ず Dr. call とすることである．呼吸不全が進行した状態から診察や検査を始めることは，治療介入への遅れに繋がり，致命的な病態を招く可能性がある．リザーバー付きフェイスマスクを用いても酸素化を維持できない場合は，後述する高流量経鼻酸素療法や非侵襲的陽圧換気，気管挿管による人工呼吸の開始が必要である．酸素療法から人工呼吸管理導入までの流れを図 14.1 に示す．

2.2　薬物療法（経気道的投与）

　薬物療法の目的は，収縮した気管支を拡張させることと，貯留する気道内分泌物の排出を促すことである．主に気管支拡張薬，喀痰融解薬，抗コリン薬，抗菌薬などの投与が行われる．抗炎症作用を目的にステロイド薬の経気道投与が行われる場合もある．急性呼吸不全に対し，経気道的に投与される主な吸入薬剤と投与量を表14.4 に示す．

表 14.4　吸入薬剤と投与量

種類	商品名	一般名	剤形	1 回用量
気管支拡張薬	ボスミン ベネトリン® メプチン®	アドレナリン サルブタモール硫酸塩 プロカテノール塩酸塩	0.1%（1mg/mL） 0.5%（5mg/1mL） 0.01%	5〜10 倍に希釈して 0.3mg 以内吸入 0.3〜0.5mL を 2〜3mL の生食に溶解 0.3〜0.5mL を 2〜3mL の生食に溶解
喀痰融解薬	ムコフィリン® ビソルボン® アレベール®	アセチルシステイン ブロムヘキシン塩酸塩 チロキサポール	20%液(352.4mg/2mL) 0.2%（2mg/1mL） 0.125%	1〜4mL を吸入 2mL を生食で約 2.5 倍に希釈して吸入 1〜5mL に呼吸器官用剤を用時混合 ビソルボン®と配合不可
ステロイド	リンデロン®	ベタメタゾン		0.1〜2.0mg（0.5mL）

2.3　高流量経鼻酸素療法（nasal high flow：NHF）

　NHF とは，鼻カニューレを使用して，高流量（40〜60L/min）の酸素投与を行う新しい酸素療法である．NHF の利点は，高流量かつ加温加湿されたガスにより，呼吸仕事量を軽減し，軽度の PEEP（1〜4cmH$_2$O）を付加できることである．鼻カニューレからの酸素投与であることから，排痰もしやすい．一方，換気補助効果は期待できない．NHF の適応に関して明確なものは存在しないが，通常の酸素療法と非侵襲的陽圧換気の間の位置づけで，Ⅰ型呼吸不全に対して使用されることが多

い．抜管後の酸素化補助として用いることもある．

2.4 非侵襲的陽圧換気（non-invasive positive pressure ventilation：NPPV）

NPPVとは，気管挿管を行わずに，マスクによって人工呼吸を行う比較的低侵襲な人工呼吸管理である．過度の鎮痛薬・鎮静薬を投与する必要がなく，会話・食事が可能で，患者へのストレスが少なく，人工呼吸器関連肺炎の発生が少ないことなどがNPPVの利点である．また中等度以下の呼吸不全に対しては，気管挿管による人工呼吸とほぼ同等の管理が可能とされる．急性呼吸不全に対するNPPVの適応と禁忌を表14.5に示す．NPPV導入後数時間は，短期間での効果判定を繰り返し，無効と判断した時点で挿管管理に移行することが重要である．

NPPVの換気モードは，大まかにCPAP（continuous positive airway）モードとS/T（spontaneous/timed）モードの2つがある．CPAPモードでは，呼気時も吸気時も持続的に陽圧換気を付加することで，平均気道内圧を上昇させ，肺の虚脱箇所を改善し，機能的残気量を増加させることで酸素化を改善する．一方，S/Tモードは，自発呼吸に応じて，吸気時には吸気圧（inspiratory positive airway pressure：IPAP）を，呼気終末時には呼気圧（expiratory positive airway pressure：EPAP）を付加するSモードと，一定時間内に自発呼吸が検出されない場合に，バックアップとしてIPAPが供給されるTモードを合わせたものである．気管挿管下の人工呼吸器に置き換えると，EPAPがPEEPに，EPAPとIPAPの圧差がPSV（pressure support ventilation）に相当する．呼吸中にPSVを付加することで，患者の呼吸仕

表14.5 急性呼吸不全に対するNPPVの適応と禁忌

適 応	禁 忌
臨床所見 ・呼吸困難の増強 ・呼吸仕事量の増加（頻呼吸もしくは呼吸補助筋の緊張） ・呼吸数 　閉塞性障害：＞24回/分 　拘束性障害：＞30回/分 検査所見（血液ガス分析） ・I型呼吸不全：P/F比＜200 ・II型呼吸不全：$PaCO_2$＞45Torr，pH＜7.35 エビデンスレベルが高い疾患 ・COPD増悪 ・急性心原性肺水腫 ・人工呼吸療法中のCOPD症例の抜管およびウィーニング	絶対禁忌 ・呼吸停止 ・マスクフィット不全 相対禁忌 ・呼吸以外のバイタルサインが不安定 ・興奮/非協力的態度 ・気道確保不能 ・嚥下障害 ・大量の気道分泌 ・多臓器不全 ・直近の上気道や上部消化管手術

太田祥一：救急診療指針 改訂第4版．へるす出版，pp.208-209，2011を一部改編．

事量を軽減し，肺胞換気量の増加によって呼吸筋仕事量が減少する．Ⅰ型呼吸不全にはCPAPモードを，Ⅱ型呼吸不全にはS/Tモードを用いる．

2.5　気道確保

2.5.1　適　応

　誤嚥と気道閉塞の危険性からの保護や，適切な酸素化と換気の確保が必要となるときである．生理学的兆候において，A（気道），B（呼吸），C（循環），D（中枢神経）のどの異常においても適応がある．具体的には，GCS 8以下の意識障害やショック，喉頭浮腫，痙攣重責などで上気道閉塞をきたした場合，咽頭反射消失・低下による誤嚥の危険がある場合，人工呼吸器を使用する場合，全身麻酔を必要とする場合などである．気管挿管下の人工呼吸管理の適応は後述する．気道確保において，禁忌は存在しないが，外傷患者では頚椎保護に配慮する．

2.5.2　用手気道確保・マスク換気

　患者が意識消失した場合は，まず用手気道確保が必要となる．頭部後屈顎先挙上法が一般的だが，頚椎・頚髄損傷がある場合は，下顎挙上法を行う．呼吸停止あるいは呼吸の異常による自発呼吸が十分でない場合は，マスク換気が必要となる．患者の顔の形状に合わせて，下顎から眼窩下縁までを覆うサイズのマスクを選択する．EC法で気道確保を行いながら，換気を行う．気道確保が困難な場合は，後述のエアウェイを併用する．マスク換気は，胸郭の挙上がわかる程度に約1秒かけてバックを押す．自発呼吸が残存している場合は，患者自身の呼気に合わせて補助換気を行う．

2.5.3　エアウェイ

　舌根沈下による上気道閉塞に対し，気管挿管を行わずに気道確保する方法である．挿入経路によって，口咽頭エアウェイ，鼻咽頭エアウェイがある．咽頭反射・咳反射が残存する場合は，嘔吐や喉頭痙攣を誘発するため，口咽頭エアウェイは適応とならず，鼻咽頭エアウェイを選択する．一方，鼻咽頭エアウェイは重度の頭蓋顔面外傷が疑われる症例では，頭蓋内の迷入や硬膜を介した感染の危険性から，避けるべきである．鼻咽頭エアウェイの適正サイズは，鼻孔から耳朶までの距離を目安とする．潤滑油を塗布して，鼻孔から垂直かつやや尾側の方向へ挿入する．エアウェイによる気道確保は，あくまでも一次的なものであることに留意する．

2.5.4　経口気管挿管（迅速挿管）

　強力な鎮静薬と即効性の筋弛緩薬を直ちに投与することで，意識消失と筋弛緩を得て行う気管挿管を，迅速挿管（rapid sequence intubation：RSI）という．緊急気道管理が必要だが，胃内容物の逆流，誤嚥の危険がある状況で行う．筋弛緩薬を使用するので，気管挿管ができなくても換気可能であるかの判断が必要である．また挿管困難による気道緊急が生じる可能性があるため，できる限り人手を集めて行う．経口気管挿管を1回で成功する確率を90％以上に高めるためには，57例以上の気管挿管経験を要するという研究がある（Konrad 1998）．この研究は麻酔時での検討であり，緊急時の気管挿管はさらに難易度が増す．無理な気管挿管は低酸素による心停止を招くため，手技に自信がない場合は，気道管理に習熟した救急医や麻酔科医の応援を要請すべきである．体重50kgの場合を例に，迅速挿管の流れを図14.2に示す．挿管チューブのサイズは，成人男性で内径7.5～8.5mm，成人女性で内径7.0～7.5mmを選択する．挿管後に神経学的評価が必要な場合は，ブリディオンで筋弛緩薬の拮抗を行う．

2.5.5　経口気管挿管（意識下挿管）

　循環動態が不安定（収縮期血圧90mmHg以下など）で鎮静薬・鎮痛薬の使用が困難である場合，筋弛緩薬投与によって気道閉塞や換気不能状態をきたす可能性が高い場合，気道防御反射が抑制されることで胃内容物の誤嚥のリスクが高い場合などでは意識下挿管を考慮する．しかし，迅速挿管よりもさらに難易度が高いため，気道管理に習熟していないものは行うべきではない．

2.5.6　経鼻気管挿管

　緊急気管挿管は，簡便な経口気管挿管が第一選択となる．一方，開口不能または困難で経口挿管不能な場合，経鼻ファイバー挿管を行う場合，長期に人工呼吸器管理を行う場合，口腔・咽頭・下顎の手術時には，経鼻気管挿管の適応がある．副鼻腔炎や鼻出血が生じる可能性あること，チューブ径が鼻腔の大きさに規定され経口に比べて小さくなるなどの問題で，近年はあまり行われない．

2.5.7　輪状甲状靱帯穿刺・切開

　挿管困難かつマスク換気困難時（cannot intubate cannot ventilate：CICV）に，迅速かつ確実に気道確保する方法である．気管切開は，頚部後屈が必要なことや，気管を露出するまでの時間を要することより，緊急時の外科的気道確保法としては推奨されない．近年は，輪状甲状靱帯穿刺専用キットが販売されており，手技が簡便

① 準備
- 挿管困難に備えて各種デバイスも準備する．（ビデオ喉頭鏡やブジー，気管支鏡）
- 2本以上の静脈路を確保する．（各種薬剤の静注用，血圧低下時の細胞外液急速静注用）

② 挿管前酸素化（preoxygenation）
- 自発呼吸 or 補助呼吸下に100％酸素を5分以上投与することで，肺の機能的残気の窒素を酸素に置換する．
- これによって，無呼吸でもSpO$_2$90％以下になるまで数分間の猶予ができる（健康成人70kgで8分程度）．

③ 前投薬
- 気道過敏や頭蓋内圧の軽減：リドカイン®（1A=100mg / 5mL，1.5mg/kg）：3〜4mL iv
- 鎮痛，交感神経緊張抑制：フェンタニル®（1A=0.1mg / 2mL，1〜2μg/kg）：1〜2mL iv

  ショック時の鎮痛薬，鎮静薬（※ケタラール® は頭蓋内圧亢進時は禁忌）
  ・鎮痛：ケタラール®（1V=200mg / 20mL，1〜2mg / kg の約半分）：2〜3mL iv
  ・鎮静：ドルミカム®（1A=10mg / 2mL，0.15〜0.30mg / kg の約半分）：1A＋生食 8mL 3〜4mL iv

3分

④ 薬剤投与（鎮静薬を静注し，睫毛反射消失を確認できたら，速やかに筋弛緩薬を静注）
- 鎮静：ディプリバン®（原液=10mg / mL，1〜2mg / kg の約半分）：3〜4mL iv
- 筋弛緩：エスラックス®（1V=50mg / 5mL，0.6mg / kg）：4mL iv

  血圧低下時の昇圧薬
  ・α1, β1, β2 刺激：エフェドリン®（1A=40mg / 1mL）：1A＋生食 9mL 1〜2mL iv
  ・α刺激＞β刺激：ノルアドリナリン®（1A=1mg / 1mL）：1A＋生食 19mL 0.5〜1mL iv

20〜30秒

⑤ 気道保護
- 鎮静薬と筋弛緩薬の急速静注で，数秒以内に意識を失い始め，20〜30秒で呼吸が抑制される．
- 胃内容物の逆流を防止するため，輪状軟骨部を強く圧迫して押し下げ，マスク換気は行わずに，酸素投与のみを継続する（Sellick法）．挿管操作に難渋し，マスク換気が必要となった場合も Sellick 法を実施する．

30〜60秒

⑥ チューブ留置
- 筋弛緩薬投与 60〜90秒で顎関節が軟弱となるので，挿管操作を開始する．
- 事前の酸素化で数分間は無呼吸でも安全なので，慌てずに正確な操作で行う．
- 挿管困難かつ換気不能時はエスラックス® を拮抗：ブリディオン®（1V=200mg / 2mL，4mg/kg）：2mL iv

⑦ チューブ確認
- 聴診5点（心窩部と両前胸部2点，両側胸部2点），換気による胸郭挙上，チューブ内呼気による曇り，etCO$_2$ モニター装着，CXP 撮影，気管エコーなど，チューブが気管内に留置されていることを複数人で確認する．
- わずかでも食道挿管が疑われる場合は，速やかにチューブを抜去する．

図14.2 迅速挿管：体重50kgの場合

かつ出血も少ない利点がある．一方，最低限の酸素化は得られるが換気はほとんど望めないため，早急に輪状甲状靱帯切開あるいは緊急気管切開に切り替える必要がある．

輪状甲状靱帯切開を行う場合，患者の右側に立つ．左手母指と中指で甲状軟骨を固定し，示指で輪状甲状靱帯を確認する．輪状甲状靱帯直上の皮膚を2〜3cm横切開し，示指で輪状甲状靱帯を触知・確認の上，1.5cm横切開する．この際に出血が生じるが，気道確保を優先して処置を進める．曲ペアン鉗子で切開孔を開大し，6.5mmの挿管チューブを10cm程度，もしくは適切なサイズの気管切開チューブを挿入する．

2.6 気管挿管下の人工呼吸管理

2.6.1 適応と導入

前述の酸素療法やNHF，NPPVを使用しても，酸素化の改善や換気量の確保，呼吸仕事量の減少を認めない場合は，気管挿管下の人工呼吸管理の適応となる．具体的には，肺炎，気道閉塞，心不全，急性呼吸促迫症候群などに続発して発症した急性呼吸不全による①著名な低酸素血症（$PaO_2<60mmHg$），②呼吸性アシドーシ

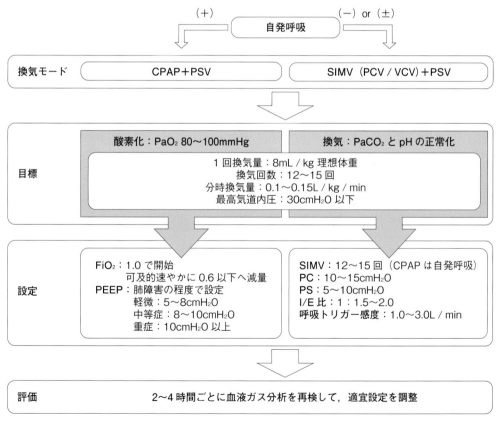

図14.3 気管挿管下の人工呼吸器管理の初期設定

ス（pH＜7.2），③意識障害，④電解質異常，⑤浸出液や喀痰の増量などである．気管挿管下の人工呼吸管理の初期設定を図 14.3 に示す．

2.6.2 同期的間歇的強制換気（synchronized intermittent mandatory ventilation：SIMV）

SIMV は，人工呼吸器が間歇的に強制呼吸を送るモードであり，完全換気補助と部分換気補助に分けられる．完全換気補助では，呼吸に必要な仕事をすべて人工呼吸器が行う．部分換気補助では，呼吸仕事量の一部を人工呼吸器が行い，残りは患者が担う．SIMV で強制換気が送られる場合，設定した呼吸数に応じて，アシストウィンドウが開かれる．ウィンドウが開いている間に患者の吸気努力がトリガーされると，強制換気が送られる．吸気努力がなければ，ウィンドウの終わりに強制換気が送られる．自発呼吸には PSV が加えられる．換気方法の違いはグラフィックの波形で見分ける．

SIMV モードでは，強制換気の方法を選択する必要がある．強制換気の方法は，目的とする換気量そのものを設定する量制御換気（volume control ventilation：VCV）と，気道内圧と吸気時間を設定することで換気量を決める圧制御換気（pressure control ventilation：PCV）がある．高い気道内圧を危惧するため，現在の主流は PCV である．

2.6.3 持続的気道内陽圧（continuous positive airway pressure：CPAP）

CPAP は，気道内圧を常に陽圧に保った状態で自発呼吸を行うモードで，強制呼吸が行われることはなく，通常は PSV が併用される．従来は，人工呼吸器離脱前の換気能力の判断に使用されることが多かった．現在では，換気モードの多様化や weaning に対する考え方の変化から，可能な範囲で自発呼吸を温存した呼吸管理が中心となっている．無気肺形成を予防するために，自発呼吸がある場合は CPAP＋PSV による人工呼吸管理を考慮する．後述する十分な鎮痛を中心とした浅鎮静管理を行うことで，自発呼吸を温存した管理が可能である．

2.6.4 プレッシャーサポート換気（pressure support ventilation：PSV）

PSV は，自発呼吸のみを一定の気道内圧で補助する換気モードで，CPAP あるいは SIMV の自発呼吸時に，圧もしくは流量の変化をトリガーして作動する．トリガー方式は一般に流量トリガーの方が優れており，成人では 2L/min 程度に設定する．自発呼吸がない場合は作動しないため，深鎮静管理や昏睡で呼吸中枢に問題がある場合は，低換気とならないような注意が必要である．十分な換気が確保できない場合は，SIMV へのモード変更を考慮する．逆に，呼吸数が 30 回/分を超える場合や 1 回換気量が 10mL/kg を超える場合は，鎮痛薬や鎮静薬によって，呼吸中枢の抑

制を行う.

2.6.5　加温・加湿

　吸気は気道と体温によって，気管分岐部より近位で，熱と湿度の交換が行われ，気管分岐部付近で完全に加温・加湿された状態となる．湿度が不十分な場合は，気道の脱水が起こり，気管や上部気管支で上皮傷害が起こる．また気道分泌物が乾燥し，末梢気道や気管チューブの閉塞を招く．気管挿管中の患者では，気管分岐部より近位のほとんどの部分がバイパスされるため，呼吸回路に加温加湿器が必要となる．また，気管切開患者においても，加温・加湿は十分に行う必要がある．加温・加湿の指標に一定の見解はないが，気管内に送られるガスは32〜37℃，湿度は95〜100%とする報告がある．適切な加湿の指標として，①喀痰の柔らかさ，②吸気回路終末部の湿度モニターが適温（32〜37℃），③吸気回路末端部の内面の結露，④挿管チューブ内壁の結露や水滴，⑤挿管チューブ内に吸引チューブが抵抗なく入るなどがある.

　人工鼻は呼気中に含まれる水分，熱量を人工鼻に蓄え，次の吸気に放出する仕組みである．人工鼻の使用が有利な状況・病態は，①短期間の人工呼吸，②喀痰が柔らかくあまり多くない症例，③経気道感染予防対策が必要な病態などである．人工鼻は，機械的死腔および気流抵抗を持つため，抵抗や死腔が問題となる症例では使用しない．また肺水腫や気道出血，喀痰分泌が多量の場合は，それらが人工鼻の膜に付着することで気道抵抗が著しく上昇するため，危険である.

2.6.6　鎮痛薬・鎮静薬

　気管挿管中は，①患者の不安や不穏を防ぐため，②酸素消費量や基礎代謝量を減少するため，③換気を改善し圧外傷を防ぐため，鎮静が必要となる．一方，処置時のみでなく，安静時にも疼痛を経験することから，鎮痛も必要となる．かつては深鎮静管理が良いとされていたが，現在は十分な鎮痛を中心とした浅鎮静管理が主流である．浅鎮静管理によって，人工呼吸期間やICU滞在期間を短縮できることが報告される．ただし，重症頭部外傷や重症脳卒中の場合は，脳圧制御のため深鎮静管理が行われる.

　気管挿管中の鎮痛・鎮静管理は，それぞれ評価スケールを用いて指示を出す．CPOT（Critical-Care Pain Observation Tool）は痛みの評価方法で，表情，身体運動，筋緊張，人工呼吸器の順応性をそれぞれスコア化する（表14.6）．当施設では，CPOT≦1を目標に鎮痛薬の調整を行ってる．RASS（Richmond Agitation-Sedation Scale）は鎮静の評価方法で，呼びかけや身体刺激への反応から−5〜＋4の幅でスコア化する（表14.7）．浅鎮静の場合はRASS−1〜−2，深鎮静の場合はRASS−3〜−5となるように鎮静薬を調整する．また，集中治療室におけるせん妄の評価ツ

208　Ⅲ. 術前，術後に関する事項

表 14.6　鎮痛のスケール：CPOT（Critical-Care Pain Observation Tool）

指　標	状　態	説　明	スコア
表情	・筋の緊張が全くない	リラックスした状態	0
	・しかめ面・眉が下がる・眼球の固定，まぶたや口角の筋肉が萎縮する	緊張状態	1
	・上記の顔の動きと眼をぎゅっとするに加え固く閉じる	顔をゆがめている状態	2
身体運動	・全く動かない（必ずも無痛を意味していない）	動きの欠如	0
	・緩慢かつ慎重な運動・疼痛部位を触ったりさすったりする動作・体動時注意を払う	保護	1
	・チューブを引っ張る・起き上がろうとする・手足を動かす / ばたつく・指示に従わない・医療スタッフをたたく・ベッドから出ようとする	落ち着かない状態	2
筋緊張（上肢の他動的屈曲と進展による評価）	・他動運動に対する抵抗がない	リラックスした状態	0
	・他動運動に対する抵抗がある	緊張状態・硬直状態	1
	・他動運動に対する抵抗があり，最後まで行うことができない	極度の緊張状態あるいは硬直状態	2
人工呼吸器の順応性（挿管患者）	・アラームの作動がなく，人工呼吸器と同調した状態	人工呼吸器または運動に許容している	0
	・アラームが自然と止まる	咳きこむが許容している	1
	・非同調性：人工呼吸を妨げ，頻回にアラームが作動する	人工呼吸器に抵抗している	2
発声（抜管された患者）	・普通の調子で話すか，無音	普通の調子で話すか，無音	0
	・ため息・うめき声	ため息・うめき声	1
	・泣き叫ぶ・すすり泣く	泣き叫ぶ・すすり泣く	2

　田中竜馬（訳）：ヘスとカクマレックの THE 人工呼吸ブック 第 2 版．MEDSi，pp.20-29，2014a から引用．

表 14.7　鎮静のスケール：RASS（Richmond Agitation-Sedation Scale）

スコア	状　態	説　明	
＋4	好戦的な	明らかに好戦的な，暴力的な，スタッフに対する差し迫った危険	
＋3	非常に興奮した	チューブ類またはカテーテル類を自己抜去；攻撃的な	
＋2	興奮した	頻繁な非意図的な運動，人工呼吸器ファイティング	
＋1	落ち着きのない	不安で絶えずそわそわしている，しかし動きは攻撃的でも活発でもない	
0	意識清明な落ち着いている		
−1	傾眠状態	完全に清明ではないが，呼びかけに 10 秒以上の開眼およびアイ・コンタクトで応答する	呼びかけ刺激
−2	軽い鎮静状態	呼びかけに 10 秒未満のアイ・コンタクトで応答	呼びかけ刺激
−3	中等度鎮静状態	呼びかけに動きまたは開眼で応答するがアイ・コンタクトなし	呼びかけ刺激
−4	深い鎮静状態	呼びかけに無反応，しかし，身体刺激で動きまたは開眼	身体刺激
−5	昏睡	呼びかけにも身体刺激にも無反応	身体刺激

　田中竜馬（訳）：ヘスとカクマレックの THE 人工呼吸ブック 第 2 版．MEDSi，pp.20-29，2014a から引用．

ールとして，CAM-ICU（Confusion Assessment Method for the Intensive Care Unit）が用いられる．

　鎮痛薬は主にフェンタニル®を持続静注で使用する．循環動態が不安定な場合は，ケタラール®の持続静注も考慮されるが，頭蓋内圧亢進作用に注意が必要である．フェンタニル®のみで鎮痛が不十分な場合は，カロナール®やロキソニン®，トラムセット®などの内服薬を経鼻胃管から投与する．高容量のフェンタニル®使用時は，消化管運動抑制に留意する．鎮静薬は，ディプリバン®の持続静注を中心に使用し，プレセデックス®は鎮静が不十分な場合に追加で使用することが多い．プレセデックス®には軽度の鎮痛作用もあり，浅鎮静管理の場合は，鎮痛・鎮静をプレセデックス®のみで行うこともある．ドルミカム®は循環動態が不安定な場合に考慮されるが，他の鎮静薬と比較して，人工呼吸期間やICU入室期間が有意に延長する．また長期投与による耐性や肝腎機能障害による作用の増強・延長，せん妄発生の増加など，有害事象も多い．第一選択で使用することは避け，投与する場合も可能な限り投与量を減らすべきである．各種薬剤の用法・用量を表14.8に示す．実際には，添付文書などに掲載されている用量よりも少量で使用することも多いため，指示の

表14.8　人工呼吸管理中の鎮痛薬・鎮痛薬と投与量

種　類	剤　形	用　法	用　量	作用発現	指示の具体例 （体重50kgの場合）
鎮痛 オピオイド系 　フェンタニル®	0.1mg/2mL/A	持続静注 1回静注	0.7～10μg/kg/hr 0.35～0.5μg/kg	1～2分	5A+生食40mL 1～6mL/hr 上記組成で，0.5～1mL早 送り可（1～2時間あけて）
ケタラール® 　モルヒネ塩酸塩®	200mg/20mL/V 10mg/1mL/A	持続静注 1回静注	0.05～0.4mg/kg/hr 0.5～5mg	30～40秒 5～10分	原液2～10mL/hr 1A+生食9mL 2～4mL（2 ～4時間あけて）
オピオイド系拮抗系 　レペタン®	0.2mg/mL/A	1回静注	0.1～0.2mg	30分以内	1/2A（4～8時間あけて）
非ステロイド系 　ロピオン®	50mg/5mL/A	点滴静注	50mg/30～60分		1A+生食50～100mL（8時 間あけて）
アセトアミノフェン 　アセリオ®	1000mg/V	点滴静注	300～1000mg/15分	15分	0.5V（6時間あけて）
鎮静 非ベンゾジアゼピン系 　ディプリバン®	500mg/50mL/V	持続静注 1回静注	0.3～3mg/kg/hr	1～2分	原液1.5～15mL/hr 上記組成で，0.5～1mL早 送り可（1～2時間あけて）
プレセデックス®	200μg/2mL/V	持続静注	0.2～0.7μg/kg/hr	5～10分	1A+生食48mL 2～8mL/hr
ベンゾジアゼピン系 　ドルミカム®	10mg/2mL/A	持続静注 1回静注	0.03～0.18mg/kg/hr 0.03mg/kg	2～5分	5A+生食40mL 2～9mL/hr 上記組成で，0.5～1.0mL 早送り可（2時間あけて）

具体例も示す.

2.6.7 輸液療法

急性呼吸不全患者では,血管内皮細胞上の glycocalyx の障害によって,血管透過性亢進が起こり,膠質成分の血管外漏出が生じる.さらに血管内の膠質浸透圧の低下が起こることで,肺血管外水分量が増加し,低酸素血症と肺コンプライアンスの低下が生じる.また循環血液量減少から昇圧薬投与を要する場合もある.一方,呼吸不全の原因病態への治療が奏功すると血管透過性が正常化し,増加した肺血管外水分は血管内に再吸収される.

呼吸不全の増悪期と離脱期では,異なった輸液管理が必要となる.血管内容量を身体所見やバイタルサイン,超音波所見,尿量(0.5〜1.0mL/kg/hr),水分バランス,体重,受動的下肢挙上試験などで総合的に評価し,適切な輸液量を設定する.A-line の波形などのモニター所見も有用であり,Vigileo®や EV1000®などの血行動態モニターを用いると,より詳細な評価が可能となる.輸液の種類は,増悪期は細胞外液から始め,血管内容量が十分となった時点で維持液に切り替える.離脱期には,利尿薬を用いて積極的にドライサイドの管理を行う.利尿薬は,少量(ラシックス®5〜10mg など)の単回投与で反応性を確認してから,定期投与(ラシックス®10〜20mg 8 時間ごとなど)を行う.症例によっては,持続濾過透析を用いて除水を行う.過剰な除水は血行力学的な脳梗塞を招く危険性があるため,水分バランスで−500〜−1000mL 程度を目標とし,抗凝固療法を併用する場合もある.

2.6.8 栄養療法

経腸栄養は特に禁忌がない限り,腸管機能維持や BT(bacterial translocation)予防のためにも,早期の開始が望ましい.目標投与エネルギー量の設定は,間接熱量測定や Harris-Benedict の式など推算式による算出が推奨されるが,簡便な 25〜30kcal/kg/day の式を用いることも多い.投与方法は,経胃では間欠投与,経十二指腸や経空腸では持続投与が原則となる.呼吸不全の栄養療法において,炭水化物の投与が多すぎる場合,二酸化炭素産生量の増加に伴って,呼吸筋疲労や高二酸化炭素血症をきたす場合がある.高脂質−低糖質製剤(オキシーパ®,プルモケア®-EX など)があるが,ルーチンで使用することは推奨されておらず,まずはメイバランス®などを用いる.なお高脂質−低糖質製剤が採用されていない場合は,耐糖能異常用製剤(グルセルナ®-REX,インスロー®など)で代用することもある.

2.6.9 人工呼吸器の離脱（weaning）

weaning の開始には，人工呼吸管理の原因となった病態の改善を原則として，①肺の酸素化能と二酸化炭素除去能が増悪傾向にない，②循環動態の安定，③意識状態の安定，④適切な咳反射，⑤過剰な気道分泌物がないなどの諸条件をクリアしなければならない．weaning に先立ち，呼吸抑制をきたす鎮痛薬や鎮静薬の投与を最小限にするが，呼吸運動による疼痛が問題となる場合には十分な鎮痛を行う．

weaning 時期の鎮静薬として，プレセデックス®は呼吸抑制が少なく，軽度の鎮痛作用も併せ持つため使用しやすい．また，水分バランスや体重の変化，胸部レントゲン所見，四肢の浮腫など理学所見を参考に，適正な体内水分量を維持ならびに栄養状態の改善も必要である．weaning から自発呼吸トライアル（SBT）までの流れを図 14.4 に示す．

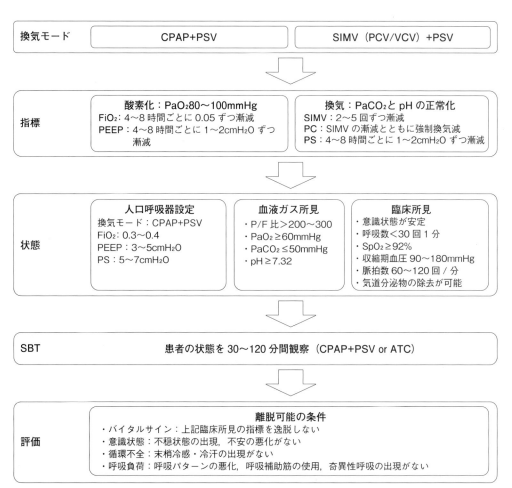

図 14.4　weaning から SBT まで

weaning に際して，酸素化に関して FiO_2 と PEEP は，生体にとってより有害である方の減量を優先する．つまり，高濃度酸素で換気している場合は FiO_2 を 0.6 以下に先に下げ，高い気道内圧で換気している場合は PEEP を先に下げる．換気に関しては，SIMV±PSV モードの場合は SIMV の設定を減らし，CPAP±PSV モードに切り替え，PSV の設定を下げる．気道抵抗を代償する PSV レベルは，挿管チューブ径や流速によって異なるが，通常は $5cmH_2O$ 前後，気管切開では $3\sim4cmH_2O$ である．最近では，ATC（automatic tube compensation）と呼ばれる挿管チューブによる呼吸仕事量の増加を，回路内圧によって自動調整するモードが一部の人工呼吸器に搭載されている．これにより，患者の苦痛の少ない weaning が可能となり，SBT にも用いられる．

2.6.10 自発呼吸トライアル（spontaneous breathing trail：SBT）

抜管の可否の決定に，人工呼吸を中断して，自発呼吸の状態を評価する自発呼吸トライアル（SBT）を行う．SBT は大きく，① T ピース，② CPAP のみ，③ CPAP ＋ PSV，④ ATC の 4 つの方法に分けられる．SBT モード同士を比較した RCT が多数報告されており，T ピースや CPAP のみによる SBT の劣勢が示唆されている．当施設では，CPAP ＋ PSV を第一選択としている．SBT を失敗した場合は，その因子を改善させる必要がある．表 14.9 のような因子があり，原因因子を除去するこ

表 14.9　SBT 失敗に関する病態と因子

呼吸負荷
  ・呼吸仕事量の増加：不適切な人工呼吸器設定
  ・コンプライアンスの低下：肺炎，肺水腫，肺繊維症，肺出血，びまん性肺浸潤
  ・気道，気管支収縮
  ・抵抗負荷の増大
　　SBT 施行中：細径の気管チューブ
　　抜管後：声門浮腫，気道内分泌物の増加，痰の貯留

心負荷
  ・既存の心機能障害
  ・心仕事量増大に伴う心筋障害：肺の過膨張，代謝亢進，敗血症

神経筋
  ・中枢性呼吸刺激の低下：代謝性アルカローシス，調節呼吸，鎮痛薬・鎮静薬
  ・末梢性障害：神経筋疾患，重症疾患神経筋障害

中枢神経
  ・せん妄，不安，抑うつ

代謝
  ・代謝性疾患，ステロイド，高血糖

栄養
  ・肥満，低吸収，人工呼吸器誘発性横隔膜機能不全（VIDD）

貧血

安田英人：INTENSIVIST 4(4). MEDSi, pp.639-652, 2012 から引用.

とができれば，翌日に再度同様のSBTを行う．

2.6.11 抜 管

抜管の条件として，①SBTの成功，②気道の維持が可能（咳嗽が十分に強い，舌根沈下がない，分泌物が多くない），③意識が清明であることが挙げられる．抜管後の再挿管は2〜25%とされ，再挿管となった患者の死亡率は，抜管に成功した患者よりも有意に高い．再挿管の発生は経時的に減少し，24時間以内が最も多い．抜管直前のカフリークテストによる上気道の浮腫の評価は必須であり，長期の挿管期間を要した症例では，抜管12時間前からステロイドの予防投与（ソル・メドロール®20mg，4時間ごと）を考慮する．抜管ならびに再挿管の必要性の評価の流れを図14.5に示す．

抜管失敗の原因で特に問題になるのが，抜管後喉頭浮腫である．多くの場合が抜管30分以内に出現し，再挿管を必要とする場合もある．抜管後に上気道狭窄を疑う症状（喘鳴や呼吸苦，頻呼吸，陥没呼吸，呼吸補助筋を用いた呼吸など）が生じた場合は，ステロイドの全身投与（ソル・メドロール®0.5mg/kg/day）やアドレナ

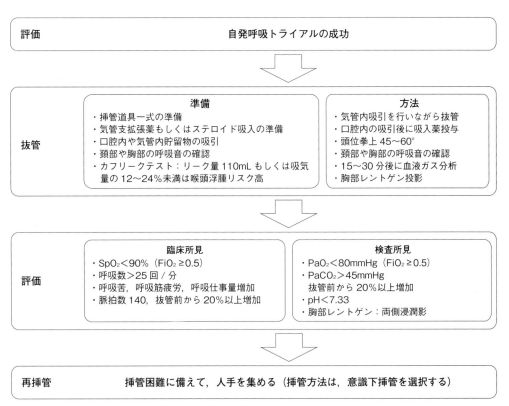

図14.5 抜管ならびに再挿管の必要性の評価

リンの吸入（0.5mg＋生食5mL）を行う．重篤な呼吸困難をきたした場合は，サイズの小さい挿管チューブ（男性：内径7.0〜7.5mm，女性：内径6.5mm）を用いて再挿管を行う．

抜管に際しては，挿管道具一式を用意しておくことが重要である．緊急気道確保の道具をまとめたDAM（difficult airway management）セットを病棟に常備し，抜管の際には傍に準備することが望ましい．

2.6.12　気管切開

長期人工呼吸器管理が予想される場合は，早期の気管切開を考慮すべきだが，その予測方法は明らかになっていない．呼吸不全による気管挿管症例は，3〜5日目から抜管可能かどうかを連日検討し，抜管不能と判断した場合は7〜10日目を目途に気管切開を行うことが多い．気管切開の適応と利点を表14.10に示す．

気管切開には，外科的気管切開法と経皮的気管切開法がある．経皮的気管切開法は，ガイドワイヤーを用いたSeldinger法による気管切開で，外科的気管切開法と比較して，手術時間が短く創感染が少ないという利点がある．また気切孔がtightになるため，孔周囲からの喀痰排出が少なく，清潔に保ちやすい．穿刺部位の確認やダイレーターの皮下迷入，気管後壁損傷を検出するために，気管支鏡ガイド下で施行するのが望ましい．

表14.10　気管切開の適応と利点

適　応	利　点
上気道閉塞 ・遷延性意識障害による舌根沈下 ・外傷：喉咽頭の浮腫，喉頭直接損傷 ・熱傷：気道熱傷による声門浮腫 ・感染：クループ，急性喉頭蓋炎など ・反回神経麻痺による声帯麻痺 ・喉咽頭の腫瘍	**鎮痛薬・鎮静薬の中止** ・意識状態の改善 ・意識状態の詳細な評価が可能 **気管チューブの抜去** ・呼吸筋疲労の改善 ・気道抵抗の減少 ・人工呼吸器関連肺炎の発症予防
気道分泌物の除去 ・高齢者，神経筋疾患，重症肺炎などで喀痰排泄困難 **長期人工呼吸器管理** ・1〜2週間以上の人工呼吸器管理を要する状態	**リハビリテーションの促進** ・日常生活動作の改善 ・経口摂取が可能 ・会話が可能（スピーチカニューレ）

日本外傷学会（編）：改訂第5版 外傷初期診療ガイドライン JATEC. へるす出版, pp.157-173, 2016 を一部改編.

3. 呼吸管理の実際（応用編）

3.1 急性呼吸促迫症候群（acute respiratory distress syndrome：ARDS）

ARDS は，肺炎や敗血症，外傷などに続発して生じる急性低酸素血症である．肺胞領域に生じた好中球主体の非特異的な過剰炎症反応によって，肺微小血管の透過性亢進型肺水腫が生じる．2012 年に公表された Berlin 定義（Ranieri VM et al 2012）による診断基準を表 14.11 に示す．

ARDS の呼吸管理は，低容量換気による肺保護換気戦略が推奨され，1 回換気量は 6〜8mL/kg（予測体重），プラトー圧は 30cmH₂O 以下に制限する．低容量換気により $PaCO_2$ が蓄積することがある．腎の代償機能により pH 7.25 程度に補正されれば許容されるが（permissive hypercapnia），頭蓋内圧亢進がある場合は禁忌である．薬物療法として，発症後 2 週間以内の症例には，グルココルチコイド少量療法（ソル・メドロール 1mg/kg/day）を考慮する．一方，メチルプレドニゾロンパルス療法や好中球エラスターゼ阻害薬は，有効性に関する evidence に乏しく，使用しないことが多い．

表 14.11　ARDS の Berlin 定義

発症時期	何らかの侵襲または新規（もしくは新規に悪化した）呼吸器症状から 1 週間以内
胸部画像所見	胸水，無気肺または小結節影のみでは説明のつかない両側浸潤影
浮腫の成因	心不全や輸液過剰のみでは説明がつかない肺水腫 疑わしい場合はエコーなどの客観的指標を用いて評価
酸素化	mild: 200＜P/F ratio≦300（PEEP，CPAP≧5cmH₂O） moderate: 100＜P/F ratio≦200（PEEP≧5cmH₂O） severe: P/F ratio＜100（PEEP≧5cmH₂O）

Konrad C: Learning manual skills in anesthesiology: Is there a recommended number of cases for anesthetic procedures? Anesth Analg 86（3）: 635-9, 1998 を和訳・引用．

3.2 気道圧開放換気（airway pressure release ventilation：APRV）

APRV は，CPAP の変法である．長い高圧相と極端に短い圧開放相を組み合わせることで，虚脱しやすい肺胞を虚脱させずに維持し，またいったん虚脱した肺胞を再開通（recruitment）する．平均気道内圧の上昇や側副換気の促進，肺内シャントの減少，背側の肺胞虚脱の改善によって，酸素化を改善することができる．APRV は，高い PEEP や FiO_2 を設定しなければ酸素化を維持できない急性低酸素性呼吸不全で，胸部 CT で荷重側肺に広範な虚脱領域を認める症例が良い適応である．頭蓋内圧亢進患者への APRV 導入は，二酸化炭素貯留の観点から，注意を要

216 Ⅲ. 術前, 術後に関する事項

表 14.12 APRV の初期設定

項　目	設定値	説　明
P high	20～30cmH$_2$O	Pmean が APRV 移行前の換気モードの Pmean＋2～3mmHg となるように設定.
P low	0cmH$_2$O	
T high	5.5 秒	4～6 秒, 呼吸周期の 90% 以上になるように設定.
T low	0.5 秒	0.2～0.8 秒, 呼気流量がその最大値の 50～75% になるように設定.

岩井健一：INTENSIVIST 4（4）. MEDSi, pp.687-695, 2012 を和訳・一部改変.

する.

　APRV の設定項目は FiO$_2$ を除くと, P high, P low, T high, T low の 4 つである. 初期設定を表 14.12 に示す. 肺の recruitment を維持するためには, 長い時間の高圧による再開通, 十分な PEEP による再虚脱防止, 低圧にさらされる時間の短縮が必要である. また, 高圧相による静脈灌流低下や二酸化炭素排出障害を相殺するために, 圧開放相を設定する. 一方, 肺胞の再虚脱のリスクがあるため, 圧開放はごく短時間にしなければならない. APRV による recruitment には数時間を要するため, 導入後 12 時間は P high を固定して経過観察を行う. 原疾患の改善と肺の recruitment に伴い, 酸素化が改善してくれば, まず FiO$_2$ を 0.6 以下まで下げる. 次に, 平均気道内圧が極端に変化しないことを確認しながら, P high を低下させるのと同時に, T high を延長させる（dip and stretch）. P high は一度に 2～3cmH$_2$O ずつ, 4～5 時間ごとにこれを繰り返す. P high が 12～16cmH$_2$O まで低下したところで, CPAP にモード変更する.

3.3　腹臥位療法

　腹臥位療法が酸素化を改善する機序は, 背側無気肺に貯留する分泌物のドレナージ, 横隔膜運動の改善, V/Q ミスマッチの改善, 重力依存性に上昇した血管静水圧の低下, 腹圧や増加した肺重量により低下した肺内外圧差の改善が考えられる. 背側の浸潤影や無気肺を主体とする症例が良い適応であり, 腹臥位にした直後から酸素化の改善を認める. 一方, 頭蓋内圧亢進や脳灌流圧低下, 大量出血, 高度顔面外傷, 深部静脈血栓症, 循環動態不安定, 四肢・骨盤・胸骨の骨折, 妊娠などの症例は禁忌である.

　腹臥位療法は体位変換に人手を要するが, 施行時間を 16 時間に定め（Guérin et al 2013）, 16～17 時に腹臥位にして, 翌朝 8～9 時に仰臥位に戻すように計画すると, 看護師の勤務交代が重なり, 人手を得やすい. 体位変換に際しては, 挿管チューブや中心静脈カテーテルなどの位置をよく確認する. 特に気管チューブの位置異常や折れは, 低血圧や低換気, 心停止の原因となるので注意が必要である. 体幹前面の骨突出部位の褥瘡予防も重要である. 顔の向きは, 2 時間に 1 回は変更する. 酸素

14. 呼吸管理—呼吸不全とその対策　　**217**

化の改善の程度に合わせて，腹臥位療法施行の要否を連日検討する．術後の場合は，皮弁への血流不全による創部壊死が生じることがあり，頭の向きに注意を要する．腹臥位療法を 1〜2 日施行しても酸素化の改善が得られないときは，後述の ECMO を考慮する．

3.4　体外式膜型人工肺（extracorporeal membrane oxygenation：ECMO）

ECMO は，超重症呼吸不全に対する究極の生命維持法である．超重症呼吸不全患者は，呼吸状態を維持するために高い気道内圧設定で管理されることが多い．それによって後述する VILI を引き起こし，肺の繊維化が生じることで人工呼吸器の離脱が困難となる．ECMO を導入し，自己肺の機能が回復するまで酸素化と換気の補助を行い，肺を休ませる（lung rest）ことで，VILI を回避することができる．2017 年に改訂された ELSO（extracorporeal life support organization）のガイドラインで示された ECMO の適応基準を表 14.13 に示す．発症 1〜2 日の ECMO 導入によって，最良の結果が得られる可能性が示唆された．ECMO の導入に限らず，重症呼吸不全の治療は，高度な専門性が要求され，早期に専門施設へ紹介することが望ましい．P/F ratio＜200 程度，人工呼吸管理導入 2 日以内がその指標と考えられる．

表 14.13　重症 ARDS における ECMO の適応と除外基準

適応基準
① 予測死亡率が 50％以上で考慮，80％以上で適応
・予測死亡率≧50％：FiO_2≧90％で P/F 比＜150（and/or Murray score 2〜3 など）
・予測死亡率≧80％：最善の治療を 6 時間施行したにもかかわらず，FiO_2≧90％で P/F 比＜100（and/or Murray score 3〜4 など）
② PIP＞30cmH_2O の人工呼吸管理にもかかわらず，CO_2 貯留
③ 重症な air leak 症候群
④ 肺移植候補で気管挿管が必要な患者
⑤ PE や気道閉塞などによる急性の循環・呼吸不全

絶対的禁忌
・絶対的な禁忌は存在しないが，個々の患者のリスクとベネフィットを考慮しなければならない．

相対的禁忌
・FiO_2≧90％，PIP＞30H_2O のような人工呼吸設定が 7 日以上継続
・薬剤性免疫抑制（好中球＜400μL）
・現在または最近の頭蓋内出血
・年齢に禁忌はないが，年齢が上がるほどリスクは上昇

Extracorporeal Life Support Organization（ELSO）：ELSO Guidelines for Cardiopulmonary Extracorporeal Life Support, Version 1.4.
https://www.elso.org/Portals/0/ELSO%20Guidelines%20For%20Adult%20Respiratory%20Failure%201_4.pdf., 2017 を和訳・引用．

3.5 肺理学療法

　　重症呼吸不全に対する理学療法は，①酸素化改善を目的とした呼吸理学療法と，②身体機能予後改善を目的とした mobilization に大別される．呼吸理学療法は，体位管理と気道クリアランス法があり，前者は腹臥位管理など，後者は体位ドレナージや胸壁からの物理刺激を用いた徒手的排痰手技（呼吸介助手技やスクイージングなど）がある．発症早期から理学療法を開始することが推奨されるが，腹臥位管理が頭蓋内圧亢進患者には禁忌であることなどを踏まえ，適応の有無を吟味する必要がある．安全かつ適切な理学療法を行うために，医療スタッフ間の連携が不可欠である．

4. 脳神経外科領域における呼吸管理

4.1 重症頭部外傷

　　頭部単独外傷が疑われる場合でも，他部位の致命的な外傷の否定は必須であり，外傷初期診療ガイドライン（JATEC™）に則った診療を行うべきである．頭部外傷には，外傷によって直接的に脳組織が破壊される一次性脳損傷と，外傷後の低酸素や低血圧などによって生じる二次性脳損傷がある．一次性脳損傷は治療介入が困難であるが，二次性脳損傷は厳密な呼吸・循環管理によって防ぐことが可能である．低酸素を避けるために，診断が付くまでは高濃度酸素投与（リザーバー付きフェイスマスク 10〜15L/min）を継続して行う．また気管挿管や胸腔開放など，気道や呼吸に関する処置を迅速に行う必要がある．初期診療において，$SpO_2 > 95\%$，$PaO_2 > 80mmHg$ を酸素化の管理目標とする．二酸化炭素は，頭蓋内圧亢進時は $PaCO_2$ 30〜35mmHg，頭蓋内圧正常時は $PaCO_2$ 35〜45mmHg を管理目標とする．長時間の予防的過換気療法（$PaCO_2 \leqq 25mmHg$）は避ける（Carney et al 2017）．酸素化の改善が優先されるが，高 PEEP による血圧低下や予防的 APRV による高二酸化炭素血症は許容されない．

4.2 脊髄損傷

　　脊髄損傷のうち，特に頚髄損傷では，呼吸筋麻痺や神経原性ショックにより呼吸・循環管理に異常をきたす．障害高位が C3 レベルに達する上位頚髄損傷では，横隔膜神経と肋間神経の麻痺によって，横隔膜と肋間筋の機能が損なわれ，呼吸困難となる．鎖骨レベル（C4）で感覚障害を認めた場合は，自発呼吸が消失する可

能性を示唆する．初期診療においては，頚椎カラーの装着による頚椎保護を行う．気道確保を施行せざるを得ない場合は，用手的正中中間位固定の上で施行する．人工呼吸管理においては，呼吸筋麻痺で吸気努力が弱く，人工呼吸器にトリガーされない場合がある．トリガー感度を下げても十分な分時換気量を得られないときは，SIMV による強制換気が必要となる．頚髄損傷患者では，排痰困難となることをしばしば経験する．排痰補助装置（mechanical insufflation exsufflator：MIE）のカフアシスト®が良い適応である．圧により肺を膨らませた後，陰圧の気道内圧で高速の呼気流量を発生させて咳嗽を誘発し，喀痰を排出させることができる．

4.3 たこつぼ心筋症・神経原性肺水腫

重症くも膜下出血では，交感神経の異常興奮（カテコラミンサージ）によって，たこつぼ心筋症や神経原性肺水腫を起こす場合がある．たこつぼ心筋症は，カテコラミンによる冠血管攣縮後の心筋気絶説や直接の心筋障害説など諸説あるが，メカニズムは明らかでない．心エコーでは，心尖部の壁運動障害による拡張（無収縮）と心基部の過収縮で，「たこつぼ」のような動きを認める．約 5～10 日程度で自然軽快することが多い．血圧低下を認める症例では，カテコラミン製剤の投与を行うが，カテコラミンの過剰分泌が原因の疾患であるため，少量から慎重に投与する．重症の循環不全を呈した場合は，大動脈バルーンパンピング（IABP）や経皮的心肺補助装置（PCPS）などの補助循環を使用する．

神経原生肺水腫は，カテコラミンサージによって肺血管透過性が亢進し，肺血管外水分量が増加することで生じる肺水腫である．通常の呼吸管理で，数日で軽快することが多く，発症翌日には改善していることをしばしば経験するが，心原性肺水腫との鑑別は必要である．その他，カテコラミンサージによって，心室細動や心室頻拍，QT 延長，Torsades de Pointes など致死性不整脈を生じることがあり，血清カリウムを始めとした電解質補正が重要である．

4.4 静脈血栓塞栓症（venous thromboembolism：VTE）

VTE は，深部静脈血栓症（deep vein thrombosis：DVT）と肺塞栓症（pulmonary embolism：PE）を併せた疾患名である．脳出血急性期などで意識障害や運動麻痺を伴う場合，VTE を合併しやすい．血栓予防には，早期離床および積極的な運動が基本となる．弾性ストッキングは，予防効果に乏しいのみでなく皮膚潰瘍の頻度が高いため推奨されず，間欠的空気圧迫法による予防が勧められる．意識障害のある患者では，突然の呼吸苦や胸痛，失神など PE の初発症状を呈しづらく，発見が遅れることがある．下腿浮腫や原因不明の発熱，血液検査で D ダイマーの上昇を

認める場合などは，血栓検索が必要である．DVT の診断には，下肢静脈エコー検査がベッドサイドでも施行できて簡便であるが，検者によって正診率に差がある．疑わしい場合は，胸部から下肢までの造影 CT を行う．一方，経胸壁心エコー検査で鵞神経の拡張や左室の虚脱を認める場合は，PE を強く疑う．重症例では，血栓溶解療法やカテーテル治療，外科的血栓摘除術を考慮する．高度の循環不全を呈する症例では，経皮的心肺補助装置（PCPS）などの補助循環が必要となる．

　急性期はヘパリンによる抗凝固療法を行う．80 単位/kg（もしくは 5000 単位）を静注のうえ，18 単位/kg/hr（あるいは 1,300 単位/hr）で持続静注を行う．初回投与の 6 時間後に APTT の測定を行い，コントロール値の 1.5〜2.5 倍になるように調節する．再発予防には，古くからワルファリン®が使用されてきたが，近年は，直接経口抗凝固薬（direct oral anticoagulant：DOAC）の有効性が報告される．腎機能によって調整が必要な薬剤（リクシアナ®など）と，調整が不要な薬剤（イグザレルト®など）がある．

4.5　人工呼吸器関連肺炎（ventilator-associated pneumonia：VAP）

　VAP は，人工呼吸管理開始後 48 時間以降に発症した肺炎と定義されるが，その明確な診断基準はない．①胸部レントゲン写真で新規または進行性の浸潤影の存在，②38℃以上の発熱，③白血球数の異常（12000/μL 以上，4000/μL 未満），④気道分泌物の増量や性状の悪化，⑤酸素化の増悪などの所見から臨床診断する．VAP の一番の危険因子は気管挿管下の人工呼吸管理である．口腔内や喉咽頭で繁殖した細菌が挿管チューブのカフ周囲から気管や肺に誤嚥され，VAP が生じる．

　複数の予防策を組み合わせた VAP 予防バンドルが日本集中治療医学会から発表されており，①手指衛生，②呼吸器回路の頻回な交換を避ける，③過鎮静を避ける，④人工呼吸器から離脱できるか毎日評価する，⑤頭高位（30〜45°）が挙げられている．

　VAP が疑われた場合は，早期に抗生剤投与を行う．緑膿菌のリスクがない場合は，CTRX や ABPC/SBT，緑膿菌のリスクがある場合は，CFPM，TAZ/PIPC，Carbapenem 系を選択する．また原因菌として MRSA が疑われる場合は，抗 MRSA 薬を選択する．いずれの場合も，抗生剤投与前に各種培養検査（喀痰，尿，血液 2〜3 セットなど）を提出し，その結果に合わせて，抗生剤の de-escalation を行う．定期的な監視培養（喀痰，尿）の提出を行うことで，抗生剤選択の判断の補助となり得る．

4.6 人工呼吸器関連肺障害（ventilator-induced lung injury：VILI）

人工呼吸器を不適切に使用すると，圧傷害（barotrauma），容量傷害（volutrauma），atelectrauma，biotrauma，酸素毒性など ARDS に類似した肺傷害を引き起こすことが明らかになってきた．肺胞の虚脱と再膨張の繰り返しや肺内外の圧較差などにより，肺胞-毛細血管膜が破綻し，肺炎症性メディエーターが活性化されることで，多臓器不全を惹起・増悪させる可能性がある．低容量換気を中心とした適切な人工呼吸管理を心掛ける必要がある．

4.7 慢性閉塞性肺疾患（chronic obstructive pulmonary disease: COPD）

遺伝的素因に加え，喫煙を中心とする有害物質の吸入による肺の慢性炎症疾患で，慢性の咳や喀痰，労作時の呼吸困難を特徴とする．40 歳以上の有病率は 8.6%，患者数は約 530 万人と推定される．脳神経外科領域でも，基礎疾患として COPD を有する患者にしばしば遭遇する．

COPD の酸素療法は，酸素の過量投与による高二酸化炭素血症と呼吸性アシドーシス悪化が懸念され，SpO_2 の目標値を 88〜92% とする．薬物療法の中心は，気管支拡張薬の吸入であり，長時間作用性抗コリン薬（スピリーバ®など）や長時間作用性 β_2 刺激薬（オンブレス®など）が使用される．単剤で治療効果が不十分な症例や重症例は 2 剤以上の気管支拡張薬の併用が推奨される．喘息の合併を認める場合は，長時間作用性 β_2 刺激薬と吸入用ステロイドの配合薬（アドエア®など）の有用性が示唆される．

COPD 急性増悪時の呼吸器管理では，weaning が問題となることが多く，呼吸器からの離脱困難症例があるため，まずは NPPV を選択する．また NPPV を行う際は，気管挿管下の人工呼吸器管理への移行や気管切開の可能性までを含めた病状説明を行う必要がある．気管挿管下の人工呼吸器管理を希望しない場合は，NPPV が最大限の治療になることを説明しなければならない．

5. おわりに

呼吸生理，酸素療法から人工呼吸器管理まで，脳神経外科領域に関わる呼吸不全も含め，概説した．紙数に制限があるため，詳細は専門書を参考にされたい．急性呼吸不全の管理は呼吸のみの問題ではない．特に人工呼吸器を導入するような重症呼吸不全の管理は，全身管理を要する．脳神経外科疾患の患者においても，呼吸不全を合併した場合は，全身管理に習熟した救急医あるいは集中治療医と協力して治療を行うべきである．

文　献

Carney N et al: Guidelines for the Management of Severe Traumatic Brain Injury, Fourth Edition. Neurosurgery 80(1): 6-15(2017).

Extracorporeal Life Support Organization (ELSO): ELSO Guidelines for Cardiopulmonary Extracorporeal Life Support, Version 1.4. https://www.elso.org/Portals/0/ELSO%20Guidelines%20For%20Adult%20Respiratory%20Failure%201_4.pdf(2017).

Guérin C et al: Prone positioning in severe acute respiratory distress syndrome. N Engl J Med 368 (23): 2159-2168(2013).

Habashi NM: Other approaches to open-lung ventilation: airway pressure release ventilation. Crit Care Med 33(3): S228-240(2005).

岩井健一：INTENSIVIST 4(4). MEDSi, pp.687-695(2012).

Konrad C: Learning manual skills in anesthesiology: Is there a recommended number of cases for anesthetic procedures? Anesth Analg 86(3): 635-639(1998).

桑原沙代子：救急・集中治療 29（9・10）．総合医学社，pp.655-661(2017).

磨田裕：救急・集中治療 26（9・10）．総合医学社，pp.1342-1349(2014).

日本外傷学会 編：改訂第 5 版 外傷初期診療ガイドライン JATEC. へるす出版，pp.157-173(2016).

日本緩和医療学会 編：がん患者の呼吸器症状の緩和に関するガイドライン 2016 年度版．金原出版，pp.18-22(2016).

日本呼吸器学会 編：酸素療法マニュアル．メディカルレビュー社，pp.6-9(2017).

日本呼吸器学会 編：NPPV（非侵襲的陽圧換気療法）ガイドライン改訂第 2 版．南江堂(2015).

日本脳神経外傷学会 編：重症頭部外傷治療・管理のガイドライン 第 3 版．医学書院(2013).

日本脳卒中学会 編：脳卒中治療ガイドライン 2015. 協和企画，pp.149-150(2015).

日本集中治療医学会 編：ARDS 診療ガイドライン 2016. 総合医学社(2016).

日本集中治療医学会 編：集中治療における早期リハビリテーション ～根拠に基づくエキスパートコンセンサス～. 医歯薬出版(2017).

日本集中治療医学会 編：人工呼吸関連肺炎予防バンドル 2010 改訂版．http://www.jsicm.org/pdf/2010VAP.pdf(2010).

日本集中治療医学会 編：人工呼吸器離脱に関する 3 学会合同プロトコル．http://www.jsicm.org/pdf/kokyuki_ridatsu1503b.pdf(2015).

日本集中治療医学会 編：日本版・集中治療室における成人重症患者に対する痛み・不穏・せん妄管理のための臨床ガイドライン．総合医学社(2014).

布宮伸：救急・集中治療 26（9・10）．総合医学社，pp.1289-1298(2014).

奥田晃久：呼吸管理 Q&A- 研修医からの質問 316- 改訂第 3 版．総合医学社，pp.155-161(2014).

太田祥一：救急診療指針 改訂第 4 版．へるす出版，pp.208-209(2011).

尾崎孝平：救急・集中治療 26（9・10）．総合医学社，pp.1175-1192(2014).

Ranieri VM et al: Acute respiratory distress syndrome: the Berlin Definition. JAMA 307(23): 2526-2533(2012).

齊藤浩二：救急・集中治療 29（9・10）．総合医学社，pp.678-686(2017).

齊藤伸行：写真でわかる外傷基本手技．インターメディカ，pp.13-23(2009).

田中竜馬 訳：ヘスとカクマレックの THE 人工呼吸ブック 第 2 版．MEDSi, pp.20-29(2014a).

田中竜馬 訳：ヘスとカクマレックの THE 人工呼吸ブック 第 2 版．MEDSi, pp.53-61(2014b).

時岡宏明：呼吸管理 Q&A- 研修医からの質問 316- 改訂第 3 版．総合医学社，pp.162-169(2014).

蝶名林直彦：内科診断学第 3 版．医学書院，pp.761-770(2016).

上村修二：呼吸管理 Q&A- 研修医からの質問 316- 改訂第 3 版．総合医学社，pp.37-44(2014).

安田英人：INTENSIVIST 4(4). MEDSi, pp.639-652(2012).

15. 急性腎障害の治療

古明地 孝宏

以前は急性腎不全（acute renal failure：ARF）と称されていたが，現在では急性腎障害（acute kidney injury：AKI）に統一される方向にある．AKI の早期は可逆的な状態であるが，腎障害そのものに対する治療があるわけではない．原因除去と，自然回復までの適切な管理が治療ということになる．われわれが診る多くの患者は，高齢，高血圧，糖尿病，動脈硬化などを有し，AKI の観点から見ると "ハイリスク" と言えよう．長時間の手術および造影剤を多く使用する脳血管内治療などでは，"腎不全は起こるもの" として治療にあたるべきである．

1. AKI の原因・分類

① 腎血流減少による腎前性
② 腎実質が障害されることによる腎性
③ 腎以降の閉塞性障害による腎後性
に分類される（表 15.1）.

われわれが遭遇する多くの AKI は，感染症や脱水を背景とした，①の腎前性 AKI である．急激な循環動態の変化によるものであり，循環動態の改善により速や

表 15.1　急性腎不全の原因

分　類		急性腎不全の原因
1. 腎前性	a）循環血漿量低下	脱水（発熱，嘔吐，下痢，飲水の困難，脳浮腫に対する高浸透圧利尿剤の投与，利尿剤の投与），出血 末梢血管の拡張（敗血症）
	b）心拍出量低下	うっ血性心不全，心原性ショック，人工呼吸
2. 腎性	a）虚血性（腎血流低下）	腎前性因子の持続（特に循環性ショックなど）
	b）腎毒性	薬剤，造影剤，ミオグロビン
	c）その他	DIC，敗血症，コレステロール塞栓症
3. 腎後性		結石，腫瘍，神経因性膀胱，バルーンカテーテルの閉塞など

かに腎機能も改善するが，長時間の腎血流低下が続けば，急性尿細管壊死に陥り，腎実質性の AKI に移行する危険があるため，早急な対応を必要とする．

2. 検査・診断・臨床経過

2.1 検　査

　　急性期・周術期の患者や high risk の患者については，あらかじめ BUN，クレアチニン（Cr）の検査値や慢性腎不全（chronic kidney disease：CKD）のときに用いられる推算糸球体濾過量（eGFR）を把握しておくことが予防につながる．eGFR とは腎臓がどれくらい機能しているかを評価・推定するための値であり，正常は≧90 である．

> **eGFR の計算式：**
> 　　男性の eGFR ＝ 194×Cr$^{-1.094}$×年齢$^{-0.287}$
> 　　女性の eGFR ＝ 男性の eGFR×0.739
> 　一方で薬の投与計画には推定クレアチニン・クリアランス（eCcr）が用いられる．
> **eCcr の計算式（Cockcroft-Gault 式）：**
> 　　男性の eCcr ＝｛(140−年齢)×体重[kg]｝÷(72×血清クレアチニン[mg/dL])
> 　　女性の eCcr ＝ 男性の eCcr×0.85
> 　クレアチニン（Cr）は尿細管で分泌されるため，Ccr は若年者では GFR より高くなり，約30%程度高くなる．
> **eCcr から GFR への換算式：**
> 　　GFR ＝ eCcr×0.789

　　CKD の重症度分類（表15.2）（CKD 診療ガイド 2012 より改変）とクレアチニン・クリアランス（Ccr）の目安（表15.3）から患者の腎機能がどこに属するかを

表 15.2　CKD の重症度分類

CKD ステージ		eGFR
G1	正常または高値	≧90
G2	正常または軽度低下	60〜89
G3a	軽度〜中等度低下	45〜59
G3b	中等度〜高度低下	30〜44
G4	高度低下	15〜29
G5	末期腎不全	<15

草野（2010）より改変．

表 15.3　クレアチニン・クリアランス（Ccr）の目安

Ccr	腎機能障害の程度
71〜130mL/分	基準値
51〜70mL/分	腎機能の軽度低下
31〜50mL/分	腎機能の中等度低下
〜30mL/分	腎不全

高久史麿：臨床検査データブック 2015-2016，医学書院（2015）

把握しておくべきである.

2.2 診 断

2.2.1 診断基準

乏尿の定義は伝統的に 400mL/day 以下であり,時間尿にすると 16.7mL になる.しかし,尿量のモニターのみでは非乏尿性腎不全の早期発見は難しい.慢性腎不全がない場合,血清クレアチニン値が 1 日 0.5mg/dL 以上の上昇があるか,血清クレアチニン値が急激に 2.0mg/dL に上昇した場合を急性腎不全と診断していた.現在では AKI の診断には KDIGO 診断基準が推奨されている(表 15.4).診断基準は新しくなったが,血清クレアチニンの上昇と尿量の減少を見ているという点では変わりない.

表 15.4　KDIGO ガイドラインによる AKI 診断基準と重症度分類

定義	1.　Δ sCre≧0.3mg/dL(48h 以内) 2.　sCre の基礎値から 1.5 倍上昇(7 日以内) 3.　尿量 0.5mL/kg/h 以下が 6h 以上持続	
	sCre 基準	尿量基準
Stage1	Δ sCre>0.3mg/dL or sCre 1.5～1.9 倍上昇	0.5mL/kg/h 未満 6h 以上
Stage2	sCre 2.0～2.9 倍上昇	0.5mL/kg/h 未満 12h 以上
Stage3	sCre 3.0 倍上昇 or sCre>4.0mg/dL までの上昇 or 腎代替療法開始	0.3mL/kg/h 未満 24h 以上 or 12h 以上の無尿

注)定義 1～3 の 1 つを満たせば AKI と診断する.sCre と尿量による重症度分類では重症度の高い方を採用する.

2.2.2　バイオマーカー

AKI の早期診断として新たにバイオマーカーが登場した.尿中 NGAL,尿中 L-FABP,血清シスタチン C の値は,いずれも血清クレアチニンより早期に上昇するため,腎性 AKI の早期診断に有用である(AKI 診療ガイドライン 2016).

2.3.　臨床経過

2.3.1　発症期

数時間から数日かけて尿量の減少,BUN,Cr の上昇を認める.

2.3.2 乏尿・無尿期

発症期に続き1〜3週の乏尿・無尿期となる．この時期，体内には容易に水分が貯留しやすくなり，全身浮腫，肺水腫，うっ血性心不全などが容易に起こる．また，貧血，電解質異常，代謝性アシドーシスなどが認められる．

2.3.3 利尿期

この時期は等張尿が持続し，尿量が著しく増加するため，過度の電解質喪失による低カリウム，低ナトリウム血症および脱水などに気をつけなくてはならない．

2.3.4 回復期

利尿期のあと，腎機能が徐々に回復してくる．

2.4 腎前性と腎性の鑑別

急性腎不全が疑われたときには原因として表15.5の鑑別を行う．最初は腎前性を疑う．循環血漿量低下（脱水，皮膚乾燥，頻脈，発熱，出血，重度の感染症，脳浮腫に対する高浸透圧利尿剤の投与）や心拍出量低下（心不全，心原性ショック）がないかを確認する．脱水状態では生体は水分の喪失を減らすため，尿量が減少・濃縮し，尿浸透圧が上がる．尿浸透圧が500mOsm/kg・H_2O以上を示し，腎性では300mOsm/kg・H_2O以下となることが多い．また，体液保持のため，Na再吸収能が増加し，尿中Na濃度は20mEq/L以下へ低下する．

実際の臨床では利尿剤など影響もあり，クレアチニンクリアランス（Ccr）で補正したナトリウム排泄率（excreted fraction of filtered sodium：FENa）が有用である．

表15.5 腎前性・腎性AKIの鑑別

	腎前性	腎性
尿所見	変化は軽微	蛋白尿・血尿・円柱
尿浸透圧（mOsm/kg・H_2O）	＞500	＜350
尿比重	＞1.020	1.010〜1.015
クレアチニン（尿／血清）	＞40	＜20
尿素窒素（尿／血清）	＞8	＜3
尿Na（mEq/L）	＜20	＞40
FENa（％）	＜1	＞2

今井（2010）より一部改変．

<ナトリウム排泄率>

$\text{FENa}(\%) = (\text{尿中 Na/血清 Na}) / (\text{尿中 Cr/血清 Cr}) \times 100$

腎前性では<1%以下，腎実質性では>2%以上となる（腎前性・腎性 AKI の鑑別）.

< AKI 鑑別のための必要な検査>
・血清 Cr，Na，浸透圧
・尿（スポット尿）Cr，Na，浸透圧

　繰り返しになるが，腎前性では早期に適切な治療を行えば速やかに腎機能が回復するため，まず生理食塩水を負荷し，反応をみることが最初の一手になる.

2.5　薬剤・造影剤による腎障害

2.5.1　薬　剤

　主に腎直接的に障害する薬剤の代表は抗生物質と抗がん剤である.
　用量依存型と，暴露量に関係なく発症する過敏型の 2 種類に大別される（表 15.6）.
　脳外科領域ではエダラボンが腎不全を惹起するとの報告（座間味 2016）があり，eGFR<30 あるいは血清 Cr>1.5 の慢性腎不全の患者には使用を控える.

表 15.6　急性腎不全を引き起こす薬剤

薬剤	薬剤の作用機序	障害部位	予防
NSAID	シクロオキシゲナーゼ阻害	腎前性	補液
レニン・アンギオテンシン系阻害	レニン・アンギオテンシン系阻害	腎前性	脱水の回避，過剰な食塩制限回避
シスプラチン	DNA に結合してその抗腫瘍効果	腎性	十分な補液
ベバシズマブ	VEGF に対するモノクローナル抗体	腎前性	減量
マイトマイシン C	DNA ポリメラーゼ阻害	腎前性	減量
メトトレキサート	葉酸代謝の拮抗剤	腎後性	十分の補液とアルカリ化
カルシニューリン阻害剤	カルシニューリン阻害	腎前性	薬剤血中濃度を測定しながらの投与
アミノグリコシド系薬剤	細菌のリボソームに作用して，蛋白合成を阻害する	腎性	できるだけ避ける，単回投与
アシクロビル	グアノシン類似構造による DNA 合成阻害	腎後性	できるだけ避ける

古市（2014）より作成.

2.5.2 造影剤

a. ヨード造影剤

ヨード造影剤による直接的な尿細管上皮細胞への毒性のほかに，血中に投与された造影剤は血清浸透圧を上昇させ，一過性に腎血流量を上昇させるが，その後急激にGFRが減少する．このような血行動態の変化などがメカニズムとされている．造影剤投与後24～48時間以内に血清クレアチニンの上昇があり，ピークは3～5日後．もとの値に戻るのには2～3週間かかる（草野 2010）．

腎障害患者におけるヨード造影剤使用のポイントは以下である（腎障害患者におけるヨード造影剤使用に関するガイドライン 2012）．

① 造影剤の使用頻度と使用量が増えることにより，腎機能障害のリスクが増加する．

② 造影剤腎症の予防のため，造影剤の使用量は必要最小限とする．

③ 造影剤腎症の予防のため，造影剤使用前後の輸液療法が推奨される．

④ 造影剤使用後の血液浄化療法は，造影剤腎症の発症を予防しない．

⑤ ループ利尿薬とNSAIDsの使用は造影剤腎症を発症させるため，使用は推奨されない．

b. ガドリニウム含有MRI造影剤

CKD患者にガドリニウム含有MRI造影剤を用いた場合，腎性全身性線維症（nephrogenic systemic fibrosis）を発症する危険性がある．透析患者，eGFR<30，急性腎不全患者には原則としてガドリニウム含有造影剤の投与は避ける（腎障害患者におけるガドリニウム造影剤使用に関するガイドライン 2009）．

c. 造影剤ハイリスク患者

・eGFR<60の腎機能障害

・腎機能障害を有する糖尿病，心不全患者

・脱水や重度の感染症を有する状態

d. 予 防

① 造影剤を極力少なくする．

投与量の目安としては70mL以下，5mL/kg÷血清Cr値（最大で300mL）

② 生理食塩水の投与を行う．

検査開始12時間前より生理食塩水を1mL/kg/hで開始する，翌朝まで継続する．ただし，心不全の悪化に注意する．

③ 薬剤による予防効果

N-アセチルシステインやアスコルビン酸が予防薬として期待された時期があったが，有効性は証明されていない．

3. 治　療

　先にも述べたが，急性腎不全の治療は原因除去，原因薬剤の中止が基本となり，次に行うことは適正な体液量と循環動態の維持である．
① 輸液（等張液）
② CVP 圧管理：8〜12mmHg を目標
③ 血圧管理

　以前より腎血管拡張薬として低用量ドーパミンが長く使用されてきたが，その有効性は否定されている．フロセミドにしてもマンニトールにしても腎血流増加作用はなく，腎不全を悪化させる．心不全防止や電解質の尿量確保のため用いるにすぎないことを銘記すべきである．利尿剤が無効なときには，透析へ移行するのが望ましい．

3.1　溢水・肺水腫が起きたら

　乏尿期に過剰な補液を行うと，必発である．PEEP を用いた人工呼吸管理を行う．詳しくは，「Ⅲ章 14 節　呼吸管理（呼吸不全とその対策）」および「Ⅲ章 12 節　心不全・不整脈」の各節を参照．

3.1.1　利尿剤投与

　利尿薬の使用は基本的には推奨されないが，溢水を是正するために使用せざるを得ないケースは多い．

a. フロセミド（ラシックス®）

　1 回 20mg 静注から始め，1 時間尿量を見ながら増減する．通常は 4〜6 時間ごとに投与．

> 半減期：30〜70min
> 最大効果時間：30〜90min
> 効果持続時間：6hr
> 極量：300mg/hr，　3,000mg/day

　ただし，大量投与で代謝性アルカローシスをきたしやすい．聴神経障害が見られることがある．

b. トルバプタン（サムスカ®）

　バソプレシンの V2 受容体への結合を阻害し，腎集合管における水再吸収を減少させる．適応はループ利尿薬などの他の利尿薬で効果不十分な心不全における体液

貯留で 7.5mg, あるいは 15mg を 1 日 1 回経口投与する.

3.1.2　高カリウム血症

血清カリウム 6.5mEq/L 以上では緊急処置を要する.

a.　グルコン酸カルシウム（カルチコール®）静注

　1A 850mg（10mL）を心電図モニターしながら, 5 分くらいで静注する. 3A まで. 効果は 1〜5 分で出現するが, 1〜2 時間しか持続しない.

b.　メイロン®

　2A（40mL）をゆっくり静注する. 15 分以内に効果が出て, 1〜2 時間続く（アシドーシス補正の投与量は別に計算する）.

> ＜メイロンによる補正＞
> 補正量(mL) = 体重(kg) × BE/3　　　　　（2 分割投与）

c.　グルコース・インスリン療法

　50％ブドウ糖 40mL ＋ レギュラーインスリン 5 単位を 10 分で静注する（中心静脈より投与）. 30 分で効果が出て, 4〜5 時間続く.

d.　陽イオン交換樹脂（ケイキサレート®, カリメート®）

　ケイキサレート®は K と Na を交換し, カリメート®は K と Ca を交換する.

注腸：ケイキサレート 30〜40g, ソルビトール 200mL（微温湯 200mL でも可）を 4〜8 時間ごとに投与. 1 時間滞留後に排便させる.

経口：ケイキサレート 5〜10g, ソルビトール 50〜100mL を 4〜6 時間ごとに投与する.

　　ソルビトールは 20〜70％のものを用いるが, 陽イオン交換樹脂による便秘を予防するためである. 効果は経口投与で 2 時間, 注腸投与では 30〜60 分後に見られるが, 樹脂 1g 当たりのカリウム除去量は経口投与の方が大きい.

　　血清カリウム値が 5mEq/L 以下になれば中止する. 1 回の注腸で 0.5〜1mEq/L のカリウム低下が得られる.

3.1.3　代謝性アシドーシス

　原則的には BE7-8mEq/L 以下のアシドーシスは補正を必要とするが, アルカリ化剤の投与は一時的な効果しかないため, 進行性の場合は早期に血液浄化療法に踏み切る.

3.1.4 血液浄化療法について

現在 AKI のガイドラインでは早期の血液浄化療法を推奨していない．しかし，以下の場合は緊急での血液浄化療法が必要となる．
・利尿薬に反応しない溢水
・高カリウム血症あるいは急速に血清カリウム濃度が上昇する場合
・尿毒症症状（心膜炎，原因不明の意識障害など）
・重度代謝性アシドーシス

3.1.5 栄養管理

どの病期の AKI 患者に対してもエネルギー摂取量 20～30kcal/kg/日を投与する．透析を必要とせず異化亢進状態である AKI 患者では 0.8～1.0g/kg/日の蛋白質を，持続血液濾過透析を行い異化亢進状態にある患者では最高 1.7g/kg/日の蛋白質を，可能であれば消化管経由で与えることが望ましい（AKI 診療ガイドライン 2016）．

文　献

古市 賢吾：日本内科学会雑誌 103: 1088-1093 (2014).
今井 圓裕：腎臓内科レジデントマニュアル 改訂第 5 版, p.81 (2010).
草野 英二：日内会誌 99：938-942 (2010).
日本医学放射線学会，他：腎障害患者におけるガドリニウム造影剤使用に関するガイドライン 2009.
日本腎臓学会，他：AKI 診療ガイドライン 2016（東京医学社）.
日本腎臓学会：CKD 診療ガイド 2012（東京医学社）.
日本腎臓学会，他：腎障害患者におけるヨード造影剤使用に関するガイドライン 2012（東京医学社）.
高久史麿：臨床検査データブック 2015-2016（医学書院）.
座間味義人：日臨救急医会誌 19：461-5 (2016).

16. 血　糖

鈴木脩斗，鈴木進

　　2009年にわが国で初めて経口糖尿病薬としてDPP-4阻害薬が発売された．インスリン分泌促進作用のあるインクレチンの分解を阻害するこの薬剤は強い血糖降下作用を持つが低血糖の発現率が低く，現在まで広く使用されている．これらのインクレチン製剤はその他にも体重減少作用や多臓器保護作用があることがわかっており，脳卒中後の脳保護作用があることが報告されている（高橋2016）．

　　また耐糖能異常やインスリン抵抗性がアルツハイマー病発症の危険因子となることも報告されており，特に高齢者での血糖管理はやや許容される傾向となりつつある．

　　この節では血糖値に関しての考え方，血糖値異常が引き金となって起こる病態の考え方，治療について述べる．

1.　入院時における血糖値に関するスクリーニング検査

　　早朝空腹時血糖値110mg/dL未満であれば正常である．早朝空腹時血糖値126mg/dLまたは随時血糖値200mg/dL以上であれば糖尿病型と診断され，別の日で2回以上糖尿病型が認められれば糖尿病と診断する．

　　ヘモグロビンA1c（HbA1c）の測定値は過去1〜2か月の血糖値の平均を反映し

表16.1　HbA1c値と平均血糖値の間に影響を与える諸因子

高　値	どちらにもなり得るもの	低　値
1. 急速に改善した糖尿病 2. ヘモグロビンに結合する物質の影響 　アセトアルデヒド類（アルコール中毒） 　アスピリン（アスピリン大量服用） 　シアン酸（腎不全） 3. HbFの存在 4. 高ビリルビンの存在 5. 乳び血症	1. 異常ヘモグロビン血症	1. 急速に悪化した糖尿病 2. 赤血球の寿命の短縮 　溶結性貧血 　大出血後 　妊娠時の貧血 3. エリスロポエチンで治療中の 　腎性貧血 4. 肝硬変

ている．HbA1c が 6.5% 以上であれば糖尿病型と診断され，同時に採血された血糖
で糖尿病型が認められれば 1 度の検査で糖尿病と診断する．

　HbA1c は赤血球の寿命を 4 か月として計算しているので赤血球の寿命に影響す
る要因がある場合は正確に反映されない（表 16.1）．

2. 血糖値異常が認められたときの検査

　血糖値，HbA1c，尿糖のいずれかの異常が認められたときには血糖に影響を及ぼ
す薬剤の服用，ホルモン異常の有無を確認する．糖尿病の既往があれば罹病期間，
治療内容，3 大合併症の評価を確認する．

　1.5AG，フルクトサミン（1～2 週）は HbA1c よりも最近の血糖値の変動を反映
している．フルクトサミンは血中アルブミン濃度 3.0g/dL 以下のとき影響を受ける．
血糖値の変動の反映期間は 1.5AG（数日），フルクトサミン（1～2 週），HbA1c（約
1 か月）である．

2.1 腎障害の有無

　腎機能の評価は，最初にクレアチニン・クリアランス（Ccr）を計算する．70%
以上あれば通常の管理でよいがそれ以下の場合は腎障害に特に注意する．BUN/Cr
の比は約 10 が正常である．10 以上の場合は脱水，消化管出血，食事療法不良など
が考えられる．

　自由水クリアランス（C_{H_2O}）は腎不全の予知およびその予後の指標に一番適して
おり，尿量が確保されている腎機能障害にも適用できる．－0.5mL/分以上になる
と注意が必要である．

　ナトリウム排泄率（excreted fraction of filtered sodium：FENa）は 1.0% 以下が
正常で，利尿剤使用中でも腎機能を評価できる．糖尿病性腎症の血液透析導入の目
安は，クレアチニン 5.0mg/dL が目安となることが多い．

> ・クレアチニン・クリアランス（Ccr，mL/分）＝Ucr/Scr×UV×1.73/A
> ・自由水クリアランス（C_{H_2O}，mL/分）＝（1－Uosm/Posm）×UV
> ・FENa（%）＝（UNa×Scr）/（PNa×Ucr）×100
> 　　Ucr：尿中クレアチニン，Scr：血中クレアチニン，Posm：血漿浸透圧，Uosm：
> 　　尿浸透圧，PNa：血漿ナトリウム，UNa：尿ナトリウム，UV：1 分間尿量，A：
> 　　体表面積

2.2 眼底検査

糖尿病網膜症は進行した段階でも自覚症状を欠くことが多く，硝子体出血や眼底出血をきたしたときに初めて視力障害を自覚することもあり，病態有無の確認や予防が重要である．

空腹時血糖 110mg/dL 未満，食後 2 時間血糖が 180mg/dL 未満，HbA1c 6.9% 未満で管理された場合，糖尿病網膜症の発症・進展予防が期待できる（Ohkubo 1995）．糖尿病性網膜症が認められた場合，少なくとも 1 回/年の眼底検査を行う．

2.3 糖尿病性神経障害

糖尿病罹病期間の長期例や血糖コントロール不良例では糖尿病神経障害の合併率が高くなる（Partanen 1995）．糖尿病神経障害には確立された診断基準はないが，振動覚の低下や両アキレス腱反射の減弱・消失が重要な所見となる．

糖尿病性神経障害には多発神経障害と単神経障害があり，高頻度に認められるのは多発神経障害である．多発神経障害では主に感覚障害と自律神経障害が認められる．感覚障害では発症早期に下肢末端の自発痛やしびれ，感覚鈍麻が認められる．自律神経障害では消化管運動神経機能低下，血管運動神経機能低下，膀胱機能低下などが認められ，症状として便秘や下痢，起立性低血圧，残尿，排尿障害などがある．

単神経障害では外眼筋麻痺や顔面神経麻痺が認められるほか，末梢神経麻痺（シーネ固定による前腓骨神経麻痺），手根管症候群などの絞扼性神経障害などを起こしやすい．

3. 血糖値管理

糖尿病の基本的治療は食事療法と運動療法であるが，2～3 か月適切な治療を行っても血糖値が正常化しない場合は経口治療薬あるいはインスリンによる薬物療法を行う．ただし空腹時血糖が 250～300mg/dL 以上と高度の代謝障害を認める場合は食事・運動療法のほかに最初から薬物療法を加えて行う（糖尿病診療ガイドライン 2016）．糖尿病患者の治療方針を図 16.1 に示す．

3.1 経口血糖降下薬

血糖値の上昇の原因は，インスリンの分泌不全とインスリン抵抗性の 2 つが挙げ

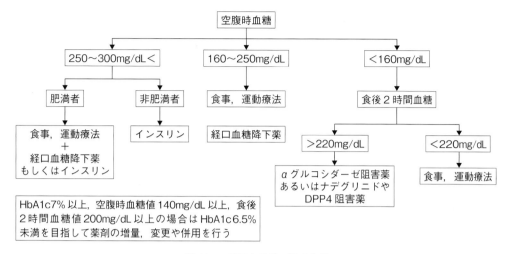

図 16.1　糖尿病患者の治療方針

られる．経口血糖降下薬も大別するとインスリン分泌促進系とインスリン抵抗改善系に分類される．

インスリン分泌促進系薬としてはスルホニル尿素薬（SU 剤）と速効型インスリン分泌促進薬（グリニド薬）が挙げられる．強い血糖降下作用が期待できるが，低血糖の副作用が出現しやすく，特に SU 剤で多い．またインスリン分泌を促すインクレチンの分解を抑制する DPP4 阻害薬もインスリン分泌促進効果を持つが，分泌促進は食後血糖値に依存するため単独投与での低血糖のリスクは極めて低く安全性が高い．

インスリン抵抗性改善薬はビグアナイド薬やチアゾリジン誘導体が挙げられる．いずれも高脂血症や脂質異常に対しても改善効果があるとされている．ビグアナイド薬はヨード造影剤を使用した際に死亡例が報告されており，緊急の場合を除き検査前後 48 時間は中止が必要である．

これらのほかに腸管での糖の分解抑制作用を持つ α グルコシダーゼ阻害薬も経口血糖降下薬として使用されている．他の薬剤に比べ血糖降下作用は低いが食後高血糖症例には有効であり，また他の薬剤との併用も有用である．

SGLT2 阻害薬は近位尿細管でのブドウ糖再吸収を抑制することで血糖降下作用を発揮する，インスリン作用とは独立した血糖降下薬である．尿中へエネルギー喪失することで体重減少も起こりやすい．しかし浸透圧利尿による脱水をきたしやすく，また尿路感染症や性器感染症の頻度も増加させるため注意が必要である．

経口血糖降下薬のまとめを表 16.2 に示す．

236　Ⅲ. 術前, 術後に関する事項

表 16.2　代表的な経口血糖降下薬

作用分類	一般名	商品名	特　徴
インスリン分泌促進系	**1. スルホニル尿素類**		
	グリクラシド	グリミクロン	インスリン分泌作用, 血小板機能抑制作用
	グリベンクラミド	オイグルコン	インスリン分泌作用（作用強力）
	グリメピリド	アマリール	インスリン分泌作用は弱いが, 血糖低下作用はグリベンクラミドとほぼ同等
	2. 速効性インスリン分泌促進		共通:
	ナテグリニド	スターシス, ファスティック	・速効性・短時間のインスリン分泌促進作用 ・肝・腎障害では低血糖を起こしやすい
食後血糖改善系	ミチグリニド	グルファスト	・食後高血糖症例に効果的
	レパグリニド	シュアポスト	HbA1c 改善作用が強力
	3. ａグルコシダーゼ阻害薬		共通:
	ボグリボース R	ベイスン	・糖質の分解・吸収を遅らせる
	アカルボース	グルコバイ	・服用初期に腹部膨満を引き起こすことが多い
	ミグリトール	セイブル	・血糖降下作用は低いが他剤併用に適している
インスリン抵抗性改善系	**4. ビグアナイド類**		共通:
	塩酸ブホルミン	ジベトス	・インスリン抵抗性の改善作用
	塩酸メトホルミン	メトグルコ, メデット	・乳酸アシドーシスを起こすことがある ・ヨード造影剤使用日の前後 48 時間は休薬
	5. チアゾリジン誘導体		
	塩酸ピオグリタゾン	アクトス R	肥満者・女性に効果が出やすい 浮腫, LDH 上昇, 肝機能障害の副作用がある 心不全の発症, 増悪を起こす可能性がある
インクレチン分解抑制系	**6. インクレチン関連薬（DPP4 阻害薬）**		共通:
	ビルダグリプチン	エクア	・インスリン分泌を促すインクレチンの分解を抑制
	シタグリプチン	ジャヌビア, グラクティブ	・低血糖や体重増加が起こりにくい
	アログリプチン	ネシーナ	・膵疾患の副作用が少ない
	アナグリプチン	スイニー	・他剤, 特に SU 剤との併用時に低血糖の可能性
	リナグリプチン	トラゼンタ	肝代謝であり腎機能に影響されない
	テネリグリプチン	テネリア	肝代謝であり腎機能に影響されない
その他	**7. SGLT-2 阻害薬**		共通:
	イプラグリフロジン	スーグラ	・体重減少作用がある
	カナグリフロジン	カナグル	・脱水の可能性があり, 特に高齢者などで注意が必要
	エンパグリフロジン	ジャディアンス	・尿路感染や性器感染症のリスクが上昇する

3.2　GLP-1 受容体作動薬

　　GLP-1 作動薬は注射製剤として開発された糖尿病治療薬である. GLP-1 とはインクレチンホルモンの一種であり, DPP-4 阻害薬と同じく血糖値に依存して食後インスリン分泌を促進させると同時にグルカゴン分泌を抑制して血糖値を下げる働きがある. 空腹時や食後血糖は下げるが単独使用での低血糖の発症リスクは比較的低く

16. 血 糖　237

表 16.3　GLP-1 受容体作動薬

投与期間	一般名	商品名	特　徴
連日投与	リラグルチド	ビクトーザ	1 日 1 回投与．消化器症状の頻度が少ない．
	リキシセナチド	リスキミア	1 日 1 回投与．
	エキセナチド	バイエッタ	1 日 2 回投与．
週 1 回投与		ビデュリオン	週 1 回投与．バイエッタより消化器症状の頻度が少ない．
	デュラグルチド	トルリシティ	週 1 回投与．すべての経口血糖薬やインスリンと併用可能．体重減少作用はやや低い．

体重減少作用もある．DPP-4 阻害薬よりも血糖降下作用は高く食欲抑制効果もあるため肥満症例にも適している．

　副作用として消化器症状があり悪心・嘔吐や便秘・下痢などを認めることがあるので，低用量から開始し段階的に増量する必要がある．GLP-1 受容体作動薬のまとめを表 16.3 に示す．

3.3　インスリンの種類と特徴

　インスリン製剤はヒトインスリン製剤とインスリンアナログ製剤（ノボラピッド®，ヒューマログ®，ランタス®など）に分類される．一般的には皮下注射が用いられるが，重症患者において血糖値がうまくコントロールできないときには，静脈内投与の使用ができる速効型ヒトインスリン製剤（ノボリン R®，ヒューマリン R®）を用いるので使用法に慣れておく必要がある．主なインスリン製剤を表 16.4 に示す．

3.4　一般的なインスリンの使用法

・従来法（conventional insulin therapy）
・強化インスリン療法（intensive insulin therapy）

　内因性インスリンが維持されている場合には，朝食前に中間型または混合型インスリンを皮下注し（初期量 0.2〜0.3 単位/kg/日），朝食前，夕食前血糖を見ながら2 単位ずつ増加させ，16 単位を超えるときは朝夕の 2 回法に切り替える．朝と夕のインスリン比は 2〜4 : 1 とする（従来法：conventional insulin therapy）．

　最近ではより生理的インスリン分泌パターンに近づけて基礎分泌に相当する中間型または持効型溶解インスリンを就寝前あるいは朝食前に投与し，各食前に速効型あるいは超速効型インスリンを 3〜10 単位追加投与する強化インスリン療法

238　Ⅲ. 術前，術後に関する事項

表 16.4　代表的なインスリン製剤

分類名	商品名	特　徴
超速効型	ノボラピッド注 100 単位/mL* ヒューマログ注 100 単位/mL* アピドラ注 100 単位/mL*	インスリンのアミノ酸配列の一部を置換し，皮下注後速やかに血中に吸収されるようにしたアナログ製剤 皮下注後の作用発現が早く（15 分程度），食直前に使用する 最大作用時間：約 2 時間 作用時間：3〜5 時間
速効型	ノボリンR注 100 ヒューマリンR注 100	皮下注，筋肉内注射，静脈内注射が可能 作用発現まで 30 分程度 最大作用時間：約 2 時間 作用時間：約 5〜8 時間
混合型	ノボラピッド 30 ミックス注* ヒューマログミックス 25 注* ノボリン 30R 注 100 ヒューマリン 3/7 注 U-100	超速効型または速効型と中間型インスリンの混合製剤 超速効型または速効型の混合比率（%）と，速効型と中間型の比率が示されたものがある
中間型	ノボリンN注 100 ヒューマリンN注 U-100 ヒューマログN注 100*	持続化剤として硫酸プロタミンを添加したもの 作用発現時間：約 1〜3 時間 作用時間：約 18〜24 時間
持効型溶解	ランタス注バイアル 1000* レベミル注 300* トレシーバ注*	インスリンのアミノ酸配合列の一部を置換あるいは欠損させることによって，投与部位での不溶化あるいは作用発現体への遅延により持続的に作用するようにしたアナログ製剤 作用発現時間：約 1〜2 時間 作用時間：約 24 時間 基礎インスリン分泌量を補充し空腹時血糖値の上昇を抑える 食後血糖上昇の抑制効果は強くない ランタスは効果に明らかなピークがない

＊インスリンアナログ製剤

（intensive insulin therapy）を行うことが合併症の予防に役立っている.

　脳卒中患者や高齢者で頻回のインスリン注射ができない場合，1 日 1 回の持効型溶解インスリン注射で基礎分泌を補充しグリメピリドの経口血糖降下薬を併用することもある.

　発熱，下痢，嘔吐，食欲不振のために食事ができないシックデイの対応は，インスリン治療中はもちろん経口血糖降下薬で治療中の患者にも指導しておかなければならない.

3.5　高カロリー輸液中のインスリン使用法

・高カロリー輸液の開始後，3 日間は 3〜4 回/日の血糖測定を行う.
・高血糖時には，スライディングスケールにより速効型インスリンの皮下注を行

う．
- 前日使用したインスリン量を考慮して，高カロリー輸液中に速効型インスリンの混注を行う．
- 高カロリー輸液中に速効型インスリンの混注が，50〜60 単位以上のとき静脈内少量持続投与を考慮する．
- 血糖値のコントロールは，カロリーとインスリンのバランスが目的であることを考慮する．

血糖値の測定は，開始時には4時間あるいは6時間ごとの血糖チェックより開始し，徐々に回数を減らしていく．

3.6 インスリン少量持続投与法

インスリンの皮下注，静注，あるいは輸液内混注などの方法で血糖値300mg/dL以下にコントロールできないときにはインスリン少量持続投与を行う．

① シリンジポンプを使用し，1単位/mLの濃度にして等倍希釈の輸液（50mL程度）で回路をフラッシングする．
② インスリン 0.04 単位/kg/時間より開始する．
③ 治療初期では1時間ごとの血糖値測定の経過を観察する．投与量の変更は2〜3時間ごとに血糖値の推移を見て変更する．
④ 血糖値の経過を見て血糖値測定の感覚を徐々に広げる．
⑤ 血糖値が 150〜250mg/dL にコントロールできればインスリンの皮下注あるいは輸液内混注に再び変更する．

4. 術前・術中・術後における血糖管理

4.1 術前における血糖管理

- 血糖値コントロール目標は 100〜150mg/dL
- 予定手術時間が4時間以内であれば定期インスリン注射は中止（4時間以上の手術予定時間の場合は，常用量の半量の中間型インスリンを施行する）
- 前投薬として胃粘膜保護薬の投与
- 入室前に血糖値・ケトアシドーシスのチェック

240   Ⅲ. 術前, 術後に関する事項

　　術中・術後の合併症の予防は術前血糖値コントロールに影響されている. 絶食時間の延長によりケトアシドーシスに傾きやすくなる. 4時間以上の手術予定時間の場合は術後血糖管理が困難となりやすい.

　　また自律神経障害により胃貯留物が停滞することが多いので, 全身麻酔時の気管内挿管での誤嚥性肺炎を予防するため前夜より胃内 pH を中性化する目的で胃粘膜保護薬の投与を行う.

4.2　術中における血糖管理

　　手術中の血糖値の管理では, 低血糖症状の発見が困難なため, 常に低血糖の予防に注意し, 血糖値は 150～175mg/dL とやや高めの目標とする. また1時間おきに血糖, 尿糖, ケトン体を測定する.

　　インスリンの使用は血糖値 300mg/dL 以上, あるいはケトン体陽性の場合に速効型インスリンを静脈内投与する (インスリンの静注については後述).

　　糖尿病患者では麻酔薬の呼吸抑制が遷延しやすいので, 筋弛緩剤のリバース後も十分な呼吸状態の監視を行う.

4.3　術後における血糖管理

- ・血糖値コントロール目標は, 150～200mg/dL
- ・術後基本輸液は, 維持輸液を使用する
- ・輸液量は, 2000mL/日程度を基本とする
- ・グルコースは, 少なくとも 100～250g/日を補給する
- ・炎症反応の消失まで, 血糖測定を頻回に行う

　　術後急性期には外科的糖尿病状態となっているので, 術後2～3日間は血糖値が高値となりやすい.

表 16.5　スライディングスケール

血糖値 (mg/dL)	I	II	III	IV	V
151～200	−	2U	4U	6U	8U
201～250	2U	4U	6U	8U	10U
251～300	4U	6U	8U	10U	12U
301～350	6U	8U	10U	12U	14U
351 以上	8U	10U	12U	14U	16U

血糖値 400mg/dL 以上は, その都度支持.

投与方法は, スケールの後にA：皮下注, B：静注を付記する

16. 血　糖　241

インスリンは，術前と同等量のインスリン投与から開始し，血糖値が高い場合ス
ライディングスケール（表 16.5）を使用する．

5. 糖尿病性昏睡（医原性低血糖昏睡も含む）

糖尿病性ケトアシドーシス，非ケトン性高浸透圧性昏睡，乳酸アシドーシス，低
血糖性昏睡は糖尿病患者に起こりやすく，病態の発見が遅れ早期治療が行われない
場合には重篤な状態に陥る．

5.1　糖尿病性ケトアシドーシス（diabetic ketoacidosis：DKA）

DKA はインスリン欠乏と拮抗ホルモン増加により，高血糖とケトーシス，アシ
ドーシスをきたした状態である．感染や外傷などの高ストレスや大量の糖摂取によ
って引き起こされる．

臨床症状として意識障害のほかに消化管症状（嘔吐，腹痛），頻呼吸（代謝性ア
シドーシスの代償作用），脱水による低血圧や頻脈が認められる．検査所見では高
血糖（250mg/dL 以上），ケトーシス，アシドーシスなどが特徴的である．

5.2　非ケトン性高浸透圧性昏睡（hyperosmolar nonketonic coma：HONK）

インスリンの相対的欠乏による著明な高血糖と尿糖による浸透圧利尿のため高度
脱水に陥った状態である．

意識障害のほかに口渇と多尿，脱水による低血圧と頻脈，皮膚や粘膜乾燥が認め
られる．検査所見では高血糖（600mg/dL 以上），高浸透圧血症（320mOsm/L 以
上）が特徴であり，DKA と異なりケトーシスやアシドーシスは認めても軽度である．

5.3　乳酸アシドーシス

乳酸の産生過剰あるいは代謝障害により血中の乳酸が著明に増加，代謝性アシド
ーシスをきたした状態を乳酸アシドーシスという．乳酸代謝は糖新生の過程で行わ
れるため，腎機能が低下したビグアナイド薬内服症例では乳酸アシドーシスのリス
クが上昇する（Eppenga 2014）．

過呼吸や消化器症状，意識障害が認められる．動脈血ガス分析で pH7.35 未満，
血中乳酸が 5mmol/L 以上であれば乳酸アシドーシスと診断される．16mEq/L 以上

のアニオンギャップ上昇も診断上参考となる.

　乳酸アシドーシスに陥った際，全身状態は不良であることが多く，循環・呼吸状態管理と基礎疾患の治療を行う.

5.4　低血糖性昏睡

　血糖値が 50mg/dL 程度まで低下すると交感神経症状により発汗や振戦，悪心，動悸などがみられる. 一般的には血糖値 70mg/dL 未満となった場合に低血糖と診断し対応することが多い.

　低血糖に対しては 50％ブドウ糖液 20〜40mL の静注から開始し，血糖値の正常化を図り糖質液にて維持する.

6.　糖尿病性ケトアシドーシス・非ケトン性高浸透圧性昏睡：
初期対応・治療の実際

6.1　初期検査（代謝性障害のチェック）

① 血糖測定
② 動脈血ガス分析
③ 電解質（Na, K, Cl, Ca）
④ BUN, Cr
⑤ 血中乳酸値測定
⑥ 血中ケトン体測定
⑦ 尿糖・尿ケトン体測定
⑧ 血中アンモニア濃度
⑨ 血漿浸透圧（簡易式：血清浸透圧 $1.86 \times (Na + K)$ ＋血糖値/18＋BUN/2.8）
⑩ 一般採血
⑪ 心電図
⑫ 胸部 XP

　以上の検査より病態を把握する.

6.2　初期対応

> ① 中心静脈ルートの確保（CVP 測定）
> ② 心電図モニタの装着
> ③ 経鼻カテーテル挿入（胃内の減圧）
> ④ 動脈ラインの留置
> ⑤ 尿浸透圧測定
> ⑥ 尿中電解質（Na, K）

DKA, HONK を疑った場合は以上の処置と追加検査を行い, 治療を開始する.

6.3　治　療

DKA と HONK の治療は脱水に対しての大量補液と電解質（Na, K）の補充, インスリン投与が基本となる.

6.3.1　脱水の補正

高血糖, 高浸透圧, 高脂血症などの因子により, 脱水の初期の指標としての血清 Na 値は信頼に乏しく, 血漿浸透圧の測定あるいは簡易計算式による値の方がよい指標になる.

DKA に対しては生理食塩水を 15〜20mL/kg/時間で点滴静注し, 以降は循環動態に応じて 250〜500mL/時間程度で調整する. 血糖値が 300mg/dL 以下になった時点で 0.45% 低張食塩水（生理食塩水＋5% ブドウ糖）に変更し, 以降は血糖値をコントロールしながら尿ケトン体を陰性化, 血漿浸透圧を正常化させる.

HONK に対しては 0.45% 低張食塩水もしくは生理食塩水を 15〜20mL/kg/時間で点滴静注にて開始する（循環血流量の低下が著しいときには生理食塩水で循環動態の安定化を優先する）. 2 時間後 500mL/時間に変更し, 循環動態を確認しながら徐々に点滴速度を落とす. 血漿浸透圧 330mOsm/L あるいは血清 Na 値 150mEq/L 以下になった時点で生理食塩水に輸液を変更し, 血糖値 300mg/dL 以下になればブドウ糖を追加する（これ以上の急速な血清 Na 値の補正は浸透圧較差により脳浮腫を誘発する可能性がある）.

6.3.2　血糖値の正常化（インスリン少量静脈内持続投与）

速効型インスリン製剤を生理食塩水に溶解し 0.1 単位/kg/時間でシリンジポンプを用いて静脈内持続投与する. 1 時間ごとの血糖値を測定し, その変動を見ながら

インスリン投与量を増減する．血糖値は 200〜300mg/dL を目標に維持する．

6.3.3　酸塩基平衡・電解質の正常化

pH7.2 以上のアシドーシスでは，原則としてメイロン®は使用しない．

インスリン，輸液療法の開始とともにカリウム 20mEq/時間の補給を開始し，血清カリウム値が 4.4〜5.0mEq/L の範囲となるよう増減する．治療開始より 24〜48時間で 200〜300mEq のカリウムを必要とする場合が多い（平均 5mEq/kg の不足）．

6.3.4　注意事項

輸液量が多量になるため，心肺系・腎機能のチェックを行う（高齢者や心疾患の既往のある患者では特に注意する）．

CVP の測定は輸液量・心機能の把握に有効であり，胸部 XP とともに肺水腫の発生の早期発見にも重要である．

糖尿病成人症などを合併する場合，脱水・造影剤の使用等により突然無尿を呈することがあり，常に腎機能の把握のため，時間尿量測定が必要である．

文　献

Eppenga WL: Diabetes Care37: 2218-2224(2014).
日本糖尿病学会：糖尿病診療ガイドライン 2016．南江堂，pp24(2016).
Ohkubo Y: Diabetes Res Clin Pract 28: 103-117(1995).
Partanen J: N Engl J Med 333: 89-94(1995).
高橋義秋：腎・高血圧の最新治療 5 巻 3 号：120-125(2016).

17. 水電解質異常

能代 将平

脳神経外科臨牀において，水電解質異常を伴う症例に遭遇することは少なくない．
視床下部や下垂体は水電解質の調整に大きく関与しており，特に大型の下垂体腫瘍，頭蓋咽頭腫の術後，あるいは破裂前交通動脈瘤によるくも膜下出血などでは術後に中枢性尿崩症（central diabetes insioidus：CDI），抗利尿ホルモン不適合分泌症候群（syndrome of inappropriate secretion of antidiuretic hormone：SIADH），中枢性塩分喪失症候群（cerebral salt wasting syndrome：CSWS）が生じる可能性が高い．このような症例に臨む場合には水電解質異常の管理に習熟する必要がある．

1. 中枢性尿崩症（CDI）

1.1 病 態

尿崩症は，腎臓の V2 受容体に作用して自由水の再吸収を促進する抗利尿ホルモンであるアルギニンバゾプレシン（arginine vasopressin：AVP）の分泌異常（中枢性），腎での作用異常（腎性）で引き起こされる疾患である．

CDI は傍鞍部腫瘍（下垂体腺腫，頭蓋咽頭腫，ラトケ嚢胞など）や，その術後にしばしば生じる．原因は直達損傷によることが多いが，下垂体後葉を損傷しなくとも，下垂体茎の牽引や血流の変化によっても CDI は生じ得る．これまで下垂体・傍鞍部腫瘍では術前から 12％に CDI を認め，頭蓋咽頭腫では 17〜27％で認める．また鞍上部胚細胞腫では合併率が高く，82％で CDI を生じる．

下垂体・傍鞍部腫瘍の術後合併症として CDI は一般的なものであり，83％で生じる．頭蓋咽頭腫，ラトケ嚢胞，ACTH 産生腫瘍の手術ではさらに発症リスクが高い．若年，男性，髄液漏が発症の高リスクとする報告もある．頭蓋咽頭腫の術後は積極的摘出では 60〜90％と高い発症率で CDI が生じるが，神経内視鏡を用いた経鼻経蝶形骨洞法や放射線治療の追加などにより発症率を 50〜55％に低減させ得る．

術後一過性の CDI は術後 24〜48 時間で顕性化し，低張性多尿は 5〜7 日間続く．

246 Ⅲ. 術前，術後に関する事項

したがって術直後には一見問題がないようでも，尿量・尿比重などのモニタリングはこまめにするべきである．

1.2 診　断

CDI の診断基準を表 17.1 に示す．

- モニタリング：尿量，尿比重，水分出納（1〜2 時間ごと）

　　　　　　　血清電解質，尿電解質，その他血液検査（1〜3 回/日）

　　　　　　　血症浸透圧，尿浸透圧，体重（適宜）

表 17.1　中枢性尿崩症の診断基準

1.　主症候
①口渇　　②多飲　　③多尿
2.　検査所見
①尿量は 1 日 3000mL 以上
②尿浸透圧は 300mOsm/kg 以下
③水制限試験においても尿浸透圧は 300mOsm/kg を超えない
④血漿バソプレシン濃度が血清ナトリウム濃度に比し低下
⑤バソプレシン負荷試験で尿量の減少，尿浸透圧の上昇
診断基準：1 と 2 の少なくとも①〜④を満たすもの

出典：「バソプレシン分泌低下症の診断と治療の手引き」（平成 22 年度改訂）

1.3 治　療 （図 17.1）

- 治療の開始：尿比重が 1.005 以下，尿量 200〜300mL 以上が持続
- ピトレシン®：5 単位を 5%ブドウ糖液で溶解し総量 50mL とし，シリンジポンプを用いて投与する．2mL/時（= 0.2 単位/時）より開始し，尿崩症がコントロールされていれば中止，持続する場合は 1mL/ 時ずつ増量する．
  *禁忌：心不全（細胞外液増加），狭心症（血管収縮作用）
- デスモプレシン点鼻液・スプレー：成人では 5〜10µg で開始し，1 回 1〜2 プッシュ，1 日 1〜2 回投与で安定することが多い．スプレーは最小投与量が 2.5µg であり，微量投与が必要な場合は点鼻薬を使用する．
- ミニリンメルト®：60µg を就寝前 1 回から開始し，1 日 1〜3 回投与，最大 1 日 720µg で調節する．最小投与量が 60µg であるため，小児などは点鼻製剤とせざるを得ない場合もある．

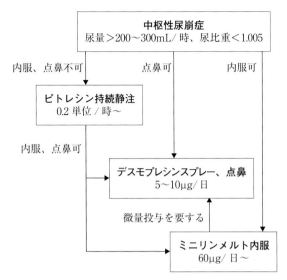

図 17.1　中枢性尿崩症の治療

2. 抗利尿ホルモン不適合分泌症候群（SIADH），中枢性塩分喪失症候群（CSWS）

　SIADH と CSWS はいずれも低ナトリウム血症をきたす病態であり，中枢神経疾患によって引き起こされ得る病態である．しかし，異なる病態から生じた低ナトリウム血症でありその鑑別は臨床上重要であり，特にくも膜下出血ではいずれの病態もきたし得る．くも膜下出血では低ナトリウム血症が 56％ に生じ，20％ は重症（血清ナトリウム < 130mmol/L）となる．SIADH は 63〜78％，CSWS は 7〜10％ で，混合するものもいる．また中等度〜重症の頭部外傷でも 13％ が SIADH を，1％ が CSWS を生じ得る．SIADH と CSWS の鑑別を表 17.2 に示す．

表 17.2　CSWS と SIADH の鑑別

項　目		CSWS	SIADH
皮膚，粘膜		乾燥	湿潤
循環血漿量		減少	増加
尿量		増加	正常〜減少
Na 濃度	血清	低値	低値
	尿	高値	高値
浸透圧	血清	低値	低値
	尿	高値	高値
ヘマトクリット		正常〜上昇	不変
血清 BUN/ クレアチニン		正常〜高値	低値
中心静脈圧		低値	正常〜高値

2.1 SIADH

2.1.1 病　態

　　抗利尿ホルモンの絶対的，相対的な増加によって，水の再吸収が促進され，循環血液量の増加，細胞外液の増加が生じる．希釈性低ナトリウム血症を呈するとともに，レニン・アンギオテンシン・アルドステロン系が抑制され，ナトリウム排泄が亢進する．

　　下垂体・傍鞍部腫瘍術後の一過性尿崩症では 2〜14 日目に SIADH を呈することがある．下垂体後葉組織や大細胞性神経分泌細胞の軸索損傷により，ADH 分泌の制御不全が原因と考えられ，SIADH による低ナトリウム血症が重度で遷延する場合は永続的な CDI 発生の予測因子となる．

　　こちらも CDI 同様に術後から尿量・尿比重などのモニタリングをこまめにするべきである．

2.1.2 診　断

　　SIADH の診断基準を表 17.3 に示す．SIADH の診断を行う上では，心不全，肝硬変の腹水貯留時，ネフローゼ症候群，下痢，嘔吐などの低ナトリウム血症をきたす疾患の除外が必要である．

表 17.3　SIADH の診断基準

1.　主症候
① 脱水の所見を認めない
② 倦怠感，食欲低下などの低 Na 血症の症状を呈することがある
2.　検査所見
① 低 Na 血症（135mEq/L 未満）
② 血漿バゾプレシン値の上昇
③ 血漿浸透圧の低下（280mOsm/kg 未満）
④ 高張尿（300mOsm/kg 以上）
⑤ ナトリウム利尿の持続（尿中ナトリウム 20mEq/dL 以上）
⑥ 腎機能正常（血清クレアチニン 1.2mg/dL 以下）
⑦ 副腎皮質機能正常（早朝空腹時血清コルチゾール 6μg/dL 以上）
診断基準：1 の① と 2 の①〜⑦ を満たすもの

出典：「バゾプレシン分泌過剰症（SIADH）の診断と治療の手引き」（平成 22 年度改訂）.

2.1.3 治　療（図 17.2）

- 治療の開始：血清ナトリウム値 135mEq/L 以下のときに治療介入を検討する．低ナトリウム血症に伴う臨床症状を呈する場合は速やかに治療介入する．

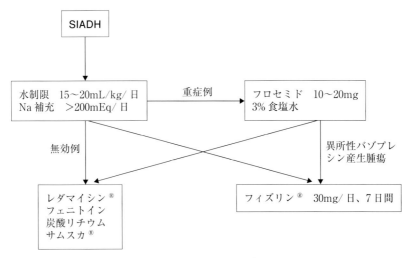

図 17.2　SIADH の治療

- 原疾患の治療
- 水制限：1日の総水分摂取量を 15～20mL/kg
- ナトリウム補充：200mEq/L 日以上
- 重症の低ナトリウム血症（120mEq/L 以下）で痙攣などを生じている例：フロセミドを 10～20mg 静脈内に随時投与し，3％食塩水を投与する．
  *急速なナトリウム補正は橋中心髄鞘崩壊を生じる可能性があり，1日の血清ナトリウム濃度上昇は 10mEq/L 以下となるようにする．
- モザバプタン塩酸塩錠（フィズリン®）：異所性バゾプレシン産生腫瘍による SIADH で既存の治療法で効果不十分な場合．30mg を1日1回経口投与し，投与開始3日間で有効性が認められた場合は，7日間まで継続投与．
- デメクロサイクリン（レダマイシン®）：1日 600～1200mg 経口投与．
- フェニトイン，炭酸リチウム
- トルバプタン（サムスカ®）
  *レダマイシン，フェニトイン，炭酸リチウム，サムスカは保険適応外

2.2　CSWS

2.2.1　病　態

　　CSWS は ANP や BNP などのナトリウム利尿ペプチドが関与していると考えられ，これらの作用により，レニン-アンジオテンシン-アルドステロン系の活性の低下，遠位尿細管でのナトリウム利尿の増加と水排泄が生じることで，相対的に低

ナトリウム血症となり，循環血漿量は減少している．

2.2.2 治 療

　CSWS の治療には十分な補液とナトリウムの補充が必要である．生理食塩水や高張食塩水などの使用を行うが，SIADH と同様に 1 日の血清ナトリウム濃度上昇は 10mEq / L 以下となるようにしなければならない．フルドロコルチゾン（フロリネフ錠®）の経口投与が有効とする報告もある．1 日投与量は 0.05～0.1 mg で，腎尿細管からのナトリウム再吸収を促進する．副作用として高血圧，低カリウム血症などがあることに注意が必要である．

文 献

朝野泰：日本臨床 38 : 2977-2984（1985）.

Cerda-Esteve M, et al : European Journal of Internal Medicine 19 : 249-254（2008）.

Edate S, et al : Horm Res Paediatr 83 : 293-301（2015）.

Hiroshi Arima, et al : Nagoya J. Med. Sci. 78 : 349-357（2016）.

石川三衛：Medical Practice 20 : 1389-1391（2003）.

間脳下垂体機能障害における診療ガイドライン作成に関する研究班：バゾプレシン分泌低下症（中枢性尿崩症）の診断と治療の手引き.

間脳下垂体機能障害における診療ガイドライン作成に関する研究班：バゾプレシン分泌過剰症（SIADH）の診断と治療の手引き.

片山容一ほか：ビジュアル脳神経外科 6　間脳・下垂体・傍鞍部．MEDICAL VIEW，東京，pp2-13（2013）.

Momi J, et al : The Permanente Journal 14 : 62-65（2010）.

Müller HL, et al : Endocr Rev 35 : 513- 543（2013）.

Richard H, et al : J Am soc Nephrol 19 : 194-196（2008）.

山王直子ほか：内分泌検査．脳神経外科学体系　第 2 巻．中山書店，東京，pp433-439（2006）.

寺本明ほか：下垂体腫瘍のすべて．医学書院，東京，pp7-10.

Yutaka Oiso, et al：J Clin Endocrinol Metab 98 : 3958-3967（2013）.

Verbalis JG, et al : European Journal of Endocrinology 164 : 725-732（2011）.

18. DIC（ARDS，敗血症含む）

大瀧 隼也

DIC（disseminated intravascular coagulation）とは，種々の基礎疾患に続発して，全身の血管内で凝固・線溶反応が無秩序に起こり，臓器不全および出血症状を呈する症候群である．DIC の病型（凝固・線溶系異常のパターン）は一様でなく，病型によって臨床症状および検査データに違いが認められる．したがって診断，治療に際しては患者ごとの病態に留意しなければならないが，基礎疾患によって合併する病型はおおむね決まっている．脳神経外科医が直面しやすいのは，重症感染症（敗血症），重症外傷，心肺蘇生後などに合併する線溶抑制型 DIC である．治療のポイントは，早期診断，早期治療により不可逆的な臓器障害を回避することである．

1. DIC の病型

1.1 線溶抑制型 DIC

代表的基礎疾患は敗血症，重症外傷，心肺蘇生後，ショック，重症熱傷である．感染症などから引き起こされる全身性炎症反応症候群（systemic inflammatory response syndrome：SIRS）により腫瘍壊死因子-α（tumor necrosis factor-α：TNF-α）やインターロイキン -1β（interleukin-1β：IL-1β）などの炎症性サイトカインが凝固系を活性化すると同時に，血管内皮細胞に線溶阻止因子であるプラスミノゲンアクチベータインビター 1（plasminogen activator inhibitor-1：PAI-1）の発現を誘導して，線溶抑制状態となる（Gando 2013）．

その結果，微小血栓が多発し臓器循環障害のため多臓器不全（multiple organ dysfunction syndrome：MODS）に陥りやすいが，出血症状は少ない．

1.2 線溶均衡型 DIC

固形がんに合併することが多い DIC であり，凝固系，線溶系はいずれも亢進しているがバランスのとれている状態である．そのため出血症状や臓器機能障害などの症状は比較的軽いという特徴がある．

1.3 線溶亢進型 DIC

急性前骨髄球性白血病（APL）や腹部大動脈瘤に続発する型で，炎症や血管内皮損傷を伴わず，腫瘍細胞中の組織因子等により凝固活性と著しい線溶活性が直接生じる．この型では，止血血栓の溶解亢進のため出血症状が強く，臓器障害は少ない．

＜SIRS＞

SIRS とは，種々の生体侵襲で誘起される高サイトカイン血症による全身性炎症反応である．好中球の活性化，血管内皮細胞の障害は急性呼吸窮迫症候群（acute respiratory distress syndrome：ARDS）などの原因となり，さらに微小血栓形成から DIC を生じ，多臓器不全（MODS）の原因となる．

SIRS の診断基準は，「急性期 DIC 診断基準（日本救急医学会，2005 年）」にも含まれており，2 項目以上で SIRS と診断する（表 18.1 参照）．

＜敗血症＞

敗血症とは，感染に起因した SIRS の状態と定義される．つまり，感染症が契機となって生じる不利な全身反応を包括する概念であり，菌血症の有無は問わない．

＜ARDS＞

ARDS の本体は，肺胞上皮と血管内皮の透過性亢進による肺水腫である．

診断は，先行する基礎疾患に続いて，

① 急性発症

② 低酸素血症［動脈血酸素分圧（PaO_2）/吸入気酸素濃度（FiO_2）が 200mmHg 未満］

③ 胸部 X 線写真上の両側性浸潤影

④ 心原性肺水腫の否定

によってなされる．低酸素血症の程度が，動脈血酸素分圧（PaO_2）/吸入気酸素濃度（FiO_2）＜300mmHg 以下の場合は急性肺損傷（acute lung injury：ALI）とされる．

ARDS は ALI の重症型である．

18. DIC（ARDS，敗血症含む）　253

表 18.1　急性期 DIC 診断基準

① 基礎疾患（すべての生体侵襲は DIC を引き起こすことを念頭におく）

1. 感染症（すべての微生物による）
2. 組織損傷
   外傷熱傷手術
3. 血管性病変
   大動脈瘤 巨大血管腫血管炎
4. トキシン / 免疫学的の反応蛇毒
   薬物
   輸血反応（溶血性輸血反応，大量輸血）
   移植拒絶反応
5. 悪性腫瘍（骨髄抑制症例を除く）
6. 産科疾患
7. 上記以外に SIRS を引き起こす病態
   急性膵炎
   劇症肝炎（急性肝不全，劇症肝不全）
   ショック / 低酸素
   熱中症 / 悪性症候群脂肪塞栓
   横紋筋融解，他
8. その他

③ SIRS の診断基準

体温　　>38℃ あるいは<36℃
心拍数　>90/分
呼吸数　>20 回/分あるいは PaCO₂<32mmHg
白血球数>12,000/mm³ あるいは<4,000/mm³
あるいは幼若球数>10%

② 鑑別すべき疾患および病態
（診断に際して DIC に似た検査所見・症状を呈する以下の疾患および病態を注意深く鑑別する）

1. 血小板減少
   イ）希釈・分布異常
   　　1）大量出血，大量輸血・輸液，他
   ロ）血小板破壊の亢進
   　　1）ITP，2）TTP/HUS，3）薬剤性（ヘパリン，バルプロ酸等），4）感染（CMV，EBV，HIV 等），5）自己免疫による破壊（輸血後，移植後等），6）抗リン脂質抗体症候群，7）HELLP 症候群，8）SLE，9）体外循環，他
   ハ）骨髄抑制，トロンボポイエチン産生低下による血小板産生低下
   　　1）ウイルス感染症，2）薬物など（アルコール，化学療法，放射線療法等），3）低栄養（VitB12，葉酸），4）先天性 / 後天性造血障害，5）肝疾患，6）血球貪食症候群（HPS），他
   ニ）偽性血小板減少
   　　1）EDTA によるもの，2）検体中抗凝固剤不足，他
   ホ）その他
   　　1）血管内人工物，2）低体温，他
2. PT 延長
   　　1）抗凝固療法，抗凝固剤混入，2）Vit K 欠乏，3）肝不全，肝硬変，4）大量出血，大量輸血，他
3. FDP 上昇
   　　1）各種血栓症，2）創傷治癒過程，3）胸水，腹水，血腫，4）抗凝固剤混入，5）線溶療法，他
4. その他
   　　1）異常フィブリノゲン血症，他

④ 診断基準

	SIRS	血小板（mm³）	PT 比	FDP（µg/mL）
0	0〜2	≧12 万 <秒 ≧%	<1.2	<10
1	≧3	≧8 万，<12 万 あるいは 24 時間以内に 30% 以上の減少	≧1.2 ≧秒 <%	≧10，<25
2	−	−	−	−
3	−	<8 万 あるいは 24 時間以内に 50% 以上の減少	−	≧25

DIC　4 点以上

注 1）血小板数減少はスコア算定の前後いずれの 24 時間以内でも可能.
注 2）PT 比（検体 PT 秒 / 正常対照値）ISI=1.0 の場合は INR に等しい. 各施設において PT 比 1.2 に相当する秒数の延長または活性値の低下を使用してもよい.
注 3）FDP の代替として D ダイマーを使用してよい. 各施設の測定キットにより以下の換算表を使用する.

⑤ D ダイマー/FDP 換算表

測定キット名	FDP 10µg/mL D ダイマー（µg/mL）	FDP 25µg/mL D ダイマー（µg/mL）
シスメックス	5.4	13.2
日水	10.4	27.0
バイオビュー	6.5	8.82
ヤトロン	6.63	16.31
ロッシュ	4.1	10.1
第一化学	6.18	13.26

日本救急医学会 DIC 特別委員会：急性期 DIC 診断基準，日本救急医学会（2005）

2. DIC の診断

　救急，外科領域における DIC の早期診断には，「急性期 DIC 診断基準（日本救急医学会，2005 年）」（表 18.1）が適している．「厚生労働省 DIC 診断基準（1988 年改定）」は病態の完成した典型的 DIC の診断に適しているが，早期診断には不向きである．

2.1　急性期 DIC 診断基準（日本救急医学会，2005 年）の特徴

- ・診断項目に SIRS の所見が取り入れられたことで炎症性要因が反映されやすくなり，感染を基礎疾患とする DIC の診断に適している．一方，白血病群の DIC 診断には使用できない．
- ・施設や検査時間帯を比較的選ばないグローバルマーカーを使用し，血小板については経時的変化を取り入れている．
- ・厚生労働省 DIC 診断基準と比較し，高感度で早期診断が可能である．しかし特異度が低下したため，表 18.1 を参考に偽陽性例を見極める必要がある．

2.2　厚生労働省 DIC 診断基準（1988 年改定）

　厚生労働省研究班のアンケート調査によると，早期治療を目的に 6 点（白血病では 3 点）で治療開始している臨床家が多い（本来は 7 点（白血病は 4 点）で確定診断）．

3. DIC の治療

3.1　基礎疾患の治療

　敗血症性 DIC であれば，速やかに血液と感染巣の培養を採取し，想定される病原体に感受性があり，想定される感染巣へ到達できる抗生剤を投与する．感染巣のコントロール（切除やドレナージ）を行う．

3.2 低酸素血症，アシドーシス，低血圧など DIC を増悪させる因子の除去

臓器不全に対する人工呼吸や人工透析，血圧と循環維持のための補液および昇圧剤投与，十分なカロリー確保を行う．敗血症性ショックであっても，高サイトカイン血症に対しコルチコステロイドの投与が考慮される．

・ヒドロコルチゾン１日量 200〜300mg/日を３〜４回に分割して静注．
・ARDS の診断基準を満たす場合，好中球エラスターゼ選択的阻害剤（シベレスタット）の有効性が示されている．
・エラスポール®１日量 4.8mg/kg を 250〜500mL の輸液で希釈し，24 時間かけて持続点滴静注．14 日以内．

3.3 抗凝固療法 （Iba et al 2014）

DIC に対する抗凝固療法のエビデンスは確立されていない．以下のものが理論的に有効と考えられ，使用されている．

3.3.1 ヘパリン・ヘパリノイド

・未分化ヘパリン（ヘパリン®注，ノボ・ヘパリン®注）アンチトロンビン（AT）を介してトロンビンや活性化凝固因子を阻害することによって抗凝固効果を発揮する．半減期が大変短い薬剤のため，activated coagulation time（ACT）や activated partial thromboplastin time（APTT）をモニタしながら持続投与する 5〜10 単位/kg/時，持続静注．
・低分子ヘパリン（フラグミン®注）未分画ヘパリンに比べ抗トロンビン活性，血小板に対する影響が軽度であることから，出血の危険性が少なくより安全である点と ACT や APTT のモニタが不要な点が利点．１日量 75 IU/kg，持続静注．

3.3.2 合成プロテアーゼ阻害剤

・メシル酸ガベキサート（エフオーワイ®注，アロデート®注）トロンビン，活性化第 X 因子などを阻害することにより抗凝固作用を発揮する．抗トロンビン作用と同等の抗プラスミン作用を有する．１日量 20〜39mg/kg，持続静注．
・メシル酸ナファモスタット（フサン®注）トロンビン，活性化第 VII 因子，X 因子などを阻害することにより抗凝固作用を発揮する．強力な抗プラスミン作用もあるため，線溶亢進型 DIC によい適応であると考えられる．0.06〜0.2mg/kg/時，持続静注（5%ブドウ糖溶液に溶解）．

3.3.3 生理的プロテアーゼ阻害剤

・乾燥濃縮ヒトアンチトロンビン3（アンチトロンビンP®注, ノイアート®注) ト
ロンビンだけではなく活性化第Ⅶ, Ⅸ, Ⅹ因子などを阻害する抗凝固作用と, 血
管内皮細胞からのプロスタグランジンⅠ2放出により抗炎症作用を併せ持つ. AT
Ⅲ＜70%が適応. 1日1回30単位/kg（産科的・外科的DICなど緊急時は1日1
回40～60単位/kg), 静注または点滴静注.

3.3.4 トロンビン生成阻害剤

・リコンビナントヒトトロンボモジュリン（リコモジュリン®注）トロンビンと結
合することで抗トロンビン活性を発揮する. さらにトロンビン-トロンボモジュ
リン（TM）複合体はプロテインCを活性化プロテインCに転換して抗凝固作用
を発揮する. 380U/kgを30分程度で, 6日間連続投与する. 重篤な腎機能障害
もしくは血液透析患者では130U/kgに減量して投与する.

3.4 補充療法

抗凝固療法および基礎疾患治療の下に行う. 敗血症性DICでは, 臓器症状が主
で出血症状が少ないため, 血小板および新鮮凍結血漿の輸注を必要とすることは少
ない.

文　献

Iba T, et al: Anticoagulant therapy for sepsis associated disseminated intravascular coagulation: the
view from Japan. J Thromb Haemost 13: 1010-1019 (2014).

Gando S: Role of fibrinolysis in sepsis. Semin Thromb Hemost 39: 392-399 (2013).

丸藤哲ら：急性期DIC診断基準：多施設共同前向き試験結果報告. 日救急医会誌 ; 16: 188-202
(2005).

19. 周術期感染症対策

小松 克也

Ⅲ

　周術期感染症対策には，手術を実施した創部の感染症である手術部位感染症（surgical site infection：SSI）を予防するための予防的抗菌薬投与と髄膜炎・脳室炎・脳炎・脳膿瘍を含む中枢神経系感染症に対する治療的抗菌薬投与がある．また，中枢神経系以外の感染症に対する対策や感染症対策における検査の解釈についても述べる．

　さらに近年，「CDC（米国疾病管理予防局）手術部位感染の予防のためのガイドライン 1999」に加え，「細菌性髄膜炎診療ガイドライン 2014」，「安全な中心静脈カテーテル挿入・管理のためのプラクティカルガイド 2017」，「CDC 手術部位感染の予防のためのガイドライン 2017」が発表されており，これらのガイドラインに基づいた脳神経外科領域に関係する感染症対策についても併せて述べる．

1. PK/PD 理論

　感染症対策における中心的な役割は抗菌薬である．従来の漫然とした抗菌薬の分割投与から，近年になり pharmacokinetics/pharmacodynamics（PK/PD）理論の原則に基づいた使用法が考慮され，さまざまな薬剤の投与方法が見直されている．

1.1 PK/PD 理論とは

　抗菌薬には時間依存性の薬剤と濃度依存性の薬剤がある．時間依存性の薬剤は半減期を考慮して十分な投与量を多分割に投与することで効果を発揮する．微生物の最小発育阻止濃度を越えた血中濃度を維持することにより抗菌効果が高くなる．また，濃度依存性の薬剤の場合は1日の総投与量が同じであれば，1回にまとめて投与することで最大血中濃度を高くすることにより抗菌効果が高くなる．

　時間依存性の代表的薬剤はペニシリン系，セフェム系，カルバペネム系を含むβ-ラクタム系薬である．具体例として，セファゾリン（CEZ，代表薬剤名セファ

メジン®）は術中の SSI の予防目的に 1g ずつ 3 時間ごとに投与することで抗菌効果が高まる．濃度依存性の代表的薬剤はキノロン系薬とバンコマイシンである．キノロン系薬であるレボフロキサシン（LVFX，代表薬剤名クラビット®）はもともと 1 回 100～200mg を 1 日 3 回内服で承認されていたが，レボフロキサシンが濃度依存性の薬剤であるため，現在は 500mg の 1 日 1 回投与法が再承認され，薬剤の規格も変更になっている．

1.2 de-escalation

また，抗菌薬による①最大の臨床効果を患者に提供し，②副作用は最小限にとどめ，③耐性菌発生の防止に努めることを目的に，de-escalation の意義が CDC より提唱されている．初期治療では広いスペクトラムの抗菌薬を用い，培養検査結果や治療効果を確認しつつ，徐々に狭いスペクトラムの抗菌薬に変更していくこと（de-escalation）が推奨されている．

2. 予防投与と治療投与

手術部位感染症における抗菌薬の「予防投与」と実際に感染した際の「治療投与」とは区別して理解する必要がある．

2.1 予防投与

予防投与は手術直前および術中に抗菌薬を投与することで，手術部位の組織中および血中の抗生物質濃度を高め，手術中に汚染される術野の微生物の量を宿主がコントロール可能な状態にまで減少させることが目的である．抗菌薬の投与により手術部位を無菌状態にすることが目的ではなく，また手術後の感染を予防するものでもない．

そのため予防投与の中心的な役割は，術前から術中および術直後の投与に意味を持つ．脳神経外科領域における手術部位感染症の対象は皮膚の常在菌であるため，セファゾリン（CEZ）が適切である．また，セフェム系に対するアレルギー（β-ラクタム系アレルギー）を持つ場合には，クリンダマイシンやバンコマイシンを代用とする．

<手術創クラス分類と抗菌薬投与について>
手術創には清潔創（クラスⅠ）～汚染・感染創（クラスⅣ）までを評価した手

術創分類がある．多くの一般的な脳神経外科手術は創クラス I であり，臨床的に膿瘍を伴う創などはクラス IV に分類される．創クラスは表 19.1 に示す通り分類されるが，クラス I，II に対しては予防的抗菌薬投与の適応となり，クラス III については予防的抗菌薬投与あるいは治療的抗菌薬投与の選択が検討され，クラス IV では予防ではなく，後述の治療的に抗菌薬投与を行う．

表 19.1　創クラス分類

創クラス	定　義
I．清潔創 clean wound	1.　炎症のない非汚染手術創，2.　呼吸器，消化器，生殖器，尿路系に対する手術は含まれない，3.　1期的縫合創，4.　閉鎖式ドレーン挿入例，5.　非穿通性の鈍的外傷
II．準清潔創 clean-contaminated wound	1.　呼吸器，消化器，生殖器，尿路系に対する手術，2.　著しい術中汚染を認めない場合が該当，3.　感染がなく，清潔操作がほぼ守られている胆道系，虫垂，膣，口腔・咽頭手術，4.　開放式ドレーン挿入例，5.　虫垂炎，胆嚢炎，絞扼性イレウス（小範囲）で，周囲組織・臓器を汚染することなく病巣を完全に摘出・切除した症例
III．不潔創 contaminated wound	1.　早期の穿通性外傷（事故による新鮮な開放創），2.　早期の開放骨折，3.　清潔操作が著しく守られていない場合（開胸心マッサージなど），4.　術中に消化器系から大量の内容物の漏れが生じた場合，5.　胃十二指腸穿孔後 24 時間以内，6.　適切に機械的腸管処置が行われた大腸内視鏡検査での穿孔（12 時間以内），7.　急性非化膿性炎症を伴う創
IV．汚染-感染創 dirty-infected wound	1.　壊死組織の残存する外傷，2.　陳旧性外傷，3.　臨床的に感染を伴う創，4.　消化管穿孔例（クラス III，5，6 以外）

（日本化学療法学会，他：術後感染予防抗菌薬適正使用のための実践ガイドライン 2016）より作成

2.2　治療投与

治療投与は既に感染が完成している状況に対する抗菌薬の治療になるため抗菌薬の種類および投与期間が異なる．脳神経外科手術においては創部の骨弁やチタンプレートなどの異物，シャントチューブやシャントデバイスが存在するため治療に難渋することがある．さらに髄液への移行性を考慮する必要がある．

3.　術前 / 術中 / 術後の感染症対策

3.1　術前評価—手術部位感染症予防

1999 年に公表されている手術部位感染症の予防についての CDC ガイドラインが広く普及しており，2017 年に一部改訂された．ガイドライン上は，術前患者準備，

術前手指／前腕消毒，抗菌薬予防投与，空調を含めた手術室環境，消毒法，術衣，手術手技について詳細に推奨されている．

3.1.1　発生頻度

脳神経外科手術における術後感染症の発生頻度は 0.5〜6.5% と言われている．しかし異物を入れる手術（頭蓋形成術や脳室腹腔シャント術を含めたシャント手術など）では 2.7〜8.9% とされており，平均 4〜5% になる．術後感染症のうち髄膜炎の頻度が 46〜89% と最も多く，次いで骨髄炎を含めた創部感染症である．

3.1.2　危険因子

手術部位感染症の危険因子は患者要因と手術要因がある．

a.　患者要因

年齢，栄養不良，周術期高血糖（200mg/dL を越える），周術期体温異常，喫煙，肥満（標準体重＋20% を超える），手術部位以外の感染の存在，保菌状態，免疫能の低下，術前入院期間，緊急手術，創部への放射線治療歴．

栄養不良については血清アルブミン値の低下が危険因子とされているが，SSI のリスクを減らすために，栄養不良患者に対し術前の栄養充実がリスクを減少させるという証明はなされていない．

b.　手術要因

手指消毒時間，皮膚消毒法，術前剃毛，術前皮膚処置，手術時間，予防的抗菌薬投与，手術機器の不十分な滅菌，異物，ドレーン，外科手術手技．

外科手術手技の内容には，不十分な止血や死腔の残存，組織損傷（挫滅）などが挙げられている．

われわれ脳神経外科医が手術手技として予防可能な因子には，手指消毒や消毒を十分に行うこととともに，創部の止血を十分に行うこと，長時間手術の際は皮膚クリップによる創縁の阻血に注意すること，死腔を作らないように閉創すること，滅菌された状態で創部をドレッシングすることなどが挙げられる．

3.2　術中管理—予防的抗菌薬投与

脳神経外科手術の SSI 予防に関し，抗菌薬の術前，術中投与は推奨されているが，術後投与は不要とされている．抗菌薬の漫然とした術後投与は感染予防に寄与しないばかりか，耐性菌を増加させる可能性があり，予防のための投与は短期間に止め

るべきとされている.

3.2.1　予防的抗菌薬投与の時期

SSI が起こるのは手術中である. 手術開始時には抗菌薬が十分作用する血中, 組織内濃度に達するように投与すべきであり, 手術中も血中, 組織内濃度が維持されるように保ち, 閉創後 2〜3 時間までは組織中濃度を維持できるように投与を行う. そのため手術終了後にも抗菌薬の投与を行い, 閉創後の血中濃度が維持されることが望ましい.

3.2.2　起炎菌および予防的抗菌薬の選択

SSI の起炎菌は手術部位によって異なる. 脳神経外科手術の場合, 皮膚の常在菌である黄色ブドウ球菌や表皮ブドウ球菌が起炎菌となる. そのため黄色ブドウ球菌や表皮ブドウ球菌に対して作用の強いセファゾリン（CEZ, 代表薬剤セファメジン®, 半減期 1.9 時間）が選択されることが多い.

また, 消化管手術の場合であれば, 腸管内のグラム陰性桿菌や嫌気性菌が起炎菌となるため, セフメタゾール（CMZ, 代表薬剤セフメタゾン®, 半減期 1.9 時間）が選択されることが多い.

3.2.3　予防的抗菌薬投与期間

手術内容によって違いはあるが, SSI 予防に対する抗菌薬投与は術当日のみで十分であると考えられる. ガイドライン上は術中投与のみ, あるいは術後 1 日で十分と考えられている. 基本的には各抗菌薬の治療量を半減期の 2 倍の時間ごとに投与することが望ましい.

3.2.4　投与例（筆者が推奨する投与方法）

・術直前（30 分以内）CEZ　1g 投与（小児：10〜20mg/kg/回）
・術中・術直後 CEZ　1g, 3 時間ごと
　セフェム系に対するアレルギー（β-ラクタム系アレルギー）を持つ場合には, クリンダマイシン（CLDM, 代表薬剤ダラシン®）やバンコマイシンを代用とする.

3.3　術後管理

術後の創部は滅菌されたドレッシング材で 48 時間覆う.

基本的には術後の抗菌薬の投与は不要.

4. 術後の発熱

術前の全身状態による部分が多いが,SSI に加え全身の感染性合併症を治療する必要がある.術後発熱が続くことで新たな感染症を誘発する危険もあると考えられている.

しかしながら,手術後の患者が発熱することはすべてが感染症であるわけではない.特に手術後数日間の発熱については感染症である可能性は少なく,大きな手術後であればあるほど,手術後数日間は 38℃ 台の発熱を経験することが多い.この場合の発熱の原因は手術による侵襲(炎症や刺激)によるものが多く,自然経過で改善してくるものが多い.

4.1 発熱時期

4.1.1 術後早期

術後早期から発熱している場合には薬剤性や輸血などによる発熱が多く,稀にではあるが全身麻酔に伴う悪性高熱の可能性がある.

4.1.2 術後数日後

手術後数日間以内の発熱の場合には,手術部位感染よりは頭蓋以外の感染症(肺炎や尿路感染症,カテーテル関連感染症)の可能性が高くなる.

脳神経外科の場合には術後早期の感染症の中に髄膜炎の可能性を考慮し,比較的髄液移行性のよい抗菌薬を投与することが多い.その際セファゾリン(CEZ,代表薬剤セファメジン®)からセフトリアキソン(CTRX,代表薬剤ロセフィン®)などに escalation し,経過をみることもある.

髄膜炎・脳炎が除外できない重症髄膜炎を疑う場合,特に全身状態が不安定な状態に対しては,エンピリック(経験的)な治療として,メロペネム(MEPM,代表薬剤メロペン®)+バンコマイシン(VCM)も考慮される.

術中に前頭洞や乳突蜂巣が開放された場合は,前頭洞炎や中耳炎の鑑別のために頭部単純写真や CT・MRI 撮影が必要になる.脳室腹腔シャント術では腹腔内膿瘍なども疑い腹部 CT やシャントグラフィーも必要になる.硬膜外膿瘍や硬膜下膿瘍,皮下膿瘍の診断には,MRI(DWI,造影 T1WI,T1WI)検査が有用である.

4.1.3 術後 1 週間後

手術後に 1 週間が経過して発熱する場合には，手術部位感染症の可能性が増加する．手術中に創部に感染が起こり，局所に細菌が増殖し，顕在化するには手術から約 1 週間程度を要するためと考えられている．他の同時期に起こり得る発熱の原因としては深部静脈血栓症や頭蓋以外の感染症の可能性がある

4.2 術後発熱の原因と対策

術後発熱の原因として頻度の高いものを上げ，対策を述べる．

4.2.1 創部感染

創部感染症は通常，縫合糸膿瘍，頭皮下蜂窩織炎，骨髄縁，硬膜外膿瘍へと進展していく．蜂窩織炎の段階であれば縫合糸抜去，排膿洗浄により治癒するが，骨髄炎や硬膜外膿瘍へ伸展した場合は，骨弁除去，異物除去，debridement など徹底的な治療が必要となる．通常手術後 1 週間経過してから顕在化することが多い．

4.2.2 肺　炎

全身麻酔後は微小無気肺を起こしやすい．特に高齢者は臥床により容易に肺合併症を起こす．肺炎の起炎菌としては緑膿菌を中心としたグラム陰性桿菌が多い．肺炎予防のためには術後早期離床と肺理学療法を行うべきである．

4.2.3 尿路感染症・腎盂腎炎

神経因性膀胱による残尿や膀胱留置カテーテルなど，尿路感染症の機会は多い．単純膀胱炎では発熱は軽度であるが，腎盂腎炎に進展すると高熱が出現する．
検査上は中間尿で 10/mL 以上の細菌が認められる．起炎菌としては緑膿菌，大腸菌，Streptococcus faecalis などが多い．残尿をなくし利尿をつけることが大切である．

4.2.4 静脈炎，中心静脈カテーテル感染症

カテーテル挿入部の発赤，熱感がみられ，発見は比較的容易である．起炎菌は表皮ブドウ球菌やカンジダ属が多い．中心静脈カテーテル感染症が疑われた際は，速やかに抜去することがカテーテル感染による血流感染の予防に重要である．併せて

カテーテル先端部の培養検査の提出により起炎菌の同定を行うことも重要である.

　深部静脈の血栓性静脈炎の場合は患肢全体の腫脹がみられる. この場合は重篤な肺塞栓症に進展することがあるので, 下肢静脈エコー検査や造影 CT（下肢末梢までを撮像範囲としたもの）検査を実施し, 深部静脈血栓の有無を評価する. 下大静脈フィルターを留置する必要性の有無について, 循環器内科へのコンサルテーションも必要となる. 深部静脈血栓症の診断がつき次第, ヘパリン持続投与や直接経口抗凝固薬の開始を検討する.

4.2.5 薬物アレルギー

　発熱とととともに発疹, 掻痒感が出現し, 好酸球の増加を伴うことが多い. 各種薬剤で起こり得るが, 臨床症状や各種検査の結果, 感染症を積極的に疑う根拠が乏しい場合は薬剤熱を疑うことが重要である. 新規に開始した薬剤や, 特に抗菌薬については中止あるいは変更すべきである. 高熱に比して, 比較的全身状態が良く, 比較的徐脈であり, 比較的 CRP が低いという特徴もある.

5. Top to Bottom Approach

　入院患者の発熱において, 頻度の高いものは前述の通り, 創部感染, 肺炎, 尿路感染症・腎盂腎炎, 静脈炎・中心静脈カテーテル感染症, 薬剤アレルギーであるが, 頭から足先までの感染症を想定し診察することで, 症状から熱源を検索することも必要である. Top to Bottom Approach は, 各感染症を想定しつつ全身を隈なく検索するためのスクリーニングツールである. 各感染部位に対する診察項目を示す.

5.1 感染部位別診察項目

① 中枢神経感染（髄膜炎, 脳炎, 脳膿瘍）
　頭痛, 項部強直, 光・音過敏, 意識障害, 痙攣, 神経学的所見, 筋力低下, 知覚低下
② 副鼻腔炎
　感冒にしては普段よりも症状が重篤, 下を向くと増悪する頭痛, 副鼻腔上の顔面圧痛, 上顎洞の圧痛, 上顎歯痛
③ 中耳炎・外耳炎
　耳痛, 聴力低下, 鼓膜の発赤・腫脹, 鼓膜内滲出液（外耳の発赤・耳瘻では外耳炎）

④ 咽頭炎　頚部リンパ節

咽頭痛，嚥下痛，滲出性扁桃炎，頚部リンパ節腫脹

⑤ 気管支炎・肺炎

咳，呼吸困難，痰，吸気時の胸痛増悪，聴診でラ音，Xp/CT で浸潤影

⑥ 心内膜炎

呼吸困難，浮腫，心雑音，皮疹（爪下線状出血斑，結膜出血斑など）

⑦ 腸管内感染症

嘔気・嘔吐，腹部圧痛，水様性下痢・粘血便・便中白血球

⑧ 腹腔内感染症

腹部圧痛，便秘・下痢，嘔気・嘔吐，腹膜刺激症状（筋性防御，反跳痛）
（胆道系感染症では黄疸，右季肋部痛 sonographic Murphy sign など）

⑨ 尿路感染症・腎盂腎炎

尿意切迫，頻尿，排尿時痛，恥骨上部圧痛，CVA 叩打痛

⑩ 骨盤内炎症性疾患（PID）

異常・悪臭帯下，排尿障害（頻尿，排尿時痛，尿意切迫），子宮頚部圧痛

⑪ 前立腺炎

下腹部痛，直腸診にて前立腺圧痛，PSA 高値（保険適用外）

⑫ 肛門周囲膿瘍

排便時疼痛，圧痛，腫脹

⑬ 皮膚感染症

（四肢・背部も含めた体幹・頭部も必ず検索）発赤，疼痛，腫脹

⑭ 関節炎

発赤，疼痛，熱感，腫脹，関節可動域制限

⑮ 末梢・中心ライン感染

刺入部分の発赤，腫脹，熱感，疼痛．ラインが入っている患者の発熱は常にライン感染の可能性を考える．

5.2　発熱時（38℃以上）対応，基本検査

・採血（白血球数，CRP，プロカルシトニン，β-D-グルカン）
・尿検査
・胸部 X 線検査
・培養検査（血液 2 セット，尿培養，痰培養）：抗菌薬開始を検討する際に．
・クロストリジウムの確認（CD チェック）：下痢のあるとき
・インフルエンザウイルス抗原（冬季，流行時）

5.3 血液培養について

　全身管理における発熱患者に対する血液培養の重要性については，より重症な患者に対し，より重要性が増すと考えられる．原則的に血液培養を実施するタイミングは抗生剤を投与する前に2セットである．抗生剤がすでに投与されており，起炎菌が不明になってしまっている状況の場合には，全身状態が許せば抗菌薬を数日中止して血液培養を実施するという方法がある．しかしながら，ほとんどの状況で一時的に抗菌薬を中断できることはなく，抗菌薬により修飾された状態の血液培養が提出されることになる．その状況で血液培養を採取する場合には，血液中の抗菌薬の濃度が最も低いタイミング，つまり次の抗菌薬を投与する直前に血液培養をとることで代用する．

　血液培養が陽性となった場合に検出された菌が採取時の汚染によるものか，あるいは起炎菌なのかの判断が必要である．1セットのみ採取した場合には判別が難しいが，別な部位から採取した血液培養で同種の菌が検出された場合には，疑うことなく起炎菌として治療を継続することが可能である．

　1997年に報告された文献（Weinstein et al 1997）には各菌種により，血液培養で検出された際に真の起炎菌である割合と汚染菌である割合が表19.2のように示されている．具体的には黄色ブドウ球菌が検出された際の真の起炎菌である割合は87.2％と高く，汚染菌である可能性は6.4％と低く，不明であることも6.4％と低い．同様にコアグラーゼ陰性ブドウ球菌の場合には，真の起炎菌である割合は12.4％と低く，汚染菌である割合は81.9％と高い．

　この表からは血液培養の結果から，特に信用性の高い起炎菌になり得るのは，黄色ブドウ球菌，肺炎球菌，大腸菌，緑膿菌，カンジダ（Candida albicans）となり，反対に起炎菌ではなく汚染菌である可能性の高い微生物はコアグラーゼ陰性ブドウ球菌，ミクロコックス属，ストレプトコッカス・ビリダンス，コリネバクテリウム属，バチルス属，プロピオバクテリウム・アクネス，クロストリジウム・パーフリンゲンスとなる．

　信用性の高い起炎菌になり得る菌種が培養の結果検出された際は，適切な抗菌薬を開始する必要があり，汚染菌である可能性のある微生物が検出された際は2セットの培養結果が同一である場合に適切な抗生剤治療を開始することになる．

　脳神経外科領域の重症患者管理においては，人工呼吸管理や各種カテーテルが留置されている状況であるため，引用文献の背景とは異なる状況も多い．そのため抗生剤を投与する前に2セットの血液培養の採取がより重要となる．

19. 周術期感染症対策　267

表 19.2　血液培養から検出された微生物が真の起炎菌である割合と汚染菌である割合

Microorganism (no. of isolates)	No. (%) of isolates per indicated category		
	True pathogen	Contaminant	Unknown
Aerobic and facultative bacteria			
Gram-positive			
Staphylococcus aureus (204)	178 (87.2)	13 (6.4)	13 (6.4)
Coagulase-negative staphylococci (703)	87 (12.4)	575 (81.9)	41 (5.8)
Enterococcus species (93)	65 (69.9)	15 (16.1)	13 (14.0)
Viridans streptococci (71)	27 (38.0)	35 (49.3)	9 (12.7)
Streptococcus pneumoniae (34)	34 (100)	0	0
Group A streptococci (3)	3 (100)	0	0
Group B streptococci (15)	10 (66.7)	3 (20.0)	2 (13.3)
Other streptococci (13)	8 (61.5)	3 (23.1)	2 (15.4)
Bacillus species (12)	1 (8.3)	11 (91.7)	0
Corynebacterium species (53)	1 (1.9)	51 (96.2)	1 (1.9)
Listeria monocytogenes (2)	1 (50.0)	0	1 (50.0)
Lactobacillus species (15)	6 (54.5)	2 (18.2)	3 (27.3)
Other gram-positive bacteria (15)	2 (13.3)	12 (80)	1 (6.7)
Gram-negative			
Escherichia coli (143)	142 (99.3)	0	1 (0.7)
Klebsiella pneumoniae (65)	65 (100)	0	0
Enterobacter cloacae (25)	25 (100)	0	0
Serratia marcescens (22)	22 (100)	0	0
Proteus mirabilis (16)	16 (100)	0	0
Other Enterobacteriaceae (45)	41 (91)	1 (2.2)	3 (6.7)
Pseudomonas aeruginosa (55)	53 (96.4)	1 (1.8)	1 (1.8)
Pseudomonas species (8)	6 (75)	0	2 (25)
Stenotrophomonas maltophilia (7)	5 (71.4)	0	2 (28.6)
Acinetobacter baumanii (16)	13 (81.2)	1 (6.2)	2 (12.5)
Haemophilus influenzae (3)	3 (100)	0	0
Other gram-negative bacteria (16)	10 (62.5)	3 (18.8)	3 (18.8)
Anaerobic bacteria			
Clostridium perfringens (13)	3 (23.1)	10 (76.9)	0
Clostridium species (15)	12 (80)	3 (20)	0
Propionibacterium species (48)	0	48 (100)	0
Other gram-positive anaerobic bacteria (7)	4 (57.1)	2 (28.6)	1 (14.3)
Bacteroides fragilis group (18)	16 (88.9)	0	2 (11.1)
Other gram-negative anaerobic bacteria (5)	2 (40)	2 (40)	1 (20)
Yeasts and fungi			
Candida albicans (30)	27 (90)	0	3 (10)
Other *Candida* species (15)	15 (100)	0	0
Cryptococcus neoformans (8)	8 (100)	0	0
Torulopsis glabrata (15)	14 (93.3)	0	1 (6.7)
Other yeasts and fungi (4)	2 (50)	1 (25)	1 (25)
Mycobacteria			
Mycobacterium avium complex (16)	16 (100)	0	0
M. tuberculosis (1)	1 (100)	0	0
All microorganisms (1,844)	944 (51.2)	791 (42.9)	109 (5.9)

Weinstein MP et al: Clin infect Dis 24: 584-602, 1997 より引用.

6. 術後髄膜炎対策

6.1 発現時期

　術後髄膜炎の発症は，無菌性髄膜炎で術後9日まで（平均4日），細菌性髄膜炎で術後16日まで（平均9日）が多い．シャント感染の場合は術後2か月目までに70%が発症し，特に術後14日以内が多い．中枢神経系の感染症は致命傷になるため，十分な量の抗菌薬をエンピリック（経験的）に投与する．投与した抗菌薬の用量が少ないために，効果判定が困難にならないようにするには，『効かなければ増量という選択肢を残さない』ことが重要である．並行して起炎菌の同定を実施しde-escalation を検討する．

6.2 診　断

① 臨床症状
・術後高熱（38℃以上）
・意識障害（特に細菌性髄膜炎）
・髄膜刺激症状（項部硬直）

② 血液・髄液検査
・WBC　10000/μL 以上
・CRP　高度上昇
・髄液細胞数増加（100/3 以上，多くは 1000/3 以上）
・髄液好中球増加（70〜80%）
・髄液糖減少（50mg/dL 以下，あるいは血糖値の 1/2 以下）
・髄液蛋白増加（100mg/dL 以上）

　髄膜炎を疑った際の検査を図 19.1 に示す．髄膜炎の状況での頭部 CT 検査は占拠性病変やヘルニア所見の確認が目的である．膿瘍形成などの画像診断については，MRI（DWI，造影 T1WI，T1WI）検査が有用である．

　感染早期では無菌性髄膜炎か細菌性髄膜炎の鑑別が難しいことがある．起炎菌の同定も感染例の 40% しか可能ではない．術後4日目以降に上記臨床症状や検査所見異常を認めた場合，細菌性髄膜炎として診断してもよい（術後の無菌性髄膜炎は髄液中に流出した赤血球やその破壊産物が炎症を引き起こして生じる）．

<真菌性髄膜炎>
　細胞数増加（リンパ球有意），糖減少，クロール減少，蛋白増加を認める．

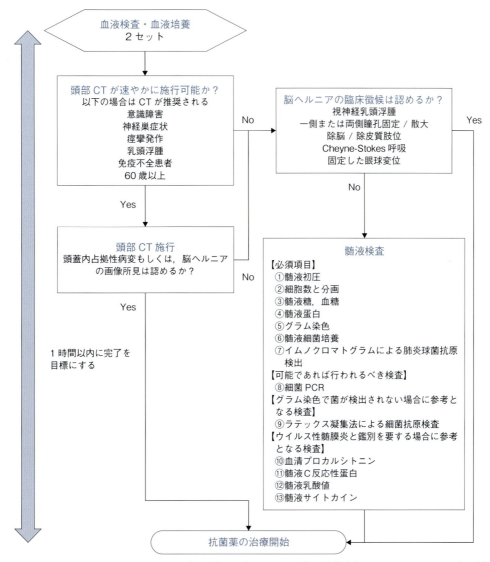

図 19.1　髄膜炎の検査フローチャート（日本神経学会，他：細菌性髄膜炎診療ガイドライン 2014，南江堂）

6.3　脳神経外科術後における髄膜炎と起炎菌

「細菌性髄膜炎診療ガイドライン 2014」において，免疫能が正常と考えられる宿主に頭部外傷や外科的侵襲後に併発した成人例という項が別に設けられている．日本成人例のデータによると起炎菌はブドウ球菌 55.3％と半数以上を占める．グラム陽性桿菌が 13.2％，グラム陰性桿菌が 13.2％と続く．ブドウ球菌とグラム陰性桿菌をカバーできる点を考慮し，脳神経外科術後における髄膜炎に対してはメロペネム（MEPM）＋バンコマイシン（VCM）が推奨されている．

> <投与例>
> MEPM 2.0g, 8時間ごと（小児例：120mg/kg/日, 分3・点滴静注）＋ VCM 30〜60mg/kg/日・8〜12時間ごとに点滴静注（小児例 40〜60mg/kg/日・6〜8時間ごとに点滴静注）（血清トラフ 15〜20μg/mL を維持）

術後髄膜炎が起こった場合，起炎菌が同定されるか，あるいは予想される起炎菌に対し抗菌力の強い抗菌薬の全身投与（静注あるいは点滴静注）をエンピリック（経験的）に行う．その際は抗菌薬の髄液移行性を十分に考慮する必要がある．髄液の培養検査の結果を考慮し，抗菌薬の de-escalation を行うが，その際にも髄液移行性について十分に考慮する．

6.3.1 起炎菌が判明した場合の抗菌薬の標準的選択

起炎菌が判明した場合は，エンピリックな治療から起炎菌を対象とした抗菌薬に de-escalation を行う．ガイドラインにおける起炎菌に対する抗菌薬の種類を表 19.3 に示す．培養結果に各種抗菌薬の最小発育阻止濃度の記載があることが多いが，結果の解釈および抗菌薬の選択にも髄液移行性について十分に理解する必要がある．

6.3.2 抗菌薬の髄液移行性

感染症治療における薬剤の選択において，感染臓器に対する抗菌薬の組織移行性を理解する必要がある．感染に伴う組織の炎症により，非炎症時と比較して組織移行性は基本的に亢進していることが多い．特に中枢神経系感染症においては，血液脳関門という特殊な環境があることと抗菌薬の髄液移行性については十分に理解する必要がある．各抗菌薬の髄液移行率を表 19.4 に示す．

髄膜に炎症があってもなくても組織移行性がよい抗菌薬には，メトロニダゾール，リファンピシン，ST 合剤，クロラムフェニコールがある．髄膜に炎症がある際に移行する抗菌薬にはペニシリン系，セフトリアキソン（CTRX，代表薬剤名ロセフィン®），セフォタキシム（CTX，代表薬剤名セフォタックス®），セフタジジム（CAZ，代表薬剤モダシン®），カルバペネム系薬，フルオロキノロン系薬がある．反対に炎症があってもなくても髄膜に移行しない薬剤には，アミノグリコシド系薬，第1・2世代セフェム系薬，クリンダマイシン（CLDM）などがある．特に脳膿瘍内部の酸性条件下ではアミノグリコシド系は効果が得られないため選択しない．

6.3.3 髄液移行を考慮し選択肢となる各種抗菌薬

ペニシリン系：
　アンピシリン（ABPC，代表薬剤ビクシリン®）

表 19.3　起炎菌が判明した場合の抗菌薬の標準的選択

病原微生物	標準治療薬	第 2 選択薬
肺炎球菌	バンコマイシン＋3 世代セフェム	メロペネム パニペネム・ベタミプロン
ペニシリン G の MIC 　　≦0.06µg/mL 　　≧0.12µg/mL	ペニシリン G またはアンピシリン	第 3 世代セフェム
セフトリアキソンまたはセフォタキシムの MIC 　　　＜1.0µg/mL	第 3 世代セフェム	メロペネム パニペネム・ベタミプロン
≧1.0µg/mL	バンコマイシン＋第 3 世代セフェム	メロペネム パニペネム・ベタミプロン
インフルエンザ菌		
アンピシリン感性 　BLNAR 　BLPACR	アンピシリン セフトリアキソン セフトリアキソン	セフトリアキソン メロペネム メロペネム
髄膜炎菌		
ペニシリン G の MIC 　　＜0.1µg/mL 　　≧0.1µg/mL	ペニシリン G またはアンピシリン 第 3 世代セフェム	第 3 世代セフェム メロペネム
リステリア菌	アンピシリンまたはペニシリン G	ST 合剤
B 群レンサ球菌（GBS）	アンピシリンまたはペニシリン G	第 3 世代セフェム
大腸菌およびその他の腸内細菌科	第 3 世代セフェム	メロペネム アズトレオナム ST 合剤 アンピシリン
ESBL 産生株	メロペネム	
緑膿菌球	セフタジジム （セフェピム：髄膜炎の保険適用はない）	メロペネム アズトレオナム シプロフロキサシン
黄色ブドウ球菌		
メチシリン感性（MSSA）		セフェピム メロペネム バンコマイシン
メチシリン耐性（MRSA）	バンコマイシン	ST 合剤 リネゾリド
表皮ブドウ球菌	バンコマイシン	リネゾリド
腸球菌属		
アンピシリン感性 　アンピシリン耐性 　アンピシリン・バンコマイシン耐性	アンピシリン＋ゲンタマイシン バンコマイシン＋ゲンタマイシン リネゾリド	

注）BLNAR：β-ラクタマーゼ陰性アンピシリン耐性インフルエンザ菌，BLPACR：β-ラクタマーゼ産生アモキシシリン／クラブラン酸耐性インフルエンザ菌，ESBL：基質特異性拡張型 β-ラクタマーゼ産生株，MRSA：メチシリン耐性黄色ブドウ球菌

日本神経学会，他：細菌性髄膜炎診療ガイドライン 2014，南江堂

表 19.4 抗菌薬の髄液移行率

抗菌薬		髄液移行率[*]	
		非髄膜炎	髄膜炎
β-ラクタマーゼ	ベンジルペニシリン	0.02	0.1
	アモキシシリン・アンピシリン	0.01	0.05
	セフォタキシム	0.1	0.2
	セフトリアキソン	0.007	0.1
	メロペネム	0.1	0.3
アミノグリコシド	ゲンタマイシン	0.01	0.1
	アミカシン	no data	0.1
グリコペプチド	バンコマイシン	0.01	0.2
	テイコプラニン	0.01	0.1
フルオロキノロン	シプロフロキサシン	0.3	0.4
	モキシフロキサシン	0.5	0.8
	レボフロキサシン	0.7	0.8
その他	クロラムフェニコール	0.6	0.7
	リファンピシン	0.2	0.3
新規抗菌薬	セフェピム	0.1	0.2
	リネゾリド	0.5	0.7
	ダプトマイシン	no data	0.05
	チゲサイクリン	no data	0.5

日本神経学会, 他:細菌性髄膜炎診療ガイドライン 2014, 南江堂　[*]血漿中濃度を 1 として

セフェム系:
　セフトリアキソン (CTRX, 代表薬剤名ロセフィン®)
　セフタジジム (CAZ, 代表薬剤モダシン®)
　セフォタキシム (CTX, 代表薬剤名セフォタックス®)
カルバペネム系薬:
　イミペネム・シラスタチン (IPM/CS, 代表薬剤チエナム®)
　メロペネム (MEPM, 代表薬剤名メロペン®)
　パニペネム・ベタミプロン (PAPM/BP, 代表薬剤カルベニン®)
　ドリペネム (DRPM, 代表薬剤名フィニバックス®)
フルオロキノロン系:
　シプロフロキサシン (CPFX, 代表薬剤名シプロキサン®)
　パズフロキサシン (PZFX, 代表薬剤名パシル®)
　レボフロキサシン (LVFX, 代表薬剤名クラビット®)

　アミノグリコシド系薬, 第 1・2 世代セフェム系薬, クリンダマイシンは髄液移行不良.

6.3.4 抗 MRSA 薬の髄液移行性と特徴

バンコマイシン（VCM）：
　　髄膜炎時には血中濃度の約 20% が移行する.
テイコプラニン（TEIC, 代表薬剤名タゴシッド®）：
　　脂溶性であるが, 髄液への移行性は不良.
ダプトマイシン（DAP, 代表薬剤名キュビシン®）：
　　髄液への移行率は血中濃度の 5% と不良.
リネゾリド（LZD, 代表薬剤名ザイボックス®）：
　　分子量が少なく, 組織移行性に優れており, 髄液移行率も良好（50〜70%）.
アルベカシン（ABK, 代表薬剤名ハベカシン®）：
　　アミノグリコシド系薬. アミノグリコシド系であるため髄液への移行性は不良.

6.3.5 代表的抗菌薬の投与量

　　細菌性髄膜炎に対する代表的抗菌薬の推奨投与量を示す. 推奨投与量と保険適用量を併記する. 新生児においては用量の調整が必要であり, 同ガイドラインを参照いただきたい. また, 血液透析中や腹膜透析中患者においては, 各薬剤の代謝経路により投与量, 投与間隔が異なるため「サンフォード感染症治療ガイド」などを参照いただきたい.

・ABPC：2.0g, 4 時間ごと（12g/日）〔保険適用は 4g/日〕
　　　　　小児例：300〜400mg/kg/日・分 3〜4 で静注または点滴静注
・CAZ：2.0g, 8 時間ごと（6g/日）〔保険適用は 4g/日〕
・CTRX：2.0g, 12 時間ごと（4g/日）〔保険適用も 4g/日〕
　　　　　小児例：80〜120mg/kg/日・分 1〜2 で静注または点滴静注
・CTX：2.0g, 4〜6 時間ごと（12g/日）〔保険適用は 4g/日〕
　　　　　小児例：200〜300mg/kg/日・分 3〜4 で静注または点滴静注
・MEPM：2.0g, 8 時間ごと（6g/日）〔保険適用も同量〕
　　　　　小児例：120mg/kg/日, 分 3・点滴静注
・PAPM/BP：1.0g, 6 時間ごと（4g/日）〔保険適用は 2g/日〕
　　　　　小児例：100〜160mg/kg/日・分 3〜4 で静注または点滴静注
・VCM：30〜60mg/kg/日, 8〜12 時間ごと（3g/日）〔保険適用は 2g/日〕
　　　　　小児例：40〜60mg/kg/日・6〜8 時間ごとに点滴静注
・LZD：600mg, 12 時間ごと（1200mg/日）〔保険適用も 1200mg/日〕
　　　　　小児例：1200mg/日, 分 2・点滴静注
　　　　　（12 歳未満 30mg/kg/日・分 3, 1 回量は 600mg を越えないこと）

6.3.6 脳室腹腔シャント術後の細菌性髄膜炎

原則として感染の原因となるシャントシステムを抜去した上で，脳室ドレナージあるいは腰椎ドレナージを留置し，抗菌薬の全身投与を行う．「サンフォード感染症治療ガイド 2017」には，シャント抜去が不可能または全身投与で培養陰性にならなかった場合には脳室内薬物投与を行うとの記載があるが，わが国では脳室内投与の適応を持つ薬剤はなく，適応外使用にあたるため各施設における倫理委員会の判断や十分なインフォームドコンセントの後に実施可能なオプションとなる．

6.3.7 治療効果の判定と治療終了

a. 治療効果の判定
・解熱傾向
・炎症反応の減弱
・髄液所見
　－数日以内で菌の消失
　－糖の正常化
　－7〜10 日後の細胞数 100/3 以下

これらの所見があれば薬剤は有効と考える．逆に 3〜4 日以上菌の消失ないし細胞数の変化が認められない場合，好中球有意の場合は薬剤の変更が必要である．

b. 治療終了
① 平熱化
② 炎症反応の陰性化
③ 髄液細胞数が 100/3 以下（好中球 10%以下）
④ 髄液糖正常化

ただし，腰椎穿刺の反復による反応性の細胞・蛋白の増加が起こることがあり，髄液所見のみで判断してはいけない．①〜④を満たせば抗菌薬の投与を終了する．

文　献
安全な中心静脈カテーテル挿入・管理のためのプラクティカルガイド 2017.
CDC 手術部位感染の予防のためのガイドライン 1999.
CDC 手術部位感染の予防のためのガイドライン 2017.
術後感染予防抗菌薬適正使用のための実践ガイドライン 2016.
細菌性髄膜炎診療ガイドライン 2014.
Weinstein MP et al: Clin infect Dis 24: 584-602（1997）.
Yamamoto S: Hospitalist. 1（2）: 169-178（2013）.

IV

各種評価スケール

20節　各種評価スケール ……………………………………………………… 276

20. 各種評価スケール

菅野　彩

　理想的な評価スケールとしては，Reliability（信頼性），Validity（妥当性），Responsiveness（反応性），Quantitativeness（定量性）の4つが重要となる．脳神経外科領域で使用する評価スケールは，多岐にわたり客観的臨床評価，特に定量的評価を目指して数々の評価スケールが生み出されてきた．これらの中から日常臨床に特に必要な評価スケールを紹介する．

1. 脳血管障害に関する評価スケール

A：破裂脳動脈瘤によるくも膜下出血の Grading
　Hunt & Kosnik 分類（Hunt et al 1974）（表20.1），WFNS grade（Drake 1988）（表20.2）の2種類は最も広く引用されている grading である．

B：Fisher の CT 分類（Fisher et al 1980）（表20.3）
　CT 上のくも膜下血腫量と脳血管攣縮のリスクとの関係を示したスケール．

C：Spetzler & Martin Grade（Spetzler et al 1986）（表20.4）
　脳動静脈奇形（AVM）の治療方針は Spetzler-Martin grade を用いて手術のリスクを評価する．大きさ，局在（機能領域か非機能領域か），導出静脈のパターン（深部静脈を含むか否か）によりグレード1から5まで（グレード6は手術不可能）分類される．

D：Suzuki 分類（Suzuki et al 1969）（表20.5）
　もやもや病の血管撮影上の病期分類．

E：内頚動脈狭窄率の測定法（NASECT, ECST）（Bates et al 2007）（図20.1）
　頚部内頚動脈狭窄症の治療に用いる狭窄度評価法．

F：NIH stroke scale（NIHSS）（Lyden et al 1994）（表20.6）
　脳梗塞急性期評価スケール．意識レベル，視野，眼球運動，顔面神経麻痺，四肢筋力，失調，知覚，言語からなる15項目の評価を行い，あらゆる虚血性脳血管障害の重症度の評価に使用．
　1994 年に発表された後，2001 年に改訂版が出された．旧版に包括される情報

表 20.1　Hunt & Kosnik の分類

grade 0	未破裂動脈瘤.
grade Ⅰ	無症状または軽度の頭痛および軽度の項部硬直を示す.
grade Ⅰa	急性の髄膜刺激症状または，脳症状を見ないが，固定した神経学的失調のある慢性例.
grade Ⅱ	意識清明で，中等度ないし激しい頭痛，項部硬直を有するが，脳神経麻痺以外の神経学的失調なし.
grade Ⅲ	傾眠，錯乱状態または軽度の局所神経症状を示すもの.
grade Ⅳ	混迷，中等ないし高度の片麻痺，除脳硬直の始まり，自律神経障害を伴うこともある.
grade Ⅴ	深昏迷，除脳硬直，瀕死の状態.

※重篤な全身性疾患，例えば高血圧，糖尿病，著明な動脈硬化，または慢性肺疾患，または脳血管造影でみられる頭蓋内血管攣縮が著明な場合には，重症度を1段階悪い方に移す.

表 20.2　WFNS SAH scale

Grade	GCS	運動失調
Ⅰ	15	（−）
Ⅱ	13〜14	（−）
Ⅲ	13〜14	（＋）
Ⅳ	7〜12	（±）
Ⅴ	3〜6	（±）

表 20.3　Fisher の CT 分類

Group1	No blood detected 出血は指摘できない
Group2	Diffuse deposition or thin layer with all vertical layers (in interhemispheric fissure, insular cistern, ambient cistern) less than 1 mm thick 血液がびまん性に存在するか，すべての垂直層（IHF，島回槽 insular cistern，迂回槽）に 1mm 以下の薄い層を形成 しているもの
Group3	Localized clot and/or vertical layers 1 mm or more in thickness 局所的に血塊があり，垂直層の髄液槽内に 1mm 以上の血液層を形成しているもの
Group4	Intracerebral or intraventricular clot with diffuse or no subarachnoid blood びまん性 SAH あるいは SAH はなくとも脳内もしくは脳室内に血塊を見るもの

表 20.4　Spetzler & Martin Grade

特　徴	点　数
大きさ	
小（＜3cm）	1
中（3〜6cm）	2
大（＞6cm）	3
周囲脳の機能的重要性	
重要でない（non-eloquent）	0
重要である（eloquent）	1
導出静脈の型	
表在性のみ	0
深在性	1

大きさ，周囲脳の機能的重要性，導出静脈の型の点数の合計点数を grade とする.
重症度(grade) = (大きさ) + (機能的重要性) + (導出静脈の型)
= (1, 2, 3) + (0, 1) + (0, 1)
eloquent area；視床，視床下部，脳幹，小脳脚，小脳核，運動野，感覚野，言語野，一次視覚野，内包

表 20.5　Suzuki の分類

第 1 期	carotid fork 狭小期
第 2 期	moyamoya 初発期（脳内主幹動脈が拡張し，もやもや血管がわずかに認められる）
第 3 期	moyamoya 増勢期（中および前大脳動脈が脱落し，もやもや血管が太くなる）
第 4 期	moyamoya 細微期（後大脳動脈が脱落し，もやもや血管の1本1本が細くなる）
第 5 期	moyamoya 縮小期（内頚動脈系の全脳主幹動脈が消失し，もやもや血管も縮小し，外頚動脈系の側副路が増加してくる）
第 6 期	moyamoya 消失期（もやもや血管が消失し，外頚動脈および椎骨脳底動脈系よりのみ脳血流が保全される）

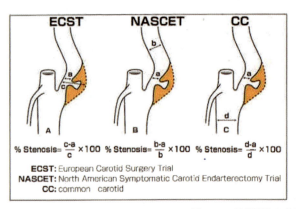 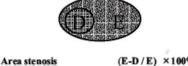

図20.1　頚動脈狭窄度評価法

表20.6　NIH Stroke Scale（NIHSS）

- リストの順に施行すること．
- 各検査項目施行直後にその結果を記録する．
- 逆に行ったり評点を変更してはならない．
- 各検査の行い方についての指示に従う．
- 評点は患者がなしたことを反映するのであって，患者ができるだろうと医師が推測したことを反映するのではない．
- 検査を施行している間に記録すること．
- 特に指示されている部分以外では，患者を誘導してはならない（すなわち，何度も命令を繰り返すと患者は特別に努力をしてしまう）．
- いずれかの項目が実施されなかった場合は，その理由を明白に説明しておく．
- 全ての実施されなかった項目は研究責任者によって見直され，検者との間で協議することとする．

1a. 意識水準
気管内挿管，言語的障壁，あるいは口腔の外傷などによって評価が妨げられたとしても，患者の反応をどれか一つに評価選択すること．痛み刺激を加えられた際に患者が反射的姿勢以外には全く運動を呈さないときのみ3点とする．
0：完全に覚醒している，的確に反応する．
1：覚醒していないが簡単な刺激で覚醒し，命令に従ったり，答えたり，反応することができる．
2：覚醒していなくて，注意を向けさせるには繰り返し刺激する必要があるか，あるいは意識が混濁していて（常同的ではない）運動を生じさせるには強い刺激や痛み刺激が必要である．
3：反射的運動や自律的反応だけしかみられないか，あるいは完全に無反応，弛緩状態，無反射状態である．

1b. 意識障害―質問
今月の月名および年齢を尋ねる．返答は正解でなければならず，近似した答えには点を与えない．失語症または昏迷の患者には2点を与える．気管内挿管，口腔外傷，強度の構音障害，言語的障壁あるいは失語症によらない何らかの問題のために患者が話すことができない場合には1点とする．最初の返答のみを評価することが重要であり，検者は言語的あるいは非言語的な手がかりで患者を助けてはならない．
0：両方の質問に正解
1：一方の質問に正解
2：両方とも不正解

1c. 意識障害―従命
「目の開閉」を命じ，続いて「手を握る・開く」を命じる．もし手が使えないときは他の1段階命令に置き換えてもよい．実行しようとする明らかな企図がみられるが，筋力低下のために完遂できないときは点を与える．もし患者が命令に反応しないときはパントマイムで示してみせる．外傷，切断または他の身体的障害のある患者には適当な1段階命令に置き換える．最初の企図のみを評価すること．

20. 各種評価スケール　279

0：両方とも遂行可
1：一方だけ遂行可
2：両方とも遂行不可

2. 最良の注視

水平眼球運動のみ評価する．随意的あるいは反射的（oculocephalic）眼球運動を評価するが caloric lest は行わない．共同偏視を有しているが，随意的あるいは反射的にこれを克服できるときは 1 点とする．単一の末梢性脳神経（Ⅲ，Ⅳ，Ⅵ）麻痺があるときは 1 点とする．注視は全ての失語症患者で評価可能なはずである．眼外傷，眼帯，病前からの盲，あるいは他の視野視力障害を有する患者は反射的の運動あるいは適切な方法で評価する．視線を合わせ，患者の周りを横に動くことで注視麻痺の存在を検知できることがよくある．

0：正常
1：部分的注視麻痺．注視が一側あるいは両側の眼球で異常であるが，固定した偏視や完全注視麻痺ではないとき．
2：「人形の目」手技で克服できない固定した偏視あるいは完全注視麻痺．

3. 視野

視野（上下 1/4）を対座法で動かしている指あるいは threat（驚かす行為等）で検査する．患者を励ましてもよいが動いている指の方を適切に向くのなら正常とする．一側眼の盲や単眼の場合は健常側の視野を検査する．1/4 盲を含む明らかな左右差が認められたときのみ 1 点とする．もし全盲であればどのような理由であっても 3 点とする．この時点で両側同時刺激を行い消去現象があれば 1 点とし，その結果は項目 11 の評点に用いる．

0：視野欠損なし
1：部分的半盲
2：完全半盲
3：両側性半盲（皮質盲を含む全盲）

4. 顔面麻痺

歯をみせるか笑ってみせる，あるいは目を閉じるように命じるかパントマイムで示す．反応の悪い患者や理解力のない患者では痛み刺激に対する渋面の左右差でみる．顔面外傷，気管内挿管，包帯，あるいは他の身体的障壁のため顔面が隠れているときは，できるだけこれらを取り去って検査する．

0：正常な対称的な動き
1：軽度の麻痺（鼻唇溝の平坦化，笑顔の不対称）
2：部分的麻痺（顔面下半分の完全あるいはほぼ完全な麻痺）
3：完全麻痺（顔面上半および下半の動きが全くない）

5 & 6. 上肢および下肢の運動

上下肢を適切な位置に置く：上肢は 90 度（坐位のとき）または 45 度（仰臥位のとき），下肢は 30 度（必ず仰臥位）．上肢は 10 秒間維持できないとき，下肢は 5 秒間維持できないときに下垂と評価する．失語症患者には声やパントマイムで示すが，痛み刺激は用いない．各肢は順に検査するが最初は非麻痺側から検査する．切断肢や肩あるいは股関節の場合のときのみ 9 点とし，検者は 9 点とつけた理由を明確に記録しておく．

0：下垂なし．90（または 45）度を 10 秒間保持できる．
1：下垂する．90（または 45）度を保持できるが，10 秒以内に下垂してくる．しかしベッドを打つようには落ちない．
2：重力に抗しての動きがみられるが，90（または 45）度の挙上または保持ができない．
3：重力に抗しての動きがみられない．ベッド上に落ちる．
4：全く動きがみられない．
9：切断，関節癒合

0：下垂なし．30 度を 5 秒間保持できる．
1：下垂する．30 度を保持できるが，5 秒以内に下垂してくる．しかしベッドを打つように落ちることはない．
2：重力に抗して動きがみられる．下肢は落下するが，重力に抗する動きが認められる．
3：重力に抗しての動きがみられない．即座にベッド上に落ちる．
4：全く動きが見られない．
9：切断，関節癒合

7. 運動失調

この項目は一側性の小脳損傷に関する症状を評価するものである．検査は開眼で行う．視野障害がある場合

280   Ⅳ. 各種評価スケール

表 20.6   つづき

は健常側で検査を行う．指—鼻—指試験と踵—脛試験は両側で行い，運動失調は，筋力低下の存在を割り引いても存在するときのみ有りと評価する．理解力のない患者，片麻痺の患者では失調は無いと評価する．切断肢や関節癒合のときのみ9点とし，検者は9点とつけた理由を明確に記録しておく．全盲の場合は伸展位から鼻に触れることで検査する．

0：なし
1：1肢に存在
2：2肢に存在
9：切断，関節癒合

8. 感覚

知覚または検査時の pinprick に対する渋面，あるいは意識障害や失語症患者での痛み刺激からの逃避反応により検査する．脳血管障害に帰せられる感覚障害のみを異常と評価し，半側感覚障害を正確に調べるのに必要なできるだけ多くの身体部位（手ではなく前腕，下肢，体幹，顔面）を検査すること．重篤あるいは完全な感覚障害が明白に示されたときのみに2点を与える．従って昏迷あるいは失語症患者は恐らく1または0点となる．脳幹部血管障害で両側の感覚障害があるときは2点とする．無反応あるいは四肢麻痺の患者は2点とする．昏睡患者（項目 1a＝3）は2点とする．

0：正常．感覚障害なし．
1：軽度から中等度の感覚障害．pinprick をあまり鋭くなく感じるか障害側で鈍く感じる．あるいは pinprick に対する表在感覚は障害されているが触られているということは分かる場合．
2：重度から完全感覚脱失．触られているということも分からない．

9. 最良の言語

これより前の項目の検査を行っている間に言語理解に関する多くの情報が得られている．絵カードの中で起こっていることを尋ね，呼称カードの中の物の名前を言わせ，文章カードを読ませる．言語理解はここでの反応および前の神経学的検査の際の命令に対する反応から判断する．もし視覚障害によってこの検査ができないときは，手の中に置かれた物品の同定，復唱，発話を命ずる．挿管されている患者は書字するようにする．昏睡患者（項目 1a＝3）は3点とする．昏迷や非協力的患者でも評点をつけなければならないが，患者が完全に無言か，1段階命令に全く応じない場合にのみ3点を与えることとする．

0：失語なし，正常
1：軽度から中等度の失語．明らかな流暢性・理解力の障害があるが，表出された思考，表出の形に重大な制限を受けていない．しかし，発話や理解の障害のために与えられた材料に関する会話が困難か不可能である．例えば，患者の反応から検者は答えを同定することができる．
2：重度の失語．コミュニケーションは全て断片的な表出からなっていて，聞き手に多くの決めつけ，聞きなおし，推測がいる．交換される情報の範囲は限定的で，聞き手はコミュニケーションの困難性を感じる．検者は患者の反応から答えを同定することができない．
3：無言，全失語．有効な発話や聴覚理解は全く認められない．

10. 構音障害

もし患者が失語症でなかったら，前出のカードの音読や単語の復唱をさせることから適切な発話の例を得なければならない．もし患者が失語症なら，自発語の構音の明瞭さを評価する．挿管，発話を妨げる他の身体的障壁があるときのみ9点とし，検者は9点とつけた理由を明確に記録しておく．患者にこの項目の検査の理由を告げてはならない．

0：正常
1：軽度から中等度．少なくともいくつかの単語で構音が異常で，悪くとも何らかの困難は伴うものの理解し得る．
2：重度．構音異常が強いため，検者が理解不能である．
9：挿管または身体的障壁

11. 消去現象と注意障害（無視）

これより前の項目の検査を行っている間に無視を評価するための充分な情報を得られている．もし2点同時刺激を行うことを妨げるような重篤な視覚異常がある場合，体性感覚による2点同時刺激で正常なら評価は正常とする．失語があっても両側に注意を向けているようにみえるとき，評価は正常とする．視空間無視や病態失認の存在は無視の証拠としてよい．無視は存在したときのみ有りと評価されるので，この項目は検査不能のはずはありえない．

0：異常なし
1：視覚，触覚，聴覚，視空間，あるいは自己身体に対する不注意，あるいは1つの感覚様式で2点同時刺激に対する消去現象．
2：重度の半側不注意あるいは2つ以上の感覚様式に対する半側不注意．一方の手を認識しない，または空間の一側にしか注意を向けない．

NIHSS	患者名　　　　　　　　評価日時　　　　　　評価者
1a.　意識水準	□0：完全覚醒　　　　　　□1：簡単な刺激で覚醒 □2：繰り返し刺激，強い刺激で覚醒　□3：完全に無反応
1b.　意識障害―質問 （今月の月名及び年齢）	□0：両方正解　　□1：片方正解　　□2：両方不正解
1c.　意識障害―従命 （開閉眼，「手を握る・開く」）	□0：両方正解　　□1：片方正解　　□2：両方不可能
2.　最良の注視	□0：正常　　□1：部分的注視視野　　□2：完全注視麻痺
3.　視野	□0：視野欠損なし　　□1：部分的半盲 □2：完全半盲　　　　□3：両側性半盲
4.　顔面麻痺	□0：正常　　　　　□1：軽度の麻痺 □2：部分的麻痺　　□3：完全麻痺
5.　上肢の運動（右） ＊仰臥位のときは45度右上肢 　□9：切断，関節癒合	□0：90度＊を10秒保持可能（下垂なし） □1：90度＊の保持できるが，10秒以内に下垂 □2：90度＊の挙上または保持ができない． □3：重力に抗して動かない □4：全く動きがみられない
上肢の運動（左） ＊仰臥位のときは45度左上肢 　□9：切断，関節癒合	□0：90度＊を10秒間保持可能（下垂なし） □1：90度＊を保持できるが，10秒以内に下垂 □2：90度＊の挙上または保持ができない． □3：重力に抗して動かない □4：全く動きがみられない
6.　下肢の運動（右） 　□9：切断，関節癒合	□0：30度を5秒間保持できる（下垂なし） □1：30度を保持できるが，5秒以内に下垂 □2：重力に抗して動きがみられる □3：重力に抗して動かない □4：全く動きがみられない
下肢の運動（左） 　□9：切断，関節癒合	□0：30度を5秒間保持できる（下垂なし） □1：30度を保持できるが，5秒以内に下垂 □2：重力に抗して動きがみられる □3：重力に抗して動かない □4：全く動きがみられない
7.　運動失調 　□9：切断，関節癒合	□0：なし　　□1：1肢　　□2：2肢
8.　感覚	□0：障害なし　　□1：軽度から中等度　　□2：重度から完全
9.　最良の言語	□0：失語なし　　　　□1：軽度から中等度 □2：重度の失語　　　□3：無言，全失語
10.　構音障害 　□9：挿管または身体的障壁	□0：正常　　□1：軽度から中等度　　□2：重度
11.　消去現象と注意障害	□0：異常なし □1：視覚，触覚，聴覚，視空間，または自己身体に対する不注意，あるいは1つの感覚様式で2点同時刺激に対する消去現象 □2：重度の半側不注意あるいは2つ以上の感覚様式に対する半側不注意

表20.6 つづき

ママ

はとぽっぽ

バイバイ

とうきょう

かたつむり

バスケットボール

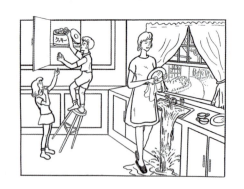

分かっています

地面に落ちる

仕事から家に帰った

食堂のテーブルのそば

昨夜ラジオで話して
いるのを聴きました

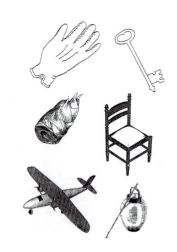

であることから，実臨床では旧版でスコアリングすることが多い．

G：ASPECTS（Pexman et al 2001）（図20.2）

Alberta Stroke Program Early CT Score（ASPECTS）．中大脳動脈灌流領域を10か所に区分し，減点法によって病変範囲をスコア化するもの．領域範囲のどこにも虚血性変化がなければ10点，全域にみられれば0点となる．ASPECTS = 7点が中大脳動脈灌流領域の1/3に相当するとされ，8点以上が転帰良好［modified Rankin Scale（mRS）0-2］と関連し，7点以下では頭蓋内出血が多い．

H：ASPECTS-DWI（Kawano et al 2010）（図20.3）

CT用のASPECTSをDWIに流用したもの．同様に10点法で評価すると，CT ASPECTSに比べDWIではスコアが0.5～0.9点低値となる．ASIST-Japanでは深部白質病変（W）を加えた11点法を推奨しており，この場合は8点が中大脳動

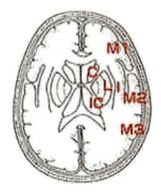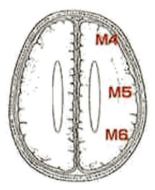

中大脳動脈領域の大脳皮質を，皮質6か所（M1-6）に島皮質を加えた7つの範囲に分類する．
I：島皮質　M1：中大脳動脈領域の前半部の皮質　M2：島の外側の皮質
M3：後半部の皮質　M4, 5, 6はM1, 2, 3の直上
また，皮質下構造物は以下の3か所を判断する．
C：尾状核　L：レンズ核　IC：内包

図20.2　ASPECTS

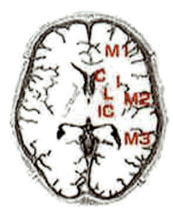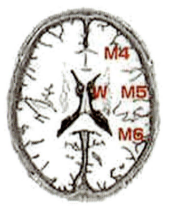

ASPECTSにおける10点に，W：白質を加えた11点で評価．
8点以下を中大脳動脈領域の1/3以上と判定する．

図20.3　ASPECTS-DWI

脈灌流領域の1/3に相当する．白質病変が早期から出現する場合は虚血の進行が早くrt-PA療法の効果が低い．

I：TICI分類（Tomsick et al 2008）（表20.7）

　Thrombolysis in Cerebral Infarction（TICI）．血管内治療後の血管再開通の評価に用いる分類．

J：ABCD₂スコア（Johnston et al 2007）（表20.8）

　TIA後の脳卒中発症リスクを予測するスコア．A（age），B（blood pressure），C（clinical features），D（duration）およびD（diabetes）の合計点で脳梗塞の発症

表 20.7　TICI 分類

Grade 0	灌流なし
Grade 1	再開通あるも末梢灌流なし
Grade 2	部分再灌流
2A	血管支配領域の半分以下の灌流
2B	血管支配領域の半分以上の灌流
Grade 3	末梢までの完全な灌流

表 20.8　ABCD$_2$ スコア

リスク因子	スコア（点）
Age（年齢)≧60 歳	1
Blood pressure（来院時血圧） 　収縮期≧140mmHg または拡張期≧90mmHg	1
Clinical Features（臨床症状） 　片側性脱力 　脱力を伴わない構音障害	2 1
Duration（症状持続時間） 　≧60 分 　10〜59 分	2 1
Diabetes（糖尿病あり）	1

評価 （TIA 後 2 日以内の脳卒中発症率）	合計 スコア（点）
高リスク（8.1%）	6〜7
中等リスク（4.1%）	4〜5
低リスク（1.0%）	0〜3

リスクを評価する．TIA 発症 2 日以内の脳梗塞リスクは ABCD$_2$ スコアが 0〜3 点では 1.0%，4〜5 点では 4.1%，6〜7 点では 8.1%であり，その点数が高いほど脳梗塞リスクが上昇する．

K：CHADS$_2$ スコア（Gage et al 2001）（表 20.9）

心房細動患者における脳卒中発症リスクの評価指標．スコアの増加とともに脳卒中の発症率が上昇することが知られており，0 点：脳卒中発症リスク低（1.0%/年），1 点：低〜中（1.5%/年），2 点：中（2.5%/年），3 点：高（5.0%/年），4 点以上：非常に高（7.0%/年以上）となっている．心房細動治療（薬物）ガイドライン（2013 年）では，1 点でダビガトラン・アピキサバンの使用を推奨，2 点以上で

表 20.9　CHADS$_2$ スコア

C	Congestive heart failure（心不全）	1
H	Hypertention（高血圧）	1
A	Age（年齢 75 歳以上）	1
D	Diabetes（糖尿病）	1
S$_2$	Stroke/TIA（脳卒中 / 一過性脳虚血発作）	2

表 20.10　CHA$_2$DS$_2$-VASc スコア

危険因子	スコア
うっ血性心不全 / 左室障害	1
高血圧	1
75 歳以上	2
糖尿病	1
脳卒中 /TIA/ 血栓塞栓症	2
血管疾患の既往※	1
年齢 65〜74 歳	1
女性	1
スコアの最大値	9

※心筋梗塞の既往歴，末梢血管疾患，大動脈プラーク

DOAC・ワルファリンの使用を推奨している.

L：CHA$_2$DS$_2$-VASc スコア（Camm et al 2010）（表 20.10）

CHADS$_2$ スコアだけでは脳梗塞のリスクを評価しきれない「年齢（65〜74 歳），血管疾患（心筋梗塞の既往，大動脈プラーク，末梢血管疾患），性別（女性）」といったケースでも脳梗塞リスクを有する患者を拾い上げることができるように改訂されたスコア．CHADS$_2$ に含まれていた「75 歳以上」は高リスク要因とされ 2 点に変更となっている.

2. 脳腫瘍に関する評価スケール

A：Gardner-Robertson の聴力分類（Gardner et al 1988）（表 20.11）

聴神経腫瘍における聴力温存の grading．Silverstein and Norrell system を改変.

B：House-Brackmann grading（House et al 1985）（表 20.12）

顔面神経の臨床的機能評価スケール.

C：Simpson grading for meningioma（Simpson 1957）（表 20.13）

髄膜種の摘出度と再発の危険性を評価するスケール．残存腫瘍量と再発率の有為な相関が示されている.

D：Karnofsky performance scale（Karnofsky et al 1949）（表 20.14）

主にがん患者，脳外科領域では脳腫瘍患者の機能評価，grading scale としてよく用いられる.

表 20.11　Gardner-Robertson の聴力分類

分類	聴覚	純聴覚閾値（dB）	語音明瞭度（%）
I	良好・正常	0〜30dB	70〜100%
II	有効	31〜50dB	50〜70%
III	非有効	51〜90dB	5〜49%
IV	不良	91dB〜Max	1〜4%
V	なし	Scale out	0%

表 20.12　House-Brackmann grading

麻痺程度	顔面神経	症　状
1	正常	全く正常
2	弱い麻痺	静止時は正常　動きで軽度非対称　非常に軽度の異常共同運動あり
3	中等の麻痺	明らかな麻痺あり（中等度）閉眼可能　中等度の異常共同運動あり
4	中等―強い麻痺	明らかな麻痺（中―重度）非対称　閉眼不能
5	強い麻痺	ほんの少しの動きのみ　非対称
6	完全麻痺	全く動き無し

286 Ⅳ. 各種評価スケール

表 20.13　Simpson grade

Grade	手術内容	再発率
Ⅰ	腫瘍の肉眼的全摘出に加えて，硬膜付着部および異常骨を切除	約 10%
Ⅱ	腫瘍の肉眼的全摘出に加えて，硬膜付着部を電気凝固したもの	約 20%
Ⅲ	腫瘍の肉眼的全摘出を行ったが，硬膜付着部や硬膜外進展部（骨を含む）に何の処置も加えなかったもの	約 30%
Ⅳ	腫瘍部分切除	約 40%
Ⅴ	腫瘍生検と減圧手術（腫瘍生検を行っていなくてもよい）	

表 20.14　Karnofsky Performance Scale

100	正常．疾患に対する患者の訴えがない．臨床症状なし．
90	軽い臨床症状はあるが，正常活動可能．
80	かなり臨床症状はあるが，努力して正常活動可能．
70	自分自身の世話はできるが，正常の活動・労働することは不可能．
60	自分に必要なことはできるが，時々介助が必要．
50	病状を考慮した看護および定期的な医療行為が必要．
40	動けず，適切な医療および看護が必要．
30	全く動けず，入院が必要だが死は差し迫っていない．
20	非常に重症，入院が必要で精力的な治療が必要．
10	死期が切迫している．
0	死．

3. 頭部外傷に関する評価スケール

A：Canada CT rule（Stiell et al 2001）（表 20.15）

軽症頭部外傷患者における頭部 CT 適応基準．GCS 13〜15 点の患者で，意識消失が目撃され，記憶喪失や意識混濁があった場合にのみこの基準を適応する．外

表 20.15　Canada CT rule

軽症頭部外傷患者（GCS 13〜15 点の患者で，意識消失が目撃され，記憶喪失や意識混濁があった場合にのみ）において，以下の一つでも認めた場合は頭部 CT の適応である．

脳外科的介入が必要な高リスク患者
1. 外傷後 2 時間経過後の GCS が 15 未満
2. 頭蓋骨開放骨折，または陥没骨折が疑われる
3. 頭蓋底骨折の所見（鼓室内出血，パンダの目徴候，髄液鼻漏，髄液耳漏，Battle 徴候）がある
4. 2 回以上の嘔吐
5. 65 歳以上

CT により指摘できる脳損傷の危険がある中等度患者
6. 受傷 30 分以上前の健忘
7. 危険な受傷機転（車にはねられた歩行者，車外への放出，3 フィート（約 91cm）あるいは階段 5 段以上からの転落など）

注）　このルールは，外傷患者でない場合，GCS 13 未満，16 歳未満，ワルファリン内服中，出血性疾患がある場合，明らかな開放性頭蓋骨骨折がある場合には適応されない．

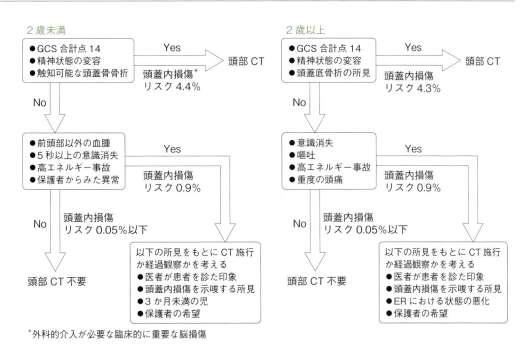

図 20.4 PECARN

傷患者でない場合，GCS 13 未満，16 歳未満，ワルファリン内服中，出血性疾患がある場合，明らかな開放性頭蓋骨骨折がある場合には適応されない．

B：PECARN（Kuppermann et al 2009）（図 20.4）
18 歳未満の小児に特化した軽症頭部外傷の頭部 CT 適応基準．2 歳未満と 2 歳以上で項目を分類している．

4. 機能的評価スケール

A：Rankin Scale, modified Rankin Scale（van Swieten et al 1988）（表 20.16）
Rankin らが脳卒中患者の機能評価の程度を評価するために開発．Modified Rankin Scale は van Swieten らにより，機能回復の程度を機能的に 6 段階に分け，修正され多様化されている．

B：Barthel Index（Mahoney et al 1965）（図 20.5）
神経筋疾患患者の自立度を評価する目的で開発．10 項目（食事，入浴，身繕い，着衣，排便，排尿，トイレ動作，椅子ベッド移動，水平歩行，階段昇降）を重みづけされた評点で判定．

C：Glasgow Outcome Scale（Jennett et al 1979）（図 20.6）
頭部外傷による脳障害の機能予後を 5 段階に分けて評価するスケールで，意識障

288 Ⅳ. 各種評価スケール

表 20.16　mRS

	modified Rankin Scale	参考にすべき点
0	まったく症候がない	自覚症状および他覚徴候がともにない状態である
1	症候はあっても明らかな障害はない：日常の勤めや活動は行える	自覚症状および他覚徴候はあるが，発症以前から行っていた仕事や活動に制限はない状態である
2	軽度の障害：発症以前の活動がすべて行えるわけではないが，自分の身の回りのことは介助なしに行える	発症以前から行っていた仕事や活動に制限はあるが，日常生活は自立している状態である
3	中等度の障害：何らかの介助を必要とするが，歩行は介助なしに行える	買い物や公共交通機関を利用した外出などには介助*を必要とするが，通常歩行†，食事，身だしなみの維持，トイレなどには介助*を必要としない状態である
4	中等度から重度の障害：歩行や身体的要求には介助が必要である	通常歩行†，食事，身だしなみの維持，トイレなどには介助*を必要とするが，持続的な介護は必要としない状態である
5	重度の障害：寝たきり，失禁状態，常に介護と見守りを必要とする	常に誰かの介助*を必要とする状態である
6	死亡	

*介助とは，手助け，言葉による指示および見守りを意味する．
†歩行は主に平地での歩行について判定する．なお，歩行のための補助具（杖，歩行器）の使用は介助には含めない．

害患者の機能予後の検討や，種々の脳障害患者の予後評価に使用される．

D：Functional Independence Measure（FIM）（Granger et al 1994）（表 20.17）

国際的にも優れたスケールで，セルフケア，移動，排泄など従来評価されてきた項目のみでなく，コミュニケーションや社会的認知能力などを含んだ ADL 評価法である．主に脊髄損傷による障害を画一的に評価するために作成された．

E：SF-36（Ware et al 1992）（表 20.18）

QOL の評価に広く用いられている方法であり，自己評価（14 歳以上），電話調査，または面談に用いることができる．36 項目の質問に答えてもらい，その結果から 8 つの尺度すなわち（1）身体機能，（2）身体機能障害による役割制限，（3）社会機能の制限，（4）痛み，（5）全般的な精神状態，（6）精神機能障害による役割制限，（7）活力および（8）全般的な健康感について下位尺度を導き出し評価する．疾患によらない一般的な QOL の評価として世界的に使用されている．

F：SIAS（Stroke Impairment Assessment Set）（Chino et al 1994）（表 20.19）

SIAS の特徴は，1. 機能障害を広い分野で捉えられる．2. 単純かつ統一性のあるテスト・測定方法．3. 評価は 5 段階あるいは 3 段階．4. 座位で評価可能．5. 短時間で評価できる．6. レーダーチャートに表示することで，評価時点での機能障害，リハビリによる機能障害の改善度が明らかにできることである．

G：意識障害評価スケール

脳卒中に限らずあらゆる脳疾患における意識障害を評価する目的で開発．Glasgow Coma Scale（GCS）（Jennett et al 1977）（表 20.20），Japan Coma Scale（JCS）（太

20. 各種評価スケール　289

調査日　　年　　月　　日

被調査者氏名 / 番号

年齢　　歳　性別（男　・　女）

Barthel Index

食事
　10：自立．必要に応じて自助具を使用して食物を切ったり，調味料をかけたりできる
　　5：食物を切ってもらう必要があるなど，ある程度介助を要する
　　0：上記以外

車椅子とベッドの移動
　15：移動のすべての段階が自立している（ブレーキやフットレストの操作を含む）
　10：移動の動作のいずれかの段階で最小限の介助や，安全のための声かけ，監視を要する
　　5：移動に多くの介助を要す
　　0：上記以外
　（訳注：車いすを使用していない場合には，ベッド脇に設置した肘掛け椅子とベッドとの間の移動が
　安全にできるかどうかを評価する）

整容
　　5：手洗い，洗顔，髪梳き，歯磨き，ひげ剃りができる
　　0：上記以外

用便動作
　10：用便動作（便器への移動，衣服の始末，拭き取り，水洗操作）が介助なしにできる
　　5：安定な姿勢保持や衣服の着脱，トイレットペーパーの使用などに介助を要する
　　0：上記以外

入浴
　　5：すべての動作を他人の存在なしに遂行できる（浴槽使用でもシャワーでもよい）
　　0：上記以外

平地歩行
　15：少なくとも 45m，介助や監視なしに歩ける（補助具や杖の使用は可，車輪付き歩行器は不可）
　10：最小限の介助や監視下で少なくとも 45m 歩ける
　　5：歩行不可能だが，自力で車いすを駆動し少なくとも 45m 進める
　　0：上記以外

階段昇降
　10：1 階分の階段を介助や監視なしに安全に上り下りできる（手すりや杖の使用は可）
　　5：介助や監視を要する
　　0：上記以外

更衣
　10：すべての衣服（靴の紐結びやファスナーの上げ下ろしも含む）の着脱ができる（治療用補装具の着脱も含む）
　　5：介助を要するが，少なくとも半分以上は自分で，標準的な時間内にできる
　　0：上記以外

排便コントロール
　10：随意的に排便でき，失敗することはない．坐薬の使用や浣腸も自分でできる
　　5：時に失敗する．もしくは坐薬の使用や浣腸は介助を要する
　　0：上記以外

排尿コントロール
　10：随意的に排尿できる．必要な場合は尿器も使える
　　5：時に失敗する．もしくは尿器の使用などに介助を要する
　　0：上記以外

（Mahoney FI et al: Functional evaluation; The Barthel Index. *Md St Med J* 14: 61-65, 1966 を飯島が訳す）

図 20.5　Barthal index

　　田 1980）（表 20.21）がある．

H：Brunnstrom stage（Brunnstrom 1970）（表 20.22）

日本で一番普及している片麻痺の評価法．共同運動などが簡単に評価できる．

```
GLASGOW                    Patient Name:    _____
OUTCOME                     Rater Name:     _____
SCALE                          Date:        _____


Note: The scale presented here is based on the original article by Jennett and Bond.   It has
become common practice in clinical trial administration, however, to use a modified version that
places the scores in reverse order  (i.e.,"good recovery" = 1,"moderate disability" = 2, etc.).



Score    Description

  1      DEATH


  2      PERSISTENT VEGETATIVE STATE
         Patient exhibits no obvious cortical function.


  3      SEVERE DISABILITY
         (Conscious but disabled). Patient depends upon others for daiy support due to mental
         or physical disability or both.


  4      MODERATE DISABILITY
         (Disabled but independent). Patient is independent as far as daily life is concemed. The
         disabilities found include varying degrees of dysphasia, hemiparesis, or ataxia, as well
         as intellectual and memory deficits and personality changes.


  5      GOOD RECOVERY
         Resumption of normal activities even though there may be minor neurological or
         psychological deficits.



TOTAL (1-5):    _____
```

図 20.6　GOS

Ｉ：MMT（Manual Muscle Test）（Lucille et al 1952）（表 20.23）
Daniels らによって開発された，徒手によって人体中の主要な筋肉の筋力を判定
する検査法.

5.　高次脳機能評価スケール

日常の脳神経外科臨床において比較的よく使用される高次脳機能検査を列挙する.

表 20.17　FIM（Functional Independence Measure，機能的自立度評価表）

項　　目		点　　数	
セルフケア（42点）	A　食事（箸・スプーン）	1-7点	
	B　整容	1-7点	
	C　清拭	1-7点	
	D　更衣（上半身）	1-7点	
	E　更衣（下半身）	1-7点	
	F　トイレ	1-7点	
排泄（14点）	G　排尿コントロール	1-7点	
	H　排便コントロール	1-7点	
移乗（21点）	I　ベッド，椅子，車椅子	1-7点	
	J　トイレ	1-7点	
	K　浴槽，シャワー	1-7点	
移動（14点）	L　歩行，車椅子	1-7点	
	M　階段	1-7点	
コミュニケーション（14点）	N　理解（聴覚，視覚）	1-7点	
	O　表出（音声，非音声）	1-7点	
社会認識（21点）	P　社会的交流	1-7点	
	Q　問題解決	1-7点	
	R　記憶	1-7点	
合　　計		18-126点	0

運動項目　13〜91点　　認知項目　5〜35点　　総合項目　18〜126点
（FIM 1点＝介護時間 1.6分）
（FIM 110点＝介護時間 0分）

自立	7	完全自立
	6	修正自立（時間がかかる，補助具が必要，安全性の配慮が必要）
部分介助	5	監視・準備（監視，指示，促し，準備）
介助あり	4	最小介助（75％以上自分で行う）
	3	中等度介助（50％以上 75％未満を自分で行う）
完全介助	2	最大介助（25％以上 50％未満を自分で行う）
	1	全介助（25％未満しか自分で行わない）

こうした検査は実際の臨床で考えると，なかなか施行できるゆとりがないと思われる．しかし，高次脳機能をよく理解せずに脳外科職務を遂行することはほとんど無謀に近い．よく精通した医師や臨床心理士との協力体制を日常的に構築しておくことが望ましい．

A：MMSE（Mini-Mental State Examination）（Folstein et al 1983）（表 20.24）

B：長谷川式簡易知能評価スケール（HDS-R）（福家 1999）（表 20.25）

C：WAIS-R（Wechsler Adult Intelligent Scale Revised）（Wechsler 1955）

D：WMS-R（Wechsler Memory Scale Revised）（Wechsler 1987）

E：WCST（Wisconsin Card Sorting Test）（Berg 1948）　前頭葉機能検査

表 20.18　SF-36

尺　度	質問項目数	スコア	スコアの解釈 低　い	スコアの解釈 高　い
身体機能	10	0-20	健康上の理由で，入浴や着替えなどの身体活動に支障があった	激しい活動を含むあらゆる種類の身体活動を行うことができる
身体機能障害による役割制限	4	0-4	仕事やその他の日常活動に身体的な理由で支障があった	過去1か月間に仕事やその他の日常生活に身体的な理由で支障がなかった
社会機能	2	0-8	家族・友人・近所の人その他の仲間との普段の付き合いが，身体的または心理的理由で非常に妨げられた	過去1か月間に家族・友人・近所の人その他の仲間との普段の付き合いが，身体的または心理的理由で妨げられることはなかった
身体の痛み	2	0-10	非常に激しい痛みのために日常活動が妨げられた	過去1か月間に非常に激しい痛みのために日常活動が妨げられることはなかった
全般的な精神状態	5	0-25	いつも神経質で憂鬱な気分であった	過去1か月間落ち着いていて楽しく穏やかな気分であった
精神機能障害による役割制限	3	0-3	仕事やその他の日常活動に心理的な理由で支障があった	過去1か月間に仕事やその他の日常活動に心理的な理由で支障がなかった
活力	4	0-20	いつも疲れを感じ，疲れ果てていた	過去1か月間にいつでも活力にあふれていた

表 20.19　SIAS
▶評価基準

	上肢		下肢
運動機能			
近位	0-5		0-5
			0-5
遠位	0-5		0-5
筋緊張			
腱反射	0-3		0-3
筋緊張	0-3		0-3
関節可動域	0-3	0-3	
疼痛		0-3	
体幹			
腹筋		0-3	
垂直性		0-3	
視空間認知		0-3	
言語		0-3	
非麻痺側機能	0-3		0-3
合計		76	

表 20.20　Glasgow Coma Scale（GCS）

1.　開眼（eye opening, E）	E
自発的に開眼	4
呼びかけにより開眼	3
痛み刺激により開眼	2
なし	1
2.　最良言語反応（best verbal response, V）	**V**
見当識あり	5
混乱した会話	4
不適当な発語	3
理解不明の音声	2
なし	1
3.　最良運動反応（best motor response, M）	**M**
命令に応じて可	6
疼痛部へ	5
逃避反応として	4
異常な屈曲運動	3
伸展反応（除脳姿勢）	2
なし	1

　正常では E，V，M の合計が 15 点，深昏睡では 3 点となる．

表 20.21　Japan Coma Scale（JCS）

Ⅲ．刺激をしても覚醒しない状態（3桁の点数で表現）（deep coma, coma, semicoma）

300．痛み刺激に全く反応しない
200．痛み刺激で少し手足を動かしたり顔をしかめる
100．痛み刺激に対し，払いのけるような動作をする

Ⅱ．刺激すると覚醒する状態（2桁の点数で表現）（stupor, lethargy, hypersomnia, somnolence, drowsiness）

30．痛み刺激を加えつつ呼びかけを繰り返すと辛うじて開眼する
20．大きな声または体を揺さぶることにより開眼する
10．普通の呼びかけで容易に開眼する

Ⅰ．刺激しないでも覚醒している状態（1桁の点数で表現）（delirium, confusion, senselessness）

3．自分の名前，生年月日が言えない
2．見当識障害がある
1．意識清明とは言えない

注　R：Restlessness（不穏），I：Incontinence（失禁），A：Apallic state または Aklnettc mutism
たとえば30Rまたは30不穏とか，20Iまたは20失禁として表す．

表 20.22　Brunnstrom stage

＜上肢＞Ⅰ：弛緩期．反射的にも随意的にも運動・筋収縮がない状態．
　　　　Ⅱ：痙性発現期．多少の痙性と共同運動パターンの出現期で，連合反応あるいは随意的におこる筋
　　　　　　収縮がみられる状態．
　　　　Ⅲ：痙性極期．随意的に共同運動またはその一部の要素による運動を起こすことができる状態．共
　　　　　　同運動パターン（屈筋共同運動・伸筋共同運動）が最も強くなる時期．
　　　　Ⅳ：痙性（やや）減弱期．共同運動パターンから分離し始めた状態で，下記の運動が可能となる．
　　　　　　1）手を腰の後ろに回す　　　2）腕を前方水平位に挙上する
　　　　　　3）肘関節90°屈曲位で前腕を回内・回外する
　　　　Ⅴ：痙性減少期．共同運動パターンからかなり分離した運動ができる状態で，下記の運動が可能と
　　　　　　なる．
　　　　　　1）腕を側方水平位に挙上する　　　2）腕を頭上まで挙上する
　　　　　　3）肘関節伸展位で前方または側方水平位で腕を回旋する
　　　　Ⅵ：痙性最小期．単一の関節運動が自由に可能となり協調運動もほとんど正常になる．ほぼ正常な
　　　　　　動作ができる状態．

＜下肢＞（各段階の麻痺状態は上肢と同じ）
　　　　Ⅰ：全く随意性がみられない状態．
　　　　Ⅱ：多少の痙性と共同運動がみられる状態．連合反応としてレイミステ反応がみられる時期．
　　　　Ⅲ：痙性が最も強い状態．屈筋共同運動・伸筋共同運動パターンが最も強く現れる時期．
　　　　Ⅳ：痙性がやや減弱し，共同運動パターンから分離し始めた状態．下記の運動が可能となる．
　　　　　　1）坐位での膝関節伸展　　　2）坐位で膝関節を90°以上屈曲して足を床の後方へ滑らす
　　　　　　3）坐位で踵を床から離さずに足関節を背屈する
　　　　Ⅴ：さらに共同運動パターンから分離した状態．下記の運動が可能になる．
　　　　　　1）立位で股関節伸展位で膝関節を屈曲する
　　　　　　2）立位で足を少し前方に出し，踵を床をつけたまま足関節を背屈する
　　　　　　3）坐位で股関節を内旋する
　　　　Ⅵ：協調運動がほぼ正常にできる状態．下記の運動が可能になる．
　　　　　　1）立位で膝関節伸展位のまま股関節を外転する　　　2）立位での足踏み

＜手指＞Ⅰ：弛緩状態で，手指が全く動かない状態．
　　　　Ⅱ：自動的に手指の屈曲のみがわずかにできる状態．
　　　　Ⅲ：随意的に全指同時握り（集団屈曲）や鉤握りができる状態．しかし随意的な伸展はできない．
　　　　Ⅳ：集団伸展が一部可能となり，横つまみができる状態．
　　　　Ⅴ：集団伸展が充分にでき，対向つまみ・筒握り・球握りができる状態．しかし動きは不器用で実
　　　　　　用性は低い．（D型つまみ，指先つまみ）
　　　　Ⅵ：全ての握りやつまみが可能となり，巧緻性も改善し完全な伸展ができる状態．個別の手指の運
　　　　　　動はできるが健側に比べ正確さは劣る．（手指の分離：各指ごとの屈伸，手指内外転）

表 20.23　MMT（Manual Muscle Test）

5（5/5）正常	強い抵抗を加えても，完全に運動できる． 上肢・下肢：挙上可能
4（4/5）	重力以上の抵抗を加えても肘関節あるいは膝関節の運動を起こすことができる． 上肢：挙上できるが弱い 下肢：膝立て可能，下腿を挙上できる
3（3/5）	重力に拮抗して肘関節あるいは膝関節の運動を起こせる． 上肢：ようやく挙上可能，保持は困難 下肢：膝立て可能，下腿の挙上は困難
2（2/5）	重力を除外すれば，可動域で運動できる． 上肢・下肢：挙上できない（ベッド上で水平運動のみ）
1（1/5）	筋収縮は見られるが，肘関節あるいは膝関節の動きが見られない． 上下肢：筋収縮のみ
0（0/5）	筋収縮も見られない． （完全麻痺）

表 20.24　MMSE（Mini-Mental State Examination）

設　問	質問内容	回　答	得　点
1（5点）	今年は何年ですか 今の季節は何ですか 今日は何曜日ですか 今日は何月何日ですか	年 曜日 月 日	0　1 0　1 0　1 0　1 0　1
2（5点）	この病院の名前は何ですか ここは何県ですか ここは何市ですか ここは何階ですか ここは何地方ですか	病院 県 市 階 地方	0　1 0　1 0　1 0　1 0　1
3（3点）	物品名3個（桜，猫，電車） 《1秒間に1個ずつ言う．その後，被験者に繰り返させる．正答1個につき1点を与える．3個全て言うまで繰り返す（6回まで）》		0　1 2　3
4（5点）	100から順に7を引く（5回まで）．		0　1 2　3 4　5
5（3点）	設問3で提示した物品名を再度復唱させる		0　1 2　3
6（2点）	（時計を見せながら）　これは何ですか （鉛筆を見せながら）　これは何ですか		0　1 0　1
7（1点）	次の文章を繰り返す 「みんなで，力を合わせて綱を引きます」		0　1
8（3点）	（3段階の命令） 「右手にこの紙を持ってください」 「それを半分に折りたたんで下さい」 「それを私に渡してください」		0　1 0　1 0　1
9（1点）	（次の文章を読んで，その指示に従って下さい） 「右手をあげなさい」		0　1
10（1点）	（何か文章を書いて下さい）		0　1
11（1点）	（次の図形を書いて下さい）		0　1
		得点合計	

　← （重なり合う五角形です）

表 20.25　長谷川式簡易知能評価スケール（HDS-R）

質　問	回　答	点数
1　お歳はいくつですか？	2 年までの誤差は正解. 正解：1 点.	
2　今日は何年の何月，何日，何曜日ですか？	年，月，日，曜日， 正解でそれぞれ 1 点ずつ．4 点満点.	
3　私たちがいまいるところはどこですか？	自発的にわかれば 2 点. 5 秒おいて家ですか？病院ですか？施設ですか？の中から正しい選択をすれば 1 点.	
4　これからいう 3 つの言葉を言ってみてください．あとでまた聞きますからよく覚えておいてください．1：a）桜，b）猫，c）電車　または 2：a）梅，b）犬，c）自動車	正解 1 個につき，1 点. 3 点満点.	
5　100−7 は？それからまた 7 を引くと？	93：1 点. 86：1 点．2 点満点. 最初の答えが不正解のときは，打ち切る.	
6　私がこれからいう数字を逆から言ってください． 6−8−2，3−5−2−9 を逆に言ってもらう.	2-8-6：1 点. 9-2-5-3：1 点．2 点満点 3 桁に失敗したら，打ち切る.	
7　先ほど覚えてもらった言葉をもう一度言ってみてください.	自発的に回答があれば，各 2 点. ヒントを与えて正解であれば 1 点ずつ. ヒント：a）植物，b）動物，c）乗り物	
8　これから 5 つの品物を見せます．それを隠しますのでなにがあったか言ってください.	時計，鍵，タバコ，ペン，硬貨など相互に無関係なもの 正解 1 個につき，1 点.	
9　知っている野菜の名前をできるだけ多く言ってください.	0〜5＝0 点，6＝1 点，7＝2 点，8＝3 点，9＝4 点，10＝5 点．途中でつまり，10 秒待ってもでない場合にはそこで打ち切る.	

F：標準失語症検査 SLAT（Standard Language Test for Aphasia）（長谷川 1975）

G：WAB（Western Aphasia Battery）（Kertesz 1982）

H：標準高次動作性検査 SPTA（Standard Performance Test for Apraxia）（日本失語症学会 1985）

I：標準高次視知覚検査 VPTA（Visual Perception Test for Agnosia）（日本失語症学会 1997）

6.　その他

A：大脳白質病変（脳ドックの新ガイドライン作成委員会 2014）

脳ドックにおける観察項目の一種．脳室周囲病変（periventricular hyperintensity：PVH）（図 20.7（a））と深部皮質下白質病変（deep and subcortical）（図 20.7（b））に大別される．PVH のうち，側脳室前角や後角を縁取る rim は髄鞘の希薄化や

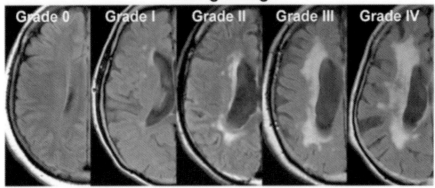

脳室周囲病変（PVH）のグレード分類

	Shinohara ら 2007（一部改変）	Fazekas ら 1991（参考）
グレード0	なし，または "periventricular rim" のみ	なし
グレードI	"periventricular cap" のような限局性病変	脳室壁に沿った一層の高信号領域もしくはCap
グレードII	脳室周囲全域にやや厚く拡がる病変	脳室壁に沿った平滑なHalo
グレードIII	深部白質にまで及ぶ不規則な病変	深部白質病変と癒合性を示す不整形高信号
グレードIV	深部〜皮質下白質にまで及ぶ広汎な病変	

(a) 脳室周囲病変（periventricular hyperintensity：PVH）

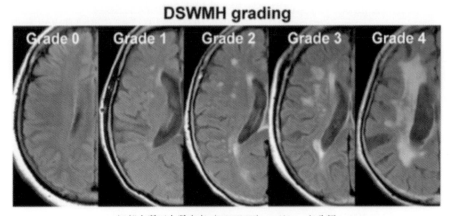

深部皮質下白質病変（DSWMH）のグレード分類

	Shinohara ら 2007（一部改変）	Fazekas ら 1991（参考）
グレード0	なし	なし
グレード1	直径3mm未満の点状病変，または拡大血管周囲腔	点状高信号領域
グレード2	3mm以上の斑状で散在性の皮質下〜深部白質の病変	癒合性高信号領域
グレード3	境界不鮮明な融合傾向を示す皮質下〜深部白質の病変	びまん性癒合性高信号領域
グレード4	融合して白質の大部分に広く分布する病変	

(b) 深部皮質下白質病変（deep and subcortical white matter hyperintensity：DSWMH）

図20.7 大脳白質病変

細胞間隙の拡大を示しているとされ，病的意義はない．高度な PVH および DSWMH は不全脱髄，軸索変性，微小梗塞の混在が主体であり，認知症などとの関連が示唆されている．

　元来 Fazekas らの分類が広く普及しており，Grade 0～3 までの 4 段階表記となっていたが，脳ドックガイドラインでは Grade 3 をさらに細かく分類し，Grade 0～4 までの 5 段階で定義されている．PVH は Grade 3 以上，DSWMH は Grade 2 以上を病変ありとする．

文　献

Bates ER et al: ACCF/SCAI/SVMB/SIR/ASITN 2007 clinical expert consensus document on carotid stenting: a report of the American College of Cardiology Foundation Task Force on Clinical Expert Consensus Documents（ACCF/SCAI/SVMB/SIR/ASITN Clinical Expert Consensus Document Committee on Carotid Stenting）. J Am Coll Cardiol 49(1): 126-170 (2007).

Berg EA: A simple objective technique for measuring flexibility in thinking. J Gen Psychol 39: 15-22 (1948).

Brunnstrom S: Movement therapy in hemiplegia; A neurophysiological approach. Harper & Row, New York (1970).

Camm AJ et al: European Heart Rhythm Association; European Association for Cardio-Thoracic Surgery.Guidelines for the management of atrial fibrillation: Task Force for the Management of Atrial Fibrillation of the European Society of Cardiology (ESC). Eur Heart J 31: 2369-2429 (2010).

Chino N et al: Stroke Impairment Assessment Set (SIAS): a new evaluation instrument for stroke patients. Jpn J Rehabil Med 31: 119-125 (1994).

Drake CG: Report of world federation of neurological surgeons committee on a universal subarachnoid hemorrhage grading scale.J Neurosurg 68: 985-986 (1988).

Fisher CM et al: Relation of cerebral vasospasm to subarachnoid hemorrhage visualized by CT scanning. Neurosurgery 6: 1-9 (1980).

Folstein MF, et al: The Mini-Mental State Examination. Arch Gen Psychiatry: 40(7): 812 (1983).

福家知子：老人用知能検査．精神医学的診断法と検査法．東京：中山書店，pp104-110（1999）.

Gage BF et al: Validation of clinical classification schemes for predicting stroke: results from the National Registry of Atrial Fibrillation. JAMA 285(22): 2864-2870 (2001).

Gardner G, Robertson JH: Hearing preservation in unilateral acoustic neuroma surgery.Ann Otol Rhinol Laryngol 97: 55-66 (1988).

House WF,Brackmann DE: Facial nerve grading system. Otolaryngol Head Neck Surg 93: 184-193 (1985).

Granger CB et al: The uniform date system for medical rehabilitation report of first admissions for 1992. Am J Phys Med Rehabil 73: 51-55 (1994).

長谷川恒雄：標準失語症検査．鳳凰堂（1975）.

Hunt WE, Hess RM: Timing and perioperative care in intracranial aneurysm surgery. Clin Neurosurg 21: 79-89 (1974).

Jennett B et al: Aspects of coma after severe head injury. Lancet 1: 878-881 (1977).

Jennett B et al: Assessment of outcome after severe brain damage; A practical scale. Lancet 1: 480-484 (1979).

Johnston SC et al: Validation and refinement of scores to predict very early risk after transient ischaemic attack. Lancet 369 (9558): 283-292 (2007).

Karnofsky DA et al: In Evaluation of chemotherapy agents, Macleod CM. Columbia University Press,

New York: 191-205 (1949).

Kawano H et al: Presence of deep white matter lesions on diffusion-weighted imaging is a negative predictor of early dramatic improvement after intravenous tissue plasminogen activator thrombolysis. Cerebrovasc Dis 30(3): 230-236 (2010).

Kertesz, A: The Western Aphasia Battery. Grune&Stratton, New York (1982).

Kuppermann N et al: Identification of children at very low risk of clinically-important brain injuries after head trauma; a prospective cohort study. Lancet 374: 1160-1170 (2009).

Lucille Daniels et al: Muscle testing: techniques of manual examination. Philadelphia; London, Saunders, p189 (1952).

Lyden P et al : Improved reliability of the NIH Stroke Scale using video training. NINDS TPA Stroke Study Group. Stroke 25(11): 2220-2226 (1994).

Mahoney FI et al: Functional evaluation; The Barthel Index. Md Med J 14: 61-65 (1965).

日本失語症学会編：標準高次動作性検査．医学書院．東京，pp34-40 (1985)．

日本失語症学会編：標準高次視知覚検査．新興医学出版社，東京 (1997)．

脳ドックの新ガイドライン作成委員会・日本脳ドック学会編：脳ドックのガイドライン 2014．響文社．札幌，p39 (2014)．

太田富雄：意識レベルの評価法．日本臨床 29: 140-148 (1980)．

Pexman JH et al: Use of the Alberta Stroke Program Early CT Score (ASPCTS) for assessing CT scans in patients with acute stroke. AJNR Am J Neuroradiol 22(8): 1534-1542 (2001).

Simpson D: The recurrence of intracranial meningiomas after surgical treatment. J Neurol Neurosurg Psychiatry 20: 22-39 (1957).

Spetzler RF, Martin NA: A proposed grading system for arteriovenous malformations. J Neurosurg 65: 476-483 (1986).

Stiell IG et al: The Canadian CT Head Rule for patients with minor head injury. Lancet 357 (9266): 1391-1396 (2001).

Suzuki J,Takaku A: Cerebrovascular "moyamoya" disease.Disease showing abnormal net-like vessels in base of brain. Arch Neurol 20: 288-299 (1969).

Tomsick T et al: Revascularization results in the Interventional Management of Stroke II trial. AJNR Am J Neuroradiol 29(3): 582-587 (2008).

van Swieten JC et al: Interobserver agreement for the assessment of handicap in stroke patients. Stroke 19: 604-607 (1988).

Ware JE et al: The MOS 36-item short-form health survey (SF-36). I. Conceptual framework and item selection. Medical Care 30: 473-483 (1992).

Wechsler D: Wechsler Adult Intelligence Scale. New York: The Psychological Corporation (1955) : (品川不二郎：日本版 WAIS-R 成人知能検査法．東京，日本文化科学社，1990)

Wechsler D: Wechsler Memory Scale-Revised. New York: The Psychological Corporation (1987) : (杉下守弘：日本版ウエクスラー検査法 WMS-R．東京，日本文化科学社，2001)

V

小児の問題

21節	小児の診察と画像検査	300
22節	新生児頭蓋内出血	320
23節	小児脳脊髄腫瘍	325
24節	脳外液貯留（硬膜下液貯留，くも膜下腔拡大）	361
25節	水頭症	365
26節	二分脊椎	373
27節	くも膜嚢胞	388

21. 小児の診察と画像検査

坂本 博昭，松阪 康弘，國廣 誉世

6歳以降の小児では成人に準じた診察が可能なので，この節では新生児期から幼児期*に重点を置いて小児の診察，画像検査の要点を解説する．

1. 問 診

成人と同様に，腫瘍，嚢胞性病変や水頭症の発症様式は緩徐に進行性で，突然発症は血管障害が示唆される．家庭内での乳幼児の頭部外傷は虐待の可能性を考え，受傷機転などを詳細に聴取する（3.3項コラム1「児童虐待」参照）．頭蓋内圧亢進の症状にはミルクの飲みが悪い，繰り返す噴出性嘔吐，活動性の低下，不機嫌，意識障害などがある．頭痛は3歳で訴えられるようになり，偏頭痛など小児科疾患による頭痛と鑑別する．頭蓋内圧亢進の徴候とされる早朝の頭痛はもやもや病でも呈する．成長ホルモン分泌障害は成長曲線から発症時期が推測でき，多飲多尿，夜尿の出現は尿崩症の発症を示唆する．神経因性膀胱をきたせば，乳幼児ではオムツがいつも尿で濡れている（おむつのdry timeがない）状態，尿失禁，夜尿の症状となる．発熱時のけいれんは1〜2歳に好発する熱性けいれんが多いが，15分間以上の持続，複数回，Todd麻痺を伴う場合，あるいは無熱性のけいれんでは原因検索を行う．母子手帳から母体年齢，出産方法や時期，Apgar score，出生時の体重，身長，頭囲，胸囲の情報を得る**．既往歴や遺伝性疾患，母親の妊娠歴・流産歴，同朋の病歴などの家族歴を聴取する．

---

*年齢区分では新生児期は生後1か月までをいい，乳児期は通常新生児期を含み1歳まで，幼児期は1〜5歳，学童期は6〜12歳をいう．

**正期産児では在胎週数は37週以上42週未満，早産児は37週未満，過期産児は42週以上をいい，出生時体重から超低出生体重児は1000g未満，極低出生体重児は1500g未満，低出生体重児は2500g未満を指す．従来使用されてきた未熟児という用語は使用されなくなった．Apgar scoreは出生5分後で10点が正常であり，4点以下は重症仮死，5〜7点は軽症仮死である．

2. 診　察

　乳幼児では啼泣すると正確な所見が得られないため，病歴を聴取しながら保護者に抱かれた状態で表情，瞳孔，顔面や頭部を観察する．少し慣れれば話かけて言語能力を評価し，おもちゃを見せたり持たせたりして追視や上肢の動きを観察する．次に患児に触れ，頭部や大泉門部を診察し，四肢の運動や深部腱反射を評価したり，歩かせて平衡機能や下肢の麻痺を診るなどその他の神経学的所見および理学的所見を得る．最後に啼泣しても所見が得られる頭囲測定や服を脱がせて全身の外表観察を行う．

2.1　理学的所見

　バイタルサインとして血圧，脈拍，呼吸，体温を計測し，胸腹部の理学的所見を取る．成人用の幅広いマンシェットでは収縮期血圧が低く出る．頭蓋内圧亢進時には Cushing 現象として徐脈，最高血圧の上昇のいずれか，あるいは両者がみられる．水無脳症，全前脳胞症により視床下部障害を伴う例では周囲の温度に体温が変動する．口腔や直腸での深部体温が 35.5℃ 以下は低体温とされ，34.4℃ 以下になれば全身の血管が収縮して播種性血管内凝固に陥るので，水頭症などで大きな頭蓋の新生児では頭部も保温する．乳幼児では啼泣や脱水，視床下部病変，高位頚髄障害による発汗障害などによって体温が上昇しやすい．Galen 大静脈瘤など動静脈シャントがあればその外表面で血管性雑音を聴取でき，新生児期にシャント量が多いと心不全をきたす．

2.2　外表所見

2.2.1　頭囲，大泉門

　乳幼児の頭部の所見では，大泉門部の状態と頭囲の変化が頭蓋内圧の評価に極めて重要である．新生児の大泉門は頭皮上から触診で骨欠損部として確認でき（図 21.1 (a)），成長とともに徐々に小さくなり 1 歳 6 か月頃に閉鎖する．大泉門部は頭部を挙上していると平坦かわずかに陥凹するが，頭部を低くする，啼泣，怒責などによる頭蓋内圧の上昇を即時に反映し軽度膨隆し，元の状態に戻すと大泉門部もすぐ元の状態に戻る．頭蓋内圧が亢進していれば頭部を挙上しても大泉門部は陥凹せず緊張あるいは膨隆し，緊張の程度は頭蓋内圧亢進の程度に比例する．菱形をした大泉門の変形や早期閉鎖は冠状縫合，矢状縫合，前頭縫合の早期癒合で起こるが，健常児でも早期の狭小化はみられる．逆に閉鎖遅延は慢性頭蓋内圧亢進，軟骨無形

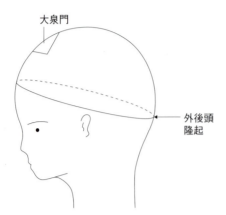

(a) 頭囲の測定法：後頭結節と前頭部とを通る頭部の最大周径をメジャーで測定する．

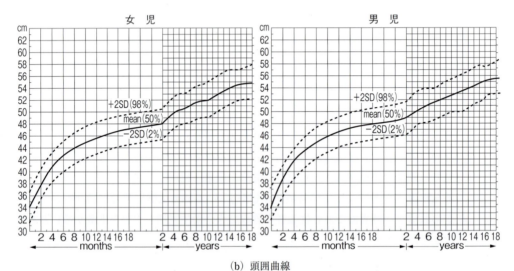

(b) 頭囲曲線

［河野三郎：診断法，幼児，学童．小児診療 5. 713-716. 1995 より引用，一部改変］

図 21.1 頭　囲

成症や鎖骨頭蓋異形成症などの骨系統疾患，ダウン症などの染色体異常，甲状腺機能低下症などで起こる．

　頭囲は年齢とともに増大し頭囲曲線の平均± 2SD の間で推移する（図 21.1 (b)）．早期産では予定した出生時期から修正した月齢で頭囲を評価する．慢性頭蓋内圧亢進によって縫合部は離開して頭囲が異常に増大する．頭囲が正常範囲内でも短期間に急激に増大すれば頭蓋内圧亢進が示唆される．乳児の大きい頭部（大頭）の原因として，病的ではない家族性大頭症（親も乳幼児期は大頭症）がある．また，乳児期にくも膜下腔が拡大する良性くも膜下腔拡大でも頭囲は異常増大するがその程度は軽く，1～2 年で頭囲は徐々に正常化していく．

　軟骨無形成症，先天性代謝異常症，Sotos 症候群などの先天性疾患では頭蓋内圧

が亢進しなくても頭蓋は大きい．逆に，新生児期を含めた乳児期では著明な水頭症や大きな脳腫瘍が発生しても，頭囲が増大して意識障害など重篤な頭蓋内圧亢進症状を呈しにくいため，頭囲の異常増大，大泉門の緊張・膨隆などの徴候を認めれば速やかに原因検索を行う．

2.2.2　頭蓋変形

　頭蓋骨縫合早期癒合症では早期癒合をきたす縫合によって発生する特徴的な頭蓋変形（図 21.2（a）〜（e））や病的な骨性隆起を呈す．単一縫合よりも複数縫合の早期癒合で頭蓋の狭小化をきたしやすいが，頭囲は頭蓋の狭小化を必ずしも反映しない．複数縫合早期癒合の中で，両側の冠状縫合早期癒合は短頭蓋（図 21.2（e））を呈し，両側冠状縫合と矢状縫合の複数縫合早期癒合では短頭蓋の形態で頭蓋が上方へ伸びた尖頭蓋や搭状頭蓋を呈し，bregma 部の骨性隆起が見られる．遺伝子変異が原因とされる症候群性の頭蓋骨縫合早期癒合症は複数縫合早期癒合と上顎骨の低形成（図 21.2（f），（g））を呈し，疾患ごとに特徴的な合指（趾）症，指（足趾）などの形成異常（図 21.2（h），（i））から臨床診断するが，表現型は遺伝子型と一致しないことが少なくない．上顎骨の低形成が強ければ上気道狭窄のため，生後早期でも経管栄養や気管切開が必要となる（図 21.2（f））．

　外表上の所見から縫合早期癒合を疑えば，確実な診断は画像検査で行う（本節 3 項「画像検査」を参照）．この疾患の外科治療の適応は頭蓋変形が強かったり，今後増強していく場合であるが，頭蓋内圧亢進を呈する例では速やかな治療が必要である．この疾患での頭蓋内圧の評価は，大泉門が早期に閉鎖する例が多く，頭囲による頭蓋の狭小化は評価しにくいため，うっ血乳頭や画像上の頭蓋内圧亢進による二次的な徴候（3 項「画像検査」を参照）の有無で評価する．

　小頭症は縫合の早期癒合はなく，脳の発育障害によって前頭部の突出が少ない．頭部単純 X 線像で頭蓋内圧亢進の所見（縫合部の離開，指圧痕の増強）は認めず全縫合の開存を認めるので，頭蓋骨縫合早期癒合症と鑑別できる．

2.2.3　頭皮，頭蓋骨の病変

　生下時の頭皮欠損は先天性皮膚欠損症を考える．乳幼児の頭皮静脈の怒張は頭蓋内圧亢進や頭蓋内からの静脈灌流障害を示唆する．頭蓋骨膜洞では頭部の正中付近から頭蓋外へ走行する頭皮下静脈の怒張がみられ，頭部を低くしたり怒責で怒張が増強する．

　頭部の腫脹，腫瘤に関しては，産瘤は産道通過時の頭皮下の浮腫なので境界が不明瞭で骨縫合を超えて発生し，通常数日で消失する．一方，頭血腫は産道通過時の骨膜下血腫なので境界は明瞭で縫合を超えず，生後半日から 1 日で増大し，数日して血腫が液状化して液の貯留として触れ，吸収には 2〜3 週間かかり大きいと遅延

V. 小児の問題

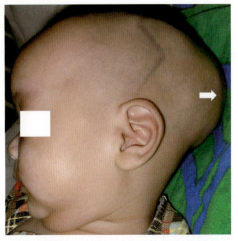

(a) 舟状頭蓋：矢状縫合早期癒合により前後に長く幅が短い頭蓋変形．本例では後方への突出bossing（矢印）が目立つ．

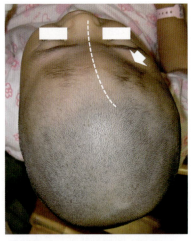

(b) 斜頭蓋：一側冠状縫合早期癒合により病変側（右側）の前頭部は平坦化し（矢印），健常側は軽度膨隆し，顔面の正中線が病変側へ傾く（点線）．

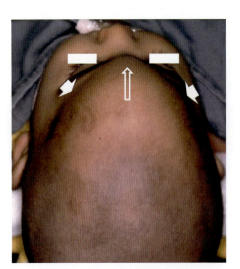

(c) 三角頭蓋：前頭部は前頭縫合早期癒合症により前頭部の正中部は船の帆先に似て前方に突出し（白抜き矢印），前頭部の両側外側部は平坦化して（左右の矢印），前頭部は三角形を呈する．

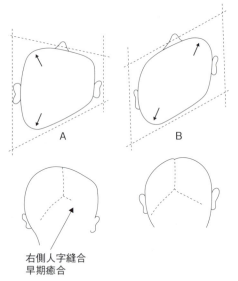

(d) 一側（右側）人字縫合早期癒合による（後）斜頭蓋（A）と体位による一側後頭部の平坦化（B）：右側の後頭部の平坦化を上から観察すると，Bによる平坦化では前頭部の変形が平行四辺形の形態であり，寝返りをするようになれば変形は改善していくが，Aではそのような変形にはならない．

図21.2 頭蓋骨縫合早期癒合症の外表所見(1)

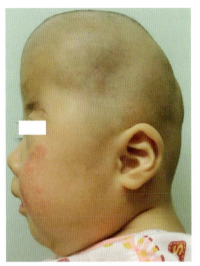

(e) 短頭蓋：両側冠状縫合早期癒合により頭蓋が前後に短い．本例では上顎骨の低形成は認めないので，非症候群性の頭蓋骨縫合早期癒合症と考える．

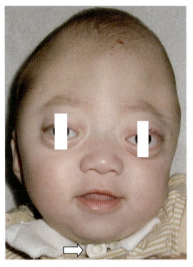

(f) 症候群性の頭蓋骨縫合早期癒合症，Crouzon 症候群．尖頭蓋を呈し，上顎骨の低形成による眼球突出を呈するが，指などの形成異常は呈さないのがこの疾患の特徴である．この生後 3 か月の例では上顎骨の低形成による上気道狭窄のため，気管切開（矢印）をしている．

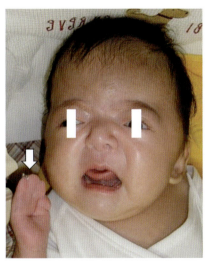

(g) 症候群性の頭蓋骨縫合早期癒合症，Apert 症候群．両側の手と足の重度の合指（趾）を伴い（矢印），上顎低形成を呈するが眼球突出を認めないことがこの疾患の特徴である．

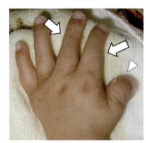

(h) 症候群性の頭蓋骨縫合早期癒合症，Pfeiffer 症候群．本例ではクローバー葉頭蓋，上顎骨低形成を呈し，この疾患に特徴的な母指変形（矢頭），第 2, 3 指中手骨関節欠損による指の伸展位（矢印）を両側性に認め，肘関節の欠損のために肘関節の伸展や屈曲はできない．

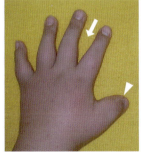

(i) 症候群性の頭蓋骨縫合早期癒合症，Saethre-Chotzen 症候群．本例では尖頭蓋，上顎骨低形成を呈し，この疾患に特徴的な第二指三指部分的合指（矢印）と母指短縮（矢頭）を両側に認める．

図 21.2　頭蓋骨縫合早期癒合症の外表所見(2)

する．年少児，特に乳児で頭皮下の血腫の吸収が遅延する場合は骨膜下血腫を疑って頭部外傷に伴う骨折の有無を検索する．

頭蓋骨腫瘍は通常無痛性で，縫合部に発生しやすい類皮腫や類上皮腫，多発性病変や全身性疾患の場合があるランゲルハンス組織球症，10歳代に発生しやすい繊維性骨異形成症，転移性腫瘍などがあり，画像検査で鑑別する（3項「画像検査」を参照）．一側の眼球突出は眼窩内の血管腫やリンパ管腫，ランゲルハンス組織球症，転移性腫瘍（神経芽腫など），線維性骨異形成症などによる．頭蓋骨を内部から外方に長期に圧迫する病変（くも膜嚢胞や低悪性度の大脳表在性腫瘍）では頭蓋骨の局所的な突出をきたす．

2.2.4 皮膚病変

次に，頭部と体幹で中枢神経疾患を示唆する皮膚病変を検索する．一次神経管形成は脳と上位頚髄から第2仙髄レベルまでの脊髄の形成に関わる．神経組織が表皮で覆われない重篤な開放性の一次神経管閉鎖障害が神経管の頭側に発生すれば無脳症となり生存できないが，脊髄に発生すれば脊髄髄膜瘤となる．脊髄髄膜瘤は外表所見から診断できるが，外表所見が典型的ではない場合は速やかにMRIを行って診断する．

a. 二分頭蓋

神経組織が皮膚で覆われた閉鎖性（＝潜在性）の一次神経管形成障害では神経板が癒合する背側の正中に皮膚病変を呈し，これと頭蓋内が連続した異常な構造物のために二分頭蓋（頭蓋骨正中部の欠損）を呈する．二分頭蓋は頭部では頭頂から後頭部に多いが，鼻から前額部の正中にも発生し，皮膚病変は腫瘤や皮膚小孔（陥凹）がある．皮膚小孔（図21.3（a））は先天性皮膚洞を示唆し，細菌感染がなくても速やかな皮膚洞の摘出が必要となる．腫瘤であれば脳瘤（図21.3（b））を考え，瘤を覆う皮膚が薄ければ感染予防のため早期に瘤の修復を行う．頭部を低くしたり啼泣時に瘤の緊張が増せば瘤内への髄液の交通があると考え，速やかにMRIで評価して瘤の修復の時期を検討する．瘤の高さが低く充実性の正中部の腫瘤は遺残性脳瘤 atreic cephalocele を考え（図21.3（c）），単純X線像でその直下に二分頭蓋による骨欠損を認める．頭蓋底に発生する脳瘤は外表からは見えず鼻腔から観察される．

b. 潜在性二分脊椎

潜在性二分脊椎は一次神経管あるいは二次神経管形成（S2以下の脊髄，馬尾神経，脊髄終糸の形成）の障害によって発生する．皮膚病変は神経管が閉鎖する背側正中に発生し，一次神経管形成障害では腰仙部に多いがより頭側の背部や後頚部でも発生し，二次神経管形成障害では腰仙部より尾側の臀裂部付近に発生しやすい．二次神経管形成には膀胱，外性器，直腸，肛門の形成にも関わるので，尿道下裂や

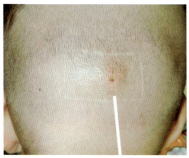
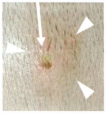

(a) 先天性皮膚洞．後頭部の正中に皮膚小孔と皮下膿瘍形成を認める．皮膚小孔は小さいので見逃しやすいが，周囲に伴う皮膚血管腫が診断には重要となる．

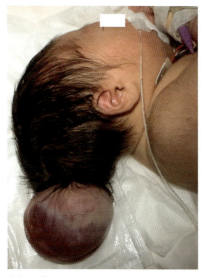

(b) 脳瘤．皮膚は健常であるが，啼泣で脳瘤の緊張が増すため，瘤と頭蓋内との髄液の交通があると判定し，生後1週間目に瘤の修復を行った．

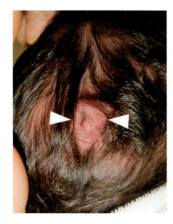

(c) 遺残性脳瘤．生後3週間目で後頭頭頂部の正中に，脱毛を伴う非圧縮性で周囲との境界が明瞭な弾性硬の腫瘤を認める．

図 21.3 二分頭蓋の外表所見

鎖肛の例では脊髄終糸病変や仙骨形成異常を伴いやすい．皮膚病変としては皮下脂肪腫，異常毛髪，皮膚血管腫，皮膚の突起物，皮膚陥凹（小孔），皮膚瘢痕などがあり（図 21.4 (a)～(f)），潜在性二分脊椎が否定できなければ MRI で鑑別する．尖足（図 21.4 (g)）や足の麻痺，神経因性膀胱など係留脊髄に発生しやすい神経障害を認めれば出生後の早期に MRI を行うが，無症候性の例では生後6か月までに行うことが多い．しかし，周囲に皮膚血管腫や異常毛髪を伴いやすい皮膚小孔は先天性皮膚洞を示唆し，これに細菌感染が発生すれば脊髄機能は高度に障害されるので，感染所見がなくても速やかに MRI で診断して切除を行う．殿裂内で肛門に近

308　V. 小児の問題

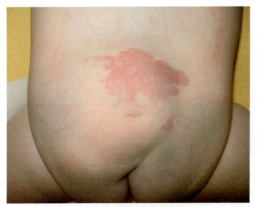

(a) 皮下脂肪腫，皮膚血管腫（脊髄脂肪腫の例）

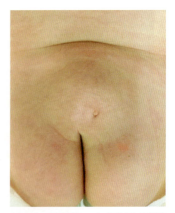

(b) 皮下脂肪腫，皮膚陥凹（脊髄脂肪腫の例）

(c) 皮膚瘢痕（"cigarette burn" mark）
新生児期では正常な皮膚が欠損（矢頭）を呈する（上）が，出生後数か月が経過すれば，皮膚欠損部は瘢痕化が進んで縮小傾向で白色の瘢痕形成（矢頭）を呈する（下：上とは異なる例）．このような皮膚病変を呈し，脊髄まで連続するが表皮成分は含まない策状物を伴う潜在性二分脊椎は従来 meningocele manqué と呼ばれてきたが，最近ではその発生機序から limited dorsal myeloschisis と呼ばれようになった．これと類似した MRI 所見を呈する先天性皮膚洞との鑑別点は，皮膚洞の皮膚所見では瘢痕形成ではなく，皮膚洞の入り口は小さな小孔を呈し（図 21.4 (e)），皮膚から脊髄に連続する策状物の内部には管腔構造を持ち，内壁は病理組織学的には皮膚組織である．

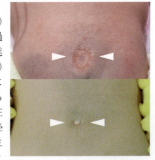

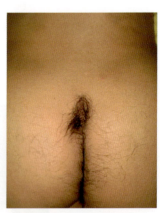

(d) 異常毛髪（割髄症の例）

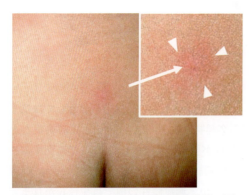

(e) 皮膚小孔（右上は拡大）（先天性皮膚洞の例）．殿裂より頭側正中部の皮膚小孔（矢印）は小さいため，周囲の皮膚血管腫（矢頭）が診断の助けとなる．

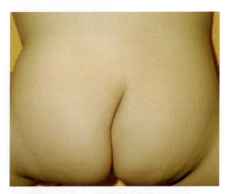

(f) 臀裂のゆがみ（脊髄終糸脂肪腫の例）

図 21.4　潜在性二分脊椎に伴う外表所見(1)

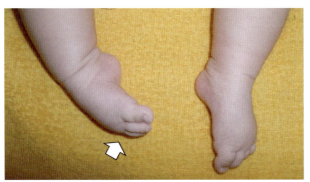
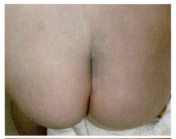
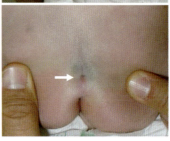

(g) 尖足（右側）．矢印は尖足位を示し，足関節や足趾は背屈できない．

(h) coccygeal pit（殿裂内の皮膚陥凹）は殿裂を開いてはじめて臀裂内に皮膚小孔（矢印）が認められる．（文献 Weprin BE, et al：Coccygeal pits. Pediatrics. 2000;105（5）:E69.）．

図 21.4　潜在性二分脊椎に伴う外表所見(2)

い皮膚小孔は coccygeal pit（図 21.4（h））として脊椎管内に病変を伴うことは稀であるが，明確な診断には MRI が必要となる．

c. その他の疾患

軟骨無形成症，ダウン症，ムコ多糖蓄積症などの系統疾患では各疾患で特徴的な顔貌や体形をとり，特有な神経障害を呈することがある．

神経皮膚症候群には神経線維腫症（I 型ではカフェオレ斑，皮下腫瘤など），結節性硬化症（白斑，顔面の血管繊維腫など），Sturge-Weber 症候群（三叉神経支配領域に一致する顔面の port-wine stain と言われる血管腫が特徴で，心・大血管や後頭蓋窩の脳の形成異常を伴う PHACE 症候群にみられる顔面の plaque type の血管腫とは外表所見上は異なる），神経皮膚黒色症（黒色母斑）などがあり，中枢神経系のスクリーニング MRI が必要となる．

環椎軸椎間の回転性固定は軽微な頭部の外傷などにより頸部の強い疼痛を伴う特徴的な斜頸（cock robin position）が特徴的である．斜頸は後頭蓋窩腫瘍に伴ったり，眼球運動障害による複視の補正動作でもみられる．

2.3　神経学的所見

小児では発達や頭蓋内圧亢進の有無を評価し，成人に準じた系統的な局在診断を行う．

2.3.1　意識

　　神経学的所見の中で，脳全体としての機能を評価するため，意識状態の評価は第一に行うべき項目である．

　　意識清明の成熟新生児では軽い刺激で目覚め，強い光刺激により瞬目し，母親の顔に視線を固定して短時間であれば追視し，刺激が強いと啼泣する．2か月ではほほえみ，追視は生後3か月にみられ，覚醒時に周囲への関心を持って四肢を自発的に動かす．四肢の自発的な運動が少なく，刺激しても啼泣しなかったり，逆にあやしても泣きやまず泣き続ける不穏な状態は頭蓋内圧亢進，けいれんなどの異常が示唆される．

　　日本脳神経外科学会のデータベース Japan Neurosurgical Database（JND）で頭部外傷入院時の Glasgow Coma Scale（GCS）の小児例の評価は成人に準じるが，言語発達が十分ではない2歳以下での Best Verbal Response は，5：機嫌がよく，クークー笑う，バブバブと喃語を言う，4：不機嫌，泣きやまない，3：疼痛刺激により泣く，2：疼痛刺激により呻き声を出す，1：発声がない，で判定する．

2.3.2　頭蓋内圧の評価

　　乳幼児の頭蓋内圧亢進は，大泉門，頭囲の状態に加え，眼球の落陽現象（第3脳室の拡大による上丘障害），頭皮静脈の怒張，外転神経麻痺，活動性の低下，意識障害の有無などで評価する．頭囲が拡大すればうっ血乳頭は出現しにくい．

2.3.3　局在診断

　　神経学的な局在診断では，脳神経系，運動，平衡機能，知覚の評価は成人と同じ手順で検索する．追視の有無，瞳孔や対光反射を観察し，1歳で視線が合わない場合は視覚障害を疑う．

　　運動評価のため，新生児ではモロー反射などの原始反射，筋の緊張，後弓反張の有無，顔面や四肢の運動の左右差や上下肢の差を観察する．麻痺や筋緊張の低下があれば四肢の関節が屈曲優位とはならない．新生児脳室内出血では下肢の筋緊張が亢進した対麻痺を呈する．乳児では頚定，筋緊張，麻痺を検索するが，随意運動での評価は難しい場合があるため，深部腱反射，クローヌス，疼痛による四肢の逃避反応など随意ではない評価法に重きを置く．幼児では玩具の持ち方や歩き方などから麻痺など神経学的所見を得る．歩行が安定していても片足立ちや継ぎ足歩行など負荷をかけて平衡機能や下肢麻痺を評価する．

　　知覚の評価は，乳幼児でも脊髄の最尾側にあたる仙髄レベル支配の肛門周囲や臀裂部から頭側に向かって疼痛刺激（安全ピンの先端での刺激など）を行い，逃避反応が低下したデルマトームから脊髄障害レベルを推測する．頚部痛や頚部の運動制

限は頭蓋頚椎移行部の病変を疑い，キアリⅠ型奇形では怒責や頚部の前屈で誘発される後頭部痛や後頚部痛，小脳・脳幹症状，大きな脊髄空洞症を合併すれば側彎を呈する．

2.3.4 言語運動発達

　乳幼児期の言語運動発達では，3〜4か月で頚定（両上肢を持って引き起こすと頭部も持ち上がる），6か月で寝返り，1歳でつかまり立ち，つたい歩きができ，1歳6か月までには独歩ができ，意味のある単語が言え，2歳で「ママ，来た」などの名詞・動詞からなる2語文がしゃべれる．言語運動発達の遅れを認めれば，その原因が局所神経障害，頭蓋内圧亢進，あるいは合併する系統的な疾患によるものかを検討する．筋緊張低下を伴うDown症や軟骨無形成症などではこれらの疾患に特有な運動発達が遅れることを考慮する．

3. 画像検査

3.1　超音波エコー検査

　胎児の超音波エコー検査では，体の大きさ，頭蓋の大きさや形態，脳の形態，外表上の形態異常（脊髄髄膜瘤，髄膜瘤，脳瘤，合指など）が評価される．脳の形態では，妊娠8週から側脳室が観察され，9〜10週以降で左右の大脳が観察でき，脳溝の形成ではシルビウス裂16〜17週，中心溝26週とされる．妊娠32週からは二次脳溝の形成が見られ，これより以前では正常でも脳溝形成が乏しい滑脳症に類似した形態を示す．側脳室は前角よりも後角が大きく，妊娠週数にかかわらず三角部の幅（atrial width）が10mm以上は脳室拡大と判断する（3.4項「MRI」を参照）．人工妊娠中絶が認められる妊娠21週6日までに方針が決められるよう検査を進めるが，無脳症や脊髄髄膜瘤を除けば出生前に正確な診断は難しい場合が多い．このような場合は医療者から明確な方針は提示しない非指示的な説明となる（坂本2015）．しかし，妊娠22週以後では，親が生まれてくる子どもを育てる意欲が持てるように説明する．

　出生後の超音波エコー検査では，鎮静処置は不要で保育器の中でも随意に冠状断や矢状断の画像が得られるが，再現性を持って描出するには熟練が必要である．頭蓋内の検索では早産児の脳出血，出産時の頭蓋内出血の診断に有効で，大泉門が狭小化するまでは，脳や脳室の形態，脳表のくも膜下腔や硬膜下腔など脳実質外の評価もできる．また，潜在性二分脊椎のスクリーニングとして生後2〜3か月までは未発達の棘突起の間から，脊髄円錐下端部の位置，硬膜嚢内の異常な構造物や脊髄終糸病変などが判断でき，異常が疑われればMRIで評価する．

3.2 単純 X 線検査

新生児期は頭蓋骨縁にカルシウムが沈着していないため，健常児でも頭部単純 X 線像で縫合部が広く，これを頭蓋内圧亢進による縫合線離開（図 21.5（a））とは判

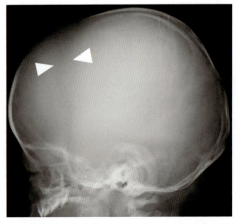

(a) 乳児期の頭蓋内圧亢進の所見．水頭症を呈する 6 か月の女児．頭囲の異常増大をきたし，冠状縫合の離開の所見（矢頭）を認める．

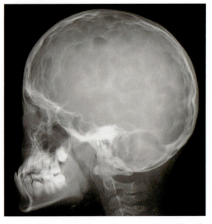

(b) 学童期（10 歳）の Crouzon 症候群の女児．頭痛を訴え，うっ血乳頭を認め，単純 X 線像側面像ですべての縫合は早期癒合の所見である．頭蓋全体に指圧痕の増強を認め，慢性の頭蓋内圧亢進を示唆している．

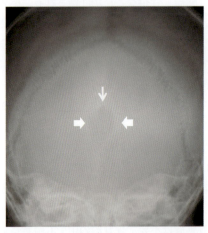

(c) 先天性皮膚洞（図 21.3（a）の例）．皮膚洞が通過する小さな骨欠損（潜在性二分頭蓋）（矢印）と頭蓋内に続く皮膚洞の一部に発生した類上皮腫による脱灰像（太矢印）を認める．頭蓋内の類上皮腫が細菌感染により増大し，急速に水頭症が発症したので緊急で皮膚洞と類上皮腫の全摘出，抗生剤の投与により症状は消失した．

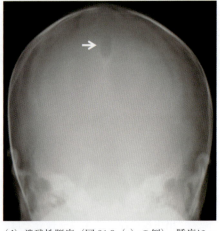

(d) 遺残性脳瘤（図 21.3（c）の例）．腫瘤に一致して正中部に潜在性二分頭蓋を示す骨欠損（矢印）を認める．MRI では頭蓋内外の構造物が認められたが髄液の交通はなく遺残性脳瘤と診断した．修復は cosmetic な目的に留まるため施行しなかった．

図 21.5　頭部単純 X 線像(1)

断しない．また，幼児期までの下部腰椎や仙椎の棘突起は骨化しないので単純X線像では描出されず，これを二分脊椎と診断しない．指圧痕は幼児期から学童期の健常児で頭頂部にのみ認められるが，広範囲に認めたり（図21.5（b）），乳児期に認めれば慢性の頭蓋内圧亢進と判断する．二分頭蓋では正中部の骨欠損を認める（図21.5（c）（d））．頭蓋骨腫瘍の中で類上皮腫は縫合線部に発生しやすく境界は明瞭で，ランゲルハンス組織球症では境界が不明瞭である（図21.5（e）（f））．線維性骨異栄養症では骨皮質は菲薄化し，蝶形骨では骨硬化像となる．頭部の単純X線

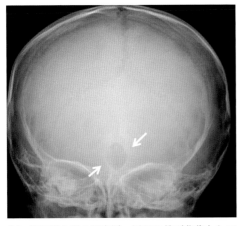

（e）前頭縫合部の類皮腫．周囲に骨硬化像としてハロー（矢印）に伴い，境界明瞭で均一な骨透亮像を呈する．

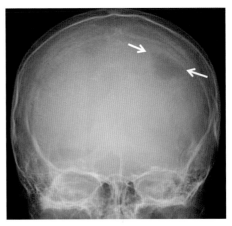

（f）頭蓋骨円蓋部のランゲルハンス組織球症．周囲の骨との境界がやや不明瞭な骨透亮像を示す（矢印）．

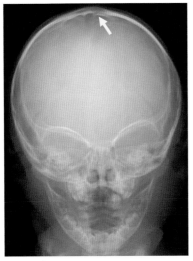

（g）早期癒合症により矢状縫合は認めず，一部が隆起している（矢印）．

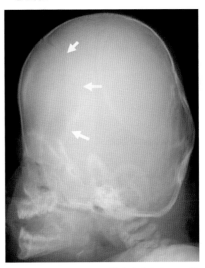

（h）両側冠状縫合が早期癒合をきたして骨硬化像を示し（矢印），短頭蓋を呈す．

図21.5　頭部単純X線像(2)

像で縫合部の消失像や骨硬化像は縫合の早期癒合と診断できる（図21.5（g）（h））（3.3項「CT」を参照）．10歳までの松果体部の石灰化を認めれば松果体部腫瘍を疑う．単純X線像で脳室腹腔シャントの脳室や腹腔側のカテーテルの走行や位置の異常，頚部でのシャント断裂は診断できるが，断裂を認めない場合の閉塞部位の診断はシャントバルブの穿刺によるシャント造影が有効である．

3.3 CT

放射線被ばくの軽減のため乳幼児の頭部外傷時のCTの適応は明確ではない（下川 2018）が，1）意識が全く清明とはいえない，2）神経学的異常を認める場合，3）

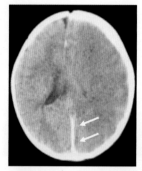

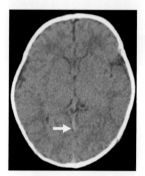

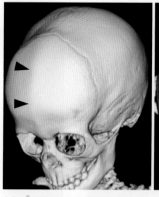

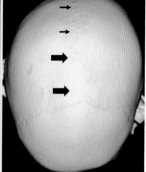

(a) 被虐待児（生後6か月）．「3歳の姉が哺乳瓶で赤ちゃんの頭をたたいた後にぐったりした」と家族が連れてきた．来院時，Japan Coma Scale 100，右方への共同偏視を伴うけいれん重責の状態で，顔面，背部に新旧の皮下出血を複数認め，両側の網膜出血も認め，被虐待児と考えた．単純X線像で頭蓋骨折を認め，単純CTでは虐待によって発生しやすい大脳半球間裂の硬膜下血腫（矢印）と左大脳半球表面のわずかな硬膜下血腫を認め，大脳半球は左側に強い広範囲な脳浮腫（低吸収域）を示し，正中構造物の偏移を伴った．直ちに減圧処置を行い頭蓋内圧の低下を図ったが，瞳孔が散大し死亡した．

(b) 新生児（健常児）．大脳鎌や小脳テントがやや高吸収域となることがある．

(c) 頭蓋骨縫合早期癒合症の3D-CT
前頭縫合と矢状縫合の早期癒合症（1歳）．左図：前頭縫合部が隆起（矢頭）して前頭縫合早期癒合を示すが，前頭縫合早期癒合に見られる三角頭蓋の形態ではないので早期癒合の程度は軽い．右図：矢状縫合の後方部分は確認できる（小矢印）が，前方部分は縫合が消失して早期癒合をきたし（大矢印），頭蓋は矢状縫合早期癒合による舟状頭蓋を呈する．冠状縫合は確認できる．本例は頭部単純X線像で指圧痕の増強を認め，頭蓋拡大形成を施行した．

図21.6 単純CT

受傷時の意識喪失，4）激しい頭痛や嘔吐，5）1m 以上の高さからの転落や頭皮の損傷が高エネルギー外傷を示す場合などとされる．乳幼児の家庭内での外傷は常に虐待（コラム1参照）の可能性を考え画像検査を考慮し，大脳半球間裂の硬膜下血腫（図21.6（a））は虐待による可能性が高いので，わずかな血腫であっても見逃さない．ただ，新生児期では大脳鎌や小脳テントがやや高吸収域となる（図21.6（b））ことがあり，大脳白質は正常でも CT で低信号を示す傾向があるため，出血がどうかの判定には MRI を行う．小児では水頭症に対する脳室腹腔シャントの閉塞時に明らかに拡大するとは限らないため，シャント機能が良好な時の脳室の大きさと比較すべきである．神経症状や所見がシャント閉塞によるものではないと明確に判断できない場合，速やかにシャント造影などでシャント機能を評価する．頭蓋縫合の早期癒合や頭蓋変形の評価は頭部の 3D-CT が適している（図21.6（c））．

【コラム 1】児童虐待 Child abuse

　児童虐待では身体的虐待が約半数を占め，被虐待児の約半数が頭蓋内病変により死亡する．頭部外傷の初期診療に当たる脳神経外科医が虐待と診断しなければ虐待が繰り返され，予後不良の結果となる．虐待による乳児の脳損傷は shaken impact syndrome（従来は，揺さぶられっこ症候群 shaken baby syndrome）と呼ばれ，典型的には胸郭を両手で保持して激しく前後に揺さぶれば，大きい頭部が頚部で前後にしなって頭蓋と大脳との動きがずれ，上矢状静脈洞につながる橋静脈が断裂し脳挫傷を伴わない大脳半球間裂の急性硬膜下血腫（図21.6（a））や大脳白質の軸索損傷が発生する．眼球の硝子体にも牽引力が働き，網膜（眼底）出血は被虐待児の 70〜80%（通常両側性）に認める（Hoskote 2002）．

　第三者の目撃のない家庭内で発症した頭蓋骨骨折や硬膜下血腫の例で，1）年齢3か月以下，2）外傷の病歴が不明や不自然（気づいたらぐったりしていた，など），保護者によって外傷の状況が異なる，尋ねるごとに異なる病歴，3）網膜出血，4）全身骨撮影で虐待を示唆する所見，5）原因不明の打撲痕，のうち1項でも合えば虐待の可能性がある（西本ら2006）．外陰部を含め全身の外表面を観察し，新旧の打撲痕，出血斑，火傷痕などの異常があれば写真を撮って記録する．虐待による頭蓋骨骨折では，多方向，両側性，解離性（骨折線の幅が広い）の骨折線，複雑で広範な反復性の損傷による．発生機序から脳挫傷を伴わない大脳半球間裂の硬膜下血腫が特徴的で，両側性の硬膜下血腫，急性期と慢性期など発症時期の異なる硬膜下血腫，脳実質損傷も伴いやすい．しかし，転倒など軽微な外傷後に脳挫傷を伴わずに発生する乳幼児の急性硬膜下血腫（中村のI型）とは画像上で鑑別が難しい（中村1965；青木2017）．そのため，虐待によるものと安易には判定しない．

　虐待防止法から虐待の疑い例でも児童相談所への通報義務がある．通報は院内の虐待対応の委員会から通報し，診療した医師を虐待者から守る．軽症であっても小児科と協力して入院させ，保護者から隔離して児を保護する．保護者が児に必要な治療を受けさせない医療ネグレクトでは，親権を公的に一時停止して必要な治療を行うこと

もある．虐待者の詮索は児童相談所や警察に任す．治療では，けいれん重積により広範囲な脳浮腫や急性硬膜下血腫による頭蓋内圧の管理が重要で，重症例では速やかに呼吸管理下にバルビタールを投与してけいれん重積を止め，開頭前より輸血を開始して貧血を改善しつつ硬膜下血腫除去を行う．虐待者は半数以上が母であるが，虐待者自身が被虐待経験をもつ世代間継承が多いので，児の治療と平行して家庭環境の改善が必要となる．

青木信彦：Letter to the Editor. 小児の脳神経 42: 393-400, 2017

Hoskote A et al : Subdural haematoma and non-accidental head injury in children. Child's Nerv Syst 18: 311-317, 2002

中村紀夫ら：小児の頭部外傷と頭蓋内血腫の特徴．第Ⅱ報．急性・亜急性頭蓋内血腫．脳と神経．785-794, 1965

西本　博ら：家庭内での軽微な外傷による乳児急性硬膜下化血腫の再評価．小児の脳神経 31: 215-223, 2006

3.4　MRI

　アーチファクトは眼球，嚥下，呼吸など体動，血流や髄液の動き（中脳水道から第4脳室上部，モンロー孔部，脳幹から大孔部，胸髄周囲のくも膜下腔など），圧可変式シャントバルブの金属で発生する．脊髄脂肪腫と脊髄との境界部は化学シフトによるアーチファクトは黒い線状となる（図 21.7（a））．

　胎児 MRI（母体 MRI）は妊娠 18 週以降では安全とされ，撮像時間が短い撮像法が用いられる．超音波エコー検査と同様に，水平断像で側脳室三角部の幅（atrial width）が 10mm 以上は脳室拡大と判断する（図 21.7（b））．

　胎児の脳室拡大の原因の約 1/3 は脊髄髄膜瘤に伴う水頭症のため，胎児の脳室拡大があれば脊髄髄膜瘤（図 21.7（c））の検索を行う．脳瘤（図 21.7（d））が大きければ脳組織や脳室を伴う脳組織も脱出していることが多く，MRI で内容物，脳室拡大の有無，上矢状静脈洞との位置関係を観察し脳瘤の修復を計画する．

　出生後では，2 歳頃までに完了すべき中枢神経系の髄鞘化は T1 強調画像で高信号，T2 強調画像で低信号となる．種々の嚢胞性疾患が後頭蓋窩や大脳半球間裂に発生するので鑑別が必要で（表 21.1, 表 21.2），嚢胞の内容が髄液かどうか拡散強調画像で評価する．T2 強調画像で高信号となる髄液と脂肪を鑑別するには脂肪抑制画像が有用である．

21. 小児の診察と画像検査　317

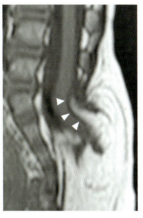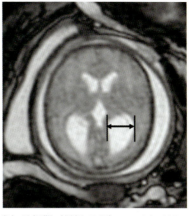

（a）MRIの化学アーチファクト．脊髄脂肪腫（脊髄が脊椎管から脱出した脊髄脂肪髄膜瘤の例）で，脊髄と背側脂肪腫の間には低信号の黒い線（矢頭）が描出されているが，これはアーチファクトで解剖学的な境界ではない．

（b）胎児期（妊娠32週）のatrial width．側脳室の三角部がもっと大きく撮像できる水平断像で測定する．本例では17mmと側脳室の拡大ありと判定した．

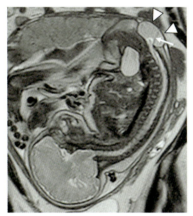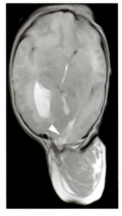

（c）胎児期（妊娠34週）の脊髄髄膜瘤．外表に瘤の形成をみ（矢頭），その内部を脊髄（矢印）が脊椎管から脱出して瘤の正中の表面を形成するneural placodeに向かって走行している．

（d）出生後の脳瘤（図21.3（b））の例）．後頭頭頂部の骨欠損部より側脳室を含んで（矢頭）右側大脳半球の一部が脱出した所見．

図 21.7　MRI

V. 小児の問題

表 21.1　後頭蓋窩正中嚢胞の形態発生と分類

	菱脳蓋板由来		くも膜由来	
囊胞	Dandy-Walker cyst	Blake's pouch cyst	くも膜囊胞	巨大大槽
起源	菱脳蓋（AMS）	菱脳蓋（AMI）	くも膜	くも膜
小脳虫部	欠損・低形成	正常に形成	正常に形成（前方に圧排）	正常に形成
後頭蓋窩	大きい	正常	時に大きい	正常
静脈洞交会・横静脈洞の高さ	高位	正常（時に静脈洞交会の形成不全を伴う）	時に高位	正常
シェーマ（矢状断）				
留意点	・Dandy-Walker variant * は Blake's pouch cyst と同じ発生機序を持つと考えられている． ・Blake's pouch cyst は第4脳室脈絡叢が囊胞内に伸展することがある．		くも膜ポーチ：交通性，非圧排性くも膜囊胞；囊胞腔は内後頭結節（◀）を越える．	囊胞腔は内後頭結節（◀）を越えない．病的意義はない．

［Utsunomiya H.et al: Midline cystic malformations of the brain: imaging diagnosis and classification based on embryologic analysis. Radiat Med 24, 471-481, 2006 より引用，一部改変］

表 21.2　大脳半球間裂の囊胞性病変の鑑別

囊胞	非交通性半球間裂囊胞		交通性半球間裂囊胞		全前脳胞症の dorsal cyst
	くも膜囊胞	上皮性囊胞	原発性	続発性	
起源	くも膜	神経上皮	間脳蓋板（第3脳室天蓋）		間脳蓋板（前脳胞天蓋）
終脳	半球脳：脳梁欠損を伴う		半球脳：脳梁欠損（形成不全）を伴う		全球脳
大脳鎌・小脳テント	正常		形成不全／低形成	正常	形成不全／低形成
ガレン静脈系	正常		形成不全	正常	形成不全
その他	第3脳室天蓋は下方に偏位する		胎生早期の水頭症発症	胎生後期の水頭症発症	alobar/semilobar 型に水頭症を伴いやすい
模式図					
図の説明	囊胞によりⅢ（第3脳室）天蓋は下方に圧排される		胎生早期よりⅢ（第3脳室）天蓋が挙上したもので，大脳鎌の低（無）形成を伴う	胎生後期（大脳鎌が形成された後）に水頭症発症によりⅢ（第3脳室）天蓋が上方に挙上したもの	Mv：単脳室．第3脳室に分化する以前の間脳蓋板が囊胞状に拡張した状態

［宇都宮英綱：6. MRI 検査，胎児期水頭症　診断と治療ガイドライン．胎児期水頭症ガイドライン編集委員会，金芳堂，京都，p62，2005 より引用，一部改変］

【コラム2】 MRI の鎮静

検査中に静止が保てない場合は鎮静処置が必要となり，保護者に鎮静の必要性と合併症を説明し書面での承諾を得る．均一磁場を得るため円筒構造物の内に患児が隔離されるMRIでは，関連三学会による共同提言（https://www.jpeds.or.jp/uploads/files/20150129.pdf）に準じて鎮静中の嘔吐や呼吸障害に対し迅速な対応がとれるように準備する．経口摂取の制限は検査の前に水は2時間，ジュース・母乳は4時間，牛乳・食事は6時間以上あけ，検査前の昼寝を避ける．乳幼児の鎮静処置として頻用される経口投与のトリクロリールシロップ（トリクロホスナトリウム80mg/kgあるいは0.8mL/kgを上限）は検査30分前に投与する．エスクレ坐薬や抱水クロラールの注腸では50mg/kgを上限として，グリセリン浣腸後に投与する．いずれの方法でも添付文章に従い，トリクロホスナトリウムとしての投与総量が2000mgを越さない．検査中はパルスオキシメーター（カプノメーターが望ましい）装着，患者観察を担当する医療者による観察記録が必要である．検査後はふらつきによる転倒，興奮状態に注意する．この方法が無効な場合，静脈麻酔薬による鎮静処置を検討する．

4. インフォームド・コンセント

小児例でインフォームド・コンセントを得るに当たっては，強い不安を抱く保護者から我が子の疾患について医療者に質問を行いやすい雰囲気を保って説明し，年少児でも年齢に応じた説明を行いインフォームド・アセント（同意）を得る（坂本2015）．また，保護者が疾患をもった我が子を受容できるように，重篤な疾患であっても希望を持てる点を提示する．保護者にこのような受容がないと方針決定が困難になり，また初期治療が完了して退院できる状態になっても保護者による自宅での養育が受けられず，入院が長引くことを認識して受容を図る．

文 献

水口　雅（編集）：小児神経・発達診断，中山書店，東京(2010).

坂本博昭：第3章　患者・家族への説明，§1. インフォームド・コンセント．山崎麻美，坂本博昭編集．小児脳神経外科学，金芳堂，pp129-139 (2015).

下川尚子：小児軽症頭部外傷における頭部CT適応標準〜たんこぶで受診した児に頭部CTを撮りますか？：脳と発達 50：413-417(2018).

22. 新生児頭蓋内出血

大森 義範，吉藤 和久

　新生児の頭蓋内出血の原因の主なものは，出産時の外傷性頭蓋内出血，低出生体重児の脳室内出血（IVH）を代表とする周産期障害，ビタミン K 欠乏性頭蓋内出血を代表とする全身疾患による出血である．本節では，新生児頭蓋内出血の中でも一般脳神経外科医が遭遇し手術治療の適応判断を迫られる機会があると思われる IVH を取り上げ概説する．

1. 新生児脳室内出血

1.1　病　態

　新生児に発生する IVH の多くは早期産新生児に認められ，生後 24 時間以内の発症が 50％，72 時間以内が 90％である．在胎期が短いほど発生率も高いと報告されており，胎児期に存在する脳室上衣下胚芽層（subependymal germinal matrix）の血管脆弱性が原因と考えられている．

　近年の胎児期画像検査の進歩により，胎生期の定期的超音波検査で IVH が診断されることもあるが，明らかな誘因がはっきりしない場合が多い．

　正期産新生児においても IVH は稀に観察され，脈絡叢からの出血が多いとされているが傍証をもって証明されることは少なく，原因としては分娩時外傷，重度仮死，出血性素因などが原因として報告されている（森岡 2010；師田 2011）．

1.2　症　状

　重症例では，急速に進行する意識障害・呼吸障害・痙攣発作などがみられるが，軽度の意識障害や呼吸障害と緊張低下・下枝の肢位異常・眼位異常などの症状でみつかる場合が多い．軽症例では無症状の場合も多く存在する．進行性の水頭症をき

たせば，頭囲拡大，大泉門の緊満などが出現する（Volpe 2008）．

1.3 診　断

　低出生体重児の場合は呼吸循環管理が行われているので，保育器内でも検査が可能な超音波検査で診断される場合が多い．CT スキャンや MRI 検査を追加するのが理想であるが，放射線被曝や全身管理の観点から超音波診断でフォローアップを行うことが多い．重症度は Papile の CT 分類（表 22.1）がよく用いられる．Volpe はエコーによる重症度分類（表 22.2）を行っているが，実際にはエコー所見を Papile 分類に適用して運用していることが多い．

表 22.1　Papile の CT 分類

Grade Ⅰ	Subependymal hemorrhage 上衣下出血
Grade Ⅱ	Intraventricular hemorrhage without ventricular dilatation 脳室拡大を伴わない脳室内出血
Grade Ⅲ	Intraventricular hemorrhage with ventricular dilatation 脳室拡大を伴う脳室内出血
Grade Ⅳ	Intraventricular hemorrhage with parenchymal hemorrhage 脳実質内出血を伴う脳室内出血

表 22.2　Volpe の頭部エコーによる重症度分類

Grade Ⅰ	Germinal matrix hemorrhage with no or minimal intraventricular hemorrhage （＜10% of ventricular area on parasagittal view） 上衣下出血のみ，または出血が脳室腔の 10%未満
Grade Ⅱ	Intraventricular hemorrhage （10-50% of ventricular area on parasagittal view） 脳室内出血は脳室腔の 10〜50%
Grade Ⅲ	Intraventricular hemorrhage （＞50% of ventricular area on parasagittal view; usually distends lateral ventricle） 脳室内出血は脳室腔の 50%以上で，多くは脳室拡大を伴う
Separate notation	periventricular echodensity（location and extent） 脳室周囲高のエコー輝度上昇

1.4 治　療

　頭蓋内圧亢進症状や頭囲拡大を示す症例，経過で進行性の脳室拡大傾向を認め水頭症と考えられる場合，二次的な脳損傷を予防するために外科治療を考慮しなければならない（図 22.1）．一般的にはまず髄液リザーバー留置術を行う．以前は反復

腰椎穿刺が行われていたが，保存的治療群と比べ有用性が証明されておらず，現在ではほとんど行われていない（山崎 2013）．PI カテーテルを用いた脳室ドレナージ管理の有効性が報告されているが，小児科医だけではなく脳神経外科による慎重な髄液管理が必要である（朴 2012）．

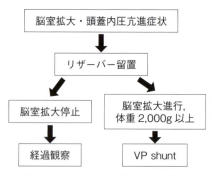

図 22.1　脳室内出血後水頭症の管理

1.5　外科治療の方法

1.5.1　髄液リザーバー留置術

髄液リザーバー留置術を行い，頭囲の拡大傾向・脳室の拡大傾向を認める期間は

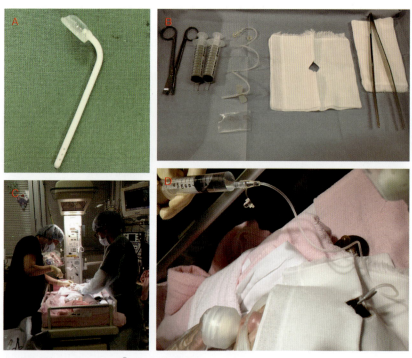

A：CSF-Neonate Reservoir®（Medtronic 社）
B：髄液排出を行う際の物品．
C：髄液排出の遠景．バイタル変化をきたすことがあるので必ずモニタリングを行う．
D：穿刺部位を消毒した後に，中央に切れ込みを入れたガーゼで覆う．患児が動いても抜けにくいように 27G の翼状針にて穿刺を行う．大泉門が陥凹するまで髄液排出を行う．頭囲や大泉門の性状から排出量・穿刺頻度を調整する．

図 22.2　リザーバーからの髄液排出

間欠的に髄液を排出する（図 22.2）.

1.5.2　VP シャント術

髄液吸引が継続的に必要な場合は VP シャント術を施行する．安全に行うには一般の施設では体重 2,500g 以上，小児専門施設では体重 2,000g 以上が望ましい（師田 2011）.

1.5.3　内視鏡下血腫吸引除去法

IVH を発症した早期産新生児において内視鏡下血腫吸引除去が水頭症発症の予防に有効であるという報告もあり，補助的治療として考慮してもよいと考えられる（Schulz 2014）.

1.6　予　後

重症度が機能予後や生命予後に影響を与える（宮嶋 2013）．また重症度の高い症例では，シャントが必要になるリスクも高いと報告されている.

重症度が高くても，髄液排出が適切であれば，良好な精神運動発達を認める症例もある．（図 22.3）．髄液排出が不十分な場合や感染を併発した場合，その後の治療が困難となり，予後にも影響を与えると考えられる．（図 22.4）

文　献

Kusuda S et al: pediatrics 118: e1130-e1138（2006）.
宮嶋雅一：脳外誌 22：276-282（2013）.
森岡隆人：脳神経外科臨床マニュアル改訂第 4 版．丸善出版，pp.594-603（2010）.
師田信人：脳外誌 20：790-801（2011）.
朴永鉄：小児の脳神経 37：447-456（2012）.
Papile LA et al: The journal of Pediatrics 92: 529-534（1978）.
Schulz M et al: Journal of Neurosurgery: Pediatrics 13: 626-635（2014）.
高橋義男：脳神経外科臨床マニュアル改訂第 3 版．Springer，pp.560-572（2001）.
Volpe JJ: Neurology of the newborn 5th ed. Saunders, pp.517-588（2008）.
山崎麻美：小児脳神経外科診療ガイドブック．メジカルビュー社，pp.68-81（2013）.

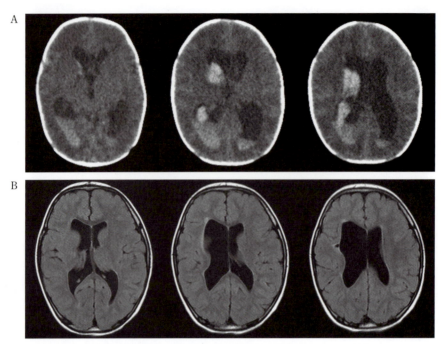

A：発症時 CT：日齢 8 より無呼吸が出現，日齢 9 に CT 評価を行ったところ Papile 分類 Grade Ⅳ の IVH を認め紹介となった．リザーバー留置を行い髄液排出開始，頻発していた無呼吸発作は改善した．日齢 27 日より髄液排出を休止したがその後脳室拡大はなく経過した．

B：フォローアップ MRI（4 歳）：軽度左片麻痺が残存しているが日常生活には問題なく，通常学級に通っている．

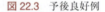

図 22.3　予後良好例

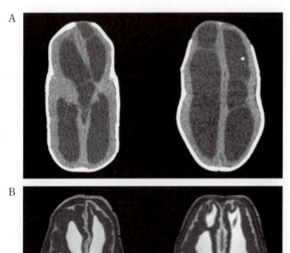

A：前医 CT（4 か月）：出生日にエコー所見で Papile 分類 Grade Ⅳ 相当の IVH と診断を受け，脳神経外科のない市中病院 NICU 管理となった．脳室拡大に対して日齢 24 より反復腰椎穿刺，日齢 32 より PI カテーテルを用いた脳室ドレナージ管理を受けたが脳室拡大が進行したため紹介となった．髄膜炎を併発しており，通常の脳室ドレナージを施行した．

B：VP シャント後 MRI（8 か月）：脳室ドレナージ交換 4 回を経て髄膜炎は落ち着き，VP シャント術を施行．脳室は縮小したが重度障害が残存している．

図 22.4　治療困難例

23. 小児脳脊髄腫瘍

柳澤 隆昭

1. 小児脳脊髄腫瘍総論

1.1 はじめに

　小児脳脊髄腫瘍は，小児がんにおいて白血病に次ぐ頻度をもつ小児期最多の固形腫瘍であり，小児がんの約20～25％を占める．小児がん治療は，20世紀の世界の医学の代表的な success story とされ，小児がんによる死亡率は，最近20年間もなお年々減少を続けている（Smith 2014）．このような現代の小児がん治療の中で残された最大の課題として筆頭にあげられるのが脳脊髄腫瘍である（Smith 2014）．脳脊髄腫瘍においても，他の小児固形腫瘍と同様，外科的治療・放射線治療・化学療法を併用した集学的治療による進歩を認め，5年無再発生存率は70％を越えているが，日本を含め先進諸国では，脳脊髄腫瘍は小児がんによる死亡の最大の要因となっている（Smith 2014）．さらに，脳脊髄腫瘍は小児がんにおける合併症と後遺症の最大の要因となっている．中枢神経系に発症する腫瘍でありながら，表23.1に示す内分泌機能障害，成長障害，認知機能障害，言語障害など，全身性疾患というべき多様な合併症を認め，これらの一部は生涯にわたる後遺症となる．このような背景から，小児脳脊髄腫瘍患者の生存率の向上と Quality of Life（QOL）の向上は，世界共通の急務である（Smith 2014）．

1.2 Challenge：小児脳脊髄腫瘍の特徴

　生存率と QOL の向上という2つの目標達成を妨げる要因となっている主な小児脳脊髄腫瘍の特徴について述べる．
① 稀少性と多様性：小児脳脊髄腫瘍は小児固形腫瘍の中で最多の腫瘍である．しかし，その頻度は全体で，乳がんの約100分の1，「稀少がん」に分類される成人脳腫瘍の約10分の1である．日本における主な小児脳脊髄腫瘍は脳腫瘍全国統計によれば，頻度順に星細胞腫，胚細胞腫瘍，胚細胞腫瘍，頭蓋咽頭腫，退形成性星

表 23.1 小児脳脊髄腫瘍患者の主な合併症と後遺症

障害分類	主な合併症・後遺症
神経障害	脳神経障害（顔面神経麻痺，動眼神経麻痺など） 四肢の麻痺 感覚障害
内分泌障害	下垂体機能低下症 尿崩症 思春期早発症・思春期遅発症・思春期停止 成人期の成長ホルモン分泌不全
成長障害	成長ホルモン分泌不全 脊髄照射による脊椎骨成長障害 脊髄照射による側彎 放射線照射による頭蓋骨・顔面骨成長障害
発達障害	認知機能障害
言語障害	構音障害 構語障害 高次脳機能障害
社会化の問題	復学 就職
二次がん	中枢神経系腫瘍，中枢神経系以外の腫瘍
心的外傷（trauma）	ホロコースト（Holocaust）症候群 疾患・治療による心的外傷

細胞腫，上衣腫となるが，これらを含め小児脳脊髄腫瘍は 100 種類を越える腫瘍から構成される．したがって個々の腫瘍は極めて稀な腫瘍である．その頻度のため，小児脳脊髄腫瘍では，成人がんのように，臨床疫学の方法を応用したランダム化比較試験などの臨床試験によって新しい診断・治療法を開発していくのが非常に困難である．

② 発症部位：小児脳腫瘍は，成人脳腫瘍とは異なりテント上よりもテント下に発症するものが多く，6 割がテント下に発症する．腫瘍により好発部位があり，発症部位からある程度の鑑別診断が可能である（表 23.2，図 23.1〜23.4）．同じ種類の腫瘍でも発症部位により初発症状は異なり診断・治療方法，予後まで異なる．

③ 治療方法に対する制限：小児脳腫瘍患者は，中枢神経系の発達期にあるため，腫瘍摘出や放射線治療など治療による障害が成人に比べて大きくなりやすい．例えば，播種を起こしやすい髄芽腫などの腫瘍では，中枢神経系全体に放射線照射を行う全脳脊髄照射 craniospinal irradiation（CSI）が，転移病変の制御と予防に非常に有効であるが，認知機能障害，内分泌機能障害，成長障害，二次がんなどの合併症を起こす．特に 3 歳未満で CSI を受けた場合，治療後に知能指数 IQ が年々低下していくような重篤な認知機能障害をもたらす．小脳星細胞腫のように，腫瘍全摘のみで後療法の必要なく高い生存率が達成される腫瘍も，外科的治療のみでも認知機能障害を発症することがあること明らかにされ，摘出手術の方法や摘出程度に対す

表 23.2　小児脳腫瘍の発症部位と好発する腫瘍

発症部位	好発する腫瘍
大脳半球 （図 23.1）	星細胞腫 上衣腫 胎児性腫瘍（PNET） AT/RT
正中部（松果体・視床下部） （図 23.2）	星細胞腫 胚細胞腫瘍 頭蓋咽頭腫 松果体芽細胞腫
脳幹部 （図 23.3）	星細胞腫 胎児性腫瘍（PNET） AT/RT
後頭蓋窩（小脳・第 IV 脳室） （図 23.4）	星細胞腫 髄芽腫 上衣腫 AT/RT
脊髄 （図 23.3）	星細胞腫 上衣腫

PNET primitive neuro-ectodermal tumour, AT/RT atypical teratoid/rhabdoid tumour

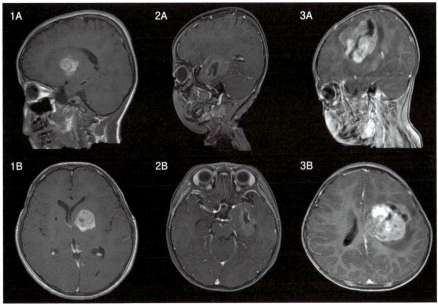

悪性混合性胚細胞腫瘍（1），悪性神経膠腫（2），AT/RT（3）の T1 強調ガドリウム造影矢状断像（A），水平断像（B）．

図 23.1　大脳半球腫瘍の MRI 像

328　V. 小児の問題

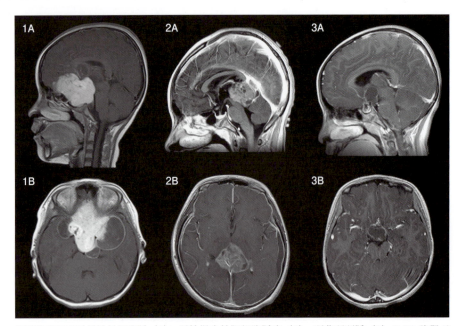

視路視床下部毛様性星細胞腫（1），悪性混合性胚細胞腫瘍（2），頭蓋咽頭腫（3）のT1強調ガドリウム造影矢状断像（A），水平断像（B）．

図 23.2　正中部腫瘍の MRI 画像

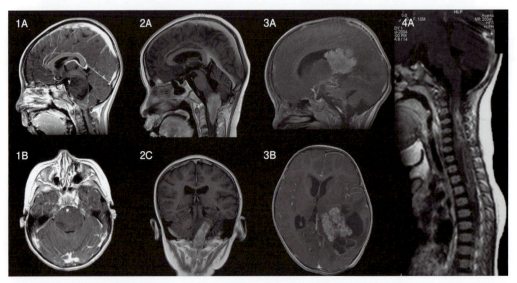

びまん性内在性橋神経膠腫（diffuse intrinsic pontine glioma）（1），脳幹部毛様性星細胞腫（2），脈絡叢乳頭腫（3），脊髄毛様性星細胞腫（4）のT1強調ガドリウム造影矢状断像（A），水平断像（B），冠状断像（C）．

図 23.3　脳幹部腫瘍，脳室内腫瘍，脊髄腫瘍の MRI 像

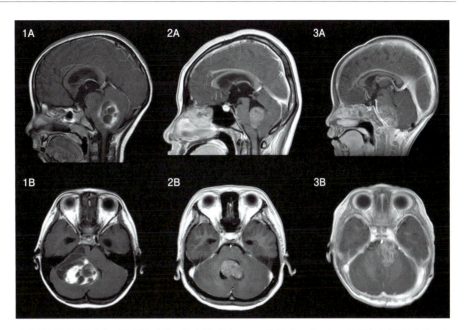

毛様性星細胞腫（1），髄芽腫（2），上衣腫（3）のT1強調ガドリニウム造影矢状断像（A），水平断像（B）．

図 23.4　後頭蓋窩腫瘍の MRI 画像

る議論が始まっている．このように有効な治療法があっても，治療による障害が重篤になることから，成人同様に採用するのが困難になり，治療方法の選択に大きな制限がある．

④ 診断・治療方法の選択の困難さ：小児脳脊髄腫瘍は100種類を越える腫瘍から構成され，腫瘍により診断・治療方法が異なるのに加え，同じ腫瘍でも発症年齢と発症部位により診断・治療方法が異なる．例えば小児では，後頭蓋窩に発症する主な腫瘍として，星細胞腫，上衣腫，髄芽腫の3つがあげられる（表23.2，図23.4）．今日，星細胞腫は手術，上衣腫は手術と放射線治療，髄芽腫は手術・放射線治療・化学療法の併用治療で治療される．初回手術に求められる全摘出の必要性は，腫瘍により全く異なる．これらの腫瘍はいずれも水頭症を併発し，頭蓋内亢進症状を示し，緊急の手術が必要となる場合が多いが，術前に経過と画像検査所見から，いずれの腫瘍か見当をつけ，手術方針をたてる必要があるが容易ではない．術中迅速病理診断でも，鑑別が困難な場合がある．完全な摘出の必要がない腫瘍で，摘出への努力から，術後大きな障害を残してしまう可能性さえある．

　小児脳脊髄腫瘍の診断は，臨床経過と画像診断からの臨床診断では困難な場合が多く，腫瘍組織の病理組織学的診断により確定診断が行われる．脳幹部，視路視床下部，松果体部，下垂体腫瘍などでは，腫瘍生検あるいは摘出自体が，周囲組織の損傷や出血により重篤な症状を新たに発症する可能性がある．このため手術（生検

の危険性，組織診断の治療方針決定における必要性を考慮して施行を考える必要がある．

　多くの摘出困難な脳腫瘍において放射線治療は有効な治療であるが，乳幼児では合併症が非常に重篤になることが多く，その有無がQOL，時には生命予後にも大きな影響を及ぼす．このため放射線治療を用いない治療方法が試みられる．

　このように，腫瘍の種類・発症年齢・発症部位を考慮して，治療による晩期合併症の可能性も考慮し，個々の患者に最適な診断と治療の方法を選択する必要があり，しばしば複雑で困難になる．診断・治療に高い専門性が要求される．

1.3　小児脳脊髄腫瘍治療の進歩はどのようにしてもたらされてきたか？

　このようなさまざまな障壁にもかかわらず，小児脳脊髄腫瘍の治療は近年大きな進歩を遂げている．その基盤として次があげられる．
① 診療の集約化・センター化：稀少疾患である小児脳脊髄腫瘍を拠点施設に集約して，診療経験を集積してきたこと．
② 臨床試験：診療拠点を連結した多施設共同臨床試験から大規模国際共同試験まで，規模を拡大しながら臨床試験によって新しい診断・治療方法の有用性を検証して開発してきたこと．
③ 長期フォローアップにおける知見の集積：治療後の予想外の容認しがたい晩期合併症や，例外的生存例の知見が臨床に還元され，診断・治療方法を変えてきたこと．
④ From bench to bed：近年，小児脳脊髄腫瘍においても次世代シークエンスを用いた大規模なゲノム解析など分子生物学的研究が急速に推進され，分子生物学的な病態解明から新しいリスク分類や診断・治療方法が導入される可能性が高くなっていること．

　これらの歩みを見れば，わが国における小児脳脊髄腫瘍の診断・治療の進歩のため，われわれがとるべき道は明らかである．

1.4　小児脳脊髄腫瘍について脳神経外科医が知るべきこと

① 治療全体の概観と各治療の役割：今日，小児脳脊髄腫瘍も，他の固形腫瘍と同様に外科的治療，放射線治療，化学療法を併用した集学的治療が用いられる．個々の治療の役割と有用性は疾患により異なり，さらに発症年齢・発症部位により異なる．治療を理解するとは，各疾患で設定されている治療目標を理解し，治療全体の構成を理解し，各治療が設定された目標達成のためどの時期にどのような役割を期待して用いられるかを理解することである．さらに現在の治療の到達点と問題点，

表 23.3　小児脳脊髄腫瘍における外科的治療・放射線治療・化学療法の役割と 5 年生存率 （Bouffet 2010）

疾　患	外科的治療	放射線治療	化学療法	5 年生存率 （%）
髄芽腫 （標準リスク群）	+++	+++ （CSI）	++	80-85
髄芽腫 （高リスク群）	++	+++ （CSI）	++	40-70
髄芽腫 （乳幼児）	+++	+	+++	25-50
低悪性度神経膠腫 （切除可能例）	+++	-	-	90-100
低悪性度神経膠腫 （切除不可能例）	+	+	++	75-90
上衣腫	+++	+++	-	50-75
ジャーミノーマ	-	+++	++	85-95
ジャーミノーマ以外の悪性胚細胞腫瘍	+	+++	+++	65-75
頭蓋咽頭腫	++	++	-	80-95
高悪性度神経膠腫	++	+++	+	20-30
脳幹部グリオーマ	-	+++	-	0-5
AT/RT	+++	+	+++	0-33

+++ essential （必要不可欠）；++important （重要）；+occasional role （時に役割を果たすことがある）；- no proven role （証明された役割はない）；CSI：全脳脊髄照射

そこから近未来にどのような目標が設定されているかを理解する必要がある．表 23.3 は，小児脳脊髄腫瘍に対する治療において想定される 3 つの治療の役割を示す（Bouffet 2010）．

② 標準的治療：小児脳脊髄腫瘍は稀少がんであるため「標準的治療がない」とよく言われるが，標準的治療がないのではない．個々の腫瘍ごとに誰もが認める了解事項 consensus と議論になっている事項 controversies があり，明確に区別し認識する必要がある．小児脊髄脳腫瘍では，診断や治療について consensus が得られず，議論となっている部分が多い．結論を得るためには，大規模な国際共同研究が必要である場合が多く，このため診断・治療方法について国際的コンセンサスを形成し，統一しようとする動きがある．これらの consensus を無視した診断・治療はあり得ない．このように consensus を形成しながら，臨床試験により標準治療が確立され，さらにこれを上回る効果が期待される新治療が，臨床試験の中で効果が検証されていくのである．

1.5　初発症状・徴候と診断

① 初発症状と発症様式：症状・徴候は腫瘍の発症部位と増殖速度に左右される．従来は頭蓋内圧亢進症状，けいれんなどが典型的な症状・徴候と考えられていたが，

Wilne らは 1991 年から 2005 年 8 月まで発表された 74 論文のシステマティック・レビューとメタ・アナリシスを行い，小児脳脊髄腫瘍の診断時の症状と徴候を詳細に検討した（表 23.4）．最も多く認められた診断時の症状・徴候は，頭痛（32%），嘔気・嘔吐（32%），歩行や協調運動の異常（27%），視神経乳頭うっ血（23%）であった（Wilne 2007）．4 歳以下に限ると，頭囲拡大（41%），嘔気・嘔吐（30%），過敏（24%），嗜眠（21%）であった（Wilne 2007）．

　初発症状の多くは風邪や胃腸炎などの一般的疾患の症状と区別がつかず，初期には神経学的異常所見も乏しいか軽微であることが多い．初期診断は非常に困難であることをよく認識しておく必要がある．頻度は低くても，ありふれた症状が脳脊髄腫瘍により引き起こされている可能性を想起し，鑑別診断にあげ，症状が改善し可能性が否定されるまで経過を追うことが何より重要で，診断の契機を提供する．症状が持続し，時間とともに新たな症状や神経所見が明らかになり，診断にいたる場合が多い．

② 発症から診断までの時間と予後：CT から MRI，核医学的診断まで，画像診断技術の進歩により，腫瘍の部位，形状から性質まで多くの情報を得ることが可能になった．しかし，発症から診断までの時間は，これらの技術がなかった時代と比較し短縮していないことが多くの報告で示されている．発症から受診するまでの時間，

表 23.4　発症部位別にみた小児脳脊髄腫瘍の診断時に見られる症状・徴候の頻度

小児脳脊髄腫瘍	症状・徴候	頻　度
大脳半球の腫瘍	頭蓋内圧亢進症状	47%
	けいれん	38%
	視神経乳頭浮腫	21%
中心性腫瘍 （松果体・下垂体など）	頭痛	49%
	眼球運動の異常	21%
	斜視	21%
	嘔気・嘔吐	19%
脳幹部腫瘍	歩行および協調運動の異常	78%
	脳神経障害	52%
	錐体路徴候	33%
	頭痛	23%
	斜視	19%
後頭蓋窩腫瘍	嘔気・嘔吐	75%
	頭痛	67%
	歩行および協調運動の異常	60%
	視神経乳頭浮腫	34%
脊髄腫瘍	背部痛	67%
	歩行および協調運動の異常	42%
	脊椎変形	39%
	局在性の脱力	21%
	括約筋障害	21%

Wilnes S, et al. Lancet Oncol 8: 685-695, 2007 より引用作成.

初診から脳脊髄腫瘍を疑い画像検査を行うまでの時間が，診断までの時間を大きく左右する．

③ 発症から診断までの時間と疾患の進行度（病期）：これについては多くの報告がある．Halperin らは，髄芽腫 122 患児について検討し，脊髄播種のある進行群 38 患児と，非進行群 70 患児の症状持続期間を比較した．診断までの症状の持続期間の中央値は進行群が 4 週間であるのに対し，非進行群では 8 週間と，診断までの時間は進行度とは逆相関関係にあることが示された（Halperin 1991）．他の悪性脳腫瘍でも同様の報告が多く，進行例ほど症状出現から診断までの時間が短い．診断までの時間を短縮して，播種例などの進行例を減らすことは無理であると考えられている．

④ 発症から診断までの時間と予後：これについても多くの疾患で検討されている．Pollack らは上衣腫 40 患児について長期予後を左右する予後因子の解析を行った．腫瘍の切除度，診断時年齢，診断までの症状の持続期間が予後因子として抽出された．症状持続期間が 1 か月未満の 5 年無再発生存率が 33％であったのに対し，1 か月以上のものは 53％であり，診断までの時間の短い例が予後不良であった（Pollack 1995）．

　以上のように，発症から診断までの時間が短いほど，病期が進み予後が悪いことが示されている．反対に症状発現から診断に時間がかかるものは，悪性度が低いものが多い．したがって，診断までの時間の短縮を図ることは予後の改善には有用とはいえず，現実的に困難である．しかしながら，これは「見逃し」を許容するものではない．悪性腫瘍では，受診後に診断のつかないまま短期間に生命に関わるような重篤な状態に進行する場合もあり，医療者の診断能力の向上の努力はなお必要である．

　生命予後改善のためには困難であるが，機能予後の改善に関しては診断時期を早めることが寄与する可能性が残されている．例えば乳幼児の視路・視床下部腫瘍では，眼振や斜視などの眼科学的症状を呈し，受診後に数か月〜年単位の時間がたって進行した腫瘍が診断されることがある．初期診断にあたる医師が，疾患の存在を知っており，早期に専門医に診断を依頼できれば視機能など機能予後が改善する可能性がある．

⑤ Head Smart Project：上述のように小児脊髄腫瘍は，初発症状は他の一般的疾患の症状と区別がつかず，早期診断は困難である．英国では小児脳脊髄腫瘍の発症から診断までの期間が欧州の諸国に比較して長いことが示され，これを短縮するため大規模な Head Smart Project を 2007 年に開始した．医療関係者を対象とした EBM に基づいた小児脳脊髄腫瘍診断のガイドライン作成，医療関係者向け脳脊髄腫瘍診断演習教育プログラム，患者家族向けの啓蒙プログラムがホームページ（http://www.headsmart.org.uk/）で公開された．ガイドラインは，小児脳脊髄腫瘍診断関連の論文を専門家がシステマティック・レビューを行い，腫瘍を疑うべき症状，画像診断を行うべき時期，専門家へ紹介するまでの期間，各症状での診断の

落とし穴など，診断のための推奨がエビデンスレベル付きで記載されている（柳澤 2015）．Head Smart Project の開始により，発症から診断までの時間は 14 週から 6.7 週に短縮しているという（Walker，personal communication）．

⑥ 家族への対応：脳脊髄腫瘍の診断が告げられると，家族は，早期診断の可能性を考え，疾患の可能性に気づかなかった自分たちや，最初に診断できなかった医療者を責めることが多い．上述の診断までの期間と進行度・予後の関係を伝え，それ以上早期の診断が困難でその可能性を考えるのは非現実的であることを伝え，家族の自責の念を少しでも軽減することが重要である．

⑦ 画像診断：短時間で検査可能な CT がスクリーニングとして用いられ，腫瘍局在の確定や術前の鑑別診断，手術計画のためには MRI 検査が必要である．年少児あるいは不穏状態にある場合には鎮静が必要になる．頭蓋内圧亢進症状を呈している場合には，鎮静剤の使用により急速に全身状態が悪化することがあり，注意が必要である．

1.6 病理診断と分子診断

2014 年 12 月，日本小児がん研究グループ（Japan Children's Cancer Group，（JCCG））が NPO 法人として設立され，血液腫瘍，固形腫瘍ともに日本全国で統一された診断・治療あるいは臨床試験を計画実施する方向にある．小児脳脊髄腫瘍も他の固形腫瘍とともに，この JCCG の中での臨床研究が推進されている．脳脊髄腫瘍の病理診断はしばしば困難であり，さらに後述のように，髄芽腫など一部の腫瘍では診断やリスク分類のため分子診断も求められるようになる．JCCG では脳脊髄腫瘍に関し，臨床試験の行われていない腫瘍でも疾患登録として中央病理診断が行われ，髄芽腫，上衣腫，神経膠腫など一部の腫瘍では分子診断も行われている．今後は，この JCCG に疾患登録し，中央病理診断，分子診断を得ることが望ましく，未来の診断・治療の開発のためにも有用であり必要である．

1.7 治 療

① 治療の困難さ：多くの脳脊髄腫瘍では，外科的治療，放射線治療，化学療法を併用した集学的治療が行われる．各々の治療の役割と有用性，実施時期は，疾患，腫瘍の発症部位，発症時年齢により大きく異なる．多くの腫瘍では，外科的手術が front line となることが多く，時には緊急手術となることがある．脳外科医には，手術までの短時間のうちにこれらを把握し，手術計画をたてることが求められるが容易ではない．

② "Primum non nocere"（まず害を与えるなかれ，Hippocrates）：疾患と患者の

腫瘍の進展状況，そこから想定される術後療法により，初回手術に求められる要求は大きく異なる．外科的治療の効果を最大限に発揮するには，疾患・個々の患者の診断・治療に対する最新の知識は必要不可欠である．Scientia potentia est（知は力なり，Francis Bacon）に対し，George Orwell は逆ユートピア小説 Ninety Eighty-Four の中で Ignorance is power（無知は力なり）の標語を対比させた．無知の力も大きい．疾患の全体像あるいは患者の未来像への見通しなく行われる手術は，献身的な脳外科医の意図とは逆に，時に The cure worse than disease と表現される疾患そのものの自然歴よりも悪い治癒をもたらすこともある．脳外科医が治療の主役として最大限に力を発揮するためにこそ，知るべきことがあるのである．

1.8　長期フォローアップと多職種チームアプローチ

　小児脳脊髄腫瘍患者は，診断時から治療後までさまざまな身体的問題から心理社会学的問題に直面していくことが多い．これらの諸問題に対応し，適切に治療・支援するには，関連各科の医師・看護師以外にも心理療法士，医療ソーシャルワーカーなど，さまざまな専門職種のスタッフからなるチームによる包括的診療（multidisciplinary team approach）が必要であり，重要である．QOL の向上は脳脊髄腫瘍治療の大きな目標の1つであるが，成人期までの長期にわたるフォローアップの治療・支援の中で，患者・家族の QOL を科学的に評価し，現在あるいは未来の治療に還元していく必要がある．治療の真価は，こうした長期の知見によって初めて確定されるのである．

1.9　緩和医療

　びまん性橋神経膠腫や乳幼児松果体芽細胞腫など一部の初発腫瘍，多くの再発腫瘍は救命が困難である．治癒不可能と判断された場合，新規治療の臨床試験の対象にならないような場合，緩和医療的放射線治療，緩和医療的化学療法などさまざまな対症療法によって症状を緩和させ，QOL を向上させ，時には延命を図ることが可能である．脳脊髄腫瘍では，他の小児がんに比較して，このような治療を在宅で実施することが可能な場合が多い．訪問診療に従事する地域医療機関との連携をとり，QOL の向上・維持を図りながら，診療することも脳脊髄腫瘍診療の重要な一面である．

336 V. 小児の問題

2. 主な小児脳脊髄腫瘍

2.1 低悪性度神経膠腫 （low-grade glioma，LGG）

2.1.1 疫学・病態・病理

小児脳脊髄腫瘍の中で最も頻度が多く約 30〜40% を占める．脳，脊髄のどこにでも発症する．St. Jude Children's Research Hospital の報告では，部位別の頻度は大脳半球 （20%），小脳半球 （35%），視床下部 （12%），脳幹部 （12%），脊髄 （4%），視神経・視交叉 （3%） となっている （Gajjar 1997）．診断時年齢中央値は 7歳，多くは 5 歳以下で診断される．視路・視床下部腫瘍 （optic pathway glioma） のうち 70% 以上は神経線維腫 I 型 （neurofibromatosis type I，NF-1） に発症したものであり，NF-1 患者の 15〜20% が視路・視床下部腫瘍を発症する．

星細胞あるいは乏突起細胞由来の異なった組織系の腫瘍が含まれ，WHO grade I，II の腫瘍を含む．最も多いのは毛様性星細胞腫 （pilocytic astrocytoma，WHO grade I） である．近年の治療法の変化の中，乳幼児期に多く予後不良とされていた毛様粘液性星細胞腫 （pilomyxoid astrocytoma） は，2017 年の WHO 分類では grade II から I に変更になり，最近の多くの長期予後報告では，病理分類が予後を左右しないことが示されている．

最近，毛様性星細胞腫の多くで腫瘍特異的に BRAF 遺伝子の異常 （変異あるいは融合） を認めることが明らかにされ，診断や分子標的治療への導入が期待されている．

2.1.2 症状・徴候

症状と徴候は，腫瘍の発症部位により決まる．小脳腫瘍では失調を認め，閉塞性水頭症を併発し頭蓋内圧亢進症状を呈する．視路・視床下部腫瘍では視機能の障害を初発症状とすることがある．下垂体機能が障害され，内分泌障害を呈することがあり，思春期早発症の精査で診断されることもある．

2.1.3 診　断

視路視床下部腫瘍の半数は 5 歳以下に発症し，乳幼児に多い．幼若小児においては視機能障害が家族に気づかれにくく，受診，診断まで時間がかかることが多い．発症から診断まで年単位の時間がかかることもある．眼科医による眼科的所見からの診断には，高い専門性を要する．専門医への紹介が必要である．

① MRI 検査 （図 23.1，23.3）：腫瘍は T1 強調画像で低信号から等信号，T2 強調画像で高信号となるのが典型的である．ガドリニウム造影 MRI では均一に造影され

たり，リング状に造影された囊胞性腫瘤，内部に造影される結節をもつ囊胞状の腫瘍として描出されるなど多彩な像を示す.

② 病理診断：病理学的に低悪性度とされるが，診断時，治療中，再発時，脳・脊髄への播種をきたすことがあり，診断時も頭蓋内および脊髄の播種がないか検索しておく必要がある.

2.1.4　治療（表23.5）

a. 外科的治療

　腫瘍は，しばしば周囲の正常組織との境界が不明瞭であるため，周囲の損傷なく腫瘍を摘出することは容易ではない. 小脳腫瘍など，腫瘍の全摘出が可能な場合，外科的治療のみで高い生存率が得られる. 小脳腫瘍で手術単独で治療された場合でも，高次脳機能障害が出現することがあることが示されており（Beebe 2005），その可能性を考慮しながら摘出程度と方法を決定する必要がある. 一方，視路視床下部，脳幹部，脊髄，大脳深部腫瘍など，大きな機能障害なく摘出するのが困難な場合，他の治療法が必要となる. 外科的治療については国際的コンセンサスが示されており（Walker 2013），例えば視路・視床下部腫瘍では，経過・画像から典型的で視機能低下を認める場合，生検なしに治療を開始することが推奨されている. 北米のSEER studyやカナダの長期フォローアップ研究では，腫瘍の摘出度が生命予後

表 23.5　小児低悪性度神経膠腫に対する臨床試験

論文主著者 （論文発表年）	登録症例数 （例）	対象患者	化学療法	奏功率（%）				PFS	
				CR	PR	MR/SD	PD	%	年
Packer（1997）	78	初発・再発	CBDCA/VCR	5	28	60	6	68	3
Gnekow（2002）	123	初発	CBDCA/VCR	2	6	76	7	61	5
Ater（2012）	137	初発・再発	CBDCA/VCR	35 （CR+PR）		32	33	39	5
Laithier（2003）	85	再発	PCZ/CBDCA	0	42	45	13	34	5
Massimino（2002）	34	初発	CDDP/VP16	3	32	65	0	78	3
Massimino（2010）	37	初発	CDDP/VP16	0	47	20	33	65	3
Gururangan（2002）	65	再発	CBDCA	2	21	62	15	64	5
Gururangan（2007）	30	再発	TMZ	0	10	43	47	17	4
Khaw（2007）	13	再発	TMZ	15	23	23	38	57	3
Ater（2012）	137	初発・再発	TPCV	30 （CR+PR）		36	34	52	5
Lafay-Cousin（2006）	9	再発	VBL	11	56	22	11	NA	
Bouffet（2012）	51	再発	VBL	2	34	38	26	43	5
Jakacki（2011）	26	初発・再発	VBL/CBDCA	0	5	81	14	NA	

CR complete response; PR partial response; MR minor response; SD stable disease, PD progressive disease; PFS progression free survival; CBDCA carboplatin; VCR vincristine; PCZ procarbazine; VP 16 etoposide; TMZ temozolomide: TPCV thioguanine, procarbazine, lomustine, and vincristine; VBL vinblastine: NA not assessed

338　V. 小児の問題

を左右しないことが示されている（Andopadhayay 2014）．生命予後と機能予後を考慮しながら，切除程度を検討する必要がある．

b. 放射線治療から化学療法へ

摘出困難な場合の初期治療は放射線治療が標準的であったが，治療例の長期追跡から，血管障害，内分泌機能障害，認知機能障害，二次がん，悪性転化など重篤な合併症が明らかになり，これらが患者の生命予後と機能予後を大きく左右する可能性が示唆された．このため，放射線治療を用いずに治癒させることが新たな目標とされ，化学療法が初期治療に用いられるようになった．放射線治療は，化学療法より腫瘍制御効果は高いが，原体照射法をはじめとする最近の照射方法でも特に血管障害や二次がん・悪性転化の問題は回避できないことが示されている．NF-1 患者に合併した場合，二次がん，悪性転化，血管障害の発症のリスクは非合併患者に比較して著しく高いため，今日では放射線治療は禁忌とされる．

c. 化学療法

化学療法は乳幼児で放射線治療を 3 歳以降に延期することを目標に導入され，効果が明らかにされ，年長児まで初期治療として試みられ，さらに最近は思春期患者に採用されその有用性が示されている（表 23.5）．化学療法は，放射線治療の晩期障害を回避するために導入されたものであるから，化学療法そのものの晩期障害も考慮し薬剤を選択するべきである．シスプラチンの聴力障害，エトポシド，テモゾロミドの二次がん誘発が知られており，これらの薬剤をなるべく用いないように配慮するべきであると考えられ，特に NF-1 患者で重要である．いずれも完全寛解となるものは 5％以下であるため，化学療法の役割は腫瘍の進行を止めて，静止状態にすることにあると考えられる．多くの例で目的を達成するが，いずれの化学療法後も半数以上が治療後再び腫瘍が進行し，次の治療が必要となる．

d. 再発腫瘍の治療（表 23.5）

以前には，初期治療として化学療法を採用して再発した場合は，放射線治療が施行されることが多かったが，初期治療での選択と同様に，放射線治療による障害のことを考慮し，再発時になお化学療法が試みられ，多くの例で腫瘍の進行を阻止することが可能であることが示されている．

e. 長期の生命予後

アメリカの SEER Study の結果では，20 年 OS は 87％と高く，成人期以降の死亡は成人期以前に比べ少なく，単変量解析では診断時年齢，発症部位，悪性度，腫瘍の切除度は予後因子となっておらず，多変量解析では放射線治療歴のみが死亡のリスク因子となっていた（Andopadhayay 2014）．長期の経過を念頭におき，放射線治療は，化学療法抵抗性で減量手術など他の治療方法も適用できない例に限定して用いるべきである．

f. 機能予後の問題

最近の化学療法を初期治療とした治療による機能予後についてはまだ報告が少ないが，視路視床下部腫瘍での視機能予後については，化学療法により視機能が改善

するのは約3割のみで，改善の有無は腫瘍の縮小の有無とは必ずしも相関しないことが示されている．機能予後の観点からは，現行の化学療法は有効な治療とはいえず，より有効な治療法が必要である．

2.1.5 分子生物学的研究と将来の方向

近年のゲノム解析により毛様性星細胞腫を最も特徴づける分子腫瘍マーカーとしてKIAA1549-BRAF融合遺伝子が特定された（Kidlay 2014）．毛様性星細胞腫の60〜80%で認める一方，他の腫瘍ではほとんど皆無であり，特異性の高い変異であると考えられる（Kidlay 2014）．細胞増殖における役割なども解明されており，BRAF阻害剤，mTOR阻害剤，MEK阻害剤の臨床試験が始まり，さらに血管新生阻害剤アバスチンの有効性が期待され，臨床試験が行われている（Gajjar 2014）．化学療法抵抗例でのアバスチンの著効例，BRAF阻害剤の著効例の報告などがみられるようになっている．

2.2 高悪性度神経膠腫（high-grade glioma：HGG）

2.2.1 疫学・病態・病理

① 分類：高悪性度神経膠腫はWHO悪性度分類grade III，IVに分類される神経膠腫で，小児脳脊髄腫瘍の7〜11%を占める．成人と異なりgrade IIIがIVに比べ多い．

② 悪性転化：成人腫瘍と比較し，低悪性度神経膠腫からの悪性転化例は放射線治療歴のあるものがほとんどであり，治療歴のない例の報告は稀である．報告は少ないが，化学療法歴の可能性にも注意する必要がある．悪性転化に関与する可能性のある遺伝子異常の報告もみられる．

③ 遺伝的素因：網膜芽細胞腫，神経線維腫I型，Li-Fraumeni症候群，結節性硬化症，Turcot症候群，多発性内軟骨腫症に関連し発症することが報告されている．

④ 発症部位：多くが大脳，視床に発症し，後頭蓋窩は稀である．脊髄では小児ではほとんどがLGGでHGGは稀である．

2.2.2 症状・徴候

症状は発症部位により決まる．頭蓋内圧亢進症状，発症部位の機能の障害，巣症状のように新たに発症する場合もある．長期間続くてんかん発作が悪化する場合，HGGを発症している場合がある．

発症から診断までの時期は短い場合がほとんどである．

340　　V. 小児の問題

2.2.3　診　断

　診断の契機は，病歴聴取にある．症状・徴候の持続期間，特にけいれんの病歴には留意する．

①　画像診断（図 23.1）：MRI 検査では，辺縁の不明瞭な不均一な造影パターンの多彩な腫瘍が描出される．特に膠芽腫の画像は多彩であり，画像診断のみで診断するのは困難な場合が多い．診断時から脳・脊髄の播種の有無を評価する必要がある．

②　病理診断：病理診断とともに可能な限り分子診断も行う．成人 HGG ではすでに予後因子として明らかにされている分子異常が，そのまま小児にもあてはまるかは明らかではないが，新たな予後因子あるいは治療標的探索につながる可能性はあり，可能な限り検索する．視床，視床下部，橋，脊髄腫瘍で，腫瘍組織で histoneH3-K27M 遺伝子に変異を認める腫瘍が，diffuse midline glioma，H3-K27 mutant として独立疾患として WHO 病理分類 2016 に記載された．小児から若年成人に発症し，特に予後不良な一群として知られる．この変異を標的とした分子標的薬が臨床試験として実施されており，まだ有効性は示されていないが，今後，診断や新たな治療の開発のためにも可能な限りの分子診断が求められる．

2.2.4　治　療

a.　小児期 HGG

　小児期の HGG は，成人とは異なり頻度が少なく orphan disease とされる．化学療法の導入は北米の臨床試験 CCG-943 で，放射線治療単独治療群と，放射線治療にロムスチン（CCNU），ビンクリスチン，プレドニゾロンによる化学療法を併用した群を設定し併用効果を検証するランダム化試験が行われ，放射線治療単独群の5 年 OS が 17％であるのに対し化学療法併用群の 5 年 OS は 47％と上回り，以後放射線治療・化学療法併用が標準的治療とされた（Sposto 1989）．次いで行われた CCG-945 では，強力な ‘8 in 1’ と上記化学療法のランダム化比較試験が行われ，大きな期待に反して 8 in 1 の優位性は否定された．以後は，その頻度から新規化学療法，分子標的治療が単アームの臨床試験として行われることが多い．上記 2 つの臨床試験の再検討で，病理診断，特に悪性度診断に問題が多く LGG が含まれていたこと明らかにされ，以後中央病理診断が必須とされる．

　成人での成果を受け導入されたテモゾロミド併用の臨床試験 ACNS0126 では，3 年 OS は 22％と CCG945 を下回り，他の化学療法を上回るものではなかった（Cohen 2011）．しかし，経口薬であり入院を要しないなど治療中の QOL を考慮し，他により有効な化学療法もないことから現在世界の多くで標準的治療として用いられている．その後，最近の分子標的薬併用治療まで，CCG945 を上回る効果を示したものがなく，3 年 OS は 20％前後にとどまる．

b. 乳幼児HGG（表23.6）

乳幼児HGGは，他の乳幼児脳脊髄腫瘍と同様に，放射線治療の延期や回避を目標に化学療法が試みられてきた．腫瘍が全摘出された場合，また部分摘出や播種のある例でも，化学療法のみで，放射線を用いずに生存する例がある．化学療法に良好な反応を示す一群がある．全生存率も年長児より高く，初期には化学療法を用い，不応例に放射線治療の適応を考えるべきである．年長児とは違った生物学的特徴をもつ腫瘍である可能性があり，分子生物学的分類により化学療法で生存する例を特定することが可能になる可能性がある．

2.2.5　分子生物学的研究と将来の方向

他の疾患から有効性を期待して転用された薬剤がほとんど有効性を示さないため，小児HGGそのものの，エピジェネティックな異常まで含めた疾患特異的な異常，治療標的の候補を探索し，治療方法を開発する必要があると考えられ，研究が進められている（Gajjar 2014）．髄芽腫や上衣腫と同様，分子生物学的異常により，臨床経過と相関したいくつかの異なった群があることが示唆されている（Gajjar 2014）．

表23.6　乳幼児高悪性度神経膠腫に対する臨床試験

臨床試験 論文主著者 / 発行年	登録 症例数 （例）	対象年齢	診断 （対象疾患）	治療方法	放射線治療 施行しなかった例	PFS （年）	OS （年）
Baby POG Duffner 1996	18	＜3歳	GBMと AA	3歳まで化学療法の後 放射線照射	4/18（22%） 4例は両親が放射線 治療を拒否して生存	43% （5）	50% （5）
CCG Geyer 1995	39	＜2歳	すべての HGG	'8 in 1' による化学療法 （10～12か月）後に放 射線治療	35/39（90%）	36% （3）	51% （3）
St Jude Sanders 2007	16	＜3歳	すべての HGG	化学療法	3/16（19%）	28% （5）	66% （5）
BB SFOP Dufour 2006	21	＜5歳	すべての HGG	化学療法 治療中の進行・再発に 放射線治療	10/12（83%）	35% （5）	59% （5）
UKCCSG/SIOP CNS9204 Grundy 2010	18	＜3歳	すべての HGG	1年の化学療法後 進行・再発のみ放射線 治療	13/18（72%）	18% （5）	35% （5）

GBM glioblastoma; AA anaplastic astrocytoma; PFS progression free survival: OS overall survival

2.3 髄芽腫（medulloblastoma, MBL）

2.3.1 疫学・病態・病理

　欧米では小児悪性脳脊髄腫瘍の中では最も頻度が多く，約20％を占めるが，日本では胚細胞腫瘍に次いで多いとされる．80％以上が15歳以下で発症する．

　診断時に，脊髄および脳内への結節性の播種が，全体の40％前後に認めると報告されている．播種と，発症から診断までの時間の検討では，播種のある例の方が診断までの時間が短いことが示されている（Halperin 2001）．骨，骨髄，胚，肝臓，リンパ節など中枢神経外への転移も稀に認める．

　病理診断と分子分類では，いずれもgrade IVの腫瘍である．Classic type, anaplastic/large cell type, desmoplastic/nodular typeに分類され，後述のように，過去の臨床試験では，この亜型による予後の違いが示されている．さらに近年，分子生物学的研究が急速に進み，分子生物学的異常所見による後述の分子分類が提唱されている．この分子分類が，すでにWHO脳腫瘍病理分類2016に導入され，さらに臨床試験におけるリスク分類に導入されようとしている．

2.3.2 症状と徴候

　第4脳室正中部に発症することが多く，閉塞性水頭症による頭蓋内圧亢進症状，小脳失調で発症することが多い．診断前に2か月以上症状が持続している場合が多い．

　乳幼児では頭囲の拡大で気づかれることが多く，頭蓋骨の縫合線の乖離，大泉門の膨隆を認める．

2.3.3 診　断

① **画像検査**（図23.4）：徴候・症状から疾患が疑われる場合，短時間で撮像可能で鎮静の必要も少ないことから，CT検査が最初に行われる場合が多い．CTにより後頭蓋窩腫瘍が描出され，腫瘍存在の診断に至るが，鑑別診断や手術計画のためにはMRI検査が必要である．頭蓋内圧亢進症状を呈している場合，MRI検査のために鎮静剤を使用すると急激に状態が悪化することがあるので注意を要する．

　画像検査だけでは，上衣腫，AT/RTなどとの鑑別が困難な場合もあり，診断は腫瘍摘出後の病理診断によって確定される．画像上，典型的な所見を認めても，他の疾患の可能性も想定して手術計画を立て，術後治療の準備をしておく必要がある．

② **病期分類と術後画像検査**：病期分類は，治療の進歩により時代とともに変化するものである．1969年に提唱されたChangの分類は，外科的治療，放射線治療，化学療法を併用する今日では有用性を失い，M分類が用いられるのみである．

腫瘍切除後48時間から72時間以内に脳MRI検査を行い, 残存腫瘍の評価を行い, その後, 脊髄MRI, 髄液細胞診により播種の有無を評価し, 病期分類（リスク分類）を行う. 脊髄MRI検査は, 術直後ではくも膜下腔の血液産物が転移性の腫瘍と紛らわしいため, 術後10〜14日に実施すべきである. 同時に腰椎穿刺を行い, 髄液内の腫瘍細胞の有無を検索する.

③ 病理診断と分子診断：上述のように病理診断にも分子診断が導入されており, 臨床試験のためにも, 分子診断が求められるようになっている.

2.3.4　治　療

a.　放射線治療の導入

　髄芽腫の治療は, 集学的治療の成功の歴史である. 診断時から約40%に播種を認め, 1919年Cushingがその制御のため術後放射線治療を提唱したのが進歩の起源であるとされる. 1948年Pattersonらが, 今日の全脳脊髄照射（craniospinal irradiation：CSI）に相当する全中枢神経系への術後照射を始め, 長期生存が認められるようになった. 今日も成人髄芽腫では, 腫瘍摘出後に放射線治療単独で治療される場合がある. 単独治療による5年無再発生存率は50%前後であるが, 5年以降の晩期再発が続くこと, 中枢神経外転移を認めることが問題とされ, 成人でも化学療法を併用する臨床試験が行われている. 最近の分子生物学的研究では, 診断時に血中に腫瘍細胞が検出されており, この化学療法併用の必要性を裏付ける所見であると考えられる（Garzia 2018）.

b.　化学療法の導入

　髄芽腫では, 1970年代までに単剤あるいは多剤併用化学療法の臨床第2相試験が行われ, 抗腫瘍効果をもつ薬剤が見出された（Chastagner 2001）. 化学療法の本格的な導入は, 1975年の北米Children's Cancer Group（CCG）と欧州のInternational Society of Paediatric Oncology（SIOP）によって同時に行われた2つのランダム化試験である. 術後療法として放射線治療単独をコントロール群とし, 化学療法（SIOP：カルマスチン・ビンクリスチン, CCG：これにプレドニゾロンを加えたもの）を照射後併用するものを実験群に設定し, 併用効果が検証された. 早期には化学療法併用群の生存率が上回るかに見えたが, 最終的には期待に反し, 全体では併用群の生存率が, 放射線単独治療群を上回ることはなかった（Evans 1990；Tait 1990）. しかし, 次に述べるように, 今日, 高リスク群に分類される一群で併用が生存率を向上させることが示され, 放射線治療と化学療法を併用することが一般的になった.

c.　リスク分類の導入

　上記のCCGの臨床試験の最終報告が得られる前に, 次に行われた臨床試験CCG921では, 抗がん剤8剤を1日で用いる強力な"8 in 1"治療と上記の化学療法のランダム化比較試験が行われた（Zeltzer 1999）. 臨床試験開始前に強力な8 in 1

治療の優位は明白であり，臨床試験を行うことが倫理的に問題であるとの強い批判があったという。「仮説は仮説である」ことのよい例とされるが，予想に反し，強力な8in1療法群は標準的化学療法群を上回ることがなかった（Zeltzer 1999）。この試験の解析結果，術後の残存腫瘍量，転移の有無により予後が大きく異なることが示され（Zeltzer 1999），臨床的リスク分類が提唱され広く用いられるようになった。転移（播種）なく術後残存腫瘍が画像上1.5cm^{2}以下であるものを標準リスク群，それ以外を高リスク群とし，以後2つのリスク群に層別化し治療目標を設定して，臨床試験が行われるようになった。

d. 標準リスク群の治療の進化（1）— CSIの減量（表23.7）

それまで全脳脊髄照射に用いられていた36〜39.6Gyの線量では，治療後の内分泌障害や認知機能障害が重篤であったため，標準リスク群ではCSIの減量が試みられるようになった。POG 8631/CCG 923では，放射線単独治療で，コントロール群として36Gy，実験群としてCSIを23.4Gyに減量した2群のランダム比較試験が行われた。減量群のEFSが大きく下回ることが早期に明らかになり，試験途中で中止とされた。36Gyの5年EFSが67%に対し，23.4Gyでは52%，減量群では

表23.7 3歳以上髄芽腫標準リスク群に対する臨床試験

臨床試験名 論文主著者 / 発表年	登録 症例数 （例）	放射線治療前 化学療法	全脳脊髄照射	放射線治療後 化学療法	5年 EFS（%）
SIOP II Bailey 1995	40 36 38 36	なし なし PCZ/VCR/MTX×1 PCZ/VCR/MTX×1	35Gy 25Gy 35Gy 25Gy	なし なし なし なし	60 69 75 42
POG8631/CCG923 Thomas 2000	44 44	なし なし	36Gy 23.4Gy	なし なし	67 52
HIT'88/'89 Kühl 1998	55	PCZ/IFOS/VP16/ MTX/CDDP/ARAC×2	35.2Gy（n=34） <30Gy（n=32）	なし	61
CCG A9892 Packer 1999	65	なし	23.4Gy+Weekly VCR	CCNU/CDDP/VCR×8	78
HIT'91 Kortmann 2000	64 94	なし IFOS/CDDP/HDMTX/ VP16/ARAC×2	35.2Gy+Weekly VCR 35.2Gy	CCNU/CDDP/VCR×8 CCNU/CBDCA/VCR×8 （非寛解・進行状態時）	78[*] 65[*] （[*]3-yearEFS）
SIOP/UKCCSG PNET-3 Taylor 2003	89 90	なし VP16/VCR/CBDCA/ CPM×3	35Gy 35Gy	なし なし	72 59
COG A9961 Packer 2006	193 186	なし	23.4Gy 23.4Gy	CCNU/CDDP/VCR×8 CPM/CDDP/VCR×8	81 86
SJMB-'96 Gajjar 2006	86	なし	23.4Gy	CPM/CDDP/ VCR+PBSCT×4	83

PCZ procarbazine; VCR vincristine; MTX methotrexate; HD high-dose; IFS ifosfamide; VP 16 etoposide; CDDP cisplatin ARAC cytrabine; CCNU lomustine; PFS progression-free survival; CBDCA carboplatin; CPM cyclophosphamide；PBSCT peripheral blood stem cell transplantation

早期再発が多く，原発部位以外の再発が多かった．このため単独での減量は困難であり，化学療法を併用して，生存率を下げることなく CSI の減量を図る臨床試験が行われるようになった．両群の生存率は，化学療法併用の有用性を評価する際の指標となる数字とされる．

e. 標準リスク群の治療の進化（2）―化学療法・放射線治療併用（表 23.7）

全脳脊髄照射後は造血能抑制が強く，強力な化学療法を一定期間に行うことが困難な場合が多い．このため強力な化学療法を施行するため，腫瘍摘出後，放射線治療の前に強力な化学療法を行うもの，放射線治療の前後さらに化学療法を行うサンドイッチ療法と呼ばれる治療が試みられた（表 23.7）（Kühl 1998；Kortmann 2000；Taylor 2003）．しかし，期待に反してこれらの方法では，術後直ちに放射線治療を行った場合に比較して再発率が高かった．今日では腫瘍摘出後に一定期間内に全脳脊髄照射を行うことが重要であると考えられている．このような中，放射線治療後にシスプラチン・ビンクリスチン・カルマスチン（CCNU）を併用した化学療法を用いた CCG A9892 で，CSI を 23.4Gy に減量しながら，5年 EFS が 78% 達成され（Packer 1999），その後行われた放射線後化学療法としてシスプラチン・ビンクリスチン・カルマスチンとシスプラチン・ビンクリスチン・エンドキサンを比較した CCG A9961 では両群ともに 5年 EFS が 80% を越えた（Packer 2006）．末梢血幹細胞移植を用いながら，短期間に強力な化学療法を繰り返す St.Jude'96 でも同様の生存率が達成されている（Gajjar 2006）．これらの臨床試験の予後因子解析では，退形成性髄芽腫 anaplastic medulloblastoma が予後不良であることが示された．

f. 標準リスク群の治療の進化（3）―強化照射の照射野縮小

CSI を 23.4Gy に減量した後も，なお認知機能の障害があることが示され，CSI をさらに減量する試みのほか，強化照射の照射野を後頭蓋窩から腫瘍床に縮小する試みが SJMB2004，COG により行われている．海馬や蝸牛への影響を軽減することが期待され，実際に CSI を 23.4Gy に減量と強化照射野の縮小により IQ の低下が起きないことが示されている（Moxon-Emre 2014）．

g. 高リスク群の治療（表 23.8）

高リスク群では CSI を 36〜39.6Gy で用いた場合も，生存率は 30〜50% 程度であり，化学療法を併用し治療を強化し，生存率を向上させることを目標に臨床試験が行われた．標準リスク群の治療と同様，放射線治療前の化学療法による強化は有効性を示すことができなかった（表 23.7，SFOP M7，SIOP II，CCG921，HIT'88，PNET-3）．その後，放射線治療後に短期間に末梢血幹細胞移植を用いて強力な化学療法を繰り返す St.Jude'96（表 23.8，Gajjar 2006），放射線治療中にカルボプラチンとビンクリスチンの化学療法を用いる放射線化学療法を採用した COG 99703（Jakacki 2012）において 5年 EFS が 70% に達するようになっている．

h. 乳幼児髄芽腫

乳幼児例は年長児例に比べ予後不良で，3歳未満で CSI を用いた場合，認知機能障害など後遺症が非常に重篤なものとなる．このため乳幼児では生存率の向上とと

もに，放射線治療の延期や回避を目的に臨床試験が行われてきた．

　北米の CCG および Pediatric Oncology Group（POG）は，3 歳未満の患者に化学療法を繰り返し，3 歳まで放射線治療を延期して施行する臨床試験を行った．しかし，化学療法中の早期再発が多く，腫瘍を十分制御できないことが示された．この結果を受け，世界では次のような臨床試験が行われてきた．

1) 大量化学療法を導入し，化学療法を強化し放射線治療の回避または延期をはかる（北米 Head Start I〜III，北米 COG99703 試験など）．
2) 早期に局所照射を導入し，化学療法と併用した治療を行う（北米 ACNS 9934 など）．
3) 全身化学療法と同時に，抗がん剤の脳室内注入を行う（HIT-SKK 96）．

　HIT-SKK 96 では，腫瘍が全摘された場合，放射線治療を回避して高い生存率を達成した．病理学的には desmoplastic/nodular type の予後が，他の病型に比較して明らかに良好で，全体の予後の向上に寄与していることが明らかになった（Rutkowski 2005）．その後の HIT-SKK 2000 では，desmoplastic/nodular type では化学療法のみで 5 年 EFS が 90%，5 年 OS が 100% となっている（von Bueren 2011）．この病理学的所見のインパクトは，治療方法の異なる他の臨床試験結果でも共通して認められる．転移の有無と，この病理学的所見が最も予後を左右することが明らかにされ（Rutkowski 2010），これに従って層別化した乳幼児対象の臨床試験が計画されるようになっている．

表 23.8　3 歳以上髄芽腫高リスク群に対する同臨床試験

臨床研究名 論文主著者 / 発表年	登録 症例数	放射線治療前 化学療法	全脳全脊髄照射	放射線治療後 化学療法	5 年 EFS（%）
SFOP M7 Gentet 1995	37	"8 in 1"×2, HD-MTX×2	30〜37.5Gy	"8 in 1"×4	57
SIOP II Bailey 1995	62 71	PCZ/VCR/MTX×1 なし	35Gy 35Gy	CCNU/VCR×6 CCNU/VCR×6	56 53
CCG921 Zeltzer 1999	101 102	なし "8 in 1"×2	36Gy + weekly VCR 36Gy	CCNU/VCR/PCZ×8 "8 in 1"×8	63 45
HIT '88 Kühl 1998	39	PCZ/IFS/VP16/MTX/CDDP/ARA×2	35.2Gy	CCNU/PCZ	33
PNET-3 Taylor 2005	68	VCR/VP-16/CBDCA と VCR/VP-16/CPM を交互　×4	35Gy	なし	35
SJMB-'96 Gajjar 2006	48	なし	36〜39.6Gy	TPT/HD-CPM/CDDP/VCR + PBSCT ×4	70
CCG 99703 Jakacki 2012	128 33	なし	36Gy + weekly CBDCA/VCR	CPM/VCR×6 CPM/VCR/CDDP×6	71 59

　HD-MTX high dose methotrexate; PCZ procarbazine; VCR vincristine; CCNU lomustine; IFS ifosfamide; VP 16 etoposide; CDDP cisplatin; ARAC cytrabine; EFS event-free survival; CBDCA carboplatin; HD high dose; CPM cyclophosphamide; PBSCT pehriperal blood stem cell transplantation

i. 再発髄芽腫の治療

1990 年代に，再発髄芽腫に対して強力な化学療法と大量化学療法による救命の可能性が示唆され，世界で多くの臨床試験が行われた．この結果，いずれの試験においても，強力な化学療法によって寛解となり大量化学療法に進めるものが半数以下であること，大量化学療法を受けた場合もほとんどが再び再発することが示され，このような戦略による救命の可能性が低いことが示された（Bode 2014）．一方，これらの臨床試験で，初期に多剤併用化学療法に抵抗性を示し，テモゾロミドやエトポシドによる化学療法を受けた例で抗腫瘍効果を認め，長期生存例があることが示された．このためテモゾロミドやエトポシドのような経口抗がん剤治療を行い，良好な奏効を認める患者において大量化学療法や放射線再照射により救命をめざすべきであると考えられている．

2.3.5　分子生物学的分類の導入と今後の方向

近年の網羅的な大規模ゲノム解析技術の導入により，髄芽腫は Wnt（ウイント），SHH（ソニックヘッジホック），group 3，group 4 の型に分類されることがコンセンサスとして発表され，これらの分類は従来の臨床的リスク分類以上に予後と相関することが示唆されている（Gajjar 2014）．この分子分類は，さらにその後の検討で，myc の増幅の有無などでさらに細分化され，また group 3，group 4 についても再構成，細分化される可能性が示されている．予後の良好な Wnt 群で放射線治療を減量・回避できる可能性が示唆され，この分子生物学的分類を一部導入した層別化が行われ臨床試験が計画されている（Gajjar 2014）．

一方，化学療法と放射線治療の強化には限界があると考えられ，SHH に対する SMO 阻害剤のように，治療標的の探索と分子標的薬の開発と臨床試験が行われている（Gajjar 2014）．

2.4　胎児性腫瘍
(embryonal tumour，WHO2007 分類におけるテント上未分化外胚葉腫瘍 supratentorial primitive neuroectodermal tumor（sPNET）と松果体芽細胞腫 (pineoblastoma))

2.4.1　疫学・病態・病理学

組織学的には小円形細胞を主体とした胎児性腫瘍であり，髄芽腫と類似しており，従来は髄芽腫と一緒に治療されることが多かった腫瘍である．これからさらに AT/RT を除いたものを指す．同一の治療を受けた場合，髄芽腫に比較して予後不良であり，髄芽腫とは異なる疾患である可能性が示唆されていた．近年の網羅的ゲノム解析により髄芽腫とは異なる遺伝子異常を示し，生物学的に異なった少なくとも複数の疾患から構成される可能性が示唆された．しばしば病理診断が困難で，高悪性

度神経膠腫（HGG）との異同が問題になる。これも近年のゲノム解析により，HGGの性質をもった腫瘍が含まれることが明らかにされている。

これまでテント上の胎児性腫瘍は，AT/RTを除いてはテント上PNETとして一括して扱われ，松果体芽細胞腫が別扱いされる状況であったが，上記の分子生物学的研究から複数疾患から構成される可能性が明らかになり，WHO2016分類ではPNETの疾患名が廃止され，従来はPNETの亜型扱いであった診断名が独立した疾患名として記載された。これらの生物学的，臨床的相違はまだ明らかでない部分があるが，いずれ疾患特異的な異常が明らかにされ，診断と治療につながる可能性をもつ。ここでは臨床試験の結果は従来の分類で記載されたものがほとんどであるため，WHO2007年分類に従った記載をする。

2.4.2 症状・徴候

症状と徴候は発症部位により決まる。他に腫瘍局在による神経症状を発症する。松果体芽細胞腫では，閉塞性水頭症を起こし頭蓋内圧亢進症状で発症する。

2.4.3 診　断

① **画像診断**：他のテント上腫瘍と鑑別することは困難な場合が多い。病理診断によって確定される場合が多い。播種の可能性が高いため，髄芽腫と同様に脳・脊髄の播種の有無の検索が必要である。

② **病理診断**：HGGやAT/RTとの鑑別が問題になることが多い。WHO2016年分類で大幅な改訂があった。確定診断が得られるまで複数の疾患の可能性を考え，後療法の準備をし，診断後速やかに後療法を開始できるよう準備しておくことが必要である。

2.4.4 治　療（表23.9）

a. 層別化治療

従来は一様に予後不良であるため，髄芽腫のようなリスク分類を行わず，腫瘍が全摘され播種がない場合も，CSIを減量せずに高リスク群髄芽腫の治療が用いられてきた。その後，髄芽腫に対するSt. Judeの治療を，髄芽腫と同様に層別化をして用いるパイロット試験が行われ，良好な生存率を達成し，髄芽腫同様の層別化治療の可能性が示唆されている（Chintagumpala 2009）。ミラノ国立がん研究所単施設の臨床試験では，大量化学療法を含めた強力な化学療法を併用しながら，段階的にCSI線量を39Gy，31Gyと軽減し，その後局所照射のみで治癒する可能性を示している（表23.9，Massimino）。対称的に，乳幼児では放射線治療を回避・延期するため，大量化学療法など乳幼児髄芽腫と同様の戦略がとられているが，多くの臨床

23. 小児脳脊髄腫瘍　349

表 23.9　テント上胎児性腫瘍（sPNET）に対する臨床試験

臨床研究 論文主著者 / 発表年	登録 症例数	PBL/ NPsPNET	全脳全脊髄 照射	化学療法	5 年 EFS（%）
CHOP/CNMC Reddy 2000	22	13/9	30～40Gy	CDDP/CCNU/VCR	37
CCG Cohen 1995	44	12/27	36～50Gy	8 in 1 または VCR/ CCNU/PDN	67 52
CCG 921 Albright 1995	27	0/27	36Gy 3 歳以上（n=18） 23.5Gy 1.5～3 歳（n=9）	8 in 1 または VCR/ CCNU/PDN	5-year PFS, 31% （すべて NP-sPNET）
HIT 88/89 Timmermann 2002	63	11/52	23.4Gy + Weekly VCR	VCR/CCNU/ CDDP×8	3-year PFS, 39% （PBL 63.6%） （NP-sPNET 33.9%）
CCG 921 Jakacki 1995	17	17/0	36Gy 3 歳以上（n=15） 23.5Gy 1.5～3 歳（n=2）	8 in 1 または VCR/ CCNU/PDN	53-year PFS, 61% （すべて PBL）
SIOP/UKCCSG PNET-3 Pizer 2006	68	14/54	35Gy	VCR/VP-16/CBDCA と VCR/VP-16/CPM を交互に 4 サイクル	47 71.4（PBL） 40.2（NP-sPNET）
St Jude Chintagumpala 2009	16	2/6 3/5	23.4Gy 標準リスク群 （n=8） 36～39.6Gy 高リスク 群　　　　（n=8）	HD-CPM/CDDP/ VCR + PBSCT×4	5-year EFS 75% （標準リスク群） 5-year EFS 60% （高リスク群）
Milano Massimino 2013	28	2/7 4/7 3/5	39Gy（n=9） 31Gy（n=11） 0Gy（n=8）	HD-MTX, HD-VP16, HD-CPM + PBSCT, CBDCA	85-year PFS 40% 5-year PFS 71% 5-year PFS 70%

PBL pineoblastoma; NPsPNET nonpineal supratentorial PNET; PCZ procarbazine; VCR vincristine; MTX methotrexate; HD high-dose; IFS ifosfamide; VP 16 etoposide; CDDP cisplatinARAC cytrabine; CCNU lomustine; PFS progression-free survival; CBDCA carboplatin; CPM cyclophosphamide, HD high dose; CPM cyclophosphamide

試験では，いまだに生存率の向上が認められていない．

b.　松果体芽細胞腫

　松果体芽細胞腫は，従来は sPNET と同様に治療されてきた．近年の網羅的ゲノム解析の結果から，他の部位の sPNET とは生物学的に異なる疾患である可能性が示唆されている．3 歳以上の患者を対象とした放射線治療・化学療法併用の臨床試験では，松果体芽細胞腫は他部位の sPNET に比較し予後良好である（表 23.9）．反対に，乳幼児では初期治療として化学療法が試みられるが，予後不良であり，放射線照射を用いた場合も腫瘍制御が困難な場合が多く，世界でも救命例の報告がほとんどない．

2.4.5　分子生物学的分類の導入と今後の方向

　乳幼児松果体芽細胞腫をはじめ，これまでの放射線治療・化学療法併用の戦略では限界があると考えられ，腫瘍特異的な遺伝子異常の解析と治療標的の発見が必要であり，世界的な登録研究・遺伝子解析研究が行われている．分子生物学的所見に

よりいくつかの疾患群に分類され，これらと予後の相関も示されている．

2.5 上衣腫 (ependymoma)

2.5.1 疫学・病態・病理学

上衣腫は比較的頻度の少ない腫瘍である．小児脳脊髄腫瘍の6〜12％を占め，成人より小児に多い．幼若小児に多く，全体の半数は5歳以下で診断される．

① 発症部位：上衣細胞由来であると考えられ，上衣細胞の存在する脳脊髄のあらゆる部位に発症する．小児では最も多いのは後頭蓋窩で50〜60％を占め，ついでテント上が30〜40％を占める．成人と異なり脊髄腫瘍は稀である．

② 病理学：grade I の subependymoma，myxopapillary ependymoma は小児では稀である．grade II ependyoma と grade III anaplastic ependymoma については，その（鑑別）診断の客観性に疑問が投げかけられ，また予後因子としての意味にも疑問が投げかけられている．

③ 分子分類：上衣腫においても最近大規模なゲノム解析が行われた，疾患特異的な遺伝子異常は見出されなかったが，遺伝子発現解析から，腫瘍の局在によりテント上腫瘍，テント下腫瘍，脊髄腫瘍のそれぞれ少なくとも3つの異なった腫瘍群から構成される可能性が示唆されている（Merchant 2017）．このうちテント上腫瘍に特異的に認められる RELA 遺伝子と複数パートナー遺伝子の融合遺伝子が予後不良を予測できる予後因子であることが明らかにされ，WHO2016年分類では ependymoma RELA fusion positive の診断が記載された．臨床的意義は今後次第に明らかになっていくと思われるが，可能な限り分子異常の検索，分子分類を行うことが望まれる．

2.5.2 診 断

① 画像診断（図23.4）：MRI 検査では，T1 強調画像で等信号から低信号の像が多く，T2 強調画像では高信号となるのが典型的である．造影 MRI では，羞悪右内の出血・壊死・石灰化などを反映して，不均一に造影されることが多い．

② 臨床診断：臨床経過と画像検査における腫瘍局在，腫瘍進展の状況，造影パターンから他の腫瘍の鑑別がある程度は可能であるが，完全な鑑別は困難であり，手術にあたっては，他の腫瘍の可能性も考慮して計画しておく必要がある．

2.5.3 治 療

a. Surgical disease

上衣腫は小児脳脊髄腫瘍の中でも，最も外科的治療の役割が大きいと考えられる

腫瘍である．次第に規模を拡大しながら実施されてきた近年の前向き臨床試験でも，腫瘍の摘出程度と予後の相関が明示されている．救命のためには完全な摘出が求められる．小児では発症部位ではテント下腫瘍が多いが，脳幹部など周囲組織への浸潤が大きい場合が多く，術後の障害の可能性も大きく，どこまで摘出するかが問題になる．

b. 集学的治療

上衣腫では腫瘍が全摘された場合も，術後放射線治療を行った方が再発が少ないことが従来の臨床試験で示されている．化学療法の臨床第2相試験では，髄芽腫や胚細胞腫瘍と比較し奏効率は低く，化学療法を放射線治療に併用したこれまでの模臨床試験では，術後療法としての化学療法の併用が生存率の向上につながる結果が得られていない．このため治療の基本は，腫瘍全摘と放射線治療である．

化学療法の奏効率は高くはないが，治療後に腫瘍の血管支配の変化などから腫瘍摘出が容易になることが報告されており，初回手術で腫瘍が残存した場合，再手術での摘出を促す目的で化学療法が試みられる．イタリアの2つの AIEOP study では，初回手術で部分摘出となった場合に，化学療法を施行し second look surgery を行い，初回全摘出例に匹敵する生存率を達成していることが示されている（Massimino 2011）．北米 COG，欧州 SIOP の臨床試験では，初回手術が部分摘出であった場合，短期間の化学療法後に再摘出を試み，再摘出を促す術後化学療法の有効性を検証している（Merchant 2017）．

表 23.10 乳幼児上衣腫に対する臨床試験結果

臨床試験名 論文筆頭著者 論文発行年	対象 患者年齢	化学療法レジメン	CR （例）	PR （例）	PFS（年）
Baby POG Duffner1993	3歳未満	VCR/CPM と CDDP/VP-16 を交互に計7サイクル	19	27	47%（2） 27%（5）
CCG Mason 1998	6歳未満	VCR/CPM/CDDP/VP-16 による導入療法5サイクル後に大量化学療法（CBDCA/Thiotepa/VP-16）＋造血幹細胞移植	4	6	30%（3）
SFOP Grill 2001	5歳未満	PCZ/CBDCA, VP16/CDDP, VCR/CPM を交互に合計7サイクル	46	27	22%（4）
UKCCSG/SIOP Grundy 2007	3歳未満	VCR/CBDCA, VCR/MTX, VCR/CPM, CDDP を7サイクル	41	36	47%（3） 42%（5）
Head Start III Venkatramani 2013	3歳未満	CDDP/CPM/MTX/VP-16/TMZ/VCR による導入療法5サイクル後に大量化学療法（CBDCA/Thiotepa/VP-16）＋造血幹細胞移植	10	7	テント上腫瘍 86%（3） テント下腫瘍 27%（3）

VCR vincristine, CPM cyclophosphamide, CDDP cisplatin, VP-16 etposide, CBDCA carboplatin, PCZ procarbazine, MTX methotrexate, TMZ temozolomide, CR complete resection, PR partial resection

c. 乳幼児上衣腫 （表 23.10）

　乳幼児患者は年長児や成人患者と比較して予後不良であり，一方，放射線治療の障害が大きくなる可能性がある．北米 CCG，POG により，放射線治療を 3 歳以降に延期させるために化学療法を行う臨床試験が行われた．特に後頭蓋窩腫瘍では，化学療法中に高率に再発，播種を起こし，戦略に無理があることが明らかにされた．その後に行われた大量化学療法も含めた強力な化学療法を用いた放射線回避の臨床試験も同様の結果であり，最も良好な UKCCSG/SIOP でも 5 年 EFS は 42％にとどまる．一方，北米の長期フォローアップ研究である SEER Study の検索では，3 歳未満で術後局所照射を受けた場合，生存率は非照射例に比べ高い．St. Jude の報告では，原体照射法を用いた場合，生存率は化学療法の結果を大きく上回り，IQ の追跡調査では後頭蓋窩腫瘍の場合，その影響は軽度で容認できるものと考えられた．1 歳以上で後頭蓋窩腫瘍の場合は術後早期に局所照射を行うべきであると考える施設が多いが，最近は障害が重いという報告もあり，認知機能障害については追跡が必要である．一方，術後の化学療法単独治療で，放射線治療を回避し認知機能障害が軽減されるかまだ明白には示されていない．ヨーロッパではなお，乳幼児発症例に対して，術後療法として化学療法単独を採用する臨床試験を行っている．

d. 再発上衣腫

　再発腫瘍においては，化学療法は腫瘍縮小，延命効果を認めても救命に至ることがほとんどないことが，再発腫瘍の臨床試験では示されている．救命の可能性が高いのは，腫瘍が再び全摘出され，再照射が行われた場合である．初回照射部位の再発であっても，再照射により良好な腫瘍制御が得られることが示唆されており，長期予後と放射線壊死などの合併症が注目される．摘出や再照射が困難な場合，緩和医療的化学療法が良好な効果を示すことがある．

e. 外科的治療のみの生存

　テント上腫瘍は，全摘出された場合，後療法なしに生存する可能性が示唆され，報告されている．北米 ACNS 0120 では，テント上の grade II 腫瘍で全摘された場合，無治療で経過観察する臨床試験を行っており，5 年 EFS が 90％に達している（Merchant 2017）．

2.5.4　分子生物学的分類の導入と今後の方向性

　上衣腫においても大規模なゲノム解析が行われ，疾患特異的な遺伝子異常は見出されなかったが，遺伝子発現解析から，腫瘍の局在によってテント上腫瘍，テント下腫瘍，脊髄腫瘍それぞれ少なくとも 3 つの異なる腫瘍群から構成される可能性が示唆された．これらの群とその病態に相関が認められ，将来的にはこれらの分子生物学的分類に基づいて後療法を決定する時代がくる可能性がある．テント上腫瘍のRELA fusion 陽性例は予後因子として認定され，WHO2016 分類では疾患名として独立して記載されるようになっている．特定された遺伝子発現異常からモデルマウ

スを作製し，抗腫瘍効果を示す薬剤をスクリーニングし，臨床試験に用いるシステムが構築されている．このようにして選ばれた 5-FU の臨床試験が行われている．

2.6　髄内脊髄腫瘍（intramedullary spinal cord tumour）

2.6.1　疫学・病態・病理学

脊髄髄内腫瘍は小児脳脊髄腫瘍の 1～8％と，稀な腫瘍である．最も多いのは 7～10 歳であるが，新生児期・乳児期にも発症する．

小児期では 80％が低悪性度腫瘍である．最も多いのが原繊維性星細胞腫，ついで神経節腫瘍，上衣腫の順である．稀に高悪性度神経膠腫，粘液乳頭状上衣腫，血管芽腫，AT/RT の発症を認める．

2.6.2　徴候と症状

初発症状としては，背部痛，側彎，歩行障害，頭痛，筋力低下，感覚障害，強調運動不能，膀胱直腸障害がある．稀に頭蓋内圧亢進症状により発症することもある．

2.6.3　診　断

悪性度の低い腫瘍では，発症発現から長時間経過していることも多い．病歴から疾患の可能性を想起することが診断の契機となる．臨床診断では詳細に病歴を聴取することが重要である．

① 画像診断（図 23.3）：MRI 検査により，腫瘍実質とともに随伴する嚢疱性病変や空洞などが描出される．腫瘍周囲の浮腫が著明な場合，腫瘍の範囲を特定するのは困難な場合が多い．診断時より播種を認めることもあり，全脊髄の検査を行うべきである．また頭蓋内に原発病変を認めたり，播種病変を認めることもあり，頭部 MRI 検査も行い評価する必要がある．

② 病理診断：画像検査から疾患を鑑別することは困難であり，診断は病理診断によって確定される．上述のように，病理診断によって頭蓋内腫瘍が想定されることもあり，術前に脳・脊髄全体の MRI 検査を行うことが重要である．

2.6.4　治　療

a. 脊髄低悪性度神経膠腫（low-grade glioma：LGG）

小児脊髄腫瘍では最も頻度が多く，中でも原繊維性星細胞腫が最も多く全体の 23～30％を占める．病理診断による予後の相違は明らかではなく，一括して LGG

として治療される場合が多い．第1の治療は腫瘍の摘出であり，全摘出されれば他の部位のLGGと同様に生命予後は良好である．しかし，腫瘍と正常組織との境界は不明瞭であることが多く，周囲の組織を損傷することなく腫瘍を摘出することは困難で，機能予後を考慮した治療法の選択が必要となる．術後あるいは術前治療としての放射線治療は，他の部位のLGGと同様，腫瘍増大の制御は得られるが，機能予後，生命予後に対する寄与あるいは有用性は明白に示されていない．一方，放射線治療による後障害は，悪性転化や二次がんなど他のLGG同様問題となっている．頭蓋内LGGと同様に，初期治療としての化学療法が採用され，機能予後，生命予後がともに良好な例が報告されるようになっており，初期治療あるいは部分全摘例の術後療法として採用されることが多い．

b. 高悪性度神経膠腫 (high-grade glioma：HGG)

小児脊髄腫瘍の10%以下と稀な腫瘍であるが，しばしば診断時より播種を認め，腫瘍の全摘は困難な場合が多い．他の部位のHGGと同様に放射線治療・化学療法併用の治療が行われるが，広範囲な腫瘍切除をした場合でも，さらに強力な術後療法を行った場合も生命予後は不良である．

c. 上衣腫 (ependymoma)

小児全脊髄腫瘍の15%を占める．頭蓋内腫瘍が乳幼児に多いのに対して，脊髄腫瘍は成人・年長児に多い．腫瘍の全摘出が最良の治療とされる．周囲との境界がはっきりしていて全摘出された場合，多くはgrade I，II相当の腫瘍であり，術後療法を行わなくても予後は良好である．腫瘍の病理診断で悪性度の高い腫瘍が示唆される場合には，術後療法の追加の必要性を検討する．

d. 血管芽腫 (hemangioblastoma)

成人とは異なり，小児では全脊髄腫瘍の5%以下と稀である．Von Hippel-Lindau (VHL) 症候群の家族歴の有無を聴取する．家族歴のない発症も認める．術前からMRI検査で特徴を認め，強く疑われる場合が多く，術前腫瘍血管の様相と静脈還流を明らかにして，腫瘍血管が豊富な場合は，腫瘍血管塞栓術を行う．複数病変を認める場合には，症状を起こしている病変から治療することが多い．

2.7　脳幹部腫瘍 (brainstem tumor)

2.7.1　疫学・病態・病理学

脳幹部腫瘍は，発症部位から解剖学的に分類されることが多い．発症年齢の中央値は5〜10歳，性差はない．腫瘍は，被蓋，中脳，橋，延髄から頚髄延髄移行部までのいずれにも発症する．このうち75%は，橋腹側を中心に腫瘍がびまん性に浸潤するびまん性内在性橋膠腫 (diffuse intrinsic pontine glioma，DIPG) である．

DIPGのほかに，脳幹部には局在性 (focal) あるいは外方増殖型の (exophytic)

23. 小児脳脊髄腫瘍　355

腫瘍が発症する．DIPG とこれらの腫瘍は，病理組織，診断・治療方法，予後も大きく異なる可能性があり，鑑別が重要である．

2.7.2　症状と徴候

失調，脳神経障害（眼球運動障害，顔面神経麻痺，嚥下障害，構音障害），筋力低下，感覚障害，片麻痺が主な症状である．DIPG では，腫瘍が背側に進行し，後に水頭症を併発し頭蓋内圧亢進症状を呈することがあるが，診断時から認めることは稀である．一方，頻度は少ないが，中脳被蓋板腫瘍，延髄の背側外方に増殖する腫瘍は，上記の症状を認めないまま閉塞性水頭症を併発し，頭蓋内圧亢進症状で診断にいたる場合がある．

DIPG では，これらの症状が 1 か月以内に急速に出現進行していくのが特徴である．脳幹部の LGG では症状が緩慢に進行するものが多く，症状の経過から鑑別が可能な場合もある．

2.7.3　診　断

DIPG は，MRI による診断が一般的でなかった時代には，腫瘍生検が行われた時代があるが，腫瘍の病理組織診断にかかわらず予後が一定して不良であることが示されている．このため，臨床経過と画像が典型的であれば（図 23.3）臨床的に診断し，直ちに治療を開始するのが原則である．

DIPG 以外の脳幹部腫瘍は多くが LGG であるが（図 23.3），一部 HGG や胎児性腫瘍などが含まれる．治療方針決定のために，定位生検により病理組織診断を行うことが推奨される．

2.7.4　治　療

a.　頚髄延髄移行部腫瘍

多くは LGG であり，画像診断，摘出手術の技術の向上により腫瘍の全摘率は向上し，全摘出により救命可能である．術後合併症の可能性を検討しながら摘出を計画する．

b.　被蓋腫瘍（tectal glioma）

多くは予後良好な腫瘍であり，LGG である場合が多く，水頭症を併発した場合，第 3 脳室底開窓術や V-P シャント術により髄液灌流を確保すれば，それ以上腫瘍を切除する必要はないことが示されている．

c.　局在性腫瘍

被蓋中脳腫瘍の 10 年生存率 90〜100% をはじめ，良好なものが多く，治療合併症が生命予後を左右する可能性も高く，QOL を考慮し，治療合併症を少なくする

治療方針の採用が薦められる．他の部位の LGG と同様，腫瘍切除が困難な場合，部分切除で症状が続く場合は化学療法が採用されることが多い．

d. DIPG

診断後早期に局所照射を行う．通常の分割照射による総線量 54〜60Gy の局所照射が標準的であり，多分割照射法や低分割照射の臨床試験が行われているが，生存期間の延長を示したものはない．DIPG に対しては放射線治療に加え，単剤または多剤化学療法，大量化学療法を併用する臨床試験が世界で多く行われてきたが，最近のテモゾロミドまで，併用の有用性が示されたものはない．初期治療での化学療法は薦められない．最近の分子標的薬も本疾患を対象とした臨床試験が多いが，有効性が示されたものはない．化学療法は緩和医療で経口抗がん剤が用いられる．

2012 年に開始された国際 DIPG 登録（International DIPG registry，IDPGR）のデータ解析による最新の生存率の報告では，最新の放射線治療や臨床試験参加例など含む 372 例の，診断時期から 6 か月の無増悪（進行）生存率（PFS），全生存率（OS）は 58.0%，86.6%，12 か月の PFS，OS は 19.2%，45.3% と報告されている（Cooney 2017）．

2.7.5 分子生物学的分類の導入と今後の方向性

DIPG では，他の疾患から有効性を示唆された薬剤を導入することに限界があり，疾患そのものの遺伝子異常，エピジェネティックな異常を特定し，治療標的を探索する以外に治療開発の道はないとして，北米，フランスを中心としたヨーロッパのグループでは診断後に腫瘍生検を行う臨床試験が行われている．ゲノム解析から脳幹部腫瘍が 3 つの異なった群に分けられることが示され，治療標的を求める研究（DIPG-BATS）も進められている．こうした研究治療の進歩により，将来的には DIPG でも再び生検手術が求められる日がくる可能性がある．

2.8　脈絡叢腫瘍（choroid plexus tumour）
（脈絡叢乳頭腫（choroid plexus papilloma），非定型脈絡叢乳頭腫（atypical choroid plexus papilloma）および脈絡がん（choroid plexus carcinoma））

2.8.1　疫学・病態・病理学

脈絡叢腫瘍（choroid plexus tumor：CPT）は，脳脊髄液を産生する脈絡叢を発生母地とする腫瘍で，小児脳脊髄腫瘍の 0.5〜0.6% を占める稀な腫瘍である．半数は 1 歳以下で発症し，85% が 5 歳までに発症する乳幼児期の腫瘍である．側脳室に発症するものが 70〜80% と最も多く，他に第 4 脳室，第 3 脳室，小脳橋角部も発症する．

2017 年の WHO 分類では，脈絡叢乳頭腫 choroid plexus papilloma（grade I），非定型脈絡叢乳頭腫 atypical choroid plexus papilloma（grade II），脈絡叢がん choroid plexus carcinoma（grade III）に分類される．

2.8.2　症状と徴候

CPT では髄液産生が増加するため，腫瘍による閉塞がない場合でも，水頭症を発症し，頭蓋内圧亢進症状が主な初発症状である．腫瘍による閉塞と，髄液産生亢進を共に認める例もある．

最も多い徴候は，頭囲拡大，視神経乳頭の浮腫，意識レベルの低下である．子宮内で先天性腫瘍として診断される場合もある．

2.8.3　診　断

CT では，腫瘍が第 4 脳室に存在する場合でも，明確に腫瘍の存在を周囲とは区別できる場合が多い．しばしば水頭症を認め，腫瘍は平滑で分葉化しており，石灰化を示す場合が多い．

MRI では，脳室内の腫瘍でカリフラワーの小花状であり診断しやすい．脈絡叢がんでは，分葉状の構造など，特徴的な所見を伴わない巨大な腫瘍として描出される場合もある（図 23.3）．診断時に 30％で播種を認め脈絡叢がんに多いが，脈絡叢乳頭腫でも認める．

2.8.4　治療と予後

腫瘍摘出が第 1 選択である．腫瘍摘出の程度が予後因子であることが示されており，可能な限り全摘出を試みるべきであり，二期的手術を行っても摘出をめざすべきであるとされる．血管に富む腫瘍であるため出血しやすく，支配血管の制御が可否を左右する．術前に腫瘍血管の塞栓術を考慮する．脈絡叢乳頭腫は摘出のみで救命可能である．半数以上で，腫瘍摘出後も交通性水頭症のため VP シャントが必要となる．

放射線治療に関しては，CPP，APP では全摘出の場合には術後療法なく高い生存が期待できるが，CPC では全摘出された患者において，術後放射線治療を受けなかったものの 5 年全生存率が 12％であったのに対して，放射線治療を受けたものは 68％であったと報告され，術後放射線治療を行うことで予後が改善する可能性が示されている．

脈絡叢がんでは術中死亡率が高い．術前化学療法を行うことにより，腫瘍の縮小と腫瘍血管の著明な減少を認め，摘出が可能になる場合があることが報告されており，脈絡叢がんが疑われる場合には初回は生検のみにとどめ，化学療法後に摘出す

ることがある．腫瘍の縮小が得られるほかに腫瘍血管の減少が認められ，手術を容易にする（Werde 2007）．腫瘍が全摘できなかった場合は再手術を考える．CPC では化学療法，放射線治療を併用した集学的治療が，ACPP でも同様の治療が行われる，その必要性と有用性は臨床試験で検討されているが，まだ確定していない．

CPP の予後は良好であるのに対して，CPC は周囲組織への浸潤から腫瘍摘出が困難であるために 20～30％の生存率となっている．全摘出可能な場合には良好な予後が期待できる．

2.8.5 分子生物学的分類の導入と今後の方向性

特に CPC は，集学的治療の導入にかかわらず生命予後，機能予後も不良であり，現行の治療の限界は明らかである．このため胎児性腫瘍と同様，腫瘍を登録し，分子生物学的研究により，腫瘍特異的な異常を検索し，治療標的を求める研究が行われている．

2.9 非定型奇形腫様 / ラブドイド腫瘍(atypical teratoid/rhaboid tumour：AT/RT)

2.9.1 疫学・病態・病理

2 歳以下に発症する悪性度の高い腫瘍である．後頭蓋窩に発症することが多いが，他に脳脊髄のどこにでも発症する．

AT/RT は，Rorche らより 1980 年代に病理学的に独立疾患として記載された疾患である．その後，腫瘍細胞が，細胞遺伝学的に染色体 22q11 の INI1/hSNF（SMARCB1）遺伝子の異常を持つことが明らかにされた．腫瘍細胞における INI1 の欠失が病理診断で用いられ，診断が可能となった（Frühwald 2016）．

それまでには髄芽腫やテント上の胎児性腫瘍として同様に治療され，後に AT/RT と診断できた例の後方視的疾患登録研究によって，臨床的にも髄芽腫や他の胎児性腫瘍と異なる予後不良な一群として認められ，本疾患を対象とした臨床試験が行われるようになった．主に 2 歳以下の乳幼児に発症し，脳から脊髄までのいずれの部位でも発症する．診断時から播種を伴うことも多い．

2.9.2 診　断

① 画像診断（図 23.1）：後頭蓋窩に多いが，中枢神経系のいずれの部位にも発症し，CT，MRI 画像では他の腫瘍とは鑑別が困難な場合が多い．
② 病理診断：臨床的に他の疾患が強く疑われても，病理診断で必ず INI1 の欠失の有無を確定するべきである．病理学的には小円形細胞のみで，ラブドイド腫瘍の成

分を含まず，典型的な所見がない場合でも，INI1 欠失所見により AT/RT と確定診断されるような例がある．治療抵抗性とされていた髄芽腫が再検討で本疾患と診断されるような場合もある．

2.9.3　治　療

　疾患登録研究における予後因子解析では，腫瘍の切除度，早期の放射線局所照射，大量化学療法の採用が予後良好の因子となる可能性が示唆された．

　治療においては，特に乳幼児脳腫瘍では，臨床的には他の腫瘍が強く疑われる場合でも，本疾患の可能性も想定し，最初から INI1 異常の有無を検索し，想定される術後療法の準備を行い，診断確定後速やかに治療を開始することが重要である．術後，治療開始までに播種をおこす例もある．

　本疾患を対象とする臨床試験では，横紋筋肉腫に対する北米の臨床試験 IRS III における傍髄膜横紋筋肉腫に対する治療を改変した治療（抗がん剤の全身投与，脳室内注入・髄注と放射線局所照射を併用し，Boston Protocol と通称される）が行われ，2 年生存率が 40％を越えるようになり（Zimmerman 2005），ヨーロッパでも同様のパイロット試験で生存率の向上が報告され，ついで中枢神経内外全体の悪性ラブドイド腫瘍を対象とした大規模共同試験 EU-RHAB が始められている（Frühwald 2016）．

2.9.4　分子生物学的分類の導入と今後の方向性

　大量化学療法や放射線治療採用など治療の強化だけでは，生存率の向上にもQOL の向上にも限界があると考えられ，臨床試験に付随して腫瘍登録研究，遺伝子解析研究が同時に実施され，新たな治療標的の探索と分子標的薬の開発が行われている．遺伝子あるいは遺伝子発現研究では，AT/RT も複数の疾患群から構成される可能性が示されている（Frühwald 2016）．

文　献

Andopadhayay P, et al: Pediatr Blood Cancer 61（7）: 1173-1179（2014）.
Beebe DW, et al: J Clin Oncol 23: 5198-5204（2005）.
Bode U, et al: J Neurooncol 120（3）: 635-642（2014）.
Bouffet E: Cancer Treatment Reviews 36: 335-341（2010）.
Chastagner P, et al: Eur J Cancer 37（16）: 1981-1993（2001）.
Chintagumpala M, et al : Neuro-Oncol 11: 33-40（2009）.
Cohen KJ, et al: Neuro Oncol. 13（3）: 317-323（2011）.
Cooney, T, et al: Neuro-Oncol 19（9） : 1279-1283（2017）.
Evans AE, et al: J Neurosurg 72（4）: 572-582（1990）.

Frühwald MC, et al: Neuro-Oncol 8(6)：764-778(2016).

Gajjar A, et al: J Clin Oncol 15: 2792-2799(1997).

Gajjar A, et al.: Lancet Oncol 7(10): 813-820(2006).

Gajjar A: Clin Cancer Res 15; 20(22): 5630-5640(2014).

Garzia L, et al: Cell.172(5): 1050-1062(2018).

Halperin EC, et al: Cancer, 91(8): 1444-1450(2001).

Jakacki RI, et al : Clin Oncol. 30(21): 2648-2653(2012).

Kilday JP, et al: Curr Neurol Neurosci Rep. 14(4): 441(2014).

Massimino M, et al : J Neurosurg Pediatr 8(3): 246-250(2011).

Merchant, T: J Clin Oncol 35: 2364-2369(2017).

Moxon-Emre I, et al: J Clin Oncol 32(17): 1760-1768(2014).

Packer RJ, et al: J Clin Oncol 17(7): 2127-2136(1999).

Packer RJ, at al: J Clin Oncol 24(25): 4202-4282(2006).

Pollack IF, et al. Neurosurgery, 37(4): 655-667(1995).

Rutkowski S, et al : N Eng J Med. 352(10): 978-986(2005).

Rutkowski S, et al: J Clin Oncol 28: 4961-4968(2010).

Smith MA, et al: Cancer 120(16): 2497-2506(2014).

Sposto R, et al: J Neurooncol 7(2): 165-177(1989).

Tait DM et al: Eur J Cancer. 26(4): 464-469(1990).

von Bueren AO, et al: Neuro-Oncol 13(6): 669-679(2011).

Walker DA, et al: Neuro-Oncology 15: 462-468(2013).

Werde, B. et al: J Neuro-Oncol 85: 345-351(2007).

Wilne S, et al: Lancet Oncol 8: 685-695(2007).

柳澤隆昭：小児神経学の進歩, 第 44 集, 診断と治療社, pp.79-93(2015).

Zeltzer PM, et al: J Clin Oncol 17(3): 832-845(1999).

Zimmerman, et al: J Nuero-Oncol 72: 77-84(2005).

＊臨床試験結果を示す表 23.5〜23.10 には，筆頭著者 / 発表年を記載しており，検索可能

24. 脳外液貯留（硬膜下液貯留, くも膜下腔拡大）

吉藤 和久

1. 病 態

　小児の脳外液貯留は2歳以下に認められることが多い. 複数の病態があるので鑑別し対応する必要がある. 貯留部位により硬膜下液貯留とくも膜下腔拡大に分けられる（表24.1）. 前者は硬膜とくも膜の間の潜在的腔に, 何らかの液体が貯留した病的状態である. 後者はくも膜下腔が通常より広い状態で, 病的場合と生理的な場合がある. 両者は併存, また移行することがある（伊達1988；Morota 1995）.

表 24.1　脳外液貯留

分　類	病　態
硬膜下液貯留	硬膜下血腫 硬膜下浸出液 硬膜下水腫
くも膜下腔拡大	外水頭症 良性くも膜下腔拡大 脳萎縮に伴う二次性くも膜下腔拡大

1.1　硬膜下液貯留（subdural fluid collection）（図 24.1）

　発生原因や貯留内容によって以下の病態がある. 硬膜下血腫（subdural hematoma）は, 外傷（周産期外傷, 乳幼児一般頭部外傷, abusive head trauma）や髄液短絡術後, ACTH療法後, 出血性素因などが原因となる. 硬膜下浸出液（subdural effusion）は, 感染（髄膜炎, 硬膜下膿瘍）に伴い炎症性に貯留する. 硬膜下血腫と硬膜下浸出液はともに皮膜をもち, くも膜下腔と交通しない. 硬膜下水腫（subdural hygroma）は, 正常くも膜やくも膜嚢胞壁が硬膜側へ破れて生じる場合と, 硬膜下血腫・浸出液が経過とともに水腫へ移行し形成される場合がある. 前者はくも膜下腔と交通をもち, 後者はもたない.（伊藤2004；吉岡2014）.

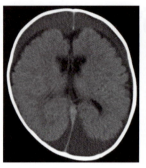 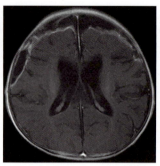 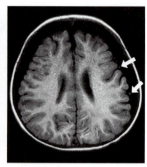

a：慢性硬膜下血腫．生後4か月時のCT．出生後に外傷歴なく，出血性素因もない．頭囲は出生時正常，その後徐々に拡大した．状況から周産期の出血が疑われた．頭蓋-脳容積不均衡からSPシャント術を施行．

b：硬膜下滲出液．生後4か月（細菌性髄膜炎発症後11日目）の造影T1強調像．頭蓋内圧亢進症状を呈し，洗浄ドレナージ術を施行．

c：硬膜下水腫．1歳3か月時のFLAIR画像．低血糖脳症による脳萎縮とくも膜下腔拡大が先行し，その後両側硬膜下水腫が出現した．くも膜の破綻によると考えられた．くも膜の血管が脳表側に認められる（矢印）．貯留液は髄液信号を呈している．

図 24.1　硬膜下液貯留

1.2　くも膜下腔拡大（図 24.2）

　外水頭症は，髄液吸収障害や脳表での髄液通過障害によるくも膜下腔拡大であり，交通性水頭症に相当する．大泉門膨隆などの頭蓋内圧亢進所見，頭囲拡大が認められる．良性くも膜下腔拡大は，一過性の頭蓋-脳容積不均衡（cranio-cerebral disproportion）であり，頭蓋内圧亢進所見がなく病的意義はない．頭囲拡大は一時的で，2歳までにくも膜下腔の減少とともに正常化する．脳萎縮に伴う二次性くも膜下腔拡大は，頭蓋内圧亢進がなく，頭囲は正常または小さい．脳室はいずれの病態も拡大しやすい（Robertson 1978；吉岡 2014）．

2.　画像診断

　拡大した腔が硬膜下腔かくも膜下腔かの鑑別は，くも膜を走行する血管の位置で判断できる（Morota 1995）．脳溝は硬膜下液貯留で消失傾向，くも膜下腔拡大で拡大傾向を示す．これらの描出にはMRIが最も有用であり，単純CTでは判断しにくいことがある．超音波検査は大泉門閉鎖前に限られるが，簡便で繰り返し経過評価できる点ですぐれる（伊達 1998；西本 1993b）．貯留内容（血腫，膿瘍，髄液）の質的診断もMRIが優位である．硬膜下膿瘍では炎症性皮膜が造影される．脳槽造影CTは硬膜下腔とくも膜下腔の交通性診断に利用できるほか，水頭症の診断（髄液吸収能の評価）にも用いられる．

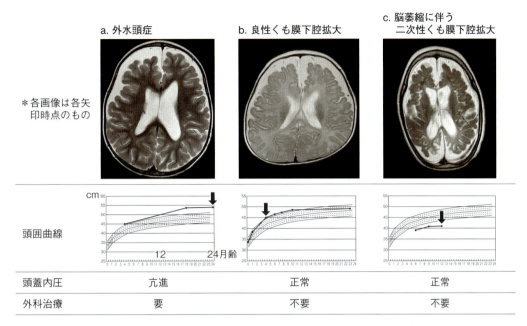

a：外水頭症．2歳2か月，初診時（↓）のT2強調画像．両側くも膜下腔拡大と脳室拡大が認められる．頭囲が進行性に拡大しており（＞＋2SD），発達障害が認められた．
b：良性くも膜下腔拡大．生後4か月，初診時（↓）のT2強調画像．両側くも膜下腔拡大と軽度脳室拡大を認めるが，大泉門は陥凹していた．頭囲は1歳過ぎに正常化し，発達障害も認められない．
c：脳萎縮に伴う二次性くも膜下腔拡大．1歳0か月時（↓）のT2強調画像．生後2か月時びまん性脳損傷を生じ，脳萎縮と代償性くも膜下腔拡大が出現した．頭囲は小さい（軽度の両側硬膜下液貯留を合併している）．

図24.2　くも膜下腔拡大

3. 臨床所見（頭蓋内圧亢進所見）

　頭蓋内圧亢進を生じ得るのは各硬膜下液貯留，くも膜下腔拡大の中では外水頭症である．活気低下，食欲低下，嘔吐などの軽い症状から，易刺激性，痙攣，意識障害まで幅広い．症状の程度は，経過（急性か慢性か）と年齢（大泉門閉鎖前か後か）で異なる．乳児期の慢性経過例ではこのような症状すら呈さず，頭囲拡大と発達障害のみ緩徐に進む場合があるので，見過ごさないよう注意が必要である（伊藤 2004）．

4. 治療適応

　頭蓋内圧亢進症状を呈する場合はもちろん，緩徐に進行する頭囲拡大や発達障害も早期診断・早期治療が必要である（伊達1998；西本1993a）．無症候性の軽度硬膜下液貯留は，自然治癒を期待し経過観察可能である．良性くも膜下腔拡大は，通常2歳までに自然に改善するため治療対象ではない．しかし，経過中に硬膜下液貯留を合併し得ること，また外水頭症と鑑別が難しい場合があるので経過観察は必要である．脳萎縮に伴う二次性くも膜下腔拡大は，原疾患による障害への療育訓練に限られ，外科治療の適応はない．

5. 治療法

5.1 硬膜下液貯留に対して

5.1.1 穿頭洗浄術，穿頭ドレナージ術

　貯留液濃度が高い場合に有用である．両側であっても一側ドレナージでよい場合もある（Caldarelli 2002）．手技では，くも膜を損傷し髄液を流出させることのないよう注意する．ドレナージチューブは，胸部や腹部まで皮下を誘導し体外へ出すと体動や感染に強い．

5.1.2 硬膜下–腹腔シャント術（SP シャント術）

　ドレナージ抜去後再発する場合，頭蓋–脳容積不均衡があって脳の成長を待つ必要がある場合に有用である．ドレナージに比べ感染リスクが低く，入院期間が短くてすむ．しかし，濃度が高いと閉塞しやすく，腹腔を使用すること，抜去術が必要という欠点もある．閉塞しにくい単純なシステムがよく，圧固定式低圧バルブでよい．機能不全時にシャント造影ができるよう，リザーバなどが必要である．両側であっても一側シャントでよいこともある（Aoki 1988）．Y コネクターを用いる，あるいは腹腔まで 2 本とすることもある．6 か月〜1 年程度で抜去できることが多い（吉岡 2014）．

5.1.3 内視鏡的隔壁開窓術，開頭皮膜除去術

　上記の補助的手技として考慮する．

5.2 くも膜下腔拡大に対して

　外水頭症に対し，くも膜下腔–腹腔シャント術，脳室–腹腔シャント術が行われる．

文　献

Aoki N: Neurosurgery 22: 911-913(1988).
Caldarelli M: Acta Neurochir 144: 581-588(2002).
伊藤千秋：脳神経外科学大系．中山書店，pp. 312-321(2004).
伊達裕昭：小児の脳神経 13：73-79(1988).
Morota N et al: Child's Nervous System11: 459-466(1995).
西本博：小児の脳神経 18：143-150(1993a).
西本博：小児の脳神経 18：167-173(1993b).
Robertson WC: Arch Neurol 35: 541-544(1978).
吉岡進：小児の脳神経 39：230-237(2014).

25. 水頭症

吉藤 和久

1. 髄液循環

　従来，脳脊髄液は脈絡叢で産生され，各脳室内を移動し，第四脳室出口からくも膜下腔へ流出，上矢状洞のくも膜顆粒を介し静脈内へ排出されると理解されている（bulk flow theory）（Cushing 1925）．近年，髄液腔と脳実質の parenchymal capillaries の間における水分の出納が報告されている（Bulat 2011）．また，硬膜を介する排出経路（meningeal lymphatics）が新たに証明され（Aspelund 2015；Louveau 2015），中枢神経系においても，頭蓋外でいうリンパ系に相当する排出経路（glymphatic system, glial-associated lymphatic system）の存在が報告されている．しかしながら，実地臨床上，水頭症の分類・治療方針は古典的 bulk flow theory に基づいて対応することができる．

2. 病態と分類

　水頭症を引き起こす病態として，1）閉塞によるもの：①モンロー孔，②中脳水道，③第4脳室出口，④脳底槽などのくも膜下腔，2）吸収障害によるもの：⑤くも膜顆粒，⑥頭蓋内静脈圧上昇，3）産生過剰によるもの：⑦脈絡叢乳頭腫や両側性脈絡叢肥大がある（Rekate 1999；Britz 1996）．従来，閉塞性非交通性水頭症は①〜③（＝脳室系の閉塞）を，交通性水頭症は④〜⑦を指す（図 25.1）．

　原発性水頭症は発生過程の異常が原因で生じたもの，続発性水頭症は他の病態により二次的に生じたものを指す（図 25.1）．

　先天性水頭症は原発性水頭症に胎児期の続発性水頭症を加える．後天性水頭症は出生後の続発性水頭症を指す．

　進行性水頭症（急性水頭症，高圧性水頭症）は頭蓋内圧亢進症状があり，脳室拡大，頭囲拡大が進行するものをいう．停止性水頭症（代償性水頭症）は脳室拡大を認めるものの，未治療の状態で画像上・臨床上安定しているものをいう（McLone 1993）．

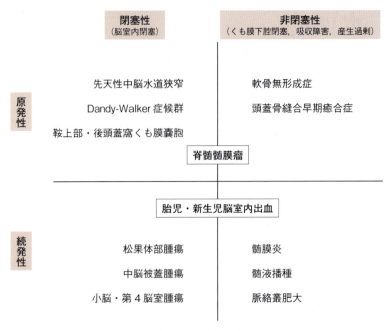

図 25.1 小児の代表的水頭症

3. 症　状

　活気低下，食欲低下，嘔吐など軽度の症状から，易刺激性，痙攣，意識障害まで幅広い．このような頭蓋内圧亢進症状は，経過（急性か，緩徐進行性か）と年齢（頭蓋縫合閉鎖前か，後か）で異なる．乳児期は，これらの症状は軽い傾向があり，大泉門膨隆，頭囲拡大，頭皮静脈怒張，落陽現象，発達遅滞が認められる．またこの時期は，頭囲拡大や発達遅滞のみ緩徐に進む場合があるので，注意が必要である．頭蓋縫合が閉鎖した後は，頭蓋内圧亢進症状が顕著になりやすい．うっ血乳頭も出現しやすくなる．その一方で，緩徐進行例では学力低下，行動異常のみ現れることもある．

4. 診　断

4.1　胎児期

　超音波を用い，児頭大横径（biparietal diameter, BPD），側脳室三角部幅（atrial width, AW）「Ｖ章 21 節 小児の診察と画像検査 図 21.7（b）」を計測する．BPD 拡大は重症例に多く，AW 拡大にとどまる胎児水頭症も多い（山崎 2015）．健常胎児

の AW は妊娠中期から後期にかけ週数に関係なく一定で，10mm 以下である．15mm 以上が異常脳室拡大，その間は境界域である（D'Addario 2007）．水頭症の原因検索には MRI が有用である．

4.2　出生後

脳室拡大は frontal and occipital horn ratio（FOHR）が参考になり，0.37 を超える場合に異常とする．小児は後角が拡大しやすいため，Evan's Index より有用とされる．FOHR は全年齢を通し利用できる（O'Hayon 1998）．脳室拡大が水頭症によるのか，脳の萎縮・奇形（形成不全）に伴うものかの判断が重要で，大泉門の所見，頭囲曲線など臨床所見とともに判断する．

詳細な病態評価には MRI が欠かせない．超音波検査は大泉門閉鎖前に限られるが，鎮静不要かつベッドサイドで繰り返し評価できる点で有用である．CT は緊急使用しやすく，MRI より浅い鎮静深度で施行できるが，放射線被爆を考慮し有益性を考え使用する．CT 脳槽造影は髄液吸収能を判断する一助となる．検査時の鎮静については「V章 21 節　小児の診察と画像検査【コラム 2】MRI の鎮静」を参照．

5.　治　療

5.1　目的・方針

頭蓋内圧亢進による脳損傷を回避することが目的である．さらに，小児では明らかな頭蓋内圧亢進症状を見ない程度でも，精神運動発達の支障となっていれば頭蓋内環境を速やかに正し，成長に合わせて維持することが大切である．

治療の基本方針は成人と同様で，

1) 原因病変の除去（腫瘍切除術，鞍上部・後頭蓋窩などのくも膜嚢胞開窓術，ほか）
2) 第 3 脳室底開窓術
3) 髄液シャント術

の順に考える．

5.2　第 3 脳室底開窓術（endoscopic third ventriculostomy，ETV）

非交通性水頭症に用いられるが，低年齢では有効率が低い．閉塞の原因，先行シ

368 　V. 小児の問題

表 25.1 ETV success score（Kulkarni 2009）

予想 ETV 有効率（%） ＝ Age score ＋ Etiology score ＋ Previous shunt score			
Score	Age	Etiology	Previous shunt
0%	1 か月未満	Postinfectious	Previous shunt
10%	1 か月以上，6 か月未満		No previous shunt
20%		Myelomeningocele IVH non-Tectal brain tumor	
30%	6 か月以上，1 歳未満	Aqueductal stenosis Tectal tumor Other etiology	
40%	1 歳以上，10 歳未満		
50%	10 歳以上		

ャント術の有無も影響する．手術有効率判定のため ETV success score（表 25.1）が提唱され（Kulkarni 2009），その有用性が多数確認されている（Naftel 2011）．再ETV の有効率判定においても，基本的に有用である（Breimer 2017）．

このスコアによると，生後 6 か月未満では他の条件が良くても有効率は 50% にとどまる．組織再生力が強く，開窓部閉塞や基底槽くも膜が増殖しやすいこと（Wagner 2005），髄液吸収能の未発達（Grunert 2003）が原因とされる．したがって，1 歳未満に対する ETV の適応には議論があり，施行しないとする意見と症例を選んで施行する意見がある（山崎 2013）．術後有効でなければ速やかにシャント術を行えばよいが，発達への緩徐な悪影響を見極めることは簡単ではない．

手術手技は成人に準じるが，Dandy-Walker 症候群では斜台部の脳槽が狭く，第3 脳室底が立っており，脊髄髄膜瘤では脳室の変形・狭窄，大きい視床間橋が障害となるなど，解剖学的に難度が上がる場合がある．

5.3 　脳室腹腔シャント術（VP シャント術）

小児に対する髄液シャント術は VP シャント術が第一選択である．成人では腰椎くも膜下腔 - 腹腔シャント術（LP シャント術）や，脳室 - 心房シャント術（VA シャント術）を勧める意見もある．小児では，LP シャント術は二次性キアリ奇形や脊髄空洞を誘発する可能性があるため，あまり行われない（Reffaud 2008）．VA シャント術は成長を見越した分のチューブが入れられないため，また，感染・血栓症リスクを考慮し，積極的には採用されない．腹膜炎による癒着などで，腹腔内での髄液吸収が期待できない場合，VA シャント術が利用される．

5.3.1 手術のタイミング

体重が 1500g 以上あれば設置可能ともいわれるが，麻酔管理・術後管理を安全に行うには 2000g 以上が望ましい（坂本 2010）．体重以外にも脳室内出血の程度や，脊髄髄膜瘤例では感染リスクを考慮し，時期を判断する．それまでリザーバや外ドレナージで管理する（「Ⅴ章 22 節 新生児頭蓋内出血」参照）．

5.3.2 シャントシステムの選択（表 25.2）

成長とともに生理的頭蓋内圧が変化すること，臥床生活から立位生活へ変化すること，身長が伸びることを考慮する．わが国では 70％で圧可変式バルブが使用され，このうち半数が抗サイフォン機構を併用している（表 25.2）．30％の圧固定式バルブのうち，73％に抗サイフォン機構が併用されている（三宅 2010）．新生児ではバルブの大きさを考慮し，圧固定式を選択する場合もある（三宅 2013）．シャント閉塞率は圧可変式バルブで高いという報告と，逆の報告がある（Hatlen 2012；Notarianni 2009）．抗サイフォン機構はシャント閉塞と slit-ventricle syndrome の発生をともに減少させるという意見と（Gruber 2010），再建率が高いという意見がある（三宅 2011）．シャント造影可能なシステムを選択する（本節 5.3.5 参照）．腹側

表 25.2 主なシャントシステム

	圧固定式	CSF-Flow Control[*1] miniNAV[®*2]，etc
バルブ（差圧機構）単体	圧可変式 ⓜ：MRI 対応	STRATA[®] NSC[*1]， Polaris[®*3] ⓜ proGAV[®]（シャントアシスタントなし）[*2] ⓜ コッドマンハキム（CHPV）[®*4]（サイフォンガードなし） CRETAS[®] Plus[*4]（サイフォンガードなし）ⓜ
抗サイフォン機構	負圧駆動式	デルタチャンバー[*1]
	流量駆動式	サイフォンガード[*4]
	重力式	シャントアシスタント[®*2]
一体型	圧固定式	Delta[®*1] ペディGAV[®] / GAV[®*2]
	圧可変式 ⓜ：MRI 対応	STRATA[®] Ⅱ[*1] proGAV[®]（シャントアシスタント付）[*2] ⓜ CHPV[®*4]（サイフォンガード付） CRETAS[®] Plus[*4]（サイフォンガード付）ⓜ

＊1：日本メドトロニック
＊2：ビー・ブラウンエースクラップ
＊3：東機貿
＊4：ジョンソン・エンド・ジョンソン
ⓜ：MRI

チューブはオープンエンドがよく，スリットエンドは閉塞しやすい（Cozzens 1997）．

5.3.3 手術手技のポイント（表25.3）

5.3.4 設置後のフォローアップ

　生理的頭蓋内圧の変化，臥床から立位への変化を考慮し，新生児期から1歳台は，児にもよるが1〜3か月間隔で診察する．大泉門，頭囲，超音波による脳室所見から，オーバードレナージ・アンダードレナージに注意し調整する．安定していれば徐々に間隔を延ばす．

　成長に伴うシャント短縮は，シャントバルブを中心に頭側・腹側ともに生じる．シャント短縮を認めた場合，あらかじめ交換するか，機能不全時に交換する．後者はシャント非依存となっている可能性がある場合に，十分説明して行う．

5.3.5 シャント機能不全時

　小児期に設置したシャントは長期使用することが多いため，複数回の再建術を想定し対応する．皮膚切開，腹膜切開，脳室穿刺などの侵襲を少なくする視点から，機能不全時はシャント造影で閉塞部を見極め，最小限の部分再建とする．

5.3.6 シャント感染

　発生率は0.33〜5.7％で，危険因子として低年齢，髄膜炎後や脊髄髄膜瘤に伴う水頭症，シャント感染の既往があげられる．起炎菌は表皮ブドウ球菌，黄色ブドウ球菌の順に多く，この2種で70〜90％を占める．最も有効な治療は，ただちにシャント抜去，ドレナージ設置，抗生剤使用とされる．腹側のみの感染であれば，シャント腹側だけを体外へ出し（外ドレナージ化），抗生剤を使用する．感染が治癒したらドレナージと反対側へシャント再建する（山崎2015）．

25. 水頭症　371

表 25.3　小児 VP シャント手術のポイント

手術の手順	ポイント
入室前	・前日か当日に入浴し，汚れや皮脂，胎脂を落とす． ・将来他の手術が予想される場合，シャントシステムの走行ラインを十分計画する．
手術室での準備	・小児は体温が下がりやすい上，シャント術は術野が広いので体温維持に配慮する．温風式の加温機はドレープの下から空気を巻き上げるので，加温マットなどを利用する． ・消毒前に手指洗浄用ポビドンヨード液を薄めたもので，皮膚を傷つけない程度にガーゼなどで洗浄する．特に，集中管理のため入浴できていない児，痙縮が強く筋弛緩の後でないと頚部の皺を十分洗浄できない児などは念入りに行う．
シャントシステムの取り扱い	・使用直前に開封し，操作中以外は蓋をするか，生理食塩水ガーゼで覆い落下細菌から保護する．
皮膚切開	・創直下にシャントシステムが通らないようにする．頭部創は弧状切開とし，耳介後部中継点は皮下を剥離しシャント走行ラインを移動させる．
穿頭	・前角穿刺の場合，大泉門があればそこから剪刀や骨鉗子で広げて作成できる．それ以外はダイヤモンドドリルで作成する．1歳以降は手回しドリルも利用できる．
腹部への誘導	・年少児の頭蓋は曲率が強く柔らかいので，穿頭部から耳介後部中継点までは，真っ直ぐなパッサーを用いると皮膚・頭蓋を損傷することがある．柔らかいパッサーを曲げて使用するか，曲げたゾンデに糸を結んで通し，シャントチューブに結んで誘導する． ・耳介後部から腹部創までは，パッサーの方が長ければ中継不要である．
硬膜切開	・シャントチューブを腹部創まで誘導した後に行う．髄液が流出しても速やかに脳室穿刺できる準備を整えて，焼灼・切開する． ・チューブが入る大きさで，脳表に血管のないことが確認できる必要最小限とする．
軟膜切開	・脳室チューブ挿入時に脳表を押さないよう，チューブ径を確保するように焼灼・切開する．
脳室穿刺	・穿刺方向は，脳室の大きさ・形態，穿頭部との位置関係を症例ごとに画像で確認し決定する． ・脳室チューブは成長を考慮し長めにするが，画像を見て最大長を把握しておく． ・脳室刺入までの想定距離を 1cm 超えてもあたらない場合は，方向が適切でないため穿刺し直す． ・エコーガイド下に穿刺できる場合は利用する． ・脳室穿刺針を用いるより，内筒を入れた脳室チューブで直接穿刺した方が留置しやすいことがある（くも膜下腔が広い場合や，脳室が小さく，刺し直しによる髄液流出を避けたい場合など）．
シャントシステムの接続・留置	・モノフィラメントのナイロン糸を用いる．糸の断端が薄い皮膚から飛び出ることがあるので，結び目は頭蓋側にする． ・身長の伸びに伴い最も外れやすいのはシャントバルブと腹側チューブの接続部なので，しっかり結紮する． ・脳室チューブは，穿頭部で直角コネクターなどを用い，頭蓋に対し鉛直方向を保つ．新生児や大脳の薄い症例ではチューブが弾力で跳ね上がり，脳を損傷することがあるため． ・シャントバルブを皮下へ誘導する際は，対側からチューブを引っ張って行う．バルブを押し込むと対側でチューブが折れ曲がることがある．
腹部操作	・髄液の自然流出を確認してから，腹腔へ挿入する． ・腹壁瘢痕ヘルニアを起こさないよう，腹膜・筋膜はしっかり縫合する． ・シャントチューブは，成長に伴って移動できるよう固定しない．

文　献

Aspelund A: J Exp Med 212: 991-999（2015）.
Bulat M: Brain Res Rev 65: 99-112（2011）.
Breimer GE: J Neurosurg Pediatr 20: 314-323（2017）.
Britz GW: J Neurosurgery 85: 689-691（1996）.
Cozzens JW: J Neurosurgery 87: 682-686（1997）.
Cushing H:（Cameron lecture）Lancet 2: 851-857（1925）.
D'Adario V: J Matern Fetal Neonatal Med 20: 7-14（2007）.
Gruber RW: J Neurosurg Pediatr 5: 4-16（2010）.
Grunert P: Minim Invasive Neurosurg 46: 16-21（2003）.
Hatlen TJ: J Neurosurg Pediatr 9: 462-467（2012）.
Kulkarni AV: The Journal of Pediatrics 155: 254-259（2009）.
Louveau A: Nature 523: 337-341（2015）.
McLone DG: Neurosurg Clin N Am 4: 621-624（1993）.
三宅裕治：小児の脳神経 36：392-394（2011）.
三宅裕治：小児脳神経外科診療ガイドブック．メジカルビュー社 （2013）.
Naftel RP: J Neurosurg Pediatr 8: 494-501（2011）.
Notarianni C: Neurosurg Pediatr 4: 547-552（2009）.
O'Hayon BB: Pediatr Neurosurg 29: 245-249（1998）.
Reffaud L : Pediatr Neurosurg 44: 229-233（2008）.
Rekate H: Principle and Practice of Pediatric Neurosurgery. Thieme Medical Publishers（1999）.
坂本博昭：胎児期水頭症　診断と治療ガイドライン 2 版．金芳堂，pp25-34（2010）.
Wagner W: J Neurosurg Pediatr 103: 43-49（2005）.
山崎麻美：小児脳神経外科診療ガイドブック．メジカルビュー社，pp60-66（2013）.
山崎麻美：小児脳神経外科学，第 2 版．金芳堂，pp445-507（2015）.

26　二分脊椎

吉藤 和久

1. 概 念

　神経管の発生障害による先天奇形である．臨床像の違いから，大きく開放性二分脊椎 spina bifida aperta と閉鎖性（潜在性）二分脊椎 spina bifida occluta に分けられる（表 26.1）．前者は皮膚が欠損し髄液漏があるもので，脊髄髄膜瘤 myelomeningocele あるいは脊髄被裂 myeloschisis とも呼ばれるが，発生上基本的に同じ病態である．後者は皮膚に覆われ髄液漏がないものの総称で，発生異常が生じる時期や内容により多彩な病態が含まれる．

2. 疫 学

　開放性二分脊椎の発生頻度には人種差がある．わが国では元々少なく 1999～2001 年の調査で 0.7～1.3 人 /1 万出生であったが，その後増加し 2012 年では 5～6 人 /1 万出生となった（阿部 2002；Kondo 2017）．一方，欧米では 1970 年代後半 5

表 26.1　二分脊椎の分類

髄液漏 （皮膚欠損） の有無による	開放性 髄液漏あり	閉鎖性（潜在性*） 髄液漏なし	
疾患	脊髄髄膜瘤	終末部脊髄嚢瘤 髄膜瘤	脊髄円錐部脂肪腫 先天性皮膚洞 Limited dorsal myeloschisis Retained medullary cord 終糸脂肪腫・肥厚終糸 分離脊髄奇形（割髄症，重複脊髄）
瘤形成 の有無による	顕在性（嚢胞性） 瘤形成あり	潜在性* 瘤形成なし	

＊「潜在性」は通常「閉鎖性」と同義として用いられる．しかし，「顕在性」と対で用いる場合は瘤形成のないものを意味する．

374 V. 小児の問題

〜15 人 /1 万出生と多かったが，1990 年代後半には 2〜4 人 /1 万出生へ減少した．欧米では葉酸摂取に関する啓蒙が進んだためとされる（厚生省児童家庭局母子保健課 2000）．

閉鎖性二分脊椎の代表疾患である脊髄脂肪腫の発生頻度は，1 人 /4000 出生とされる（Blount 2001）．閉鎖性二分脊椎全体ではこれより多いことになるが，閉鎖性であるがゆえ正確にはわかっていない．男女比は診断例をもとに 1：2 とされる（Catter 1976）．葉酸による発生予防効果は不明だが，少なくとも脊髄脂肪腫への予防効果は認められないという報告がある（McNeely 2004）．

3. 発 生

神経管は脊索形成（胎生 2〜3 週），一次神経管形成（3〜4 週），二次神経管形成（4〜8 週）を経て発生する．各発生過程の異常で生じる疾患を表 26.2 に示す．

表 26.2 発生異常と誘導される疾患

脊索形成異常 2〜3wk	・分離脊髄奇形　Split cord malformation（SCM） ・神経腸管嚢胞　Neurenteric cyst		
一次神経管閉鎖障害 3〜4wk	・先天性皮膚洞　Congenital dermal sinus ・Limited Dorsal Myeloschisis（LDM） ・開放性二分脊椎　Spina bifida aperta		
	・脊髄（円錐部）脂肪腫 　Spinal lipoma	*Dorsal type*	
		Transitional type	
		Lipomyelomeningocele	
		Caudal type	
二次神経管形成異常 4〜8wk	・終糸脂肪腫　Filum lipoma ・肥厚終糸　Thickened filum ・Retained medullary cord ・終末部脊髄嚢瘤　Terminal myelocystocele ・尾部退行症候群　Caudal regression syndrome 　　　　　　　（VATER，VACTERL　etc） ・前仙骨部髄膜瘤　Anterior sacral meningocele 　　　　　　　（Currarino syndrome）		

3.1 脊索形成と，その異常により発生する疾患

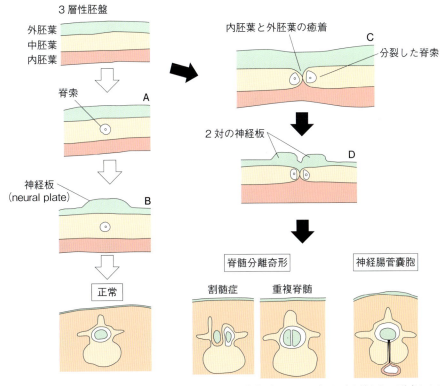

胎生第2～3週，3層性胚盤（内・中・外胚葉）の中胚葉に，脊索（notochord）が正中軸として形成される（A）．脊索は外胚葉を神経板（neural plate）へと誘導する（B）．このとき，内胚葉と外胚葉が正中で癒着する異常が生じると，その部で脊索は左右に分裂して形成される（C）．するとその後2対の（2つ）神経板が誘導され（D），分離脊髄奇形（split cord malformation, SCM）〈Type I（割髄症，diastematomyelia），Type II（重複脊髄，diplomyelia）〉が生じる．また，内胚葉と外胚葉の連続は，神経腸管嚢胞の原因となる（Pang 1992ab；Sadler 1988）．

図 26.1　脊索形成の正常（⇨）と異常（➡）

3.2 一次神経管閉鎖と，その障害により発生する疾患

図 26.2 参照

3.3 二次神経管形成と，その異常により発生する疾患

図 26.3 参照

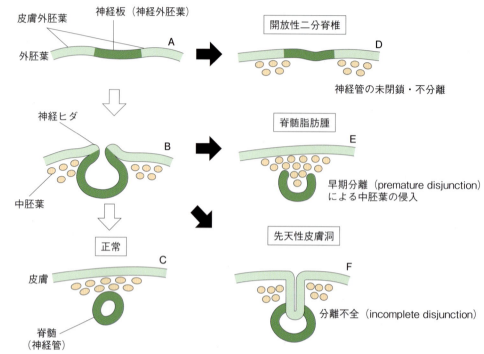

胎生第3〜4週，胚子の背面に存在する外胚葉（ectoderm）は，正中の神経板（neural plate）と両外側の皮膚外胚葉（cutaneous ectoderm）へ分化する（A）．続いて神経板の外側部分が隆起し，神経ヒダ（neural fold）となる（B）．正常ではこの神経ヒダが正中で癒合した後，神経板が皮膚外胚葉から腹側へ分離し神経管（neural tube）となる（C）．こうして皮膚外胚葉から皮膚が，神経板から脊髄が形成される．この一次神経管の形成によって，S2より頭側の中枢神経が形成される．ところが，神経板が皮膚外胚葉と連続したまま閉鎖しないと，開放性二分脊椎が生じる（D）．神経板と皮膚外胚葉に早期分離（premature disjunction）が起こると，中胚葉組織が迷入し脊髄脂肪腫が発生する（E）．また，分離不全（incomplete disjunction）により，先天性皮膚洞，Limited dorsal myeloschisis が発生する（F）（Dias 2001）．

図26.2　一次神経管閉鎖の正常（⇨）と異常（➡）

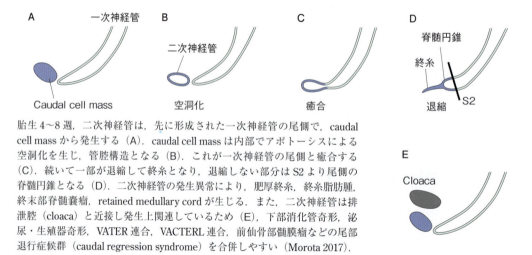

胎生4〜8週，二次神経管は，先に形成された一次神経管の尾側で，caudal cell mass から発生する（A）．caudal cell mass は内部でアポトーシスによる空洞化を生じ，管腔構造となる（B）．これが一次神経管の尾側と癒合する（C）．続いて一部が退縮して終糸となり，退縮しない部分は S2 より尾側の脊髄円錐となる（D）．二次神経管の発生異常により，肥厚終糸，終糸脂肪腫，終末部脊髄嚢瘤，retained medullary cord が生じる．また，二次神経管は排泄腔（cloaca）と近接し発生上関連しているため（E），下部消化管奇形，泌尿・生殖器奇形，VATER 連合，VACTERL 連合，前仙骨部髄膜瘤などの尾部退行症候群（caudal regression syndrome）を合併しやすい（Morota 2017）．

図26.3　二次神経管形成（正常）

3.4　その他

神経管形成時期に，中胚葉組織の形成不全によって髄膜瘤（posterior meningocele）が発生する（神経管閉鎖障害ではないと考えられている）（坂本 2015）．

4.　開放性二分脊椎

4.1　臨床像

neural placode（脊髄の背側が開いて中心管が開放している）が体表で露出し，髄液瘻がある．脊髄髄膜瘤（myelomeningocele），脊髄被裂（myeloschisis）とも呼ばれるが，前者は neural placode がくも膜下腔の拡大とともに嚢状に突出したもの，後者は突出していないものを指す．病変部以下の運動感覚障害と膀胱直腸障害が，神経組織の形成不全と脊髄係留が原因で生じる．下肢変形は屈筋群と伸筋群の不均衡による．これらの神経症状は閉鎖性二分脊椎に比べ重度なことが多い．開放性のみに合併する，つまり髄液漏が原因で生じる病態として，キアリⅡ型，水頭症，各種脳奇形（多小脳回，間脳中間質肥大，脳弓形成不全，異所性皮質など）がある．

4.2　診断・評価

4.2.1　胎児診断

胎児超音波スクリーニングで水頭症を契機に診断されることが多い．胎児 MRI から治療方針・予後に関するできるだけ詳しい情報（病変の高位，後弯の程度，水頭症やキアリⅡ型の程度）を得て，親に対し，妊娠を継続するかどうか（妊娠 21 週 6 日まで），あるいは愛情をもって受け入れられるよう（妊娠 22 週 0 日以降），可能な限り正確な情報を提供する（日本小児神経外科学会 2007）．

4.2.2　出生後から修復術までの評価

皮膚欠損の範囲，脊柱後弯の程度，下肢運動感覚機能（障害高位と麻痺の程度），膀胱直腸機能（自排尿・排便の状況，残尿や水腎症の有無，肛門括約筋の緊張程度），水頭症の重症度，キアリⅡ型の程度と症候性の有無を評価する．神経学的に左右差を認める場合，分離脊髄奇形などの合併奇形に注意する（長坂 2011）．

運動障害高位は，下肢の自然肢位と自発運動から判断する．第 2 腰髄以上の障害

では，蛙様肢位（股関節屈筋より下位の麻痺のため，下肢は屈曲，外転，外旋）となる．第3, 4腰髄高位では，大腿四頭筋の緊張により下肢拳上位となる．第3腰髄高位での足関節は，足部筋の麻痺により内反尖足位となる．第4, 5腰髄高位では，前脛骨筋の作用で踵足位となる．第1仙髄高位では，軽度の踵足位のみ呈する（沖2009）.

4.3　治　療

4.3.1　発症リスク軽減について

厚生労働省（当時の厚生省）は，「妊娠の1か月以上前から妊娠3か月まで，食品からの葉酸摂取に加えて，いわゆる栄養補助食品から1日0.4mgの葉酸を摂取すれば，神経管閉鎖障害の発症リスクが集団としてみた場合に低減することが期待できる」とし，妊娠を計画する女性に対し，本人の判断に基づいた適切な選択ができるよう，保健医療関係者が情報提供を行うよう通達している（厚生省児童家庭局母子保健課2000).

4.3.2　出生まで

胎児診断情報をもとに治療方針・予後を説明し，疾患を受け入れ将来へ進めるようサポートする．精神的・社会的・経済的カウンセリングができる環境も大切である．

4.3.3　出生時

帝王切開が経腟分娩より優れるというエビデンスはない（Dias 2008）．しかし，瘤の破裂を少なくし，神経機能を保護し，患児を分娩する際の親の不安を少なくできる可能性から，帝王切開を選択することが多い（長坂2011）．出産時期は，肺成熟の視点から正期産（妊娠37週0日以降）が望ましいが，水頭症の進行が強ければ早めた方がよい（山崎2009）．新生児科医と協議のうえ判断する．

4.3.4　出生後から修復術まで

生存不可能な重度合併症がある場合を除き，すべての児に必要な治療を行う（非選択的治療）（坂本2010）.〈参考：1970年代には後遺症の重さを鑑み，治療対象を選択したことがあった（選択的治療）（Lorber 1971）.〉

手術までの体位は，髄液漏を制限し，機械的損傷，尿便汚染を避けるため，患部

が最も高くなるようにする（Matson の体位）．乾燥から守るため，生理食塩水を浸したガーゼで覆う．神経毒性を持つ薬剤（povidone iodine など）は使用しない．感染予防のため抗菌剤を投与する．

4.3.5　開放性二分脊椎の修復術

　神経組織の損傷・感染予防，係留解除が目的である．脊髄形成不全に基づく神経症状の改善は望めないが，リハビリ・療育を可能にする．一般的に，生後48～72時間以内に行うが，明確な基準はなく，手術時期によって生命予後，感染，麻痺，発達に差はないという意見もある（Charney 1985）．全身麻酔のための気管内挿管は仰臥位で行うが，患部が圧迫されないよう，円座やスポンジで浮かせる．手術手技は，係留解除＋再建術（5 layer closure）である．

a．係留解除

　病変部より5～10mm頭側の正常皮膚からアプローチし，正常筋膜を確認する．尾側へたどり，硬膜囊が脊椎管外に脱出する部分を確認する．硬膜欠損縁（周囲異常皮膚へ移行する部分）から硬膜内へ入り，くも膜下腔を走行する神経根を確認する（図26.4B）．これに注意しながら，neural placode と異常皮膚を切離していく（図26.4C）．この際，後根が異常皮膚側に癒着して走行することがあるので注意する．また，皮膚成分を neural placode に残さないことが，後の類皮腫発生予防に重要である．神経組織が周囲から完全に遊離されれば，係留解除完了である（図26.4D）．

b．再　建

　脊髄形成（軟膜縫合），硬膜縫合，筋膜縫合，皮下縫合，皮膚縫合の5層形成（5 layer closure）を基本に行う．

1）脊髄形成　　軟膜同士を8-0ナイロンで縫合する（図26.4E）．周囲との癒着を防いで再係留を予防し，あるいは再係留解除術を容易にすることが目的である．後弯変形が強い症例では，neural placode も後方凸に屈曲しているため，脊髄形成操作が神経組織に無理な力を与えることがある．神経損傷を危惧し，行わない場合もある．

2）硬膜形成　　硬膜はなるべく大きく，髄膜瘤ドームの皮膚との移行部（junctional zone）から翻転させ（図26.4F），5-0～7-0ナイロンで縫合する．感染予防などの点から Gore-Tex® などの人工物は使用しない．

3）筋膜形成　　腰背腱膜（胸腰筋膜浅層）を移動あるいは翻転させて行う．仙骨高位では筋膜がないため，骨膜を利用することがある．脊髄圧迫をきたすような無理な縫合は避けるべきで，必要性は個々の例で判断する．

4）皮下・皮膚縫合　　周囲皮膚を移動・伸展するために，皮下を十分剥離する．直接縫合できない場合は双茎皮弁（bipedicle flap）（図26.4G, H），菱形皮弁（rhomboid

V. 小児の問題

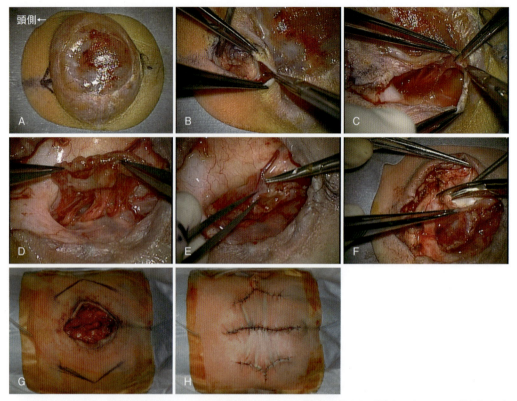

A：頭側の正常部分に皮膚切開を計画．B：正常筋膜をたどり，硬膜欠損部から硬膜内へ入る．C：神経根を確認しつつ，placodeと皮膚を切離する．D：係留解除完了．E：軟膜を縫合し脊髄形成する．F：Junctional zoneから左右の硬膜を翻転する．G, H：双茎皮弁は血流が良く，正中で縫合できる点で優れている．左右の創は「V字」に切開し「Y字」に縫合する．これにより縦方向の余裕を横方向の余裕に変換する．

図 26.4 脊髄髄膜瘤修復術

flap）などを用いる．将来の追加手術を考慮すると正中で縫合できる前者がよい（吉藤 2016）．

4.3.6 フォローアップ

　脳神経外科はVPシャントの維持管理，キアリⅡ型，脊髄空洞，再係留症候群のフォローアップを行う．その際，生理的頭蓋内圧の変化，体格・行動の変化を考慮して行う．泌尿器科・小児外科・WOC看護師（Certified Nurse in Wound, Ostomy and Continence Nursing）による排尿・排便管理，小児科やリハビリ科による精神運動発達の評価・訓練，整形外科による装具管理・矯正手術など，複数の小児専門科による包括的医療が長期にわたり必要である．さらに，地元の保健センター，児童発達支援センターと連携するなど，コミュニティーサポートも欠かせない．

4.4 合併病変

4.4.1 キアリ II 型，水頭症の発生機序

在胎中の長期にわたり，髄液漏のため原始脳室内圧が低下している．このため後頭蓋窩が狭小化しやすい．小脳の発育は頭蓋に遅れて起こるため，収まりきれず脳幹とともに脊椎管内へ落ち込みキアリ II 型奇形が生じる．これにより大孔周囲くも膜下腔が閉塞し，ときに中脳水道狭窄も生じ，閉塞性水頭症が生じる．一連の機序を McLone らは「Unified theory」として報告している（McLone 1989）．また，発生過程の長期にわたる髄液循環不足は，髄液吸収能力の未発達をもたらすと予想され，交通性水頭症の要素も合併する．

4.4.2 水頭症

合併率は 70〜95％である．出生時に治療を要する高度例は 15％で，生後 2〜3 週で治療が必要になることが多い．6 か月以降の発症は稀である．VP シャント術が第一選択である．第 3 脳室底開窓術は，髄液吸収能未発達がある可能性，1 歳未満は開窓部が閉塞しやすいこと，脳奇形で手技が難しい点から第一選択ではない．背部修復術と同時に髄液リザーバを留置し，後日感染のないことを確認して VP シャントを設置することが多い．一方，背部修復術と同時に VP シャントを設置しても，感染率は変わらないという意見もある．

乳幼児期の VP シャント管理は発達に大きく影響するため，こまめに診察・調整する．流量不足のみならず，過剰排出は硬膜下液貯留を生じたり，将来 slit ventricle syndrome，二次性頭蓋骨縫合早期癒合症（狭頭症）を生じ得るので注意する．開放性二分脊椎児の VP シャントは閉塞率が高く，最初の 1 年が 51％，2 年目以降は 10〜20％/年である．思春期以降で VP シャントが閉塞した場合，髄液吸収能の回復を期待し ETV を試みることがある（坂本 2010）．

4.4.3 キアリ II 型

90％に合併するが，症候性は 10％である．呼吸障害（無呼吸，喘鳴，憤怒痙攣），嚥下障害（誤嚥，哺乳困難）が多い．幼少期における最も多い死亡原因でもある．症候化の半数が生後 3 か月以内に生じ，そのうち 23％が死亡，16％は予後不良（気管切開，胃瘻）である．症候性と脊髄空洞の進行が手術適応である．症候性は早期手術が予後改善につながるため，早期診断に心がける．手術手技は後頭蓋窩〜頚椎の後方除圧術で，下垂した高位まで行う．この場合，キアリ I 型と異なり大孔は大きいことが多いため，減圧は頚椎部分を中心に必要となることが多い．脳幹症状を呈さない例，年長時期の症候化例は予後良好である（Dias 2008）．

4.4.4 脊髄空洞

50〜80％に合併するが，症候性は5％以下である．上肢運動障害，鷲手変形，頚部痛，側彎，下肢より上行する痙性麻痺が多く，宙吊り型温痛覚障害は少ない．原因はキアリⅡ型または係留脊髄，もしくは両方である．水頭症も影響するので，適切なシャント機能管理が優先される．治療適応は症状と画像から判断する．頚胸髄の空洞で，キアリⅡ型の症状を伴う場合は後頭蓋窩減圧術を行う．胸腰髄の空洞で，係留脊髄の症状があれば係留解除術を行う．状況により空洞−くも膜下腔シャント術も選択肢となる．これらの治療方針に明確なエビデンスはない（Piatt 2004）．

4.4.5 再係留症候群

15〜30％に生じる．背部・下肢痛，知覚低下，痙性麻痺，膀胱直腸障害，下肢変形，側彎がみられる．下位脊髄の空洞増大が参考になる．術後の症状改善は，痛み（94％），運動障害（72％），膀胱直腸障害（44％）とされる（Dias，2008）．

5. 閉鎖性二分脊椎（潜在性二分脊椎）[注1]

神経管発生障害の時期や内容によりさまざまな疾患が存在する（表26.2）．神経症状は脊髄係留[注2]，圧迫，神経組織形成不全が原因で生じる．程度は無症候から歩行障害・自己導尿まで幅広いが，開放性二分脊椎より軽症例が多い．髄液漏がないためキアリⅡ型奇形，水頭症は生じない．

周辺病変として背部皮膚異常（陥凹，臀裂不整，瘢痕様皮膚，皮下腫瘤，血管腫，人尾，異常発毛）があり，しばしば診断契機となる（吉藤2012）（皮膚病変に対する検査の必要性などは「21節 小児の診察・画像の特徴」を参照）．また，下部消化管奇形，泌尿・生殖器奇形も診断契機となりやすい．これらは閉鎖性二分脊椎の中でも二次神経管由来の疾患に合併する．排泄腔（cloaca）が二次神経管と近接し，発生上関連しているためである（Blount 2001）（図26.3E）．

注1）「潜在性」は通常「閉鎖性」と同義として用いられる．しかし，「顕在性」と対で用いる場合は瘤形成のないものを意味する（表26.1）．
注2）脊髄が尾側へ牽引される病態をいう．多くは低位脊髄円錐（脊髄円錐下端がL2椎体下縁より尾側）を認めるが，低位脊髄円錐を呈さず脊髄症状を生じる場合もある．

5.1 分離脊髄奇形　Split cord malformation（SCM）（図 26.5A, B）

　脊索形成時の障害による（図 26.1）．他の二分脊椎にしばしば合併し，SCM の 26〜80％は開放性二分脊椎に伴って診断される．2 つの脊髄がそれぞれ硬膜嚢を持ち，骨性または線維軟骨性中隔が存在する Type I（割髄症，diastematomyelia）（図 26.5A）と，1 つの硬膜嚢内に線維性中隔で境された 2 つの脊髄が存在する Type II（重複脊髄，diplomyelia）（図 26.5B）がある．神経症状は，係留と神経組織形成不全による．症候性例は手術適応，無症候性例の予防手術には議論がある．手術では，中隔切除による係留解除を行う（Pang 1992）．

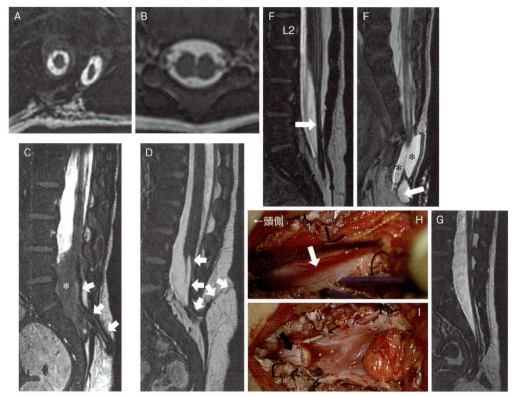

A, B：分離脊髄奇形 split cord malformation〈A：Type I（割髄症，diastematomyelia），B：Typpe II（重複脊髄，diplomyelia）〉．C：先天性皮膚洞 congenital dermal sinus. 矢印：皮膚陥凹から脊髄に達する管腔構造．＊：感染類皮腫．D：Limited dorsal myeloschisis. 矢印：皮膚から脊髄へ達する索状物．E：肥厚終糸 thickened filum に伴う低位脊髄円錐．F：終末部脊髄嚢瘤 terminal myelocystocele. 矢印：中心管と連続する脊髄嚢瘤．＊：くも膜下腔．G, H, I：retained medullary cord. H：脊髄組織に見えるが 2mA の刺激（白矢印）に反応がなかったので切離し係留解除した．I：係留解除後．真の脊髄円錐は 1mA の刺激に反応あり（黒矢印）．

図 26.5

5.2 先天性皮膚洞 （図 26.5C）

　一次神経管閉鎖時に皮膚外胚葉と神経板の分離不全（incomplete disjunction）が起きて生じる（図 26.2F）．上皮を持つ管腔・索状物で，背部の皮膚陥凹（「21 節 小児の診察・画像の特徴」を参照）から連続し，硬膜外まで（10〜20％），硬膜内まで（60％），脊髄まで（7％）達する．硬膜内に達するうちの 60％に感染（ほとんどが髄膜炎）を生じる，50〜60％に類皮腫を伴う．症状は感染と係留，圧迫（類皮腫，膿瘍），神経組織形成不全による．早期予防手術で全摘出する（van Aalst 2006）．

5.3 Limited dorsal myeloschisis （LDM） （図 26.5D）

　一次神経管閉鎖時の分離不全（incomplete disjunction）による（図 26.2F）．上皮を含まない fibroneural tract が，特徴的な瘢痕様皮膚（cigarette burning）（「21 節 小児の診察・画像の特徴」を参照）から脊髄背面へ連続する．dorsal tethering band や meningocele manqué の概念と重なるところが多い．頚胸椎の non-terminal myelocystocele は，saccular type の LDM と考えられる．神経症状は係留，神経組織形成不全が関与し得る．手術は摘出による係留解除術で，予防的手術も行われる（Pang 2010）．

5.4 脊髄脂肪腫 （図 26.6）

　神経管形成時に中胚葉組織が迷入して生じた奇形（異所性脂肪組織）である（図 26.2E）．神経症状は係留，圧迫（脂肪腫の腫瘤効果），神経組織形成不全による．増殖はしないが，肥満やるい痩によって皮下脂肪と同じように増減する．MRI 所見に基づいた Arai らの分類で 5 型に分けることが多い：① dorsal type，② transitional type，③ lipomyelomeningocele，④ caudal type，⑤ filar type（図 26.6）（Arai 2001）．発生上，①は一次神経管形成に由来，④と⑤は二次神経管形成，②と③は両方の障害に由来する（Morota 2017）．

5.4.1 手術適応 〈⑤ filar type （終糸脂肪腫）については 5.5 参照〉

　円錐部脂肪腫（①〜④）は症候性の場合，手術が勧められる．無症候性例は経過観察も選択肢となるが，1990 年代後半以降，予後は手術の方が優れるという報告が多い．少なくとも一部の症例は症候化すること（年長児ほど症候性率が高い），長期観察中に緩徐に出現・進行する神経症状を的確に把握することは必ずしも容易

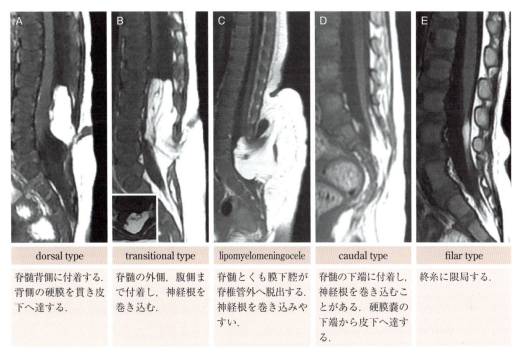

図 26.6　脊髄脂肪腫の分類（Arai et al 2001）

でないこと，いったん症状が出現した後に手術を行った場合必ずしも改善しないこと，あるいは既存症状の改善を期待し手術を選択する（師田 2011）．

5.4.2　手術手技〈⑤ filar type（終糸脂肪腫）については 5.5 参照〉

　下肢の誘発筋電図（EMG）を術野における神経マッピングのために，球海綿体反射（BCR）を膀胱直腸機能モニタリングのために準備する．脂肪腫の頭尾側で正常くも膜下腔が確保できるよう，椎弓切除範囲を決める．皮膚切開後，筋膜上で脂肪腫が貫通する「茎」を確保し，頭尾側で形成的椎弓切除を行う．頭側の正常硬膜を切開し，脂肪腫へ向かって左右の硬膜を脂肪腫から遊離していく．同じことを尾側からも行う．続いて短い終糸を切断すると，脊髄・脂肪腫複合体が神経根のみで硬膜と繋がる状態となり，係留解除が完了する．この後，脂肪腫を可及的に減圧する（近年，dorsal type など発生学的に脊髄との関係が単純な場合，全摘出が勧められている（Morota 2017））．可能であれば脊髄形成（軟膜縫合）も行う．再係留予防のため十分なくも膜下腔を確保する必要から，硬膜は余裕をもって再建すべきで，必要に応じ筋膜で補填する（人工物は使用しない）．このような方針で行い，術後 cord/sac ratio（硬膜嚢径に対する脊髄・脂肪腫複合体の割合）が小さいほど長期成績が良い（Pang 2013）．以上が基本的手技である．

transitional type では係留解除に際し，巻き込まれた神経根を残しながらの脂肪腫切除となる．lipomyelomeningocele では，脱出脊髄を剥離し硬膜内へ還納する際，神経損傷に注意する．caudal type では，脂肪腫が神経根を巻き込みながら硬膜嚢下端へ向かうことがあるので，最下位神経根の尾側で脂肪腫を切断し係留解除とする．

5.5 終糸病変 〈終糸脂肪腫（図 26.6E）と肥厚終糸（図 26.5E）〉

二次神経管形成異常による（図 26.3）．終糸脂肪腫は終糸に限局した脂肪腫で，任意に撮影した MRI 上 0.24〜4％に認められる．大半は無症候性で低位脊髄円錐を呈さず，病的意義はない．肥厚終糸（thickened filum）は径 2mm 以上の終糸を指し，線維成分が主体で脂肪組織を伴うこともある．緊縛終糸（tight filum terminale）ともいう．終糸脂肪腫，肥厚終糸とも低位脊髄円錐を認める場合，係留負荷による神経障害を危惧し手術が勧められる．この場合，症候性はもちろん，無症候でも手術合併症が少ないことから予防手術を選択することが多い（無症候性の場合，経過観察する意見もある）．症候性の場合，症状の軽快も期待できる．低位脊髄円錐のない場合は，無症候例では手術適応がない．脊髄症状を認める例では，低位脊髄円錐がなくても手術が選択肢となる．このような病態は機能的係留脊髄（functional tethering）とも呼ばれる．脊髄空洞が存在する場合も手術が検討される．手術では 1 レベルの形成的椎弓切除を行い，終糸を切断する（Barkovich 2005；Cools 2014）．

5.6 終末部脊髄嚢瘤 （図 26.5F）

二次神経管形成時の空洞（terminal balloon）（図 26.2B）が正常に退縮せず発生する．脊髄下端の中心管が拡張し，脊髄はラッパ状に広がって皮下へ連続する．神経症状は係留と神経組織形成不全による．症状の有無にかかわらず，係留解除と修復手術が勧められる．総排泄腔外反，仙骨奇形などを合併しやすい（Tandon 2012）．

5.7 Retained medullary cord （図 26.5G, H, I）

二次神経管の尾側が終糸へと退縮せず，脊髄様の形態で残存したものである．係留解除術を行うが，電気生理学的に真の脊髄下端と真の最下位神経根を確認し，その尾側で切断する（Sala 2014）．

文 献

阿部俊昭：厚生労働省精神・神経疾患研究委託. 二分脊椎症の診断・治療及び予防に関する研究.
　平成 13 年度研究報告書. pp.1-3(2002).

Arai H et al: Acta Neurochir 143: 857-864(2001).

Barkovich AJ: Congenital Anomalies of the Spine, in Pediatric Neuroimaging, 4th ed. Lippincott
　Williams & Wilkins, pp 704-772(2005).

Blount JP et al: Neurosurg Focus 10: Article 3(2001).

Carter CO et al: Journal of Medical Genetics 13: 343-350(1976).

Charney EB et al: Pediatrics 75: 58-64(1985).

Cools MJ et al: J Neurosurg Pediatr 13: 559-567(2014).

Dias MS et al: Nervous System 4th ed. WB Saunders, pp.31-71(2001).

Dias MS, et al: Principles and Practice of Pediatric Neurosurgery, Second edition. Thieme: pp.338-366
　(2008).

Kondo A: Congenital anomalies 57: 150-156(2017).

厚生省児童家庭局母子保健課：児母第 72 号(2000).

Lorber J: Dev Med Child Neurol 13: 279-303(1971).

McLone DG, et al: Pediatr Neurosci 15: 1-12(1989).

McNeely PD et al: J Neurosurg Pediatr 2: 98-100(2004).

師田信人：No Shinkei Geka 39: 897-917(2011).

Morota N et al: J Neurosurg Pediatr 19: 428-439(2017).

長坂昌登：No Shinkei Geka 39: 394-408(2011).

日本小児神経外科学会：小児の脳神経 32：29-35(2007).

沖　高司：小児外科 41：725-729(2009).

Pang, D: Neurosurgery 31: 451-480(1992a).

Pang D: Neurosurgery 31: 481-500(1992b).

Pang D: Neurosurgery 67: 1555-1580(2010).

Pang D: Childs Nerv Syst 29: 1459-1484(2013).

Piatt JH: J Neurosurg Pediatr 2：101-109(2004).

Sadler TW（著），野沢十蔵（訳）：ラングマン人体発生学 第 5 版. 医歯薬出版株式会社，pp.43-50
　(1988).

坂本博昭：胎児期水頭症　診断と治療ガイドライン　改訂 2 版. 金芳堂，pp.104-119(2010).

坂本博昭：小児脳神経外科学改訂 2 版. 金芳堂，pp.249(2015).

Sala F et al: Childs Nerv Syst 30: 1287-1291(2014).

Tandon V et al: Pediatr Neurosurg 48: 229-235(2012).

van Aalst J: Childs Nerv Syst 22: 1307-1315(2006).

山崎麻美：小児外科 41：658-664(2009).

吉藤和久：Spinal Surgery 26: 325-326(2012).

吉藤和久：脊椎脊髄ジャーナル　29：87-94(2016).

27. くも膜嚢胞

吉藤 和久

本節では先天性のくも膜嚢胞を対象とし，外傷やくも膜炎等に伴う二次的病態は割愛する．

1. 発生・病態

くも膜で囲まれた閉鎖腔で，髄液様の液体を貯留する．胎生6週に始まる髄膜形成過程で，くも膜の重複，あるいは亀裂による盲嚢形成が原因となって発生する．増大機序には，①一方向弁説，②嚢胞壁分泌説，③浸透圧勾配説がある．内視鏡下に①を確認した報告（Sameer 2013）があるほか，②を支持するとして微絨毛の存在（Go 1984），髄液と成分が異なり浸透圧が等しい嚢胞（Berle 2010）が報告されている．増大機序は個々の例で異なる可能性がある．

2. 臨床像

0～18歳対象のMRIで2.6%に発見される（Al-Holou 2010）．増大は9.9～20%に認められるが，基本的に胎児期から2～3歳までである（Al-Holou 2010；Moen 2000）．それ以降の増大や自然消失はめずらしい（Lee 2012）．18歳以下の症候性例は6.8%である．無症候例の症候化率は2.7%で，3歳以下に限られる（Al-Holou 2010）．出血率は年間0.04%以下とされ，中頭蓋窩例の硬膜下血腫が多い（Parsch 1997）．くも膜嚢胞はてんかん症例に有意に多いが（10.5%），てんかん原性は他に存在することが多い（Nikolic 2017）．

局所腫瘤効果として頭蓋骨の膨隆・菲薄化，脳や脳神経障害（運動麻痺・失調，発達障害，痙攣，視力障害，瞳孔・眼球運動異常，視床下部・下垂体機能障害）が生じる．合併する水頭症は頭蓋内圧亢進を介し，頭囲拡大，発達障害，落陽現象などを生じさせる（表27.1）．慢性頭痛，焦点の一致しないてんかんは，嚢胞との因果関係がはっきりしない．

27. くも膜嚢胞　389

表 27.1　発生部位と頻度，症候化機序（Di Rocco 1996；Al-Holou 2010）

発生部位	くも膜嚢胞中の頻度（%）	症候化機序
中頭蓋窩	33.9〜46.9%	腫瘤効果＞硬膜下血腫
後頭蓋窩	23.4〜38.2	水頭症＞腫瘤効果
大脳円蓋部	3.9〜14.6	腫瘤効果
鞍上部	1.6〜15.3	水頭症＞腫瘤効果
四丘体槽	5.2〜5.8	腫瘤効果，水頭症
半球間裂	1.3〜7.5	腫瘤効果

腫瘤効果：頭蓋骨変形，周囲神経組織圧迫症状，内分泌症状

　小児，特に乳児では，頭蓋内圧亢進症状や局所症状を呈することなく，頭囲拡大，発達障害のみゆっくり進行することがある.

　他の嚢胞性疾患との鑑別は「Ⅴ章 21 節　小児の診察と画像検査　表 21.1，表 21.2」を参照.

3. 治　療

3.1　治療方針

　症候性は外科治療が考慮される. 成人の場合，無症候性病変は病的意義がなく，治療，経過観察とも不要である. 頻度は低いものの頭部外傷時の硬膜下血腫の可能性とその症状については説明する. 小児の場合（特に 3 歳以下では），無症候性病変でも，極めて小さな病変を除き，増大，症候化を念頭に経過観察が考慮される[注]. 症候化については，頭囲拡大や発達障害だけが緩徐に進行することがあるので注意する. MRI による再評価は，まず乳児では 3 か月後，幼児では 6 か月後に行う. 変化がなければ徐々に間隔を延ばす（伊藤 2013）.

3.2　治療法

　第一選択は交通術（開窓術）（嚢胞-脳槽交通術，嚢胞-脳室交通術など）である. 髄液循環腔と交通させ，嚢胞内圧を髄液圧に等しくすることで，腫瘤効果を取り去

注）　脳ドックガイドライン 2014 では，「当初 6 か月毎 2 回，以後年 1 回の MRI による経過観察を行う」と推奨している. 年齢は問われていない（脳ドックの新ガイドライン作成委員会，2014）.

ることが目的である．無症候性囊胞化が目標で，囊胞が消失する必要はない．内視鏡手術あるいは開頭下顕微鏡手術で行うが，囊胞部位，求める開窓の大きさ，第3脳室底開窓術（ETV）追加の必要性，術者の慣れなどで決定する（Gangemi 2011）．交通術は再発時にも行われるが，再開窓部にシャントチューブをステントとして挿入し，再々発を防ぐ方法もある．囊胞-脳室シャント術は，両腔を同一腔化する点で交通術と同義である．

　囊胞-腹腔シャント術（C-P シャント術）は囊胞縮小効果にすぐれ，その後抜去も考慮でき，低侵襲であることから勧める意見もある（Alexiou 2010）．しかし，一方向弁が存在する場合や，囊胞壁が損傷した場合は，髄液が持続的に吸引される．そのためシャント依存に陥る症例が多い（Kim 2002）．また，シャント不全率が高く，異物感染のリスクもあることから，交通術を優先する意見が多い（Gangemi 2011）．

　水頭症合併例では，まず髄液流路閉塞の原因である囊胞を治療する．必要があればETV を併用する．髄液吸収障害（胎児期からの髄液循環不足に起因する髄液吸収能の発達遅延など）のため水頭症が残存する場合，VP シャントを追加する．

文　献

Al-Holou WN: J Neurosurgery Pediatrics 5: 578-585(2010).
Alexiou GA: Neurosurgery 67: 1632-1636(2010).
Berle M: Cerebrospinal Fluid Research 7: 8(2010).
Di Rocco C: Youmans neurological surgery 4th ed. WB Saunders, pp.967-94(1996).
Gangemi M: J Neurosurgery Pediatrics 8: 158-164(2011).
Go KG: J Neurosurgery 60: 803(1984).
伊藤千秋：小児脳神経外科診療ガイドブック．メジカルビュー社，pp.156-169(2013).
Kim SK: Pediatric Neurosurgery 37: 178-185(2002).
LeeJY: Childs Nervous System 28: 1203-1211(2012).
Moen G: J Neurology Neurosurgery and Psychiatry 69: 699-700(2000).
Nikolic I: Clinical Neurology and Neurosurgery 159: 39-41(2017).
脳ドックの新ガイドライン作成委員会：脳ドックのガイドライン 2014．響文社，pp.89-91(2014).
Parsch CS: Neurosurgery 40: 483-490(1997).
Sameer H: J Neurosurgery Pediatrics 12: 62-66(2013).

VI

血管内手術

28節	脳動脈瘤の塞栓術	392
29節	血管形成術・ステント留置術	418
30節	血栓回収療法（急性期脳梗塞に対する血管内治療）	428

28. 脳動脈瘤の塞栓術

野村 達史，金 相年，原口 浩一

1. 脳血管内治療の適応と診断

1.1　塞栓術の適応

　　破裂脳動脈瘤においては，ISAT（Molyneux A, 2002）による脳血管内治療の優位性が報告されて以来，脳血管内治療を第一選択とする施設も増えてきた．脳卒中診療ガイドライン 2015 では高齢者や後方循環，前床突起近傍瘤では脳血管内治療，中大脳動脈瘤や巨大な血腫を伴う症例，3mm 以下の微小動脈瘤では外科的治療が優先されるべきとされている．しかし，脳血管撮影で適切なワーキングアングルが得られれば，中大脳動脈瘤や微小動脈瘤でも治療可能であるため，患者背景や動脈瘤の形状によって総合的に判断する．塞栓術に適した動脈瘤を表 28.1 に示す．しかし，近年デバイスの発展により，表の条件を満たさない動脈瘤でも治療可能なケースが増えてきている．

　　一方，未破裂脳動脈瘤においては，脳卒中治療ガイドライン 2015 によると 1) 大きさ 5〜7mm 以上の脳動脈瘤，2) 大きさ 5mm 未満であっても症候性，前交通動脈および内頚動脈–後交通動脈分岐部に存在する脳動脈瘤，dome neck aspects 比が大きい，不整形やブレブを有する脳動脈瘤については破裂リスクが高いため，治療を勧めてもよいとされている．

表 28.1　塞栓術に適している動脈瘤の条件

1. ネックが小さい（4mm 以下）
2. 動脈瘤径が 4mm 以上 15mm 以下
3. ドーム / ネック比が 1.5 以上のもの

1.2 脳動脈瘤の診断

治療適応の決定には術前の画像診断の読みが重要である．最近では，脳動脈瘤の詳細な3次元イメージ画像が容易に得られるようになった．以下に，各種検査の特徴を述べる．

1.2.1 MRA

MRAは主にスクリーニング検査として施行される．近年は，造影剤を使用せずに大動脈から頭蓋内までの鮮明な画像が得られるようになった．そのため，非侵襲的に動脈瘤に到達するまでのアクセスルートの情報を得ることができる．

1.2.2 CTA

CTAは，外来で脳動脈瘤の治療計画を立てる上で極めて有用である．動脈瘤と分枝や骨との関係，母血管やアクセスルートにおける石灰化の有無，cross circulationの発達の度合いなど，さまざまな情報が得られる．しかし，破裂脳動脈瘤の場合，脳血管内手術前のCTAは造影剤使用量の増加が問題となり得るため，高齢者や腎機能障害を有する患者に対しては慎重な判断が必要である．

1.2.3 脳血管撮影（Digital Subtraction Angiography：DSA）

脳血管撮影は，脳動脈瘤診断のゴールドスタンダードである．脳動脈瘤の形状，用手圧迫によるcross circulation，末梢血管や骨に囲まれた部分の詳細な情報，静脈の走行など，CTAでは得られない情報を入手できる．しかし，DSAを行う上で最も重要なポイントは，治療時に最適なワーキングアングルで脳動脈瘤を見ることができるか検討することである．近年は3D-DSAの進歩により，血管の立体的な情報が容易に得られるようになり，ワークステーション上で不要な部分をトリミングして画像を回転させることができるようになったため，ワーキングアングルの決定が容易になった．また，translucent imageを用いれば，neck付近や周囲の血管の立体的構造を理解することができる（図28.1）．しかし，脳血管撮影は侵襲的な検査であるため，治療の際にどのような情報が必要なのか，どのような画像を撮影すべきか，検査前に検討してから行うべきである．

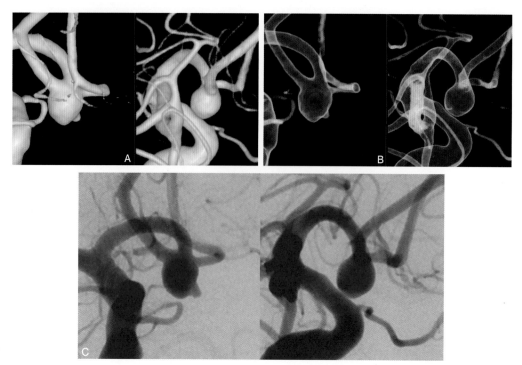

A：3D-DSA　B：3D-DSA translucent image　C：実際のワーキングアングル

図 28.1　DSA 画像

2. 脳血管内治療の周術期管理

　　脳血管内治療において，術前，術後管理は患者のQOLや治療成績を左右する大事な要素である．脳血管内治療は，体内に異物を誘導，留置する手技であるため，周術期の抗血栓療法について理解しておく必要がある．

2.1　麻　酔

　　破裂急性期においては，再破裂の際のバイタルコントロールが重要であることや，わずかな体動によって術中破裂を誘発することがあるため，全身麻酔下での治療が望ましい．一方，未破裂例や破裂慢性期例においては，患者の協力が得られれば局所麻酔下でも治療可能である．

2.2 抗血栓療法

2.2.1 抗血小板療法

　未破裂例や破裂慢性期例において，塞栓性合併症の予防のため術前抗血小板療法は必須である．開始時期，継続期間については標準化されたものはないが，筆者らは少なくとも術7日前よりアスピリン，クロピドグレルなどの抗血小板剤2剤併用療法（Dual-antiplatelet Therapy：DAPT）を開始している．最近は，VerfyNow®による薬効のモニタリングにより，さらにきめ細かい抗血小板療法が可能となった（保険適用外）．しかしアスピリンとクロピドグレルのpoor-responderに対する対処法については，シロスタゾールの追加，アスピリン，クロピドグレルの増量，プラスグレルの追加（保険適用外）などが挙げられるが，定まった方法はない．また，クロピドグレルについてはhyper-responderも存在し，出血性合併症と相関するため（C. Goh L. 2013），クロピドグレルの減量，または中止を考慮する．

　術後抗血小板療法は，破裂例では全く投与しないか，アスピリン100mgの単剤投与を1か月ほど行う．未破裂例においては，ステントを使用しなかった場合はアスピリン100mgとクロピドグレル75mgの2剤併用療法を術後1か月間使用して終了としている．ステントを使用した場合には，術後6か月間はDAPTを継続し，術後12か月で終了とすることが多い．

2.2.2 抗凝固療法

　術中の血栓形成を防ぐため，全身ヘパリン化を行う．未破裂脳動脈瘤の場合，シース挿入後にヘパリンを3000〜5000単位（目安：60単位/kg）を静注する．効果の指標は，全血凝固時間（ACT）がヘパリン投与前の約2倍程度とし，術中に適宜追加する．しかし破裂急性期例においては事情が異なる．ヘパリンを使用しない施設も存在するようであるが，くも膜下出血や脱水により血液凝固能が亢進している症例が少なからず存在するため，血栓症回避の目的でヘパリンを用いることが多い．ヘパリン投与のタイミングはシース挿入後，ガイディングカテーテル留置後，ファーストコイル挿入後などさまざまである．筆者らはシース挿入直後からヘパリンを開始している．

　術後抗凝固療法については定まった見解はない．問題なく終わった場合には術後抗凝固療法は不要であり，ヘパリンはナチュラルリバース，またはプロタミンでリバース（ヘパリン1000単位あたりプロタミン10〜15mg静注）する．術中虚血イベントを認めた場合や，親動脈にコイルが逸脱している場合には，アルガトロバンの持続静注（60mg/日，2日間）やヘパリン持続投与（10000〜15000単位/日）を考慮する．

2.3 術後管理

2.3.1 穿刺部の管理

術後の穿刺部出血は，思わぬ大きな合併症につながることがあるため，止血操作は確実に行う．現在，使用可能な止血デバイスは Angioseal STS plus（Terumo），Perclose AT（Abbott），Exoseal（Cardinal Health）がある．いずれの製品も脳血管内治療での使用は認可されていないが，それぞれの製品の特徴や止血方法を理解した上で使用する．ただし止血デバイスは用手圧迫と比較し，穿刺部合併症の低減にはならないことを認識しておくべきである．

術後は臥床安静とする．安静時間は，使用したシースイントロデューサーのサイズや術後抗凝固療法の有無などで適宜延長する．穿刺部末梢での脈触知や皮膚色の確認を行う．また，局所圧迫と長時間の安静臥床による深部静脈血栓症の発生にも注意を払う．そのため，術翌日にはエコーで深部静脈血栓や偽性動脈瘤など穿刺部異常のないことを確認し，安静解除とするのが望ましい．

2.3.2 全身状態の観察，管理

術後は，バイタルサインを術前と比較しつつ，頻回に観察を行う．脳血管内手術では，大量の造影剤を必要とすることがあるため，高齢者や腎機能障害を有する患者では必要に応じて術前より生理食塩水（1mL/kg/hr）の負荷を行う（腎障害患者におけるヨード造影剤使用に関するガイドライン 2012）．腎機能障害が高度の場合は，術後早期に透析を行うことを考慮する．

2.3.3 神経症状の観察

バイタルサインの変化と同様に，神経症状の変化は最も重要な観察項目である．術後に神経症状の変化が認められた場合には直ちに診察を行い，CT・MRI，脳血管撮影などを躊躇することなく行い，最善の治療を行うことが重要である．

2.3.4 フォローアップ

クリッピング術と比較し，脳血管内治療では術後1年以内の再治療率が有意に高いことが知られている（13.3% vs 2.6%）．また，術後1年以降においても再治療を要する症例が存在し（CRAT investigators, 2006），術後3年までに血管造影上の再開通が安定してくると報告されている．フォローアップで最も確実な検査方法は脳血管撮影であるが，侵襲的であるため頻繁には行いにくい．MRAでは neck の描出や瘤内への再開通が観察されるが，コイルの変形はとらえられない．頭部単純撮

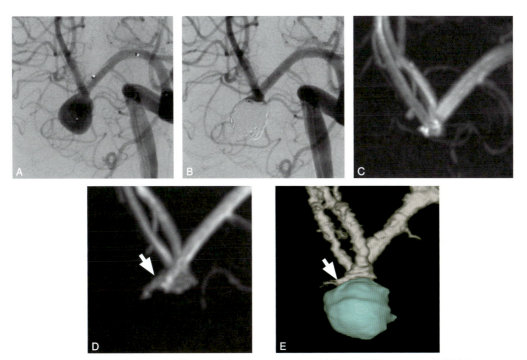

A：右中大脳動脈瘤治療前　B：治療後　C：治療翌日のMRA　D：治療6か月後のMRA．再開通を認める．
E：治療6か月後のdual energy CTによるCTA．コイルのアーチファクトが低減されており，再開通部分が観察できる．

図28.2　dual energy CTによる観察

影でコイルの変形はとらえられるが，微妙な変化はとらえにくい．CTAの場合，以前はアーチファクトのためネックの確認は困難であったが，最近はdual energy CTの登場により，ネックや再開通の観察が可能となってきている（図28.2）．

3. 使用器材

脳血管内治療に用いる器材の進歩は著しい．新しい器材の情報収集も大事であるが，まずはよく使用するデバイスの知識や使用方法を熟知することが重要である．

3.1 ガイディングカテーテル，ガイディングシース

現在，多くのガイディングカテーテルが国内で使用可能であり，内腔が広くかつ保持性や誘導性に優れたものが供給されるようになった．ガイディングカテーテルは径や長さ，硬さ，先端形状などを参考に選択する．マイクロカテーテルを挿入し

て造影するためには，6Fr以上のサイズのカテーテルを使用することが望ましい．最近は，adjunctive technique の発達により，複数本のマイクロカテーテルを使用する機会が多くなったが，ほとんどの場合，6Fr のガイディングカテーテルで対応可能である．しかし，血管の屈曲が強い場合など，摩擦によってマイクロカテーテルが干渉し，微妙な操作が困難な場合もあるため注意が必要である．親動脈閉塞のように末梢塞栓予防が必要な場合は，バルーン付きガイディングカテーテルを使用することがある．バルーン付きガイディングカテーテルは通常のガイディングカテーテルと比べ，同じ外径でも内径が小さくなることに注意する．

　ガイディングシースは穿刺部径を小さくできるため，穿刺部合併症の低減が期待できる．しかし，シースを出し入れすることによって刺入部の血管損傷や血管攣縮をきたすことがあるため，十分な注意が必要である．

3.2　マイクロカテーテル

　マイクロカテーテルは，カテーテルマーカーが2つあるタイプのカテーテルを使用する．使用するコイルに応じて，カテーテルのサイズを選択する．原則，10サイズのコイルを使用する場合には10タイプ，18サイズのコイルを使用する場合には18タイプのマイクロカテーテルを使用する．一部の18サイズ，14サイズのコイルは10タイプのマイクロカテーテルでも使用可能である．マイクロカテーテルには straight type と，あらかじめ形状がつけられた pre-shaped type がある．脳動脈瘤の部位や，母血管の解剖学的構造を参考に，カテーテルの shape を選択する．現在，マイクロカテーテルは Excelsior SL-10（Stryker）に代表されるような，シャフトに金属ブレードをもつ braided type が主流である．braided type は内腔の確保，遠位への到達性に優れている一方，熱による shape がややつきにくい．そのため，マンドレルを予想形状の2倍程度曲げる必要がある．スチームやホットガンで30〜90秒程度熱した後，冷却して形状を記憶させる．最近は，Headway（Terumo）や Excelsior XT-17（Stryker）のような braided type でありながら shape がつきやすく，かつその保持に優れたカテーテルが登場している．

3.3　マイクロガイドワイヤー

　マイクロカテーテルを誘導する際には，マイクロガイドワイヤーを使用する．ワイヤーの太さはインチで表示され，脳動脈瘤塞栓術においては 0.010 インチから 0.014 インチのワイヤーを用いることが多い．先端の材質，構造によりコイル型ワイヤーと超合金型ワイヤーに大別される．コイル型ワイヤーは先端がスプリング状で柔軟性に富んでいるため，J型の先端形状をつけることで，マイクロカテーテル

誘導の際の血管穿孔のリスクを減らすことができる．一方，超合金ワイヤーはトルク伝達性に優れており，分岐角度のきつい血管でも選択しやすい．しかし，先端は硬いので，血管を穿孔させないよう注意を払う．それぞれのワイヤーの特徴を理解し，状況に応じて使い分ける必要がある．

3.4　Yコネクター

逆流防止弁とサイドポートで構成されており，逆流防止弁でデバイスを固定し，サイドポートよりヘパリン加生理食塩水で灌流することで，カテーテル内の血液逆流や血栓形成を防ぐことができる．Yコネクターはさまざまな製品があるが，術者それぞれの好みで選択して差し支えない．Triple coaxial など複数のカテーテルを使用する際には，Yコネクターでも全長の短いTコネクターや止血弁を選択すると，カテーテルの有効長が伸びるため有用である．

3.5　持続灌流ライン

カテーテル内での血栓形成防止や，操作の円滑化のために，Yコネクター，ガイディングカテーテル，マイクロカテーテル内をヘパリン加生理食塩水（5,000単位/500mL）で持続灌流を行う．ライン作成の際には，ライン内に空気が混入しないよう注意する．また，手技時間が長くなった場合，加圧バックの圧が低下して血液が逆流してないか，生理食塩水が少なくなっていないか，適宜確認する（図28.3）．

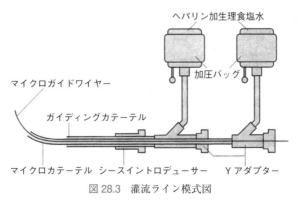

図28.3　灌流ライン模式図

［当麻直樹：パーフェクトマスター脳血管内治療　必須知識のアップデート改訂第2版．p140］

3.6 オクルージョンバルーンカテーテル

バルーンアシストテクニックの際に使用する．ワイヤールーメンとバルーンルーメンが共通で，ガイドワイヤーで先端をシールするとバルーンが拡張するシングルルーメンタイプと，バルーンルーメンとワイヤールーメンが別々になっているダブルルーメンタイプに分けられる．また，バルーンは俵状に膨らむタイプと，柔らかく血管形状に沿って膨らむタイプがある．動脈瘤の形状，母血管の走行，分枝の有無などでバルーンを選択する．

3.7 ステント

現在，使用可能なステントは4種類である．詳細は他書に譲るが，ステント形状は加工方法による違い（laser cut, braided），セルデザインによる違い（closed-cell, open-cell）があり，それぞれの特徴を理解した上で使用する．

3.8 デタッチャブルコイル

現在，国内では7社のメーカーからコイルが発売されている．各コイルの詳細については割愛し，覚えておくべきコイルの基本知識を解説する．

3.8.1 基本構造

コイルはプラチナ素線がらせん状に巻かれた一次コイルが，2次元，3次元形状を作ることで形成される（図28.4）．一次コイル径はインチで表示され，コイルの

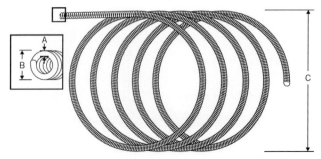

A：プラチナ素線　B：一次コイル径　C：二次コイル径
図28.4　コイルの構造
［江面正幸：脳神経外科マニュアル第4版．p737］

太さを表している．二次コイル径はミリで表示され，コイルがループを形成した際の大きさを表している．治療の際には動脈瘤のサイズにあった二次コイル径のコイルを選択する．

3.8.2　形　状

コイルの形状はヘリカルコイルとコンプレックスコイルに分けられる．ヘリカルコイルはループが螺旋状となっているコイルであり，挙動が把握しやすく術者がコントロールしやすい．また，隙間をみつけて直線状に挿入される傾向がある．コンプレックスコイルはループ形状が立体的となっているコイルで，形状や形状記憶の強さはメーカーによってそれぞれ特徴がある．不整形の動脈瘤やバルーンアシストが必要なワイドネック動脈瘤でも，その形状記憶によりフレーム形成をしやすい．一方で，コイルの形状記憶が強いため，ヘリカルコイルと比較すると，術者によるコントロールが難しく，コイル任せに留置されることもある．コンプレックスコイルの挙動は，それぞれ特徴があるため，実際の治療に望む前に in vitro でコイルの特性を把握しておくことが望ましい．

3.8.3　コイル径

コイル径は，以前は 18 コイルと 10 コイルに分けられており，18 タイプのマイクロカテーテルに適合するものが 18 コイル，10 タイプのマイクロカテーテルの適合するものが 10 コイルとされてきた．しかし，10 タイプのマイクロカテーテルに挿入可能な 0.0135～0.014 インチのコイルの開発により，その分類は非常に曖昧になっている．コイル径が太いと固く，細いと柔軟な傾向がある．

3.8.4　離脱方式

電気式，水圧式，機械式に分けられる．いずれの方式も離脱にはほとんど時間がかからず，瞬時に離脱できる．水圧離脱式のコイルについては，デリバリーワイヤーが中空構造となっているため，折り曲げないように注意する．各々のコイルにおいて，コイルが離脱されなかった際の緊急離脱方式を知っておく必要がある．

3.8.5　stretch-resistance（SR）機構

コイルはプラチナの素線を巻いて形成されている．コイルを出し入れする際に過度の抵抗がかかると，コイルが伸展されて壊れ，操作不可能となるため（アンラベリング），コイル内部に糸を通して前後端で連結し，コイルが伸展されないようにしている．これが SR 機構である．現在，大半のコイルに SR 機構が採用されてい

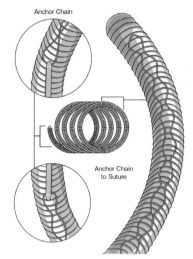

図 28.5　SR 構造

［江面正幸：脳神経外科マニュアル第 4 版．p738］

るため，アンラベリングは少なくなった．しかし，SR 機構も完全ではないため，コイルの引き戻しや再留置操作の際には注意が必要である（図 28.5）．

3.8.6　コイルの表面コーティング

　動脈瘤の器質化促進を目的に，表面に生体吸収性ポリマーの polyglycolic polylactic acid（PGLA）をコーティングした Matrix2（Stryker）や，SR 機構に polyglycolic acid（PGA）を使用した Cerecyte シリーズ（現 SPECTRA シリーズ（J & J））がある．また，コイルの内部に hydrogel が格納された HydroCoil シリーズ（Terumo）があり，こちらは動脈瘤内で hydro-gel が膨潤することで，動脈瘤の塞栓率を向上させることができる．

3.8.7　コイル選択の基本

　コイル選択の基本は，①動脈瘤内にフレームを形成（framing），②フレーム内を充填（filling），③ネックの処理（finishing）の 3 段階に分けて考える．Framing には可能な限り固めで太いコイルを選択する．動脈瘤全体とネックを万遍なくカバーできるよう，カテーテルを適宜コントロールしながら，満足のいくフレームが形成されるまで繰り返し行う．コイルのサイズ選択は動脈瘤の短径，もしくは長径と短径の平均値に合わせて選択する．また，コイルの長さは，体積塞栓率（volume embolization ratio：VER）を参考に選択する．Filling にはフレームを壊さないよう，小さくかつ柔らかいコイルを選択する．極端なサイズダウンはコンパートメント形

成の原因となるため，注意を要する．Finishing の段階になると，さらに小さく（1
～3mm），柔らかいコイルを使用する．近年，finishing コイルにもコンプレックス
形状のコイルが登場し，さらに小径化が進んだ．そのため，以前に比べて neck 部
分を密に充填できるようになった．しかし，その一方で短すぎるコイルを選択する
と，コイルがすでに留置されたコイルにアンカーせずに巻いてしまうことがあり，
注意を要する．

4. 塞栓術の手技

4.1 シンプルテクニック（simple technique, single catheter technique）

文字通り 1 本のマイクロカテーテル（microcatheter：MC）のみでコイル塞栓を
行う方法であり，最も単純なセットアップで手技が可能である．ネックの狭い（概
ね dome/neck≧1.5），細長い楕円形（ラグビーボール型）のような形状の瘤が良い
適応となる．瘤内への MC 挿入は，
　① MC 先行で瘤内へ，
　② MC を瘤の遠位側にマイクロガイドワイヤー（microguidewire：MGW）で誘
　　　導・通過させてから MC を引き戻しつつ瘤内に MC 先端を落とす，
　③ MGW 先行で MC を追従させて瘤内まで誘導
などで行う．③の方法に穿孔リスクはあるが必須のテクニックである．1 本目のコ
イルの挿入・配置が重要で，ネックで母血管と瘤を分離する面を形成して瘤壁に万
遍なく張り付かせることで，2 本目以降のコイルの挿入が容易となる（図 28.6）．
ネックの広い瘤においては，コイルが瘤外へ逸脱しやすく，コイルを瘤内に保持し
つつ充填させるために各種アシストテクニック（adjunctive technique とも呼ぶ）
が普及している．

> 〈side memo〉
> 　瘤内に挿入するマイクロカテーテルは，一度手前の血管壁に当たりながら挿入
> されていると，安定した塞栓が行いやすく，さらにわずかに奥へ挿入したい・カ
> テーテル先の位置を変えずにたわみだけ取りたい，といったことが可能となる．

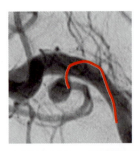
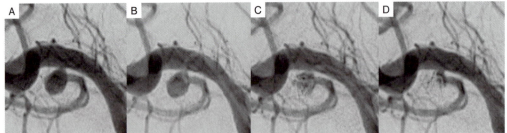

3.8×3.5mm，ネック部1.7mm，高さ4.2mm，最大径5.1mm，未破裂右中大脳動脈瘤に対し，ダブルカテーテルで塞栓術施行．A：塞栓前，B：1本目のSL-10をフック状に成形し瘤内へ誘導，C：2本目のカテーテルから1st coil：Penumbra smart coil soft 3mm×6cm，D：コイル3本，塞栓終了直後

本症例のポイント
1) 意図的にマイクロカテーテルの先端を分枝の起始部に配置することで，コイルループが掛かりづらくなる．

図28.6　シングルカテーテルテクニック

4.2 assist（adjunctive）technique

4.2.1　バルーンアシストテクニック（balloon-assist technique）

　ネックの広い瘤に頻用され，コイルの母血管への逸脱を防ぐことを目的とすることが多い．また術中破裂時に即時対応が可能であり，初心者はあらかじめバルーンを準備しておいた方が安全である．体外での試験拡張は必須で，このときバルーン破損による空気塞栓予防のため，空気が完全に除去されていることを確認する．コイルの逸脱防止が目的であれば，バルーンの中央でネック全体を覆い，拡張もしっかりと行う．コイル挿入後にバルーンを収縮させ，コイルが動かないことを確認してからコイルを離脱させることが基本である．またバルーンを拡張させたまま複数本のコイルを連続的に挿入して塞栓を完成させてしまう方法も有用であるが，1回のバルーンの拡張（遮断）時間は3〜5分程度とする（図28.7）．一方，MCの安定化/固定が目的であれば，ネックの近位部から中央に留置させ，必ずしもバルーンの血管壁への密着が必要ではない．

〈side memo〉
herniation technique：ネックを覆った後にさらに拡張を追加してバルーンを瘤

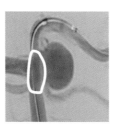

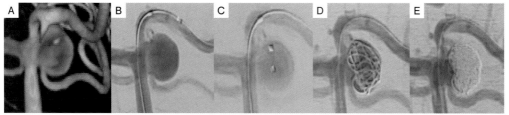

7.3×7.1mm，高さ5.1mm，ネック部5.9mm，破裂左上小脳動脈部瘤に対し，バルーンアシスト＋ダブルカテーテルで塞栓術施行．
A：塞栓前，B：Hyperform 4×7mm，C：Headway+SL-10，
D：1st and 2nd coil：Target 360 soft 6mm×10cm＋Target 360 ultra 5mm×10cm，E：塞栓終了
本症例のポイント
1）瘤体部から保護すべき血管が起始している場合，バルーンの"herniation technique"が有効である．
2）図のようにバルーンを膨らませるが，遮断時間を3〜5分とあらかじめ設定するとよい．

図28.7　バルーンアシストテクニック

内にまで伸展させ，ネック近傍の穿通枝にコイルループが掛からないようにして穿通枝の温存を図る．過剰な拡張による血管損傷・解離は致死的となる．

4.2.2　ダブルカテーテルテクニック（double catheter technique）

2本のカテーテルを瘤内に挿入し，コイルを充填させていく方法である．他のアシストテクニックと比べて血管損傷が少なく，血流を遮断しないため，破裂急性期でも血栓症のリスクは高くない．欠点としては，ネック近傍の塞栓が甘くなる傾向があること，術中破裂時の（即時）対応がコイルを追加することしかないことである．瘤内にはじめからMCを2本とも挿入したり，ファーストコイルの挿入後に2本目のMCを入れるなど，MCの挿入順序も自由であり，コイルループを組み合わせてフレーム作成をしたり，不安定なコイルは切らずに別のMCからコイルを追加したりと，実際の手技には色々な応用が利く方法である（図28.8）．

〈side memo〉
　後交通動脈（posterior communicating artery：PcoA）や後下小脳動脈（posterior

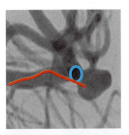

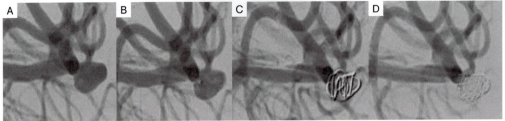

4.1×4.0mm, 最大径 7.1mm, 未破裂左中大脳動脈瘤に対し, ダブルカテーテルで塞栓術施行.
A：塞栓前, B：ストレート形状の SL-10 を 2 本挿入, C：1st coil：Target 360 soft 3mm×6cm, D：塞栓直後

本症例のポイント
1）M1 の走行の延長と, 瘤の向きが同一線状に存在するときは塞栓が比較的容易である.
2）青丸で囲んだところは, 2 本の M2 の起始部を重ねたところで, この丸の中にコイルが入らなければよい.
3）赤線のように M1 の壁に当てながら挿入すると, マイクロカテーテルのジャンピングが防ぎやすい.

図 28.8　ダブルカテーテルテクニック

> inferior cerebellar artery：以下 PICA) といった細い分枝内または近傍に MC を 1 本誘導・留置することで, 分枝内にコイルが迷入しないような物理的な障壁となり, 分枝を保護することも可能である. MC はヘパ生の持続灌流を忘れずに行う.

4.2.3　ステントアシストテクニック（stent assisted technique）

　母血管もしくは分枝から母血管にかけてステントを留置することで, コイルの瘤外への逸脱を防ぐのが目的である. 永久的な母血管保護でネックの形成力が高いため, ネックの広い瘤には最も効果的である. 欠点としては, 異物が血管内に残り, 血管内皮損傷を惹起し得ることから, 術後の抗血小板薬の継続が必須であり, かつ長期間必要となる（図 28.9）.

〈side memo〉
　瘤内にコイル塞栓用の MC 留置を先行（時にコイルを数ループ出しておく）させ, ステント留置を追加して塞栓用 MC をステントで血管壁に抑え込む "jailing" で行うことが基本である. ストラットを通して塞栓用 MC を瘤内に挿入する "trans-cell" を行うこともしばしばある.

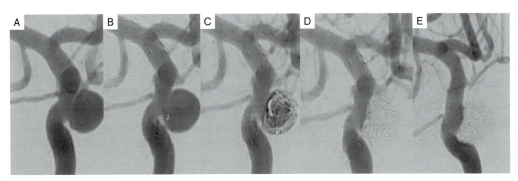

6.9×6.4mm，ネック部 4.5mm，高さ 7.1mm，未破裂右内頸動脈上下垂体動脈部瘤に対し，ステントアシストで塞栓術施行．
A：塞栓前，B：SL-10 を瘤内へ誘導，Enterprise VRD 4.5mm×22mm を留置し，C：1st coil：Axium 3D 6mm×20cm，D：コイル 9 本，塞栓終了直後，E：塞栓半年後

本症例のポイント
1) ステント併用の場合，動脈瘤の部位，血管径，屈曲の度合い，整流効果の優先度などを考慮し，留置するステントを選択する．今回は屈曲が比較的弱かったので closed cell stent を使用．

図 28.9　ステントアシストテクニック

5. 脳動脈瘤の部位と塞栓術におけるポイント

5.1　内頸動脈海綿静脈洞部瘤

第 6 項「Flow Diverter」を参照．

5.2　内頸動脈-眼動脈部（ophthalmic artery）瘤

上向きの瘤に対しては MC の安定が難しい．MC はストレート形状のままか，S 字状の成形がよい．バルーンをネック部で安定してアシストさせることも容易ではなく，閉塞試験で眼動脈の犠牲が可能かどうかを知っておくとよい（外頸動脈経由で網膜中心動脈および"choroidal brush の描出"）．10mm 超の大型瘤の場合は Flow Diverter のよい適応となる（図 28.10）．

5.3　内頸動脈-上下垂体動脈部（superior hypophyseal artery：SHPA）瘤

SHPA は眼動脈と PcoA の間から分岐し，通常一側の 1 本の SHPA の閉塞では，

VI. 血管内手術

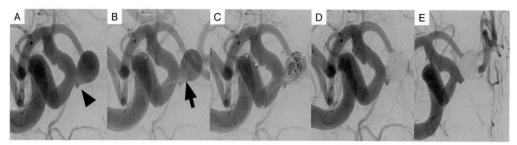

7.5×6.5mm，高さ7.0mm，ネック部4.2mm，未破裂内頚動脈瘤（眼動脈部）に対し，ダブルカテーテルで塞栓術施行．治療前に閉塞試験を施行，右眼動脈（矢尻）は外頚動脈系からの側副血行なし．
A：塞栓前，B：S字状に成型したSL-10により，眼動脈起始部をプロテクト（矢印），C：1st and 2nd coil：Axium 3D 7mm×20cm＋同6mm×10cm，D：コイル8本，塞栓終了，E：塞栓終了半年後，良好な塞栓となっている．

本症例のポイント
1）マイクロカテーテルが，穿通枝や分枝付近の壁に当たっている状況を作ると，マイクロカテーテルが物理的な障壁となり，これらの枝の起始部にコイルループが掛かりづらくなる．

図 28.10　内頚動脈瘤（眼動脈部）に対するダブルカテーテルよる塞栓術

視機能などの問題は出ない．コイル塞栓用のMCは，内頚動脈サイフォン部の形状・解剖を考慮した成形が必要なことが多く，らせん状や鉤型（フック状）の成形で適することが多い（時にPig-tail状）．バルーンアシストではバルーンの留置が不安定になりやすいこと，ステントアシストの際はサイフォン部内弯側に面するストラットが血管壁から浮く可能性があることなどを検討しておく必要がある．

5.4　内頚動脈前壁（IC anterior wall）瘤

　　dissectionが関与するとされる血豆状（blister-like）では，瘤壁が脆弱なために瘤内塞栓自体に危険が伴う．血管内治療にかかわらず，次の一手（bypass, trapping）を必ず考慮する．ステントを2枚以上重ねてコイルを絡める stent within stent with coiling という手段もあるが，ステントの使用は必須であろう．不完全な（時に数ループのみの）コイル挿入でも血栓化が惹起されて治療がうまくいくこともあれば，その血栓が容易に再開通し，（ごく）短期間で再発/増悪することもある．DSAを含め，画像検索を密に行い，追加治療の機会を逸しないことが重要である．

5.5　内頚動脈-後交通動脈部（posterior communicating artery：PcoA）瘤

　　通常 PcoA の遠位側に発生する．再発・再開通率が高い部位であり，PcoA が太くかつ内頚動脈サイフォン部の角度が急峻な症例では，内頚動脈の血流が"直撃"する血管構築となるため，その傾向がある．ステントを用いて内頚動脈の走行を変

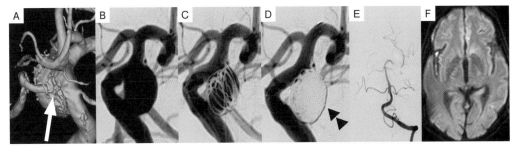

11.8×9.3mm，ネック部 6.4mm，高さ 8.6mm，最大径 12.1mm．未破裂左内頸動脈後交通動脈部瘤に対し，ステントアシストで塞栓術施行．2 か月前に対側の内頸動脈瘤が破裂した既往あり．
A，B：塞栓前，左後交通動脈は瘤の体部から起始（矢印），C：1st coil：Hydroframe18 10mm×36cm，D：コイル 21 本塞栓後，左後交通動脈から後大脳動脈の描出は消失（矢尻），E：術後の左椎骨動脈撮影で左後大脳動脈は描出，F：術翌日 MRI-DWI で高信号を認めない．

本症例のポイント
1) 意図的に塞栓対象の瘤に関わる血管（PcoA）を閉塞させることは容易ではない．必要に応じて逆行性にアプローチすることも考慮する．

図 28.11 内頸動脈–後交通動脈部瘤に対するステントアシストによる塞栓術

化させることで再発を防ぐ手段もある．胎児型の PcoA を持ち，通常の椎骨動脈撮影時に同側の後大脳動脈 P1 部から後大脳動脈が末梢まで順行性に描出される症例においては動脈瘤の塞栓の際に PcoA を犠牲にすることが可能である（図 28.11）．大型以上の瘤では，PcoA が瘤体部から起始することは珍しくないが，"T-stent" は解決法の 1 つとなり得る．

5.6　内頸動脈前脈絡叢動脈部（anterior choroidal artery：AchA）瘤

　　AchA の直径は平均 1.2mm ほどと細径であり，穿通枝でもあるため物理的・機械的な保護テクニックが用いづらい一方で，血管閉塞時には重篤な後遺症を招く．細い AchA が瘤の体部から起始している症例は難易度が高い．多くの場合，MC は瘤の in-flow zone から挿入されるが，フレームコイルの選択とその留置が out-flow zone に存在する AchA の温存には極めて重要である（図 28.12）．

5.7　内頸動脈終末部（ICA terminal）瘤

　　MC の挿入・安定した留置は共に難しく，内頸動脈 C1 部の走行に応じて，緩やかな S 字状もしくは直線形状で塞栓を行うことが多い．対側 A1 から AcoA を介した horizontal stent の適用も一手となる．

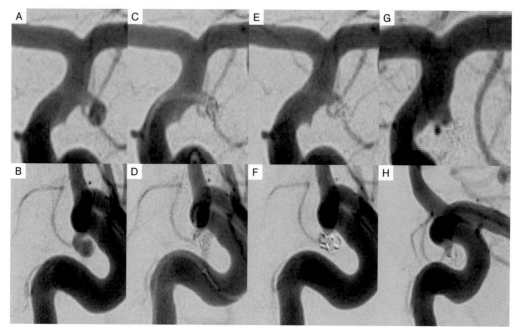

3.1×2.3mm，ネック部2.2mm，高さ2.5mm，最大径4.1mm，破裂左内頚動脈前脈絡叢動脈瘤に対し，シングルカテーテルで塞栓術施行．
A，B：塞栓前，C，D：100°に屈曲成形したSL-10を瘤内へ誘導，1st coil：Target 360 ultra 2.5mm×4cm コイル3本，E，F：塞栓終了直後，G，H：塞栓半年後

<u>本症例のポイント</u>
1) 破裂例であるため，若干アンダーサイズのコイルで塞栓を行うが，長さを少し長くして安定性を確保する．
2) コイルがかかっていなくても血栓形成により，AchAを閉塞することもあるため注意が必要．

図28.12　内頚動脈前脈絡叢動脈部瘤に対するシングルカテーテルによる塞栓術

5.8　前交通動脈（anterior communicating artery：AcoA）瘤

　　　　内頚動脈からA1部・A1部からA2部と鋭角で急峻な血流方向の変化があり，血流量も多くはないため，特に破裂瘤では血栓形成の傾向が他部位よりも強い．動脈瘤は主に前下方向き・前上方向き・後上方向きがあり，順に難易度が上がる．塞栓のときは，A1へのMCの誘導に用いる撮影の角度・瘤内にMCを挿入する角度が同一とは限らず，局面ごとの最適角度を適用することが望ましい．上方向きの際はマイクロカテーテルを緩やかなS字状とすることで瘤の前壁に当てずに瘤内に挿入し得るが，A1への誘導がやや困難となる．一方，前上方向きでは，正面管球を尾側（caudal）方向に振る必要があり，前もって下顎挙上しておくと角度が取りやすい．またAcoA部の瘤内へのMC挿入の際には，"末梢である"がため，手元とカテーテルの先端がすでに"1対1"で動かないことが多い．M1への逸脱を防ぐ意味で，比較的硬めのMCを選択するほか，術中はGC先端の位置，MCのたわみなどに注意を払うことが重要で，中間カテーテルの使用も有用となる．この際，同

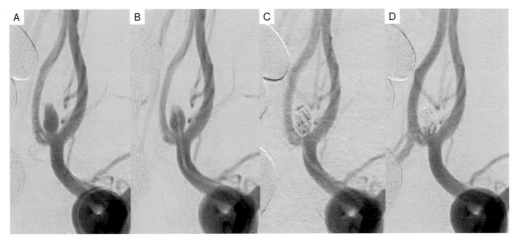

3.4×2.9mm，ネック部 3.0mm，高さ 3.5mm，破裂前交通動脈瘤に対し，シングルカテーテルで塞栓術施行．
A：塞栓前，B：緩い S 字形状に成形した SL-10 を瘤内へ誘導，C：1st coil：Penumbra smart coil soft 3mm×6cm，
D：コイル 3 本，塞栓終了直後

本症例のポイント
1) 前上方向きの前交通動脈瘤の場合，頸部伸展位（顎上げ）とするとよいワーキングアングル（WA）が取りやすい．
2) 3D-DSA の画像作成時，歯の治療痕の情報をのせて，邪魔にならない WA を選定する．

図 28.13　前交通動脈瘤に対するシングルカテーテルによる塞栓術

時に術中破裂対策をいかにするかを考えておく必要がある（図 28.13）．

5.9　前大脳動脈遠位部（distal anterior cerebral artery）瘤

　大部分は A2-3 部の動脈瘤で，大型以上のものは少ないが，比較的広頸で，脳梁辺縁動脈の起始部の位置により難易度が変わる．前交通動脈同様，MC の誘導は容易ではなく，積極的に中間カテーテルの使用を考慮する．

5.10　中大脳動脈分岐部（middle cerebral artery）瘤

　広頸瘤で頸部が M2 に騎乗しているものも多いため，クリッピングの方が好ましい部位の 1 つである．M1 の走行の延長上に瘤が位置しない場合は難易度が上がる．塞栓術の際には M2 起始部を重ねたワーキングアングルは有用で，ダブルカテーテル，バルーンアシスト，ステントアシストなど，各種アシストテクニックが必要となることが多い．また破裂瘤でシルビウス裂内の血腫を伴う例では，術中破裂が発生しなくても術後の血腫増大が起き得ることに注意する必要がある（図 28.14）．

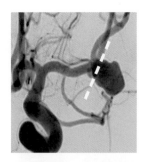
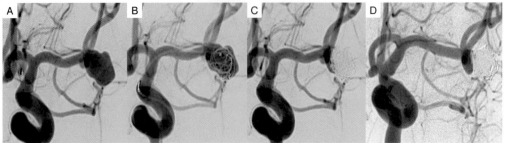

7.7×6.5mm，最大径12.5mm，破裂左中大脳動脈瘤に対し，ダブルカテーテルで塞栓術施行．
A：塞栓前，B：1st coil，C：塞栓終了直後，D：塞栓8か月後．良好な塞栓が保たれている．

本症例のポイント
1）2本のM2の起始部を重ねても，ベストなワーキングアングルとならないときは，double shadowとした陰影の遠位側に仮想のネックラインを引き（破線），このラインよりも近位側にコイルループが出ないように塞栓を行う．

図28.14　左中大脳動脈瘤に対するダブルカテーテルによる塞栓術

5.11　椎骨動脈（vertebral artery：VA）瘤

V3-4部をMCやバルーンカテーテルが通過しただけでkinkingによりVAの遠位が造影されなくなることがある．時に対側からのアプローチが必要な場合もあるため，両側VA起始部のチェックは重要である．VA起始部の高度な屈曲への対応は，GWによる直線化・同側上腕からのアンプラッツグースネックスネア®でGC保持・中間カテーテルの利用などで対応する．PICA起始部の瘤では，瘤がPICAに騎乗していることが多く，PICAを温存しつつ十分な塞栓を行うことが鍵となる．このためGWやMCをPICAに挿入・留置や，対側からのステント留置が必要となることもある．

5.12　椎骨動脈解離（VA dissection）

出血（SAH）発症で24時間以内の再出血率は30〜60%，再出血時の致死率は50%とされる．
バルーン付きGCやマイクロバルーンによる近位部閉塞下に行う方法，ダブルカ

テーテル法（同側2本，同側・対側1本ずつ），シンプルにMC1本で行う方法など方法論は問わないが，解離部を余すことなく，可能な限り密に短距離で母動脈閉塞を行う．特にPICAが解離部の近位にある場合は，罹患椎骨動脈が盲端になるため，ここから発生する前脊髄動脈や脳幹への穿通枝がないか確認することが必要で，さらにproximal側の血流遮断下にinternal trappingを行うと同側PICA領域に梗塞をきたすことなど，注意を払う必要がある．破裂急性期のステント使用は血管閉塞を含めた血栓症が必発であり，慎重に判断すべきである．重症例かつPICAを含む例では，解離部近位のみの母動脈閉塞を行い，慢性期に根治的な治療を考慮する方法もある．現状ではPICAを含む例ではbypass＋trappingが基本である．

5.13　両側椎骨動脈解離（dissection of bilateral VA）

出血例では，破裂側の診断が問題となるが，一般的には大きい/大きく変化する側・血栓化を有する側などとされるが，血管内腔や血管壁の評価をMRIで行って判断する．可能であれば両側椎骨動脈の閉塞試験を参考としたい．通常，両側のPcoAの径が1mm以上であれば，両側椎骨動脈の犠牲が成立し得るが，経時的変化も含めて無闇な治療にもっていかず，慢性期まで待機することも一手である．PICAの犠牲は可能な限り実行しない．

5.14　脳底動脈（basilar artery：BA）先端部瘤

MCの誘導・挿入自体は比較的容易であるが，片側P1に頚部が騎乗する形でネック部が広いことが多く，バルーンアシストやステントアシストが広く用いられる．一般的には頚部が騎乗している側のP1を利用したアシストを行うが，同部位での合併症率は5%前後と低くないことから，注意が必要である．また再開通や増大の可能性は他部位よりも高く，頚部付近を含めた密なコイル充填が求められる．側面管球はMCA同様，両側P1起始部をtangent方向に重ねた角度が有用となる（図28.15）．

5.15　脳底動脈−上小脳動脈部（superior cerebellar artery：SCA）瘤

SCAに騎乗する形や，瘤体部からSCAが起始する形が多く，ステントアシストが効果的となることは少ない．また脳動脈瘤と同側の椎骨動脈からのアプローチの方が容易なことが多い．

"herniation"させたバルーンアシストが適応となりやすいが，脳底動脈の損傷は当然致命的であることから慎重に行うべきである．

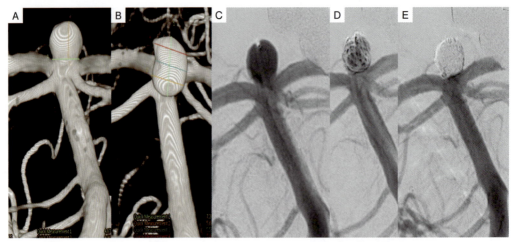

7.5×5.0mm，ネック部 4.2mm，高さ 4.9mm，BA 径 3.9mm 未破裂脳底動脈先端部瘤に対し，ステントアシストで塞栓術施行．
A，B：3D-DSA，C：瘤内に SL-10，左 PCA から Neuroform atlas 4.5mm×21mm を展開，D：1st coil：Target 360 soft 6mm×10cm，E：コイル 7 本，塞栓終了直後

本症例のポイント
1) 血管径より大きな Neuroform Atlas を展開することで，ネック部分でのカバー率を高めている．

図 28.15　脳底動脈先端部瘤に対するステントアシストによる塞栓術

5.16　脳底動脈本幹部（BA trunk）瘤

斜台と脳幹部に挟まれるため，側壁側から発生する高さのない広経瘤が多いが，ステントアシストのよい適応となり得る．窓形成部に生じることも時に経験されるが，脳底動脈先端部同様の対応が可能である．

6. Flow Diverter

現在，国内で使用可能（臨床治験中のものを除く）な Flow Diverter は，2015 年 4 月に薬事承認された PIPELINE™ FLEX FLOW DIVERTER SYSTEM のみである．以下，PIPELINE について述べる．

6.1　適応，実施基準

ネック幅 4mm 以上，径 10mm 以上の未破裂内頸動脈瘤で，錐体部から PcoA 近位に存在するものに対し PIPELINE による治療適応がある．実施医基準は脳動脈瘤に対する血管内治療の実績を十分に有する脳血管内治療専門医で，所定の研修プ

ログラムを修了している必要がある．従来 1 回の治療につき 1 本しか請求できなかったが，特定保健医療材料の改正により 2018 年 4 月より必要性がある場合には複数本の使用が認められることになった。現在のところ PIPELINE とコイルの併用は査定される地域が少なくないようである．しかしながら硬膜内に存在する動脈瘤（特にサイズの大きい C2 上向き瘤）は稀に PIPELINE 留置後の遅発性破裂をすることがあり，場合によりコイル併用が必要となる．

6.2 使用器材

6.2.1 ガイディングシステム，カテーテル

Triple coaxial system が必須である．またガイディングカテーテルは内頚動脈の十分遠位に留置が必要である．
　　ガイディングシース：Shuttle Sheath 6F
　　インナーカテーテル：Navien™ Distal Support Catheter 5F, 6F
　　留置用マイクロカテーテル：Marksman™

6.2.2 PIPELINE

48 本のワイヤー（36 本のコバルトクロム合金および 12 本の白金タングステン）より構成される braided stent で，径は 3.00mm から 5.00mm まで 0.25mm 刻み，ステント長 10〜35mm（日本は 16mm 以上を導入）である．図 28.16 にラインナップを示す（一部国内未導入）．

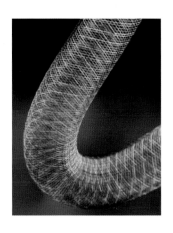

表示径 (mm)[注1]	展開後フローダイバーター径 (mm)	表示径 (mm)[注2]
3.00	3.25	10, 12, 14, 16, 18, 20, 25, 30, 35
3.25	3.50	10, 12, 14, 16, 18, 20, 25, 30, 35
3.50	3.75	10, 12, 14, 16, 18, 20, 25, 30, 35
3.75	4.00	10, 12, 14, 16, 18, 20, 25, 30, 35
4.00	4.25	12, 14, 16, 18, 20, 25, 30, 35
4.25	4.50	12, 14, 16, 18, 20, 25, 30, 35
4.50	4.75	12, 14, 16, 18, 20, 25, 30, 35
4.75	5.00	12, 14, 16, 18, 20, 25, 30, 35
5.00	5.25	12, 14, 16, 18, 20, 25, 30, 35

注 1）親動脈径に近い表示径のモデルを選択する．
注 2）動脈瘤ネック部の両端 3mm 以上（合計 6mm 以上）をカバーする表示長のモデルを選択する．

図 28.16　フローダイバーターとサイズバリエーション

6.3 治療の実際

6.3.1 抗血栓療法について

術前 10 日以上前より抗血小板薬 2 剤内服（アスピリン，クロピドグレル）が必要である．筆者らは抗血小板機能評価として VerifyNow® を使用している．ARU＜550，95≦PRU＜208 が合併症の risk が低いとされており，これを目安としている．効果不十分のときにシロスタゾールを追加したり，またプラスグレルに変更するという意見もあるが，出血傾向の助長には十分に注意が必要である．

抗血小板薬を術後いつまで継続するのかは現段階で決まった見解はない．術後 6〜12 か月は DAPT 継続し，その後症例ごとに減量可能か否か判断する．術中の全身ヘパリン化は必須であり，通常の瘤内塞栓よりもやや高めの ACT 値（術前の 2.5 倍程度）としている．

6.3.2 サイズ選択

PIPELINE の選択には厳密な血管径の計測が必要である．瘤遠位，ネック部，近位内頚動脈の径と留置予定部の長さを計測し，専用のアプリケーション（Angio Suite）に入力することで選択すべき PIPELINE サイズを決定する．

6.3.3 手　技（図 28.17）

通常，経大腿アプローチで行う．
① 6F ガイディングカテーテルを内頚動脈に留置する．なるべく遠位（頚椎 C1〜C2）にあるのが好ましいが，血管攣縮が起きやすいので注意する．
② Navien を Marksman と 0.014 マイクロガイドワイヤーで瘤近傍まで挿入する．さらに Marksman を内頚動脈遠位〜中大脳動脈まで誘導する．
③ スリーブをはずす．
うまくスリーブが反転しなくても PIPELINE 展開中にはずれるので無理はしない（無理すると Marksman が壊れる）．
④ PIPELINE を展開，留置する．非常にフリクションが強いので，カテーテルを引く（Pull）操作とデリバリーワイヤーを押す（Push）操作のバランスが肝要である．近位端の調整やネック近傍のメッシュを詰めるためにシステム全体を押す（System Push）は効果的である．
⑤ 血管撮影，Cone-beam CT にてステントの血管壁密着に問題のないことを確認し，終了する．密着不十分の場合，マイクロカテーテルによるマッサージや Hyperform 7×7 による PTA を行う．瘤内に造影剤の停滞する Eclipse sign は必ずしも見られるとは限らないが，留置良好の目安となる．ヘパリンは自然中和を待つ（場合によりアルガトロバン使用）．

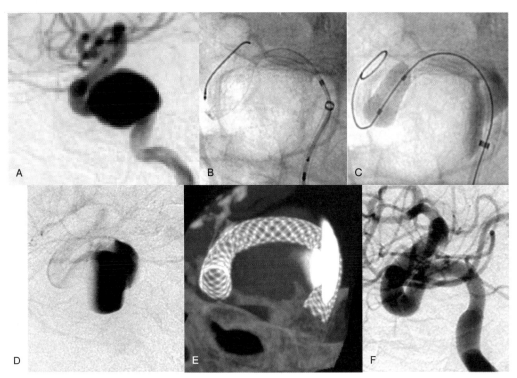

A：術前　B：Pipeline 留置　C：PTA　D，E：留置直後，Eclipse Sign を呈している　F：半年後

図 28.17　PIPELINE による治療

6.3.4　術後管理，フォローアップ

通常の動脈瘤塞栓術と同様であるが，術後 6 か月での脳卒中／死亡が海外治験で 5.6％（国内治験で 9.1％）であることに留意したい．術後，血栓化の過程で一時的に症状増悪（眼球運動障害悪化，三叉神経痛など）がみられる場合，ステロイド投与を行う．画像フォローアップを数か月ごとに行う（ex：3，6，12 か月後…）．DSA は術後 6 か月，12 か月後は必須と考えている．

文献

ACCF/AHA 2011 guideline
Becske T et al: PUFS trial (Pipeline for Uncoilable or Failed Aneurysms: Results from a Multicenter Clinical Trial). Radiology 267: 858-68 (2013).
CARAT investigators: Stroke 37: 1437-1442 (2006).
C. Goh L: AJNR34: 721-726 (2013).
Molyneux A: Lancet 360: 1267-1274 (2002).
日本腎臓学会・日本医学放射線学会・日本循環器病学会：腎障害患者におけるヨード造影剤使用に関するガイドライン 2012 ダイジェスト版．東京医学社，pp.65-74 (2013)．
脳動脈瘤治療用 Flow Diverter 実施基準（日本脳神経外科学会，日本脳卒中学会，日本脳神経血管内治療学会合同基準）

29. 血管形成術・ステント留置術

原口 浩一

1. 頚動脈

1.1 適応

　頚動脈内膜剥離術（carotid endarterectomy：CEA）が望ましくない症候性内頚動脈狭窄（50％以上）に頚動脈ステント留置術（carotid artery stenting：CAS）の適応が認められる．なお無症候性病変の場合，狭窄率80％以上の高度狭窄に対しCEAに代わりCASを考慮してもよい．CASハイリスク適格基準を表29.1に示す．

表 29.1　主要適格基準

選択基準	一般基準	・18歳以上 ・片側または両側の動脈硬化性または再発頚動脈狭窄症 ・血管撮影または頚部超音波検査で確認された，症候性 ・50％以上，無症候性80％以上の狭窄病変
	CEA高リスク基準 （少なくとも一因子が該当）	・重症心臓疾患（うっ血性心不全，負荷試験異常，開胸手術を要する例） ・重篤な呼吸器疾患 ・対側頚動脈閉塞 ・対側喉頭神経麻痺 ・頚部直達手術または頚部放射線治療の既往 ・CEA再狭窄例 ・80歳以上
除外基準		・48時間以内の虚血性脳卒中 ・血管内血栓 ・完全閉塞 ・カテーテル治療非適応 ・9mmを超える脳動脈瘤 ・2本以上ステントを必要とする病変 ・出血性疾患の既往 ・30日以内の外科治療の予定 ・期待余命1年未満 ・総頚動脈または腕頭動脈の起始部病変

Yadav JS, Wholey MH, Kuntz RE, Fayad P, Katzen BT, Mishkel GJ, et al.　Protected carotid-artery stenting versus endarterectomy in high-risk patients.　N Engl J Med 2004;351:1493-1501.
Copyright ©2004 Massachusetts Medical Society. All rights reserved.　Translated with permission.

1.2 使用器材

1.2.1 プロテクションデバイス

遠位塞栓防止のため必須である．後述するようにいくつかのデバイスを組み合わせて使用する．代表的なデバイスを以下に列記する．

Balloon device：Carotid Guardwire PS（Medtronic）
MOMA Ultra（Medtronic）
Filter device：Spider FX（Medtronic）
Filter Wire EZ（Boston Scientific）
Angioguard RX（Cordis）

1.2.2 血管拡張（percutaneous transluminal angioplasty: PTA）バルーン

ステント通過に必要な径を確保し，狭窄に対する主な拡張を得るための前拡張と，ステント留置後の密着，さらなる拡張のための後拡張の2回使用する場合がある．規定圧，バルーン径・長は製品によりさまざまであり，病変に応じ選択する．

Sterling（Boston Scientific）
Aviator（Cardinal Health）

1.2.3 ステント

自己拡張型ステントが用いられる．現在，わが国で主に使用されているステントを列挙する．

Carotid WALLSTENT：Closed-cell
PRCISE PRO RX：Open-cell
PROTÉGÉ RX：Open-cell

Open-cell type は屈曲病変，厳密なステント位置調整が必要な例に有用で再狭窄が少ないとされている．Closed-cell type はプラーク突出を抑える効果があり，術後脳卒中が少ないなどソフトプラーク例にも強みがある．

1.2.4 吸引カテーテル

プロテクションデバイス解除後に血栓やデブリスが脳に流入しないよう吸引するカテーテルがいくつか市販されている．

Thrombaster Ⅲ SL（Kaneka Medical Products）
Eliminate+（Terumo）

1.3 治療の実際

1.3.1 抗血栓療法について

術前3〜5日以上前より抗血小板薬2剤内服．術後数週間〜数か月は継続し，その後症例ごとに減量可能であれば減量する．シロスタゾールは再狭窄を減少させる効果が期待できる．術中は全身ヘパリン化，ACT値を術前の2〜2.5倍程度にする．

1.3.2 術前診断，準備

・プラーク診断：頸動脈エコー
　　　　　　　　MRプラークイメージング（MPRAGE, Black-blood）
・3D-CTA（頸部〜大動脈〜大腿動脈まで）：
　　〜アクセスルート評価（Aortaのtype Ⅰ〜Ⅲ archの評価など）（図29.1）
・腎機能チェック，造影剤アレルギーなど
・徐脈・低血圧への対処：治療当日の降圧剤中止，術中のエフェドリン，硫酸アトロピン準備

1.3.3 手技

通常，経大腿アプローチで行うが，大動脈弓の形状（腕頭動脈と左総頸動脈が共通幹を形成するBovine archなど）や大動脈瘤，腸骨動脈閉塞などのために経上腕動脈または経橈骨動脈アプローチも施設により行われる（図29.2）．ただし動脈の著明な蛇行，ループや尺骨動脈欠損などの破格に注意が必要である．代表的な2つの方法について述べる．

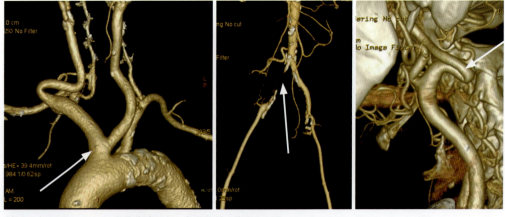

（左から）Bovine arch →腸骨動脈閉塞→内頸動脈の著明な屈曲

図29.1　アクセスルート評価

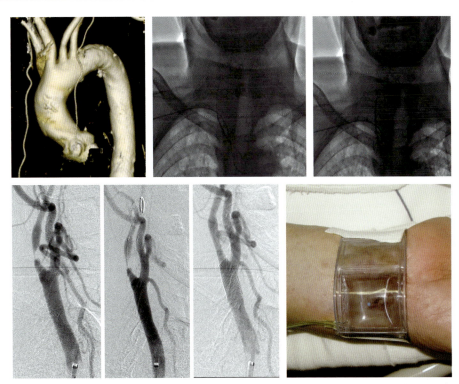

(左から) Type Ⅲ arch →右橈骨動脈からガイディングカテーテル挿入→右総頸動脈に留置→右内頸動脈狭窄→フィルターデバイス留置→PTA 後ステント留置，後拡張→ブリードセーフ®にて止血

図 29.2　頸動脈狭窄

a. Distal protection 法

① 8F ガイディングカテーテルを総頸動脈に留置する．ステント近位端を予測してあまり頸動脈分岐部に近づけすぎないようにする．血管撮影を行い，バルーンおよびステント長を決定する．バルーンは狭窄遠位の内頸動脈径の 80％程度，ステント径は総頸動脈径の＋1〜2mm を選択する．

② Carotid Guardwire PS または Filter device にて狭窄部を通過させ，その後 Carotid Guardwire バルーン拡張または Filter 展開する．

③ 硫酸アトロピン 0.5mg 静注後に前拡張，ステント留置，必要に応じて後拡張を狭窄遠位の内頸動脈径の 80％程度で行う．血圧低下時はエフェドリンまたはエホチール 8〜10 倍希釈液を 1〜2mL ずつ静注する．

④ 吸引カテーテルをガイドワイヤーに沿って挿入し，デブリスの吸引を数回行い，塞栓源になるものがないことを確認後にプロテクションデバイス回収とする．

⑤ 血管撮影，神経症状出現の有無を確認し，終了．ヘパリンは自然中和を待つ．広径シース使用時は止血デバイスを使用することもある．

b. Proximal protection 法

① 9 バルーン付ガイディングカテーテル（CELLO™ またはオプティモ 7F）を総頚動脈に留置する（MOMA Ultra を使用すると②の Carotid Guardwire PS は不要）. ステント近位端を予測してあまり頚動脈分岐部に近づけすぎないようにする. 血管撮影を行い，バルーンおよびステント長を決定する. バルーンは狭窄遠位の内頚動脈径の 80％程度，ステント径は総頚動脈径の ＋1〜2mm を選択する.

② Carotid Guardwire PS を外頚動脈近位に留置し，バルーンにて遮断する. その後ガイディングカテーテルのバルーンにて総頚動脈も遮断する. Parodi 原法ではガイディングカテーテルと大腿静脈に留置したシース間でシャント回路を作り内頚動脈の血流をリバースさせながら手技を行うが，筆者らは血流遮断のみで手技を行い作業のたびに血栓，デブリスを吸引している.

③ 硫酸アトロピン 0.5mg 静注後に前拡張，ステント留置，後拡張は Distal protection 法と同様だが，ガイディングカテーテルからデブリスの吸引を行うため吸引カテーテルは不要である. 血圧低下時はエフェドリンまたはエホチール 8〜10 倍希釈液を 1〜2mL ずつ静注する.

④ 血管撮影，神経症状出現の有無を確認し，終了. ヘパリンは自然中和を待つ. 広径シース使用時は止血デバイスを使用することもある.

1.3.4 術　後

狭窄が頚動脈分岐に近いほど，また石灰化を伴うものは徐脈，遷延性低血圧が起きやすく，硫酸アトロピン静注や昇圧剤にて対処する. 高度狭窄や SPECT にて脳血流低下を認めるケースは術後過灌流に注意する. 頚動脈エコーを含む画像フォローアップを数か月ごとに行う（ex3，6，12 か月後…）.

2. 鎖骨下動脈，頭蓋外椎骨動脈

2.1 適　応

鎖骨下動脈は症候性の病変（鎖骨下動脈盗血症候群による冷感，しびれ，痛み，脱力などの上肢症状，椎骨脳底動脈循環不全によるめまい，失神など）や上肢の血圧左右差 20〜30mmHg 以上が適応となる. 椎骨動脈起始部狭窄が原因の脳梗塞，TIA などは治療を考慮する材料となる.

2.2 使用器材

2.2.1 血管拡張（percutaneous transluminal angioplasty：PTA）バルーン

病変径・長に応じ選択する．鎖骨下動脈には 0.035 インチガイドワイヤー対応のバルーンも使用可能．

2.2.2 ステント

鎖骨下動脈には自己拡張型とバルーン拡張型ステントのどちらも用いられる．病変長や部位（Aorta からの距離など），屈曲により選択する．0.035 インチガイドワイヤー対応である．

SMART CONTROL（Cordis）：Open-cell

Express LD Vascular（Boston Scientific）：Closed-cell

椎骨動脈起始部狭窄には現在のところ保険適用となるステントは存在しない．冠動脈用ステントを使用することが多い．

2.3 治療の実際

2.3.1 準備，手技（図 29.3，図 29.4）

抗血小板薬，ヘパリン投与，その他の準備などは CAS と概ね同様である．経大腿アプローチではガイディングカテーテルが安定せず，病側の経上腕アプローチで行うとステント位置決めがむしろ容易である．高度狭窄・閉塞の場合，大腿動脈と上腕 / 橈骨動脈にシースを挿入し，ガイドワイヤーを pull-through にすることによりガイディングカテーテルが安定してバルーンやステントの挿入が容易になる．

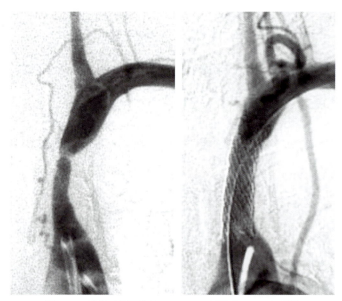

図 29.3　鎖骨下動脈狭窄：バルーン拡張型ステント留置

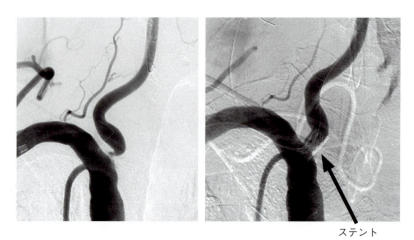

図 29.4　椎骨動脈狭窄：バルーンカテーテルによる PTA，ステント留置

3. 頭蓋内動脈

3.1　適　応

　　頭蓋内動脈狭窄病変に対する経皮的血管形成術（percutaneous transluminal angioplasty: PTA）の十分な科学的根拠はまだない（寺田 2009）．WASID trial では

内科的治療による症候性頭蓋内動脈高度狭窄症の年間再発率が 23% と報告される一方，SAMMPRIS 試験では頭蓋内動脈狭窄病変への Wingspan® Stent System（以下，Wingspan）留置が周術期の虚血性合併症増加により積極的内科的治療に対して優位性を示すことができなかった（Kasner 2006；Chimowitz 2011）．シロスタゾールを含む DAPT または TAPT や点滴による内科的治療にもかかわらず症状進行，脳梗塞再発・拡大のみられる症候性頭蓋内動脈高度狭窄（概ね WASID 70% 以上狭窄）に対し PTA を行い，PTA 後の解離 / 切迫閉塞，再狭窄に対して Wingspan 留置の方針とする．

3.1.1 部 位

内頚動脈（硬膜内，外）中大脳動脈（M1），脳底動脈，椎骨動脈

3.1.2 合併症

手技に関する虚血性合併症では穿通枝梗塞が多く，糖尿病患者および脳底動脈など後方循環において特に注意が必要である．発症から 10 日以内，TIA より脳梗塞発症例においてイベントが多い傾向にある．また硬膜内での出血性合併症は生命に危険な状況になり得る．

3.2 使用器材

① シース：6F または 7F
② ガイディングカテーテル：遠位塞栓防止のためバルーン付ガイディングカテーテル（CELLO™ またはオプティモ 7F）が望ましい．
③ 7F 挿入困難な場面ではサポート力のある 6F ガイディングカテーテルや，蛇行の強い椎骨動脈などでは追従性のよいセルリアン DD6 または Chaperon® なども有用
④ 0.014inch マイクロガイドワイヤー（300cm）：先端柔軟なもの（CHIKAI 14 など）
⑤ PTA バルーン：Gateway
⑥ 頭蓋内ステント：Wingspan® Stent System

3.3 治療の実際

3.3.1 抗血栓療法について

術中は全身ヘパリン化，ACT 値を術前の 2〜2.5 倍程度にする．また，内皮改善作用と血管拡張作用を期待してシロスタゾールを含む Dual antiplatelet therapy（DAPT）もしくは Triple antiplatelet therapy（TAPT）が必要だが，症候性病変を対象にしているので，すでに術前より抗血小板薬は服用していることが多い．TAPT の場合，術後数週間〜数か月は継続し，その後症例ごとに減量可能であれば減量するが，シロスタゾールを含む DAPT にて継続することが多い．

3.3.2 手 技（図 29.5）

① 術前より抗血小板剤 2 または 3 剤服用．全身ヘパリン化．前値の 2 倍程度にコントロール．
② ガイディングカテーテルをなるべく高位に留置する．血管撮影を行い，狭窄部が最も見やすいアングルを設定し，長さおよび近位・遠位径を計測する．
③ マイクロカテーテルとともに 0.014 インチガイドワイヤーにて狭窄部を通過させ，その後に Gateway に交換するのが推奨（手技に習熟した術者であればモノレールタイプ Gateway と 200cm 長のガイドワイヤーにて施行する施設もあるが，

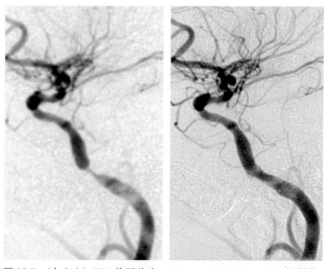

図 29.5 （左から）PTA 後再狭窄→ Gateway 3.5×20mm にて拡張後，Wingspan 4.0×20mm 留置

図 29.5 内頚動脈狭窄

後にステント留置の可能性を考えエクステンション接合可能なマイクロガイド
ワイヤーが必要）.

④ 80%程度の拡張となるよう慎重にゆっくりと加圧，バルーンを拡張する．特に
硬膜内血管ではガイドワイヤーの穿孔や穿通枝閉塞に注意が必要である.

⑤ 解離，血栓形成，急性閉塞，エラスティックリコイルを確認，問題なければ終
了，認めた場合は Wingspan 留置を検討する.

⑥ マイクロガイドワイヤーに沿って Wingspan を挿入し，病変に留置する.

⑦ ヘパリンリバースは行わず，必要に応じてアルガトロバンの静注を数日継続す
る.

文　献

Chimowitz MI: N Engl J Med 365: 993-1003 (2011).
Kasner SE: Circulation 113: 555-563 (2006).
寺田友昭：脳血管内治療診療指針 8. 頭蓋内動脈狭窄　JNET Vol.3 Suppl.1, 66-70 (2009).

30. 血栓回収療法(急性期脳梗塞に対する血管内治療)

飯星 智史

　近年の脳卒中治療の進歩はめざましい．急性期脳梗塞の治療薬であるアルテプラーゼ（rt-PA）の発症 4.5 時間以内の静脈内投与は広く施行されるようになった．この rt-PA 無効例，禁忌例に対して血管内治療（血栓回収療法）を行うことで，rt-PA 治療単独と比較して良好な転帰を示す論文がいくつも発表され，いくつかのメタ解析も相次いで報告された．それにより AHA のガイドラインは改定され，そしてついに 2017 年 9 月，日本でも脳卒中治療ガイドライン追補が発表され，急性期脳梗塞に対する血管内治療（血栓回収療法）はグレード A の治療となった．今後，超高齢化社会に向けて脳梗塞は増加し，それに伴い血栓回収療法も増加することが予想され，我々の社会的役割は非常に大きい．

　本節では，2015 年以後の主要な急性期主幹動脈閉塞に対する血管内治療のエビデンスと，日本で現在使用できる血栓回収デバイスの実際の使用方法と特徴を述べるとともに本治療を効果的に行うための院内体制について言及する．

1. エビデンス

1.1 ステントリトリーバー

1.1.1 MR CLEAN（N Engl J Med.372:11-20, 2015）（Berkhemer et al）

　2010 年 12 月から 2014 年 3 月の期間にオランダの 16 施設が参加して行われた．発症 6 時間以内の急性期脳梗塞で，前方循環主幹動脈（ICA，Ml，M2，Al，A2）閉塞が確認された患者を，内科治療群 267 例と内科治療 + 血管内治療群 233 例で比較したランダム化比較試験．rt-PA は両群で約 90% 施行され，血管内治療の 97% にステントリトリーバーが使用された．血管内治療群における TICI 2b 以上の有効再開通率は 58.7% であった．90 日後の modified Rankin Scale（mRS）0-2 の割合は血管内治療群で有意に良好であった（OR 2.16, 95%CI 1.39-3.38, 32.6% vs 19.1%,）．死

亡率（21% vs 22%）や症候性頭蓋内出血（7.7% vs 6.4%）に有意差はなかった.

1.1.2 ESCAPE（N Engl J Med.372:1019-1030, 2015）（Goyal et al）

カナダを中心とした22施設316症例が登録され，中間解析で有効性が認められたため早期に中止された．発症12時間以内の急性期脳梗塞で，前方循環主幹動脈（ICA, Ml, M2）閉塞が確認された患者を，内科治療群と内科治療＋血管内治療群で比較したランダム化比較試験．Multiphase CTAという撮影方法を用い，虚血コアCT-ASPECTS 6点以下，および側副血行路不良例は除外された．両群でrt-PAは約70%施行，TICI 2b以上の有効再開通率は72.4%で，90日後のmRS 0-2の割合は血管内治療群において有意に良好であった（OR 1.7, 95%CI 1.3-2.2）．死亡率も有意に少なかった（10.4% vs 19.0% P=0.04）.

1.1.3 EXTEND IA（N Engl J Med.372:1009-1018, 2015）（Campbell et al）

オーストラリア，ニュージーランドの10施設が参加し，70症例が登録された段階で早期に中止された．前方循環主幹動脈閉塞（ICA, Ml, M2）が確認され，発症4.5時間以内の脳梗塞でrt-PAを施行し，6時間以内にSolitaire FRで血管内治療を行う患者群と内科治療群で比較したランダム化比較試験．CT灌流画像（RAPID System）を用いて，虚血コアが70mL以下，ペナンブラ領域が10mL以上，ミスマッチRatioが1.2以上の患者を対象とした．90日後のmRS 0-2は血管内治療群で有意に良好で（OR 4.2, 71% vs 40%），死亡率（9% vs 20%），症候性頭蓋内出血（0% vs 6%）に有意差は認めなかった.

1.1.4 SWIFT PRIME（N Engl J Med.372:2285-2295, 2015）（Saver et al）

39施設196症例が登録され予定より早期に中止された．前方循環主幹動脈閉塞（頭蓋内ICA, M1）が確認され，発症4.5時間以内にrt-PAを施行し，それに引き続き6時間以内にSolitaire FRで血管内治療を施行した患者を，内科治療群と内科治療＋血管内治療群で比較したランダム化比較試験．血管内治療群でTICI 2b以上の有効再開通率は88%と高率であり，90日後のmRS 0-2も血管内治療群で有意に良好（OR 1.7, 95%CI 1.23-2.33, 60% vs 35%）であった．90日後の死亡と症候性脳出血は両群間にも有意差はなかった.

1.1.5 REVASCAT（N Engl J Med.372:2296-2306, 2015）（Jovin et al）

スペイン・カタルーニア地方の4施設で登録され，前方循環主幹動脈閉塞（ICA, M1）を確認後，ASPECTS 7点以上（もしくはDWI-ASPECTS 6点以上）に

表 30.1　ステントリトリーバーのエビデンスまとめ

	MR CLEAN	ESCAPE	EXTEND IA	SWIFT PRIME	REVASCAT
総数	233	165	35	98	103
年齢	No limit	No limit	No limit	18-80	18-80
NIHSS	$2 \leqq$	$6 \leqq$	No limit	8-29	$6 \leqq$
画像	CTA MRA	multiphase CTA	RAPID CTA MRA	CTA MRA	CTA MRA
Window	IA $\leqq$ 6h	$\leqq$ 12h	tPA $\leqq$ 4.5h	tPA $\leqq$ 4.5h	$\leqq$ 8h
標的血管	ICA-M2 A2	ICA-M2	ICA-M2	IC ICA-M2	ICA-M1
ASPECTS（CT）	−	$\geqq$ 6	core $<$ 70mL	$\geqq$ 6	$\geqq$ 7
Mismatch	−	good collateral	ratio $>$ 1.2	−	MRI $\geqq$ 6
rt-PA 使用率	87%	73%	100%	100%	68%
ステントリトリーバー使用率	97%	86.1%	100%	100%	100%
発症から穿刺（分）	260	241	210	252	269
発症から再開通（分）	NR	30	43	24	59
最終 TICI 2b-3	59%	72%	86%	88%	65%
90 日後 mRS 0-2	33%	53%	71%	60%	44%
OR	2.16（p $<$ 0.05）	1.7（p $<$ 0.05）	4.2（p $<$ 0.05）	1.7（p $<$ 0.05）	2.1（p $<$ 0.05）

　対して，rt-PA で再開通が得られない，もしくは非適応例 206 症例を内科的治療群と 8 時間以内の Solitaire FR での血管内治療群に分けて比較したランダム化比較試験．血管内治療群で TICI 2b 以上の有効再開通率は 65.7% で，90 日後の mRS 0-2 は有意に良好であった（OR 2.1, 95% CI 1.1-4.4, 43.7% vs 28.2%）．

1.2　再灌流カテーテル

1.2.1　THERAPY（Stroke, 47:2331-2338, 2016）（Mocco et al）

　Penumbra システムによる血管内治療の有効性を示すべく，2012 年 3 月から 2014 年 10 月の期間に米国およびドイツの 36 施設が参加し 108 例が登録された．対象は前方循環主幹動脈閉塞（頭蓋内 ICA, MCA）に対して，血栓長が 8mm 以上，NIHSS 8 点以上の症例を，rt-PA 施行群と rt-PA+ 血管内治療群で比較したランダム化比較試験．セパレーター使用が 54%，Penumbra ACE 使用が 27%，ステントリトリーバーが 13% に使用された．Penumbra System のみで治療した群（n=43）では，TICI 2b 以上の有効再開通率は 70%，90 日後の mRS 0-2 達成率が血管内治療 38%，rt-PA 群 30% と有意差はなかったが，多変量解析では血管内治療により良好な転帰（intention-to-treat:ITT 解析 :OR 2.4, per-protocol:PP 解析 :OR 2.5）を認めた．

1.2.2 The ASTER Trial（JAMA 318:443-453, 2017）（Bertrand et al）

フランスの8施設が参加し，Penumbra システムによる ADAPT テクニックとステントリトリーバーを直接比較したランダム化比較試験．発症6時間以内の頭蓋内 ICA，MCA，M1 または M2 閉塞例が対象で，ADAPT 群 192 例とステントリトリーバー群 189 例が登録された．主要転帰項目である TICI 2b 以上の有効再開通率は ADAPT 群 85.4%，ステントリトリーバー群 83.1%（OR1.20, 95%CI 0.68-2.10, P=0.53）と差を認めず，3か月後の mRS 0-2 の良好群は ADAPT 群 45.3%，ステントリトリーバー群 50.0% と有意差を認めなかった（OR 0.83, 95%CI 0.54-1.26, P=0.38）．症候性頭蓋内出血（5.3% vs 6.5%）および死亡率（19.3% vs 19.2%）も同等であった．

1.3 HERMES Collaboration による5試験のメタ解析（LANCET, 387:1723-1731, 2016）（Goyal et al）

MR CLEAN，ESCAPE，REVASCAT，SWIFT PRIME，EXTEND IA の5試験の症例データの統合解析のために HERMES Collaboration が組織され，前方循環主幹動脈閉塞で発症12時間以内の症例を血管内治療群と標準的内科治療群に割りつけた．適応症例は全例 rt-PA（0.9mg/kg）が投与された．主要転帰項目は90日後の mRS，副次転帰項目は90日後の mRS 0-2 の達成率．データベースから直接個別の症例データを抽出統合し評価した．5試験の統合により 1287 例，血管内治療群 634 例，標準治療群 653 例が解析された．血管内治療群で90日後の mRS は良好であり（OR 2.49, 95%CI 1.76-3.53），1例で1以上 mRS が改善する NNT（number need to treat）は 2.6 と極めて有効であり，90日後の mRS 0-2 の達成率も極めて良好であった（OR 2.65, 95%CI 2.07-3.55, 46.0% vs 26.5%）．90日後の死亡率および症候性頭蓋内出血にも有意差は認めなかった．

1.4 時間に関するサブ解析（JAMA Neurol, 73:190-196, 2016）（Saver et al）

MR CLEAN 試験で発症から穿刺時間，発症から再開通時間と血管内治療の効果（両群間の90日後 mRS の比較，90日後の mRS 0-2 の達成率の絶対リスク相違，血管内治療群の再開通例における90日後の mRS 達成率）の関連を検討した．500例（血管内治療群 233 例，内科的治療群 267 例）の発症から再開通時間中央値は 333 分．血管内治療により90日後の転帰良好は，発症から再開通時間で有意差を認めた（P=0.04）．血管内治療の効果は発症から再開通まで7時間18分まで有効であった（OR 1.42, 95%CI 1.00-2.03）．両群間の90日後 mRS 0-2 達成率における絶対リスク相違は，発症から再開通時間3時間で 25.9%，4時間で 18.8%，6時間では 6.7% であった．血管内治療による再開通例における90日後の mRS 0-2 達成率は，3時

間で 55%，8 時間で 31% と時間経過と共に減少していた．

> **＜ポイント＞**
>
> 　急性期前方循環主幹動脈閉塞に対する血管内治療による再開通療法は，後遺症を軽減し，年齢や重症度にかかわらず有効で，rt-PA の適応にかかわらず効果がある．しかし，その効果は再開通時間が遅延するごとに低下し，1 時間の遅延で 90 日後 mRS 達成の絶対リスク相違は 6.4% 減少する．

2. 血栓回収デバイスと標準的手技

　わが国で現在使用可能なデバイスは大きく分けてステントリトリーバー 3 種類と再灌流力テーテル 1 種類である．それぞれのデバイスの特徴を理解し，病変と病態に応じた最適なデバイスを選択する．再開通療法は治療時間が患者の予後に直結するため，現場で瞬時に見極めることが重要である．

2.1　Solitaire 2（Medtronic 社）（図 30.1）

　ナイチノール製で自己拡張型のステント形状をしている．このステントリトリーバーの最大の特徴は 1 枚のレーザーカットしたナイチノール製シートがオーバーラッピングするように巻かれている，オープンスリット構造といわれる形状をしていることである．サイズは 4mm（長さ 15mm，20mm）と 6mm（長さ 20mm，30mm）があり，適応血管によりサイズを選択する．Solitaire 2 の改良点は，ステントとプッシャーワイヤーの接合強度が倍になり，電気離脱が不可能となった点である．同一血管には 3 回まで，同一製品では 2 回まで使用可．

2.2　Trevo XP ProVue Retriever（Stryker 社）（図 30.2）

　ナイチノール製で自己拡張型ステント形状は Solitaire と同様であるが，最大の特徴はステント全長が透視下で確認できる点である．これによりステントの開き具合が確認され，血栓の位置や捕捉状態が推察できる．もう 1 つ特徴的な点はステントストラットが血管壁に対して垂直方向に存在し，血栓に切り込み，牽引時に捕捉しやすい形状となっている．これを利用した Push and Fluff 法（ステント展開時にデリバリーシャフトを若干押して，血栓内にステントを切り込ませる方法）が可能となり，血栓回収効率がよいという報告がある（Diogo et al 2015）．第 2 世代となり先端部が Closed から Open に変更され，サイズは 3mm，4mm，6mm が選択可

Solitaire FR

カタログ番号	(A)マーカー間距離	(B)有効長	(C)デバイス径	(D)プッシュワイヤー長	(E)遠位X線マーカー数	(F)近位X線マーカー数	推奨血管径	最小マイクロカテーテル内径
SFR-4-15	26mm	15mm	5mm	180cm	3	1	2.0-4.0mm	0.021inch
SFR-4-20	31mm	20mm						
SFR-6-20	31mm	20mm	7mm		4		3.0-5.5mm	0.027inch
SFR-6-30	42mm	30mm						

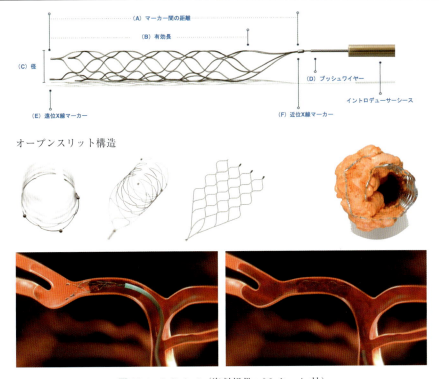

図30.1　Solitaire2（資料提供：Medtronic社）

能である．血栓の捕捉部位（アクティブゾーン）はステント先端より4〜6mm近位部からステントとコアワイヤーの接続部までの約10mm遠位部までである．同一血管には6回まで，同一製品では3回まで使用可．

2.3　RIVIVE SE（Johnson & Johnson社）（図30.3）

わが国で治験を行ったステントリトリーバーである．先端に長さ6mmのディスタールマーカーと長さ5mmのバスケットがついている．クローズドエンドバスケットデザインと呼ばれる構造が特徴である．対象血管は1.5〜5.0mmと1本で幅広

リトリーバー径	3mm	4mm	6mm
プッシュワイヤー径	0.015 インチ	0.018 インチ	0.018 インチ
全長	190cm	180cm	180cm
適合マイクロカテーテル	Trevo® Pro 14 マイクロカテーテル Trevo® Pro 18 マイクロカテーテル	Trevo Pro 18 マイクロカテーテル	Excelsior XT-27® マイクロカテーテル
リトリーバー上のX線透過性マーカー	2ヵ所	3ヵ所	3ヵ所
アクティブゾーン	20mm	20mm	25mm

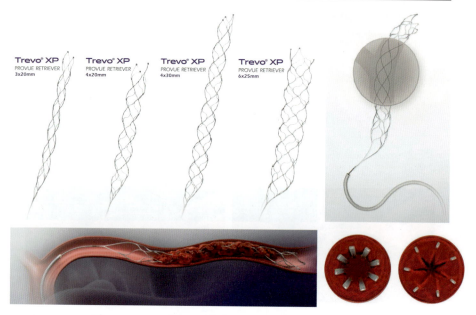

図30.2 Trevo XP ProVue Retriever(資料提供:Stryker 社)

い血管径に対応し,セルサイズが小さいバスケットが先端にあることで,これはステント内に捕捉した血栓の遠位飛散を予防することが目的となっている.またステントの中心にデリバリーワイヤー接合部があるため,ほかのステントと違い,均一な牽引力により血管壁損傷が少ないことが期待されている.アクティブゾーンはバスケットがついているためディスタールマーカーの5mm近位部からプロキシマルマーカーより4mm遠位部,目安として血栓遠位端よりディスタールマーカー2本分遠位に展開する.デリバリーワイヤーが細く,内腔0.021inchのカテーテル使用時は挿入する際やや抵抗を感じる.同一製品で5回まで使用可能.

<ステントリトリーバーを用いた標準的血栓回収手技>
①9Frバルーン付ガイディングカテーテルを目的頸部内頸動脈に留置する.

30. 血栓回収療法（急性期脳梗塞に対する血管内治療）

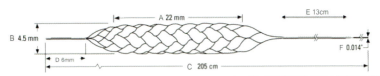

(A) 有効長 （最大拡張時）	(B) バスケット径 （最大拡張時）	(C) 全長	(D) ディスタル マーカー長（外径）	(E) プロキシ マーカー長（外径）	(F) バスケット ワイヤー径
22mm	4.5mm	205cm	6mm （0.0145inch）	13cm （0.0155inch）	0.014inch

同心状のバスケットワイヤー

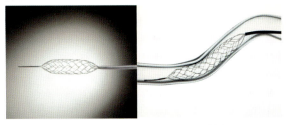

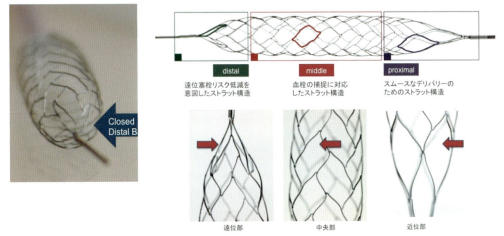

図30.3 RIVIVE SE（資料提供：Johnson & Johnson 社）

② 筆者らは Marksman27 150cm マイクロカテーテルと CHIKAI 14 200cm マイクロガイドワイヤーを使用している．マイクロガイドワイヤーの先端は，J形状にすることで血管穿孔を防ぐことができる．
③ マイクロガイドワイヤーで閉塞部を貫通後，閉塞血管遠位までマイクロカテーテルを留置できたら，サンドイッチ造影（内頚動脈撮影とマイクロカテーテル造影をタイミングをずらして撮影）を行う．この造影により血栓の位置がおおよそ確認できる．
④ ステントリトリーバーを取り出し，Yコネクタに挿入してコイル準備と同様にシース内を生理食塩水で満たす．

⑤ ステントリトリーバーのシースをしっかりマイクロカテーテルのハブに密着させ，ステントリトリーバーをマイクロカテーテル内へすべて挿入する．

⑥ 血栓の位置を確認し，そこにステントリトリーバーのアクティブゾーンがカバーできるように展開する．ポイントとして気持ち血栓より遠位側にステントリトリーバーを展開するとよい．

⑦ ステントリトリーバーを展開させる手技の基本は，マイクロカテーテルを引きながらステントリトリーバーのプシャーワイヤーを押さえるようなイメージで展開する．Trevo XP や RIVIVE の場合には，前述の Push and Fluff 法を意識することでステントリトリーバーに血栓を食い込ませるとよい．しかし過度に押し込むとステントのねじれや破損が生じるので要注意．

⑧ ステントリトリーバー展開後，Immediate flow restoration（一時再開通）を認めるか確認造影をする．

⑨ 約5分待機し，再度造影し血栓捕捉状態を確認し，血流が遅くなる，もしくは再閉塞したことを確認する．5分待っても再閉塞が変わらないようであれば，再度数分待機するか，回収するかを判断する（最近はこの数分間も惜しんでステントリトリーバー展開後すぐ回収することが多い）．

⑩ 付属のトルクデバイスをステントリトリーバーのワイヤーに沿わせてYコネクタ部分まで装着する．

⑪ 9Fr ガイディングカテーテルのバルーンを拡張させ，ガイディングから血液吸引をかけるよう助手に指示する．ステントリトリーバーを一定のスピードでゆっくり牽引する．

⑫ 血管が直線化し，患者の体動が増加して疼痛を訴え始める．鎮静鎮痛薬の投与を事前に検討しておく．

⑬ ステントリトリーバーの先端が動かず，強く引っ張られているような場合は，マイクロカテーテルをステントリトリーバー近位部まで戻すことで，またはステントリトリーバーを少しマイクロカテーテル内に収納することで，牽引できる状況となる．無理な牽引は血管の引き抜き損傷（くも膜下出血や脳出血）をきたすので注意する．

⑭ ステントリトリーバーを牽引し，ガイディングカテーテル内に収納し，Yコネクタ部分まできたら，Yコネクタを外した状態で体外に出す．ステントリトリーバーに付着した血栓の確認と，ガイディングカテーテル内から吸引した血液も確認する．

⑮ ガイディングカテーテルから吸引ができない場合はガイディングカテーテル内に血栓が残存していることがある．対応としては血液吸引しながらバルーンを収縮させもう一度吸引を試みる．それでも血液吸引できなければガイディングカテーテル自体を全部抜去する．ガイディングカテーテル内に血栓がないことが確認されるまでは，決して確認造影は行ってはならない．

2.4　Penumbra system（Penumbra 社）（図 30.4）

　2011 年 7 月に保険収載された吸引型血栓回収デバイスで，このシステムは再灌流カテーテルとセパレーターからなっている．ACE と MAX シリーズがあり，血栓の近位端に再灌流カテーテルの先端を置き，専用吸引ポンプに接続し，セパレーターの出し入れによって再灌流カテーテルの閉塞を防ぎつつ，血栓を近位側から吸引していく方法が原法である．最近は，血栓に直接カテーテルを押し当てて，持続吸引しながら回収する ADAPT（A Direct Aspiration first Pass Technique）法での血栓回収効率が高いという報告があり，この方法が現在では標準手技となっている．再灌流カテーテルや持続吸引用の MAX ポンプが当初より改良され，誘導性や吸引力が高くなっており，より高い再開通率が得られるようになった．

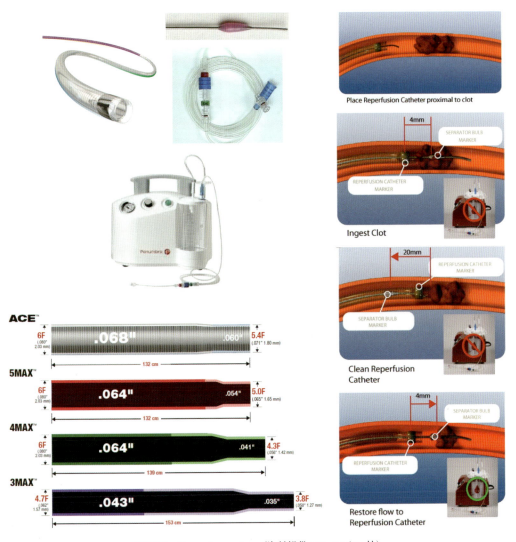

図 30.4　Penumbra system（資料提供：Penumbra 社）

同一製品での使用制限はないが，3回目以降のADAPTは再開通率が低いとの報告がある．

＜再灌流カテーテルを用いた標準的血栓回収手技：ADAPT法＞（図30.5）
① 9Frバルーン付ガイディングカテーテルを目的頚部内頚動脈に留置する．ADAPT原法ではバルーン付きガイディングは必須ではない．
② 筆者らは主に，Penumbra 5MAX ACE 132cm/3MAX 153cm/CHIKAI 14 200cm，またはPenumbra 5MAX ACE 132cm/Marksman27 150cm/CHIKAI14 200cmを組み合わせて使用している．
③ 閉塞部位までマイクロカテーテルとマイクロガイドワイヤーを誘導し，Penumbra 5MAX ACEを血栓近位部に留置する．
④ 閉塞部位まで留置が難しい場合には，マイクロカテーテルを閉塞部遠位まで十分誘導してPenumbra 5MAX ACEを留置する．最初から閉塞遠位部にマイクロカテーテルを誘導してもよいが，血栓の破砕や末梢血管への迷入をなるべく防止するため第一選択にはしていない（図30.5a）．

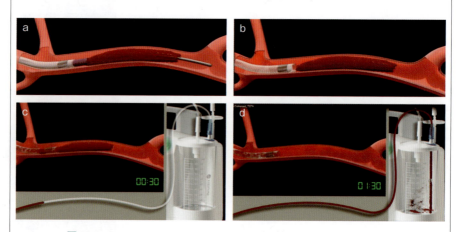

図30.5　Penumbra systemによるADAPT法（資料提供：Penumbra社）

⑤ Penumbra 5MAX ACEを閉塞近位部まで留置できたら，吸引ポンプを接続しポンプ圧を最大圧にする．血液が逆流してくるようであれば，血栓近位部とカテーテル先端部に距離あるサインなので，Penumbra 5MAX ACEを少し遠位に進め，ポンプ内の逆流が止まる（血栓捕捉のサイン）のを確認する（図30.5b）．
⑥ 吸引チューブ内の血流が止まりポンプ圧を確認して，約90秒待機する．この待機によりカテーテル内に血栓が強力に捕捉される．また血栓がポンプ内に完全に回収されれば，勢いよく逆血される（図30.5c, d）．
⑦ 90秒後吸引圧をかけたままPenumbra 5MAX ACEをゆっくり一定の速度で牽引する．

⑧ Penumbra 5MAX ACE を体外に出し血栓を確認する．ガイディングカテーテルにバルーン付きを使用している場合は，Penumbra 5MAX ACE を牽引してくるときにバルーンを拡張させ，20〜30mL の血液を吸引する．

2.5 ステントリトリーバーと再灌流カテーテルを併用したアドバンスドテクニック

お互いの利点を活かす方法で筆者らの施設ではこの方法で血栓回収療法を行っている．Penumbra カテーテルは閉塞部を超える必要がないため，安全に血栓を捉え吸引することができる利点があるだけでなく，ステントリトリーバー牽引時の血管への負担を軽減するための中間カテーテルとしての役割もあり，より強力な血栓捕捉能力を発揮する．しかし単純な吸引カテーテル手技より遠位塞栓が多いという意見もある．

① 閉塞部直前（内頚動脈終末部付近）までなるべく Penumbra 5MAX ACE を誘導する．

② ステントリトリーバーを展開し，Immediate flow restoration の有無を確認後，マイクロカテーテルを抜去する（マイクロカテーテルを入れたままでは十分な吸引ができないので必ず抜去する）．

③ Penumbra 5MAX ACE を吸引ポンプにつないで圧をかけた状態で，ステントをゆっくり引いてくる．

④ ステントを Penumbra 5MAX ACE の中に完全に引き込んでしまうと，ステントと血管壁で捕捉した血栓をそぎ落してしまう可能性があるので，完全に引き込まないように挟み込む状態にする．

⑤ Penumbra 5MAX ACE とステントを一緒にゆっくり抜去してくる．9Fr ガイディングカテーテルのバルーンを拡張させ，こちらからも吸引する．

⑥ カテーテル内やステントに存在する血栓を確認する．

＜豆知識＞

カテーテルとガイドワイヤーの径の違いによりカテーテルの先端が血管分岐部に引っかかる現象を Ledge effect という．特にサイフォン部を通過させるときに発生しやすい．主な対処方法を以下に示す．

① Coaxial カテーテル 3MAX を使用し段差を最小限にする．

② Penumbra 5MAX ACE の先端部分をスチームシェイプしてほんの少し曲げる．

③ Scepter バルーンを使用したロケット法（Takahira et al 2017）．

3. 院内整備

3.1 緊急血管内治療用デバイスカートの設置

　　血管造影室の準備も短時間で効率的に行えることが望ましい．筆者らの施設では，緊急血管内治療用キットを作成し，初めて治療に加わる研修医にもわかるようにセットを作成した．また血栓回収マニュアルを作成し，適宜ハンズオンを行うことで，治療のイメージを共有している．

3.2 血管造影室での準備

　　日本ではこの血栓回収療法は局所麻酔で行われることがほとんどである．脳梗塞患者は意識障害，運動麻痺を伴っていることが多く，制動・固定のため鎮静と鎮痛が重要となる．またステント展開時の血管牽引による疼痛も著しいものがあり，頭部固定も工夫が必要である．各施設で四肢抑制や体幹固定など事前に検討しておく．

3.3 時間短縮への取り組み

　　各病院で，救急患者搬入から初療室での処置（採血，ルート確保，バイタル測定，神経診察，心電図），画像検査（CT，MRI，エコー），rt-PA 投与，血管撮影室への移動について，事前に放射線部・看護師とシミュレーションしておく．非常に些細なことではあるが，採血検査の優先度の伝達，画像検査室への患者搬送・エレベーターの確保，CT または MRI 室の優先確保，rt-PA オーダーなど薬剤管理の確認，同意書を取得する準備（rt-PA 同意書，血管内治療同意書・説明書），血管撮影室の準備など，想定される時間を予想しながらチームで行動する．治療後，実際の症例をフィードバックして，どこに改善の可能性があるかを検証することも大切である．時間経過を記載する習慣を持つことで，チームの時間への意識が大幅に改善される．

3.3.1 緊急採血キット（PT-INR，血小板，クレアチニン，血糖）

　　rt-PA 投与に必要な緊急採血項目は血糖値，血小板，PT-INR，APTT，肝機能である．導入コスト，ランニングコストがかかるが，緊急キットを使用することで，少量の採血でごく短時間で採血結果を測定できる．また造影剤使用に関して，血清クレアチニン値を測定するキットもあり，有用である．

3.3.2 MRI-SCU セット

画像診断は非常に重要であるが，過度な画像診断による治療時間の遅延はあってはならない．フルで撮影すれば情報量も増えるが，時間も浪費する．最低限必要な撮影項目を各施設で検討する必要がある．自施設では SCU セットを作成し，DWI, FLAIR, ASL, 頭蓋内 MRA のみを撮影し，撮像時間は 10〜15 分としている．

3.3.3 CT+CTA

日本では MRI 検査で脳梗塞診療を行っている背景があり，海外のように CT+CTA で rt-PA 投与と血管内治療の適応を行っている施設は限られている．しかし CT は同時にアクセスルートの確認や大動脈解離の有無，Perfusion CT も同時に撮影することが可能であり，有用な点が多い．造影 CT の元画像で主幹動脈閉塞を確認し，CT-ASPECTS を診断すれば，大幅な時間短縮に寄与する可能性がある．

<最後に> 推奨される理想的な治療時間の流れは，来院から rt-PA 投与まで 30 分，来院から大腿穿刺まで 60 分，来院から血栓回収完了まで 90 分となっている．時間経過により予後良好となる確率が低下していくことをチームとして共通理解し，時間短縮をする努力を心掛ける必要がある．

文　献

Berkhemer OA, et al: MR CLEAN Investigators: A randomized trial of intraarterial treatment for acute ischemic stroke. N Engl J Med 372:11-20 (2015).

Bertrand Lapergue, et al: Effect of Endovascular Contact Aspiration vs Stent Retriever on Revascularization in Patients With Acute Ischemic Stroke and Large Vessel Occlusion. The ASTER Randomized Clinical Trial. JAMA 318 (5) :443-453 (2017).

Bruce C.V, et al: Safety and Efficacy of Solitaire Stent Thrombectomy Individual Patient Data Meta-Analysis of Randomized Trials. Stroke, 47:798-806 (2016).

Campbell BC, et al: EXTEND-I A Investigators : Endovascular therapy for ischemic stroke with perfusion-imaging selection. N Engl J Med 371:1009-1018 (2015).

Diogo C.Haussen, et al: Optimizating clot retrieval in acute stroke. The Push and Fluff technique for closed-cell stentrievers. Stroke 46: 2838-2842 (2015).

Goyal M, et al: ESCAPE Trial Investigators : Randomized assessment of rapid endovascular treatment of ischemic stroke. N Engl J Med 372 :1019-1030 (2015).

Goyal M, et al: Endovascular thrombectomy after large-vessel ischaemic stroke: a meta-analysis of individual patient data from five randomised trials. LANCET 387:1723-1731 (2016).

Jovin TG, et al: REVASCAT Trial Investigators : Thrombectomy within 8 hours after symptom onset in ischemic stroke. N Engl J Med 372 : 2296-2306 (2015).

Mocco J, et al: Aspiration Thrombectomy After Intravenous Altepase Versus Intravenous Alteplase Alone. Stroke 47: 2332-2338 (2016).

Saver JL, et al SWIFT PRIME Investigators : Stent-retriever thrombectomy after intravenous t-PA vs. t-PA alone in stroke. N Engl J Med 372 : 2285-2295 (2015).

Saver JL, et al: Time to Treatment With Endovascular Thrombectomy and Outcomes From Ischemic Stroke: A Meta-analysis. JAMA Neurol 73:190-196 (2016).

Takahira K, et al: Efficacy of a coaxial system with a compliant balloon catheter for navigation of the Penumbra reperfusion catheter in tortuous arteries: technique and case experience. Journal of Neurosurgery 126 (4): 1334-1338 (2017).

VII

脳血管障害

31 節	破裂脳動脈瘤の治療	444
32 節	頚部頚動脈狭窄症，CEA の工夫	462
33 節	脳動脈瘤手術の工夫	471
34 節	脳動静脈奇形（AVM）手術のポイント	495
35 節	脳動脈解離（解離性脳動脈瘤）	517
36 節	海綿状血管腫	529
37 節	巨大脳動脈瘤	547
38 節	もやもや病	562
39 節	硬膜動静脈瘻	578

31. 破裂脳動脈瘤の治療

入江 伸介

（非外傷性）くも膜下出血（SAH）患者には現在の医療水準でも要介助以下の転帰不良例が約40%存在している．その治療にあたり再出血や遅発性脳血管攣縮など予後を悪化させるさまざまな要因がある．本節では破裂脳動脈瘤に対する治療について説明する．

1. 発症時の対応

1.1 救急搬送連絡時の留意点

① 突然の激しい頭痛発作（特に後頭部）
② 嘔気，嘔吐
③ 局所神経症状がない
④ 意識障害はないか，あっても一過性または痙攣を伴う

などの特徴を有している患者が救急搬送される場合はくも膜下出血を疑う．スタッフに連絡し，救急外来で待機する．また，頭痛の先行する意識障害患者という連絡時も，くも膜下出血を念頭におく．また，軽症患者の場合，外来へ自力歩行して来ることもあり，頭痛患者の問診時にも十分に注意すべきである．

1.2 搬入後の検査

1.2.1 意識レベル，神経症状の検査

救急搬入要請時には高度意識障害であった患者が搬入時には意識レベルが改善し後頭部痛を訴えている場合は，くも膜下出血を強く疑う．その際には患者を検査移動させる前に，バイタルサインを確認する．血圧が高い場合はまず点滴ルートを確

保して，降圧剤を投与して血圧を下げてからゆっくり移動用のストレッチャーに移す．

　意識清明か意識障害が軽微な場合は，神経症状を検査後，頭痛の性状，部位，発症時間，既往歴，家族歴，喘息・アレルギーの有無，最終食事時間，嘔吐の有無を聞き，本人にくも膜下出血が疑われるため鎮静の必要性があること，これから施行する検査などについて簡単に説明する．患者に極力ストレスがかからないように短時間で終了するよう努め，その後は鎮静を行う．

　意識障害などで従命不可能な場合には，家族に必要な情報を聞き病状説明する．

1.2.2　バイタルサインの検査

a. 血圧
高い場合には降圧する（1.3.1 参照）．

b. 心電図変化（上出 他 2000）
・再脱分極異常：発症直後，特に重症例での発生頻度が高く，数日以内に自然消失することが多い．
　（例）QT 延長，ST 上昇・低下，T 波逆転．
・調律異常：緊急処置が必要な不整脈は 5～10％にみられる．
　（例）洞性徐脈，心房細動，心室性期外収縮，心室頻拍，心室細動

> ＜たこつぼ心筋障害＞
> 　心エコー上，左室壁の動きに異常が認められることが多く，心電図異常とよく相関する．心血管撮影で左心室心尖部の収縮障害が「たこつぼ」に似ていることから称される．通常は 2 週間で自然回復する．心筋由来の CPK アイソザイム（CPK-MB）の異常上昇がみられる症例も少なくない．上昇がみられた場合には，血清ミオグロビンの推移を観察する（佐藤 2006）．

1.2.3　採　血

　電解質異常，凝固異常，貧血，血小板数減少，腎機能・肝障害，感染症の有無などを検査する．

1.3　各種処置

1.3.1　降　圧

　SAH の患者は既往に高血圧症を有していることも多く，脳血流のオートレギュ

レーションは正常血圧の場合よりも高く推移している．また破裂後しばらくは脳圧亢進した状態であるため，再出血を恐れるあまり過度の降圧にならないよう注意すべきである．発症時の血圧にもよるが，一般的には収縮期血圧で 110〜140mmHg くらいを目標にする．

・ペルジピン®（塩酸ニカルジピン）1〜2mg（1A＝2mg）静注．
その後，原液を 2〜20mL/h として持続で使用．ただし脳血管拡張作用があるため，頭蓋内出血で止血が完成していない超急性期（1〜2時間以内）や重症の脳圧亢進状態では降圧の必要度に応じ十分に注意して使用する．

心電図上，ST 低下が疑われる場合，既往に狭心症，心筋梗塞がある場合にはミリスロール®（ニトログリセリン）を使用する．ヘルベッサー®（ジルチアゼム）は徐脈性不整脈やII度以上の AV ブロックの場合は禁忌だが，ペルジピン®のように強力な降圧作用がなく，房室伝導抑制を有するため上室性頻拍の場合には使用しやすい．

1.3.2 鎮　静

・ホリゾン®（ジアゼパム）5〜10mg 静注，ソセゴン®（ペンタゾシン）15mg 静注．
持続静注で鎮静下に待機する場合にはドルミカム®（ミダゾラム），ディプリバン®（プロポフォール），プレセデックス®（デクスメデトリジン）を使用するのもよい．高度な意識障害例では挿管下での呼吸管理をした方がよい．十分な鎮静と降圧の後，検査を施行する．

1.3.3 制　吐

・プリンペラン®（メトクロプラミド）1A＝10mg 静注．
しかし嘔気，嘔吐時はプリンペラン®の静注よりも，血圧上昇に対してペルジピン®1〜2mg 静注や持続降圧剤の早送りを優先する．制吐剤投与よりも嘔吐による血圧上昇に対する降圧の方が重要である．

1.3.4 脳圧降下剤

・グリセオール®200mL/1-2h 点滴静注．
瞳孔不同のある場合はマンニトール®を 300mL/30min 点滴静注する．

1.3.5 抗潰瘍剤

ガスター®（ファモチジン）1A＝20mg 静注．
＜気道分泌抑制，副交感神経反射の予防＞
硫酸アトロピン®（硫酸アトロピン）1A＝0.5mg 筋注．

通常は術前に前投薬として使用する．緑内障の有無を聞いておく．

1.3.6　胸部写真

重症なくも膜下出血では神経原性肺水腫（neurogenic lung）を合併しやすいので，その有無を検査する．また，心胸郭比も測定する．

1.3.7　血液ガス分析

必須ではないが，高齢者，重症患者，合併症（神経原性肺水腫）が考えられるときは施行する．

血管撮影を施行するのであれば，シースイントロデューサー挿入時に採取する．

1.4　検査・診断

検査は十分な血圧調節，鎮静下で行う．

＜目的＞

① くも膜下出血の確認

② 脳動脈瘤の存在診断，破裂脳動脈瘤の部位診断

③ その他：脳室拡大，脳室内出血，脳内血腫の精査

破裂急性期（特に6時間以内）の検査時は特に注意して再破裂防止に努め，低侵襲の検査を優先する．

1.4.1　くも膜下出血の診断

CTは出血に対する検出能が高く，現在でもくも膜下出血を疑った場合に第一に行われるべき検査であるが，MRIのFLAIR（fluid-attenuated inversion recovery）法はTIを長く設定し，エコー時間TEを延長することでT1緩和時間の影響の強いT2強調画像が得られるため，脳脊髄液の信号が抑制され，血液混入した脳脊髄液の信号は増強されるため正常髄液より高信号域として描出される．T2強調画像では鑑別が困難であったくも膜下出血の検出が可能で，その検出能はCT以上に鋭敏で従来のCTでは診断が困難であった軽症のくも膜下出血も検出可能である．また，MRIでは動脈瘤がflow voidとして描出されるため最初の撮像である程度の破裂動脈瘤部位の診断も可能である（図31.1）．

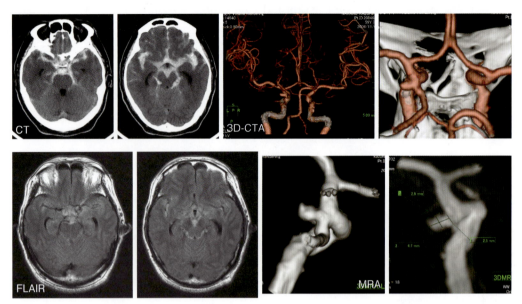

FLAIR法ではCTとほぼ同等にくも膜下出血が描出されている．MRA，CTAで左内頚動脈-後交通動脈分岐部動脈瘤を明瞭に認める．

図31.1　Lt. IC-PC 破裂脳動脈瘤

1.4.2　脳動脈瘤の診断

a．MRA

高磁場のMRIを用いると小さな脳動脈瘤も描出可能で，1.5Tのものでは直径2mm程度から脳動脈瘤が診断可能となっている．椎骨動脈，前大脳動脈末梢部の動脈瘤まで描出可能なように3slab撮像し，ワークステーション上でintractive vascular imaging（IVI）を用い超選択的maximum intensity projection（MIP）処理を行い，全体像，両側内頚動脈，両側中大脳動脈分岐部と末梢，前交通動脈，両側前大脳動脈末梢，脳底動脈先端部，両側椎骨動脈と後下小脳動脈分岐部というように関心領域を設定し，各関心領域で血管周囲の不要な信号を除去（tripple method）した後に3次元方向に回転観察し診断する．MIP画像は2次元投影画像であるが，ワークステーションを使用し3D-CTAと同様なshaded surface display（SSD）画像を作成することで血管の立体構造を把握可能である．

手術に際し重要となる動脈瘤と周囲動脈との関係はSSD画像を用いると立体的に把握することが可能で，特に前交通動脈瘤の際の両側A2の開き具合や脳底動脈瘤の際の後大脳動脈の開き具合を考慮しアプローチサイドを決定することが容易に可能となる．また，母血管と動脈瘤との立体的位置関係も容易に把握可能である．

動脈瘤の大きさはワークステーション上で0.1mm単位の計測が可能であるが，やや小さめに描出される傾向があり平均10%とされている．

b. MRベノグラフィー

静脈に関する情報が必要な場合，特に前交通動脈瘤に対するinterhemispheric approachなどの場合，Gd-MRAによるベノグラフィーが有効である．

c. 3D-CTA

3D-CTAは造影剤を必要とするが，その動脈瘤検出能は空間分解能の高さから直径1mmという報告もあり，その診断能の高さは広く認められている．ワークステーション上で超選択的に関心領域を設定しSSD画像を作成する．同時に閾値に依存しないMIP画像も作成し両者を併せて評価することが重要である．MIP画像では石灰化などの病変も検出可能である．また，骨情報も同時に表示可能で前交通動脈瘤や脳底動脈瘤の頭蓋底からの高さに関する評価も手術アプローチを考慮する上で重要である．

d. 脳血管撮影

従来より広く行われており動脈瘤の確定診断においてはゴールドスタンダードとされているが，侵襲的な検査であり前記のような検査法の進歩によりその必要性は減少している．穿通枝の描出能，脳循環の評価，静脈系の描出といった点ではその有用性は高い．また，巨大動脈瘤などで一時閉塞試験などを要する場合には必須の方法となる．治療法としてコイル塞栓術を選択する場合，治療に直結する検査としても有用である．くも膜下出血発症後6時間以内の場合，検査中の再出血率が4.8%と高率（くも膜下出血時の血管撮影全体では1.8%）であると報告されており（Saitoh et al 1995），検査にあたっては十分な鎮静と慎重な血圧管理が重要である．

＜クリッピング術前検査にDSAは必要か？＞

MRA，3D-CTAの発達に伴い脳動脈瘤はくも膜下出血急性期でも非侵襲的に診断可能となった．穿通枝の描出能，静脈の情報といった点ではDSAに敵わないが，静脈に関しては極力損傷しない，穿通枝は必ず術中確認するという方針でアプローチすることで十分に手術可能と考えられる．また，手術に必要な情報として考えると3D表示が可能で自由な角度から自由な断面で観察でき，手術シミュレーションも可能なMRA，CTAは術前検査として十分な情報を与えてくれる．

しかし，病変部位のみを観察しがちで特に拡大し関心領域のみで観察した場合，血管の上下，左右，前後関係で思わぬ誤りを招く場合がある．必ずオリジナルイメージを同時によく観察し，自分の頭の中で立体的なイメージを構築することでこういったピットフォールは回避可能である．

CTAではよく観察すればある程度静脈の情報も手に入れられる．3Dイメージのみに捕らわれることなく総合的に画像情報を利用すると従来ゴールドスタンダードとされてきた脳血管撮影は母血管閉塞時の循環動態などの評価が必要な場合など特殊な症例を除き不要で，非侵襲的検査のみで手術施行可能と考えられる．

1.4.3 鑑 別

　臨床症状からくも膜下出血を疑うが，CT，MRI 上くも膜下出血の所見が明らか
でない場合のみ，腰椎穿刺を考慮する．ただし観血的検査であるから，鎮痛緩和の
ためにも鎮静と血圧管理に留意する．

2. 手術について

2.1　手術適応の決定

　破裂脳動脈瘤を保存的に治療した場合，発症後 1 か月以内に 20～30％が再出血
して予後を悪化させる．再出血予防のために手術を行うことは非常に重要である．
適応は重症度，年齢，合併症，脳動脈瘤の部位や形状，治療の難易度などを考慮し
て決める．
　重症度分類のグレード I～III は他に制限される要因がない限り，発症後 72 時間
以内に治療を行う．グレード IV は個々の患者の状況で判断するが，脳内出血や急
性水頭症などの合併する病態を治療することで病状の改善が見込まれる場合には積
極的に治療する．グレード V は適応外である．例外的に脳幹周囲の非常に厚いく
も膜下出血のために意識障害が強い症例や，脳内血腫，急性水頭症を伴っていて，
頭蓋内圧亢進のため意識障害が強いと考えられる場合は適応になることもある．ま
た，瞳孔不同が出現していてもマンニトールの点滴静注により不同が消失し対光反
射が出現する場合は適応があると判断することもある（脳卒中の外科学会，2008）．

2.2　手術時期の決定

　発症後 72 時間以内に行った方が，脳血管攣縮の発生率が低く転帰もよい．椎骨
動脈解離の場合は，発症後 24 時間以内に再出血する危険が高いため早期に治療す
べきである．発症後 72 時間を経過している患者は，血管撮影で脳血管の状態をみ
て判断するが，スパズム期（4～15 病日）が過ぎてからの待機手術とする場合もあ
る．

> ＜注意：脳室拡大があり，根治術前に脳室ドレナージを検討する際の注意点＞
> 　夜間に患者が搬入され，翌朝から手術を行う予定である場合，脳室拡大が存在
> しても，明らかな頭蓋内圧亢進症状を呈していないのであれば，脳室ドレナージ
> は挿入しない方がよい．特に前交通動脈瘤や内頸動脈分岐部動脈瘤の破裂による

くも膜下出血で，脳室ドレナージ後に脳室が拡大している場合は，再破裂が危惧される．もし脳室ドレナージを挿入したとしても，高さを15〜20cm程度に設定して脳圧亢進に対する安全弁としての役割を担うように設定する．

2.3 外科手術か血管内手術か

施設ごとでのスタッフの構成（脳外科ないし脳血管内専門医）や治療方針によるところが大きいと思われる．2002年に報告されたISAT以降，わが国においてもコイル塞栓術を第一選択とする施設が増えている．ただし日本ではクリッピング術の成績がISATの報告よりもかなり良好であり，欧米に比べクリッピング術が選択されることが多い．治療後1年での無障害生存率は，血管内手術の方が優位であったという報告がある一方で，治療後の再出血率や再出血例の有害事象は血管内に多かったとも報告されている．クリッピング術が難しいとされる部位（前床突起より近位の内頚動脈瘤，近位〜先端部の脳底動脈瘤）や，高齢者，循環動態が不安定で外科手術が難しい場合は血管内治療が選択される．ネックが広い場合や15mm以上の大型動脈瘤は不完全閉塞に終わったり再開通率が高いため，クリッピング術を選択すべきである．

2.4 術中の留意点

SAHのクリッピング術にあたり，留意点をいくつか述べる．多くの場合，程度に差はあるが水頭症を伴い脳圧が亢進していることが多い．水頭症の程度が強い場合は脳室ドレナージを開頭時に留置して髄液の排出を促し脳圧をコントロールする．中等度から軽度の場合にシルビウス裂の展開を進めている中で髄液の排出が乏しく脳の張りが十分に軽減されない場合には，一時的にsub-frontalに進入し脳底槽側から視交叉に沿って展開し，第3脳室底（lamina terminalis）を開放して髄液を排出することで脳圧のコントロールが可能である．展開中はくも膜下腔の血腫により正常構造物の判別が難しい場合が多い．十分に洗浄しながら，剥離面の選択には血管の灌流側を考慮しながら進めることが重要である．

クリッピングにあたっては動脈瘤ドームの全周性の剥離は難しいため，ネック周囲の剥離，母血管の確認後にクリップをアプライしなければならないことが多い．そのためクリッピング後に破裂部位を含め周囲を十分に剥離展開し，後方の穿通枝などの正常構造物の温存の確認が重要である．クリッピング後に脳槽の血塊を十分に除去し，イリゲーションサクションなどで洗浄することが後の血管攣縮を軽減させることに有効である．この場合，後方は同側のリリキスト膜を開放し後頭蓋窩と

交通をつける，また対側は中大脳動脈の起始部まで血腫除去術と洗浄を十分に行う．
十分に洗浄することによって術後の脳室・脳槽ドレナージが不要となる場合もある．

3. 術後管理

　術後管理で重要なのは，脳血管攣縮（VS）による脳障害の予防や，他臓器の合併症予防，また水頭症に対する治療である．

3.1 脳血管攣縮対策

　SAH 後に発生する VS は 4〜15 日目の間に発生し（7〜11 日目に発症のピークがある）．2〜4 週間持続して徐々に回復する．発生頻度は脳血管撮影上は約 70%．虚血症状を呈する場合（遅発性脳虚血障害（delayed ischemic neurological deficits：DIND））は約 20〜30%，意識障害や片麻痺などの神経症状を呈した場合に予後不良となる頻度は約 15% である．

　ヘマトクリット（Ht）値，電解質，血圧，体温，水分出納バランス，脳性ナトリウム利尿ペプチド（BNP）値や神経学的症状をもとに病態を把握する．

　VS の診断は原則的に脳血管撮影によって行う（VS による脳虚血は血管撮影ではわからない細血管レベルで起こっているとする最近の知見もある）が，経頭蓋ドプラ検査（TCD）が非常に有用である．現時点では MRA，3D-CTA，SPECT は VS 診断の補助診断と考えられている．SPECT で局所脳血流の低下が把握されなくても症候性スパズムの場合があり，脳の機能的領域での末梢循環レベルの灌流圧低下が原因と考えられている．

3.1.1 脳血管攣縮モニタ法

a. 経頭蓋超音波ドプラ法（transcranial Doppler sonography：TCD）
・Temporal window から中大脳動脈水平部（M1）の血流速度を計測する．
・45〜55mm の深度で測定する．
・日本人の血流信号検出率（51 歳以上）：男性 86%．女性 51%．
・正常平均血流速度正常値（cm/s）．
　① MCA：62〜65±17（収縮期 94±23，拡張期 46±12）
　② ACA：50〜51±13（収縮期 71±18，拡張期 34±10）
　③ PCA：40〜44±11（収縮期 56±12，拡張期 27±7）
　④ BA：39±9（収縮期 56±13，拡張期 27±7）
・スパズムの偽陰性率 7.5%．

＜スパズムを疑う所見＞（Grosset et al 1993；Jarus-Dziedzic et al 2002）
① 中大脳動脈の平均血流速度が 120〜150cm/s 以上（正常血流速度の 2 倍以上）．前大脳動脈では 90cm/s 以上
② 前日と比べて 50cm/s 以上の上昇
③ 椎骨脳底動脈の場合は，平均血流速度が 60cm/s 以上
④ 末梢血管抵抗の指標となる pulsatility index ［（収縮期流速－拡張期流速）/ 平均流速］の上昇持続，または減少から上昇への変化時
　中大脳動脈 M1 部の平均血流速度が 150〜200cm/s 以上に増加した場合には DIND 発症の可能性が高い．

注意点：
① 脳圧降下剤投与時の血流速度は増加する．
② 多くの症例ではスパズムの程度と血流速度の増加は相関しているが，末梢動脈のスパズム（頻度は 7.5％程度）では変化がとらえられず，疑陰性を示すことがある．
③ 検者によって異なることがあるため，できれば同一検者が行うことが望ましい．
④ 同じ temporal window でも，プローブをあてる位置をマーキングしておくとよい．

b. MRA，3D-CTA（図 31.2）

脳浮腫，残存血腫の経時的変化については CT が十分有用である．予後に最も重

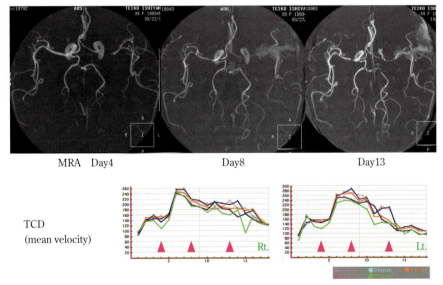

図 31.2　左内頸動脈瘤クリッピング術後，TCD と MRA で脳血管攣縮の程度が良好に評価可能

要な脳血管攣縮の評価に関してはTCD, MRA, 3D-CTA, SPECTなどさまざまな方法が駆使されてきたが，繰り返し施行可能なMRAの有用性がチタンクリップの普及とともに重要視されている．クリップアーティファクトによりクリップ近傍は観察困難であるが，幹動脈の攣縮所見が判別可能である．他に末梢血管のシグナルインテンシティの低下も重要な所見である．MR拡散強調画像との併用により攣縮血管に対する塩酸パパベリン動注などの適応決定にも有用と考えられる．

3.1.2 脳血管攣縮予防法

a. くも膜下腔内血腫の除去

脳血管攣縮の重症度と，くも膜下腔の血腫量には正の相関がある．外科手術の際に脳槽内の血腫を吸引・洗浄することが重要である．術翌日から留置し脳室・脳槽ドレナージからウロキナーゼ入りの人工髄液で灌流することも脳血管攣縮の予防に有効である．

① 脳室脳槽灌流（図31.3）

翌日のCTで後出血がないことを確認して，開始する．
・灌流液：脳室からアートセレブ®を基本液として使用する．
・以前はそれぞれの施設で調製した人工髄液が使用されていたが，アートセレブ®（脳脊髄手術用洗浄灌流液）が大塚製薬工場から2008年5月に販売されて以降，灌流液には同製剤が使用されるようになっている．加温せずに体温程度に温めて，外袋を開封してから24時間以内に使用する．
・灌流方法：時間30～50mLの速度で灌流させる．脳室側を20cm，脳槽側を5cm

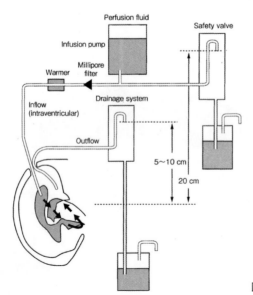

図31.3 脳室脳槽灌流構成図

にして灌流を開始する．脳槽側から排液がきちんと出ていることを確認し徐々に脳槽側を高くしていき，8〜10cmの高さに設定する．排液が出てくるようであれば，脳槽を開く目的で脳槽側をもう少し高くしてもよい．しかし，あまり高くすると，皮下に髄液が貯溜してしまうので注意が必要である．

<欠点>
・一度交通ができてしまうと，シルビウス裂末梢部の血腫がなかなか流出しない．
・出血性合併症が1.3％に起こる．

　回し始めの1時間が非常に重要で，トラブルが多いのはこの時間帯である．きちんと灌流が回らず（脳槽側からの流出がない），脳室側のサイフォンから出てくる場合には，以下を確認する．
・ドレナージ，チューブの屈曲の有無：頭の下で圧排されていないか，ガーゼの中で屈曲していないかを確認する．ミルキングをしてもよいが，シリコンチューブは切れやすいため鈍的切断に注意をする．
・ドレナージ先端部での閉塞の有無：先端部が詰まっていることがあるので，まずミルキングをしてみる．だめなら三括部から1または3mL用の注射器で，ゆっくり引いてみる．これ以上容量の大きい注射器では過度の陰圧がかかるため，この容量のシリンジを使用する．これでもだめな場合は，少量の生理食塩水を押してみるのも有効である．残屑（debris）の有無も確認する．
・CTで硬膜下腔に空気がある場合は，初めのうちはプラスバランスになることがあるが，徐々にマイナスバランスになるようであれば少し経過をみる．
・クランプがすべてはずれているかを確認する．特にチャンバー空気穴のクランプのはずし忘れに注意する．その部分のクランプがはずれていないと，陰圧で髄液を排出することになる．非常に短時間で100mL以上の髄液が排出されてしまったりすると，髄液排泄が過剰となって頭蓋内出血を引き起こす危険がある．

② ウロキナーゼ髄注法
　ウロキナーゼ24,000〜30,000単位を1日2回髄注する．脳室脳槽灌流では約3日でくも膜下出血がほぼ流出するのに対し，この方法では約1〜2日で血腫が抜ける．特に脳槽末梢部分の血腫流出が良好であることが特徴である．

b．脳血管攣縮予防の静注薬剤点滴，持続静注
①エリルS®（塩酸ファスジル）：1A（30mg）＋生理食塩液100mL×3，14日間．
・静注剤でスパズムに効果のある薬として，1992年に初めて報告された．
・効果：
　　ⅰ）カルシウム過多からの虚血脳の保護
　　ⅱ）スパズム血管の拡張（血管径の拡大）
・作用機序：細胞内カルシウムイオン活性の抑制（水溶性）．
・プロテインキナーゼA，G，C，ミオシン軽鎖キナーゼの抑制．

－半減期：15分以内（代謝産物は8時間残存，これが効果を発揮すると考えられている）

－結果：使用しなかった群と比較して

ⅰ）治療成績不良を54%改善

ⅱ）血管撮影上のスパズムを38%減少

ⅲ）症候性スパズムを30%減少

ⅳ）スパズムによるCTでの低吸収域出現を58%減少

・合併症

ⅰ）脳内出血，硬膜外出血：6%

ⅱ）データ異常：9%

ⅲ）静注後15分以内に2mmHgの血圧低下

②オザグレルナトリウム（キサンボン®，カタクロット®）：血腫から産生される攣縮物質であるトロンボキサンA2合成酵素を阻害する．治療後早期から2週間点滴静注するが，頭蓋内出血の合併が報告されているので注意が必要である．また単剤では効果に限界があり，他の薬剤と併用するのが望ましい．

③カルシウム拮抗剤：ニモジピンの経口投与は細胞内への Ca^{2+} の流入を阻害し血管拡張作用，血小板凝集抑制作用を有すると言われているが，わが国では未承認である．他のCaチャンネルブロッカーの有効性についてはエビデンスがない．

c. 循環管理

triple H（人為的高血圧（hypertension），循環血液量増加（hypervolemia），血液希釈（hemodilution））が有効とされてきたが，過剰輸液による心不全，肺水腫，電解質異常などの合併症出現の問題や，尿量の増加によって実際には循環血液量増加になりにくいとされており，脳循環改善には有効であるがアウトカムの改善・遅発性虚血性脳障害予防に有効であるというエビデンスは得られていない．そのため2012年のAHA/ASAガイドライン以降はくも膜下出血患者の術後管理ではnormovolemic therapyを目標とし，脳血管攣縮出現時には積極的な高血圧療法を行うことが推奨されている（Connolly et al 2012）．

① 人為的高血圧（hypertension）　脳灌流圧を上昇するために平均動脈圧を20〜25%昇圧する．目標収縮期血圧を160〜180mmHgとする．

カテコールアミン製剤（イノバン®）と，必要に応じてドブトレックス®などを用いて昇圧する．

② 正常循環血液量維持（normovolemia）　くも膜下出血急性期にはNa利尿によって循環血液量が低下することが多い．低Na血症には Na^+ を補充し，血漿量を維持するために必要に応じてデキストラン製剤・アルブミン製剤や，貧血を伴っている際には輸血を行う．利尿が多い場合は，尿量補正にバソプレッシンを持続投与する．水分バランス管理は中心静脈圧＋5〜＋10cmH2O程度を目標とする．

d. 呼吸管理

炭酸ガス（$PaCO_2$）を 40mmHg 程度にキープする．30mmHg 前半になるようであれば，カニューレではなくマスク管理として，呼気を再呼吸させる．

必要に応じて鎮静剤を使用する．

e. 栄養

経口摂取不可能の場合，極力早期に経静脈栄養から経管栄養に変更していく．

経口摂取可能な場合，摂取を促していく．

3.1.3　脳血管攣縮発生時の処置

a. 塩酸パパベリン動注

・塩酸パパベリンは benzyl isoquinoline opium alkaloid である．

・作用機序：cAMP，cGMP 双方のホスホジエステラーゼの阻害剤であり，血管平滑筋細胞内の cAMP，cGMP を上昇させることにより，直接の血管拡張作用を呈する．

・半減期：0.8 時間（0.5～2 時間）

・代謝：肝臓で代謝され，代謝産物は尿中に排泄される．

・施行時期：症状出現から 6～12 時間以内に行う．

・使用方法：目的とする血管の近位部にカテーテルを入れ，パパベリン®40mg を生食 20mL に溶解し，シリンジポンプで 60mL/h の速度で注入する（内頚動脈，椎骨動脈などの太い動脈から動注しても効果はあまりない）．20 分で動注されるので終了したら，血管撮影を施行する．拡張が不十分な場合には，これを 1 領域に対して 3 回まで繰り返す（計 40～120mg/L 領域）．シリンジポンプを使用せず，手動で 1mL のシリンジを使用して，間欠的に圧をかけて（0.1mL/s）注入する方法もある．澤田らはパパベリン®を 0.1～0.2％，0.4％，0.8～2.0％の 3 グループに分けて選択動注した結果，効果と副作用などから 0.4％が最も安全であったと報告している（澤田 他 1998）．

　　また，それぞれの血管領域に対して 0.09％（90mg in 100mL）から 0.8％（800mg in 100mL）の範囲で使用している場合もあり（Takano et al 2001），平均は 0.33％（330mg in 100mL），最も多いのは 0.3％（300mg in 100mL）であるとしている．その結果，

　　① 動注 24 時間後の脳血流増加：31％

　　② 血管撮影上の改善：95％

　　③ 臨床症状の改善：50％

が得られている．

・合併症：血圧低下，脳幹機能抑制（呼吸停止を含む），一過性の不穏症状，一過性（動注中）神経脱落症状，クリスタル塞栓，血圧上昇，脳圧上昇，脳灌流圧低

下，散瞳，脳腫脹，頻脈，徐脈，再狭窄，視力障害．

眼動脈に高濃度で注入されると網膜動脈の閉塞による視力障害が生じることがあるので，眼動脈より遠位部で使用する．

・percutaneous transluminal angioplasty（PTA）との比較：PTA の方が持続性で効果的といわれているが，バルーンカテーテルの太さから対象となる血管は主幹脳動脈の中枢側までである．ACA，MCA の分岐後や遠位部のスパズムに対してはパパベリンの方が有効である．

b. 塩酸ファスジル（エリル S®），ミルリノン動注

・血管拡張効果が報告されている．
　－塩酸パパベリン®動注の無効例でも効果がある．
・エリル S®の場合は，攣縮血管のできるだけ近位部で，1 血管あたり 15～30mg を 1mg/mL/min で投与する．投与量は最大 60mg までで，30mg＋生食 30mL/30min のような形で動注する．効果作用時間が短いので繰り返す必要があるが，パパベリン®と比べて合併症が軽度であるため，使用される頻度が高くなっている．
・ミルリノンは phosphpdiesterase（PDE）阻害剤で心臓に対する intropic 作用と血管拡張作用を有し，強心剤として使用される薬剤である．動脈内投与，静脈内投与による攣縮血管の拡張効果が報告されている（Arakawa et al 2001）．強い血管拡張作用から効果が期待される薬剤であるが現状では保険適用外であり，使用には注意が必要である．

c. PTA

パパベリン®動注単独よりも効果が優れているとの報告が多い．実験では中膜が伸展されるといわれているが，機械的な内膜損傷の危険があり，血管破裂などが危惧される．また，びまん性のタイプでは末梢血管までは施行不能である．
・使用：10 秒以内，1～1.5 気圧で血管拡張術を繰り返し行う．
・改善率：60～70%
・欠点：主幹動脈閉塞，血管破裂，クリップの移動，M2 より末梢部，前大脳動脈など急角度に分岐する血管には不適切．

3.2　水電解質バランスの管理

3.2.1　低 Na 血症対策

・術後低 Na 血症をきたした例では，有意にスパズムの頻度が高かった．
・SAH 後 2 週間以内には持続的な Na 低値があり，特に急性期には Na バランスが負になっている．

a. 原因

atrial natriuretic peptide（ANP）の持続分泌による．ANP は，SAH 後から 14 日目にかけてはっきりしたピークを作らず，幅広い時間経過で異常高値を示す（plasma renin activity（PRA）は正常範囲であるため，循環血漿量上昇による二次的な上昇ではない）．

ちなみに，抗利尿ホルモン（antidiuretic hormone：ADH）は SAH 後 2 日以内には上昇しているが，その後は正常範囲を示す．

b. 対策，加療

ナトリウムバランスを計算し，点滴，経口からナトリウムの補充を行う．どうしてもナトリウムの排出が多量の場合には，ナトリウム保持のためフロリネフ®（フルドロコルチゾン）を使用する．

3.3 水頭症管理

3.3.1 急性期

原因は血液によるくも膜下腔の閉塞である．鞍上槽〜円蓋部での髄液循環障害のため交通性水頭症となる．脳卒中急性期患者データベース（JSSR）（杉山 他 2005）では，急性期水頭症の発生は約 40％である．出血の程度によって発生率は上昇し，Fisher 分類グループ 2，3，4 で各々約 30％，40％，50％となっている．

脳室と脳槽の交通が明らかであれば術後の灌流を終了した時点で脳室ドレナージを抜去する．脳槽ドレナージの高さを 8〜10cm 程度にして髄液を排除するが，10〜14 日以内に抜去する．抜去後，脳室拡大が認められた場合には，腰椎ドレナージを施行する．

3.3.2 慢性期

くも膜下出血後のくも膜炎によるくも膜肥厚・癒着に伴う髄液通過障害により，正常圧水頭症（NP H）は出血後 2〜6 週から発症する．JSSR では，くも膜下出血の 13.5％に NPH が合併している．急性水頭症例では NPH に移行することが多いとされる．クリッピング術と血管内手術とでは NPH 合併に差がなかったという報告が多い．NPH に対しては，シャント術を行う．

3.4 痙攣発作に対する管理

くも膜下出血後の痙攣発生率は 10％以下で，硬膜下血腫，脳内血腫や脳梗塞の

合併が危険因子とされる．急性期は抗痙攣剤を使用するが，脳挫傷・脳内出血を含めて脳実質の障害を伴わない場合には，長期に服用する必要はない．1週間以内で抗痙攣剤は中止する．

3.5 テルソン症候群

くも膜下出血に伴う硝子体出血で視力低下をきたす症候群である．約5%に認められ，ほとんどは保存的に加療されるが，出血が十分吸収されず視力障害が残存する場合には眼科での硝子体切除術を検討する．

3.6 リハビリテーション

くも膜下出血の再出血予防後は，早期のリハビリテーション開始が望ましい．くも膜下出血に特有のリハビリテーションはなく，他の脳血管障害に準じたリハビリテーションが患者の状況に応じて行われる．急性期から摂食やADL（日常生活動作）の拡大（離床）を図っていくことは，入院期間の短縮にも寄与する．また開始後3か月における集中リハビリテーションは機能回復に大きく関係するので，くれぐれもベッド上管理が長時間とならないよう努めることが重要である．

4. 慢性期の外来診療

再出血予防のクリッピング術やコイル塞栓術後でも，動脈瘤の再増大や新生に伴って再出血する場合がある．Tsutsumi らの報告ではクリッピング術後9年以上のフォローアップで8.0%に新生動脈瘤が見つかっている（新生出現率0.89%/年）（Tsutsumi et al 2001）．またコイル塞栓術は再出血率がクリッピング術よりも高く，さらにネックの残存やコイルコンパクションによって動脈瘤の再開通現象が起こることが知られている．

クリッピング術後のフォローアップには3D-CTAを，コイル塞栓術後には6か月ごとのMRA，さらに必要に応じてDSAを行う．

＜Silent MRA＞（図31.4）

通常のMRAには3D-time-of flight が使用される．近年登場した Silent MRA（GE社製）は ultrashort TE と arterial spin labeling 法を組み合わせたもので，磁化率アーチファクトを低減した撮像が可能である．Silent MRA は傾斜磁場を段階的に変化させて反転磁場を使用せずにデータ収集を行っているため，その名の

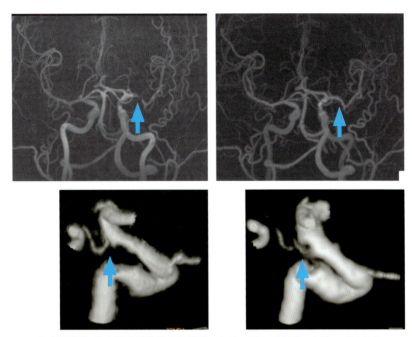

左内頸動脈-後交通動脈分岐部動脈瘤．クリッピング術後，クリップによる artifact が軽減され後交通動脈，中大脳動脈水平部の描出が改善している．

図 31.4 Silent MRA によるクリッピング後の評価

通りほとんど音がしない．この方法を用いることで脳動脈瘤クリッピングあるいはコイル塞栓術のフォローアップにおいて従来の撮像法で描出が難しかった金属デバイス周囲の血管描出が可能となった．術後の脳血管評価において非侵襲的に繰り返し施行可能なため，その可能性に大いに期待がもたれている（Takano et al 2017）．

文　献

Arakawa Y et al: Neurosurgery 48: 723-730（2001）.
Connolly ES et al: A guideline for healthcare professionals from the American Heart Association/American Stroke Association. Stroke 43: 1711-1737(2012).
Grosset DG et al: J Neurosurg 78(2): 183-187(1993).
Jarus-Dziedzic K et al: Neurol Res 24: 582-592(2002).
上出延治 他：集中治療 12: 713-722(2000).
Saitoh H et al : Am J Neuroradiol 16(3): 539-542(1995).
澤田元史 他：脳血管攣縮に対する塩酸パパベリン動注療法における合併症．脳神経外科ジャーナル 7（12）: 752-758(1998).
佐藤光：心臓 38: 872-881(2006).
杉山修一 他：脳卒中データバンク，中山書店，東京. pp.135-137(2005).
Takano N et al: Am J Neuroradiol, 38(8) 1610-1616(2017).
Tsutsumi K et al: Stroke32: 1191-1194(2001).
脳卒中の外科学会編：科学的根拠に基づくくも膜下出血診療ガイドライン第 2 版，脳卒中の外科，第 36 巻増刊号(2008).

32. 頚部頚動脈狭窄症, CEA の工夫

井上 智弘

　本節では不安定プラークかつ高位病変である頚部頚動脈狭窄症に対する CEA（carotid endarterectomy）を安全に行うための工夫を解説する.

1. 手術適応について

　　1）NASCET（North American Symptomatic Carotid Endarterectomy Trial）
　　2）ECST（European Carotid Surgery Trial）
　　3）ACAS（The Asymptomatic Carotid Atherosclerosis Study）
などの国際共同研究の結果より, 症候性, 70～99％狭窄に対しては CEA をすべき, 50～69％では CEA を考慮. ただし, 患者に 5 年以上生存の可能性があり, 施設周術期合併症が 6％未満が条件. 無症候性では 60～99％狭窄に対して CEA は考慮されるが, 施設周術期合併症が 3％未満であることが条件.

2. 本節の症例

　高位病変かつ不安定プラークを有する症候性病変に対して CEA を安全に行うための手術手技の工夫を術中写真を提示して解説する（図 32.1）.

3. 手術治療

3.1 体　位

　全身麻酔下に可及的に患側下顎の挙上を目的に経鼻挿管とする. Supine position で, 背板を 15～20° 挙上し, 十分に頚部を伸展. 馬蹄で頭部を固定. 対側にはごく

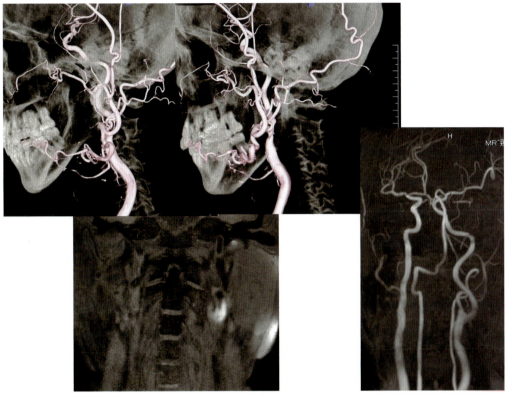

81歳男性，右半身一過性麻痺，MRI DWIで左半球分水嶺に散在する脳梗塞で入院．
左上：3D-DSA，左内頚動脈高度狭窄，狭窄遠位端は頚椎C2 levelに達する．
左下：MRI，頚部冠状断 T1 blood black，左内頚動脈狭窄部に T1 high intensity の不安定プラークが多量にみられる．
右下：術後MRA，良好に拡張した左頚部内頚動脈．

図 32.1

軽度回旋．

3.2 頚動脈の剥離展開

以下，左側手術を例に説明する．皮膚切開は胸鎖乳突筋の前縁に沿い展開性と皮膚割線を考慮し，ゆるいS状．皮膚切開，部分的に切開の入った広頚筋を完全に切開すると，結合織により内側に固定された胸鎖乳突筋が見えてくる．胸鎖乳突筋内側縁に実直に沿いつつも筋内に迷入しないように，近位部で確実に厚みをもって胸鎖乳突筋前縁を露出し，ゴムフックで外側後方へ牽引する．胸鎖乳突筋前縁自体を丁寧に露出し，それ以外の組織は内側皮膚へつけるように意識して展開すると，顎下腺を露出，損傷することなく，十分遠位まで，胸鎖乳突筋前縁を剥離し外側後

方へ牽引できる．遠位部胸鎖乳突筋前縁と，内側皮膚および顎二腹筋のなす角を可及的に大きくゴム付きフックで牽引して広げることが，内頚動脈を十分遠位まで展開する鍵となる（図32.2）．

近位内側で肩甲舌下筋をゴムフックで内側へ牽引．胸鎖乳突筋近位部と肩甲舌下筋のなすスペースで触診すると総頚動脈を触知．内頚静脈の内側縁に丁寧に沿う形で結合織を切開し，2cm ほどの区間，内頚静脈内側縁を外側へゴム付きフックで軽く牽引して，内頚静脈内側縁，総頚動脈と併走する頚神経ワナを同定する．透見あるいは露出した頚神経ワナを丹念に遠位に向かって追っていく（図32.3）．その妨げになる頚静脈を内側に固定する結合織を切開し，顔面静脈，下顎後静脈やさらに遠位の小静脈で内頚静脈内側から総頚動脈，内頚動脈，外頚動脈上を横切るものは，丁寧に周囲結合織を剥離し，結紮，切断する（図32.4）．

この操作を順次遠位に向けて進め，頚静脈内側縁をゴム付きフックで外側に牽引していくと，真の carotid sheath を遠位で開けずして，言い換えると狭窄病変部を刺激することなく，皮切の近位端から遠位端まで，内頚静脈内側縁と頚神経ワナが

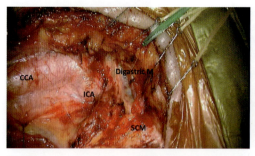

顎二腹筋（diagastric M）と胸鎖乳突筋（SCM）のなす角度を広げることで，遠位内頚動脈（ICA）を展開する．

図 32.2

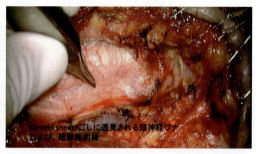

近位部では頚動脈鞘（carotid sheath）越しに頚神経ワナ（ansa cervicalis）を透見しつつ，頚静脈前縁を後方に引きつつ，総頚動脈（CCA）を展開していく．

図 32.3

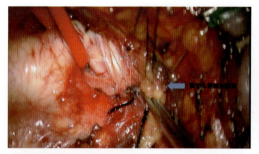

ICA，外頚動脈（ECA）を横切る小静脈は剥離して，結紮，切断して術野遠位部を広げる．

図 32.4

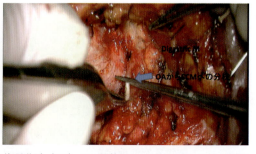

後頭動脈（OA）から分枝して SCM に入る分枝が術野を横切るときは，これを結紮，切断する．

図 32.5

緩やかに外側に牽引された状態になり，頸神経ワナが舌下神経と合わさるところまで露出できる．高位例では，その途中で後頭動脈から胸鎖乳突筋に分枝が術野を横切ることがあり，これを結紮，切断する（図32.5）．

　顎二腹筋の下を剥離し，胸鎖乳突筋遠位端となす角度を広げるようにゴムフックで下顎を持ち上げる方向に牽引する．舌下神経，後頭動脈を同定し，剥離する（図32.6）．後頭動脈は遠位操作野を広げるべくアーチ状に上方へ牽引する（図32.7）．この状態で，先に開けてあった近位部の真のcarotid sheathを遠位に向け観音開きに切開し，総頸動脈，上甲状腺動脈，外頸動脈の順に確保する．不安定プラークからの狭窄部剥離中の塞栓を防ぐため，筆者らはこの段階でヘパリンを通常5000単位静脈投与し，さらに上甲状腺動脈，外頸動脈，総頸動脈を遮断し（総頸動脈は動脈硬化で1本のブルドック鉗子では完全遮断できないことがあるので，筆者らは通常2本直列にかけた上で，それでも遮断不十分なときのためサテンスキー鉗子を常備している），狭窄部を通る順行性の血流を止めた状態で，狭窄部，および遠位の内頸動脈上の真のcarotid sheathを開ける（図32.8）．

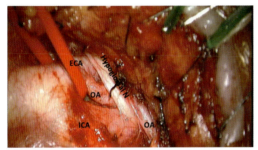

OAが舌下神経（hypoglossal N）の下をくぐり，hypoglossal Nの上方に抜け，ICA遠位部を横切る．

図32.6

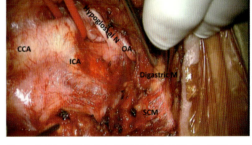

digastric M，SCMのなす表層の角の奥で，頸静脈前縁に沿って，hypoglossal N，OAのつくるアーチの下を遠位ICAがくぐっていく位置関係がわかる．

図32.7

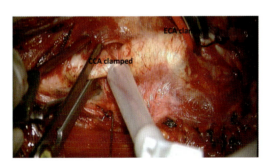

不安定プラークを内包する分岐部―遠位ICAのsheathの剥離，開放操作前に，CCA，ECAをclampし，剥離中の塞栓飛散を防ぐ．

図32.8

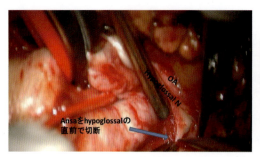 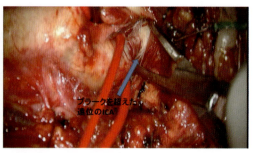

分岐部―遠位 ICA の sheath の剥離，開放中，ansa cervicalis 遠位が hypoglossal N に合流する直前で ansa cervicalis を切断し，hypoglossal N を上方へ移動し，さらに遠位の ICA を展開する．

図 32.9

プラーク遠位端を十分超えられるよう，遠位 ICA を展開する．

図 32.10

　想定される arteriotomy line 上で頚神経ワナと舌下神経の交点に向かい切開していき，頚神経ワナは切断し（図 32.9），舌下神経の下方を内頚動脈遠位に沿って剥離し，舌下神経ごく上部の結合織に注意深くゴムフックをかけて挙上する．ある程度切開するごとに，ゴム付きフックで切開した carotid sheath の外側縁を外側に牽引していくと，内頚動脈が外側に向かってゆるいカーブを描いて術野の浅いところに出てくる．十分，狭窄病変部を越えた遠位部の内頚動脈自体に沿って，perivascular space で血管を剥離し（図 32.10），血管テープを通し，ブルドック鉗子やシャント滑脱防止の有窓型クリップの入るスペースを確保すると，裏の carotid sheath が温存され，その直下を走行し得る上喉頭神経の損傷を未然に防ぎ得る．

3.3　動脈切開，シャントの設置

　動脈切開，シャントの設置の詳細は本書前版に詳しいがここでは割愛する．要点は，狭窄病変より近位の総頚動脈で，ポッツのはさみで動脈切開を確実に内腔を確認しながら，想定した arteriotomy line を持ち上げるよう切り上げ，狭窄病変を十分超え，正常な内頚動脈遠位部まで切開する．シャントは，筆者らは 3way の 3mm 径の古井式シャントを用いている．術者は血管摂子で内頚動脈遠位切開部を全層で軽く把持し，反対の手でシャントチューブを持ち確実に内腔にあてがい，解離しないよう，血栓やプラーク内容物を押し込まないよう気をつけて，挿入する．特に遠位部バルーンの over inflate は内皮損傷を惹起し得るので注意する（図 32.11）．

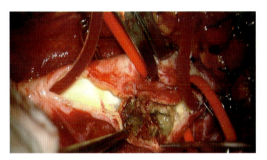

プラーク遠位端を十分超えた，遠位部 ICA に内シャントを挿入する．

図 32.11

3.4 血栓内膜の剥離

　内シャント使用の CEA の場合，前項までの過程が成功裏に済めば以降の操作は時間的余裕もあり，丁寧，確実に行える．肥厚した内膜および内弾性板と中膜の間で剥離するが，動脈切開部で最も狭窄病変が強いあたりからきっかけをつかみ，丁寧に剥離子で plane を鈍的に広げる（図 32.12）．総頸動脈側に広げ，残存内膜が浮かないようにマイクロはさみで切離する．

　次に内頸動脈遠位端の処理であるが，十分病変部を超えて遠位まで露出できているときは，正常内膜を血管摂子でそっと押さえつつ，病的血栓内膜をはがしきることが多くの場合できる（図 32.13，32.14）．筆者らの経験では細い葉の先端のような形で，動脈切開線と約 180°反対の動脈後面に沿って，病的血栓内膜の遠位端が正常内膜の上に乗って終止していることが多い．

　血栓内膜除去後，残存した内頸動脈遠位端の内膜が浮くときは，可能な範囲でこれを鋭的にマイクロはさみで切離除去し，それが困難なときは 6-0 プロリン両端針で内から外に針を 2 か所通し，縫合する tackling suture を置く．最後に，外頸動脈側に剥離を進め，血栓内膜が硬く限局的なときは一塊として引き抜けるが，それ

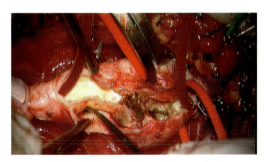

プラークの厚い部分で，プラークのみを同定し，剥離，そのプレーンを近位に広げる．

図 32.12

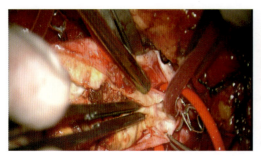

細い葉の先端のような形で，動脈切開線と約180°反対の動脈後面に沿って，病的血栓内膜の遠位端が正常内膜の上に乗って終止している．

図32.13

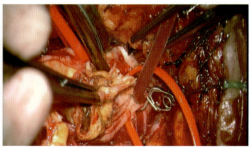

内頚動脈遠位端の処理であるが，十分病変部を超えて，遠位まで露出できているときは，正常内膜を血管摂子でそっと押さえつつ，病的血栓内膜をはがしきることが多くの場合できる．

図32.14

が難しいときは外頚側の残存内膜があまり浮かないよう引き出しつつマイクロはさみで切断する．最後に剥離面全体をヘパリン入り生理食塩水でよく洗浄し，洗浄する水の力で浮くような残存する細かい内弾性板は血管摂子でつかみ，血管の円周方向にそっと除去する．剥離面では確実に中膜が温存されていないと，血栓形成など再開通後に危険を伴う．病的内膜が中膜に食い込んだり，あってはならないが操作中，病変をしつこく取り過ぎて中膜にgapが万一生じた場合は，結び目が内面にこないように縫縮して，正常中膜が連続するようにする．

3.5 動脈縫合，シャントの抜去，動脈開放の手順

シャントをねじって，内頚動脈内腔に沿ってチューブが寝るようにして，それを包み込むように動脈縫合をしていく．動脈切開遠位端より約2mmくらい遠位に

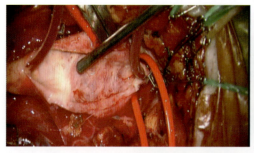

プラーク除去あと．中央部では所々内弾性板が中膜の上に残る．遠位，近位端にはさらに正常内膜が残る．

図32.15

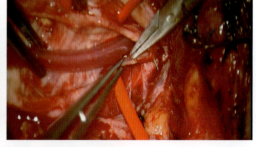

ICA遠位端の縫合が有窓型クリップが邪魔して困難なときは，助手に攝子でシャントチューブを把持してもらい，有窓クリップを外し，数針縫合し，その後有窓クリップを戻して，縫合を続ける．

図32.16

6-0プロリン両端針で内側から外側に正常内膜を貫くようにして，外側で5回縛る．プロリンの片端は切離して，残りの針つきプロリンで，動脈切開中央に向かって連続縫合していく（図 32.15，32.16）．同様の操作で，総頚動脈側からも中央に向かって連続縫合する（図 32.17）．内頚動脈の縫合方向と逆針とする．中央部で5～6針連続縫合すれば完成する見込みのところで，シャントの抜去する（図 32.18）．ヘパリン入り生理食塩水で内腔をよく洗浄し，残りの縫合を行う．

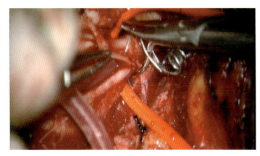

図 32.16 の続き

図 32.17

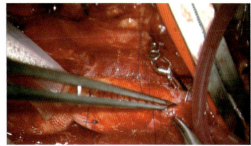

近位 CCA 端からも同様に中央に向けて連続縫合する．

図 32.18

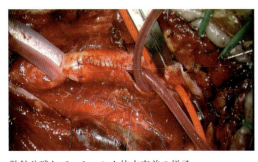

数針分残して，シャント抜去直前の様子

図 32.19

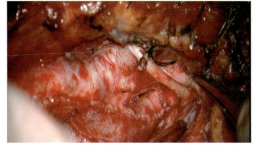

遮断開放後，CCA から ICA 遠位の様子

図 32.20

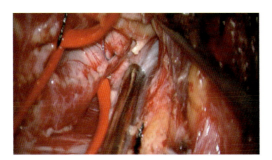

ICA 縫合遠位端のすぐ遠位に hypoglossal N 合流直前で切断された ansa cervicalis の断端を同定できる．

図 32.21

遮断解除の手順は，まず内頚動脈側を瞬時開けて閉じ，次に上甲状腺，外頚，総頚動脈を遮断解除し，約 30 秒ほど待ち，残存し得る debris や air を外頚動脈側へ wash out し，最後に内頚動脈を遮断解除する．筆者らはここで，プロタミンでヘパリンをリバースする．針穴からの漏れ出るような小出血は gelform の小片を point であてがい，5 分ほど順行性 flow を妨げない程度に圧迫止血する．追加縫合が必要な個所があるときは，総頚動脈にのみブルドック鉗子をかけて，動脈圧を下げた状態で 6−0 プロリンで縫合する．止血を確認しながら，順次，ゴム付きフックや血管テープを外す．ペンローズドレーンを留置し，切離した広頚筋を縫合し，皮下，皮膚の順に閉じる．

文　献

European Carotid Surgery Trialist's Collaborative Group: Lancet 337: 1235-1243(1991).

Excutive Committee for the Asymptomatic Carotid atherosclerosis Study: JAMA 273: 1421-1428(1995).

宝金清博：脳血行再建術．中外医学社，pp118-144(2000).

North American Symptomatic Carotid Endarterectomy Trial Collaborators: N Engl J M 325: 445-453 (1991).

小笠原邦昭：改訂第 3 版　脳神経外科周術期管理のすべて．メジカルビュー社，pp107-118(2009).

33. 脳動脈瘤手術の工夫

加藤 庸子，井川 房夫

　日本のクリッピング術の成績は悪くはないが，血管内コイル塞栓術のデバイスが改良され，新規ステントも開発され，その治療成績は改善しており，クリッピング術の件数は減少している．脳動脈瘤の手術手技は確立されているが，各医師が経験する症例数には限りがあり，経験を共有する必要がある．この経験を効率的に共有するには部位別にパターン化して戦略を学ぶ必要がある．破裂動脈瘤において，術中破裂の防止が重要であるが，さまざまな工夫やノウハウを熟知しておく必要がある．本節では急性期破裂脳動脈瘤の手術の工夫を中心に解説する．

1. 手術デザイン

　より短時間で動脈瘤に到達でき，低侵襲で根治を目指すため，術前に周到な手術プランが必要となる．

1.1　脳血管写(3D-DSA, 3D-CTA, MRA)や CT の入念なチェックと術前シミュレーション

① 動脈瘤の発育方向，ブレブの位置や CT 上くも膜下血腫，脳内血腫の分布から動脈瘤の破裂部を推定する．この時期，MRI の FLAIR（fluid attenuated inversion recovery）法では，くも膜下出血（SAH）が高信号域として検出．
② 手術時の開頭部位，脳圧排による偏位などを加味した術中所見（動脈瘤と親血管分岐や穿通枝周囲構造物との位置関係など）の 3 次元的予想図を作成する．
③ CT 所見から血腫の局在を見極める．（シルビウス裂内か皮質下なのか）脳内血腫例では可及的に除去し，減圧する．

<出血源不明の SAH（SAH of unknown etiology）>
　その理由としては以下が考えられる．

① 描出不良
- ・動脈瘤の部分または全血栓化
- ・脳血管攣縮による造影不良
- ・血豆状動脈瘤破裂による軽微な変化
- ・頭蓋内圧亢進による動脈瘤描出不良

② 非動脈瘤性出血
- ・血管撮影で確認されない血管奇形（cryptic vascular malformation）
- ・perimesencephalic non-aneurysmal SAH：くも膜下出血は中脳周囲の脳槽に限局することが多い．脳血管攣縮のリスクは低く，予後は良好．
- ・脊髄 AVM や脊髄硬膜動静脈瘻など
- ・もやもや病や脳腫瘍など器質的疾患からの出血
- ・何らかの出血傾向

③ 再検査の時期は脳血管攣縮期前の 3 日までに一度再検査，その後 10〜14 日後，1 か月後程度

1.2　ネッククリッピングの難易度を把握

　動脈瘤の局在（深部，高低），大きさ（1cm 以上），ネック形状（広頚），発育方向，分岐の位置，動脈瘤周囲の穿通枝の位置，動脈瘤や血管の動脈硬化性変化，血流遮断の可否（大型，巨大動脈瘤ではバルーン閉塞試験），脳腫脹や水頭症の程度，親動脈の確保の順序など手術の手順を描きながらデザインする．

　同時に患者要因（年齢，既往症，合併症，家庭環境など）も考慮する

1.3　アプローチの選択

① 動脈瘤のネックを余裕をもって出せるアプローチを選択するのがポイント
　「今，破裂したらどうするか」を常に考える．

② 最小の脳圧排で広い視野を得るための工夫
- ・脳の緊張をゆるめる：マンニトール，過換気 $PaCO_2$：28〜33mmHg に維持，頭部挙上，血腫除去，髄液の排出（脳槽を広く開放，第 3 脳室底開放，脳室ドレナージ）
- ・頭蓋底手術の導入（表 33.1）：種々のアプローチがある．前床突起の削除を加える Dolenc アプローチの頭蓋底手技は応用範囲が広い．ただしスタンダードなアプローチに加え必要に応じて段階的に術野を展開，拡大するようにし，骨削除は最小限とする．

表 33.1　クリッピングに有用な頭蓋底手術アプローチ

1. Transclinoid approach
2. Extradural temporopolar approach
3. Transcavernous approach
4. Zygomatic, orbitozygomatic approach
5. Anterior transpetrosal approach（Kawase approach）
6. Transcondylar（fossa）approach

＜開頭手術か血管内手術か＞（Schaafsma et al 2009）

　コイル塞栓術のよい適応は，ネック径が 4mm 以下，dome-to-neck ratio が 2 以上である．また高齢者，合併症のため全身麻酔が困難な例，直達手術の困難な動脈瘤などである．血管内治療で動脈瘤塞栓術と同時に攣縮血管の血管形成術や血管拡張薬の選択的動脈内注入を行う．

　開頭術のよい適応は広頚動脈瘤，脳内血腫や硬膜下血腫合併例や瘤内血栓を有する動脈瘤，若年者．

1.4　手術シミュレーション（図 33.1）

① どのアプローチで入り，力を加えず破裂部位，親血管をどこで確保し，どのようにネックを露出し，そしてどのようなクリップを用いてどうクリッピングするかなど，全過程の操作手順を詳細にイメージする．この際，3D-DSA，3DCTA から難易度の高い症例に限らず術前に術中の所見のシェーマを書いておくことが重要である．

　術前シミュレーションソフトを利用し，動脈瘤，頭蓋骨，周囲動静脈との位置関係を 3 次元的に任意に回転し，把握しておく．可能なら手術室でも確認しながら手術する．

② 開頭の時点から各段階で起こり得る最悪の状況（術中破裂など）とその対応策を想定しながら手術を進める心構えが重要．

1.5　手術支援機器，手技の応用

1.5.1　血管内手術の応用

　椎骨脳底動脈や海綿静脈洞内頚動脈瘤では血管内バルーンを用いた近位部確保．

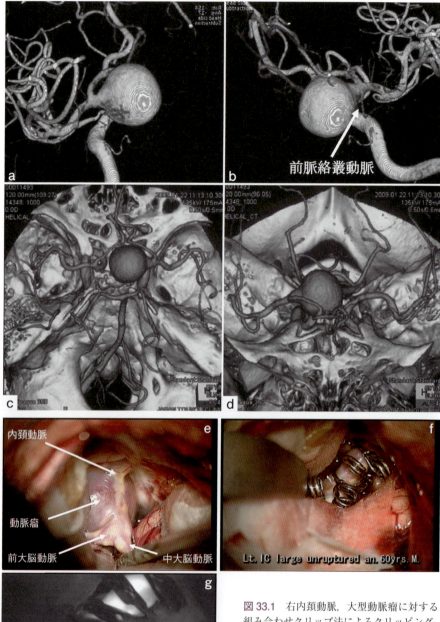

図33.1 右内頚動脈，大型動脈瘤に対する組み合わせクリップ法によるクリッピング．(a)(b) 左内頚動脈 3D-DSA．(c)(d) マルチスライスヘリカル CT．(e)(f) 右 pterional approach により動脈瘤，内頚動脈，中大脳動脈が露出．(g) ICG により前脈絡叢動脈，親動脈が温存され，残存動脈瘤がないことが確認された．

1.5.2 　神経内視鏡

　手術顕微鏡での死角部のネックや穿通枝を観察するのに役立つ．親動脈の開存状況，残存ネックの確認などである．特にクリッピング時に顕微鏡と内視鏡を同時観察することにより最適な位置へのクリッピングが可能となる．

　近年は内視鏡を用いたビデオ血管撮影も行われている．

1.5.3 　術中 DSA

　ネック形成的クリッピングを要する大型動脈瘤，血栓化動脈瘤などでは非常に有用．近年は，ハイブリッド手術室が増えており，利用されることが多い．

1.5.4 　術中ビデオ血管撮影

　ICG，fluorescence などを用いたビデオ血管撮影でクリップ前後の動脈の血流評価を行う．最近は通常の顕微鏡画像上に色づけした血管撮影ができるようになった．

1.5.5 　マイクロドプラー

　20MHz のマイクロドプラーでクリップ前後の動脈の血流評価を行う．

2. 手術手技の要点

2.1 　体　位

① 手術台を横転，縦転，回転できるようにしっかり体を固定し，術前にローテーションテストなどで手術台の安全性を確認する．
② 顕微鏡の光軸をこまめに動かし脳圧排の軽減，ベストの視野の獲得に努めることはもちろんのことであるが，それらを無理のない姿勢（自然体）で行えるよう手術台もこまめに動かすことは，術者の疲労軽減のために大切である．脳は動かさず自分の方が動く．
③ 頭位の目安：
　　・中大脳動脈瘤は約 10°～20° の少ない回転で，M1 の長さ，屈曲程度，動脈瘤，ドームの発育方向により術前シミュレーションで回転，頭頂部の挙上，下垂を加える．
　　・前交通動脈瘤は約 45° 傾け，高位では少し頭頂部を下げる．

・内頚動脈瘤は約 30°〜45° 傾け，やや頭頂部挙上がよい．

・椎骨動脈瘤では，側臥位で上体を 15° 程度挙上する．頭部は水平となるようにし，開頭部位が一番高くなるよう対側に少し頭頂部下垂がよい．

④ 通常上体は 15°〜20° 挙上し，静脈性出血や脳圧の軽減のため約 30° まで挙上可．

2.2　シルビウス裂の剥離

まず，できるだけシルビウス静脈の走行，架橋静脈を把握する．早い段階から小動脈の指標を見出しオリエンテーションをつけながら深部へ操作を進めることが極めて大切．

2.2.1　シルビウス裂

SAH 例では血塊のためシルビウス裂の剥離を困難にしているが，基本的には未破裂例と同じである．

① くも膜は緊張をもたせて切開する．

・側頭葉と硬膜の間に綿花を挟む，マイクロ紺子でつまむ，吸引管の先で軽く引く等の操作でくも膜に適度な緊張が得られる．
緊張をかけたくも膜はたとえ静脈の上でも安全に切開できる．

② くも膜切開のとっかかりをつけるのに 19G の注射針が有用．19G の針をツベルクリン注射器などにつけた針メスは有用．

③ 十分にくも膜下血腫を洗浄しながら吸引除去し，突っ張っているくも膜のみを手前から順に鋭的に切離していく．

④ 血腫内に血管があることがあり，切り込まず，また血腫はイリゲーションつきサクションやバイポーラーなどでよく洗浄し解剖を見極める．dry field でハサミの操作をする．

⑤ 静脈は極力温存する（図 33.2）．

・シルビウス裂を広く開放するためにはシルビウス静脈の間もしくは，側頭葉側を開放剥離することが有利である．静脈の発達によりテーラーメードに決定する．

・さらに蝶形頭頂静脈洞に入る付近のシルビウス静脈を固定している厚いくも膜も切離．

・静脈を覆っているくも膜を切るときはくも膜を持ち上げ，裏面を見ながら切開すると静脈を切らない．

⑥ 脳ベラは通常前頭葉側に 1 本とし，retract は最小限とし，場所（損傷した静脈の灌流域は避ける），時間に注意する．動脈瘤の圧迫を必要とするときは牽引力が及ばない方向にする．脳ベラは基本的に引くのではなく脳を支えるという概

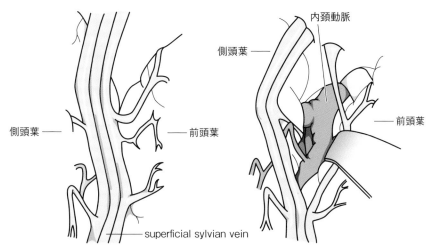

図 33.2 左シルビウス裂の開放．前頭葉側頭葉にこだわらず，シルビウス裂を広く開放する．すべての表在性ならびに架橋する静脈を温存させて sylvian valleculae を開放する．

念である．通常脳ベラは急性期では 5 分程度でのかけかえが好ましい．

⑦ 吸引管をレトラクターとして有効利用し，軽く曲げた吸引管の先端で脳や血管の抵抗を感じながら，綿花を介して間欠的に軽く圧排保持し術野を作る．

⑧ 中大脳動脈起始部にある carotid cistern と sylvian cistern を境する肥厚したくも膜バンドを切開して初めてシルビウス裂は完全に開放され，M1-C1 が連続的に露出される．基本的には広い視野には末梢から丁寧にシルビウス裂を分離する distal transsylvian approach が適している．

⑨ Liliequist 膜を切開し，髄液を排出し脳底部の血腫を除去する．

⑩ 攣縮血管には塩酸パパベリンの塗布を行う．

＜サイドメモ＞
・広範にシルビウス裂を開放することで広範なくも膜下血腫の洗浄が可能となる．古典的には superficial sylvian vein の処理は前頭葉側から入りすべての静脈を側頭葉につけ前頭側を開放する手技が一般的であった．
・前頭葉から流入する bridging vein を温存するには，静脈間や側頭葉側を利用する．術後静脈灌流障害をできるだけ起こさないように注意することが術者の技量を上げる．
・最終的に sylvian valleculae を開放して完全に前頭葉と側頭葉を分離する．

2.2.2 大脳半球間裂

interhemispheric approach の最大の利点は，前交通動脈部の全貌が確認できることである．高位，後方向の動脈瘤や大型動脈瘤（12mm 以上）がよい適応となる．
手術は早い段階での A1 確保が鍵となる．

① 両側前頭開頭の際，鶏冠を削除し大脳鎌を先端で切断すると架橋静脈の走行に関係なく広い術野が得られる．
　・頭部は前頭蓋底が垂直となる程度の屈曲位で固定する．
　・両側の嗅球，嗅索は早めに前頭葉底から剥離しておく．
　・嗅球は嗅窩からはがれないようにフィブリン糊で先に固着させておく．
② 直回の癒着が一番強いが，剥離の容易な部分から困難な部分へと進める．
③ 最強拡大にして軟膜に軽く緊張を加え，trabecula のみを鋭的に切離．
④ 比較的粗である小動脈周囲を糸口にすると剥離しやすい．
⑤ 橋静脈の剥離．
　・静脈の切断は静脈性脳梗塞や挫傷性出血の原因となり，必ず温存しなければならない．
　・外側は静脈が枝分かれして脳表に分岐する地点まで，内側は上矢状静脈洞入口部が確認できるまで剥離する．
⑥ 脳の緊張が強ければ脳室ドレーンを挿入し，脳を完全に slack にすることが重要である．髄液を引きすぎると逆に剥離は難しくなるので注意．

2.3 動脈瘤の剥離

① 術中破裂はどの段階でも起こり得る．太い吸引管は，いつでも使えるようにあらかじめセットしておく．今，破裂したらどういう順番でどのようにするかを常に考慮しておき，道具も準備し，助手，看護師と話し合っておく．
② 動脈瘤の発生した血管の分岐部を目指して剥離する．動脈瘤の剥離にかかる前には必ず親動脈を確保する．すなわち，動脈瘤とは反対側の親血管の外側縁をたどりながら剥離し，動脈瘤を見ずに近位部と遠位部を確保してから親血管の動脈瘤側を剥離し，ネックを露出する．通常は全貌を剥離する必要はまったくない．
③ テンポラリークリップをかける位置は同一視野内にあるのがベスト．でなければ，確保した位置に目印を置いておく．
④ 選択したテンポラリークリップは実際にあてがい，クリップの長さ，角度などが適切であることを確認しておく．
⑤ 動脈瘤破裂部に力が加わらないように鋭的に剥離する．血管剥離鉗子やゾンデ類で瘤壁に癒着した小血管などを丁寧に剥離する．

2.4 ネッククリッピング

① ネック周囲およびネック後方から出る分枝を完全に剥離してからクリップする.

② 特に動脈硬化を伴った動脈瘤の場合,血栓による末梢血管塞栓防止のため1回で決めるようにする.親動脈の動脈硬化が強いときにはテンポラリークリップは避ける.

③ ネッククリッピングは,ブレードの長さ,形状は適切か,穿通枝を挟んでいないか,適切な位置にかかっているか,先端は届いているかなどを確認しながら,ドームとネック間に緊張が加わらないようにゆっくり閉塞していく.死角部は内視鏡観察が役に立つ.

④ 種々のクリップ,クリッピング法に熟知しておく.
- ・parallel clipping, perpendicular clipping, cross clipping, tandem clipping, multiple clipping, dome clipping(tentative clipping)など.
- ・チタンクリップはエルジロイと比べ,特に大型のものでは把持力が弱く,開き幅も狭いことを周知しておく.杉田クリップの方がヤサジルクリップより開き幅は大きい.
- ・異種金属クリップによる multiple clipping は電子イオン交換作用により金属腐食の原因となるため,避けた方が無難.

<サイドメモ>

　クリッピングは最初の1本で完全ネッククリップが困難な場合は組み合わせクリップ(multi clipping method)を推奨する.まずは破裂部を押さえる1本目のクリップを無理のない角度から挿入し,残存瘤部分はその形状に適したクリップを追加する.2本目のクリップを意識して1本目のクリッピングを行う.

---

⑤ 広頸でしかも動脈硬化を伴っている場合にはクリップのブレード分ほどの余裕を持たせてクリップを置くと親動脈の開存はちょうどいいサイズになる.さらにクリップを追加したりフィブリン糊を塗布し slip を防止する.

⑥ やむなくネックが残存する場合にはネオベール®などのラッピング材質で覆い,フィブリン糊を塗布し,補強する.

⑦ ネッククリッピング後の最終確認
- ・完全閉塞かどうか,ドーム底側を穿刺し確認するのも一方法である.特に壁厚が不均一な場合は完全に閉塞してないこともあり要注意.先端角30°や70°による内視鏡下の確認は効用がある.
- ・残存ネックの有無や穿通枝を挟んでないか,ドーム全体を剥離,翻転し確認後,クリップを最適な位置にかけ替える必要がある場合がある.完全ネック閉塞をゴールとする.

・親血管の狭窄，閉塞の有無を ICG，内視鏡，ドプラ血流計などで確認する．血栓化動脈瘤では術中 DSA が有用．

<サイドメモ>
　大型内頚動脈瘤では 7Fr カテーテルにより頚部をバルーンで閉塞し，場合によっては動脈瘤内の血液を逆行性に吸引し，瘤末梢側にテンポラリークリップをおきトラッピング状況とし，瘤内圧を上げ，動脈瘤周辺にスペースをつくり，マルチクリップで瘤ネックを閉塞する方法（Suction decompression 法）がある．

2.5　テンポラリークリップの応用

① 原則として大きい動脈瘤のネック裏側の確認やクリッピング直前時，危険なところを剥離するとき，クリップのかけ替え時，破裂したときなどに有用であるが，安易には用いない．
② 脳保護法（仙台カクテル，バルビツレート，低脳温など）のもとに使用する．
③ 遮断中，血圧はやや高めに維持する．
④ 動脈硬化性の部分や穿通枝にはかけない．
⑤ 5 分くらいで一時解除するのが望ましい．破裂していたらドームクリップに切り替え，遮断時間の短縮に努める．

<術中モニタリング>
　血流の一時遮断による脳虚血を防止する目的が主である．
① 皮質脳血流モニタ
② 電気生理学的モニタ
　・正中神経刺激体性感覚誘発電位（somatosensory evoked potential：SEP）
　・SEP の中枢伝導時間（central conduction time：CCT）の延長と N20 の peak 値の平坦化に注意する．
　・視床から知覚野を含む大脳の広範な部位の血流低下は診断可能であるが，穿通枝領域の病変の検出はできない．
　・穿通枝障害を含む，皮質脊髄路のチェックには運動誘発電位（motor evoked potential：MEP）を利用．脳表刺激，経頭蓋刺激とも穿通枝障害には非常に鋭敏である．
③ マイクロドプラ血流計

2.6 術中破裂への対応

2.6.1 術中出血をきたさないために

① 急激な脳圧下降に注意する.
② 破裂しやすい動脈瘤,時期の認識.
   ・IC dorsal(anterior wall)aneurysm, pseudoaneurysm(外傷性,解離性),術側に向いているブレブを有する,出血多量例,再破裂例,グレードの悪い例など.
   ・ほとんどが動脈瘤の剥離や不完全剥離でのクリッピング時に起こる.
③ 常に動脈瘤の位置を意識し,破裂部に緊張がかからない操作を心がける.特に脳ベラの牽引方向,脳ベラの装着,離脱時は丁寧に行う.
④ 破裂部位に近づくと,血腫の性状が固い白色血栓〜フィブリン塊へと変わるのでそれには絶対触れない.
⑤ ドーム側の剥離は必要最小限とする.
⑥ テンポラリークリップ以外に,収縮期血圧 70〜80mmHg 程度の一時的低血圧も有用.ただし,高齢者の低血圧麻酔はさまざまな合併症をきたしやすいことに注意する.

2.6.2 術中出血時の対処

① まずあわてず,出血量に見合った太さの吸引管に変え,出血が深部に回り込まないように吸引するのが最も大切.出血が少ない時点で血液を吸引することである.両手で吸引が必要となることもある.
② 出血点を素早く見極め,片手で出血をコントロールできるようにポイント・サッキングする.
   ・吸引管を出血点に直接あてて吸引するのは,傷口を大きくしたり末梢部の著明な虚血をきたすので好ましくなく,綿花を介すか出血点から少し離してしっかり固定保持する.
③ テンポラリークリップをかける.
   ・動脈瘤は内圧が下がり柔らかくなり虚脱するのでネックの剥離は容易となる.
   ・虚脱した折にはバックフローがないので虚血時間は極力短くする.
④ テンポラリークリップがかけられないとき,出血のコントロールが困難であれば,
   ・頚部を圧迫してもらう.
   ・収縮期血圧 70〜80mmHg 程度まで血圧を下げてもらう.
   ・助手に吸引してもらいながら蝶形骨稜に沿って前頭葉下に入り,carotid cistern を開き内頚動脈を確保してから動脈瘤に向かう.

482 Ⅶ. 脳血管障害

・出血を吸引しつつ動脈瘤を剥離し，ひとまず仮のクリップ（tentative clip）を
かけ止血する．tentative clip で周囲の正常血管も同時に閉塞していることも
あるのでよく確認する．この際，確実にネックが出るまでネッククリッピン
グを行わない心構えが大切．

2.6.3　破裂時にしてはいけないこと

① あわてて操作が粗雑になり二次的損傷を加える．
② 不十分な剥離のままクリップをむやみに突っ込む．
③ 綿片などを詰め込んで圧迫止血しようとし，出血を深部に回り込ませる．
④ バイポーラーで凝固して止血しようとして傷口を大きくする．

＜術中破裂のタイミング＞
・脳ベラによる圧排と解除時
・動脈瘤周辺剥離時
・クリップをかけるとき → クリップによる損傷，ブレブからの出血
・クリップをかけた後 → ブレードがネック全体にわたって届いていない
・動脈瘤が正常血管の一部を encase している場合の，血管の剥離操作

2.7　くも膜下血腫の除去

① 可及的に主幹動脈周囲の血腫を除去し，髄液の疎通性を図る．
② イリゲーションつきサクションによる血腫の洗浄と除去．強いイリゲーション
圧が有用
③ 洗浄液にウロキナーゼなど血栓溶解剤を加えると血栓が soft になり吸引除去し
やすくなる．
④ 吸引の際，動脈には直接触れずに動脈に沿うように左手の吸引管を動かし，吸
引圧を指で微調節し丁寧に除去していく．
⑤ 特に血腫が固く動脈にへばりついているような場合は脳血管攣縮が高い確率で
発生するため，根気強く末梢まで除去する．ただし，シルビアンヘマトーマな
ど脳溝に沿った樹枝状の厚い血腫がある場合には，穿通枝や静脈損傷の可能性
が高いため深追いしない．ウロキナーゼなどの血栓溶解剤の塗布などを行う．
主幹動脈周囲の血腫は除去し，髄液に接するようにしておき，術後の血栓溶解
剤に期待する．シルビアンヘマトーマを完全に除去することは，内部の正常小
動静脈も同時に切断摘出することになる．

2.8　ドレナージの設置

① H.H. グレードⅢより重症な場合は正常な髄液の流通をよくする工夫が必要で，ウロキナーゼを使用した可及的くも膜下血腫の除去，術中人工髄液での十分な洗浄，腰椎ドレナージなどが有用である．

② Fisher グレードⅢでは血腫残存部，脳底槽あるいは脳室，動脈瘤周囲などにドレナージチューブを留置し，術後の脳槽-脳槽あるいは脳室-脳槽灌流に備える．数日後にランバードレナージに切り替えてもよい．脳の正常な髄液の流れが重要で，ドレナージ過多に注意する．

③ 閉頭前に血腫残存部に留置したドレナージチューブから血栓溶解剤を注入することもある．

3.　主な部位の動脈瘤

3.1　前交通動脈瘤

3.1.1　特　徴

① 血管構築が複雑でオリエンテーションがつきにくい．
手術時の頭位，脳圧排による偏位などで予想と異なってくることがある．常に正中の位置，両側視神経，視交叉，半球間裂などの指標が大切となる．動脈瘤の高さを考慮し，術前 CTA シミュレーションを行う．すなわち，高位では頭蓋底側から観察するようにする．

② 前交通動脈の後壁から重要な血管である視床下部動脈が分岐する．たいてい一方のネック近傍から分岐する．細いうえに裏側になり確認しにくい．内視鏡による早い時点での確認も有用である．

③ 窓形成などの血管破格が多い部位には DSA にて読影しきれないことがあり，その存在の可能性を念頭に入れておく必要がある．手術の難易度は上がる．窓形成部内に発生した破裂動脈瘤は，窓形成血管を完全に温存してクリップできることは少なく，穿通枝が分枝しない上方側の血管と同時にクリップする．

3.1.2　pterional approach（図 33.3）

① 通常前上方への発育方向の動脈瘤では，A2 が後方に位置する側からアプローチするとネックが見やすく，剥離操作，クリッピングは容易だが，ときに A1 確保に工夫を要することがある．

② A1 優位側からだと親動脈の確保は容易だがクリッピングの難易度は高くなる．

ネックが A1-2 や前交通動脈の裏となり，有窓などの複雑な形のクリップが必要となる．
③ A2 に挟まれた大きめの動脈瘤では A2 ネック間の癒着の程度がポイントとなるが，ネックにスペースが開いている側が奥となるようにアプローチした方がクリッピングはやさしい．
④ 動脈瘤が後方向きの例では，A2 が前方になる側からアプローチしないとネックの視認が困難となる．
⑤ シルビウス裂を分けるときは頭位の回転を少なくし，奥に進むに従って傾きを大きくしていく．
⑥ Heubner 動脈などの穿通枝を脳からも十分剥離し，その上に脳ベラをかけない．
⑦ 前交通動脈の裏側は同側 A1-2 の後方からも十分確認する．
⑧ 半球間裂を十分切開する，直回を一部切除するなど脳圧排を軽減する工夫をする．
  ・シルビウス裂を十分末梢部から開く．
  ・蝶形骨稜から眼窩上外側壁を十分奥まで削り，前頭蓋底を平坦にする．
  ・側頭側も少し広めに開頭し，シルビウス静脈が視野に入るくらい外側下方から見上げる．
  ・必要なら前床突起を削除し distal ring まで硬膜を切り込むと前頭葉底に操作空間が広がり，より外側下方からの術野が広がる．
  ・前頭葉底面と両側の A1 や視神経との間のくも膜を切離し，lamina terminalis cistern も広く開放し前頭葉を十分可動化する．
  ・basal interhemispheric fissure を広く分けると直回除去の必要は少ない．

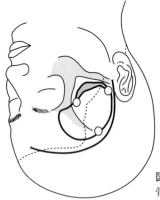

図 33.3　右前頭側頭開頭．頭蓋底ギリギリまで骨を切除する．

＜前交通動脈瘤の場合における開頭側の決定＞
① 脳の非優位側
② A1 の優位側
③ A1-A2 junction が後方にある側
④ 脳内血腫がある側
⑤ 術前シミュレーションを十分検討
⑥ 多発性の場合には，もう 1 つ動脈瘤がある側
⑦ 動脈瘤の発育方向
⑧ 利き手側
　動脈瘤の前床突起からの距離に要注意．動脈瘤が前床突起から 5mm 以上あれば，interhemispheric approach も考慮する．

3.1.3　interhemispheric approach（図 33.4）

① 動脈瘤が高位，後方にあるか，サイズが大きい場合に適応となる．
② 両側前頭開頭の方が視野に余裕ができてよい．
③ 半球間裂は脳梁膝部（A2-3）近傍まで十分広く開ける．
④ 半球間裂の剥離はときに癒着も強く熟練を要する．
⑤ まず嗅神経を嗅球部で固定し，引き抜き損傷されないようにし，嗅索，嗅三角まで段階的に剥離する．嗅球部に入る静脈は切断せざるを得ないが，動脈は可及的に温存する．
⑥ 脳梁膝部（A2-3）近傍まで剥離し，血管周囲の髄液腔を利用し，深部から浅部と剥離すると容易になる．
⑦ complicated な動脈瘤では A3A3 バイパスができる準備をし，basal interhemispheric

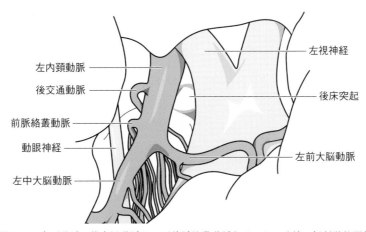

図 33.4　内頚動脈，後交通動脈および前脈絡叢動脈とそれらの分岐の解剖学的関係

486 Ⅶ. 脳血管障害

approach で前頭蓋底を底面にした広い三角形の術野を確保すると広い working space が得られる.

⑧ 脳は手前に引くように右に脳ベラをかけ，左は吸引管でくも膜に適度な緊張を加えて，いかに容易な術野を自分で作るかに集中する.

3.2　前大脳動脈末梢部動脈瘤

① 同側の一側性アプローチ：大脳鎌より下方では反対側からでもアプローチ可能
② 架橋静脈間に 2cm 以上の間隙があるところから入る.
③ 脳の緊張が強いときは脳室ドレーンを設置する.
④ 末梢部からアプローチし，脳梁周囲動脈と両側の脳梁辺縁動脈，脳梁を早めに見出しオリエンテーションをつけ動脈瘤に接近する. 動脈瘤近位側 A2 と脳梁膝部との位置関係により難易度が異なるため，術前シミュレーションが重要.
⑤ 脳梁膝部では脳梁辺縁動脈はカーブしているので，近位部は確保しやすい.
⑥ 本幹が細いのでクリップは主幹動脈と平行になるようにする. さもないと偏位による kink を生ずることがある. 大きなクリップは避け，ミニクリップを複数使用すると有用である.
⑦ 脳ベラは大脳鎌側と半球間裂の前頭葉もかける.

＜サイドメモ＞
・蝶形骨稜のドリリングについては，上眼窩裂（SOF）の深さまで，眼窩上壁の後外側壁が平坦になるまで.
・前床突起（ACP）の外側縁から内側に削り始め，視神経管に垂直に削開し，unroof し，optic strut を含め視神経管外側を完全に除去する. ACP を硬膜から剥離し，除去する. 眼窩上壁と SOF の外側壁まで除去する. 内頚動脈，視神経に可動性ができるので，内頚動脈近位部の操作性が向上する.
・髄液漏に注意する.
・前外側下向きの中大脳動脈瘤は，蝶形骨稜に癒着している可能性があり，ドリリングの際に注意する. 3D-CT での観察が必要.

3.3　IC-ophthalmic aneurysm

① Dolenc のアプローチで動脈瘤の向きに注意しつつ硬膜内・外アプローチで蝶形骨翼内側，前床突起を削骨し，視神経管を開放する. 上方向瘤では通常，直またはバイオネット型を，下内向きはリングクリップを用いる.

② 次いで硬膜を distal ring まで切り込み海綿静脈洞を開き，内頚動脈の中枢側を確保する．

③ 続いて眼動脈を損傷しないように硬膜輪を全周にわたって切断し，内頚動脈を完全にフリーにする．硬膜輪に眼動脈が癒着していることがあるので要注意．

④ この部位の動脈瘤は 15mm 以上の大型ないし 25mm 以上の巨大動脈瘤となり視神経の障害で発見されることがある．大型例では吸引除圧（suction decompression）法を併用したクリッピングが必要となることがある．

3.4 C2-3 portion aneurysm

くも膜下出血を起こす危険性があるので治療を要する．

① optic strut など周囲の骨は十分に削除する．

② distal ring は全周にわたって開放する．

③ 内頚動脈外膜に切り込まないように注意する．

④ 内頚動脈，動脈瘤周囲のくも膜は完全に切除する．

⑤ 海綿静脈洞にサージセル®を詰めて止血しつつ，内頚動脈を手前に浮かせる．

⑥ ブレードが湾曲した有窓クリップが有用．

⑦ ブレードの長さをダイヤモンドドリルで削って調節し，先端は丸くして使う．エルジロイで短い有窓クリップを用意しておく．

3.5 IC-PC aneurysm

① 破裂すると大出血となるので太い吸引管を用意しておく．

② テント縁などの硬膜と癒着していることがあるので，くも膜をつけたまま剥離した方が安全．

③ 動眼神経麻痺があるときは壁の急速増大が疑われ，無理に剥離しない．

④ 外側向きの場合，側頭葉との癒着に注意する．
後方向きは，側頭葉側から観察するか，湾曲クリップで内頚動脈後壁に沿ってクリッピングする．

⑤ 後交通動脈や穿通枝の走行は内頚動脈と視神経の間からも確認する．内視鏡観察も有用．前脈絡叢動脈が癒着していることがあり，必ず剥離し，MEP は必須である．

⑥ 広頚の動脈瘤は直クリップを用いた垂直方向のクリッピングではネックが三角状に残るので，湾曲でクリップするか，平行方向のクリッピングとする．

⑦ 出血例やサイズが大きな病変で親動脈の内頚動脈が短い症例では親動脈の確実な確保のため，前床突起削除，頚部での内頚動脈の確保が必要となる．

3.6 IC-anterior choroidal aneurysm

前脈絡叢動脈は約 1mm という径が細いうえに内頚動脈との差が著しいため血流障害（Monakow 症候群）をきたしやすく，恒久的な神経脱落症状が出るのでその温存に特別の配慮が必要となる．数本出ていることもある．

① pterional approach，中枢側の確保，ネッククリッピング，終板槽の開放，Liliequist 膜の開放，くも膜下血腫の除去は随時アプローチの途上で洗浄しながら進めていく．
② 動脈瘤と本血管とはネックぎりぎりまで確実に分離する．術前 DSA でも描出されない穿通枝が存在することが多い．前脈絡叢動脈が動脈瘤から分枝することもあり，完全クリッピング困難なこともあり得る．
③ ICG，内視鏡，マイクロドプラ血流計などを駆使して確認する．MEP は必須である．
④ 機械的なスパズムに対し塩酸パパベリンを塗布し拡張させておく．
⑤ 内側を走行する後交通動脈の穿通枝にも注意する．
⑥ 大きな動脈瘤では，ドームの tentative clip が深部の確認に有用である．

3.7 IC 分岐部動脈瘤

① 内側，外側，裏面と 3 方向に穿通枝が多数存在している．
② シルビウス裂を深部まで開放し，M1 に平行な方向からも観察し裏側を十分確認する．シルビウス静脈の前頭葉側，側頭葉側両方から違う角度で動脈瘤の裏を確認することで広範囲の穿通枝確認が可能となる．
③ 大型動脈瘤，後方向き例では内視鏡などで穿通枝の有無を確認，剥離する（図 33.5）．手術難易度は高くなる．

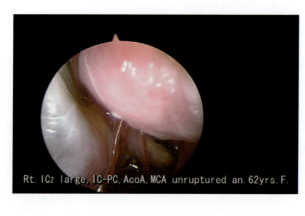

図 33.5　神経内視鏡は顕微鏡の死角部にあたる穿通枝の確認には欠かせない手術機器である．

3.8 IC dorsal（anterior wall）aneurysm

① 特徴
  ・血管分岐と無関係に C1-2 部の dorsal（anterior wall）に発生した動脈瘤で，blood blister type（広頚で血豆状）と saccular type（非血豆状）がある．
  ・壁が薄いため，retract や剥離中の術中破裂，クリッピング時のネックの破損など，術中破裂の危険性が高い．
② 頚部で内頚動脈を確保しておく．
③ 硬膜外に蝶形骨翼，前床突起を削除すると操作空間が広がりシルビウス裂を分けたり脳を retract しないで内頚動脈を確保でき，ドームが脳に癒着しているときには特に有用．
④ ドームに癒着したくも膜は剥離しない．
⑤ 浅側頭動脈を温存しバイパスに備える．high flow bypass が必要なこともあり，橈骨動脈または大伏在静脈確保の準備をしておく．
⑥ クリッピングは根元から動脈瘤が裂ける場合があるので通常行わない．
  ・テンポラリークリップにて動脈瘤内圧を下げてから clipping on wrapping．
  ・ブレードは内頚動脈と平行に．
  ・ネックが脆弱な場合は躊躇せずゴアテックス®やテフロン®ネオベール®などを用い，ラッピングした後にクリップをおく clipping on wrapping 方式による組み合わせ方法も推奨される（図 33.6）．
  ・内頚動脈が明らかに解離している場合は，high flow bypass を行う．

非常に破れやすい動脈瘤なのでこのようにラッピングした後に，一部外膜を含めつまむようにしてクリップする．

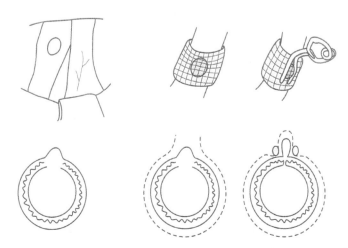

図 33.6 IC anterior wall aneurysm の clipping on wrapping 方式によるクリップの手法

3.9 中大脳脳動脈瘤

　　シルビウス裂の剥離困難例や M1 が深部を走行する場合は手術を困難にする．順行性に中枢側から中大脳動脈分岐部に到達する方法と末梢側からの接近法がある．中大脳動脈分岐部動脈瘤は M1 の長さと走行により，その存在部位と動脈瘤の向きが決まる．

・M1 が短い場合にはネックは limen insulae（島限）より中枢側に存在．

・M1 の長さが中等度の場合には limen insulae を越えないあたりに．

・M1 が長い場合には動脈瘤は側頭葉に埋没する．

・M1 が上方凸の走行をする場合には動脈瘤は下方に垂れ下がる．動脈瘤破裂点がシルビウス静脈に接していることもあり，術前シミュレーションで確認する．シルビウス裂遠位部深部で安全に M1 を確保する．

　　動脈瘤が上向きに発達している場合には，M1 が動脈瘤の陰になり確保が難しいため，中枢側からのアプローチの適応となる．

① M2 側からアプローチする方が脳に対して愛護的であり，破裂の危険は少ない．両側 M2 を末梢側で確保し，オリエンテーションをつけてから近位部を確保する．

② M1 が短い，破裂部位が手前を向いているような場合は先に内頚動脈を確保しておく．

③ シルビウス静脈の剥離は，前頭葉からの皮質静脈が多いときはシルビウス静脈間から入り，側頭葉側から入ってもよい．

④ 側頭葉内血腫合併例では，減圧目的にある程度の血腫を除去した後にシルビウス裂を分ける．

⑤ ネックが本幹の 2/3 近く占める広頚の場合も多く，複雑な形態のネックが多いため，複数のクリップを組み合わせて親血管形成的にクリップすることが多い．

⑥ 細血管が動脈瘤に癒着していることも多い．

⑦ 死角の確認には内視鏡が有用である．

3.10 脳底動脈先端部動脈瘤

① P1 からの穿通枝の確認が困難な側からの pterional approach を基本とし，以下の視野拡大の工夫を加える（図 33.7）.
② 硬膜外に前床突起を除去し，硬膜を頭蓋底に垂直に distal ring まで切り込み，distal ring を開放すると内頚動脈の可動性が増し広いスペースが得られる．
③ さらに側頭葉先端硬膜を上眼窩裂，海綿静脈洞から剥離し側頭極を後方に圧排すると，シルビウス静脈を温存しつつ内頚動脈外側により広い操作スペースが得られる（extradural temporopolar approach）.
④ 動脈瘤が高位（鞍背より 15mm 以上）のときは外側下方から見上げる zygomatic approach，さらに大きいときは眼窩外側を切離する orbitozygomatic approach（図 33.8）とする．逆に低位のときは後床突起を削除する必要がある．
⑤ 後交通動脈を持ち上げて進入し動眼神経を指標に P1，SCA 間に達し，脳底動脈を確保する．
⑥ 穿通枝は確実に温存しなくてはならないが，動脈瘤から剥離困難なときは有窓クリップなど工夫しネック形成的クリップにする．
⑦ 内頚動脈を脳ベラで圧排するときは間欠的にする．
⑧ 脳底動脈のテンポラリークリップは 5～10 分以内に．
⑨ 内視鏡で早めにネックや瘤の位置，形状，P1 からの穿通枝を確認しておくことが重要である．
⑩ 瘤が見つからないときにはドプラによる探知や SAH の多い部分を探すのも方法である．

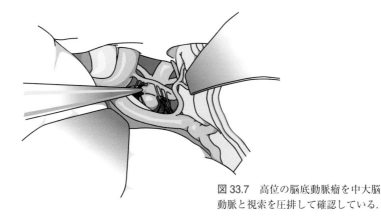

図 33.7　高位の脳底動脈瘤を中大脳動脈と視索を圧排して確認している．

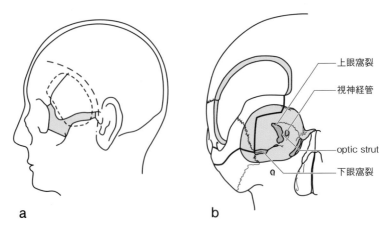

図 33.8 (a) 低い開頭．斜線の眼窩外側〜頬骨弓をはずす．(b) 前頭側頭開頭の後，periorbita を十分に剥離し，ボーン・ソウを用いて眼窩縁，頬骨，頬骨弓を一塊として切断する．

3.11 BA-SCA aneurysm

① 動脈瘤のある側からの pterional approach．subtemporal approach も有用．
② transclinoid approach のよい適応で，より広い術野で適切な大きさのクリップを使うことができる．
③ 低位では後床突起，鞍背を削り脳底動脈を確保する（図 33.9）
④ 動脈瘤深部には脳幹からの穿通枝が存在することがあり注意が必要である．脳底動脈瘤ではクリップは動脈瘤を超えないぎりぎりの長さが望ましい．
⑤ 動眼神経がネック近傍を併走しているときは難しいが，瘤内圧を下げてから有窓クリップなどを用いてクリッピングする．

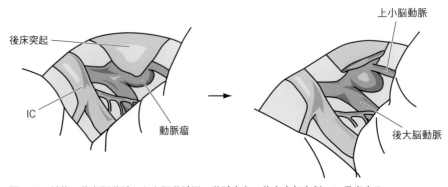

図 33.9 低位の後大脳動脈・上小脳動脈間の動脈瘤を，後床突起を削って露出する．

3.12 BA-AICA aneurysm

① anterior transpetrosal approach では中頭蓋窩底部，錐体骨の先端部を削って直接斜台の中 1/3 に到達するので，さらに低い部分の BA-AICA aneurysm，VA union aneurysm へも到達できる．メッケル腔を開放して三叉神経に可動性をもたせる．

② Dolenc の transcavernous approach により，斜台の上 1/3 までの到達は可能である．内頚動脈の水平部の内側の海綿静脈洞を経由して，後床突起，鞍背，斜台上部の骨を削る．

③ 動脈瘤のある側の combined transpetrosal approach（第Ⅻ章 64 節を参照）．上下から凝血を除去し，どちらからクリッピングするのがよいかを決める．

3.13 VA union aneurysm

① 動脈瘤に近い側の transcondylar approach, transcondylar fossa approach（第Ⅻ章 65 節を参照）がよい．

② 頚静脈結節が視野の妨げになるときは，Ⅸ，Ⅹ，Ⅺ神経やⅫ神経に注意し硬膜外に削る．頚静脈球にも注意する．頚静脈結節が突出しているときは far lateral approach でも腹側の観察は困難なこともあり，術前 CT などで頚静脈結節を確認する．

③ 頚静脈結節を削ると神経の可動性も得られる．

④ VA，PICA より分岐する穿通枝は本数も少なくまた走行に余裕があるが，一方 BA のものは VA と比べ太くて短いので注意する．

⑤ 血流遮断やネッククリッピングには長いクリップが有用．

＜血管内からの脳血管攣縮の治療：選択的動注療法＞

　脳血管攣縮の予防には，まず，クリッピング術後に脱水，貧血，低アルブミン血症などを補正し，normovolemia-mild hypervolemia，軽度の昇圧を図る．

① triple H 療法

② 血腫溶解療法

③ 薬物療法

　　・パパベリン

　　・ファスジル（副作用：脳出血，散瞳，血圧低下，過呼吸，痙攣，脳局所症状，血小板減少）

　　・その他：ステロイドやカルシウム拮抗薬を動脈内投与することもある．

3.14 VA-PICA aneurysm（図 33.10）

① 正中線よりのもの，ドームが脳幹側向きのものはネッククリッピングは難しく transcondylar approach が有用だが，occipital condyle は必要時にのみ削る．
② IX，X神経の奥での手術操作になるが，この神経の間からの進入は極力避ける．
③ VA本幹は動脈瘤から急峻に内方へ方向を変えるので遠位部は確保しやすい．
④ 下部脳神経，特にXII脳神経は動脈瘤の近傍を走行するので注意を要する．

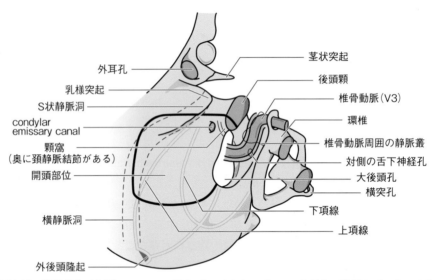

図 33.10　開頭部位（右側）．paramastoidal suboccipital craniotomy を行う．数個のバーホールを設けリューエルで骨を削り取りながら開頭する．S状静脈洞が1/2の幅に露出するまで開頭を外側に拡大し，最後に顆窩を切除する．

文　献

Aarhus M et al: Acta Neurochir（Wien）(2009 in press).
Bambakidis NC et al: Neurosurg Focus 26: E6(2009).
Chen L et al: Acta Neurochir（Wien）, 151: 781-784(2009).
de Oliveira JG et al: Neurosurg Focus 26: E3(2009).
Hattingen E et al: Neuroradiology 50: 929-938(2008).
Kapsalaki EZ et al: J Clin Neurosci 15: 153-157(2008).
Kirk HJ et al: J Neurosurg 23: 40-47(2009).
Lall RR et al: Acta Neurochir（Wien）151: 125-130(2009).
Lehecka M et al: Surg Neurol 70: 232-246; discussion 246(2008a).
Lehecka M et al: Surg Neurol 70: 135-151; discussion 152(2008b).
Lehecka M et al: Surg Neurol 70: 352-367; discussion 367(2008c).
Lehecka M et al: Neurosurgery 63: 219-228; discussion 228-219(2008d).
Meling TR: Neurosurg Rev. 40: 587-593(2017).
Tabatabai SA et al: Cases J 2: 35(2009).

$34.$ 脳動静脈奇形(AVM)手術のポイント

富永 紳介

1. AVM 摘出手術の基本

　脳血管塞栓術や定位的放射線療法が導入された現在においてもマイクロサージェリーによる摘出術が AVM 治療のゴールド・スタンダードである（鎌田 2014；Karlsson 2001）．AVM 摘出手技に関し術者間に多少の異論があっても，基本は一致している．大きめの開頭の後，feeder を閉塞し，nidus 周囲の切開により側面ついで底面を周囲脳から分け，最後に drainer を切断する．nidus の全面剥離が完了するまで main drainer を温存すること．これが AVM 摘出術の鉄則である．

　基本を忠実に守っても，手術の後期には出血しやすく nidus の圧縮性が低下し摘出が困難となる．feeder の遮断により低下した nidus の内圧が，周囲脳から leptomeningeal collateral circulation, 時に silent feeder を介しての nidus への血液流入量が増すことにより，feeder 遮断前のレベルかそれ以上に高まったことが原因である．それまでに drainer を遮断していれば，その遮断も nidus 内圧の上昇の一因となっている．手術時間が長くなるほど，collateral circulation や silent feeder から nidus に入る血液が増し，摘出が捗らなくなる．術前の周到な摘出計画・補助療法，手際のよい摘出手技により，術中血管写やモニタリングなどに費やす時間を含め手術時間の短縮に努めねばならない．

　ここでは AVM 手術のポイントの1つであるアプローチについて文献を参考に筆者の経験をもとに述べる．

2. 脳 AVM のアプローチ

　諸々の接近法のうち，次の3点をもとにしてアプローチが選ばれる．

　1）motor area, speech area, optic radiation, motor fiber, memory circuit, basal ganglia, thalamus, hypothalamus, cranial nerve などの eloquent cortical area, eloquent subcortical area, important fiber tract が損傷されないこと．

　2）一定の大きさ以上の血腫か脳軟化巣を伴っているとこれらの除去後の cavity

の利用が可能であること.

　3）術中，適切な体位と頭部の位置がとれ，重力による retraction が利用できる．胸腔内圧の上昇をきたさないこと.

3. 大脳半球 AVM

3.1　Frontal lobe AVM

・high grade AVM は一般に深部穿通枝からも血流を受けるので，諸々のモニタリングの下，nidus 摘出の着手前に穿通枝からの出血に備え，その親動脈まで露出し穿通枝のコントロールを得ておく.

・lateral frontal AVM は transfrontal に，basal frontal AVM は subfrontal に，sylvian frontal AVM は transsylvian approach により摘出する.

・大きい sylvian AVM は eloquent brain が近接し，middle cerebral a.（MCA）が terminal a.，一部は transit a. として走り，basal v. of Rosenthal などの deep vein が複雑に関与している．lenticulostriate a. や下角に入る前の cisternal choroidal a. を温存し inferior temporal a. や MCA 由来の feeder のみを遮断（skeletonization）するのは容易でない.

3.2　Parietooccipital AVM

　transparietooccipital approach が適する．術前塞栓術により閉塞できなかった posterior cerebral a.（PCA）由来の feeder を，ついで anterior cerebral a.（ACA）由来の feeder を，あるいはその逆順で，interhemispheric approach により遮断し，最後に MCA 由来の feeder を遮断して transcortical approach により nidus を摘出する.

3.3　Temporal lobe AVM（図 34.1）

・側頭葉は lateral，sylvian，basal，medial の 4 面を持っている．一般に lateral temporal AVM は temporal transcortical が，sylvian temporal AVM は transsylvian が，basal temporal AVM は subtemporal approach が採られる.

・temporal transcortical approach は上側頭回経由が適している．Sylvius 裂を開放せずにこれとほぼ平行の軟膜下切開により nidus にアクセスする．後方に切開が

及ばない限り，術後視野狭窄を起こすことなく広い術野が得られる．

- medial temporal lobe は anterior, middle, posterior の 3 部分に分けられることが多い（Campero 2006；de Oliveira 1992）．いずれも深部にあるが，surgical approach が同じでないことが理由である．
- anterior medial temporal region（MTR）の範囲は rhinal sulcus の上端から uncus の後端を通る垂直線まで，middle MTR は uncus の後端から quadrigeminal plate を通る垂直線（あるいは anterior splenial line）まで，posterior MTR は quadrigeminal plate から calcarine point（parietooccipital sulcus と calcarine sulcus の交点）を通る垂直線までである．
- anterior MTR AVM には transsylvian pretemporal（temporopolar）approach が適している．
- middle MTR AVM には transsylvian transinsular approach か anterior temporal lobectomy transventricular approach が適している．前者の欠点は広い術野が得難いことと，術後往々に対側同名性上 1/4 盲をみることである．下角の天井と側壁に接する Meyer's loop への損傷による．この損傷を避けるには inferior limiting sulcus の corticotomy を limen insulae の直ぐ後に止めることである．これより後方を切開すると視野障害を高率に招く．後者は temporal lobe の切開線を temporal tip より約 2cm 以内に止めた anteromedial temporal lobectomy を先行して広い術野を得てから斜め後方へ下角に入る．術後合併症を伴うことはまずない．

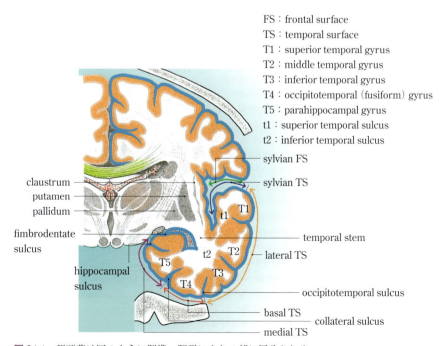

図 34.1　側頭葉は図のように脳溝，脳裂により 4 部に区分される．

・posterior MTR AVM には occipital transtentorial approach（OTA）があるが，middle MTR AVM と 同 じ anterior temporal lobectomy transventricular approach もよい．術野が広く，feeder control が早期に容易に得られるメリットが大きい．

3.4 Paramedian AVM

paramedian frontal AVM，paramedian parietal AVM，paramedian occipital AVM が含まれる．

同側，時に対側 interhemispheric approach が採られる．

両側帯状回を左右に分けて脳染体に達するが，時に左右の帯状回が強く癒着して（時に falx 低形成も伴って）分け難く帯状回を損傷することがある．両側の損傷は避けるべきで，一側を犠牲にしてでも温存する方針をとる．例えば一側にかけるヘラの圧を軽くする．

〈Contralateral approach について〉

contralateral approach には患側の parasagittal bridging v. の損傷を避け，少ない脳圧排（患側のアプローチにおけるよりも）で済むメリットがあるが，大脳半球の両側性障害を招く危険を伴う（Heros 1990, 2010；Wang 2010）．例を挙げると
・大脳半球の 1 側（例えば右側）corticospinal tract（CST）に病変をもつ例に反対側 interhemispheric approach をとると，左側で parasagittal bridging v. の損傷による静脈梗塞や脳の圧迫による左の CST の障害をきたし，術前の病変により，あるいは病変摘出に伴う手術操作による右 CST の損傷とで両側性の不全片麻痺をきたす危険がある．
・側脳室三角部外側壁に及ぶ病変（例えば右側）があり右視放線が損傷している例に，左の interhemispheric approach により左の primary visual cortex に損傷をきたすと両側の視野狭窄を招きかねない．
・内側視床や脳弓の両側性損傷は重い記憶障害を招く．すでに 1 側が病変により内側視床あるいは脳弓障害をもつ例に対側 interhemispheric transchoroidal approach を加えると，両側性の内側視床や脳弓障害をきたす危険がある．
［註］脳弓の 1 側病変では記憶障害は全くきたさない，きたしても軽い（Desai 2002；Garcia-Bengochea 1987；Little 1974；Morita 1993；Patel 2014；Woolsey 1975），両側病変でも記憶障害は十分回復する（Mazarakis 2011）という説もある．
・左内側大脳半球後部にある AVM が後頭葉に及ぶ，あるいは出血により半盲をきたした症例に transsplenial aproach をとると splenium の損傷による alexia without agraphia（pure alexia）を伴う disconnection syndrome をきたす可能性がある．

それでも対側からのアプローチは完全に脳室内に限局しているかあるいは三角

部内側壁限局の小さい病変には適応がある（Heros 2010）．Heros は側脳室の一部の病変や視床上部や半球内側の病変に対して原則的に同側のアプローチを選択し，時に対側 interhemispheric transfalcine approach を選択するという．

3.5 Deep AVM

pure sylvian AVM，insular AVM，basal ganglial AVM（putaminal AVM，caudate AVM），thalamic AVM（superior thalamic AVM，medial thalamic AVM，posterior thalamic AVM），pineal region AVM が含まれる．

3.5.1 Pure sylvian AVM

transsylvian approach が採られる．sylvian fissure（SF）は自然の裂溝であり，脳損傷を伴うことなく SF の開放ができるので長く深く開く．SF の開放により可動性をもたせた側頭葉前部を外側に引く（temporopolar か pretemporal approach）と chiasmatic，carotid，interpeduncular，crural の各 cistern や uncus が術野に出現する．AVM が uncus を中心に medial temporal lobe の前 1/3 や laterobasal frontal lobe に nidus が及んでいても摘出ができる．

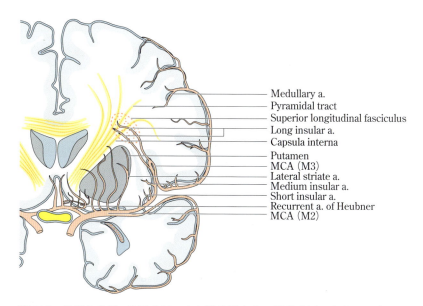

図 34.2　線状体動脈，島回動脈，中大脳動脈由来の髄質動脈の起始と分布を示す．Insular perforating a. は M2，ときに M1，M3 から分岐する．1側半球 M2 から 75〜104 本（平均 96 本）が出る．その長さにより short, medium, long と分けられる．ほとんど（85〜90%）が short で島皮質と外包に，10% が medium で前障と最外包に分布し，残りの 3〜5% が long で perforator-like（Türe）に遠くに伸び放線冠に至っている．

3.5.2　Insular AVM

feeder の skeletonization や nidus の剥離が容易となるので anterior transsylvian と posterior transsylvian の両方にまたがるアプローチが適している．

long insular a. (LIA)，lateral striate a. (LSA)のいずれを遮断してもほとんど例外なく内包性片麻痺を招く．dominant feeder である short, medium insular a. は putamen や内包を損傷することなく coagulate できる（Yaşargil 1999）．

3.5.3　基底核・視床 AVM

血腫を伴わない high grade の症例が手術の対象になることは少ない．血腫があれば部位を考慮せず最短距離で血腫腔に到達し，ここを中継点として nidus にアクセスする．

片麻痺のない基底核・視床 AVM の多くは，その局在が内包の外側か内側かで手術適応の有無が決まる．内包とその内側にある AVM は基底核や間脳の機能が失われていないと手術適応はない．

内包の外側にある insular, putaminal, 時に出血を伴う caudate head の各 AVM の摘出に採られる transsylvian transinsular approach には，corticospinal tract の arterial supplier である LSA や MCA・M2，（ときに M3）由来の LIA の温存が求められる（それには術中経頭蓋・脳表刺激と白質刺激の両法による motor evoked potential (MEP) モニタリングが有用である）．特に long insular a. は corona radiata に分布し，corticospinal, corticonuclear tracts や arcuate fasciculus, occipitofrontal tract を栄養し，LSA と同等の重要性をもつ（Delion 2014）．

LSA は MCA・M1 から分岐する．時に MCA bifurcation 直後の M2 からも 1〜2 本の出ることがあり（Türe 2000），これを insular a. と誤り切断することがある．

a.　Putaminal AVM

内包より外側にある lateral basal ganglial AVM（putamen AVM）には transsylvian transinsular approach を行う．nidus に insula より最短距離で容易に接近できる．feeder は MCA の本幹から出る MCA stem a. 以外に insular perforator や LSA が関わる．drainer は deep sylvian v. を経て深部静脈系に流れる．

b.　Caudate head AVM

caudate head AVM には同側 interhemispheric transcallosal transventricular や対側 interhemispheric transcallosal transventricular，あるいは transcortical, transsylvian transinsular が挙げられる．
・前 2 者は同側の，あるいは対側の半球間裂から脳梁を経て側脳室体部に入り，transependymal route をたどって nidus に至る．

・後 2 者の nonanatomical transcortical approach は尾状核頭部 AVM の摘出に出血性，非出血性にかかわらず選ばれる．特に大型の，あるいは皮質機能を喪失した出血性の症例には nidus が脳表から浅く，俯瞰できるのでよく採られる．

・transsylvian transinsular approach は insula に到達し，ナビゲーションのガイドの下，transinsular に caudate head へ接近する．尾状核 AVM からの血腫が insula 近くに及んだ例に適している．

3.5.4 Thalamic AVM

thalamic AVM は superior, medial, posterior thalamic AVM の 3 つに分けられる．superior thalamic AVM は側脳室の床を形成する視床上面に，medial thalamic AVM は第 3 脳室の外側面を形成する視床内側面に nidus の一部が露出している AVM である．posterior thalamic AVM は fornix body と crus fornicis との移行部より後方の，主に視床枕に存在する AVM である．三者に明確な解剖学的境界はない．epithalamus に属する pineal body AVM もここで述べる．

a. Superior thalamic AVM

・anterior ipsilateral transcallosal approach が適する．流入動脈は lateral posterior choroidal a.（LPChA）とされるが，medial posterior choroidal a.（MPChA）や posterior thalamoperforating a. も豊富に加わっていることが少なくない．PCA から分岐して側脳室下角に入り，側脳室体部を走行する LPChA や middle incisural space 内を走行し velum interpositum に入っている MPChA, transthalamic course をたどる posterior thalamoperforating a. のいずれのコントロールも術野の上方（術者からみて）から得られるが，nidus の一部あるいは全体が露出された後である．流出静脈は internal cerebral v. を経由する．

・anterior transcortical approach は前頭葉に血腫（あるいは脳軟化巣）の合併する例が適応となる．通常，血腫の直上の中前頭回に切開を加えて血腫に至り，血腫を除いてから側脳室に達する．時に血腫がなくとも，interhemispheric transcallosal approach では対応が容易でない大型や，正中線より約 3cm 以上の外側に伸びている AVM には最短距離で nidus に到達できる nonanatomical tanscortical approach が採られる．

b. Medial thalamic AVM

脳弓あるいは内側視床の両側性損傷は記銘力の高度の低下をきたすとされるので，アプローチは nidus の存在している側を選ぶ．

anterior interhemispheric transcallosal transchoroidal approach により第 3 脳室に入ると，第 3 脳室外側壁をなす medial thalamus の内側面とその表面に露出した nidus を直視下に収めることができる．露出部から nidus 表面に沿って剥離摘出す

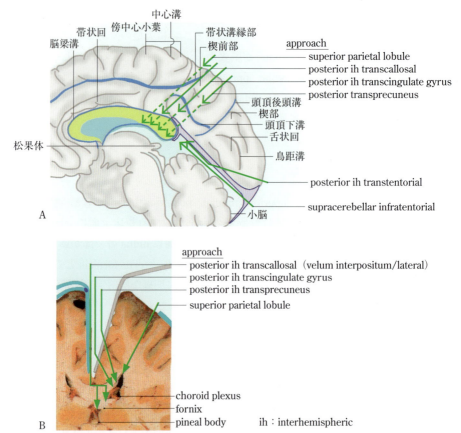

図34.3 視床枕あるいは松果体を通る矢状断面（A）と前額断面（B）に主要な視床接近法のtrajectoryを投影した図である．

る．摘出は冷たいイリゲーション液を十分使用したバイポーラ操作が主となる．

c. Posterior thalamic AVM
・pulvinar AVM（あるいは側脳室体部の後部から三角部に及ぶ AVM）で，nidus の外側縁が正中線より 2.5〜3.0cm 以内の AVM.

　superior parietal lobule（SPL）approach，posterior interhemispheric transprecuneus（or transcingulate）approach，posterior interhemispheric transcallosal approach などがあり，いずれも pulvinal の ventricular part の露出が可能である．ただ側脳室三角部に入る位置は SPL approach による方が transprecuneus approach よりも前方である．したがって nidus が三角部の前部にある例には SPL approach が，後部にある例には transprecuneus approach が適している．

・pulvinar AVM が 2.5〜3.0cm 以上の外側伸展を伴う AVM.

　nidus の外側面が正中より 2.5〜3.0cm 以上の外側にあれば，上記の諸々の

midline か paramidline supratentorial approach では nidus の外側面が視野に収められない．あるいは剥離操作が制約されるので，次に述べる nonanatomic parietal か temporal transcortical approach をとらざるを得ない．

・lower posterior parietal transcortical approach により浅く良好な術野が得られる．短所は同名性下 1/4 盲のリスクが高く，優位半球ではゲルストマン症候群が加わること．

・middle temporal gyrus approach により中側頭回の皮質切開により短距離で下角から三角部に至る．短所は同名性上 1/4 盲，優位半球なら感覚性失語症の危険も加えること．

・inferior temporal gyrus approach により下側頭回か紡錘回の皮質切開により後部下角か下部三角部に至り，feeder である anterior choroidal a. や LPChA の早期の確保ができる．さらに transchoroidal approach を加えると ambient cistern に出て PCA，MPChA の確保が可能となる．短所は v. of Labbé の損傷をきたしやすく，前 2 者に比べて術野が俯瞰できず，かつ制限されることである．

・特に血腫や脳軟化巣が nidus と脳表との間に存在すると，血腫に近い脳表にくわえた initial cortical incision により血腫を除去し，できた腔を経て nidus に接近し摘出を行う．血腫の除去により周囲脳の減圧，術野の拡大と non-eloquent な摘出ルートが得られる．血腫は nidus をじかに包んでいることが多いので nidus の剥離が省かれ，特に nidus 後面の厄介な剥離操作が容易となる．

＜ポイント＞
・三角部の中心は正中線より約 3 cm 外側に位置する（Morcos 1994）．
・pulvinar の後壁が三角部の前壁の一部となっているので，三角部 AVM の approach が概して posterior pulvinar AVM の approach として通用する．時に三角部にいったん入り，大きめの ependymal window と orientation を得られて，pulvinar AVM にアクセスするのが得策となる．

d．Pineal body AVM

松果体へのアクセスには occipital transtentoral approach（OTA），supracerebellar infratentorial（SCIT）approach，posterior interhemispheric transcallosal approach，anterior transcallosal transvelum approach などがある．

閉塞性水頭症を伴う例では先に側脳室後角ドレナージを行い脳圧を下げる（脳圧を下げずに quadrigeminal cistern への到達を試みると，後頭葉に過剰な牽引を要し，往々にして術後の視野狭窄を招く）．上記のアプローチのうち，後 2 者では feeder のコントロールが得難い．OTA では広い術野が得られ，上下左右に，特に下方に伸展した例に，SCIT approach は正中に局在する小さい AVM，特に前方に伸びた例に適している．

3.6 Ventricular and periventricular AVM（脳室と脳室近傍動静脈奇形）

前角・体部 AVM，三角部 AVM と下角 AVM に分けられる．

3.6.1 前角部 AVM と体部 AVM

モンロー孔の外側 1 cm 内外に錐体路や，transthalamic perforator, LSA が（水頭症を伴ってモンロー孔が開大していると更に接近して）走行するので，モンロー孔近傍での脳実質の損傷は深くにあるいは外側に偏らないように心がける．

- anterior interhemispheric transcallosal approach は前部側脳室（前角と体部）AVMや第3脳室前上部 AVM に適している．側脳室が拡大していると transcortical approach も選べるが，軽度の拡大なら transcallosal approach が transcortical approach より確実に脳室に接近でき，かつ皮質損傷を伴わない．しかし進入経路に太い架橋静脈の存在する例は経前頭回接近を採らざるを得ない．
- superior frontal sulcus approach は nidus が前角に存在し上外側方向に拡がりを持つ例に適応がある．anterior interhemispheric transcallosal approach では nidus の正中部分が摘出できても外上方部が見えにくく nidus の一部が残りやすいが，superior frontal sulcus approach は外上方部が直視下に俯瞰できる．superior frontal sulcus は上前頭回と中前頭回との境界となり，frontal pole から後方へ向かい precentral sulcus に至るが，多くは不連続な溝である（Ono 1990）．
- middle frontal gyrus approach は脳室の拡大を伴い非優位側中前頭回から nidus までの距離の短い例に採られる．第3脳室に入る必要があれば，皮質切開を middle frontal gyrus の長軸に平行に伸ばせばよい．優位側なら nidus が側脳室内に存在する小さい nidus に限り，下前頭葉の運動性言語中枢の前上方で motor cortex の前方に皮質切開をくわえて nidus にアクセスする．

3.6.2 側脳室三角部へのアプローチ

superior parietal transcortical approach や parietooccipital interhemispheric precuneus approach, transcortical temporal approach がよく採られる．アプローチ選択は三角部における AVM の位置と拡がり，血腫の合併の有無とその局在，神経学的症候の有無などを基準にする．

a. Superior parietal transcortical approach

superior parietal lobule（SPL）に皮質切開を加え直下の白質を切開して三角部の内側壁に向かう SPL approach と，intraparietal sulcus をその溝底まで開き側脳室三角部上壁に至る intraparietal sulcus approach がある．両者はともに視放線（三角部の上壁と内側壁に接して存在する）と，言語中枢（dominant parietal lobe と

temporal lobe との境にある）を避け，側脳室体部と三角部との移行部から脳室内に入るので視野や言語の障害を起こさず，俯瞰できる優れた術野が得られる．短所は皮質切開部から三角部までの距離が長いことと feeder が nidus の向こう側にあるので feeder control と skeletonization が遅れることである．

> 註：intraparietal sulcus は postcentral sulcus から始まり正中線より 2～3cm 外側を，後下方に occipital pole に向かう．sulcus の深さは平均 19.4mm，連続した溝であるのは左側は 72%，右側は 28% で，少なからず不連続である（Ono 1990）が，superior parietal convexity の脳表にて正中線と平行に近い走行をとるのは intraparietal sulcus のみであり，その同定は難しくない．

b. Parietooccipital interhemispheric precuneus approach

　falcotentorial junction 近くで quadrigeminal cistern を切開，髄液を吸引し脳を減圧する．splenium の後縁近くにてガレン大静脈と isthmus of cingulate gyrus を確め，その近くを通る PCA と parietooccipital sulcus（POS）を同定する．テント切開を加えることで術野の展開と PCA 由来の feeder のコントロールあるいは skeletonization が容易となる．POS とほぼ 90° 後方に posterior calcarine sulcus，前方に subparietal sulcus がある．POS と subparietal sulcus の間に挟まった precuneus を POS から約 1～2cm 前方，脳梁溝より上方約 2cm の辺りから前方に向けて脳室穿刺を行う（ナビゲーションシステムを用いると容易にアクセスできる）．頭頂下溝の直下が三角部あるいは後角への移行部に相当するので，頭頂下溝付近に約 10mm 長の皮質切開を加え，矢状面に対し 45° の方向に進めば三角部に到達できる（Wang 2010）．三角部へのルートを確保すると，2～3cm 長の ependymal incision により三角部内側壁を経て三角部内に入る．長所は視野や脳弓の損傷の危険が少ない．欠点は手術早期の feeder コントロールが得難いことである．他の上部接近法（superior approach）と共通して術前脳血管内塞栓による feeder コントロールが望ましい．

・interhemispheric cingulate gyrus approach も時に採られる．皮質切開部は前記の precuneus approach より約 1～2cm 後方に設ける．脳室への到達点は precuneus approach では三角部の前部，cingulate gyrus approach では三角部の後部か後角との移行部であり，使い分けができる．

c. Transcortical temporal approach

　非優位半球の中側頭回か，優位側の下側頭回に約 3cm 長の Meyer's loop の走行と平行な initial cortical incision を加えて subcortical nonanatomical dissection により三角部と下角との移行部に入る．長所は脳表の切開部より三角部までの距離が短いこと．短所は視野欠損や諸々の皮質機能の喪失をきたす危険のあることである．

1. 上記 a，b，c の選択法

nidus が概して小さいと上方からのアプローチ a と b は術後の神経症状の発生の危険が小さいので適応となり得るが，nidus が大きいと feeder のコントロールや nidus の剥離が困難となり満足できる手術結果が得がたい．経験則により MRI 水平断像か冠状断像（nidus の中心を通る）にて nidus の断面積が三角部の断面積の半分未満なら上方からのアプローチを選び，nidus の中心が三角部の内側部にあれば a，外側部にあれば b，三角部の外側壁より外側にあれば c を選択する．その理由は a は正中線の外側（parasagittal）の皮質切開部位から内側に向う手術ルートを，nidus に至るには外側に向きを変えねばならないが，難しい．b はその逆で内側に変え難いことである．

nidus の断面積が三角部の断面積の半分以上の大きなものなら，上方からのアプローチでは，feeder control や nidus の剥離が困難であり，側方からの transcortical approach を採らざるを得ない．頭頂・側頭葉皮質機能の廃絶があると非優位側，優位側に関せず病巣への至近距離にある皮質を切開し三角部にアクセスし，皮質機能が維持されていると c を選ぶ．

2. nidus が三角部の脳室壁を越えて下方や外方に拡がっていると，a，b では nidus 全体が術野に収まらず，異なるアプローチの追加が必要となる．加えるのは transchoroidal や transcortical approach が適している．

・下方へは三角部より choroidal fissure（pulvinar ventricular part と crus fornix との間）を開くか，crus fornix をその神経線維の方向に切開するかにより，quadrigeminal cistern に入り cisternal pulvinar に至る（crus fornix 切開によるなら，近接している calcarine sulcus と対側 fornix の損傷をきたさないこと）．

・下外方への進展例には inferior temporal gyrus approach が適している．

・外方への進展例には SPL approach が選ばれる．

3. Batjer（Batjer 1987）らの提唱したアプローチの選択基準

nidus の三角部から内側への拡がりが脳血管写上 PCA・P2/P3 junction より①内側なら interhemispheric approach．②外側なら大脳半球の優位，非優位に関係なく middle temporal gyrus approach が適している．③非優位半球三角部で nidus が尾側に伸び，fusiform か parahippocampal gyrus に一部が露出している例には subtemporal approach が適しているという．

4．血腫（あるいは脳軟化巣）を伴う AVM は nidus が大きく，temporal gyrus の機能の喪失した，いわゆる little to lose（Gross 2008）の症例なら middle temporal gyrus approach が適している．

3.6.3 下角へのアプローチ

側脳室下角の上壁と外壁に接して Meyer's loop が，優位半球の側頭葉には言語野も存在する．これらを損傷せずに下角へ至るには側頭葉の外側面か底面からの temporal transcortical approach，SF 内の島を経由する transsylvian transinsular approach，anteromedial temporal lobectomy がある．

● 下角 AVM の摘出に際し，dominant feeder である．前脈絡動脈の plexal segment は側脳室や第 3 脳室の脈絡叢や上衣に分布し，non-eloquent であるので inferior choroidal point より末梢側なら遮断しても症状は出ない．しかし cisternal segment の最終枝である capsulothalamic a. が plexal segment から分岐することが稀にある．このような例で inferior choroidal point の直後で AChA を遮断すると capsulothalamic a. が閉塞され，その灌流域の内包後脚，尾状核，視床外側核に梗塞をきたすことがある（Fernández-Miranda 2010）ので capsulothalamic a. を同定，温存せねばならない．

● temporal transcortical approach

側頭葉の外側面や底面を経由して下角に到達するアプローチである．Meyer's loop や言語野を避け v. of Labbé や側頭葉下面の静脈損傷に注意を要する．

・下角前部 AVM には posterior frontotemporal approach が適している．手術は体位を supine とし，硬膜切開後 temporal lobe tip を挙上しテント縁を出す．nidus が temporal pole から temporal horn に及んでいる例には temporal lobectomy を追加する．temporal lobectomy は視放線を避けるべく側頭葉先端より 2〜3cm 以内の垂直切開による．transcortical approach は中側頭回の下部か下側頭回の上部の長軸に平行な皮質切開を行い，前部 temporal horn をめざし後方に向かって進む．

・下角の中 1/3 から後部 1/3 までの AVM とこれより ambient cistern や crural cistern に伸びた例には transtemporal か subtemporal approach が適する．手術は非優位側なら視放線の前方で inferior temporal gyrus に皮質切開を入れ，優位側なら視放線と言語中枢の損傷の危険を最小にするルートとして inferior temporal gyrus，occipitotemporal gyrus あるいは collateral sulcus に皮質切開を入れる．

・下角後部 AVM には occipitotemporal sulcus approach が適する．中頭蓋窩底に達する方形の開頭を行い，inferior temporal gyrus を挙上し occipitotemporal sulcus を切開し temporal horn に至る．occipitotemporal sulcus が連続した溝となっているのは高々36%（Ono 1990）で，時に collateral sulcus に合流している．このような例では collateral sulcus を切開する．

● transsylvian approach は下角前部 AVM に採られることがある．SF を開放し，limen insulae とそのすぐ後にある inferior limiting sulcus に，あるいはそれらの外側に約 20mm 長の皮質切開を加え下角内側面に到達する．俯瞰できる術野が

508 VII. 脳血管障害

得られるが，Meyer's loop と uncinate fasciculus に近接しこれらへの損傷の危険が小さくない．

3.6.4 Callosal AVM

anterior，posterior または occipital interhemispheric approach が適する．

脳梁上の血管の中から ACA の本幹や nidus の前端を見出し，PCA とその分枝の posterior pericallosal a.，時に parietooccipital a. を確保する．nidus が対側半球にも拡がっている例は，nidus 直上の falx の切開を追加して術野を拡げる．

drainer は splenial v. の superficial drainage と caudate v.，septal v.，thalamostriate v.，ICV などの深部静脈系も関与していることが多い．nidus の前端，あるいは後端から feeder の skeletoniation に着手する．ACA の本幹が transit a. で sensorimotor cortex への栄養枝（central a. と precentral a.）が分岐していることが多い．

4. Cerebellar AVM

- petrosal cerebellar AVM，suboccipital cerebellar AVM，tentorial cerebellar AVM，vermian cerebellar AVM，tonsillar cerebellar AVM に分けることができる．
- 後頭蓋窩 AVM 手術の体位は full prone position より park bench position が優っている．park bench position で頭蓋内圧が低く，胸腔内圧の上昇と venous congestion を軽減し，術中の出血量が抑えられることによる．
- 摘出術のアプローチは cerebellar vermis など正中線部の AVM には midline suboccipital cranioctomy，小脳外側面や脳幹部，cerebellopontine angle AVM には lateral suboccipital craniectomy を採る．開頭窓は feeder，drainer，AVM の drainage に関与する静脈洞のすべてを露出できることが望ましい．
- 小脳 AVM は diffuse type であることが少なくない．nidus が広汎に diffuse な例では nidus の摘出が hemispherectomy によらざるを得ないことが稀にある．

4.1 Tentorial cerebellar AVM （図 34.4）

suboccipital craniotomy が適する．静脈洞交会と横静脈洞を露出し，supracerebellar infratentorial fissure を広く開放（supracerebellar infratentorial approach）する．nidus が小脳テント面より中脳へ伸びている例では supracerebellar transtentorial approach を追加する．あるいは同側の occipital transtentorial approach を行い，後頭葉を外側上方に引くことにより正中線より約 2cm 外側まで視野に入れることができる．

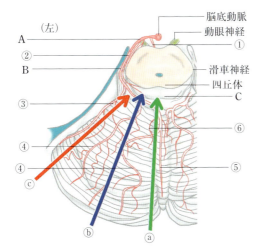

図 34.4　nidus の位置に応じて SCIT approach を trajectory の違いによって，ⓐ median，ⓑ paramedian，ⓒ extreme lateral SCIT と分けられる．それぞれ midline の superior cerebellar incisura，lateral tentorial surface とに extreme lateral tentorial surface を通り，術野の中央には両側四丘体と松果体，患側上丘下丘，midbrain tegmentum と SCA ambient segment が存在する．
SCIT：supracerebeller infratentorial approach

4.2　Petrosal cerebellar AVM

lateral suboccipital approach がよい．nidus が下方に広がる例には far-lateral approach を追加して部分的後頭顆除去を行う．上方に広がる例には presigmoid petrosectomy を追加する．

4.3　Suboccipital cerebellar AVM（図 34.5）

unilateral lateral suboccipital approach が適している．下外側部に開頭範囲を拡げるには far-lateral approach を追加し部分的後頭顆除去（Zhang 2011）を，上外側方向の拡大には presigmoid petrosectomy を，上方の拡大には torcular approach を加える．

4.4　Tonsillar cerebellar AVM

患側優位の standard suboccipital craniotomy が適している．posterior inferior cerebellar a.（PICA）の caudal loop あるいは posterior medullary segment を確保し，tonsillar pedicle にて連なっている小脳扁桃の周りのくも膜切開により小脳扁桃の可動性を得てから nidus の摘出に着手する．nidus の尾側縁から剥離を始め頭側に進み，nidus を main drainer の inferior vermian v. に集束し，inferior vermian v. の

venonidal junction 近くで切断する．

4.5 Vermian AVM

小脳の posterior superior fissure を境に superior vermian AVM と inferior vermian AVM とに分けられる．

a. Superior vermian AVM

midline suboccipital craniotomy が適している．posterior supracerebellar-infratentorial space を開放し，ambient cistern ついで quadrigeminal cistern を開く．髄液を排除し vermian apex を露出し cerebellomesencephalic fissure を開く．ここで SCA の末梢枝（hemispheric branch や paracentral cerebellar a.）を露出，確保し，terminal feeder であれば切断する．中脳の tectum や posterior tegmentum，小脳への正常の栄養枝を温存しながら feeder の遮断を行う．

直静脈洞の傾斜が急峻である例や culmen（術中，小脳虫部の最も高くに位置する）の盛り上がりが著しく，culmen の向こうにある中心小葉への到達が困難な例は vermis の一部を切除する（Rodríguez-Hernández 2012）か，後正中近くの supracerebellar transtentorial approach か，改めてテント上からの OTA のいずれかを採らざるを得ない．

b. Inferior vermian AVM

小脳半球の suboccipital cerebellar surface の正中部脳表に存在し midline suboccipital craniotomy が適している．

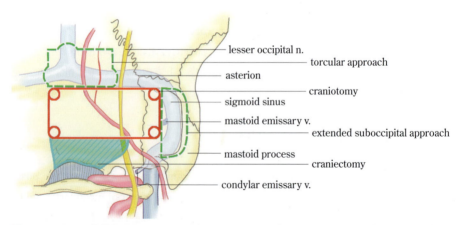

図 34.5　1 ないし複数個のバーホールを穿ってから開頭を行い，続いて青い斜線部分の骨を削除して（craniectomy）大孔を開放する．時に S 状静脈洞や横静脈洞の辺縁の骨を削る（extended retrosigmoid approach，torcular approach）．

① 適切な approach により AVM に至ると，circumferential marginal dissection により feeder を確認する．
② feeder から feeder を包む pia を剥がさずに arterionidal junction の外側で coagulate して切断する．
③ すべての feeder を切断すると drainer を coagulate し切断する．これで nidus は arterial supply と venous drainage から遮断されたことになる．isolate された nidus は除去せずにそこに留めおく．（occlusion in situ 法）

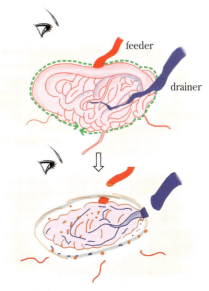

(A) superficial (pial) AVM

① pial margin にて feeder のすべてを閉塞し，nidus と drainer が暗青色に変ったことを見届ける．
② nidus の遺残が肉眼的に認められるが，conventional angiography により AVM の閉塞を確認する．
③ intramedullary dissection は行わず，brainstem surface より上にある pial component を parenchymal component より切り離し，ついで nidus を drainer に集めて drainer を切断する．（pial resection technique 法）．

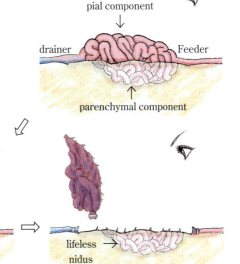

(B) deep-seated AVM

図 34.6 脳幹部 superficial (A)，deep-seated (B) AVM の nidus の処置法

脳実質内に完全に埋没した非破裂性脳幹部 AVM が摘出術の適応になることはまずないが，出血発症の摘出術適応例に稀に遭遇する．nidus かその近傍に到達すると，nidus が脳表面に露出している例は nidus の露出部の margin に接して脳表に切開を加える．nidus が arachnoid, pial あるいは ependymal surface に顔を出していない例は一般に nidus の中央部と nidus に最も近い脳幹表面上の点 P とを結ぶ仮想線上に進入路を設定し P を切開する〔two-point method（Brown, 1996）〕か，safe entry zone（SEZ）を切開して nidus や血腫に接近する方法が採られる．代表的な SEZ を挙げると

● Intercollicular SEZ
上丘と下丘の切除が一側であれば脱落症状は出ない．出ても永続的でないとされる．上下丘の限られた中脳病変には intercollicular SEZ の切開は許容されるという．
中脳の tectum に存在する左右上下丘間の intercollicular space（interpeduncular SEZ）に中脳水道の深さまで切開を加える．この深さまでの主要な構造は上丘交叉線維のみである．

● Anterior mesencephalic SEZ
大脳脚には大脳脚の中 1/3 を通る pyramidal tract と oculomotor tract との間にある前頭橋路（anterior mesencephalic SEZ, perioculomotor SEZ）がある．PCA（P1）と SCA（S1）の間からアクセスして SEZ に切開を加える．tegmentum 深部には赤核，黒質が存在するのでこれより手前で切開を止めねばならない．

● Interpeduncular SEZ
interpeduncular fossa から左右の oculomotor tract の間（interpeduncular SEZ）に切開を加える．この切開領域の近傍には basilar artery perforator が走行していることに留意せねばならない．

● Peritrigeminal SEZ
corticospinal tract の外側で，trigeminal nucleus の前方で，上方は trigeminal n.，下方は facial, vestibulocochlear n. に囲まれた領域である．suboccipital cerebellar surface の great horizontal fissure を開放して内側前方に向かうと peritrigeminal SEZ にたどりつく．
trigeminal root と facial n. の間の SEZ で切開を加え，深部に向うと trigeminothalamic tract や深部の諸々の神経核に至る．

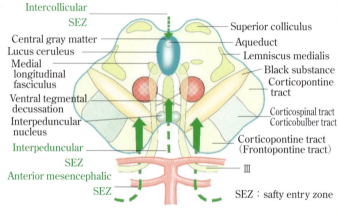

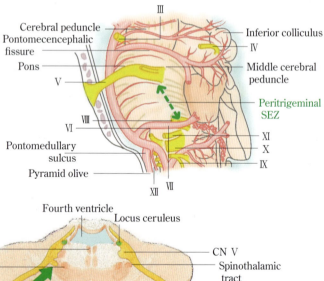

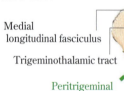

● suprafacial collicular SEZ
　第4脳室のfloor の sulcus limitans, medial longitudinal fasciculus, facial n., 上端は frenulum veli で形成される三角形内にある.

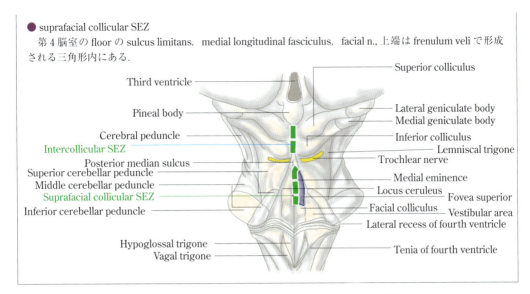

図 34.7　SEZ を経由する deep-seated brainstem AVM の摘出

5. 脳幹部 AVM

　AVM が脳表に露出している（表在性）superficial（or pial）group と脳内に埋没している（深在性）deep-seated（or subpial）group に分けられる（図 34.6）.
・superficial group は nidus が一般の cerebral AVM や cerebellar AVM とは異なり脳実質内（intrinsic）にはなく pial surface に，したがって脳実質外（extrinsic）にある．acceptable morbidity で切除ができ，摘出術の適応となり得る．tectal plate, middle, inferior cerebellar peduncle, anterolateral midbrain, pons, medulla などの pial surface に，fourth ventricle floor の ependymal surface に，あるいは cerebellopontine angle（CPA）や ambient cistern などの cistern 内で脳表にある諸々の AVM が含まれる．dominant arterial supply は deep perforating a. ではなく，superficial a. 由来である．概して術野が狭く深く，nidus を構成する vascular loop が脳神経に絡んでいることが多いので手術が困難である．
・deep-seated group は nidus の一部あるいは全体が脳幹部の脳実質内に存在し，deep perforating a. が supply し，摘出には脳実質の損傷が避けられないので手術適応とはなり難く，適応となるのは出血例など例外的である．理由は手術を行っても postoperative mortality, morbidity が高く，許容できるものでなく，radiosurgery 単独あるいは radiosurgery と endovascular embolization との複合治療による治療成績より劣ることによる．出血性の，とりわけ中脳背側，小脳橋角部の軟膜外，あるいは軟膜下 AVM は概ね外科的手術治療の予後が内科的治療よ

り優り（脳卒中合同ガイドライン2009）適応となることが少なくない.

5.1 アプローチについて

・中脳蓋・被蓋の背側部AVMにはOTAか天幕下小脳上接近法が用いられる. nidusが正中線より2cm以上外側に偏っていても，テント切開により中脳蓋の外側面を視野に入れることができる.
・橋中脳外側部AVMにはretrosigmoid suboccipital approachがよい. AVMが大きいと開頭範囲は内側上方にtransverse sinusを越し，あるいは下方に大孔の開放を伴うsubtemporal orbitozygomatic approachを併用する.
・背側正中部延髄や第4脳室底上衣のAVMにはmidline suboccipital approachでよい. 術野が不足なら下部虫部を上方に挙上するか虫部の一部を切除する.
・橋や延髄の外側面のAVMにはfar lateral suboccipital approachを用いる.

5.2 摘出術の手技について（図34.7）

　brainstem AVMの大半は重要な構造物に接しているので摘出に伴う脳実質の損傷を最小限に留めねばならない. 時にcircumferential pial dissectionによりnidusの血液循環を完全に遮断しlifeless nidus（Lawton 2014）の状態にして，parenchymal dissectionを加えずに脳表に留めおく（occlusion in situ）方法もとられる（Lawton 2014）.

　nidusが脳表部から脳深部に及ぶdeep-seated typeに対しては，時にnidusの脳表部分のみを深部部分から鈍的に切離，除去し，深部部分を残留する（pial resection technique）方法がとられる. このnidusの意図的遺残法ともいうべき本法には血管撮影によるシャントの完全消失の確認が必須である.

5.3 Ruptured brainstem AVM

　脳表かその近くまで及ぶ血腫や脳軟化巣を伴う例は積極的姿勢で臨むことができる. 血腫や軟化巣がnidusへのnon-eloquent, nonanatomic transparenchymal routeとなり，新たなmorbidityを招くことなくnidusの摘出を容易にする. 留意すべきことは病変部近傍の正常な脳実質への正常な穿通枝がAVMへのperforatorから識別し難く，誤って損傷しかねないことである.

　血腫や軟化巣を脳表かその脳表の近くに伴わないbrainstem AVMは原則として手術の非適応である. ただし進行性神経脱落症候を示す例には稀に手術療法を採る

ことがある．このような AVM の摘出を目的とする脳表切開点の設定に血腫，軟化巣の直上や，two points 法，safe entry zone 切開法がある（図 34.7）．

6. Cerebellopontine AVM

　lateral suboccipital（retrosigmoid）approach がよい．cerebellopontine angle より小脳錐体面や小脳脚に広く及んだ例には extended retrosigmoid craniotomy（図 34.5：従来の retrosigmoid craniotomy に，sigmoid sinus・transverse sinus の移行部以降の sigmoid sinus の全幅を露出する）を加えることがある．

　大孔からテントまで広く開き，下部脳幹の外側面を露出し，まず下位脳神経，ついで顔面神経，聴神経，vertebral a., BA, petrosal v. を脳槽内で確認してから nidus の剝離に着手する．nidus 内やその近くにある諸々の脳神経が機能を持つならその温存を図りながら手術を進める．できるだけ脳神経に触れず，圧力がかからず，脳神経を包むくも膜の破損や切開を避け，電気凝固の熱が及ばないように（例えば，ふんだんな cold irrigation を行う）配慮する（図 34-8）．

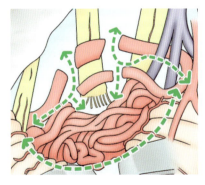

vascular loop が脳神経に絡みついている例では絡みつく部分を脳神経から分けずに，絡みつく部分の両側で loop を切断する．loop 片は脳神経に着けておく．この一連の操作にて脳神経に熱や圧力が及ばないようにする．

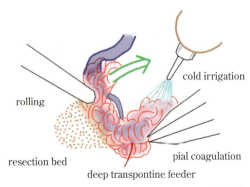

薄い nidus なら nidus を coagulate して血流の遮断された状態にする．nidus に厚みがあれば main drainer に向けて dissection を行う．脳実質に埋没した部分は nidus の表層部分から離断し，摘出しないでそのまま留め置く．coagulation には豊富な cold irrigation を行う．

図 34.8

文　献

Batjer H et al: J Neurosurg 67: 511-517（1987）.

Brown AP et al: BNI Q 12: 20-24（1996）.

Campero A et al: Neurosurgery 59: 279-308（2006）.

de Oliveira EP et al: Neurosurgeons 11: 349-358（1992）.

Desai KI et al: Surg Neurol 57: 295-304（2002）.

Fernández-Miranda JC et al.: Neurosurgery 67: 237-276（2010）.

Garcia-Bengochea F et al.: Surg Neurol 27: 361-364（1987）.

Heros RC et al.: Surg Neurol 34: 188-195（1990）.

Heros RC et al: J Neurosurg 113: 947-948（2010）.

鎌田恭輔ら：脳外誌 23: 296-305（2014）.

Karlsson B et al: Int J Radiat Oncol Biol Phys 49: 1045-1051（2001）.

Lawton MT et al: Seven AVMs Tenets and Techniques for Resection. Thieme Medical Publishers, （2014）.

Little JR et al: J Neurosurg 40: 230-235（1974）.

Mazarakis NK et al: Br J Neurosurg 25: 658-661（2011）.

Morcos JJ et al : Neurovascular Surgery, Mc Graw-Hill, pp.979-1004（1994）.

Morita A et al: Neurosurgery 32: 920-927（1993）.

脳卒中合同ガイドライン委員会：日本脳卒中学会，pp.15-164（2009）.

Ono M et al: Atlas of the Cerebral Sulci. Georg Thieme Verlag（1990）.

Patel P et al: J Neurosurg Pediatr 14: 365-371（2014）.

Rodríguez-Hernández A et al: Neurosurgery 71: 1111-1124（2012）.

Türe U et al: et al : J Neurosurg 92: 676-687（2000）.

Wang S et al: J Neurosurg 113: 949-954（2010）.

Woolsey RM et al: Arch Neurol 32: 566-568（1975）.

Yaşargil MG et al: Neurosurgery 44: comments; 136-138（1999）.

Zhang H et al: J Clin Neurosci 18: 678-682（2011）.

35. 脳動脈解離（解離性脳動脈瘤）

鵜飼 亮，大瀧 雅文

わが国では頭蓋内脳動脈解離がほとんど（90％以上）を占めており，その内訳は椎骨動脈解離が半数以上，その次に前大脳動脈解離，後下小脳動脈解離，脳底動脈解離と続いている（塚原2009）．海外で報告の多い頭蓋外内頚動脈解離は非常に稀であるが，近年増加傾向を示している．ここでは椎骨動脈解離を中心に記載する．

1. 脳動脈解離の症状

1.1 頭痛，頚部痛

脳動脈解離において頭痛，頚部痛は最も認められる症状（70～80％）である．画像診断の精度向上，診療医の意識向上とともに，症例数は増加している．とりわけ，疼痛のみの発症形式で診断される症例が増加している（小野2015）．

頭痛学会のガイドラインには，以下のように記載されている．

① 解離性動脈瘤に伴う頭痛は新規急性発症の頭痛，顔面痛あるいは頚部痛で，片側性（解離動脈と同側），重度である．

② 椎骨動脈解離の痛みのほとんどが後頭部や項部に限局，頭蓋外内頚動脈解離による痛みは前頭部や前額部に多い．

③ 痛みは持続性であるが，1か月以内に寛解する．

④ 診断には脳血管撮影が確定診断に必須であるが，非侵襲的なMRI，MRA，3D-CTAが有用であり，特に解離に関する重要な画像情報を提供する．

脳動脈解離に伴う頭痛は突発性と考えられていたが，必ずしも突発的に発症するのでなく，緩徐に発症する形式もある．実臨床においては，頭痛の性状は多岐にわたり，性状のみで診断することは困難である．特徴的な主訴は"今まで感じたことがない痛みの持続"である．疑いをかけて画像検査をしなければ見逃すことになる．頭痛のみで発症した症例でも解離が進展し，虚血や出血へと移行する可能性があるため，慎重に対応する必要がある．

1.2 虚血症状，解離部局所症状

　各々の解離部位において虚血症状を呈するようになると，疼痛（頭痛や頚部痛）のほかに，以下のような症状が併発しやすいといわれている．

　椎骨動脈解離：ワレンベルグ症候群

　頭蓋外内頚動脈解離：不完全 Horner 症候群（顔面の発汗異常を伴わず）

　頭蓋内前方循環動脈解離：解離部位により症状が異なるが，わが国では前大脳動脈解離が多いため，下肢に強い麻痺を呈しやすい．

1.3 出血症状

　頭蓋内脳動脈解離であれば，解離が血管外壁まで進展し，外膜が破綻すると，くも膜下出血を呈する．頭蓋外脳動脈解離であれば血管周囲へ出血するが，くも膜下出血にはならない．

2. 診　断

　脳動脈解離の診断に必要な検査は画像診断機器の性能向上，新たな撮像法の開発とともに，ゴールデン・スタンダードであった血管撮影からより侵襲の少ないMRIへシフトしている．脳血管解離の病態と治療法の開発研究（SCADS-Japan）により，画像診断については一応の決着がついた．以下に SCADS-II の診断基準（図35.1）を記載する．

2.1 画像所見のポイント

　解離の確定となる画像所見は，intimal flap や double lumen といった偽腔の直接所見や血管壁内の血腫の存在のみとなった．脳血管撮影は今でも，治療方針決定の検査としては重要性は高いが，診断確定所見である intimal flap や double lumen などの直接所見を得られることは少ない．また，CT angiography（CTA）と MRI，MRA を比較したところ，診断精度に差はないとの報告もある（Provenzale 2009）．解離部の画像所見は急性期の短時間に変化しやすいことから，画像検査を繰り返し行うことが最も重要である．

　実臨床では，侵襲的な脳血管撮影や CTA よりも非侵襲的な MRI がメインとなっている．3TMRI を用い Basi-parallel anatomical scanning（BPAS）による動脈外径の局所的拡張と MRA による動脈内腔の狭窄を組み合わせての判断，3 次元 Fast

> Ⅰ．動脈内腔の所見
> ① 脳血管造影にて intimal flap または double lumen のいずれかの所見を認める．
> ② CTA の断層像において intimal flap または double lumen を認める．
> ③ MRI の T1 強調像において壁内血腫を示唆する高信号を認める．
> ④ 脳血管造影にて動脈解離が示唆される所見（dilatation and stenosis, retention of the contrast media, string sign, pearl sign, tapered occlusion）を認める．
> ⑤ MRA, CTA において dilatation and stenosis を認める．
> ⑥ MRI, MRA, 造影 volume T1Wl の断層像において intimal flap または double lumen を認める．
> ⑦ 血管造影, MRA, CTA において動脈本幹の紡錘状拡張所見を認める．
> Ⅱ．動脈外観の所見
> 造影 volume T1Wl あるいは BPAS, 3D-T2Wl で動脈外観に紡錘状拡大を認める．
> Ⅲ．経過観察における画像所見の変化
> 経過観察の画像において，①あるいは②の所見に明らかな変化（改善，増悪）を認める．
> Ⅳ．手術および病理所見
> ① 手術時の観察で動脈解離を認める．
> ② 摘出標本または剖検により病理学的に脳動脈解離を認める．
> 【解離確実】
> 以下の 3 つのいずれかに該当するもの
> ・上記Ⅰ①～③のいずれかを満たす．
> ・上記Ⅲを満たし，解離以外の原因が否定される．
> ・上記Ⅳ①あるいは②を満たす．
> 【解離強疑】
> 以下の 3 つのいずれかに該当するもの
> ・上記Ⅰ④あるいは⑤のいずれかを満たす．
> ・上記Ⅰ⑥およびⅡを満たす．
> ・動脈に狭窄，閉塞所見があり，Ⅱを満たす場合．
> 【解離可能性あり】
> ・上記Ⅰ⑥，⑦，あるいはⅡのいずれかを満たす．

図 35.1　脳動脈解離診断基準（SCADS-Japan より抜粋）

Spin Echo（FSE）法（撮像機種により CUBE, VISTA, SPACE などと呼ばれる）での T1 高信号の壁在血腫の証明が有用である（図 35.2）（Takemoto 2011；Sakurai 2013）．

2.2　経過観察の具体的方法

　　出血発症の場合は，早期の再出血が多いため，可及的に外科的治療を検討することが脳卒中ガイドラインでも勧められている．経過観察の対象は，主に虚血や疼痛発症の脳動脈解離の場合であり，虚血症状の増悪や出血への移行が起こり得るため，可能なら入院対応することが望ましい．

　　発症 1 週間以内には症状急性増悪の報告が多いが，2 週間の経過で解離部の内膜が修復され始め，症状は安定してくる．そこで，急性期（発症 2～3 週間以内）には，最低でも週 1 回以上，症状変化したときはその都度，検査を追加していく（図

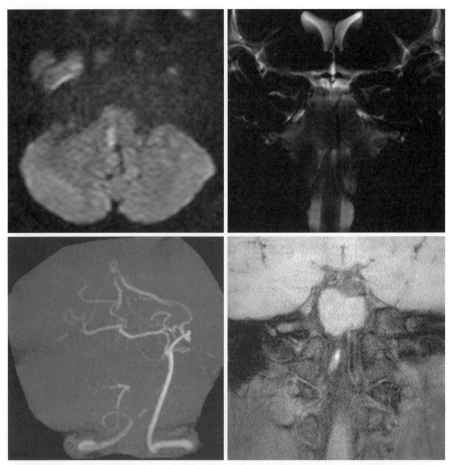

MRAで右PICA distalから血流信号の低下がみられる．同部位のBPASで右椎骨動脈の外径は軽度拡張している．3次元FSE法T1WIでは，MRAの血流低下部位に一致して，高信号を認めており，解離によって生じた壁在血腫である．

図35.2　虚血発症の右椎骨動脈解離急性期　代表例　（左上よりDWI，BPAS，MRA，3次元FSE法T1WI coronal image）

35.3)．その後は，月1回程度のペースで検査を継続していく．解離による閉塞は，発症3か月で60〜80％が再開通し，それ以降は脳梗塞や動脈解離の再発の危険性は少なくなるため，画像所見の改善が見られれば，6か月から1年おきに検査を行っていく．画像所見の改善が得られなければ，6か月までは月1回ペースで検査していき，その後は6か月おきに検査を継続していけばよい．

　検査は，MRI（DWI，FLAIR，T2*，MRA，BPAS，3次元FSE法T1WI，場合によってはASL）をベースとし，画像所見に変化が見られれば，血管撮影，CTAを組み合わせていく．

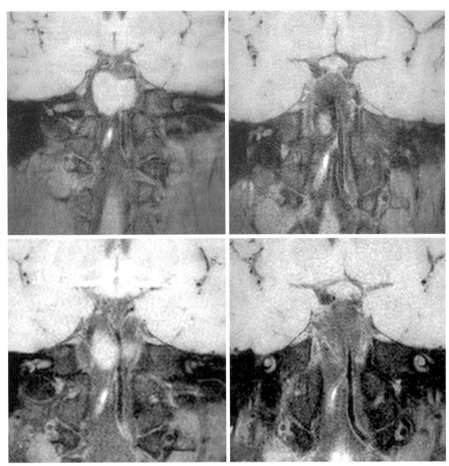

発症日より解離腔にみられた高信号は，翌日にいったん信号強度が高くなるが，時間の経過とともに低下していく．

図35.3　虚血発症の右椎骨動脈解離の3次元 FSE 法の経時的所見（左上より Day0，Day1，左下より Day10，Day30 の T1WI coronal image）

3. 治療方針の決定

　脳動脈解離は，虚血性脳血管障害（脳梗塞），出血性脳血管障害（くも膜下出血），頭痛のみと多彩な病態を呈し，その治療法には慎重な判断を要する．また，動脈解離の多くの症例で経過とともに解離部位の状態が変化し，病態も変化することが，治療法の確立を困難にしている．大規模の Randomized Control Trial（RCT）が実施されていないため，ガイドライン上の治療指針でもエビデンスレベルの高いものがない．近年の血管内治療器具の進歩が，今後の治療方針を大きく変えていく可能性もあるが，現状ではまだ問題点も多い．図35.4 に筆者らの治療方針のフローチャートを示す．

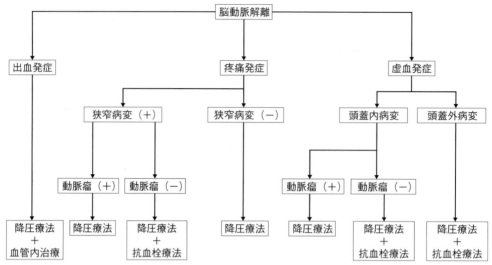

図 35.4　脳動脈解離治療のフローチャート

4. 内科的治療

疼痛発症，虚血発症が主な対象となるが，解離部位により治療方針を分けて考える必要がある．

4.1　血圧管理

動脈解離後の虚血症状増悪には入院時の高血圧が関与しており，高血圧が解離血管への負荷を高める（森 2014）．解離部に動脈瘤形成を認めれば，破裂予防目的に降圧を行う．動脈瘤のない症例でも，解離が進行すれば脳動脈瘤を形成するリスクがある．血行力学的な神経症候の増悪が懸念される病態を除けば，血圧はやや低め（収縮期血圧 100～120mmHg を目標）にコントロールする．

4.2　抗血栓療法

4.2.1　急性期

a. 頭蓋外内頸動脈解離

頭蓋外に限局する解離であれば，くも膜下出血にはならず，虚血もしくは疼痛発症となる．狭窄例のほぼ100%が改善し，閉塞例の61%が再開通することから，頭

蓋外内頚動脈解離は基本的には可逆性病変と考える．虚血症状の増悪は発症7日以内に9.6%みられ，8～30日に3.8%，30日以降に1.3%と減っていく．発症早期に虚血の増悪，再発を予防することが重要である．

頭蓋外内頚動脈解離の虚血発症メカニズムは90%以上がA to A embolismであり，残りが血行力学的脳梗塞である（川崎2015）．治療方針の決定には，脳血流検査（SPECT）を実施し，病態の把握をすることが重要である．A to A embolismは解離部に形成される血栓の遠位塞栓を予防するのが重要と考えられるため，抗血栓療法のよい適応となってくる．血行力学的脳梗塞の場合は，抗血栓療法を第一にするが，治療に抵抗して症状が進行する場合，ステント治療，バイパス術などの血行再建術を検討する．

250例の頭蓋外脳動脈解離（抗血小板剤126例：アスピリンorクロピドグレルorジピリダモール vs. 抗凝固剤124例：ヘパリン＋ワルファリン）のRCTでは，両治療後の虚血発症に有意差はなかった（Markus 2015）．現時点では，抗血小板療法と抗凝固療法のどちらの治療を選択してもよい．

b. 頭蓋内脳動脈解離

頭蓋内動脈解離では虚血発症であっても，発症2週間以内にくも膜下出血へ移行するリスクが3.4%あるため，疼痛や虚血発症時でも，抗血栓療法には慎重を要する．解離部に動脈瘤を伴っていれば抗血栓療法は禁忌となるが，動脈瘤がなければ抗血栓療法を行ってもよい．

頭蓋内脳動脈解離の虚血発症メカニズムは，主に血行力学的脳梗塞とされ，抗凝固療法に対しては疑問が残っている．SCADS-1（脳動脈解離に対する後向き研究）によれば，抗血栓療法は85%（抗血小板療法単独33%，抗凝固療法単独15%，両者併用37%）で使用されていたが，抗凝固療法中の症状悪化および転帰不良例が有意に多かった．使用時の注意点としては，急性期に動脈瘤の新たな出現や拡大が4.8%に見られることから，定期検査をこまめに行い，解離部に動脈瘤を伴うようになれば，抗血栓療法は中止する．

4.2.2 慢性期

3～6か月が経過すると，年間再発率は約1%と低くなる（Shievink 2004；水谷2001）．画像所見（血管の狭窄，拡大）が改善した場合は，血管内膜が修復されてきており，6か月あたりを目安に抗血栓療法を終了する．画像所見が改善しなかった場合は，血管解離再発のリスクが低いため，通常の動脈狭窄による血栓症予防と同様に抗血小板療法を継続してもよい．

5. 椎骨動脈解離の血管内治療

出血発症が主な対象になる．出血発症では 24 時間以内の早期再破裂が多く，動脈瘤の再破裂が最大の予後増悪因子でもある．したがって，出血後 24 時間以内の早期手術により再破裂を防ぎ，予後を改善することが，外科的治療介入の重要な意義となる．治療には，直達手術と血管内治療があるが，基本的な考えは解離部位を血管ごと完全に閉塞させて，再破裂させないことである．

実臨床では血管内治療器具の発達とともに，血管内治療（internal trapping）が第一選択になっている（小野 2015）．診断のための脳血管撮影から治療へとスムーズに移行しやすいのに対し，開頭 trapping 手術では外科的侵襲性が高いことに加え，遠位部の clipping が技術的に困難な場合があり，これらが血管内治療増加の要因になっている．この項では，血管内治療を中心に記載する．

治療の基本は，動脈瘤部（拡大部）で母血管を閉塞することである．以前は脳動脈解離の様式は入口と出口がある entry-exit type とされ，解離の入口から出口まで十分にカバーして血管閉塞させる必要があった．現在では，椎骨動脈解離の大多数が，入口が 1 か所で偽腔が盲端になっている one entry type であり（Mizutani 2001），偽腔の入口がある動脈瘤部のみを閉塞すればよい．動脈瘤部を閉塞する際は，まず動脈瘤部より末梢にカテーテルを進め，確実にカテーテルが真腔を確保していることを確認する．確認後，カテーテルを再度動脈瘤部まで戻し，コイル閉塞させることにより，偽腔内へのコイルの迷入を予防する．

椎骨動脈解離では，後下小脳動脈（posterior inferior cerebellar artery：PICA）と解離部の位置関係，穿通枝梗塞の回避，健側椎骨動脈の低形成や脳底動脈への解離の進展の有無が治療戦略を考える上で問題となる．

5.1 PICA involved type

解離部が PICA 末梢であろうが中枢であろうが，両者の距離が十分ある場合には，PICA を考慮することなく治療が可能である．問題は解離部位から PICA が分岐している場合（PICA involved type）であり，これについてはさまざまな可能性を考慮する必要がある．

5.1.1 PICA が細く灌流域が狭い場合

ある程度の梗塞が出現することを承知の上で，閉塞する選択肢がある．PICA は同側の前下小脳動脈（anterior inferior cerebellar antery：AICA）と補完関係に灌流域が決まっており，AICA との間に血管吻合を持つといわれている．実際に，PICA ごと閉塞したが梗塞巣は出現しなかった報告もある．一方で，予想以上に梗塞巣が

出現し,外減圧術を要した報告もある.

5.1.2 PICA を犠牲にできない場合

1) trapping と PICA 血行再建(後頭動脈 – 後下小脳動脈吻合術:OA-PICA anastomosis など)を同時に行える急性期直達手術が有用である.直達術においては PICA 分岐部,あるいは穿通枝と動脈瘤の解離部位との位置関係を直視下にとらえ,確実な血管の温存と trapping が可能である.
2) ハイブリッド手術室において,internal trapping に PICA 血行再建を組み合わせる方法がある.
3) 動脈瘤部での閉塞を避け,PICA 中枢近位部のみをコイル閉塞し,順行性血流を遮断し,逆行性血流のみで PICA を灌流しながら,動脈瘤部の血栓化や動脈瘤

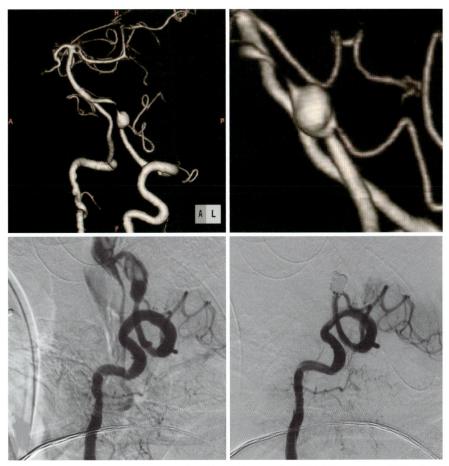

PICA は動脈瘤から分岐していたが,血管分岐部を避けるように動脈瘤内のコイル塞栓を実施し,PICA 温存が可能であった.

図 35.5　PICA を含む椎骨動脈解離

部へのストレスの減少を図る flow alteration という選択肢がある．また，PICA 分岐部を避けて，その遠位側の動脈瘤部分をコイル塞栓する方法もある（図 35.5）．ただし，動脈瘤部や解離部への血流は残存するため，再破裂を起こす危険性は残る．

4) 近年は，ステント＋コイル塞栓術で椎骨動脈，PICA の温存を図りながら，治療を行う報告が散見され，良好な結果が示されつつある．現状は認可外の治療であるが，脳動脈解離が可逆性病変であることから，主幹動脈を閉塞せずに順行性循環を維持したまま，急性期を乗り切れるステント＋コイル塞栓術は，今後期待できる治療選択肢である．実臨床でも，脳底動脈へ解離が進展した例や椎骨動脈が片側にしか存在しない例に限定して，脳血管内治療専門医により実施されている．

5.2 穿通枝梗塞の回避

椎骨動脈合流部から約 14mm 近位の部位から穿通枝が分岐し始めるため，PICA の位置に関係なく椎骨動脈合流部近傍の血管閉塞の際には穿通枝障害の危険がある．穿通枝障害を最小限にとどめるためには，なるべく短い距離で確実に閉塞することが推奨される．そのためには，バルーンカテーテルによる flow control（血流による coil migration の予防），血管径に合わせた適切なコイルサイズや形状の選択などがポイントとなる．

椎骨動脈から直接分岐する延髄穿通枝や前脊髄動脈の分岐パターンは，PICA 起始部に着目すると 3 つのバリエーションに分類される（田中 2012）．椎骨動脈左右の血管径の違いのみでは，穿通枝の有無を決めることはできない．

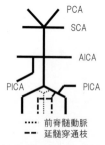

図 35.6 右 AICA-PICA で，左 PICA が VA から分岐．延髄前面と左側への穿通枝と前脊髄動脈は PICA 近傍の VA より起始する．
（脳神経血管内治療学会 CEP テキストより一部改変）

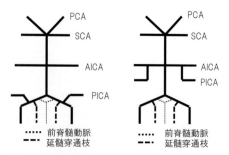

図 35.7 両側 PICA が VA もしくは AICA から分岐．VA の太さにかかわらず，延髄穿通枝，前脊髄動脈は両側ともに存在し，PICA と VA 合流部の間から起始する．
（脳神経血管内治療学会 CEP テキストより一部改変）

① PICAが非対称で一側からしか起始していない場合，PICAの存在する側のVAから延髄穿通枝と前脊髄動脈がPICA近傍より起始する（図35.6）.

② PICAが左右対称性に起始している場合，VAの血管径と関係なく，穿通枝もほぼ左右対称性に起始する（図35.7）.

③ 左右のPICAが存在するが，一側が硬膜外のVAより起始する場合，延髄外側への穿通枝は椎骨動脈から直接起始し，前脊髄動脈は硬膜内VAより起始しているPICAの起始部とunionの間から起始することが多い.

　術中の梗塞を回避する工夫としては，完全に閉塞するまでは不必要な造影を行わない（コイルについた血栓による遠位塞栓の予防），周術期ならび慢性期に十分な抗血栓療法を行うことが重要である.

5.3　血管閉塞が困難な症例への対応

　椎骨動脈の一方が低形成もしくは閉塞している症例，椎骨動脈の解離が合流部を超えて脳底動脈まで進展している症例など，血管閉塞が困難な場合がある. バイパス術を併用してのflow alterationという選択肢があるが，母血管閉塞に比べ確実性は低下する. 前述したように，母血管の温存が可能なステント＋コイル留置術の有用性が高い. それでも穿通枝障害を起こすリスクはなくならない.

5.4　親血管閉塞後の合併症

　報告例は多くないが，留意しておかなければならないのが，病側の椎骨動脈を閉塞したことにより健側の椎骨動脈への血行力学的ストレスが上昇し，術後に健側の動脈解離を起こすことがある. 剖検例では，両側性椎骨動脈解離は数％あり，術後の健側椎骨動脈解離は症例報告で散見される. また，開頭術と異なり，血管内治療による血管閉塞は若干であるが再開通が多いとの報告もある. どちらの場合も術後の定期検査を継続していくことが重要である.

6. 出血発症の椎骨動脈解離への保存的治療の選択

　脳動脈解離に伴う動脈瘤の破裂は，時間経過とともに内膜による組織修復が起こるが，修復までの間は非常に不安定である. 再破裂率の報告は14.1～71.4％とばらつきがあるが，再破裂例のほとんどが1週間以内に再破裂し，中でも24時間以内に集中している. 急性期の再破裂率は嚢状動脈瘤より明らかに高い. ここに早期治療による介入の意義がある.

解離性脳動脈瘤の再破裂率は，1か月を過ぎると約10％に減少し，2か月を過ぎると再破裂の危険がほぼ消失するため（Mizutani 1995），急性期を保存的治療で乗り切れれば外科的治療を行わないですむ可能性がある．症例数は少ないが，急性期に保存的治療のみを実施し，長期間（3年以上）の予後が良好であった報告がある（中野 2010）．前述したように，種々の理由で発症早期に安全な外科治療を行えない症例では，保存的治療のみで対応するといった選択肢も窮余の治療 option として考慮してよい．

文　献

川崎和凡：脳卒中の外科 43：130-135（2015）．

Lucas C: Stroke29: 2646-2648（1998）．

Markus HS: Lancet Neurol.14: 361-367（2015）．

峰松一夫：動脈解離と脳卒中 The Mt. Fuji Workshop on CVD 29. にゅーろん社，pp 122-125（2011）．

Mizutani T: Neurosurgery36: 905-913（1995）．

水谷　徹：解離性脳動脈瘤の発生病理と臨床病態. 脳外誌 10：41-46（2001）．

Mizutani T: J Neurosurg 94: 712-717（2001）．

森真由美：臨床神経 54：1-9（2014）．

中野高広：脳卒中の外科 38：318-322（2010）．

小野純一：脳卒中の外科 43：245-251（2015）．

Provenzale JM: AJR Am J Roentgenol.193: 1167-1174（2009）．

Sakurai K: J Neuroradiol 40: 19-28（2013）．

Shievink Wl: N Eng J Med 330: 393-397（2004）．

Takemoto K: Acta Neurochir Suppl 12: 59-65（2011）．

田中美千裕：脳血管内治療の進歩 2013. 診断と治療社，pp57-63（2012）．

塚原徹也：脳動脈解離診察の手引き，脳血管解離の病態と治療法の開発. 国立循環器病センター内科脳血管部門：pp1-7（2009）．

36. 海綿状血管腫

野崎 和彦

　脳・脊髄に発生する海綿状血管腫は動静脈奇形や血管芽腫と比べ病変内の血流は少なく，また内減圧や block ごとの摘出が可能であり，術中に出血で困ることはない．しかし，取り残しや合併する developmental venous anomaly（DVA）の温存などの諸問題もあり，摘出例においては綿密な術前評価に基づいて手術方法を決定し，適切なアプローチと確実な手術手技を用い，脳幹部を含め機能温存を目指した操作を丁寧にかつ愛護的に行わなければならない．

1. 治療介入前の予備知識

1.1 病　理

　脳・脊髄に発生する海綿状血管腫は McCormick の分類（McCormick 1966）では血管奇形の 1 亜形とされ，病理学的には筋層や弾性線維を欠き，正常な tight junction を有さない内皮細胞と膠原線維から成る血管壁で構成された拡張した血管腔の集合体で，病変内には正常脳組織が介在しない（Rammos et al 2009）．病理学上，血管内皮細胞の配列した sinusoid 様の血管腔（cavern）の集簇であるが，摘出術時の肉眼所見としては典型的な桑の実状（mulberry-like）の場合もあるが，多くは薄い膜で覆われた血腫状（hematoma-like）であり症例によって異なる．筆者らの施設で施行した病変の組織標本を検討した結果，桑の実状の病変の組織標本では典型的な "海綿状" の拡張した血管が存在し，血管壁は 1 層の内皮細胞と膠原線維から構成されていたが，血腫状の病変の組織標本では，血管腔は壁の一部に存在するのみで，内容はほとんど血腫であった（図 36.1）．この所見より，発生当初は桑の実状であった病変が，病変内または病変外に小さな出血をきたし，その形状のまま増大するものがある一方で，病変内または病変外に大きな出血をきたし血腫を形成し特徴的な mulberry-like appearance がなくなってしまうものがあるのではないかと考えている（高木 他 2013）．

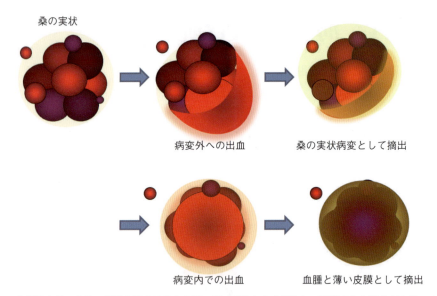

典型的な桑の実状の外観を呈する場合と薄い膜で覆われた血腫として摘出される場合がある.

図 36.1 海綿状血管腫の摘出標本のシェーマ
［脳神経外科ジャーナル 22：28-36，2013 の図 3 を改変］

海綿状血管腫が出血を繰り返しながら増大することはよく見られる．病変部の血管内皮細胞には血管新生や細胞増殖などに関わる VEGF，PDGF，endoglin や各受容体などが発現しており，臨床像として経験される出血や増大の機序に内皮細胞の機能異常などが関与している可能性がある．

1.2 関連遺伝子

家族発生例も報告されており，不完全型の常染色体優性遺伝の形式をとる．原因遺伝子として，CCM1（7q21-22，KRIT1：動脈形態や細胞接着に関与），CCM2（7p13-15，MGC4607，malcavernin：血管統合に関与），CCM3（3q25.2-27，PDCD10：CCM1 と 2 の相互作用に関与）が同定されており，いずれの遺伝子も血管の形態や機能維持に関わる遺伝子である．また，これら遺伝子の下流の MEKK signaling などの関与も研究されている（Cavalcanti et al 2012；Pagenstecher et al 2009；Zhou et al 2016）．主病変の内皮細胞においては少なくとも 1 つの遺伝子の mutation による蛋白欠如が認められ，周囲の正常組織の内皮細胞には蛋白欠如はないため，病変発生部位および近接した周辺組織ではこれらの遺伝子の発現異常が存在している可能性があり，海綿状血管腫の発生や病態，摘出後の再発などに関与していると考えられている．摘出術において主病変周辺にやや離れて小さな病変が見つかることはしばしば経験される．

1.3 出血リスク

Population-based study において未出血の脳海綿状血管腫の出血率は年間 0.5% 前後，再出血率は年間 6% 前後と報告され（Al-Shahi et al 2012），メタ解析で出血後の再出血リスクは数年で減少していくと報告されている（Taslimi et al 2016）．

出血リスクに関与する因子として出血既往が最も重要な因子とされ，発症形式の違いによる年間出血リスクは出血発症例 6.19%，非出血症状例 2.18%，偶然発見例 0.33% と報告されている（Flemming et al 2012）．文献渉猟による解析では年間出血率 2.5%，小児のみの患者集団では年間 3.3%（偶然発見例では 0.5%，出血発症例では 11.3%）となっている（Gross et al 2015, 2017）．脊髄病変においては年間出血率 2.1% と報告されている（Badhiwala et al 2014）．なお，妊娠と脳海綿状血管腫の出血リスクに関しては，妊娠中にリスクは上昇しないとの報告が多い（Witiw et al 2012；Kalani et al 2013）．

脳幹部海綿状血管腫は他の部位と比較して再出血リスクが高いと報告されている（Taslimi et al 2016；Horne et al 2016）．近年，脳幹部病変を含め出血を繰り返す病変に対しては積極的な治療介入が選択されるようになっているが，治療介入時に伴う合併症を勘案して治療方針を判断しなければならない．

2. 摘出術の基本的考え方

＜手術適応＞
・有症候性病変であること
・出血を繰り返している病変であること
・機能を温存して摘出可能な病変であること
・摘出により症状の改善が見込まれること
・全摘出が可能であること

＜手術戦略＞
・全摘出の可能性と摘出に伴う合併症につき術前画像で評価する．
・神経脱落症状出現の可能性に対して近接する神経核・神経路の評価を行う．
・摘出手術が妥当と判断した場合，病変局在や developmental venous anomaly（DVA）の有無などを勘案し，病変への到達に最も適切な侵入路を決定し，そのために選択すべき手術アプローチの検討を行う．
・摘出は非てんかん例では hemosiderin rim（gliosis）直前まで，てんかん例は hemosiderin rim を含めて行う．
・主病変の周囲の小さな satellite lesion も摘出する．
・合併する DVA は必ず温存する．

＜摘出後の評価＞
・摘出後早期の MR では病変残存の評価は困難である．
・MR 画像追跡により血腫の消退，新たな出血の出現などを評価する．

3. 優位脳組織に近接した海綿状血管腫（脳幹部など）

3.1 摘出術の適応

・軟膜表面に達するもの，あるいは軟膜の外側に増大するもの
・進行性の障害をきたし出血を繰り返すもの
・病変外への急性出血を伴うもの
・著しい mass effect を示すもの
の少なくともいずれかを満たすものと考える．

3.2 手術アプローチの選択

全摘出が可能であるか，機能温存は達成できるかなどを勘案し，正常脳組織への侵襲や障害を最小限にできるようなアプローチを選択する．病変部から最も近い脳組織表面を進入経路とするのが基本であるが，錐体路，言語に関する神経回路，視放線をはじめとする重要な神経線維束や合併する DVA に障害が及ばないような手術アプローチの選択が必要である．

脳幹部への安全な侵入経路（safety entry zone）に関する報告も見られ，anterior mesencephalic zone, lateral mesencephalic sulcus, intercollicular region, peritrigeminal zone, supratrigeminal zone, lateral pontine zone, inferior olivary nucleus, lateral medullary zone，第 4 脳室底の median sulcus, suprafacial triangle および infrafacial triangle などが侵入路として用いられている（Recalde et al 2008；Cavalcanti et al 2016a）．第 4 脳室底は通常の後頭下開頭を用い cerebellomedullary fissure の開放によりアプローチしやすく汎用されてきたが，眼球運動，顔面神経機能などの神経障害の悪化をきたす可能性もあり，第 4 脳室底に明らかに顔を出している場合以外では脳幹部の側方からアプローチなどを用いる報告も多くなっている．

有症候性，複数回の出血例であっても軽微な症状にとどまっている症例も多く，手術の安全な施行や機能温存が困難であると判断した場合は，他施設への紹介や外科手術以外の治療方法をとることも選択肢となる．

4. 定位放射線治療の考え方

＜適応＞
・有症候性であること
・出血を繰り返していること
・放射線照射に伴う合併症が受容可能な範囲であること
・摘出術の適応がないこと
の条件を満たすものと考える．
＜治療効果＞
　定位放射線治療は脳幹部や基底核・視床などの深部病変に対して再出血リスクを低下させると報告されているが，合併症リスクは照射線量に依存しており，おおむね 15〜16Gy 以下とするのがよさそうである（Jay et al 2012；Lunsford et al 2010；Nagy et al 2010）．外科的摘出によるけいれんコントロール効果が良好であるとの報告が多いが，摘出困難例におけるてんかんコントロールに対して定位放射線治療が行われることは許容できる（Kim et al 2011）．

5. 術前評価と摘出術の計画

5.1　術前評価

　詳細な画像検査により海綿状血管腫の局在および切開すべき表面の部位，温存すべき神経核・神経路や DVA などの構造物を把握する．
CT：新たな出血の有無の評価としては使用されるが MR による詳細な描出により得られる情報が多く，実際には手術直後の合併症の有無を検索するために用いられる．
単純 MRI：海綿状血管腫は T2 強調画像において，低−高信号域が混在する popcorn（あるいは mulberry）like な中心構造がヘモジデリンによる低信号の rim に囲まれた像として描出される（mixed signal core with low signal rim）．出血が亜急性期の場合は T1 強調画像で高信号を示す．多くの例で中心部は T1，T2 強調画像ともに混合性の信号を呈する．Gradient echo 系の T2* 強調画像や susceptibility weighted image（SWI）は通常の T1/T2 強調画像で描出されない微小な海綿状血管腫を描出するのに有用である（図 36.2）．出血（cerebral microbleeds）などの他の出血病変との鑑別が困難な場合がある．磁場強度が上がると小病変まで描出可能となるが，実際よりも大きく描出されるため手術手技の計画における術前画像としてはふさわしくない．
造影 MRI：海綿状血管腫自体は病変の一部が淡く造影されるが，造影されないこ

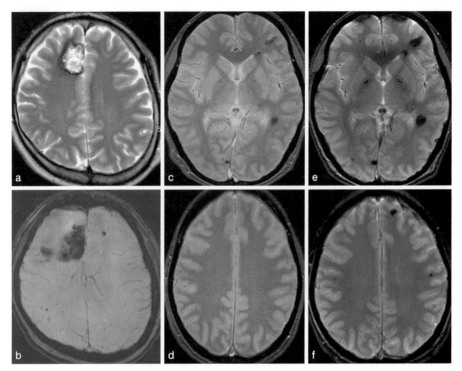

SWIやT2*では小さな出血性病変を検出でき，磁場強度を上げるとさらに検出率は向上する．
図36.2 頭部MR画像（a. 1.5T T2強調，b. aと同部位のSWI，c, d. 1.5T T2*，e, f. c, dと同部位の3T T2*）

とも多く，追加して得られる情報量は多くない．しかしDVAが合併する場合は線状の造影病変として描出される．これは正常の静脈灌流に関与しており手術時に温存しなければならない．

MR tractgraphy：重要な神経路として錐体路，弓状束，視放線，小脳脊髄路などの描出を試みる．これらの走行位置に近接する病変の場合は術前評価として患者・家族と情報を共有する上で非常に重要である．

MR cisternography：脳脊髄液に囲まれた微細な構造の描出に優れた画像で，各社によりTrue-FISP，FIESTA，Balanced-FFE，CISSなどさまざまな名称で呼ばれる．脳神経などの髄液中の構造物の描出が明瞭であり，特に脳幹部病変において各脳神経と病変の関係を術前に評価しておく．

脳血管撮影：海綿状血管腫が脳血管撮影で描出されることは稀である．動静脈奇形や血管芽腫と異なり，血管腫に流入する動脈の同定に関する価値はない．MRIでDVAの合併が疑わしい場合に施行する意義はある．

電気生理学的モニタリング：術中の錐体路の検出には運動誘発電位（MEP）が補助となる．脳幹部病変では必要に応じて，体性感覚誘発電位（SEP），顔面神経や反回神経などのモニタリング，聴性脳幹反応（ABR）などを行う．

5.2 摘出術のタイミング

出血後のどのタイミングで摘出術を行うかについては意見が分かれているが，最近の脳幹部病変を中心とした解析では，最終出血後の手術時期が術後の機能予後に関与すると報告されている（Pandey et al 2013；Garcia et al 2015；Zaidi et al 2017）．Garcia らの報告では，病変の大きさ，正中線の超えているか，DVA の合併，年齢，摘出術のタイミングが術後の予後を規定していると報告しており，最終出血から3週間以内，3～8週間，8週間以降の3つのタイミングにおいて，摘出術が遅くなればなるほど機能予後が悪くなるとしている（表36.1）．その理由として，病変周囲の液状の出血が周囲脳との剥離を容易にすること，時間経過とともに液状血腫が吸収され gliosis が形成され血腫も器質化されるため正常脳との剥離が困難となることが挙げられている．脳表面に近接していた病変が血腫の吸収とともに縮小することも一因と思われる．

摘出可能な症例で再出血が重篤な症状を呈することが予測される場合は，長期の経過観察は避けるべきであり，患者の症状や全身状態が安定するまで経過を見つつ最終出血後6～8週間以内の摘出を計画するのが妥当と思われる．

表36.1　脳幹部海綿状血管腫の摘出術の予後に関与する因子（Garcia et al 2015）
予後規定因子として，大きさ，正中を超えているか否か，DVA の合併，年齢，出血の時期が挙げられている．年齢と出血からの時間経過に大きなポイントが与えられている．

予後因子	規　準	点　数
大きさ (cm)	≦2	0
	>2	1
正中を超えているか	No	0
	Yes	1
DVA の合併	No	0
	Yes	1
年齢（歳）	<40	0
	>40	2
出血時期	0～3 週前	0
	3～8 週前	1
	>8 週前	2
合　計		7

5.3 摘出術の計画

術前画像を用いて全摘出と合併症回避を達成できるように詳細な手術計画を行う．基本的には病変の中心と切開可能な脳表面を結ぶ線分の延長が病変へのアプローチとして適切であるという "two point method"（Brown et al 1996）によって進入方法

を決定するが，周辺の正常構造物や機能解剖などで到達困難な場合もあり，各症例に応じて若干の修正を加えながら検討する．病変が脳組織から顔を出しているところを利用する．病変が脳表面から見えない場合は正常脳組織の最小限の切開により病変から最も近い脳表からアプローチする．術前の詳細な画像解析により脳表からの主病変までの距離を把握しておく．主病変周囲に血腫を形成している場合は，この血腫腔を利用してアプローチルートを確保することも可能である．脳幹部病変では，MEP，SEP，ABR，各種脳神経モニタリングを行いながら神経機能温存を図る．特に第4脳室底からの進入経路を利用する場合は，術中の顔面神経核モニタリング，挿管チューブを用いた下位脳神経モニタリングを行えるように準備をしておく．

6. 手術アプローチ

6.1　基底核・視床病変への到達法

6.1.1　Transsylvian approach

外側病変でシルビウス裂に近接している場合に選択する．通常の仰臥位で頭部を必要な角度に回旋させ固定する．シルビウス裂を開放した後，病変部への最短ルートを選択し島経由で病変表面に到達する（図36.3）．

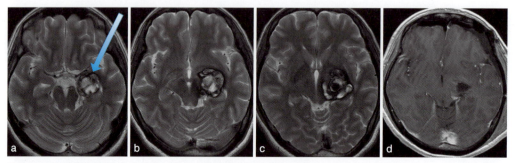

図36.3　左側頭葉内側から基底核・視床に及ぶ海綿状血管腫の術前（a-c）および術後（d）のMR画像．経シルビウスにて側頭葉先端部から進入して摘出した（→進入方向）．

6.1.2　Transcallosal approach

内側病変で脳室壁へ近接している場合に選択する．基底核病変では側脳室経由，視床では側脳室または第3脳室経由のアプローチが考えられる．仰臥位または腹臥位とし，オリエンテーションをつけやすいように正中固定とする．アプローチ側の脳への圧排を少なくするために仰臥位で頭部を回旋させたり側臥位とする場合もあ

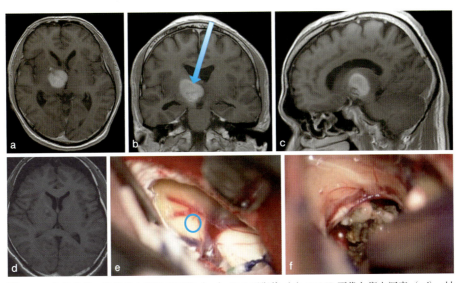

図 36.4 右基底核の海綿状血管腫の術前（a-c）および術後（d）の MR 画像と術中写真（e-f）．対側の大脳間裂より脳梁を切開し右側脳室に入り，○の部分から摘出した．

る．症例によっては contralateral interhemispheric approach が有用である（Zaidi et al 2014）（図 36.4）．

6.2 脳幹部病変への到達法（図 36.5）

6.2.1 Transsylvian approach

　　中脳腹側の病変に対して選択する．術野を確保するためシルビウス裂を大きく開放する．Orbitozygomatic approach を用いることで前方下方からの視野を確保できる．皮膚切開は通常の前頭側頭開頭と同様であるが，orbitozygomatic approach を行う場合は頬骨弓上まで延長する．

　　内頚動脈の外側あるいは視神経-内頚動脈間から中脳前面に到達する．後交通動脈とその穿通枝，視神経の保護に留意する．前床突起切除と硬膜輪切開を加えることで内頚動脈の可動性が得られ手術操作が容易になる．脳底動脈・上小脳動脈・後大脳動脈の間隙から病変を摘出する必要があり，血管に対する過度の操作や穿通枝障害に注意する．また動眼神経への栄養血管を損傷することなく剥離し愛護的に操作する．

　　錐体路は大脳脚の中央部およびその内側を走行しており，この部位の操作は容易に運動障害をきたす．大脳脚の最内側では錐体路が走行していないため，この部分を切開する transpeduncular approach も報告されている．症例によっては病変と対側からのアプローチを選択する場合もある（Tsuji et al 2016）（図 36.6）．

VII. 脳血管障害

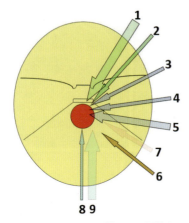

1. Orbitozygomatic 2. Transsylvian
3. Anterior temporal 4. Subtemporal
5. Transpetrosal 6. Lateral suboccipital
7. Transcondylar 8. Midline suboccipital
9. Infratentorial supracerebellar

図 36.5　脳幹部への代表的なアプローチルート

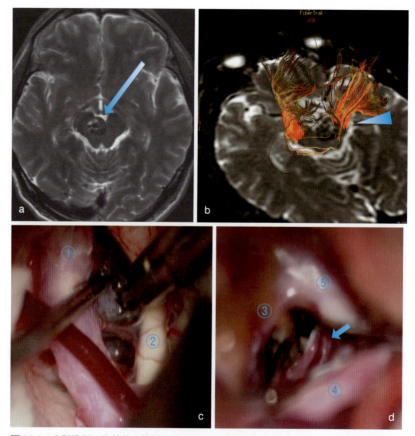

図 36.6　中脳腹側の海綿状血管腫．病変は右大脳脚背側に存在している（a）．右側のアプローチでは右大脳脚への損傷が避けられず，MR tractgraphy で錐体路（b の矢頭）が病変の外側を走行していることなどを総合的に勘案し，左の orbitozygomatic approach を用いた．術中写真（c, d）；①左内頚動脈，②左視神経，③左上小脳動脈，④左後大脳動脈，⑤脳底動脈，矢印：穿通枝

6.2.2　Subtemporal approach

　中脳から橋上部の外側病変に対して選択する．脳幹腹側や尾側への視野を拡大するためには錐体骨先端部を削除する anterior transpetrosal approach，脳幹背側や頭尾側へ広く展開するためには posterior transpetrosal approach を追加する（図36.7）．体位は仰臥位で頚部を大きく回旋するか側臥位で行い，側頭葉への過度の圧排を避けるために頭頂部は軽度下垂させる．皮膚切開は耳介前方で頬骨弓下縁より上方へ約 12cm の線状，外耳道を中心にした逆 U 字型などが用いられている．

　本アプローチでは，側頭骨の中頭蓋底面までの十分な削除，側頭葉への愛護的圧排などに留意する．必要に応じて術前のスパイナルドレナージ留置を行う．側頭葉の圧排の際はラベ静脈に注意し，術中にラベ静脈を横静脈洞流入部から 1〜2cm 剥離しオキシセル綿などで保護し，術中に過度の牽引が生じないように注意する．迂回槽を開放し小脳テントを切開し脳幹側面の視野を確保する．中脳外側の後大脳動脈，上小脳動脈，滑車神経，橋外側の前下小脳動脈および外転神経と病変との位置関係を把握し，entry zone が正常構造部，特に正常血管のどの位置になるか検討してお

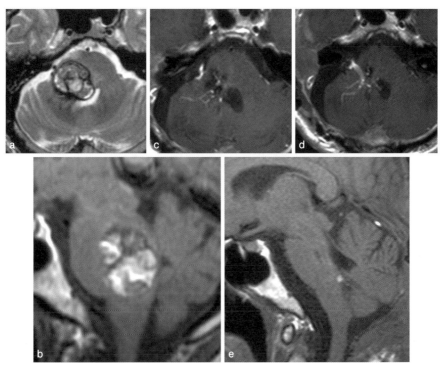

図 36.7　橋右寄りの海綿状血管腫の術前（a, b）および術後（c-e）の MR 画像．第 4 脳室へ顔を出しており DVA との位置関係から第 4 脳室経由を選択したが，外側部分の残存があり，後日，右の posterior petrosal approach を用いて摘出した．

く．safe entry zone として peritrigeminal zone，supratrigeminal zone，lateral pontine zone などを利用する．entry zone においては当該部分の神経線維の走行を考慮し，線維に平行な切開を加える．

脳幹部病変に対する側方からのアプローチは，側頭葉への愛護的操作とともに，病変の位置によっては錐体骨の削除の操作が加わるが，三叉神経周囲の safety entry zone を利用して侵入すると安定した手術操作を行うことができ，第4脳室底近傍に集中している神経核の損傷を避けることができるため有用である．ただし，病変が脳表に出ていない場合は正常脳組織の深部での操作となる．

6.2.3　Occipital transtentorial approach/Supracerebeller infratentorial approach

中脳背側の病変に対して選択する．両者の選択においては病変の部位のほかに小脳テントの角度なども考慮する．

Occipital transtentorial approach では，後頭葉の圧排による視野障害は一過性のことがほとんどであるが，術直後の発生防止のために後頭葉内側を十分に頭側まで剥離すること，髄液排除を速やかに行うこと，牽引を gentle に間欠的に行うことなどが必要となる．体位は腹臥位または半側臥位で行う．腹臥位では頚部は術前に計画した進入角度が床と垂直に近くなるように固定する．半側臥位では顔面を床方向に15°程度回旋して固定する．進入側は基本的に病変の局在と同方向とするが，後頭葉表面の架橋静脈も考慮に入れて決定する．皮膚切開は逆 U 字型とする．剥離初期の段階での脳への圧排を最小限とするために上矢状静脈洞，横静脈洞，静脈洞交会が露出するような開頭を行う．

Supracerebeller infratentorial approach は，坐位または腹臥位で施行される．坐位の場合は術中，特に開頭時の空気塞栓に注意する．坐位では頚部および上半身を前屈して直静脈洞が床と水平になるようにする．腹臥位では頚部を前屈した "concorde position" とするが，坐位に比して静脈圧の低下が少ない．正中進入の場合，皮膚切開は正中の線状皮膚切開とする．また小脳上面正中部の数本の bridging vein を凝固切断する必要があるが，外側より太い静脈はできるだけ温存する．進入路として paramedian を利用する場合は，傍正中の線状皮膚切開とする（Choque-Velasquez et al 2017）．正中部に比べると小脳半球上面からテントへの静脈は少ないことが多い．この場合も静脈切断は細いものに限定し，正中や外側の太い静脈は温存する．いずれのアプローチにおいても小脳への過度の圧排による静脈の引き抜けは止血に難渋することがあり，空気塞栓のリスクも高まる．

中脳背側の上丘は眼球運動，下丘は聴覚伝導路に関与している．上丘は垂直性眼球運動の中枢と考えられてきたが現在は視覚性の急速眼球運動に関与していると考えられており，その機能は他の眼球運動に関与する回路にて代償可能である．上丘の頭側に存在する後交連の障害で上方注視麻痺をきたすことが知られている．また，聴覚伝導路は脳幹内で複数の交差線維を有している．一側の上丘および下丘の障害

では永続的な神経障害をきたす可能性は低いとされている．下丘の尾側で左右の滑車神経が出ておりその内側には滑車神経核間の交差線維が走行しており，その障害は滑車神経麻痺をきたし得る．上丘および下丘の外側は脊髄視床路が走行しており，この部位の操作は半身の感覚障害をきたし得る．

6.2.4 Midline suboccpital approach

延髄から橋の背側病変に対し選択するが，cerebellomedullary fissure を両側に十分に開放することで中脳水道の下端までの視野が得られる（図 36.8）．体位は腹臥位とし正中固定する．皮膚切開は正中の線状皮膚切開とすることが多い．小脳橋角部への視野の確保のためには lateral suboccipital approach も併用できるようにhockey stick 型とする．

頭側への視野の確保のためには cerebellomedullary fissure および tonsillohemispheric fissure を十分に剝離し小脳扁桃周囲を剝離し自由度を持たせる．小脳虫部の切開を必要とすることはほとんどない．第 4 脳室底を切開する際には，第 4 脳室髄条の上方で safe entry zone（顔面神経丘の上下の suprafacial triangle および infrafacial triangle）が利用される（Kyoshima et al 1993）．しかし，顔面神経丘に関与する VI，VII 脳神経以外にも重要神経核・線維が近接しているため，術後の合併症率は低い

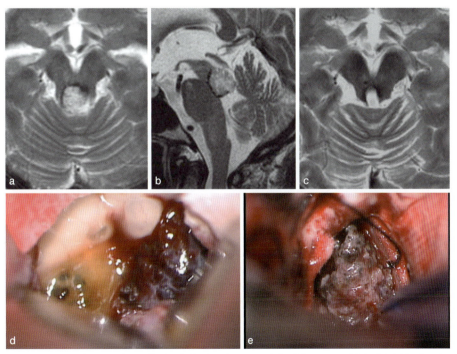

図 36.8　中脳下端部の海綿状血管腫の術前（a, b）および術後（c）の MR 画像と術中写真（d, e）．病変は第 4 脳室内へ面しており，正常脳組織を損傷しないルートとして第 4 脳室経由を選択した．術中写真（d）で主病変周囲の hemosiderin rim に明らかに独立した小さな複数の病変を認める．

とは言えず，また髄条の位置に個人差があること，病変による圧迫や繰り返す出血などにより第4脳室底が変形・偏位・変色していることなどにより，safe entry zone を正確に把握することが困難な場合もある（Boqucki et al 1997；Cavalcanti et al 2016b）．電気刺激による術中モニタリングは必須であるが，顔面神経の反応領域は個人差が見られる（Bertalanffy et al 2011）．病変が第4脳室底に顔を出していない場合は他のアプローチも検討する．

第4脳室髄条の下方に位置する病変に対する手術の際には，周辺組織の障害に注意しなければならない．この周辺には迷走神経背側核や孤束核，疑核などの重要な神経核が密集しているため，術前に体外ペーシングを用意するなどを含め入念な準備が必要である．術後の呼吸障害や嚥下障害の可能性を勘案し人工呼吸管理などの準備も必要である．

6.2.5 Lateral suboccipital approach

橋延髄の外側の病変に対し選択する（図36.9）．体位は手術側を上とした通常の側臥位で行う．皮膚切開は耳介後方にS状に行うことが多いが，後頭蓋の減圧が必要な場合などはHockey stick型とし後頭骨を大きく開く．通常はretrosigmoid approachが選択されるが，さらに腹側に到達するためにsigmoid sinusの腹側の硬膜を切開するpresigmoid approachも選択される．

このapproachでは第4～第12脳神経を確認し得る．術前にMR cisternographyでこれらの脳神経と病変の位置関係を把握しておく．十分な剥離前の小脳牽引は聴神経障害による聴覚低下をきたすため，聴性脳幹反応（ABR）を術中持続的に計測

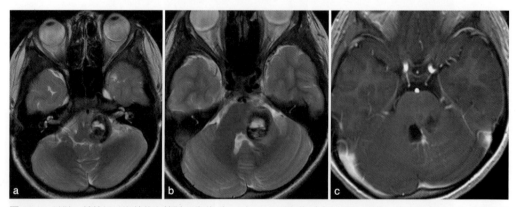

図36.9 延髄～橋外側の海綿状血管腫の術前（a, b）および術後（c）のMR画像．病変は左下～中小脳脚に存在し，病変下端は延髄外側へ突出している．DVAの位置を勘案しlateral suboccipital approachで中小脳脚下端を線維と平行に切開して摘出した．

6.2.6 Transcondylar approach

延髄腹外側の病変に対して選択する．体位は手術側を上とした側臥位とする．頸部はやや前傾させるが側屈はあまりせず，頭部が床と水平となるようにする．皮膚切開は耳介後部から頸部に向かうもので十分であるが，必要に応じて hockey stick 型とする．大後頭孔を開放しつつオリエンテーションをつけながら外側の後頭顆の後半部を削除し，頸静脈突起を開放する．症例によっては頭蓋内で静脈結節の切除を加えるとより広い視野が得られる．第 1 頸椎と椎骨動脈には個人差があり，術前に造影 CT（3D-CTA）で評価しておくのが望ましい．病変が最も近いところからの進入となるが，正常組織の切開部位としては inferior olivary nucleus, lateral medullary zone などを用いる．

6.2.7 Transclival approach

口腔を経て斜台を削除し延髄前面に至る手術法である．術後の合併症（髄液漏および髄膜炎）および開口のための特殊な器具の準備が必要である．最近では本アプローチに内視鏡を用いた報告も見られる．

7. 摘出術の手順

海綿状血管腫に対する摘出操作の手順は以下の通りである．

① 体位

各アプローチに準じて体位をとる．長時間に及ぶことが予想される場合は，体位による褥瘡防止に努める．また，脳幹部病変では必要に応じて体外ペーシングの準備を行う．

② 術中モニタリング

必要に応じて MEP，SEP，ABR，また第 4 脳室底の操作が加わる場合は，顔面神経核モニタリング，挿管チューブを用いた下位脳神経モニタリングをセッテイングする．てんかんのコントロールを企図する場合は，術中 EEG を測定する．

③ 術前評価の再確認

術中ナビゲーションは髄液排除の時点で病変の位置が移動することがあり過信は危険であるが，深部病変や脳幹部病変の場合は大脳表面ほど大きくずれることはなく，病変への進入路決定における指標の助けとなる．脳神経の脳幹部内への経路や核，重要神経路などの解剖学的構造物と病変との位置関係を手術直前に再度確認しておく．

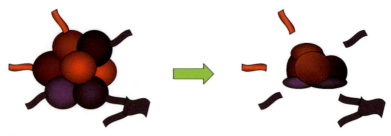

Techniques
　Internal decompression
　Shrinkage by surface coagulation
　Cut in blocks if necessary
Strategies
　Total extirpation with preservation of DVA
　Removal of hemosiderin and other pathology

出血に苦労することはほとんどなく，なるべく小さな進入路を用いて，内減圧，表面凝固を駆使し視野の中心部に病変を寄せるように剥離を進め，block by block の摘出を行う．DVA への流出静脈のみ凝固切断する．てんかんコントロールを目的とする場合は周囲組織の摘出を追加する．

図 36.10　海綿状血管腫の外科的摘出におけるポイント

④ 摘出手技（図 36.10）

　病変が脳表に突出している場合は，特徴的な赤褐色調の mulberry-like な所見を呈する．また表面に突出していなくても脳表を透見して血腫を確認できる場合もある．脳表が正常の色調を呈している場合は，当該部分の正常脳組織の神経線維に平行に最小限の切開を加え，術前の病変部までの距離を確認しながら病変部へ到達する．

　病変へ到達したら，まず病変表面を切開して液状の血腫成分を吸引し血腫壁を凝固して縮小することで周囲の脳組織との剥離を行う space を確保する．血管腫の周囲にはヘモジデリンの沈着した反応性の gliosis の層が形成されており，microspatula などを用いてこの層と病変本体との間で剥離を行い，本体の表面の薄い膜を残存させないように注意する．血管腫には細い流入・流出血管があり，確実に凝固切断する．脳幹部病変の場合，進入路が小さく病変の全貌を捕らえることが困難な場合も多く，また出血慢性期で病変が容易に shrink しない場合は block by block または piecemeal に摘出することもある．低灌流の病変であり出血で難渋することはほとんどないが，DVA への流出静脈が見られることがあり確実に凝固した後に切断する．病変を少しずつ凝固し縮小しつつ一塊に摘出する方が残存病変を生じにくい．

　バイポーラや吸引管などの道具による圧排による進入経路の拡大や障害を避け，時間をかけて病変を少しずつ術野の中心へと引き込むように少しずつ剥離していくことが重要である．特に病変が脳表に出ていない場合は手術進入ルートの間口が狭

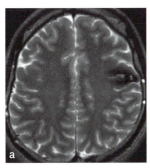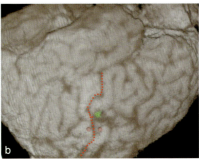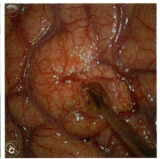

図36.11　右運動野の海綿状血管腫のMR（a, b）と術中写真（c）．bの点線：中心溝．てんかん発症であるが単剤服用であり，術中ナビゲーションを用いて病変部位を同定し，主病変のみ摘出し周囲のhemosiderin rimやgliosisはそのままとした．術後も単剤服用を維持し，発作は消失している．

くなり，小さな動きを繰り返すことにより剝離を進めていく．

　術中ICG video angiographyでは，血管腫自体は無血管野として描出され，late phaseにおいて周囲の脳組織との境界が確認できる．DVAは明瞭に描出される．DVAは正常の静脈灌流に関与し，閉塞による静脈性梗塞やvenous hypertensionからの出血などの合併症をきたし得るため，必ず温存する．

　海綿状血管腫は，遺伝子変異により局所の内皮細胞の機能異常が生じ発生するとされており，本体の周囲にsatellite lesionを伴うことがあり，この取り残しは再発の原因となる．周囲のヘモジデリンやグリオーシス内の病変で術野で確認されるものは併せて摘出すべきであるが，血管腫周囲に新たに切開を必要とする場合は神経症状出現の原因となるため，あえて残存させることが必要になる場合もある．

⑤　てんかんの治療のための摘出術

　海綿状血管腫に伴うてんかんに対する手術として摘出術を行うことは，抗痙攣剤による内科的治療よりてんかんコントロールの予後が良く，また摘出術を行う場合は，主病変周囲のhemosiderin沈着部分を含めて摘出することが望ましいとの報告が多い（Bertalanffy et al 2002；von der Brelie et al 2013；Cossu et al 2015；Dammann et al 2016, 2017）．術後もコントロール不良の場合は，術中脳波モニタリングのもとhemosiderim rimを超えたgliosis部分の摘出の追加を考慮することになる．しかし，運動野，言語野に直近する病変では主病変の摘出にとどまらざるを得ない場合も多いと考えらえる（図36.11）．

⑥　摘出後確認

　摘出後はValsalva手技にて残存血管腫の膨隆がないかを確認する．

⑦　術後評価

　全摘出により出血リスクは大幅に低減すると思われるが，明らかな残存病変がある場合の出血リスクは不変であると判断すべきである．MR画像による追跡を行うが，手術直後の残存病変の確認は手術手技に伴う変化により困難な場合は，手術の数か月後に再度撮像する必要がある（Chen et al 2017）．

8. 摘出術のポイント

　病変本体の周囲にはヘモジデリンの沈着した反応性の gliosis の層が形成されており，この層と病変本体との間で剥離を行い，本体の表面の薄い膜を残存させないように注意する．また，主病変周囲の小さな病変の有無を検索する．病変を原因としたてんかんの治療として摘出術を行う場合は，ヘモジデリンの沈着した反応性の gliosis の層を含めた摘出術が必要となる．

文　献

Al-Shahi Salman R et al: Lancet Neurol 11(3): 217-224(2012).
Badhiwala JH et al : J Neurosurg Spine 21(4): 662-676(2014).
Bertalanffy H et al: Neurosurg Rev 25: 1-53(2002).
Bertalanffy H et al: Neurosurgery68(1 Suppl Operative): 23-31(2011).
Boqucki J et al: Acta Neurochir(Wien)139: 1014-1019(1997).
Brown AP et al: BNI Q 12: 20-24(1996).
Cavalcanti DD et al: J Neurosurg 116: 122-132(2012).
Cavalcanti DD et al: J Neurosurg 124(5): 1359-1376(2016a).
Cavalcanti DD et al: J Neurosurg 142: 1359-1376(2016b).
Chen B et al: World Neurosurg 103: 138-144(2017).
Choque-Velasquez J et al: World Neurosurg 105: 534-542(2017).
Cossu M et al: J Neurosurg Sci 59(3): 237-253(2015).
Dammann P et al: J Neurosurg 126(4): 1303-1311(2016).
Dammann P et al: Neurosurg Rev 40(1): 39-43(2017).
Flemming KD et al: Neurology 28; 78(9): 632-636(2012).
Garcia RM et al: Neurosurgery 76(3): 265-77(2015).
Gross BA et al: J Neurosurg Pediatr 16: 1-6(2015).
Gross BA et al: J Neurosurg 126(4): 1079-1087(2017).
Horne MA et al: Lancet Neurol 15: 166-173(2016).
Jay SM et al: Br J Neurosurg 26(3): 367-370(2012).
Kalani MYS et al: J Neurosurg 118: 50-55(2013).
Kim W et al: J Clin Neurosci 18(7): 877-880(2011).
Kyoshima K et al: J Neurosurg 78: 987-993(1993).
Lunsford LD et al: J Neurosurg 113(1): 23-29(2010).
McCormick WF: J Neurosurg 24: 807-816(1966).
Nagy G et al: J Neurosurg113(4): 691-699(2010).
Pagenstecher A et al: Hum Mol Genet 18(5): 911-918(2009).
Pandey P et al: Neurosurgery 72(4): 573-589(2013).
Rammos SK et al: Neurosurgery 65: 20-30(2009).
Recalde RJ et al: Neurosurgery 62(3 Suppl 1): 9-15(2008).
高木健治 他：脳神経外科ジャーナル 22 : 28-36(2013).
Taslimi S et al: Neurology 86(21): 1984-1991(2016).
Tsuji K et al: Interdisciplinary Neurosurgery: Advanced Techniques and Case Management 6 : 8-12(2016).
von der Brelie C et al: Epilepsia 54(9): 1699-1706(2013).
Witiw CD et al: Neurosurgery 71(3): 626-630(2012).
Zaidi HA et al: Neurosurgery 75(1): 80-86(2014).
Zaidi HA et al: Neurosurgery 81(4): 620-626(2017).
Zhou Z et al: Nature 532(7597): 122-126(2016).

$\mathbf{37.}$ 巨大脳動脈瘤

髙橋 淳

　最大径が 25mm を超える脳動脈瘤を巨大脳動脈瘤と呼び，海綿静脈洞部内頚動脈瘤を除き自然予後は著しく不良である．選択できる治療法，効果の期待値，治療合併症リスクは病変の部位・形態により大きな差があり，その様相は極めて不均質である．本節では，未破裂巨大脳動脈瘤に対する治療戦略と臨床現場での注意事項について，治療デザインが比較的定型的な内頚動脈瘤を中心に解説する．

　なお，本書第 4 版（2010 年）出版以後，Flow Diverter（FD）治療が出現したことに注意が必要である．米国食品医薬品局は 2011 年に Pipeline を認可し，国内では 2015 年 4 月にその改良版である Pipeline Flex が薬事承認されている．その適応はまだ限定的であるものの，病変によっては使用（あるいは使用可能施設への紹介）を念頭に入れた判断が求められる．

1. 内頚動脈—海綿静脈洞部巨大動脈瘤 (図 37.1)

1.1 治療適応の判断

1.1.1 症候性病変

　海綿静脈洞壁および洞内を走行する脳神経（Ⅲ，Ⅳ，Ⅴ，Ⅵ）障害により眼球運動障害（複視），眼瞼下垂，顔面痛を生じ，多くは進行性に増悪するため治療適応がある．なお，一般にくも膜下出血を生じないとされるが，瘤の一部が内頚動脈（internal carotid artery：ICA）の C3 部で硬膜内に伸展していたり（transitional aneurysm），巨大瘤による錐体骨・斜台の骨破壊により，稀に硬膜貫通型のくも膜下出血を生じ得ることに注意が必要である（Andaluz et al 2006）．

1.1.2 無症候性病変

　神経症状を呈さない場合，通常は直ちに治療適応とはせず MRI/MRA で経過観

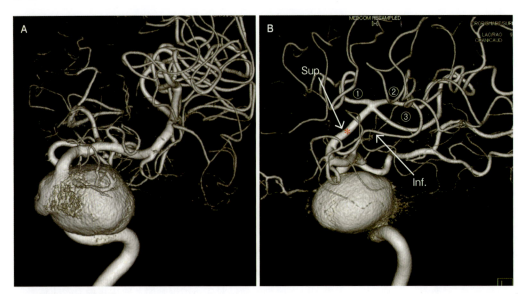

A:正面像,B:側面像
複視で発症した海綿静脈洞内限局病変.M2 inferior trunk は細く,太い M2 superior trunk が分岐なしに島皮質上を上行し,遠位で3本の M3（①,②,③）に分かれる.High-flow bypass+trapping の方針としたが,recipient は M2 共通幹の*部分となり,吻合時の遮断が広域に及ぶため,末梢 M4 にあらかじめ2本の STA-MCA bypass を設置してから M2 を遮断し RA を吻合した.

図 37.1　内頚動脈—海綿静脈洞部巨大脳動脈瘤

察する.ただ,著しい骨破壊を伴う例や短期間の進行性増大例では,無症候でも治療を提案することに一定の合理性がある.

1.2　術前検査

1.2.1　脳血管造影

① 動脈瘤の形態
② Matas test（同側総頚動脈用手圧迫下の対側 ICA 造影）と Allcock test（同,椎骨動脈造影）による側副血行路評価（閉塞試験ではない）
③ Superficial temporal artery（STA）の発達度と走行
④ Radial artery（RA）の走行と palmar arch（橈側—尺側吻合）の発達度評価
⑤ High-flow bypass の recipient MCA（M2）の走行形態（図 37.1B,図 37.3B）
　　Recipient M2 の一時遮断に際して事前の補助バイパス（low flow）設置に関する明確な基準はないが,図 37.1B のような特殊形態では末梢灌流範囲が広く,必須と考えられる.一方,図 37.3B 例では補助バイパスを行わずに治療を行っている（術中バルビツレート投与による脳保護療法を併用）.

1.2.2　MRI

T2 space 画像 coronal 像などによる病変局在評価（海綿静脈洞部に限局し，硬膜内伸展がない）と瘤内血栓の確認．瘤内血栓がある場合には，Gd 造影で血栓内造影効果（血栓内血流チャンネル）や瘤壁造影効果の確認．

1.2.3　SPECT（single photon emission computed tomography）検査

母血管閉塞術後の脳血流評価のコントロール取得および現状の脳血行力学的評価．巨大動脈瘤よりも遠位の灌流圧は Windkessel（ドイツ語で air chamber の意，この場合，弾性を持った貯留槽を指す）効果によりしばしば低下しており，これは acetazolamide 負荷 SPECT によって明らかとなる．

1.3　治療（従来法）

中大脳動脈にバイパスを設置して ICA を永久遮断する．3×4 通りの選択肢が存在する．
(1) バイパスの選択：① high-flow，② low-flow，③無バイパス
(2) 遮断の部位：① proximal occlusion，② trapping（完全遮断）
(3) 遮断法：①頚部 ICA 結紮，②血管内塞栓術
3 項目は互いに相補的な関係にある．high-flow bypass 例では頚部を開創するため ICA 結紮をためらう理由はなく，また側副血行良好でバイパスなしであれば，血管内手技による ICA 塞栓術（internal trapping）を選択することに合理性がある．

1.3.1　バイパス流量の選択（図 37.2）

用手圧迫試験で側副血行路が明らかに乏しい場合や，側副血行の程度にかかわらず high-flow bypass を行う方針の場合は，バルーン閉塞試験（balloon test occlusion：BTO）を実施する意義は乏しい．一方，用手圧迫試験である程度の側副血行が描出され，側副血行路の程度でバイパス流量を選択する方針ならば，BTO（同側 ICA30 分間遮断）を実施し，さらに Cold Xe-CT や ^{99m}Tc-HMPAO SPECT による遮断時脳血流測定を行って流量を決定する．

1.3.2　遮断部位と遮断法

a.　proximal occlusion
最も簡便な方法．海綿静脈洞内限局病変ではほとんどの場合，頚部 ICA 結紮の

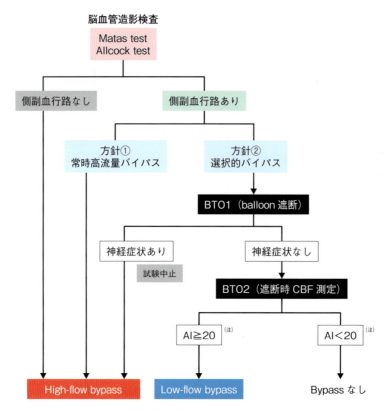

AI：asymmetry index＝(健側脳血流－患側脳血流)／両側脳血流平均
(注：AI≧20 の基準は，あくまで一例である)

図 37.2 バイパス流量決定のアルゴリズム

みで動脈瘤の完全閉塞が得られる．

b. trapping

　ICA から瘤への逆行性血液流入，海綿静脈洞内 ICA 分枝チャンネル残存，遠位塞栓症の可能性などを嫌い，頸部 ICA 結紮に加えて遠位遮断を併用する方式．ICA C2 部のクリップ遮断が簡便であるが，より厳密な循環遮断を目指すならば，前床突起を削除して眼動脈より近位の ICA を遮断する．血管内手技による ICA 塞栓 (internal trapping) は，特にバイパスを併用しない場合に低侵襲に治療を完結させる手段として有用であり，海綿静脈洞内分枝をまとめて閉塞できる利点もある．

1.3.3　眼動脈の問題

　trapping 範囲に眼動脈を含む場合，次の点に留意する．

a. 視機能障害

　通常は外頸動脈系の側副血行路があり網膜虚血を生じないが，厳密に評価するの

であれば，BTO 時に外頚動脈からの retinal blush の確認が必要となる．ただ，遮断耐性がない場合は実施できないし，high-flow bypass を必ず行う方針にもかかわらず上記の確認のみのために侵襲を伴う BTO を行うことには懐疑的意見が強い．

b. 眼動脈からの側副血行

眼動脈→ ICA → M1/A1 への側副血行路は消失する．BTO 時の造影でこの経路への依存度が高い場合には，バイパス流量を一段引き上げることも考慮する．

1.4 術後管理

1.4.1 血行力学的脳虚血対策

術後 MRI で母血管閉塞や術中一時遮断による虚血性病変の有無を，また安静時 SPECT で同側脳血流量低下の有無をチェックする．バイパスを行っても，しばしば同側前方循環領域は術前よりも脳灌流圧が低下しているため，脱水，低血圧を回避する．

1.4.2 塞栓性脳虚血対策

直達手術による ICA 遮断術後の抗血栓療法は通常必要ないが，血管内手技による ICA 塞栓術の場合には，術前，術後の抗血栓療法（抗血小板薬）を行う．使用する薬剤，投与法（単剤か 2 剤か），継続期間には施設，術者によって異なる．

＜FD を用いた治療法＞

FD は密度の高いメッシュを持つステントであり，ネック全体をカバーするように母血管に留置して瘤内血行動態を変化させて血栓化に導き，順行性血流を温存したまま新生内膜による血管修復に導くことを目的としたデバイスである．国内で薬事承認された Pipeline Flex™（Medtronic Neurovascular）の適応は次のように規定されている．

内頚動脈錐体部から上下垂体部における大型または巨大，かつワイドネック型（ネック長≧4mm）の頭蓋内動脈瘤（破裂急性期を除く）

留置直後には動脈瘤内血流があり，完全血栓化までに数か月～1 年を要する．このため硬膜内動脈瘤では術後の破裂イベントが報告（Rouchaud et al 2016）されているが，そもそも破裂リスク僅少の海綿静脈洞部巨大瘤は，現時点で最も良い適応と考えられる．既に国内で保険収載されており，選択肢の 1 つとして検討する必要がある．

ただし，FD 治療の技術的ハードルは高い．FD は braided stent 構造の自己拡

張型デバイスであり，laser-cut stent とは異なり留置血管径に応じて著しく短縮するため，正確な位置に留置するには事前の綿密な血管径・留置長測定と技術的習熟が必要とされる．

2. 内頚動脈硬膜内巨大動脈瘤

2.1 治療適応

硬膜内巨大動脈瘤の破裂率は極めて高く（Morita et al 2012），重篤でしばしば致死的となる．超高齢者や治療不能の困難症例を除き，すべてに治療適応がある．

2.2 術前検査

術前検査は海綿静脈洞部巨大動脈瘤の項のものすべてに加え，下記を行う
(1) 脳血管造影における，PCoA，AChoA の起始，走行と動脈瘤との関係把握
(2) MRI T2 space 画像 /CISS 画像による，視神経との位置関係，圧迫状況の把握
(3) 眼科検査（視力，視野，眼底）

2.3 治療法

2.3.1 傍鞍部（C2 部）巨大動脈瘤（図 37.3）

後交通動脈（posterior communicating artery：PCoA）分岐部より近位の病変．

a. ネッククリッピング
近位ネックが硬膜内で露出可能であれば，順行性血流を残したネッククリッピングを考慮し得る．
① 術中に安全なクリップが困難と判定される場合に備え，必ずバイパス +trapping に切り替えられる体制を準備（RA 採取部位の消毒とドレーピングなど）．
② MEP モニタリング．実施可能であれば，視機能モニタリングのための visual evoked potential（VEP）．麻酔科に静脈麻酔，筋弛緩なしでの管理を依頼．
③ 頚部頚動脈を露出（proximal ICA 確保と⑤の実施のため）．

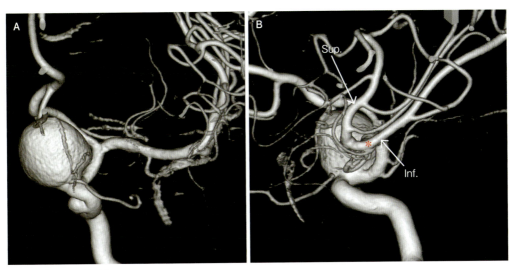

A：正面像，B：側面像
High-flow bypass+trapping の方針となった．M2 は通常どおり 2 本に分かれている．補助バイパスなしで inferior trunk（＊部位）に RA グラフトを吻合した．

図 37.3　内頸動脈傍鞍部巨大脳動脈瘤

④ ICA 一時遮断による剥離・クリッピング操作に備え，あらかじめ STA-MCA bypass1 本を設置．
⑤ 3Fr. short sheath の先端を頸部 ICA に留置し retrograde suction decompression 法（Batjer et al 1990）により瘤を虚脱させる．
⑥ 瘤壁と周囲構造物（視神経，頭蓋底硬膜，動眼神経）を剥離．
⑦ 血管形成的にネックを閉鎖．ICA 腹側病変（術野で ICA の向こうに巨大瘤が存在）では複数の L 型または曲の有窓クリップで ICA をまたぐ．
⑧ 頸部内頸動脈 sheath より，0.25mg/mL（通常 I.V. で使用する濃度の 1/10）に希釈したインドシアニングリーン（ICG）1〜2mL を動注し，I.A. videoangiography を実施．ICG 動注法は造影時間が短いものの，静注法に比べて使用する色素量が少ないのでバックグラウンドがすぐに消退し，頻回に繰り返し造影できる利点がある．
⑨ 可能な限り術中（開頭下）脳血管造影．頸部頸動脈シースからの injection で ICA の形態を確認．

巨大動脈瘤においては，しばしば母血管もしくは動脈瘤に強い動脈硬化を伴う．ネック近傍で母血管側と dome 側に硬化度の差がある場合，周囲構造物と十分な剥離せずにネッククリッピングを試みると，硬化の段差部分で壁損傷が起こり，修復困難となるので注意が必要である．

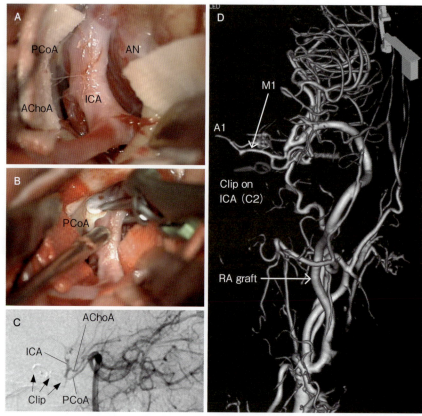

A, B：動脈瘤の遠位側遮断（PCoAの近位部でICAをクリップ）
C, D：術後脳血管造影
PCA→PCoA→ICA→AChoAの血流が描出される．

図37.4 図37.3症例の術中，術後画像

b. バイパス+trapping（図37.4）
　最初から第一選択として，あるいはネッククリッピングを企図するも実施困難な場合に，バイパス+trappingを選択する．
■バイパスの選択
　バイパス流量は術前検査で決定し，そのアルゴリズムは海綿静脈洞部と同様である（図37.2）．
■遮断部位と遮断法
　硬膜内病変であり，原則的に近位閉塞ではなく必ずtrappingを目指す．遮断には下記のバリエーションがある．
　① 頸部ICA結紮＋瘤遠位ICA（PCoAの近位）でのクリップ遮断（図37.4A，B）
　② ①に加えて，眼動脈のクリップ遮断を追加
　③ 硬膜内でのtrapping：眼動脈分岐部のすぐ遠位部とPCoA分岐の近位部で遮断

④ 血管内手技による internal trapping

②は trapping 範囲内に眼動脈と ICA の小分枝間のチャンネルが残るのを忌避する方針であるが，現実的にはほとんどが①のみで瘤内血流の消失が得られる．③は分枝間チャンネルがなく，眼動脈への順行性血流が保たれるのが利点であるが，頭蓋内で近位側遮断部位が確保できないことも少なくない．

④は瘤近傍での直達操作が不要で，眼動脈を含む分枝間チャンネルを閉じながら ICA を閉塞できるが，通常，瘤内にコイルをある程度留置して詰め戻る必要があるため，視神経への mass effect の軽減の点で不利である．

なお，上記いずれも ICA 遮断の遠位側盲端には PCoA が残る．PCoA が flow outlet または inlet として働くことで，AChoA の血栓性閉塞リスクが回避される（図37.4A〜C）．

c. FD による治療

FD は，適応上は傍鞍部病変に使用可能である．しかし前述のように動脈瘤完全血栓化までに時間を要し，待機中の致死的破裂リスクが存在する．破裂の多くは術後1か月以内に生じており，巨大瘤としての自然経過のみならず FD 留置に起因する事象も含まれると考えられる（Rouchaud et at 2016）．対策として，瘤内へのコイル充填がしばしば併用されるが，その有効性は証明されておらず，視神経への mass effect の観点からも不利である．クリッピング困難な傍鞍部巨大動脈瘤の治療として現時点では，少なくとも遅発性破裂がないという1点において，従来の「バイパス +trapping」にある程度の優位性があると思われる．

2.3.2　内頸動脈—後交通動脈分岐部（IC-PC）巨大動脈瘤（図37.5）

治療の第一選択は，ICA 一時遮断下のネッククリッピングである．PCoA 経由の血流があるため完全に虚脱は得られにくいものの，傍鞍部病変と同様に retrograde suction decompression 法も有用である．ネックは広く，有窓クリップで ICA 形成的閉鎖を要することも少なくない．その他，下記のような点に留意する．

① しばしば近位ネック近傍で dome 自体から PCoA が分岐する．
② 主要な視床穿通枝（thalamotuberal arteries）が時に PCoA 近位部（分岐直後）から起始しており，瘤圧を落とさないと起始部が見えない．
③ 動脈瘤のネックが，しばしば PCoA 分岐部〜AChoA 分岐部の全長に及ぶ．
④ AChoA は時に dome により上方に圧排され，dome に癒着して走行する．

術前検討での最重要事項は，脳血管造影 3D 再構成像における AChoA との位置関係把握である（図37.5B）．起始部が動脈瘤と分離できれば安心度は高いが，AChoA 起始部がネックに巻き込まれていることもあり，クリップワークでこの部分を母血管側に残さなければならない．

VII. 脳血管障害

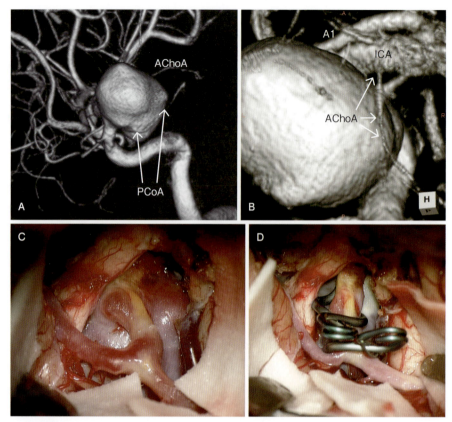

A：側面像
B：AChoA の起始部と走行の確認
C，D：術中所見

図 37.5　内頸動脈―後交通動脈分岐部巨大動脈瘤

　術中は MEP モニタリングを行い，ICA 一時遮断に備え，必要に応じて STA-MCA bypass を設置する．また①近位 ICA 確保および retrograde suction decompression 法，②I.A. ICG videoangiography，③術中血管造影のために，頸部頸動脈を露出して short sheath を留置する．また，クリッピング困難あるいは修復できないネック損傷等に備え，途中でバイパス＋trapping にも方針転換できるように準備する．

2.3.3　AChoA を完全に巻き込む巨大動脈瘤

　稀ながら，IC-PC 分岐部から M1/A1 分岐部まで，AChoA 起始部を巻き込みながら拡張する巨大動脈瘤が存在する．未破裂例において AChoA を犠牲にすることはできず，治療は極めて難しい．「次善の策」と称してバイパス＋近位 ICA 遮断のみを行うと，瘤は部分血栓化巨大動脈瘤に変化し，結局 AChoA が血栓性閉塞したり，部分血栓化のまま増大を続けて破裂に至ることがある．現時点では有効・安全な治

療法は存在しない．現在は FD の適応外であるが，直達外科治療の限界は明白である．母血管と AChoA の血流を確実に保持したまま血栓化させるデバイスの進歩が望まれる．

2.4　術後管理

バイパス +trapping の術後管理は海綿静脈洞病変同様の脳虚血対策であるが，逆行性血流の盲端近傍に置かれる PCoA，AChoA の血栓性血流障害について，より alert になる必要がある．直達遮断では，術後の抗血栓療法は不要という考えと盲端部血栓形成予防のため必要という考えがあり，コンセンサスはない．血管内手技による internal trapping の場合は，海綿静脈洞部病変と同様に必須である．

3.　中大脳動脈巨大動脈瘤

中大脳動脈分岐部に発生する巨大動脈瘤は多くの場合，複数の M2 を巻き込む形で増大しており，通常 M2 すべての順行性血流を残した治療（クリッピング，瘤内塞栓術）は困難である．またしばしば瘤内血栓を有し，時に giant serpentine aneurysm（巨大血栓内を瘤内血流腔が拡張蛇行）の形態を取るなど多彩であるため，定型的に論じることが難しい．

3.1　従前検査

① MRI
瘤内血栓の状態，周囲脳実質の浮腫の評価
② 脳血管造影
　a．近 位 側：lenticulostriate arteries（LSAs）の起始と走行の確認．側頭葉への皮質枝（後述する flow outlet）の確認．
　b．遠 位 側：M2 分岐形態と動脈瘤との関係，遠位部の走行（バイパス設置部位）の確認．
　c．グラフト：同側 STA の走行確認．

3.2　治療法

定型的に論じることはできないが，下記のような方法がある．

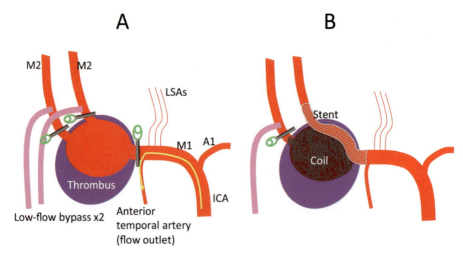

A：バイパス×2＋trapping
Anterior temporal artery が有効な flow outlet となって盲端での LSA 血栓性閉塞を防いでいる．
B：バイパス＋M2 1 本の遮断＋stent assisted embolization
瘤を分岐部病変から side-wall type に変え，stent assisted で十分な coil packing を行う．

図 37.6　部分血栓化中大脳動脈分岐部巨大動脈瘤の治療戦略

① M2 のすべてに low-flow bypass を設置して遮断し，近位側も遮断して trapping を行う（図 37.6A）．trapping に際し，小径の LSA が近位（M1）血流盲端に置かれると血流うっ滞による血栓性閉塞のリスクが高まるので，盲端に anterior temporal artery などの flow outlet を残せるようなデザインが望ましい．
② M2 の 1 本に low-flow bypass を設置して遮断することで病変を単純化する．もう 1 本の M2 の順行性血流を残してクリッピングまたは stent-assisted coil embolization を行う（図 37.6B）．

4. 椎骨動脈巨大動脈瘤

大多数がネックを持たない非分岐部動脈瘤で瘤内血栓を伴い，脳幹への mass effect を示す．ネッククリッピングは不可能であり，ステントを併用した瘤内コイル塞栓術も mass effect と再開通・増大リスクの問題が残る．通常，椎骨動脈（vertebral artery：VA）の母血管閉塞が第一選択となる．

4.1 術前検査

① MRI
　瘤内血栓の状態，脳幹への圧排所見の評価
② 脳血管造影
　・対側 VA の血管径（脳底動脈血流の確保）
　・動脈瘤の形態と posterior inferior cerebellar artery（PICA）との位置関係
　・血管造影で同定可能な穿通枝血管の検索と動脈瘤との位置関係
　・椎骨動脈合流部および anterior spinal artery（ASA）起始部との位置関係
　・バイパスに用いる occipital artery（OA）の走行と PICA caudal loop の形態

4.2 治療法

4.2.1 PICA を含まない動脈瘤（図 37.7A）

　外側後頭下開頭による直達 trapping は遠位 VA の遮断部位の確保が困難なことが多く，血管内手技による internal trapping が頻用される．この際，脳幹への mass effect 軽減の観点からは，瘤内への多数のコイル留置は回避した方が有利である．

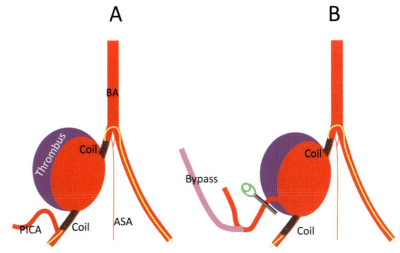

A：PICA を巻き込まない病変
　両側 VA からの母血管塞栓を行う．
B：PICA を巻き込む病変
　OA-PICA bypass を行って PICA 起始部を遮断し，病変を単純化した後，母血管塞栓を行う．

図 37.7 部分血栓化椎骨巨大動脈瘤の治療戦略

4.2.2　PICA を含む動脈瘤（図 37.7B）

PICA への血行再建（OA-PICA bypass，PICA-PICA bypass）を行い，PICA の起始部をクリップ遮断して構造を単純化する．その後，前項と同様に internal trapping を行う．

4.3　術後管理

コイルが血流に接触し，また PICA や ASA，微小穿通枝が閉塞盲端に置かれるため，術前術後の抗血栓療法が必須である．一定の決まりはないが，一例として①3 日前からの抗血小板剤 2 剤内服，②術後 1 か月 2 剤を継続した後 1 剤に減量，③半年で中止，といったプロトコールがとられる．

塞栓によって血管造影に写らない細い穿通枝が障害される可能性は排除できず，術後の延髄外側梗塞リスクが存在する．MRI でチェックしながら症状を厳重に観察する．

5.　脳底動脈巨大動脈瘤

脳底動脈先端部，脳底動脈—上小脳動脈（superior cerebellar artery：SCA）分岐部に好発し，高率に瘤内血栓を伴う．意識水準の維持にかかわる視床，中脳への重要穿通枝の存在が最大の問題点であり，現時点で定型的な治療法は確立していない．

① ネッククリッピング

かつて低体温心停止下ネッククリッピングの試みがなされたが成績は極めて不安定であり，現在試みられることはない．この部位の巨大脳動脈瘤への安全なネッククリッピング法は存在しない．

② バイパス＋分枝遮断による flow alteration

脳底動脈遮断にバイパス +SCA または後大脳動脈（posterior cerebral artery：PCA）遮断を組み合わせた「flow alteration teatment」（Miyamoto et al 2011）は，深部バイパスを用いて瘤内血流動態を大きく変えて完全血栓化に誘導し，縮小させる方法である．しかし，不慮の視床穿通枝閉塞リスクがあり，安定した定型的治療とは言いがたい．

③ 血管内治療

単純なコイル塞栓術では再開通・増大はほぼ必発であり，採用されない．近年，

脳底動脈からPCAへのステント留置を併用した塞栓術によって充填率を上げる方法がとられているが，再発の点で大きな課題が残されている．FDも現時点では良好な成績を望みがたく，今後の進歩を待たなければならない．

おわりに

巨大脳動脈瘤のうち，定型的な治療法が確立された部位を中心に概説した．直達手術における breakthrough は望みがたく，巨大脳動脈瘤，特に後頭蓋窩病変に対して今後新たな血管内治療デバイスが模索されていくと思われる．一方，内頚動脈瘤や一部の中大脳動脈瘤，椎骨動脈瘤では従来法で良好な結果が得られており，これらを確実に実施できる技術・管理水準を維持する必要がある．

文　献

Andaluz N, Tomsick TA, Keller JT, Zuccarello M：Subdural hemorrhage in the posterior fossa caused by a ruptured cavernous carotid artery aneurysm after a balloon occlusion test. Case report. J Neurosurg 105: 315-319（2006）.

Batjer HH, Samson DS：Retrograde suction decompression of giant paraclinoidal aneurysms. Technical note. J Neurosurg 73: 305-306（1990）.

Miyamoto S, Funaki T et al：Successful obliteration and shrinkage of giant partially thrombosed basilar artery aneurysms through a tailored flow reduction strategy with bypass surgery. J Neurosurg 114: 1028-1036（2011）.

Morita A, Kirino T, Hashi K, et al：The natural course of unruptured cerebral aneurysms in a Japanese cohort. N Engl J Med 366: 2474-2482（2012）.

Rouchaud A, Brinjikji W, Lanzino G, Cloft HJ, Kadirvel R, Kallmes DF：Delayed hemorrhagic complications after flow diversion for intracranial aneurysms: a literature overview. Neuroradiology 58（2）: 171-177（2016）.

38. もやもや病

三上 毅，三國 信啓

もやもや病（ウイリス動脈輪閉塞症）は，日本人に多発する原因不明の脳血管閉塞症であり，脳血管撮影検査で両側の内頚動脈終末部，前および中大脳動脈近位部の進行性狭窄ないしは閉塞病変とその周囲に異常血管網を認める疾患である（Guidelines for diagnosis and treatment of moyamoya disease 2012）．家族性の発症を 10～20％に認め，男女比は 1：2.5 で有病率は最近の検討では 10 万人に対して 3～10.5 人とされる．新規患者は，1 年間に 10 万人あたり年間 0.544 人と推定されている．発症年齢は二峰性分布を示し 5～10 歳を中心とする高い山と 30～40 歳を中心とする低い山を認める．当疾患は指定難病の 1 つとなっており，難病指定医の申請により医療費の助成を受けることが可能になる．

1. 原　因

2011 年に，第 17 染色体上の RING finger protein（RNF）213 遺伝子がもやもや病の感受性遺伝子であることが確認された（Kamada et al 2011；Liu et al 2011）．同遺伝子多型 p.R4810K は，家族内発症例のほぼすべての患者と，弧発例においても 70％以上の患者において認められるため（Miyawaki et al 2012），補助診断法として期待されている．一方で，もやもや病以外の頭蓋内主幹動脈狭窄・閉塞性病変でも約 20％で遺伝子多型を認めることから，頭蓋内閉塞性変化をきたす共通した素因であることが示唆されている．また，同遺伝子だけでなく，炎症などの何らかの二次的要因も発症に強く関与する多因子疾患と考えられる．

2. 病態と症状

無症状のものから一過性ないしは固定性の神経症状を呈するものまで症状は軽重・多岐にわたる．最近の MRI の普及に伴って，無症候でも偶然発見される例や頭痛のみを訴える症例も多いことが明らかになってきた．小児例では脳虚血症状が

大半を占め，また成人例には頭蓋内出血をきたす例が 30～40% に観察される．脳虚血型（TIA 型，脳梗塞型），脳出血型，頭痛型，てんかん型，無症候型に大きく分類される．

（1）脳虚血型（TIA 型，脳梗塞型）

小児例では，啼泣，ハーモニカやピアニカ演奏，ラーメンを食べる，シャボン玉遊び，激しい運動などの過換気により誘発される大脳の虚血症状を初発とするものが多い．症状には，意識障害，脱力発作（四肢麻痺，片麻痺，単麻痺），感覚異常，不随意運動，けいれん，頭痛などがある．虚血発作は反復発作的に出現し，時には病側の左右が交代することもある．症状が軽度の場合は，自覚症状として認識していないこともあり，病歴をきちんととることが肝要である．病期進行例では，後大脳動脈の狭窄・閉塞性変化により視力視野障害を呈する場合がある．また，乳幼児期発症例では，広範囲脳梗塞や高度の萎縮に伴って高次脳機能障害を呈することがある．

一方，成人例において脳虚血発作の形で発症する場合，小児例と同様な高度な脳循環不全を呈するものもあるが，症状が限局し脳循環不全の軽微な例も観察される．

（2）脳出血型

成人例の約半数は頭蓋内出血で発症する．出血の様式は脳内出血，脳室内出血，くも膜下出血と多様である．合併する動脈瘤破裂によることもあるが，多くは拡張した側副血行路血管（もやもや血管）の血行力学的負荷による破綻による出血である．動脈瘤の合併は，主幹動脈に合併する場合と側副血行路血管に合併する場合とがある．

脳内出血は，前方型と後方型の 2 つに分類される．前方型は，被殻，尾状核頭部，前頭葉，側頭葉前半部にみられるもので，後方型は，視床，頭頂葉，後頭葉，側頭葉後半部にみられるものである．出血の型や側副血行路の違いにより血行再建術後の予後が異なるという報告がでており（Takahashi et al 2016；Funaki et al 2017），どちらに分類されるかを見極める必要がある．出血後の再出血は，年間約 7% であり，出血を繰り返すと ADL は著しく低下する．また，本疾患における死亡例の約半数が出血例である．

（3）頭痛型

約 7% 程度に頭痛型もやもや病がある．頭痛の性状は一定の傾向を持たないが，小児例では朝方に嘔気を伴う強い頭痛を呈し血行再建術後に軽快することがあり，何らかの脳循環不全との関連が示唆される．

（4）てんかん型

約 10～20% にてんかんが併発しているが，脳血管イベントのないてんかん型は，

3〜4％といわれている．てんかん発作は，前頭葉もしくは側頭葉に起始する複雑部分発作や全身強直間代発作が多くを占める．脳卒中後てんかんと同様に薬物治療が有効であるが，脳卒中イベントのないてんかん型に対して血行再建術が有効かどうかは不明である．また，小児期においてはてんかん発作と虚血発作との鑑別は非常に困難であり，注意を要する．

(5) 無症候型

虚血型，出血型が大部分を占めるが，最近は無症候で発見されるもやもや病が増加している．新規患者の17.8％を占めていたとの報告もあり，従来考えられていたよりも頻度が高いと推定されている．新規脳卒中イベント発生の抑制に血行再建術が有効であったという報告もあるが，不明な点も多い．現在のところ無症候例に対しては，慎重な経過観察が推奨されるであろう．多施設前向き観察研究であるAsymptomatic Moyamoya Registry（AMORE）が進行中であり（Kuroda 2015），今後の詳細な検討が待たれる．

(6) その他

舞踏病やlimb shakingなどの不随意運動を呈することもある．

3. 診　断

3.1　診断基準

もやもや病の診断は脳血管の形態学的変化に基づいて行われ，脳血管撮影とMRIにより診断される．発症予防の観点からは遺伝子診断の重要性が高まっているが，現行の形態学的分類は治療に即しているため，社会福祉資源が有効に活用されるにあたってなお必要であろう．詳細は，もやもや病（ウイリス動脈輪閉塞症）の診断・治療に関する研究班の定める診断基準である表38.1に示す通りである．これは，難病センターのホームページからも確認できる．2015年の厚生労働省もやもや病診断基準の改定に伴い片側例であっても，もやもや病の診断確定が可能になった．MRIのみでも診断可能（表38.2）であるが，特に成人例では，動脈硬化性病変などとの鑑別を目的に脳血管造影を要する（表38.3）．表38.4，38.5に2018年もやもや病（ウイリス動脈輪閉塞症）診断・治療ガイドライン（改訂版）に示された診断における留意点を記載した．典型的なもやもや病には，内頚動脈終末部を中心とした閉塞性変化とこれらの特徴的な側副路の発達が観察される．側副血行路には，脳底部の穿通枝が拡張した血管群から形成されるbasal moyamoya，眼動脈から篩骨動脈を経由して前大脳動脈の皮質枝と吻合するethmoidal moyamoya，中

38. もやもや病　565

表 38.1　もやもや病の新診断基準

1. 診断上，脳血管造影などの画像診断は必須であり，少なくとも次の所見がある．
　(1) 頭蓋内内頚動脈終末部を中心とした領域に狭窄または閉塞がみられる．
　(2) もやもや血管（異常血管網）が動脈相においてみられる．
2. もやもや病（ウイリス動脈輪閉塞症）は原因不明の疾患であり，下記に伴う類似の脳血管病変は除外する．
　動脈硬化が原因と考えられる内頚動脈閉塞性病変，自己免疫疾患，髄膜炎，脳腫瘍，ダウン症候群，フォンレックリングハウゼン病，頭部外傷，頭部放射線照射の既往，その他

【画像診断法】

1. もやもや病（ウイリス動脈輪閉塞症）の確定診断に脳血管造影は必須である．特に，片側性病変や動脈硬化を合併する病変の場合には脳血管造影を行うことが必須である．
2. ただし，MRI では 1.5 テスラ（T）以上（(3.0T ではさらに有用)）の静磁場強度の機種を用いた TOF（Time of Flight）法により，以下の所見を見た場合には，Definite（確定診断）としてよい．
　(1) MRA で頭蓋内内頚動脈終末部に狭窄または閉塞がみられる．
　(2) MRA で大脳基底核部に異常血管網がみられる．
注：MRI 上，大脳基底核部に少なくとも一側で 2 つ以上の明らかな flow void を認める場合，もやもや血管（異常血管網）と判定してよい．

ウイリス動脈輪閉塞症における病態・治療に関する研究班，もやもや病（ウイリス動脈輪閉塞症）診断・治療ガイドライン

表 38.2　磁気共鳴画像による診断

　磁気共鳴画像（MRI）と磁気共鳴血管撮影（MRA）の所見が下記のすべての項目を満たす場合には，脳血管撮影は省いてもよい．
　(1) MRA で頭蓋内内頚動脈終末部を中心とした領域に狭窄または閉塞がみられる．
　(2) MRA で大脳基底核部に異常血管網がみられる．
　(3) (1)と(2)の所見を両側性に認める．
なお，撮像法および判定には以下の指針がある．
　① 磁場強度は 1.5 T 以上の機種を用いることが望ましい．
　② MRA 撮像法は TOF と規定する．
　③ 磁場強度・撮像法・造影剤の使用の有無などの情報は，画像の質を確認するうえで重要である．
　④ MRI 上，大脳基底核部に少なくとも一側で 2 つ以上の明らかな flow void を認める場合や，3T MR 機器で撮像された T2 強調画像や MRA で脳底部シルビウス槽に通常の中大脳動脈水平部の flow void とは異なる異常血管網を認めた場合は，もやもや血管（異常血管網）と判定してよい．
　⑤ 撮像条件により病変の過大・過小評価が起こり，疑陽性病変が得られる可能性があることに注意を要する．
　⑥ 成人例では他の疾患に伴う血管病変と紛らわしいことが多いので，MRI・MRA のみでの診断は，小児例を対象とすることが望ましい．

ウイリス動脈輪閉塞症における病態・治療に関する研究班，もやもや病（ウイリス動脈輪閉塞症）診断・治療ガイドライン

表 38.3　脳血管撮影による診断

　脳血管撮影は，表 38.2 に示した磁気共鳴画像による診断の要件を満たさない場合には必須であり，次の所見が認められること．
　(1) 頭蓋内内頚動脈終末部を中心とした領域に狭窄または閉塞がみられる．
　(2) その付近に異常血管網（もやもや血管）が動脈相においてみられる．

ウイリス動脈輪閉塞症における病態・治療に関する研究班，もやもや病（ウイリス動脈輪閉塞症）診断・治療ガイドライン

表 38.4　片側例・成人例診断における留意事項

　もやもや病の診断においては，両側の内頸動脈終末部の狭窄・閉塞病変ともやもや血管（異常血管網）の出現を認めることが基本である．典型例では，その診断は困難ではない．しかし，臨床でみられる初期病変や一側の典型的なもやもや病所見を示す症例の診断は，以下のように行う．

　表 38.3 に示した脳血管撮影で，もやもや病に特異的な所見が確認される場合には，両側・片側にかかわらず，もやもや病と診断する（成人，小児を問わない）．

　成人例において MRA のみで診断を行う場合には，表 38.2 に示した MRA 診断の（1）～（3）をすべて満たすことが必要である．加えて，成人例の診断においては脳血管撮影が推奨される．

ウイリス動脈輪閉塞症における病態・治療に関する研究班，もやもや病（ウイリス動脈輪閉塞症）診断・治療ガイドライン（改訂版）

表 38.5　基礎疾患に伴う類似病変の診断における留意事項

　本来，もやもや病は原因不明と定義される疾患である．したがって，下記の基礎疾患に伴う類似の脳血管病変の場合は，以下に示す基準に従い診断する．

（1）ⅰ）動脈硬化が原因と考えられる頭蓋内内頸動脈閉塞性病変，ⅱ）頭部（当該領域）放射線照射の既往を有する頭蓋内内頸動脈狭窄性病変を伴う場合には，もやもや病とは診断されない．

（2）ⅰ）自己免疫疾患，ⅱ）髄膜炎，ⅲ）神経線維腫症Ⅰ型，ⅳ）脳腫瘍，ⅴ）Down 症候群，その他に伴う頭蓋内内頸動脈終末部とその近傍の狭窄性病変が認められ，異常血管網を伴う場合には，類もやもや病として広義のもやもや病に含める．

注：前ガイドラインで分類されていた「もやもや病疑い例」は削除された．

ウイリス動脈輪閉塞症における病態・治療に関する研究班，もやもや病（ウイリス動脈輪閉塞症）診断・治療ガイドライン（改訂版）

硬膜動脈から脳表の皮質枝と吻合する vault moyamoya の所見がみられる．

　なお，もやもや病は原因不明の疾患であり，動脈硬化，自己免疫疾患，髄膜炎，脳腫瘍，ダウン症候群，フォンレックリングハウゼン病，頭部外傷，放射線照射などの既往例は除外する．

3.2　病期分類

　脳底部主幹動脈の閉塞性変化や側副血行路の程度に関して，脳血管撮影による評価に基づいて病期を区分する鈴木分類がある（表 38.6）（Suzuki et al 1969）．脳循環は側副路により生理的に代償されるため，形態学的に進行したものが臨床的に重症とは必ずしもいえない．つまり，多くの患者は鈴木分類第 3 期，第 4 期に虚血症状が生じる．しかしながら，どのような病態に位置しているかを把握する上で重要な分類であろう．現在，診断は形態的特徴により行わるため，初期変化の時点で発見された症例の診断が最も困難であり，他疾患による動脈閉塞との鑑別が必要となる．

　これに対して，MRA 所見に基づいた分類も存在する（Houkin et al 2005）．MRA 所見を簡便に点数化して合計点を算出し，分類決定するものである．鈴木分類とある程度の相関が認められるため，この分類でもある程度の病期の推定は可能である．欠点としては，撮像機種にもよるが脳血管撮影に基づいた鈴木分類よりも若干過大評価される傾向があることである（表 38.7）．

表38.6　もやもや病閉塞性変化の病期分類

第1期：Carotid fork 狭小期．内頚動脈終末部の狭窄．
第2期：もやもや初発期．内頚動脈終末部の狭窄にもやもや血管が見られ始め，中大脳動脈の皮質動脈が拡張して見える．
第3期：もやもや増勢期．もやもや血管が増勢し前大脳動脈，中大脳動脈群が脱落し始める．
第4期：もやもや細微期．もやもや血管は退縮し，前大脳動脈，中大脳動脈群がほとんど見えなくなる．後大脳動脈が脱落し始める．
第5期：もやもや縮小期．内頚動脈系主幹動脈がほとんど消失．
第6期：もやもや消失期．外頚動脈および椎骨動脈系よりのみ血流保全．

Suzuki et al 1969

表38.7　MRA所見に基づいた分類と点数化

1）内頚動脈	
正常	0
C1部の狭窄	1
C1部の信号の連続性の消失	2
見えない	3
2）中大脳動脈	
正常	0
M1部の狭窄	1
M1部の信号の連続性の消失	2
見えない	3
3）前大脳動脈	
A2とその遠位が正常	0
A2部以下の信号低下	1
A2部以降が見えない	2
4）後大脳動脈	
P2とその遠位が正常	0
P2以下の信号低下	1
見えない	2
1）～4）の合計点，左右別に計算	
MRA score	MRA stage
0-1	1
2-4	2
5-7	3
8-10	4

Houkin et al 2005

3.3　特徴的画像所見

　MRIにおける特徴的に所見として ivy sign がある（Maeda et al 1999）．MRI FLAIR法で大脳皮質の脳溝に沿って線状の高信号域が認められ，脳循環不全を示唆しているといわれている．また，T2強調画像で認められるシルビウス槽内の線状の flow void や脳梁膨大部後方の splenial artery の蛇行による flow void も特徴的な所見である（Mikami et al 2013；2017）．また，CISS，FIESTA，balanced steady-state free precession などの heavily T2強調画像では，これらの flow void が認識されるだけでなく，中大脳動脈水平部が退縮して動脈硬化性変化ではみられないリモデリングを示すのも観察され，補助的診断として有用である（Mikami et al 2015）．また，flow sensitive black blood MRA により，periventricular anastomosis を評価し，出血リスクの指標を見出す試みもなされている（Funaki et al 2016）．

　一方で，もやもや病における脳実質には，脳梗塞だけでなく microbleeds，白質病変，血管周囲腔の拡大など脳小血管病様の変化がみられていることが指摘されている（Komatsu et al 2016；Kuribara et al 2017；Kikuta et al 2005）．このような変化が，どのような症候や病態に結びつくかさらなる検討を要する．

3.4 血流評価

PETやSPECTによる脳循環代謝評価は，病態を把握するのみならず，手術適応を検討する上でも重要である．一方で，アテローム血栓症性脳梗塞において手術適応とされるJET studyのcriteriaは，必ずしももやもや病に該当しない．また，アセタゾラミドの使用により症状の悪化を認めることもあり，症候性の小児例におけるアセタゾラミド負荷試験は必須ではない．

3.5 シミュレーション画像

もやもや病では病期によっては皮質血管の退縮が起こっていたり，ドナーであるSTAにも分岐にバリエーションがあるため，術前に認識しておく必要がある（Suzuki et al 2017）．

開頭は施設によって異なり，シルビウス裂前方を中心として開頭しprefrontal arteryやprecentral arteryに吻合する方法と，若干後方に開頭しcentral arteryやanterior parietal arteryに吻合する方法がある．優劣はないが，レシピエントとなる血管が存在しているかをあらかじめ確認し，やろうとしている手技の適性を評価しておく．

3.6 脳　波

小児もやもや病においては，過呼吸負荷後に皮質脳血流量の回復遅延によると考えられるRe-build-up現象が特徴的所見として認められる（Kodama et al 1979）．MRIや脳血流検査による画像評価が重要視されており，診断がついている状況でこの現象を捉える意義は低い．

周波数解析では，低周波成分の増加と高周波成分の現象がもやもや病において特徴的にみられ，高周波成分は血行再検術後に増加することも確認されているが，臨床的にどのような意義に繋がるかはさらなる検討を要する（Noshiro et al 2016）．

4. 治療法

治療法に関しては，脳卒中治療ガイドライン（日本脳卒中学会脳卒中ガイドライン委員会2015）やもやもや病（ウイリス動脈輪閉塞症）診断・治療ガイドライン（改訂版）に準じる．

4.1 内科的治療

　虚血発作で発症した場合でも，組織プラスミノゲン・アクチベータ（t-PA）による血栓溶解療法の適応はない．成人の脳梗塞発症では，アテローム血栓症の治療に準じる．大梗塞の場合は，グリセオールなどの脳圧降下薬の使用を考慮するが，人工呼吸器管理においては血中炭酸ガス分圧を過度に下げないよう配慮すべきである．小児例において，エダラボン使用に関しては添付文書上の記載において安全性は確立していないとあるが，小児科領域では一般的に 1mg/kg/日の投与を行う．

　慢性期の再発予防ではアスピリン内服が推奨されるが，長期のアスピリン投与は出血性変化をきたす可能性もあり，周術期を過ぎた段階で内服を中止することも考慮する．アスピリン不耐性の場合や，アスピリンで虚血発作を抑制できない場合はクロピドグレルやシロスタゾールを考慮する．また，妊婦に対する抗血小板剤投与は後述する第7項に示すように慎重な意見が多く，妊娠の可能性のある女性においては早めに抗血小板剤の中止を検討する．

　腎動脈狭窄を合併し，腎血管性高血圧をきたすことがある．このようなものがなくても，比較的若年から高血圧を合併するため，降圧が必要になることも稀ではない．特に抗血小板剤内服中は頭蓋内出血のリスクが上がるので，厳格にコントロールする必要がある．妊娠中の血圧管理は通常の高血圧管理と異なるため，産婦人科と密に連絡をとる必要がある．

　てんかんを合併した場合には，抗てんかん薬の投与を行う．基本的には症候性局在関連てんかんであり，カルバマゼピンなどの部分てんかんに推奨される薬剤を考えるべきである．しかしながら，比較的どの薬剤へ反応性も良好であり，妊孕性の観点からは若年女性に対してはラモトリギンやレベチラセタムが推奨される．

4.2 虚血発作に対する外科的治療

　脳虚血発作に対しては外科的血行再建術が有効とされ，慢性期に行う．虚血発作のもやもや病に対しては，血行再建術により一過性脳虚血発作の改善，脳梗塞リスクの軽減，術後日常生活動作（ADL）の改善，長期的高次脳機能転帰の改善が期待できる．また，脳循環代謝の改善も得られる．

　外科的治療は浅側頭動脈-中大脳動脈吻合術を中心とする直接血行再建術と側頭筋接着術を主に行う間接血行再建術，および両者を併用した複合血行再建術がある．成人例では間接血行再建術の効果が低い．周術期は血栓形成防止や虚血合併症防止のために術前から抗血小板剤の内服を開始し，術後3か月後までは継続する．また，症状によっては前大脳動脈領域や後大脳動脈領域への血行再建術を追加することもあるが，適切なドナーやレシピエントが存在しているかということも検討の上で考慮する．

4.3 出血発症に対する外科的治療

　再出血予防のための治療指針は確立していないのが現状である．近年わが国で行われた JAM Trial により，頭蓋内出血例における直接血行再建術またはそれを含む複合血行再建術は脳出血再発予防効果があることが明らかになった．

　JAM Trial は出血型もやもや病において，両側大脳半球への直接血行再建術を行う群と内科的治療のみを行う群とを無作為に振り分け，5 年間の経過観察を行った多施設共同研究である．再出血率は手術群において 3.2%/年，非手術群において 8.2%/年であり，外科治療群において有意に再出血率が低下したことにより（p=0.048），直接血行再建術による再出血予防の有効性が示された（Miyamoto et al 2014）．現在はサブ解析により，視床，頭頂葉，後頭葉，側頭葉後半部にみられる後方型の方が出血しやすく，手術によるベネフィットも大きいことがわかった（Takahashi et al 2016）．

5. 手術方法

5.1 体　位

　仰臥位で上体を約 15° 挙上し，肩枕を入れて頭部を約 60° 回旋して，3 点ピンで固定する．前頭部をきちんと開頭しようとすると皮膚切開は midline までになるので，ピンの位置は若干 off midline になる．したがって，将来使用する可能性のある反対側の STA や occipital artery（OA）はもちろんのこと，眼窩上動脈にも注意して皮膚血流に配慮する．小児においても 2 歳以上であればヘッドピンを使用することが可能であるが，ヘッドピンの固定圧は 20〜30 パウンドとし，ピンの刺入部は側頭骨や前頭洞部，静脈洞走行部を避ける．また，術前の CT で頭蓋骨の厚さを確認しておく．

5.2 STA 剥離

　顕微鏡下に STA の頭頂枝に沿って皮膚切開を行いながら頭頂枝を剥離する．原則的に 2 本剥離し，前頭枝を直接血行再建術に用いて，直接血行再建術に使用しなかった場合は，もう 1 本の STA を間接血行再建として EAS に用いている．STA の前頭枝と頭頂枝の分岐部の位置はバリエーションがあり，分岐部が高い位置にある場合は自由度が低くなるため，あらかじめ剥離の長さをプランニングしておく．

　STA の剥離は，可動性が悪くならないよう結合組織を付けすぎないようにして

いる．剥離に際しては，スパズムが起きないように必要以上に血管に触れるのを避ける．また，血管が乾燥しないように，剥離した部分は適宜イリゲーションして綿片を置く．前頭枝剥離後の galea は，皮膚が薄くならないように軽く縫合しておく．この部を密に強く縫合し過ぎると，皮膚側の縫合に影響するので，粗めに縫合するようにする．頭頂枝は切断せずに血流を残したまま開頭を行うが，前頭枝は剥離して切断し，内部をヘパリン加生食で洗浄する．解離を招かぬように慎重に抵抗を確認して鈍針を挿入する．小児では STA が細く，ヘパリン加生食の洗浄は眼科領域でよく使用する 30G 鈍針を用意しておく．

また，ドナー血管を挟むクリップは，低圧のクリップで愛護的に挟む．剥離の長さは，ターゲットとするレシピエントにより，ある程度余裕を持って考える．頬骨弓根部（root of zygoma）からの長さの目安として，central artery や precentral artery に吻合する場合は 8cm 程度，prefrontal artery の場合は 9cm 程度，angular artery の場合は 10cm 程度，temporal artery の場合は 5〜6cm 程度必要となる．

5.3 開 頭

術後の脱毛や創部虚血を避けるため，皮膚クリップは必要最小限にする．側頭筋は，骨膜側を壊さないように剥離すると，出血がなく deep temporal artery を温存することができるため，間接血行再建に使用する際に不都合がない．具体的には，剥離方向を筋肉線維と直交するように骨を擦ると，出血なくきれいに剥離ができる．開頭は，前頭側頭部の広い範囲を実施する．

5.4 MMA 周囲のドリリング

中硬膜動脈は pterion から遠位側にいくほど，板間内よりも硬膜上を走行するようになる（図 38.1C）．したがって，この pterion 部分を避けて開頭する施設もある．つまり，若干前頭葉側に開頭する場合やシルビウス裂の後方を中心に開頭する場合は，MMA のバリエーションを考慮する必要がない．筆者らはあらかじめドリルで pterion 遠位部を頂点とした逆三角形に骨削除を行い，MMA を板間貫通部分から完全にフリーになっている部位を確認してから開頭を行うことで，MMA 損傷を最小限にしている．

図 38.1B のように，顕微鏡下に外板を 6mm のスチールバーでドリリングを行い，板間から内板にかけては 4mm から 3mm のダイヤモンドバーでドリリングを行う．MMA 周囲を paper thin の状態にしてからは，ケリソンパンチで硬膜面の露出を広げ，MMA が硬膜面にあるのを確認した後に骨切りの作業に移る．

5.5 血管吻合

　最終的な仕上がりを良くするためには，最初のセットアップが重要である．個々のケースでバリエーションがあるが，できるだけいつもどおり行う．また，各操作は最も操作しやすい角度に顕微鏡の角度を変えて，確実に行う．ドナー血管は，レシピエント血管とのマッチングを意識し，無理に短くしない．また，捻れがないかを確認する．ドナー先端は，60°に切って切り込みを入れてフィッシュマウス状にすることで，吻合部を広くすることができる（図 38.1D）．この際，先端が細くなり過ぎると，stay suture がかけにくくなるので角度をつけ過ぎないように注意する．

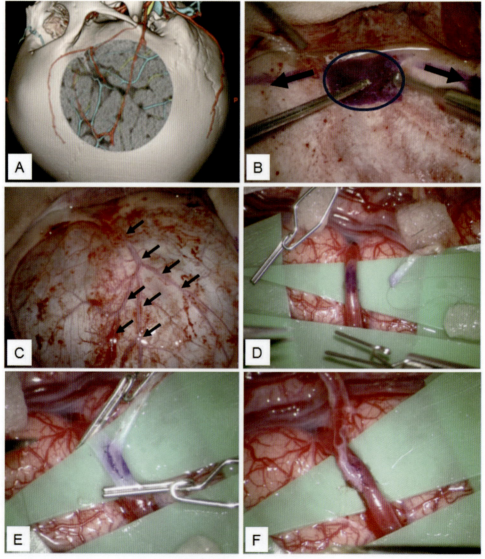

図 38.1　手術のポイント

ドナー側の針をかける際は，内膜側に触れないようにする．具体的には，まず左手の鑷子をドナーの中に入れて少し広げ，ドナーのかかとに針を通す．その後，ドナーをラバーシートに広げて上から針を刺す．もやもや病のMCAの血管壁は薄くて脆弱である．レシピエントはできれば0.8mm以上の直径がある血管を選択したい．拡張した暗赤色の血管よりも，外膜の白色が加わった赤色の血管の方が，壁構造がしっかりしている．吻合前には，ICGでも血管を認識しておき，レシピエントとなる血管が早い段階で染まってきていることを確認する．また，レシピエントは，乱流ができるような分岐部近くを避けて，比較的直線的な部分を選択する．

レシピエントの吻合部分の準備は，十分に余裕を持った範囲で行う．万が一，遮断クリップを追加しても困らないようにするとともに，MCA分枝は遠慮せず凝固切断しておく．このMCA分枝を凝固切断する際は，本幹から離して凝固切断し，白色血栓がつかないようにする．

吻合口の切開は，ドナーと同程度の長さを意識する．吻合は，10-0ナイロンを使用するが，血管径が0.8mm以下の小血管しかない場合は，針穴を小さくするため11-0ナイロンを使用し，血管壁が裂けないようにする．また，このような脆弱な細い血管に針を通す場合は，針を静かに動かすように意識する．stay sutureを両端に置いた後，片面5針程度吻合し，無理にtightな吻合はしない．また，縫合は確実に内膜を認識するために，針を通す際は最大倍率にするよう努める．stay sutureの隣は，間隔を詰め過ぎない．また，レシピエント側から掬う場合，MCAを取り過ぎると引きつりができてしまうので，注意を要する．最終的に血管吻合部が「ふわっと」仕上がるのが理想である．

クランプ解除後は，サージセル®を置いて圧迫止血を行う．吻合部分の血管径が狭小化しないようにするため，極力追加縫合しない．最終的なドナー血管のポジショニングは，自然な形で固定し，ドプラで確認するとともにICGでもpatencyを確認する（図38.1EF）．バイパスの流れは，クランプ解除してから15分後ぐらいまでに決まってくる．白色血栓が付いてきた場合，ラバーシートなどが突っ張ることで流れが滞っていないか，焦らずに周囲を確認する．

5.6 閉　頭

硬膜閉鎖後，頭蓋骨固定後，筋肉縫合後，筋膜縫合後の各ステップにおいて，バイパスしたSTAの流れが悪くなっていないかドプラ血流計で確認する．皮膚が薄い小児の場合，髄液の皮下貯留は創傷治癒を遅らせるため，きちんと硬膜を縫合し，グラフト貫通部分にはネオベール®を巻いてフィブリングルーを使用する．骨弁のSTAの通り道はリューエル鉗子で削除し，骨縁で圧迫をきたさないように注意する．EMSを行った場合は術後の筋肉の腫脹も考慮し，骨弁の側頭葉側はチタンプレートを曲げたり，裏面にチタンプレートを付けて浮かせる．

5.7 周術期管理

小児例に対しては，疼痛の緩和や鎮静により啼泣を避ける．特に成人例では，局所過灌流による一過性局所神経脱落症状や稀に遅発性頭蓋内出血を生じることが報告されている．急性期の脳循環動態評価による脳虚血と過灌流の鑑別を行う．また，過灌流症候群に対しては，降圧のほか，エダラボンやミノサイクリン塩酸塩の有効性が報告されている．

6. 予　後

小児例では，乳児期発症例の機能予後は悪く精神機能障害，知能低下をきたす．脳梗塞の部位により失語，全盲などに至る場合もある．一方，一過性脳虚血発作で発症した例において適切な外科的治療がなされた症例の社会的予後は良好である．成人例は頭蓋内出血による脳卒中で突然発症する例が半数近くを占め，死亡例の約半数が出血例である．頭蓋内出血は生命転帰，機能転帰を悪化させる最大の因子である．無症候型においても，年間10%未満の頻度で脳卒中リスクが存在すると考えられる．

7. 妊娠出産

出産前からもやもや病と診断された患者さんの予後は，母子ともに比較的良好である．分娩方法による母体予後の差はないが，日本では帝王切開が多く選択される傾向がある．

抗血小板剤は，原則として妊娠の可能性がある場合には投与しない．各薬剤の添付文書における妊婦への投与指針を示した（表38.8）．妊娠初期まで投与していた場合でも，出産時の出血を考慮し，妊娠後期に入る前に投与を中止する．

頭蓋内出血の予防のためには，周産期の高血圧のコントロールが重要であるが，

表38.8　妊産婦に対する抗血小板剤の投与指針

薬　剤	妊婦への投与指針
バイアスピリン	28週まで：有益性が上回る場合
	28週以降：投与しない
クロピドグレル	有益性が上回る場合
オザグレルナトリウム	有益性が上回る場合
シロスタゾール	投与しない
チクリピジン	投与しない

妊娠高血圧症候群に対する降圧基準や認可されている薬剤は、通常と異なるため注意を要する（日本妊娠高血圧学会 2015）。ACE 阻害薬と ARB は、胎児発育不全、羊水過小症、先天奇形、新生児腎不全など種々の障害をもたらすことが報告されており、使用禁忌となっている。高血圧ガイドラインでは、妊娠の可能性のある女性に対しても ACE 阻害薬、ARB のいずれも原則として使用しないと記載されている（日本高血圧学会 2014）。利尿薬は循環血漿量の低下に伴う、胎盤血流量の低下が懸念されるため、原則として使用しない。また、Ca 拮抗薬については、短時間作用型では降圧の程度や速度を調節できず、反射性交感神経活動亢進を起こしやすいので使用しないよう提唱されている。したがって、母体における高血圧性臓器障害の予防が目的であるという意義を十分に説明し、インフォームド・コンセントを得た上で、中間型あるいは長時間作用型などを用いることが重要である。

てんかんを合併している場合にはいくつかの注意点を考慮する（日本てんかん学会 2014）。まず、妊娠前カウンセリングが重要で、種々の準備をした上での妊娠が望まれる。抗てんかん薬は単剤投与が原則で、必要最小限にする。一部の抗てんかん薬は血中葉酸濃度を低下させることが知られており、非妊娠時から 0.4mg/日程度の葉酸の補充が望ましい。抗てんかん薬は、比較的どの薬剤にも反応性がよいことからも妊娠の可能性のある患者に対しては、催奇形性の低い薬剤が推奨される。米国エキスパートコンセンサスガイドラインにおいてもラモトリギンやレベチラセタムが推奨されている。

8. 生活指導

危険因子の管理は脳卒中一般に準じる。もやもや病の症状誘発は過呼吸による場合が多いため、熱い食事、激しい運動、笛などの楽器吹奏、風船などを控えるようにする。実際には、手術後数年以内に発作が終息することが多く、症状出現の頻度を診ながら指導すべきである。

幼少時では啼泣が症状誘発の機会となるので、啼泣を避けることが望ましいが、これに関しても過度な甘やかしは疾病利得による偽発作の出現に繋がるため一定の期間を過ぎた後はしつけとのバランスが必要であろう。

9. 社会福祉資源

医療費助成制度として、小児慢性特定疾病と難病法に基づく指定難病がある。どちらかの申請を行うこととなる。公的負担により医療費の自己負担割合が下がる制度であるが、小児慢性特定疾病の方がカバーできる福祉資源は大きい。したがって、可能であれば小児慢性特定疾病を申請するのが望ましい。申請を行うことができる

のは，難病指定の指定を受けた医師となる．指定難病の要件は以下の通りである．

以下の①および②の要件を満たした上で，③または④のどちらかの要件を満たすこと.

① 診断または治療に5年以上従事した経験を有すること.

② 診断書を作成するのに必要な知識と技能を有すること.

③ 厚生労働省が定める学会が認定する専門医の資格（脳神経外科専門医）を有すること.

④ 都道府県知事の行う研修を修了していること.

また，小児慢性疾患と難病法に基づく指定難病の要件について，それぞれ以下に記載した.

(1) 小児慢性特定疾病の要件

運動障害，知的障害，意識障害，自閉傾向，行動障害（自傷行為，多動），けいれん発作，皮膚所見（疾病に特徴的で，治療を要するもの），呼吸異常，体温調節異常，温痛覚低下，骨折または脱臼のうち1つ以上の症状が続く場合

＊小児の知的障害に関しては，適切な高次脳機能検査（WISC- など）を行い，かつ画像上の脳梗塞などの器質的異常があるものとする.

(2) 難病法に基づく指定難病の要件

次の①～④のいずれかに該当する者を対象とする.

① Barthel Index が85点以下

② 成人例では，画像上，脳梗塞などの明らかな器質的な変化があり，その上で高次脳機能検査の結果を参考として，主治医（今後は指定医となる.）の総合的判断で，高次脳機能低下と判断された場合

③ 手術適応者および術後5年間以内の手術患者は，症状の有無にかかわらず重症患者と考える.

④ 再発例（画像上の新たな梗塞，出血の出現）

なお，診断書記載にあたって，以下のように診断基準および重症度分類の適応における留意事項が示されている.

① 病名診断に用いる臨床症状，検査所見等に関して，診断基準上に特段の規定がない場合には，いずれの時期のものを用いても差し支えない（ただし，当該疾病の経過を示す臨床症状等であって，確認可能なものに限る）.

② 治療開始後における重症度分類については，適切な医学的管理の下で治療が行われている状態であって，直近6か月間で最も悪い状態を医師が判断することとする.

③ なお，症状の程度が上記の重症度分類等で一定以上に該当しない者であるが，高額な医療を継続することが必要な者については，医療費助成の対象とする.

文　献

Funaki T, et al: Periventricular anastomosis in moyamoya disease: detecting fragile collateral vessels with MR angiography. J Neurosurg 124: 1766-1772(2016).

Funaki T, et al: Angiographic features of hemorrhagic moyamoya disease with high recurrence risk: a supplementary analysis of the Japan Adult Moyamoya Trial. J Neurosurg: 1-8(2017).

Houkin K, et al: Novel magnetic resonance angiography stage grading for moyamoya disease. Cerebrovasc Dis 20: 347-354(2005).

Kamada F, et al: A genome-wide association study identifies RNF213 as the first Moyamoya disease gene. J Hum Genet 56: 34-40(2011).

Kikuta K, et al: Asymptomatic microbleeds in moyamoya disease: T2*-weighted gradient-echo magnetic resonance imaging study. J Neurosurg 102: 470-475(2005).

Kodama N, et al: Electroencephalographic findings in children with moyamoya disease. Arch Neurol 36: 16-19(1979).

Komatsu K, et al: Reversibility of White Matter Hyperintensity by Revascularization Surgery in Moyamoya Disease. J Stroke Cerebrovasc Dis 25: 1495-1502(2016).

Kuribara T, et al: Prevalence of and risk factors for enlarged perivascular spaces in adult patients with moyamoya disease. BMC Neurol 17: 149(2017).

Kuroda S: Asymptomatic moyamoya disease: literature review and ongoing AMORE study. Neurol Med Chir (Tokyo) 55: 194-198(2015).

Liu W, et al: Identification of RNF213 as a susceptibility gene for moyamoya disease and its possible role in vascular development. PLoS One 6: e22542(2011).

Maeda M, et al: "Ivy sign" on fluid-attenuated inversion-recovery images in childhood moyamoya disease. AJNR Am J Neuroradiol 20: 1836-1838(1999).

Mikami T, et al: Diagnosis of moyamoya disease on magnetic resonance imaging: are flow voids in the basal ganglia an essential criterion for definitive diagnosis? J Stroke Cerebrovasc Dis 22: 862-868(2013).

Mikami T, et al: Vascular remodeling of the circle of Willis in moyamoya disease. Neurol Res 37: 880-885(2015).

Mikami T, et al: Meandering flow void around the splenium in moyamoya disease. Neurol Res 39: 702-708(2017).

Miyamoto S, et al: Effects of extracranial-intracranial bypass for patients with hemorrhagic moyamoya disease: results of the Japan Adult Moyamoya Trial. Stroke 45: 1415-1421(2014).

Miyawaki S, et al: Identification of a genetic variant common to moyamoya disease and intracranial major artery stenosis/occlusion. Stroke 43: 3371-3374(2012).

もやもや病（ウイリス動脈輪閉塞症）診断・治療ガイドライン（改訂版）. 脳卒中の外科 46:1-24(2018).

日本高血圧学会高血圧治療ガイドライン作成委員会 編：女性の高血圧，高血圧治療ガイドライン 2014. 東京：ライフサイエンス出版(2014).

日本妊娠高血圧学会 編：妊婦管理，妊娠高血圧症候群の診療指針 2015-Best Practice Guide-. pp 67-107，東京：メジカルビュー社(2015).

日本脳卒中学会脳卒中ガイドライン委員会 編：その他の脳血管障害，脳卒中治療ガイドライン 2015. pp 237-267，東京：協和企画(2015).

日本てんかん学会 編：妊娠適齢期てんかん患者の薬物治療，てんかん専門医ガイドブック. pp 159-162，東京：診断と治療社(2014).

Noshiro S, et al: Neuromodulatory Role of Revascularization Surgery in Moyamoya Disease. World Neurosurg 91: 473-482(2016).

Suzuki H, et al: Assessment of the cortical artery using computed tomography angiography for bypass surgery in moyamoya disease. Neurosurg Rev 40: 299-307(2017).

Suzuki J, et al: Cerebrovascular "moyamoya" disease. Disease showing abnormal net-like vessels in base of brain. Arch Neurol 20: 288-299(1969).

Takahashi JC, et al: Significance of the Hemorrhagic Site for Recurrent Bleeding: Prespecified Analysis in the Japan Adult Moyamoya Trial. Stroke 47: 37-43(2016).

39. 硬膜動静脈瘻

桑山 直也

1. 疫学と症候

これまで本疾患の疫学的側面には不明な点が多かった．Newton らは 1969 年に「硬膜動静脈瘻の発生頻度は頭蓋内動静脈短絡性疾患の 12％」と記載している（Newton et al 1969）．脳動静脈奇形の発生頻度が 10 万人あたり年間 1.0 人程度であることを考えると，硬膜動静脈瘻は 0.1 人前後と推測されていたようである．2003 年に英国から報告された発生率（検出率）は人口 10 万人あたり年間 0.16 人であった（Al-shahi et al 2003）．筆者は 2007 年にわが国の脳神経外科施設を対象に調査を行い，回収された硬膜動静脈瘻 1815 症例の解析から，発生率を 10 万人あたり年間 0.29 人と報告した（桑山 他 2011）．

発生部位は海綿静脈洞部が全体の 46％，横静脈洞部 28％，脊髄 5.8％，上矢状静脈洞部 5.3％，前頭蓋底 4.3％，頭蓋脊椎移行部 3.3％，テント部 3.2％，その他 4.2％であった（図 39.1）．性差が著明な部位は海綿静脈洞（女性 80％），対して前頭蓋底，テント，上矢状静脈洞，直静脈洞，脊髄，頭蓋頸椎移行部は男性がそれぞれ

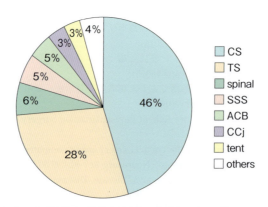

ACB: anterior cranial base, CCj: craniocervical junction, CS: cavernous sinus, SSS: superior sagittal sinus, TS: transverse-sigmoid sinus

図 39.1　わが国における硬膜動静脈瘻の発生部位

87%，80%，79%，73%，72%，68%であった．初発症状は結膜眼球症状／外眼筋症状が65.2%，頭蓋内出血／静脈梗塞20.9%，耳鳴19.9%，脳圧亢進症状6.4%，脊髄症状5.7%，痙攣2.8%，水頭症0.4%，その他5.9%，無症状6.5%であった．出血／梗塞／脳圧亢進／痙攣などのいわゆる aggressive な症状を呈する病変は上矢状静脈洞，直静脈洞，下錐体静脈洞に多く，辺縁静脈洞，海綿静脈洞，anterior condylar confluence では低率であった．

2. 診断と検査

　海綿静脈洞部病変で典型的な眼症状（結膜充血／浮腫，眼球突出）を呈していれば診断はたやすい．しかし外眼筋麻痺のみで発症する海綿静脈洞部病変や，耳鳴のみで発症する横・S状静脈洞部病変では確定診断にはMRIと血管撮影が必要である．脳出血や静脈性浮腫，慢性頭蓋内圧亢進症状，認知機能低下などで発症する症例では硬膜動静脈瘻を疑わなければ診断は困難である．

　また，脊髄硬膜動静脈瘻は進行性の対麻痺を呈することが多いが，腰部脊柱管狭窄症と診断される症例の中に埋もれ，長年放置されるケースがある．このような例ではまず「硬膜動静脈瘻を疑う」ことが重要である．MRI-T2強調画像ではくも膜下腔の無数のflow void（すなわち拡張した静脈）が特徴である（図39.2）．またガドリニウムを用いたMRDSAではより明確に拡張した脊髄表面の静脈が描出される．

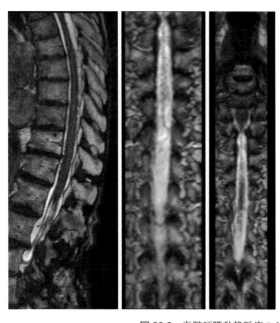

左：胸腰髄T2強調画像の矢状断．くも膜下腔に点状のflow voidが認められる．
中，右：同部位の冠状断．拡張したperimedullary veinが低信号として描出されている．

図39.2　脊髄硬膜動静脈瘻のMRI所見

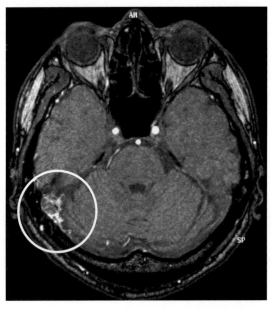

右 sigmoid sinus の壁内に多数の high intensity spots が観察される（白丸内）．これは罹患静脈洞に入る流入動脈を表している．

図 39.3　右横・S 状静脈洞部硬膜動静脈瘻の MRI（time of flight；TOF）所見

確定診断には脊髄血管撮影が必要であるが，特に内腸骨動脈から出る lateral sacral artery を確認しておくことがポイントである．

　最近は MRI により硬膜動静脈瘻と診断がつくことが多い．ポイントとなるのは 3D-TOF MRA の source image である（図 39.3）．硬膜動静脈瘻では静脈洞の壁内・壁周囲に多数の強い high intensity spot が観察される．これは壁内を走る流入動脈をとらえた像であり，この所見が見られた場合はほぼ硬膜動静脈瘻と診断できる．また，MRDSA は脳血流の動的，経時的な変化をおおまかにとらえることができる動的 MRA であり，硬膜動静脈瘻では動脈相において罹患静脈洞が早期に描出されるため，外来で TOF 画像に迷ったときには鑑別診断に有用である（図 39.4）．

　最終的には血管撮影で動静脈瘻の血行動態を診断，把握し，治療適応，治療戦略について検討する．血管撮影は rotation angiography による 3D 描出（MIP/MPR 画像）により，立体的な血管構築が理解できるだけではなく，造影剤の濃淡によりシャント局在までも評価可能である（図 39.5）．

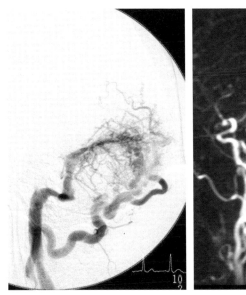
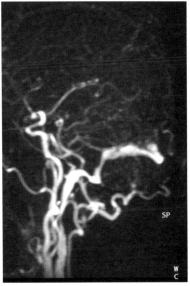

左：左後頭動脈の DSA 側面像．右：MRDSA．Gd 造影剤を使用することで MRI でも経時的な血流の変化をとらえることができる．

図 39.4　左横・S 状静脈洞部硬膜動静脈瘻の DSA と MRDSA

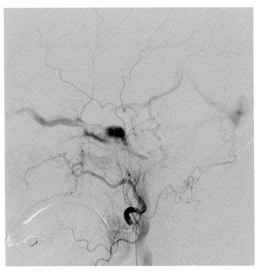
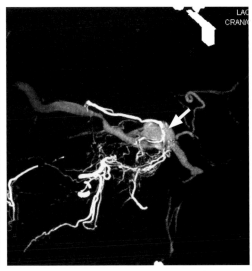

左：conventional DSA（左外頚動脈撮影側面像）．右：3D-DSA（MIP 画像）では動静脈シャントが集族している部位が明瞭に示されている．静脈側に流出した造影剤はコントラストが薄くなっている．
［脳外誌 26: 125, 2017 より引用］

図 39.5　海綿静脈洞部硬膜動静脈瘻

3. 治療適応

3.1 海綿静脈洞部病変

　稀ではあるが，逆行性脳静脈還流が原因で脳出血や脳浮腫を生じている症例（同部位病変の約5%）には緊急治療が必要である．著明な眼圧上昇や視力低下を呈する例では準緊急的な治療が必要である．それ以外の病変について以前は2〜3か月経過を観察し，自然軽快を期待するという意見もあったが，最近では症候性の病変は診断された時点で治療に移行することがほとんどである．経過を見ている間に静脈洞閉塞性病変が進行して治療難易度が上昇するばかりでなく（Satomi 2005），神経症状の回復も遅延するからである．

3.2 その他の部位

　Borden分類（表39.1）のタイプⅠに入り，なおかつ脳静脈還流障害を呈していない例では保存的に経過観察するのが一般的である（Borden 1995）．逆行性静脈洞

表39.1　硬膜動静脈瘻の分類

Cognard分類[1]：硬膜動静脈瘻全般の分類	
タイプⅠ	主要静脈洞に短絡し，順行性に還流するもの
タイプⅡa	主要静脈洞に短絡し，静脈洞を逆行性に還流するもの．脳表静脈への逆行性還流はない．
タイプⅡb	主要静脈洞に短絡し，静脈洞を順行性に還流するが，さらに脳表静脈に逆行性の還流も呈するもの
タイプⅡa＋b	ⅡaとⅡbが併存するもの
タイプⅢ	直接脳表静脈に短絡するが，静脈の拡張を伴わないもの
タイプⅣ	直接脳表静脈に短絡し，静脈瘤や静脈拡張を伴うもの
タイプⅤ	脊髄静脈に還流するもの
Borden分類[2]：硬膜動静脈瘻全般の分類	
タイプⅠ	静脈洞に順行性／逆行性に還流するもの
タイプⅡ	静脈洞に還流し，さらに逆行性に脳表静脈に還流するもの
タイプⅢ	静脈洞に入るがその末梢には還流せず，脳表静脈に還流するもの．静脈洞壁から直接，脳表静脈に還流するものを含む
Lalwani分類[3]：横・S状静脈洞部硬膜動静脈瘻の分類	
グレード1	横・S状静脈洞に狭窄がなく，順行性に還流するもの
グレード2	中等度の静脈洞狭窄があり，横・S状静脈洞に順行性および逆行性に還流するもの（脳表静脈への逆行性還流の有無は問わない）．
グレード3	中枢側の静脈洞閉塞があり，横・S状静脈洞および脳表静脈に逆行性に還流するもの
グレード4	中枢側と遠位側に静脈洞閉塞があり（isolated sinus），脳表静脈のみに逆行性に還流するもの

1) Cognard et al 1995，2) Borden et al 1995，3) Lalwani et al 1993

還流のために脳静脈還流障害（静脈うっ滞）を呈する例，および逆行性脳静脈還流を呈する例は積極的治療の適応である．

4. 治　療

4.1　治療ガイドライン（脳卒中治療ガイドライン 2015）

　脳卒中治療ガイドライン 2015 の策定にあたり，引用された文献数は 41 件であった（図 39.6）．しかしそのエビデンスレベルはすべて Level-3 から 5 であり，非ランダム化コホートと症例集積研究がほとんどである．すなわち硬膜動静脈瘻は依然としてエビデンスベース（evidence based）の情報は少なく，経験ベース（experience based）の治療学に留まっているということである．
　ガイドラインでは発生部位別に推奨される治療法をまとめた表が掲載されているが，これは最大公約数的なものであり，個々の症例で血行動態が大きく異なる硬膜動静脈瘻においては，画一的な治療法の選択（treatment tree）はあり得ない．

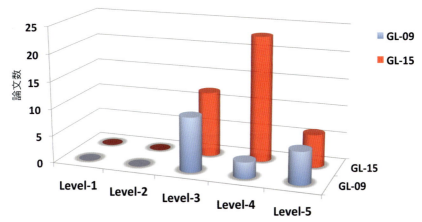

GL-09：脳卒中ガイドライン 2009，GL-15：脳卒中ガイドライン 2015
［脳外誌 26: 125, 2017 より引用］

図 39.6　脳卒中ガイドライン 2009 と 2015 で引用された硬膜動静脈瘻に関する論文数とそのエビデンスレベル

4.2　治療戦略の組み立て方

　sinus type は塞栓術が優先し，non-sinus type は外科治療が優先するという考え方がこれまでの原則である．海綿静脈洞，横・S 状静脈洞，上矢状静脈洞，anterior condylar confluence（ACC）の病変に対しては塞栓術，中でも経静脈的塞栓術（transvenous embolization；TVE）が第一選択である．前頭蓋底，頭蓋頚椎移行部，頭蓋円蓋部，テント部，脊髄に発生する硬膜動静脈瘻では外科的な還流静脈遮断術が根治的である．しかし，これら non-sinus type の病変では n-butyl cyanoacrylate；NBCA（ヒストアクリルブルー®，ビー・ブラウンエースクラップ社）による経動脈的塞栓術（transarterial embolization；TAE）が奏功することもある．また海外では sinus type や non-sinus type に対する Onyx™（日本メドトロニック）の使用例が報告されている（Abud 2011；Bim 2016）．

欧米では sinus type に対しても，できる限り TAE や sinus の angioplasty（Liebig 2005）を用いて治療し，罹患静脈洞を温存するという考え方が主流である．しかし海綿静脈洞部病変については欧米においても TVE が第一選択であると考えられている．

4.3　海綿静脈洞部硬膜動静脈瘻

血管内治療は TVE が主流である．最近では TVE 前の補助的な TAE を行わず，初めから根治性の高い TVE を行うことが多い．high flow であっても適切なサイズの離脱型コイルを用いれば血流で流出する危険は低く，安全に TVE が行える．TVE ができない状況では，根治的な TAE（内頚動脈硬膜枝の処理は困難），定位放射線治療などが適応となる．TAE は脳神経麻痺や内頚動脈系および椎骨脳底動脈系との吻合を介した頭蓋内塞栓症などの合併症，さらには不完全閉塞／再発の問題があるため，根治療法にはなりにくい．治療後（主に TAE 後）に血管撮影上，動静脈瘻が閉塞したにもかかわらず，眼圧亢進症状が急激に増悪することがある．これは syndrome of paradoxical worsening（Naggy 1995）と呼ばれ，上眼静脈の急激な血栓化による眼窩内の静脈還流障害が原因とされる．

4.3.1　TAE

本部位では流入動脈が第 3～第 6 脳神経の栄養枝（vasa nervosum）になっていること，流入枝と内頚動脈，眼動脈，椎骨動脈との間に危険な吻合（dangerous anastomosis）があることが多く，NBCA などの液体硬化剤や polyvinyl alcohol（PVA）particle などの特に小さな（200 ミクロン以下の）粒子状塞栓物質を安易に用いることは危険である．血流量を軽減するために TAE が必要な場合はコイル（free platinum coil，detachable coil）を用いるのが安全であるが，根治療法とはなり得ず，術後は再開通や側副血行路からの再発が生じることを念頭におく．

4.3.2 TVE

a. 到達経路

最も代表的な海綿静脈洞への進入ルートは患側の inferior petrosal sinus (IPS) である．そのほか，basilar plexus から患側海綿静脈洞に入るルート，対側の IPS から intercavernous sinus や basilar plexus を経由して患側海綿静脈洞に入るルートがある．稀な経路ではあるが対側頚静脈から静脈洞交会さらに患側上錐体静脈洞を経由して入るルート，内（外）頚静脈から顔面静脈，眼角静脈，上眼静脈 (superior ophthalmic vein；SOV) を経由して入るルート，内（外）頚静脈，浅側頭静脈，SOV から入るルートがある．特殊な方法として，経皮的進入経路が全くなく脳静脈逆流のみを呈する場合，開頭により superficial middle cerebral vein (SMCV) から海綿静脈洞に入るルートもある (Kuwayama et al 1998)．

IPS へは通常，大腿静脈からアプローチする．右内頚静脈には比較的容易に到達するが，左内頚静脈では，無名静脈との間の弁の通過に難渋する症例が時にみられる．大腿静脈経由が困難なときは，頚部で内頚静脈を直接穿刺する．IPS 開口部の解剖学的位置には variation が多いが，通常は内頚静脈と S 状静脈洞との間の弁の心臓側で，内側前方に開口している．複数の IPS があることも稀ではない．IPS が造影されない（閉塞している）症例でも，通常の解剖学的位置を想定し，硬めのマイクロガイドワイヤーを用いて海綿静脈洞に到達できることが多い．また内頚静脈で強く造影剤を打つと，閉塞した IPS の入孔部の痕跡が造影されることがある（図39.7）．筆者はガイディングカテーテルには 6Fr と 4Fr の coaxial catheter を用い，マイクロカテーテルはなるべくトルクの強いものを選択している．また IPS を探る

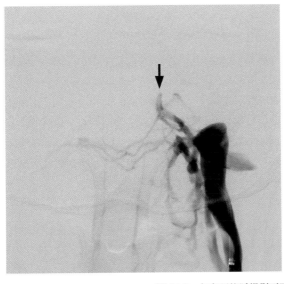

内頚静脈で勢いよく造影すると，閉塞した IPS の心臓側（矢印）が描出されることが多い．

図 39.7　左内頚静脈撮影正面像

には 0.014 インチのマイクロガイドワイヤーを使用している。ガイドワイヤーに沿ってマイクロカテーテルを上げるときは、ただ押すのみでなく、カテーテルシャフトを回転させながら挿入していくと進みやすい。ただし、過度の回転はカテーテルの断裂をきたすため、注意が必要である。

顔面静脈あるいは浅側頭静脈から SOV に入るルートは長いため、ガイディングカテーテル、中間カテーテルはできるだけ短い製品を用いる。マイクロカテーテルに対するバックアップを確保するには中間カテーテルをできるだけ遠位側まで誘導するのがコツである。また顔面静脈、浅側頭静脈ともに体表に位置するため、時に用手でマイクロカテーテルを進められることがある。

開頭して SMCV からアプローチする場合、Y コネクターと延長チューブを接続した穿刺針を SMCV に留置し、このシステムを皮下トンネルを通してしっかりと固定する。SMCV は構造的に周囲の支えがなく、また罹病期間の短い症例では静脈が脆弱なため、カテーテルの無理な挿入による穿孔には細心の注意を払う。SMCV が海綿静脈洞に入る直前にはある程度の屈曲があるため、それに対応したガイドワイヤー、カテーテル操作を要する。

b. 塞栓法

術前評価として還流路の正確な診断と瘻部位の局在診断が不可欠である。特にSMVC が順行性に海綿静脈洞に還流する場合、塞栓術は静脈洞の部分的（選択的）な TVE にとどめ、SMVC の還流経路を温存する必要がある。動静脈瘻の局在診断により塞栓する範囲を決めておく。海綿静脈洞の塞栓法は閉塞する範囲により、静脈洞全体の閉塞、選択的（局所的）な閉塞、超選択的閉塞に分けられる。動静脈瘻が 1 か所に局在している場合は局所的な閉塞で動静脈瘻を止めることができる。最近ではさらに海綿静脈洞壁から動静脈瘻そのものにマイクロカテーテルを誘導し、超選択的閉塞をする方法も報告されている（佐藤 2008）。

カテーテルが到達したらまず静脈洞撮影を行い、海綿静脈洞の正確な形態と流出経路を再確認する。静脈洞の充填には通常の離脱型コイルに加え、血栓性の高いファイバーコイルを適宜使用する。ファイバーコイルにより周囲の血栓化が促進され、過度の充填による脳神経麻痺を防ぐことができる。

動静脈瘻が局在している場合は海綿静脈洞内での選択的（局所的）な塞栓が可能である。動静脈瘻の局所でカテーテルを逸脱させることなくコイルを充填するためには、カテーテルが海綿静脈洞内でしっかりと固定されていることがポイントである。シャント（動静脈瘻）は静脈洞の後方に局在していることが多いため、IPS から進入した場合、カテーテルがすぐシャント部位に入ることになる。このような場合は静脈洞内でカテーテルを前方から後方に大きく回し、シャント部位に近接したらそこで固定する。静脈洞内で数箇所の支持点を得ることによってカテーテルの先端がしっかりと固定され、後方から前方にかけてコイルを充填していくことができる（図 39.8）。静脈洞の後方（IPS 入り口）が充填された後、前方にシャントが残

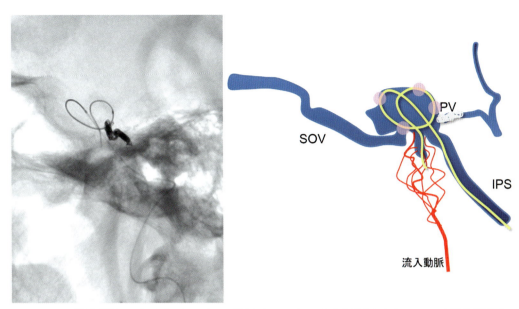

petrosal vein（錐体静脈，PV）はすでにコイルで閉塞されている．IPSから進入したカテーテルは海綿静脈洞に入り，洞内で2回転したあと，シャント部位である後方底面に向かって誘導されている．
右図はシェーマで，ピンクの丸はカテーテルの固定点．IPS：下錐体静脈洞，PV：錐体静脈，SOV：上眼静脈

図 39.8 海綿静脈洞内でのカテーテルワークの一例

ってしまった場合も，このカテーテルワークであれば対処可能である．コイルの種類についてはカテーテルキックバックが少ないものを選択することがポイントである．

　静脈洞全体を閉塞する場合は留置したコイルの先（向こう側）に決してシャントを残さないことが肝心である．また盲目的なコイルの充填をせず，まずmiddle cerebral veinやuncal vein，petrosal veinなど，危険な還流経路を閉塞する．次にSOV，pterygoid plexus，intercavernous sinusなどを閉じ，最後に進入経路であるIPSへの出口を閉じる．流出路を順次，閉じていく過程で静脈洞内圧は次第に上昇していく．この過程で新たな流出路が出現して脳内出血をきたしたり，あるいは眼圧が上昇して眼症状が急激に増悪することがある．術中は適宜，静脈洞撮影を施行し，意識して流出路を監視しておくことが必要である．

4.4 横・S状静脈洞部硬膜動静脈瘻

　この部の治療適応，治療法は，動静脈瘻および脳静脈の還流形態で決定される．動静脈瘻の還流は単純に順行性のものから，狭窄性病変のために逆行性静脈洞還流や逆行性脳静脈還流（retrograde leptomeningeal venous drainage；RLVD）を呈す

るタイプ，最終的には isolated sinus の形態となり，逆行性脳静脈還流のみを呈するタイプに分かれる．狭窄性病変は経時的に進行することがあり，順に出血のリスクが上昇する（Satomi et al 2002；van Dijk et al 2002）．

これらの還流形態は Cognard（Cognard et al 1995），Borden（Borden et al 1995），Lalwani（Lalwani et al 1993）（表 39.1 参照）の各分類においては以下のように分けられる．

　　順行性静脈洞還流：Cognard タイプ I，Borden タイプ I，Lalwani グレード 1
　　逆行性静脈洞還流：Cognard タイプ IIa，Borden タイプ I/II，Lalwani グレード 2
　　逆行性脳静脈還流：Cognard タイプ IIb，Borden タイプ II，Lalwani グレード 3
　　　isolated sinus：Cognard タイプ不明，Borden タイプ III，Lalwani グレード 4

横・S 状静脈洞部硬膜動静脈瘻では，その治療を組み立てる上で便宜上，次の 4 型に分類し（図 39.9），それぞれの治療法について論ずる（桑山 他 2000）．

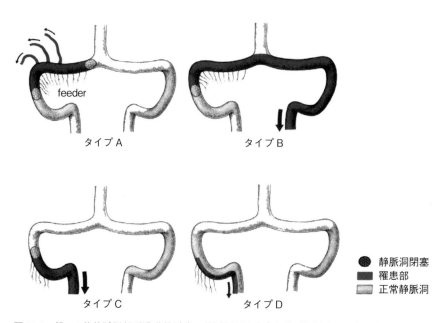

図 39.9　横・S 状静脈洞部硬膜動静脈瘻の静脈洞還流方向と静脈洞閉塞から見た簡易分類

4.4.1　タイプ A（Cognard タイプ IIa+b，Borden タイプ III，Lalwani グレード 4）

シャント部位の中枢側（頚静脈球側）と遠位側（静脈洞交会側）の 2 か所に静脈洞閉塞病変がある（isolated sinus）ため，還流方向がすべて逆行性に脳静脈に向かう（RLVD のみ）．多くは脳実質静脈の還流障害を伴うため，患側の脳内出血，静脈性梗塞，脳浮腫，痙攣などで発症することが多い．

最も aggressive なこのタイプの治療は以下の 5 種類である．

a. 根治的経動脈的塞栓術：TAE

　流入動脈の少ないタイプであれば液体塞栓物質（NBCA，Onyx™）による根治的閉塞が可能である．液体塞栓物質は流入動脈のネットワークを介して，他の流入動脈に迷入することがある．これは事前には予知できず，注入中に生じる現象であり，細心の注意を要する．流入動脈がびまん性に入る症例では液体塞栓物質による根治療法は困難なことが多い．コイルによる動脈塞栓は再開通をきたすため，根治療法にはならない．

b. 経動脈的静脈洞塞栓術：transarterial intravenous embolization

　流入動脈に誘導したマイクロカテーテルが稀に動静脈瘻を通過して罹患静脈洞内に入ることがある．このような場合は動脈から進入したにもかかわらず静脈塞栓術が可能となる（Tokunaga et al 2003）．離脱型コイルで罹患静脈洞を充填する．また Onyx™ は比較的容易に流入動脈から罹患静脈洞内に入るため，動脈を介した静脈洞の充填が可能である．

c. 経皮的経静脈的塞栓術：percutaneous TVE

　経静脈的に挿入したカテーテルが閉塞部を介して罹患静脈洞に誘導できた場合は経皮的経静脈塞栓術が可能である（Gobin et al 1993）．最近はほぼこの方法で isolated sinus の治療を完遂できることが多い．病側の内頚静脈から進入する方法，対側から静脈洞交会を介して進入する方法，どちらも可能である．ガイドワイヤーの粗雑な操作で静脈洞に入る架橋静脈を穿孔しないよう注意する．

d. 開頭静脈塞栓術：direct sinus packing, surgical transvenous embolization

　前述のいずれも不可能な場合は全身麻酔下（局所麻酔下）での小開頭により direct sinus packing（Endo et al 1998）を行う．必要に応じて術前に TAE を追加する．通常は罹患静脈洞の正中端に小開頭をおき，そこから静脈洞内にマイクロカテーテルを誘導して静脈洞全体を離脱型コイルで充填する．特に脳表静脈の入孔部はタイトにパッキングし，動静脈瘻の残存を防ぐ．術中透視および DSA が必須である．手術室に血管撮影装置がない場合，手術室で開頭（穿頭）して閉創し，後日その骨窓を利用して経皮的アプローチをする方法もあるが，一般的ではない．

e. 外科療法

　経動脈的塞栓術の後，外科的に sinus isolation もしくは sinus removal を行うという方法が長年行われてきたが，罹患静脈洞から流出する bridging vein そのものをクリップで止めるだけで根治可能という報告もある（van Dijk 2004）．

4.4.2 タイプ B（Cognard タイプ IIa/IIb，Borden タイプ I/II，Lalwani グレード 2/3）

　静脈洞閉塞病変が 1 か所（通常，頚静脈球側）で，罹患静脈洞を逆行性に還流し，静脈洞交会を介して対側（健側）の横・S 状静脈洞に流出する．罹患静脈洞に入る vein of Labbé などの脳静脈の還流が順行性のもの，停滞を示すもの（Cognard タイプ IIa，Borden タイプ I，Lalwani グレード 2），および逆行性のもの（ognard タイプ IIb，Borden タイプ II，Lalwani グレード 3）がある．脳静脈還流障害がなければ，通常，症状は耳鳴（血管雑音）のみである．シャント流量が多くなると脳静脈還流が停滞し始め，これにより慢性頭蓋内圧亢進症と同様の臨床像を呈する症例があり注意を要する．さらに対側の横・S 状静脈洞に狭窄病変が合併する重症例では脳内出血，慢性頭蓋内圧亢進症状（視力障害，認知機能低下，歩行障害など）あるいは水頭症を呈する．

　まず TVE 時のコイル流出を防ぐため，TAE により短絡量を減じておく．次に経静脈的にアプローチし，罹患静脈洞を閉塞部（頚静脈球側）から順にコイルで閉塞する．罹患部に脳静脈が順行性に還流する場合は，静脈洞の充填を脳静脈入孔部までとし，脳静脈を温存する．正中側に残存する動静脈瘻は液体塞栓物質を用いた TAE で対応する．このタイプは治療後，正中側の自由端に再発を生じることがあるため，長期の追跡が必要である．

4.4.3 タイプ C（Cognard タイプ I，Borden タイプ I，Lalwani グレード 1/2）

　静脈洞閉塞病変が 1 か所（通常，静脈洞交会側）で，罹患静脈洞を順行性に還流し，患側の内頚静脈に流出する．このタイプは少なく，症状はほとんどの場合，耳鳴のみである．

　保存的治療が原則であるが，時に流出路に狭窄性病変が出現するため，経時的な追跡が必要である（Satomi et al 2002）．血管雑音による重度の不眠を呈する場合は，必要に応じて TAE，TVE（脳静脈と上錐体静脈洞の還流に注意）を施行する．

4.4.4 タイプ D（Cognard タイプ I，Borden タイプ I，Lalwani グレード 1）

　静脈洞閉塞病変がなく，罹患静脈洞を順行性に還流し，患側の頚静脈に流出する．タイプ C と同様，症状はほとんどの場合，耳鳴のみである．時に high flow のため罹患静脈洞から順行性と逆行性の両方向に還流し，両側の内頚静脈に流出する例がある．重症例では上矢状静脈洞，直静脈洞への逆行性還流により脳静脈還流障害（慢性頭蓋内圧亢進症状）を呈する．

　タイプ C と同様，順行性還流を呈している症例では保存的治療が原則である．不眠を呈する，あるいは脳静脈還流障害を呈するときは TAE を考慮する．流入枝が残存したときは外科的治療（sinus isolation）や定位放射線療法も有効である

（O'Leary et al 2002）．治療後は再発に対する厳重な追跡が必要である．TVE による罹患静脈洞の閉塞は，それが「脳静脈還流に影響を与えない」という条件が整っている場合に限られる．

4.5 その他の部位の硬膜動静脈瘻に対する治療

前頭蓋底，頭蓋円蓋部，頭蓋頚椎移行部，テント部などはこれに分類されるが，その多くは外科治療の対象である．中には NBCA，Onyx™ により根治が可能な病変もあるが，手技には熟練を要する．

外科治療の補助療法として行う TAE は手術時の出血量あるいは出血リスクの低減に有用である．流入血流量の低減（ligation effect）が目的であるから，用いる塞栓物質は液体塞栓物質でも固体塞栓物質でもよいが，後者は塞栓後長時間を経過すると再開，再発を生じるため，TAE 後はなるべく早期に手術を施行する．

5. 最近のトピックス『Onyx™』

Onyx™（日本メドトロニック）は摘出術を前提とした脳動静脈奇形には使用が認められているが，硬膜動静脈瘻には適応がない．わが国では 2013 年 11 月より Onyx™ に関する医師主導治験が行われ，症例登録は 2016 年 6 月で終了した．2018 年 4 月に薬事承認され，同年 9 月から保険償還されている．

Onyx™ には血管痛を生ずる dimethyl sulfoxide（DMSO）が含まれているため，使用には全身麻酔が必要である．脳動静脈奇形に用いる場合と同様に plug and push で注入していく．本剤は NBCA とは異なりカテーテルとの接着性がないため，途中で血管撮影を行いながら長時間をかけて注入することができる．あらゆる吻合枝を介して縦横無尽に進入していくため，1 回の注入ですべての流入枝を閉塞することも可能である．さらに最終的には動静脈瘻を越えて還流静脈に入り，シャントを完全に閉塞する．したがって脳神経栄養枝（vasa vasorum）への迷入，頭蓋内外吻合枝（dangerous anastomosis）への迷入が容易に生じるため，この点に最大の注意を払う必要がある．全身麻酔で注入するため，provocative test はできない．よって合併症を防ぐためには詳細な microangioanatomy の知識が欠かせない．

Onyx™ 治験に関わったわずかな経験と文献レビューからは以下のような評価を得た．
・特に Onyx™ が効果を発揮する病変はテント部（Wu 2016）など non-sinus type（Bim 2016）の硬膜動静脈瘻である（図 39.10）．
・isolated sinus を呈する横・S 状静脈洞や上矢状静脈洞などの硬膜動静脈瘻では罹患静脈洞内に経動脈的に Onyx™ を充填することにより（Torok 2016），静脈洞を

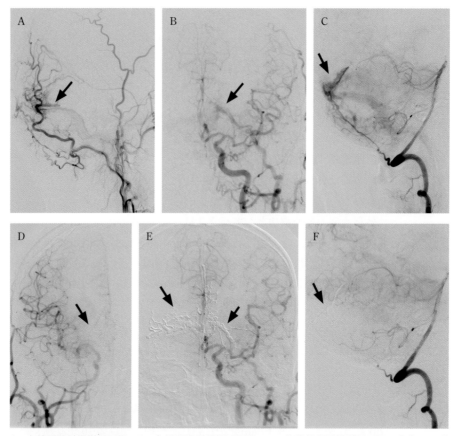

A：右外頸動脈撮影側面像，B：左総頸動脈撮影正面像，C：右椎骨動脈撮影側面像，矢印はいずれも複雑な形状をした tentorial sinus.
D：右総頸動脈撮影正面像，E：左総頸動脈撮影正面像，F：右椎骨動脈撮影側面像，矢印はいずれも罹患静脈洞内に充填された Onyx™ の cast. シャントは完全に閉塞している.
［脳外誌 26: 125, 2017 より引用］

図 39.10　テント部硬膜動静脈瘻に対する Onyx™ 治療. 上段は術前の，下段は術後の DSA

閉塞することが可能である（図 39.11）.
・Borden type-1 の横・S 状静脈洞部硬膜動静脈瘻を完全閉塞することは困難である. これは頸静脈球付近の危険な流入動脈を閉塞できないためである.
・海綿静脈洞部硬膜動静脈瘻の TAE に使用すると危険である.
・使用には十分な解剖学的知識と技術の習得が必須である.
・脊髄硬膜動静脈瘻の血管内治療は NBCA が golden standard である（図 39.12）. Onyx™ は溶媒である DMSO の脊髄血管に対する安全性が確認されていないため, 危険性と効果は未知である（Blackburn 2014）.

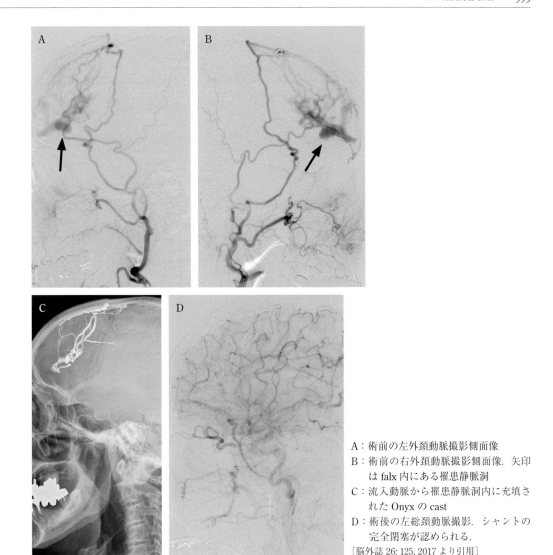

A：術前の左外頚動脈撮影側面像
B：術前の右外頚動脈撮影側面像．矢印はfalx内にある罹患静脈洞
C：流入動脈から罹患静脈洞内に充填されたOnyxのcast
D：術後の左総頚動脈撮影．シャントの完全閉塞が認められる．
［脳外誌26: 125, 2017 より引用］

図39.11　falx内の孤立したsinusにシャントがある症例．Onyxを罹患静脈洞に充填することで完全閉塞した．

6. 治療の合併症とその対策

　血管内治療の合併症は症例の約10％に発生し，TAEに多い（桑山 他 2006）．合併症を原因別に分けると，治療戦略に誤りがあったもの（正常脳静脈の閉塞など），流出静脈側の血栓症，手技に関連したもの，および全身の要因（肺塞栓症など）である．脳静脈が順行性に流入する静脈洞をコイルで閉塞することなどは戦略の誤りと言えるが，このような合併症は脈管解剖学の熟知により回避しなければならない初歩的なものである．流出静脈側の過度の血栓症による合併症は，ヘパリンの術後持続投与によりある程度回避できる．

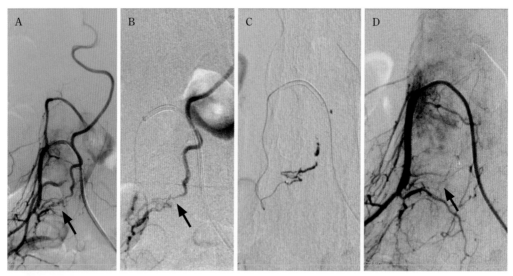

A：第3腰動脈撮影正面像，矢印はシャント部位．B：流入動脈からのmicroangiogram，矢印のシャント部位から硬膜外静脈への流出が認められる．C：20%NBCAの注入，NBCAはシャントを貫通し静脈側まで入っている．D：術後の撮影でシャントの完全閉塞が認められる．
[脳外誌 26: 125, 2017 より引用]

図39.12　右第3腰動脈から流入する脊髄硬膜外動静脈瘻

　手技に関連した合併症で多いのはTAEにおける脳神経栄養枝の虚血（脳神経麻痺）と塞栓物質の迷入（脳梗塞）である．前者は400ミクロン以下の小さな粒子および液体塞栓物質を硬膜動脈に注入する際に生じるが，これはリドカインテストである程度予知が可能である（Deveikis 1996）．吻合枝を介した塞栓物質の迷入はcatastrophicな合併症を生ずるにもかかわらず，塞栓前に吻合枝を視認することが困難な場合が多い．特に外頚動脈-内頚動脈間，および外頚動脈-椎骨動脈間のいわゆるdangerous anastomosisに関する認識が重要である．また動静脈瘻のネットワークを介した流入動脈間の吻合にも注意が必要である．注入した液体塞栓物質がこの吻合を介して親動脈に戻ってくることがある．いずれにしても解剖を熟知し，塞栓中に吻合のチャンネルが開くという認識を常に持ちながら注入を行うことが肝要である．

　術後，肺塞栓症などの全身合併症は，血管内治療に限らず安静臥床を必要とする症例では常に起こり得るという認識が必要である．深部静脈血栓症を予防するためには，ヘパリンの投与，弾性ストッキングやIPC（intermittent pneumatic compression）の装着などが行われる．

文 献

Abud TG: AJNR Am J Neuroradiol 32: 2185-2191(2011).
Al-Shahi R et al: Stroke 34: 1163-1169(2003).
Bim K: World Neurosurg 88: 609-618(2016).
Blackburn SL: J Neurointerv Surg 6: 536-540(2014).
Borden JA et al: J Neurosurg 82: 166-179(1995).
Cognard C et al: Radiology. 194: 671-680(1995).
Deveikis JP: AJNR Am J Neuroradiol 17: 1143-1147(1996).
Endo S et al: J Neurosurg 88: 449-456(1998).
Gobin YP et al: AJNR Am J Neuroradiol 14: 1102-1105(1993).
Kuwayama N et al: AJNR Am J Neuroradiol 19: 1329-1332(1998).
桑山直也 他：脳神経外科 28: 305-319(2000).
桑山直也 他：脳卒中の外科 34: 91-95(2006).
桑山直也：脳外誌 20: 12-19(2011).
Lalwani AK et al: J Neurosurg 79: 11-15(1993).
Liebig T: Neuroradiology 47: 543-551(2005).
Naggy ZZ: Eur J Ophthalmol 5: 265-270(1995).
Newton TH et al: Radiology 93: 1071-1078(1969).
O'Leary S et al: Clin Oncol (R Coll Radiol) 14: 97-102(2002).
佐藤徹：脳外誌 17: 679-689(2008).
Satomi J et al: J Neurosurg 97: 767-770(2002).
Satomi J: Neurosurgery 56: 494-502(2005).
Tokunaga K et al: J Neurosurg 99: 775-778(2003).
Torok CM: Interv Neuroradiol Epub, Aug(2016).
van Dijk JM et al: Stroke 33: 1233-1236(2002).
van Dijk JM: J Neurosurg 101: 31-35(2004).
Wu Q: World Neurosurg 92: 58-64(2016).

VIII

脳腫瘍

40節	放射線・化学療法	598
41節	覚醒下手術	622
42節	中枢神経系原発悪性リンパ腫の診断と治療	627
43節	胚細胞腫	639
44節	髄膜腫手術の基本	653
45節	頭蓋咽頭腫の手術	673
46節	聴神経腫瘍とその手術	681
47節	頸静脈孔部神経鞘腫の手術	697
48節	眼窩腫瘍とその手術	706

40. 放射線・化学療法

秋山 幸功

1. 脳腫瘍に対する放射線治療

1.1 総 論

1.1.1 はじめに

放射線治療は，脳深部の病巣の治療においてメスを入れることなく，殺細胞効果を持つ「電離現象」を起こす治療と定義することができる．脳外科領域における放射線治療は 1960 年代から超高圧 X 線（リニアック）の開発，スウェーデンのレクセル教授により開発されたガンマナイフなどの登場により飛躍的にその適応範囲が広がった．

1.1.2 脳外科領域における放射線治療の種類

表 40.1 に脳外科領域で使用される放射線治療の種類を列挙する．

表 40.1 放射線治療の種類

放射線治療		照射範囲，手段
通常分割照射		全脳照射，全脳室照射，全脳脊髄照射
術中照射		―
定位放射線照射	定位手術的治療（SRS）	ガンマナイフ，ノバリス，サイバーナイフ
	定位分割治療（SRT）	シナジー，トモセラピー，ノバリス
粒子線治療		陽子線，炭素線
ホウ素中性子捕捉治療（BNCT）		―

1.1.3 放射線治療における用語

a. 放射線治療で用いられる単位

① Gy（グレイ）：放射線が物質（人体を含む）にあたったときにどれくらいのエ

ネルギーが吸収されたかを表す単位.

② Sv（シーベルト）：放射線が人間にあたったときにどれだけ健康被害があるかを評価するために使う単位.

③ Bq（ベクレル）：放射能（放射線を発する能力）の量を表す単位.

b. 線量効果

単位重量あたりに電離が起きて，吸収されるエネルギーで表される線量（Gy）が高いほど生体は放射線によって受ける影響（線量効果）が大きい．コンピュータの発達により，放射線の線量分布計算の精度は増してきた.

c. 体積効果

照射領域の体積と耐えられる線量の間には，体積が 10mL 以下では急激に耐えられる線量（耐用線量）が増加するという関係性（体積効果 volume effect）がある．げっ歯類（ウサギ）脳での実験データの報告（Berg et al 1963）がある聴神経（12〜14 Gy）では耐用線量が体積によらず線量のみに依存する.

1.1.4 放射線治療の適応

適応がない，または適応決定に注意が必要な場合として

① 完全摘出後

② 良性腫瘍であって，再発の可能性が低く症状悪化の可能性が低い場合

③ 予後が極めて不良であり，benefit が限定的な場合

④ 患者の年齢が低く，成長障害が考えられる場合

⑤ 機能障害が出現する可能性のある場合

⑥ 患者体動が制御困難な場合

などが考えられる.

1.1.5 放射線治療に用いられる病変体積評価（図 40.1）

① 肉眼的腫瘍体積（gross tumor volume；GTV）：通常造影病変の体積を指す

② 臨床的標的体積（clinical target volume；CTV）：肉眼的腫瘍体積と顕微鏡的にみて病巣が存在する領域を含む組織体積を足し合わせたもの．Glioma の場合，T2 hyper-intensity area にも腫瘍細胞が浸潤しているため，その部分を含めた体積

③ 臓器の動きの誤差（internal margin；IM）

④ 内部標的体積（internal target volume；ITV）

⑤ セットアップによる誤差（set-up margin；SM）

⑥ 計画標準体積（planning target volume；PTV）：すべての位置的変動の影響を

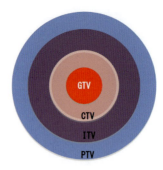

図 40.1　病変体積評価

考慮して CTV に線量を投与するための幾何学的な概念

1.1.6　照射範囲 radiation portals

① 脳脊髄 craniospinal, whole CNS：髄芽腫など
② 全脳 whole brain：多発性転移性脳腫瘍，悪性リンパ腫など
③ 全脳室 whole ventricle：germinoma など
④ 拡大局所 extended focal, generous margin：glioblastoma など
⑤ 局所 focal, tight margin：pilocytic astrocytoma など
⑥ 限局小照射，定位照射 strict focal or stereotactic：single metastasis, meningioma など良性腫瘍

1.1.7　脳腫瘍の放射線感受性

通常放射線感受性は腫瘍の消失率（放射線治療により腫瘍消失する割合）または縮小率（放射線治療により腫瘍体積の縮小率）と定義される．

腫瘍感受性が高い腫瘍として，胚腫（germinoma），悪性リンパ腫（malignant lymphoma），髄芽腫（medulloblastoma）などがある．それに対して神経膠芽腫（glioblastoma），退形成性髄膜腫（anaplastic meningioma）などは感受性が低い．

1.1.8　治療計画

現在では，3次元治療計画を用いて治療されることが標準的となった．3次元治療計画は，放射線が体内に吸収される吸収線量を正確に計算し，再合成画像上に表示する 3DRTP（three-dimensional radiotherapy planning system）装置にて行う．

逆方向治療計画（inverse planning）では，PTV に与えたい線量，視神経などの

主要臓器に対して与えたくない線量を決定し，その後は down-hill 法，annealing 法を用いてコンピュータにより最適化計算を行う．

1.2 各　論

各種放射線治療の特徴と各疾患別の放射線治療の特徴について述べる．

1.2.1　放射線治療の種類

a.　LINAC（リニアック）による通常分割 X 線治療

超高圧 X 線の開発により深部の局所照射が可能となり，現在でも最も汎用されている放射線治療装置である．

＜分割照射＞

一般的に正常脳組織を同じ線量を長い時間かけて分けて照射（分割照射）することにより耐用線量を増加させること（分割効果：fractionation effect）をいう．例えば 20Gy の 1 回照射では，正常脳組織に壊死（radiation necrosis）をつくり得るが，2Gy の 10 回分割照射（総線量は同じ 20Gy）では壊死はつくられない．これは，脳組織において回復現象が起きているためで，（1）低線量率で 1 回照射または（2）高線量率の多分割照射の方が正常組織にはやさしいといえる．

多くの腫瘍細胞は，正常組織に比較し回復現象が弱いため，腫瘍細胞が完全に回復する前に正常細胞が回復することで，腫瘍細胞のみ死滅させる効果が期待される方法である．

ただし，この回復力が正常組織と反転している場合があるので注意が必要である（神経膠芽腫，腎がん，悪性黒色腫，甲状腺がんからの脳転移など）．

b.　定位放射線照射
＜ガンマナイフを用いた定位放射線手術＞

ガンマナイフは，1968 年にスウェーデンのカロリンスカ大学の脳神経外科医レクセル教授によって開発された放射線治療装置．このガンマナイフによる治療は頭部を固定し，その周囲に半球状に配置された約 200 個のコバルト 60 線源から発するガンマ線の細いビームを一点に集め放射線を照射する．頭部固定は，通常ピンを用いたフレーム固定が現在でも主流であるが，最近ではマウスピースとバキューム枕で固定し分割照射を行うエクステンドシステムが開発され，痛みや心理的な負担も少なくなった．2009 年にはガンマナイフ・パーフェクションモデルが開発され，システムが完全に自動化され，治療時間も短くなってきている．脳腫瘍，脳転移，三叉神経痛，動静脈奇形などに保険適用がある．

c. リニアックを用いた定位放射線照射

① ロボットを用いたリニアック（CyberKnife）　ロボットとリニアックを組み合わせた高精度放射線治療専用装置．1994年スタンフォード大学 John Adler らにより開発され，1997年日本にも導入された．6つの関節を持ったロボット（車製造で使われるロボットと同様）が約100点（node）を順に移動して照射を行う．各 node からそれぞれ12方向のビームを設定できるため使用できる最大のビーム数は100点×12方向1200本になる．治療計画装置は CyberKnife に特化したもの（treatment planning system；TPS）を用いることになる．IMRT治療と同義と考えてよい．治療時間は planning target volume；PTV のサイズ，形状，コリメーターサイズなどに依存するが，通常30分から1時間程度を要する．公的医療保険の限定は基本的にない．

② NOVALIS（ノバリス）　ドイツの BrainLAB 社が開発した高精度定位放射線治療専用装置．6MV のリニアックに m3 マイクロマルチリーフコリメーターを搭載しているため，正確な narrow beam が照射できる

複雑な病変の形状に対応することが可能で周囲の正常組織への線量低減を可能にする．円形振子照射（circular arc），原体照射（conformal beam），運動原体振子照射（dynamic conformal arc），強度変調放射線治療（IMRT）から治療法を選択できる．治療時間は脳腫瘍の場合，約30分以内で終了する．

③ IMRT（強度変調放射線治療）　コンピュータを用いて腫瘍に沿って放射線を集中して照射し，腫瘍に対しては特異的に線量を上げる治療法である．正常組織や放射線に弱い眼球，視神経などを守ることを目的としている．

トモセラピー（TomoTherapy）とは，ヘリカル回転式の IMRT 専用装置のことである．

d. 重粒子線，陽子線治療

粒子線には重粒子線と陽子線がある．X線による一般的な治療に対して，より腫瘍病巣に合わせて放射線を照射できる利点がある．粒子放射線（荷電粒子）には α線，β線，電子線，陽子線，重粒子線（炭素線）があり，現在医療で実施されているものは重粒子線と陽子線による治療のみである．

① 陽子線治療　現在，全国で十数か所稼働している．小児がんに保険適用がある．X線外照射は体の表面近くで線量が最大となり，エネルギーを失っていき，深部にいけばいくほど線量が減少する特徴を有するため，1方向のみの治療では標的腫瘍に十分な放射線量があてられないことに加え，腫瘍よりも浅い部分に存在する正常細胞にダメージを与えてしまう可能性がある．そのため多方向から弱い線量を加え，標的腫瘍に対し線量が十分高くなるように設定する技術が進んだ．

これに対して陽子線は，体内に入っても表面ではエネルギー放出がなく，停止する直前にエネルギーを放出して大きな線量を組織に与える性質を持つ．この性質のことを発見者の名前から「ブラッグ・ピーク」と呼ぶ．このピークの深さや幅は調

節可能であり，病巣に効率よく線量を集中して照射し，周囲の正常脳にやさしい放射線治療ということができる．費用は自費で250～300万円くらいとされる．

② 重粒子線（炭素線ビーム）　　兵庫県立重粒子線センター，群馬大学病院重粒子線医学センター，九州国際重粒子線がん治療センター，神奈川県立がんセンターなどで稼働している．骨軟部腫瘍に保険適用がある．

炭素原子核を光速の8割くらいまで加速し，腫瘍細胞に照射する．治療費は314万円前後．

e. 中性子捕捉療法（粒子放射線；非荷電粒子）

国立がんセンター中央病院，南東北病院，大阪医科大学の3施設で行われている．ホウ素化合物の薬剤を腫瘍細胞にだけ取り込ませ，中性子を照射することでホウ素に核分裂が生じ α 線が発生し，その反応によって腫瘍細胞のみが死滅するという原理．原子炉と加速器を使って中性子を発生させている．

1.2.2　各疾患別放射線治療の特徴

中枢神経系腫瘍は新しい WHO 分類（2016）では，（1）Diffuse astrocytic and oligodendroglial tumours，（2）Other astrocytic tumours，（3）Ependymal tumours，（4）Other gliomas，（5）Choroid plexus tumours，（6）Neuronal and mixed neuronal-glial tumours，（7）Tumours of the pineal region，（8）Embryonal tumours，（9）Tumours of the cranial and paraspinal nerves，（10）meningiomas，（11）Mesenchymal, non-meningothelial tumours，（12）Melanocytic tumours，（13）Lymphomas，（14）Histiocytic tumours，（15）Germ cell tumours，（16）Tumours of the sellar region，（17）Metastatic tumours に大分類され，さらにそれぞれが細分化され原発性脳腫瘍だけでも 100 種類以上存在する．

放射線治療は，それぞれの症例の年齢，腫瘍の伸展範囲，病理診断によって，治療放射線の投与線量，治療期間などが異なってくる．以下に主な脳腫瘍に対する治療について述べる．

a. Gliomas（特に glioblastoma grade IV）

米国で行われた RCT（randomized controlled study）の報告で放射線（50Gy）＋BCNU，放射線単独，BCNU 単独，全身管理（supportive care）の 4 群比較試験で glioma に対する放射線治療の有効性が証明された（Walker et al 1978）．

可能な範囲の摘出術後に，拡大局所照射で 1 回 1.8～2 グレイ（Gy：吸収線量の単位）で 30～33 回，6～6.5 週間，投与線量 60Gy 前後が最も一般的である．具体的には，GTV を T2 hyper-intensity area より 2cm 外側を含めて 50Gy 照射し，造影病変に 10Gy 追加し総量を 60Gy とする．

b. 松果体部腫瘍

① Germ cell tumours（germinoma）　　germ cell tumor のうち，germinoma は脳腫瘍のうちで最も腫瘍縮小効果（放射線感受性）が高い腫瘍である．髄液播種がなければ全脳室照射 24～30Gy，播種がある場合には全脳室脊髄照射 24～30Gy＋拡大局所 40～45Gy が照射される．化学療法との併用時には，全脳室照射で 1 回 1.8～2Gy で 12～14 回，3 週間，投与線量 24～25.2Gy が最も一般的に用いられる．

② 悪性胚細胞腫瘍　　悪性胚細胞腫瘍の標準治療は手術，化学療法，放射線の併用となる．病巣部に 40～45Gy，全脳脊髄照射が 20～24Gy で行われる．髄液播種がある場合は 24～30Gy に線量を上げて照射される．

c. Embryonal tumours

可能な範囲の摘出術後に，全中枢神経系照射で 1 回 1.8Gy で 13 回，2.5 週間，投与線量 23.4Gy を行った後に，後頭蓋（小脳・脳幹とその周囲の髄液部分を十分に含めた範囲）あるいは腫瘍周囲に 1 回 1.8Gy で 15～18 回，3～3.5 週間，投与線量 27～32.4Gy を追加するのが一般的である．

d. Tumours of the cranial and paraspinal nerves

腫瘍が小さい場合（一般的には 3cm 未満）には，定位手術的放射線治療を用いて 1 回 12～13Gy を投与し，腫瘍が比較的大きい場合（3～5cm 程度）には，定位的に 21Gy/3 回，25～27.5Gy/5 回，39Gy/13 回照射するなど色々な方法が行われている．また，1 回 1.8～2Gy の一般的な分割で行う場合には，定位放射線治療や局所照射が用いられ，5～6 週で 25～30 回，50～54Gy が投与されることが多い．効果・副作用に大きな違いはないとされているが，分割照射の方が顔面神経や聴神経の機能温存に優れているとする報告もある．

e. Tumours of the sellar region

手術がまず選択されるが，手術困難な症例や手術で腫瘍が残った症例に放射線治療が行われる．視神経 / 視交叉などの重要臓器と近接していない場合には，定位放射線照射が施行されることが多い．1 回での照射（ピンで頭蓋骨を固定して行い，定位手術的治療といわれる）の場合には投与線量 15～25Gy が用いられ，分割して行う場合（定位放射線治療と呼ばれる）には 1 回 5～7Gy で 3～5 回，投与線量 20～25Gy を行う．また，1 回 1.8～2Gy の一般的な分割で行う場合には，定位放射線治療や局所照射が用いられ，5～5.5 週で 25～28 回，45～50.4Gy が投与されることが多い．

① 下垂体腺腫 pituitary adenoma　　手術が第一選択となる．手術困難例において，特に機能性下垂体腺腫の microadenoma に対して SRS が選択されることがある．奏効率は 60～90％，制御率はほぼ 100％とされる（Kobayashi 2009）．

② 頭蓋咽頭腫 craniopharyngioma　　頭蓋咽頭腫は放射線感受性があるとされ，

再発の予防効果が以前より報告されている．完全摘出できない症例（視床下部への癒着など）に対しては有効な治療法である．この場所の分割照射の内分泌障害は97％，視神経障害は34％にみられる．しかし，SRS などの治療法がその副作用を低減できる可能性が示唆されている（Gopalan et al 2008；Hasegawa et al 2010；Lee et al 2014）．

f. 髄芽腫 Medulloblastoma

meduloblastoma は髄液に播種することが非常に多く，手術後，全脳全脊髄照射を行うことが多い．まず全脳全脊髄腔に 36Gy を照射し，後頭蓋窩腫瘍部分に18Gy の boost を加えて腫瘍部分に総量 54Gy を照射する．化学療法を加えての治療が必須となる．

g. 髄膜腫 Meningioma

手術治療が第一選択となることが多い．しかし，病理学的に悪性のものや，全摘出困難な例で周辺構造物との関係などで放射線治療が行われることも少なくない．特に海綿静脈洞浸潤が認められれば，無症状であれば経過観察，症状出現，増大を認める腫瘍に対しては，SRS が良い適応となる．

腫瘍の至適線量は 14～15Gy とされる．一部の悪性髄膜腫を除けば，播種，浸潤性の腫瘍ではないので，SRT または SRS 治療が行われる．

① WHO grade II Meningiomas（chordoid, clear cell, atypical）に対しては gross total resection で終えたものは経過観察とし，subtotal 以下の摘出率の場合には放射線治療を考慮してもよい．現在のところリニアック，SRT に予後の差異はない（Attia et al 2012；Hanakita et al 2013；Harris et al 2003；Kano et al 2007；Mattozo et al 2007）．

② WHO grade III Meningiomas（papillary, rhabdoid, anaplastic）に対しては，手術摘出度にかかわらず，術後放射線治療が必要である（Sun et al 2015）．

h. 聴神経鞘腫 Acoustic neurinoma

神経鞘腫はほぼ 9 割が聴神経鞘腫（聴神経鞘腫 88％，三叉神経鞘腫 7％，下部脳神経鞘種腫 3.5％）とされる．手術が第一選択となるが，SRS，SRT，IMRT 治療も行われている．

i. 悪性リンパ腫 Malignant Lymphoma

Nelson らは，全脳 40Gy＋局所 20Gy を照射し全例が PR 以上であったが，1 年生存率 48％で，本腫瘍は 60Gy では制御できないと結論づけた（Nelson et al 1992）．Merchut らは 338 例の文献的検討にて全脳照射治療群の 5 年生存率 7.7％（Merchut et al 1985）と報告しており，Nelson らの結論を支持するものとなっている．放射線治療の限界があることが明らかとなり，化学療法との併用療法が注目されるようになった．

全身の malignant lymphoma に用いられる CHOP 療法すなわち cyclophosphamide エンドキサン，hydroxydaunorubicin アドリアマイシン，oncovin ビンクリスチン，prednisolone の治療が試みられたが，どれも BBB を通過しないため期待された結果は得られなかった．しかし，DNA 合成に必須の葉酸に対する拮抗作用を有する methotrexate（MTX）が次に登場した．MTX は通常 BBB を通過しないが，大量投与により BBB を通過し，髄液に対しても移行することがわかっている．しかし，正常細胞の分裂に対しても抑制的，毒性が出現するため，葉酸製剤であるロイコボリンによる救援療法は必須である．Glass らが MTX 3.5g/m^2 の大量投与による化学療法後に放射線治療（全脳 30Gy ＋局所 20Gy）を行い，90％以上の腫瘍縮小率を達成した．

j．脊索腫 Chordoma

組織学的には良性に分類されるものの，臨床的には骨，骨髄内を浸潤性に発育し，全摘出が困難（al-Mefty らは全摘出率 43％と報告（al-Mefty et al 1997）している）であるため，数回の手術，術後放射線が必要になることは少なくない（Favre et al 1994）．放射線の種類は高エネルギーの陽子線や重粒子線照射，ガンマナイフなどが使用されることも多い（Noel et al 2016）．

k．転移性脳腫瘍 Metastatic brain tumours

転移性脳腫瘍の治療に関して，転移性脳腫瘍の予後が原発癌の伸展，病期によって規制されているため，一概に適応を述べることはできない．

単発または少数個の腫瘍の治療は，全脳照射（グレード B）が推奨．

また，単発または少数個の腫瘍に対して全脳照射に加えて定位放射線照射（単発；グレード B，小数個例；C1）が推奨．

多数個の転移性脳腫瘍に対しては，全脳照射（グレード A）または全脳照射＋定位放射線治療（C1）が推奨．

転移性脳腫瘍ガイドライン参照（脳腫瘍ガイドライン 1．金原出版 2016）

1.2.3 放射線の耐用線量

下垂体：25Gy

脳幹：50Gy

視神経：50Gy（分割照射）

1.2.4 放射線治療による副作用（表 40.2）

治療中から治療直後には，重篤な副作用がみられることはあまりないが，頭痛・悪心・嘔吐，めまい，全身倦怠感（放射線宿酔）などが出ることがある．しかし，

表40.2　放射線治療に伴う副作用の原因と対策

放射線障害	原　因	対　策
脱毛	毛胞細胞障害	なし
皮膚炎	70Gy 以上の照射で必発．1～2週間で改善することがほとんど	アミノ酸製剤の点滴，ソルコセリル，ビタミン剤の内服治療など
白内障	水晶体に10Gy 以上の照射	人工水晶体の使用
放射線宿酔	治療開始3日以内に生じる．胸焼け，吐き気，倦怠感など	通常の点滴などで経過観察．自然軽快
脳浮腫	全脳照射で出現しやすい．治療3日前後	リンデロン，グリセオールなど
脳壊死	血管内皮の肥厚，フィブリン変性，微小循環障害，アポトーシス	リンデロン，ワルファリン，アバスチンなど

　放射線治療の範囲に一致した脱毛は必発であり，日焼けのようになる放射線皮膚炎も，個人差はあるがほとんどの症例にみられる．また，皮膚炎の延長として外耳道炎や中耳炎もしばしばみられ放射線障害の1つといえる．皮膚炎や外耳道炎／中耳炎は，塗り薬や点耳薬で治療終了後に徐々に改善することが多い．
　治療後6か月以後に生じる副作用，いわゆる後遺症は，照射した部位によって大きく異なる．放射線治療の方法が進歩したことにより出現の可能性は数％以下になっているものの，放射線脳壊死，ホルモン分泌低下，種々の神経障害（視覚障害，聴力障害，顔面神経障害など），水頭症などが起こる可能性がある．

a.　急性期反応
放射線宿酔　　放射線治療後から数時間後，腫瘍周囲に浮腫性の変化を生じることがある．ほとんどの場合は一過性である．

b.　遅発性放射線障害
① **遅発性白質脳症**　　脳腫瘍に対して全脳もしくは局所照射後 MRI T2 強調画像にて白質に hyper-inteisity area を認めることは少なくない．白質変性，白質脳症と呼ぶ．認知障害など高次機能障害の原因となる．
② **放射線誘発性脳腫瘍（二次性がん）**　　髄膜腫，海綿状血管腫，膠芽腫などいろいろな腫瘍が発生する可能性がある．5～10年くらい経ってから生じる．
③ **脳血管障害**（Bowers et al 2006）　　血管内皮肥厚，炎症などにより血管炎などが原因で，脳梗塞，脳出血などが出現することがある．

2.　脳腫瘍に対する化学療法

　　脳腫瘍全国集計調査報告（Report of Brain Tumor Registry of Japan（2001-2004），

13th Edition, The Committee of Brain Tumor Registry of Japan, 2014) において原発性
脳腫瘍の統計が発表され，glioma が 25.6%，ついで meningioma が 24.4%，pituitary
adenoma 21.3%，schwannoma 10.1%，craniopharyngioma 2.5% であった．小児脳
腫瘍に限定すると，glioma が 30.4%，germ cell tumor 14.4%，medulloblastoma 9.9
%，craniopharyngioma 8.3%，ependymoma 6.5% と続く．

2.1 各疾患別化学療法

2.1.1 Glioma 神経膠腫

a. 初発悪性グリオーマの標準治療

① Glioblastoma（GBM）　現在のところ STUPP regimen すなわち最大限に摘出
し，その後テモゾロミド（TMZ）による化学療法および放射線の併用療法を行う．
さらに，維持療法として TMZ を継続投与する．最近では後述する BCNU wafer を
術中の迅速診断で悪性神経膠腫の診断がついた時点で最大 8 枚まで留置することが
多い．

② Anaplastic astrocytoma　現在までに比較臨床試験で有意差を出し，標準治
療として証明されたものはなく，GBM に準じた治療を行う．放射線量は通常 54
Gy に抑えることが多い．2002 年の Glioma Metaanalysis Group による報告では，
GBM と同様に放射線＋ニトロソウレアによる化学療法の併用療法が生存率を上げ
ることが示されている（Stewart 2002）．

③ Anaplastic oligodendroglioma　この組織系においても標準治療は悪性グリオ
ーマとしての上記 GBM に準じたものとなる．PCV 療法の有効性が示されている
ものの，TMZ とのランダム比較試験はなく，通常外来治療可能である TMZ が選
択されることが多い．

　筆者らは初発悪性神経膠腫に対して相乗効果を期待して最大限の摘出，BCNU
wafer の留置を行った後，放射線治療と TMZ による STUPP 療法に加えて
Bevacizumab を早期（術後 3 週間）に開始するようにしている．

b. 再発悪性グリオーマの治療

　再手術と BCNU wafer の留置が効果的と考えられている．そのほか，Bevacizumab，
ICE 療法などが選択肢としてあげられている．

　TMZ＋ACNU の併用療法は骨髄抑制などの副作用が強く benefit を越えるもので
はないと考えられ，選択されることがなくなった．

〈STUPP regimen まとめ〉

　最大限の摘出後，可及的早期に放射線化学療法を開始する．

　放射線は grade 3, 4 でそれぞれ 54, 60Gy/27, 30fr にて行うことが多い．放射線開始と同時に TMZ を 1 回 75mg/m^2 を 1 日 1 回連日 42 日間経口または点滴により投与する．4 週間の休薬後，1 回目 150 その後から 150 または 200mg/m^2 に増量し 5 日間投与，23 日休薬を繰り返す．12 か月から 24 か月継続投与することが多くなってきているが，筆者らは PD まで続けるようにしている．

［注意点］

・高齢者に対しては標準治療ではない．

・B 型肝炎ウイルスのキャリアや既往がある者に対しては，HBV（hepatitis B virus）の再活性化，肝機能障害の悪化の可能性があり注意を要する．

・TMZ 開始基準（好中球 1500/mm^3 以上，血小板 100,000/mm^3 以上）

・2 回目の TMZ 増量基準（好中球数 1500/mm^3 以上，血小板数の最低値が 100,000/mm^3 以上）

・TMZ の nadia は 3〜4 週間後くらいになるので，採血は毎月行うことが望ましい．

・TMZ の骨髄抑制の特徴はリンパ球減少が挙げられる．リンパ球減少によるニューモシスチス肺炎による死亡例の報告があり，リンパ球数 700/mm^3 未満の場合 S-T 合剤を予防投与する．

c. Pseudoprogression（スードプログレッション）について

　放射線障害のメカニズムは早期，遅発性障害など時間的にも多岐にわたり，原因もいくつか考えられている．血管内皮障害は重要な因子であり，VEGF が関与するものと考えられている．造影効果の増強は血管透過性の亢進を意味すると考えられる．

　pseudoprogression は治療後 1〜2 か月後前後に生じる．そのため腫瘍の早期進行との鑑別が困難な場合もある．経過中に症状の改善，その後画像で縮小が認められれば pseudoprogression と考え，症状の出現や画像の悪化があった場合には，再燃として摘出術を考慮し，病理診断をすることが望ましい．15〜30％くらいに出現すると報告される（Chamberlain et al 2007；Gerstner et al 2009；Taal et al 2008）．

　逆に最近では，Bevacizumab（アバスチン®）の使用によって術後評価がさらに混乱してきている．造影効果があたかも腫瘍が消失したように消えてしまうことが少なくないからである．

d. 再発神経膠芽腫に対する治療

　再発時の対応はエビデンスレベルの高い報告がないのが現状で，施設，担当医によってさまざまである．本人，家族との相談で決定されることは言うまでもないが，

治療目的（延命，症状緩和など），患者の年齢，performance などの状況によって決めていくことが必要である．

　再発時の手術摘出に関して現在，ギリアデル留置による生命予後延長の報告が散見されるものの，初発時にギリアデル，テモダールを使用していた場合の再発時においてもギリアデル使用（2 回目の留置）が有効かどうかはいまのところ不明である．

　再発 GBM に対する ICE 療法（Aoki et al 2010）は open-label の phase II study で，その有効性が示唆されている．

〈ICE 療法の具体的方法〉

■ 1 日目

① カイトリル® 1A＋NS 100mL（15〜30 分）

② パラプラチン® 110mg/m^2＋ラクテック® 500mL（2 時間）

③ ラステット® 100mg/m^2＋5％ ブドウ糖 250mL（1 時間）

④ イホマイド® 1g/m^2＋NS 100mL（30 分）

⑤ ウロミテキサン® 400mg＋NS 100mL（30 分）

⑥ ラクテック® 500mL（2 時間）

⑦ ウロミテキサン® 400mg＋NS 100mL（30 分）

■ 2 日目

⑧ カイトリル® 1A＋NS 100mL（15〜30 分）

⑨ ラステット® 100mg/m^2＋5％ ブドウ糖 250mL（1 時間）

⑩ イホマイド® 1g/m^2＋NS 100mL（30 分）

⑪ ウロミテキサン® 400mg＋NS 100mL（30 分）

⑫ カイトリル® 1A＋NS 100mL（15〜30 分）

⑬ ウロミテキサン® 400mg＋NS 100mL（30 分）

■ 3 日目

　2 日目と同様のプロトコール

　そのほか，再発時の TMZ＋ACNU の併用療法は骨髄抑制などの副作用が強く benefit を越えるものではないと考えられ，現在では選択されることがなくなった．

---

e. それぞれの抗がん剤の特徴

① Temozolomide（TMZ）テモダール®　　アルキル化剤であるテモダールは，腫瘍細胞の DNA 複製を阻害することにより制がん作用がある製剤である．再発悪性神経膠腫に対して有効性が確認され，ついで EORTC が中心となって GBM に対して放射線単独と TMZ 併用群とのランダム化比較試験（EORTC/NCIC phase III study Stupp R 2005）を行った（Stupp et al 2005）．その結果，TMZ 併用群は有意に長い再発までの期間と全生存期間を示し，GBM の臨床試験で世界で初の有効性を

示した抗がん剤となった．その後いわゆる STUPP regimen が世界的な標準治療となった．

DNA 修復酵素である MGMT（O6-methylguanine-DNA methyltransferase）が発現しているか否か，発現していた場合 TMZ の投与により MGMT が枯渇させられるか否かがその効果を左右することが当初から考えられていた．

MGMT promoter のメチル化の有無と治療効果の関連性を検討した結果 45％の症例に MGMT promoter 遺伝子のメチル化（MGMT の発現がない）を認め，メチル化のある症例は，ない症例に対して生存期間（MS 21.7 か月）が有意に延長されていた．2 年生存率 48.9％（メチル化あり），23.9％（なし），5 年生存率でも 13.8％（あり），5.2％（なし）と有意差を認めた（Hegi et al 2005）．

腫瘍内 MGMT を枯渇させる目的で，TMZ の dose-dense（RTOG0525），TMZ ＋インターフェロン β（IFN β）JCOG0911 試験では両試験とも有意差が出なかった．
② BCNU wafer（ギリアデル®；Gliadel®）　　ニトロソウレア系アルキル化剤であるカルムスチン（BCNU）は米国では 1960 年代に臨床試験が多く行われ，静脈内投与用製剤として汎用されてきた．日本では，同じニトロソウレア系薬剤の ACNU のみが保険認可されており，これまで使用されてこなかった．ギリアデル®は，ポリフェプロサン 20 を担体としてこの BCNU を 7.7mg/1 枚含有した製剤である．2013 年，日本において認可された．Gutenberg らの報告（Gutenberg et al 2013）では，Stupp regimen の上乗せ効果を明らかにしている．

再発悪性神経膠腫に対して placebo をコントロールとした二重盲検比較試験（Brem et al 1995）にて統計学的に有意に生存期間の延長および 6 か月後生存率の増加を認めた．初発悪性グリオーマに対しても同様の二重盲検比較試験（Westphal et al 2003）において生存期間の有意な延長が示され，標準治療としてギリアデルの留置が行われるようになった．同様に日本においても準標準治療として現在では汎用されている．

＜注意点＞
術直後の局所の浮腫の増強，けいれんや麻痺，感染などの合併症率の上昇などがあり得る．使用初期に認められた摘出腔内のガス産生などの合併症は，フィブリン糊の使用を避けるなど留置方法の工夫によりほとんど出現しなくなった．
③ Bevacizumab アバスチン®　　ヒト抗 VEGF モノクローナル抗体製剤である．再発 GBM に対して良好な延命効果が示され（Friedman et al 2009；Kreisl et al 2009；Nagane et al 2012），初発 GBM に対する第 II 相試験でも mPFS 13.6 mo と好成績が示された．さらに第 III 相試験が行われ（Chinot et al 2014；Gilbert et al 2014）（AVAglio, RTOG0825），特に再発 GBM の「最後の砦」として使用されるようになった．腫瘍細胞が分裂，増殖，増大するためには組織血流の確保を必要とし，GBM などが血管新生因子である VEGF を高発現していることも以前より報告されており，その阻害剤により新生血管の形成を抑制させ腫瘍増大を抑制すると当初考えられていた．しかし，血管新生の阻害は，腫瘍血流を減少させ，抗腫瘍剤の腫瘍

到達を妨げ，腫瘍酸素分圧を下げて，放射線感受性を低下させる可能性があり，矛盾が生じる．

　現在では，Bevacizumab の血管の正常化 normalization という概念がある．新生血管は blood brain barrier がなく，血管透過性が亢進し，組織間液の圧が高いことが予想され，浮腫が増強していると考えられる．その異常な血管を正常化させ，（VEGF 過剰状態から正常状態へ向ける）浮腫の改善，組織間の圧低下作用により抗腫瘍剤の到達の改善，放射線感受性を上げることによって予後が改善すると考えられている．

2.1.2　Medulloblastoma

　2016 年 WHO 分類において新たに，分子 / 遺伝子分類として WNT，SHH，non-WNT/non-SHH の 3 群に分け，さらに SHH 群を TP53 遺伝子の変異の有無で 2 群に分け分子 4 型分類とすることになった．また，病理組織分類としてクラシック型（classic），線維型性結節性（desmoplastic/nodular），高度結節性（medulloblastoma with extensive nodularity），大細胞性，退形成性（large cell / anaplastic medulloblastoma）に分類された．以上の情報なしを medulloblastoma NOS として診断することとなった（表 40.3〜40.6）．

a. Average risk 群に対する治療

　Packer らは 3〜21 歳を対象として Phase III 多施設共同研究を行った（Packer et al 2006）．いわゆる Packer protocol（protocol 1）と CCNU の代わりに cyclophosphamide を用いて非劣勢試験を行い，同等の成績であった．日本では CCNU がいまだに保険認可がおりていないこともあり，protocol 2 が標準治療として受け入れられている．

Protocol 1：CCNU, VCR, cicplatin（CDDP）併用療法

Day 0	CCNU	$75 \ \mathrm{mg/m^2}$ by month
Day 1	CDDP	$75 \ \mathrm{mg/m^2}$ intravenously
Day 1, 7, 14	VCR	$1.5 \ \mathrm{mg/m^2}$, max 2 mg intravenously bolus, maximum of eight doses

Protocol 2：cyclophosphamide, VCR, CDDP 併用療法

Day 0	CDDP	75 mg
Day 1, 7, 14	VCR	$1.5 \ \mathrm{mg/m^2}$, max 2 mg intravenously bolus,
Day 21, 22	Cyclo	$1,000 \ \mathrm{mg/m^2}$ intravenously over 60 min daily

Radiation

23.4 Gy craniospinal radiotherapy + posterior fossa boost of 32.4 Gy（Total 55.8 Gy）

表 40.3　分子 / 遺伝子分類

- ✓ Medulloblastoma, WNT-activated
- ✓ Medulloblastoma, SHH-activated and TP53-mutant
- ✓ Medulloblastoma, SHH-activated and TP53-wildtype
- ✓ Medulloblastoma, non-WNT / non-SHH
  - Medulloblastoma, group 3
  - Medulloblastoma, group 4

表 40.4　病理学的分類

- ✓ Medulloblastoma, classic
- ✓ Desmoplastic / nodular medulloblastoma
- ✓ Medulloblastoma with extensive nodularity
- ✓ Large cell / anaplastic medulloblastoma

表 40.5　臨床リスク分類

臨床リスク	条　件
good (standard) risk	以下の条件をすべて満たす ・3 歳以上. ・小脳虫部または小脳半球に限局 ・髄液細胞診陰性. かつ転移・播種なし ・手術にては全摘出（最大断面 1.5cm² 以下）
poor (high) risk	以下の条件のいずれか ・3 歳以上で, 上記条件の 1 つでも欠けるもの ・3 歳未満児全員

表 40.6　Medulloblastoma consensus meeting in heidelberg (2015) リスク分類（Ramaswamy et al 2016 改変）

	WNT 16歳未満	WNT 転移(+)	SHH TP53 wild MYCN 遺伝子増幅(-). 転移(-)	SHH 転移(+) or MYCN 遺伝子増幅	SHH TP53mutant	Group 3 MYC 遺伝子増幅(-) and 転移(-)	Group 3 転移(+)	Group 3 転移(-) MYC 遺伝子変異(+) anaplasia(+) isochromosome 17q	Group 4 転移(-) and 染色体11 欠損(+)	Group 4 転移(-) and 染色体11 欠損(-)	Group 4 転移(+)	Group 4 anaplasia(+)	Others
低リスク	■								■				
標準リスク		■	■			■				■			
高リスク				■							■	■	
超高リスク					■		■	■					
リスク不明													■

〈**Average risk 群に対する主な文献的まとめ**〉

① Packer 1994

Radiation first

RT was begun within 28 days after surgery.

23.4 cGy to the craniospinal radiotherapy (CSRT) + local tumor site boost 27 to 32.4 Gy

Chemotherapy

Consisted of three agents, vincristine, CCNU, cisplatin

During RT, weekly vincristine 1.5 mg/sq m.

6 weeks following completion of radiation therapy,

CCNU 75 mg/m^2 + cisplatin 68 mg/m^2

vincristine 1.5 mg/m^2 weekly for 3 consecutive weeks.

② Gajjar 2006

St Jude Medulloblastoma-96

High-dose chemotherapy & stem-cell rescue

High- & average-risk

23.4 Gy (average) & 36.0-39.6 Gy (high) cyclophosphamide-based Chemo X4.

③ 2006 Packer

23.40 Gy of CSRT with a posterior fossa boost of 32.4 Gy (Total dose 55.8)

Chemotherapy

CCNU, VCR, cicplatin (CDDP) or Cyclophosphamide, VCR, CDDP

b. High risk 群に対する治療

High (poor) risk 群といっても背景はさまざま（表40.6）で，生存率もその背景によって異なってくる．全摘あるいは亜全摘術後31日以内に放射線治療（23.4Gy全脳脊髄照射，55.8Gy後頭窩照射）が開始され，放射線治療中は毎週ビンクリスチン（1.5mg/m^2）の投与がなされ，その後，ロムスチン，シスプラチン，ビンクリスチン併用化学療法あるいはシクロフォスファミド，シスプラチン，ビンクリスチンを使う化学療法のいずれかが，合計8コース加えられる．5年無増悪生存割合は81%，5年全生存割合は86%と報告されている．

〈**High risk 群に対する主な文献的まとめ**〉

① Tarbell 2013

Etoposide intravenously on day 3 and 4 of every cycle.

Consolidation phase

7 cycles of cyclophosphamide 1,000 mg/m^2 (days 1, 2)) + vincristine 2 mg/m^2 (day 1) every 4 weeks

40. 放射線・化学療法   615

> Mesna 360 mg/m² administered to prevent cyclophosphamide-induced hemorrhagic cystitis.
>
> <u>Radiation</u>
>
> Craniospinal irradiation 35.2-44.0 Gy + posterior fossa boost 53.2-54.4 Gy
>
> ② Gajjar 2006　上述

2.1.3　悪性リンパ腫 Malignant Lymphoma

　DNA 合成に必須の葉酸に対する拮抗作用を有する methotrexate（MTX）が登場した．MTX は通常 BBB を通過しないが，大量投与により BBB を通過し，髄液に対しても移行することがわかっている．しかし，正常細胞の分裂に対しても抑制的，毒性が出現するため，葉酸製剤であるロイコボリンによる救援療法は必須である．Glass らが MTX 3.5g/m² の大量投与による化学療法後に放射線（全脳 30Gy＋局所 20Gy）を行い，90％以上の腫瘍縮小率を達成した．

　Morris らは MTX3.5g/m²＋リツキサン＋VCR（ビンクリスチン）＋PCZ（プロカルバジン）を 5 サイクル，その後，全脳 23.4Gy を照射した．mPFS 7.7 年という良好な成績を報告（Morris et al 2013）した．その後 Kasenda らは自家幹細胞移植を併用した多剤化学療法，その後，全脳照射を行って極めて優れた結果を出した（Kasenda et al 2015）．

a.　標準治療

　リツキサン，cytarabine（AraC），TMZ などとの併用療法すなわち大量 MTX-based 化学療法を行って，その後，全脳照射が標準治療となりつつある．

b.　再発に対する治療

　言うまでもなく現在もなお悪性リンパ腫の再発率は決して低いものではない．Jahnke らによると HD-MTX 療法により CR になった 143 例中 52 例（36％）が再発した（Jahnke et al 2005）．再発までの期間は，中央値 10 か月であった．MTX や RTX ではあまり良い成績は出ておらず，HD-MTX の再治療では，mPFS 約 2 年と報告されている．

c.　高齢者 ML に対する治療

　高齢者は，一般的に performance が若年者に比べて悪く，化学療法の副作用も強いことや，放射線照射による神経毒性が強いことなどが原因で悪い成績を示す傾向がある．化学療法剤の減薬や放射線を省略するなど，若年者とは別に治療法を考えていく必要があろう．現在のところ標準治療なり得るプロトコールはない．

2.1.4 胚細胞性腫瘍 Germ cell tumor

Good prognosis 群 と Intermediate, Poor prognosis 群 の 3 群 に 分 類 し, CARE (carboplatin-etoposide) 療法, ICE (ifosfamide-cisplatin-etoposide) 療法 + 放射線治療 (拡大局所, 全脳全脊髄照射) 併用療法を使い分けることが推奨され, これまで以下のように報告されている (厚生労働省研究班) (Matsutani 2001).

① Good prognosis に対する治療:CARE 4 週ごとに 3 回. 2 回目から拡大局所 24Gy 開始. 10 年 OS 97.5%, 10 年 PFS 82.3% (HCG-germinoma 10 年 OS 97.3, 10 年 PFS 83.1%)

② Intermediate prognosis に対する治療:CARE 4 週ごとに 3 回. 2 回目から拡大局所 24Gy 開始, その後 CARE 療法を 5 回. 3〜4 か月ごとに継続. 10 年 OS 89.3%, 10 年 PFS 75.6%

③ Poor prognosis に対する治療:ICE 療法 4 週ごとに 3 回. 2 回目から全脳照射 30Gy + 局所照射 30Gy + 全脊髄照射 24Gy, その後 ICE 療法を 5 回. 3〜4 か月ごとに継続. 10 年 OS 58.8%, 10 年 PFS 50.6%

a. 現在の治療法

上記結果より, 現在では以下のように治療されている.

① Good (germinoma & HCG-germionoma):23.4Gy/13fr 腫瘍部位により範囲は決定, 同時に CARE 4 週ごとに 3 回で治療終了.
放射線範囲
　　脳室内・周囲, 単発・多発:全脳室 23.4Gy
　　基底核, 脳内多発:全脳 23.4Gy

② Intermediate (immature teratoma, teratoma with malignant transformation, mixed tumor〜germinoma+teratoma & germionma or teratoma 主体で少量の高度悪性群要素を含むもの):全摘を目指し, 1 次治療として放射線治療 (腫瘍総線量 50.4Gy/28fr) の開始と同時に CARE 4 週ごとに 3 回. CR 例には 2 次治療なし. 腫瘍残存例には 2 次治療として ICE 療法を 3 回行う.
　　脳室内・周囲, 単発:全脳室 23.4Gy, 腫瘍局所 27.0Gy
　　脳室内・周囲, 多発:全脳室 50.4Gy
　　基底核, 脳内多発:腫瘍局所 23.4Gy, 全脳 27.0Gy

③ Poor prognosis (choriocarcinoma, yolk sac tumor, embryonal carcinoma, mixed tumor, 血清 HCG2,000mIU/mL 以上, 血清 AFP 値 が 2,000mIU/mL 以上):
1 次治療として ICR 療法を 1 回行う. その後 salvage surgery (可能であれば), 放射線治療後 6〜12 週間休止, ICE 6 週ごとに 2 回施行する.
2 次治療として ICE 3 か月 (12 週) ごと 5 回施行する.
放射線治療は, ICE との骨髄抑制を考え, 局所照射 30.6Gy を先行 + 全脳・全脊髄照射 30.6Gy を施行する.

b. 各 Germ cell tumors の特徴

① 胚細胞腫 germinoma（HCG 産生 germinoma を含む．以前 germinoma with STGC と呼ばれた）

　CARE 療法により放射線治療容積の縮小（全脳照射から拡大局所照射）と，線量を 50Gy から 24Gy まで減量しても治療成績が変わらない．

② 悪性 germ cell tumors

　ⅰ）奇形腫 teratoma　　Mature および immature teratoma のうち，mature teratoma は乳児例のみに存在するとされ，ほとんどが immature あるいは mixed teratoma である．完全摘出により治癒する可能性があるものの，残存腫瘍は 100％増大するため，再手術が必要となる．SRT が有効との報告がある．

　ⅱ）絨毛がん choriocarcinoma　　腫瘍出血や急速増大，血行性転移の可能性がある悪性腫瘍である．Shinoda らは腫瘍内出血（33％），血行性転移（38％）に見られ，1 年以内に 77％が放射線治療を行っても死亡と報告（Shinoda et al 2004）した．

　ⅲ）卵黄嚢腫瘍 yolk sac tumor or endodermal sinus tumor　　中枢神経系内播種を特徴とし，転移は稀である．

　ⅳ）胎児性がん embryonal carcinoma　　髄腔内播種が多く，転移の報告もある．

　ⅴ）混合型胚細胞腫 mixed germ cell tumor　　上記 germ cell tumor を構成する 5 基本要素がさまざまな割合で混在する腫瘍．

c. 化学療法剤処方例

① CARE 療法

　　Day 1：カルボプラチン；パラプラチン® 450mg/m^2

　　Day 1-3：エトポシド；ラステット® 150mg/m^2

② ICE 療法

　　Day 1-5：イフォスファミド；イホマイド® 900mg/m^2

　　　　　　シスプラチン；ランダ® 20mg/m^2

　　　　　　エトポシド；ラステット® 60mg/m^2

2.2　化学療法の副作用

2.2.1　抗がん剤による副作用

抗がん剤による主な副作用として以下のものがある．

・骨髄障害
・消化器症状
　（胃腸障害，下痢，便秘，嘔気，嘔吐）
・肺毒性
・心毒性
・肝毒性
・腎毒性
・神経毒性
・粘膜，皮膚毒性
・その他，二次性がんの発生など

2.2.2 代表的抗がん剤による副作用

a. 白金製剤（シスプラチン；ランダ®とカルボプラチン；パラプラチン®）：
   消化器症状（悪心，嘔吐），急性腎障害，骨髄抑制，聴力障害（難聴，耳鳴），脱毛
b. シクロフォスファミド；エンドキサン®とイフォスファミド；イホマイド®：
   出血性膀胱炎悪心・嘔吐，食思不振，骨髄抑制，脱毛，性腺機能障害（不妊，無月経），心筋障害（心不全）
c. ビンクリスチン；オンコビン®，ビンブラスチン；エクザール®：
   麻痺性イレウス悪心・嘔吐，食思不振，顎部痛，骨痛，電解質の異常，神経毒性（知覚異常，腱反射消失，振戦），血管外漏出による皮膚壊死
d. エトポシド；ラステット®：
   消化器症状（悪心，嘔吐），食思不振，下痢，低血圧（急速注入中），骨髄抑制，脱毛，口内炎，粘膜炎

3. 治療効果の判定と全身評価基準

3.1 治療効果の判定

表 40.7 に標的病変評価の反転基準を示す．判定基準は以下の通りである．
(1) 完全奏功（CR：complete response）：すべての標的病変の消失（4 週間後に確定）
(2) 部分奏功（PR：partial response）：ベースライン長径和と比較して標的病変の最長径の和が 30％以上減少（WHO では積の和が 50％減少）
(3) 安定（SD：stable disease）：PR とするには腫瘍の縮小が不十分でかつ PD とするには増大が不十分
(4) 進行（PD：progressive disease）：治療開始以降に記録された最少の最長径の和と比較して標的病変の最長径の和が 20％以上増加

表 40.7 効果判定基準（RANO criteria）

	CR	PR	SD	PD
T1-Gd+	None	≧50%	<50% ↓ - <25% ↑	≧25% ↑ *
T2/FLAIR	Stable or ↓	Stable or ↓	Stable or ↓	↑ *
New Lesion	None	None	None	Present *
Corticosteroids	None	Stable or ↓	Stable or ↓	N/A
Clinical Status	Stable or ↑	Stable or ↑	Stable or ↑	↓
Requirement for Response	All	All	All	Any

CR = Complete Response, PR = Partial Response, SD = Stable Disease, PD = Progressive Disease
* Progression occurs when any of these criteria are met present.
NA：An increase in steroid dose alone will not cause a determination of progression in the absence of clinical deterioration or radiographically documented lesion growth.

3.2 全身評価基準

Performance status には以下の2つがある.

＜ Karnofsky performance status：KPS ＞

100％：正常，臨床症状なし

 90％：軽い臨床症状あるが，正常の活動可能

 80％：かなり臨床症状あるが，努力して正常の活動可能

 70％：自分自身の世話はできるが，正常の活動・労働することは不可能

 60％：自分に必要なことはできるが，ときどき介助が必要

 50％：病状を考慮した看護および定期的な医療行為が必要

 40％：動けず，適切な医療および看護が必要

 30％：全く動けず，入院が必要だが死はさしせまっていない

 20％：非常に重症，入院が必要で精力的な治療が必要

 10％：死期が切迫している

  0％：死

＜ECOG performance status＞

0：まったく問題なく活動できる．発病前と同じ日常生活が制限なく行える．

1：肉体的に激しい活動は制限されるが，歩行可能で，軽作業や座っての作業は行うことができる．例：軽い家事，事務作業

2：歩行可能で自分の身のまわりのことはすべて可能だが作業はできない．日中の50％以上はベッド外で過ごす．

3：限られた自分の身のまわりのことしかできない．日中の50％以上をベッドか椅子で過ごす．

4：まったく動けない．自分の身のまわりのことはまったくできない．完全にベッドか椅子で過ごす．

文　献

al-Mefty O, Borba LA: Skull base chordomas: a management challenge. J Neurosurg 86: 182-189（1997）.

Aoki T, Mizutani T, Nojima K, Takagi T, Okumura R, Yuba Y, et al: Phase II study of ifosfamide, carboplatin, and etoposide in patients with a first recurrence of glioblastoma multiforme. J Neurosurg 112: 50-56（2010）.

Attia A, Chan MD, Mott RT, Russell GB, Seif D, Daniel Bourland J, et al: Patterns of failure after treatment of atypical meningioma with gamma knife radiosurgery. J Neurooncol 108: 179-185 (2012).

Berg NO, Lindgren M: Relation between Field Size and Tolerance of Rabbit's Brain to Roentgen Irradiation (200kv) Via a Slit-Shaped Field. Acta Radiol Ther Phys Biol 1: 147-168(1963).

Bowers DC, Liu Y, Leisenring W, McNeil E, Stovall M, Gurney JG, et al: Late-occurring stroke among long-term survivors of childhood leukemia and brain tumors: a report from the Childhood Cancer Survivor Study. J Clin Oncol 24: 5277-5282(2006).

Brem H, Piantadosi S, Burger PC, Walker M, Selker R, Vick NA, et al: Placebo-controlled trial of safety and efficacy of intraoperative controlled delivery by biodegradable polymers of chemotherapy for recurrent gliomas. The Polymer-brain Tumor Treatment Group. Lancet 345: 1008-1012(1995).

Chamberlain MC, Glantz MJ, Chalmers L, Van Horn A, Sloan AE: Early necrosis following concurrent Temodar and radiotherapy in patients with glioblastoma. J Neurooncol 82: 81-83(2007).

Chinot OL, Wick W, Cloughesy T: Bevacizumab for newly diagnosed glioblastoma. N Engl J Med 370: 2049(2014).

Favre J, Deruaz JP, Uske A, de Tribolet N: Skull base chordomas: presentation of six cases and review of the literature. J Clin Neurosci 1: 7-18(1994).

Friedman HS, Prados MD, Wen PY, Mikkelsen T, Schiff D, Abrey LE, et al: Bevacizumab alone and in combination with irinotecan in recurrent glioblastoma. J Clin Oncol 27: 4733-4740(2009).

Gajjar A, Chintagumpala M, Ashley D, Kellie S, Kun LE, Merchant TE, et al: Risk-adapted craniospinal radiotherapy followed by high-dose chemotherapy and stem-cell rescue in children with newly diagnosed medulloblastoma (St Jude Medulloblastoma-96): long-term results from a prospective, multicentre trial. Lancet Oncol 7: 813-820(2006).

Gerstner ER, McNamara MB, Norden AD, Lafrankie D, Wen PY: Effect of adding temozolomide to radiation therapy on the incidence of pseudo-progression. J Neurooncol 94: 97-101(2009).

Gilbert MR, Sulman EP, Mehta MP: Bevacizumab for newly diagnosed glioblastoma. N Engl J Med 370: 2048-2049(2014).

Gopalan R, Dassoulas K, Rainey J, Sherman JH, Sheehan JP: Evaluation of the role of Gamma Knife surgery in the treatment of craniopharyngiomas. Neurosurg Focus 24: E5(2008).

Gutenberg A, Lumenta CB, Braunsdorf WE, Sabel M, Mehdorn HM, Westphal M, et al: The combination of carmustine wafers and temozolomide for the treatment of malignant gliomas. A comprehensive review of the rationale and clinical experience. J Neurooncol 113: 163-174(2013).

Hanakita S, Koga T, Igaki H, Murakami N, Oya S, Shin M, et al: Role of gamma knife surgery for intracranial atypical (WHO grade II) meningiomas. J Neurosurg 119: 1410-1414(2013).

Harris AE, Lee JY, Omalu B, Flickinger JC, Kondziolka D, Lunsford LD: The effect of radiosurgery during management of aggressive meningiomas. Surg Neurol 60: 298-305; discussion 305(2003).

Hasegawa T, Kobayashi T, Kida Y: Tolerance of the optic apparatus in single-fraction irradiation using stereotactic radiosurgery: evaluation in 100 patients with craniopharyngioma. Neurosurgery 66: 688-694; discussion 694-685(2010).

Hegi ME, Diserens AC, Gorlia T, Hamou MF, de Tribolet N, Weller M, et al: MGMT gene silencing and benefit from temozolomide in glioblastoma. N Engl J Med 352: 997-1003(2005).

Jahnke K, Korfel A, Martus P, Weller M, Herrlinger U, Schmittel A, et al: High-dose methotrexate toxicity in elderly patients with primary central nervous system lymphoma. Ann Oncol 16: 445-449 (2005).

Kano H, Takahashi JA, Katsuki T, Araki N, Oya N, Hiraoka M, et al: Stereotactic radiosurgery for atypical and anaplastic meningiomas. J Neurooncol 84: 41-47(2007).

Kasenda B, Schorb E, Fritsch K, Finke J, Illerhaus G: Prognosis after high-dose chemotherapy followed by autologous stem-cell transplantation as first-line treatment in primary CNS lymphoma-a long-term follow-up study. Ann Oncol 26: 608-611(2015).

Kobayashi T: Long-term results of stereotactic gamma knife radiosurgery for pituitary adenomas. Specific strategies for different types of adenoma. Prog Neurol Surg 22: 77-95(2009).

Kreisl TN, Kim L, Moore K, Duic P, Royce C, Stroud I, et al: Phase II trial of single-agent bevacizumab followed by bevacizumab plus irinotecan at tumor progression in recurrent glioblastoma. J Clin Oncol 27: 740-745 (2009).

Lee CC, Yang HC, Chen CJ, Hung YC, Wu HM, Shiau CY, et al: Gamma Knife surgery for craniopharyngioma: report on a 20-year experience. J Neurosurg 121 Suppl: 167-178 (2014).

Matsutani M, Japanese Pediatric Brain Tumor Study G: Combined chemotherapy and radiation therapy for CNS germ cell tumors-the Japanese experience. J Neurooncol 54: 311-316 (2001).

Mattozo CA, De Salles AA, Klement IA, Gorgulho A, McArthur D, Ford JM, et al: Stereotactic radiation treatment for recurrent nonbenign meningiomas. J Neurosurg 106: 846-854 (2007).

Merchut MP, Haberland C, Naheedy MH, Rubino FA: Long survival of primary cerebral lymphoma with progressive radiation necrosis. Neurology 35: 552-556 (1985).

Morris PG, Correa DD, Yahalom J, Raizer JJ, Schiff D, Grant B, et al: Rituximab, methotrexate, procarbazine, and vincristine followed by consolidation reduced-dose whole-brain radiotherapy and cytarabine in newly diagnosed primary CNS lymphoma: final results and long-term outcome. J Clin Oncol 31: 3971-3979 (2013).

Nagane M, Nishikawa R, Narita Y, Kobayashi H, Takano S, Shinoura N, et al: Phase II study of single-agent bevacizumab in Japanese patients with recurrent malignant glioma. Jpn J Clin Oncol 42: 887-895 (2012).

Nelson DF, Martz KL, Bonner H, Nelson JS, Newall J, Kerman HD, et al: Non-Hodgkin's lymphoma of the brain: can high dose, large volume radiation therapy improve survival? Report on a prospective trial by the Radiation Therapy Oncology Group (RTOG): RTOG 8315. Int J Radiat Oncol Biol Phys 23: 9-17 (1992).

Noel G, Gondi V: Proton therapy for tumors of the base of the skull. Chin Clin Oncol 5: 51 (2016).

Packer RJ, Gajjar A, Vezina G, Rorke-Adams L, Burger PC, Robertson PL, et al: Phase III study of craniospinal radiation therapy followed by adjuvant chemotherapy for newly diagnosed average-risk medulloblastoma. J Clin Oncol 24: 4202-4208 (2006).

Packer RJ, Sutton LN, Elterman R, Lange B, Goldwein J, Nicholson HS, et al: Outcome for children with medulloblastoma treated with radiation and cisplatin, CCNU, and vincristine chemotherapy. J Neurosurg 81: 690-698 (1994).

Ramaswamy V, Remke M, Bouffet E, Bailey S, Clifford SC, Doz F, et al: Risk stratification of childhood medulloblastoma in the molecular era: the current consensus. Acta Neuropathol 131: 821-831 (2016).

Shinoda J, Sakai N, Yano H, Hattori T, Ohkuma A, Sakaguchi H: Prognostic factors and therapeutic problems of primary intracranial choriocarcinoma/germ-cell tumors with high levels of HCG. J Neurooncol 66: 225-240 (2004).

Stewart LA: Chemotherapy in adult high-grade glioma: a systematic review and meta-analysis of individual patient data from 12 randomised trials. Lancet 359: 1011-1018 (2002).

Stupp R, Mason WP, van den Bent MJ, Weller M, Fisher B, Taphoorn MJ, et al: Radiotherapy plus concomitant and adjuvant temozolomide for glioblastoma. N Engl J Med 352: 987-996 (2005).

Sun SQ, Hawasli AH, Huang J, Chicoine MR, Kim AH: An evidence-based treatment algorithm for the management of WHO Grade II and III meningiomas. Neurosurg Focus 38: E3 (2015).

Taal W, Brandsma D, de Bruin HG, Bromberg JE, Swaak-Kragten AT, Smitt PA, et al: Incidence of early pseudo-progression in a cohort of malignant glioma patients treated with chemoirradiation with temozolomide. Cancer 113: 405-410 (2008).

Tarbell NJ, Friedman H, Polkinghorn WR, Yock T, Zhou T, Chen Z, et al: High-risk medulloblastoma: a pediatric oncology group randomized trial of chemotherapy before or after radiation therapy (POG 9031). J Clin Oncol 31: 2936-2941 (2013).

Walker MD, Alexander E, Jr., Hunt WE, MacCarty CS, Mahaley MS, Jr., Mealey J, Jr., et al: Evaluation of BCNU and/or radiotherapy in the treatment of anaplastic gliomas. A cooperative clinical trial. J Neurosurg 49: 333-343 (1978).

Westphal M, Hilt DC, Bortey E, Delavault P, Olivares R, Warnke PC, et al: A phase 3 trial of local chemotherapy with biodegradable carmustine (BCNU) wafers (Gliadel wafers) in patients with primary malignant glioma. Neuro Oncol 5: 79-88 (2003).

41. 覚醒下手術

三國 信啓

　近代脳神経外科手術法としての覚醒下脳神経外科手術の最初の記載は，1886年のSir Victor Horsleyによるてんかんの治療であった．その後1950年代になり，コデインなどの鎮静剤を鎮痛剤に適宜組み合わせることにより，全身麻酔から必要なときだけ覚醒状態に変更できるようになる．この麻酔法を用いてPenfieldらはてんかん外科手術における術中電気刺激による部位別運動感覚支配領域を詳細に報告している（Penfield et al 1954）．1992年には，プロポフォールによる静脈麻酔を併用した覚醒下開頭手術が報告され（Silbergeld et al 1992），グリオーマの手術で使用されるようになり術前脳機能診断結果をナビゲーションに反映し術中神経機能マッピングモニタリングを行う方法として広く普及しつつある．本手術は脳神経外科医が単独で行う手術ではなく，麻酔科医，言語・高次脳機能研究者，リハビリ担当者が深く関わるチーム医療である．日本Awake Surgery研究会が中心となり，日本脳神経外科学会・日本麻酔科学会・日本神経心理学会が共同で2012年に英文ガイドラインを，2013年には日本語ガイドラインを出版した（Guidelines Committee of The Japan Awake Surgery Conference 2012）．本節では，ガイドラインから重要事項を引用し，実際の手順を述べる．

1. 適応と手術に関する留意事項

1.1 適　応

　年齢：タスク可能であれば若年者，高齢者でも施行を検討する．小児は皮質や白質繊維髄鞘化が未成熟のため電気刺激による皮質興奮性に制限があり，また70歳を超えた高齢者の場合，譫妄状態になったり，覚醒時に著明な血圧上昇を生じたりする危険性を考慮して安全性を重視する．
　対象：脳腫瘍，特にグリオーマとてんかん原性焦点，そして海綿状血管腫を含む脳表に露出していない病変，感覚運動野や言語野，頭頂葉などの皮質とその神経繊維

近傍に局在する，あるいは手術経路がその近くになる場合が典型的な適応である．

除外項目：著しい知能低下および精神症状を有する．

すでに高度の言語，運動機能障害を有する．

妊婦，小児，高齢または全身状態不良のために術中覚醒による検査が困難であると判断される．

頭蓋内圧が著明に高いと予想される．

1.2 手術までに

患者には覚醒下手術の目的，方法，有用性，危険性などについて十分に説明した上で，術中行う予定の脳機能評価タスクを術前に病棟で予行する．術者，麻酔医，看護師などの手術スタッフ，脳機能評価タスク試行者での術前カンファレンスを行う．

てんかんと診断されている患者や術中脳電気刺激を予定している場合には，抗てんかん薬の経口投与を開始し有効血中濃度に保たせておくことが望ましい．血中半減期が短い抗てんかん薬を服用している場合には，手術日朝の服薬および術中フェニトインまたはレベチラセタムの静脈内投与が必要となる．てんかん発作は覚醒下手術中 2～20％ に生じることが報告されており，術中に予想される最大の危険の 1 つとして正確な術前診断と適切な予防的治療が必要となる．

1.3 術中注意点

体位設定：極めて重要である．患者が長時間耐えられ，また脳機能評価タスクが無理なく行える体位取りを行う．腰・頚椎症の有無の確認が必要である．術前シミュレーションが望ましい．

患者の眼と口の前はフリースペースが必要で，ドレーピングで工夫する．

仰臥位：一般的であるが頭部回旋は最小限として肩枕挿入で対処する．

vertex down はあまりできない．

中心溝よりも後方の病変では側臥位の方が手術しやすい．

側臥位：麻酔科としては仰臥位よりも管理しやすい場合がある．

運動評価を予定している際には，患側が下になるため，手や足の台を用意しておく．

2. 電気刺激について

2.1 電気刺激に際して

1) けいれん発作を誘発して十分に刺激強度を上げられない偽陰性があり，また電気刺激により後発射（after discharge）が誘発された結果，刺激部位さらには遠隔部位で脳の機能障害が生じたことにより運動・感覚・言語機能障害が出現する偽陽性がある．
2) 皮質興奮性に個体差があり 15mA の刺激でも十分な陽性反応が得られない偽陰性がある．
3) 条件の設定（頻度，強さ，時間）や脳組織の状態によって刺激が及ぶ範囲や促通効果が異なる．
4) 脳表刺激効果は電極に直接接した皮質（脳冠）のみにしか及ばず，脳溝内の皮質の刺激によるマッピングは困難．
5) 皮質電気刺激で脳機能障害が生じない範囲（ネガティブマッピング）でのグリオーマ摘出はほぼ安全に行い得ると報告されているが，その判定には上記 1）〜4）の検討が必要である．
6) 脳の電気刺激においては，日本光電（ADTECH 社）とユニークメディカル社から市販されている硬膜下電極のみが保険適用を受けている．

2.2 電気刺激の基礎知識

刺激の条件としては 50〜60Hz の高頻度と 1〜5Hz の低頻度刺激がある．10Hz 以上の高頻度では著明な促通効果が生じて，比較的弱い刺激強度でも陽性反応が得られる．これは言語野や陰性運動野など，皮質刺激中の患者の実際の行動（失語や運動停止）をもって判断するような高次脳機能の検索に優れている．一方で，運動野の刺激に際しては高頻度刺激を用いると促通効果のためにけいれん発作が生じる危険がある．低頻度刺激を用いても随意的筋収縮中に刺激を行うことでけいれん発作の生じる危険性を抑えて，高頻度刺激と同様の効果的な刺激効果を得られる．刺激条件は脳に障害を生じない範囲で規定されている．刺激条件は施設間で異なることが多く，表面電荷密度（単位面積当たりの電荷量；刺激強度×パルス幅をコンタクト表面積で割る）に刺激の頻度や時間を掛けたものが電気刺激の強さに相当する．他のパラメーターが同じであれば，二相（biphasic）刺激は交互（alternating）刺激の 2 倍の電荷量がかかる．

電荷量以外にも電極の種類や極間距離そして組織の状態も電気刺激の及ぶ範囲に関わる．

術中脳機能マッピングでは脳電気刺激が最も信頼される方法である．電気刺激により脳機能が誘発される「陽性反応」と，刺激により機能が抑制される「陰性反応」がある．刺激による神経症状と摘出による症状は一致しない．

2.3 運動誘発電位（motor evoked potential；MEP）

MEP 測定に先立ち，4 極以上の脳表電極を使用して SEP（somatosensory evoked potential）を測定して中心溝を同定する．中心前回での P20，中心後回での N20 と位相が前後で逆転する間の部位が中心溝と判断される．MEP 測定には運動前野を電気刺激し，刺激の強度は 1mA 程度の幅で最大 15mA まで，あるいは運動反応が得られるか後発射が出現するまで増加させていく．刺激は持続時間 0.2msec の矩形波を間隔 2msec で 5 連発行い（図 41.1），最大の誘発電位を得ることのできる部位でモニタリングを行う．5 連発刺激による運動誘発筋電図を測定する際には，全身麻酔時よりも覚醒下の方が記録が安定する（Ohtaki et al 2016）．

＜刺激条件＞
- 刺激部位：中心前回
- 極性：単相性（monophasic）
- 刺激頻度：5 連発高頻度（500Hz）矩形波
- 刺激強度：刺激閾値＋2mA（最大 20mA）
- 加算回数：single
- サンプリングレート：5000Hz
- フィルタ：20〜1500Hz

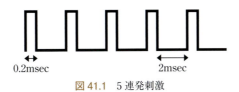

図 41.1　5 連発刺激

3. 言語機能評価

3.1 タスク

言語成分には発語，呼称，復称，読語，自発話，語想起，しりとり，復唱，聴理解，文章処理，数字読み，色呼称などがあり，それぞれの脳機能部位局在は異なっている．限られた時間内に，患者の疲労を最小限に留めつつ正確な機能部位を同定するため，覚醒下手術ガイドラインでは数唱，視覚性呼称，聴覚性理解といった課題が用いられている．数唱で発話の運動面，視覚性呼称で表出面，聴覚性理解で受容／表出の両者を評価することができる．

3.2 皮質および深部白質電気刺激

　言語野を刺激した際の発語遅延・発語停止や，優位半球下頭頂小葉の刺激で生じる Gerstmann 症候群などは陰性反応に属する．ただし，電気刺激により発語停止を呈するのは言語野のみならず，構音・発声など発語に関わる筋収縮を誘発する陽性運動反応，共同運動が阻害される（一次）陰性運動反応も含まれるため，所見の評価には注意が必要である．前者は中心前回下方の顔面〜咽頭・喉頭・声帯の一次運動野であり，刺激中に単音発声を指示し声帯麻痺の有無を確認したり，口腔周囲の筋収縮を観察する必要がある．後者は中心前回に存在し，刺激すると舌や手指の運動失行がみられる．このため，両上肢を挙上させ舌運動を行った状態で刺激を加え舌一次運動野や前方言語野との鑑別を行う．また，naming 障害の生じる部位は解剖学的な Broca や Wernicke の機能領域よりも広く，上・中・下前頭回および上・中側頭回に及ぶ症例がある．

　言語皮質電気刺激法では 50〜60Hz の高頻度刺激を用いる．低頻度刺激とは異なり，著明な促通効果が生じ，比較的弱い刺激強度でも陰性反応が得られる．皮質刺激中の患者の実際の行動（失語や運動停止）をもって判断するような高次脳機能の検索に優れている．刺激強度は 1mA 程度の幅で最大 15mA まで，あるいは神経反応が得られるか後発射が出現するまで増加させていく．極性を交互にして 0.3msec の短形波にて刺激時間は最大 5 秒間というのが脳皮質に対する安全性を考慮した基準である．覚醒下手術中の電気刺激による皮質白質局在は，一次運動野および皮質脊髄路ではほぼ 100% 同定できるが，言語野では約 60% の検出率であると報告されている．

＜刺激条件＞

・刺激部位：隣接 2 電極（極間 1cm）
・極性：オルタネート（パルス幅 0.3msec）
・刺激頻度：50〜60Hz
・刺激強度：1〜15mA

・刺激時間：最大 5 秒間
・言語課題：カウンティング，視覚性呼称，聴覚性理解頭頂葉機能についても刺激条件は同様である．

文　献

Guidelines Committee of The Japan Awake Surgery Conference. The Guidelines for Awake Craniotomy. Neurologia medico-chirurgica. 52, 3(2012).

Ohtaki S, Akiyama Y, Kanno A, Noshiro S, Hayase T, Yamakage M, Mikuni N: The influence of depth of anesthesia on motor evoked potential response during awake craniotomy. J Neurosurg. 4: 1-6 (2016).

Penfield W and Jasper H：Epilepsy and the functional anatomy of the human brain, Little Brown, Boston(1954).

Silbergeld DL, Mueller WM, Colley PS, Ojemann GA, Lettich E：Use of propofol (Diprivan) for awake craniotomies: technical note. Surg Neurol. 38: 271-2(1992).

42. 中枢神経系原発悪性リンパ腫の診断と治療

對馬 州一，野々口 直助

　神経原発性悪性リンパ腫（primary central nervous system lymphoma：PCNSL）は浸潤性の悪性腫瘍であり，無治療あるいは対症療法のみで経過観察した場合の生命予後は 1.5〜3.3 か月である．手術単独治療での生命予後は約 4 か月であり，無治療での成績と大差はない．また，PCNSL は放射線感受性の高い腫瘍ではあるが，照射後早期に再発する傾向があり，放射線治療単独での生命予後延長効果は限定的（生存期間中央値 12〜18 か月）である．そのため全身性悪性リンパ腫の標準治療として確立されている白金製剤ベースの多剤併用療法（CHOP（cyclophosphamide/adriamycin/vincristine/prednisolone）療法など）が PCNSL に対して用いられたが，奏効率 67％，生存期間中央値 16 か月と全脳照射単独治療成績を上回ることができなかった．これらは脳血液関門（BBB）の透過性の低い薬剤を中心に構成されたレジメであったためと考えられている．

　代わって PCNSL に対する標準的治療として位置づけられるようになったのがメトトレキサート（MTX）を中心とした化学療法である．MTX は大量に急速点滴静注することで抗腫瘍効果を期待できるだけの中枢神経組織濃度が得られることが判明し，これまでに MTX 単剤あるいは他剤との併用レジメで複数の臨床試験が行われ，化学療法後に全脳照射を組み合わせることで生存期間中央値の有意な延長効果が認められている．これらの過去の臨床試験や研究に基づき 2016 年 6 月に日本脳腫瘍学会から PCNSL のガイドラインが公開された．ガイドラインには PCNSL の診断から治療に至る各ステップにおいて，適切な治療を検討する上で重要な項目が Clinical Question＝CQ として提示され，その Question に回答する形式で推奨事項が示されている（日本脳腫瘍学会 2016）．本節では PCNSL の診断と治療法についてガイドラインも踏まえて解説する．

1. PCNSL の定義と疫学

　脳脊髄に発生した節外悪性リンパ腫を中枢神経原発性悪性リンパ腫（以下 PCNSL）と定義し，全身性リンパ腫の中枢神経系への転移病変と区別する．悪性

リンパ腫は Hodgkin 病と non-Hodgkin 病に大別されるが，PCNSL のほとんどが non-Hodgkin lymphoma（NHL）であり，かつ大多数（〜98%）が B 細胞リンパ腫である（T 細胞，ヌル細胞は少ない）．

組織学的には中等度悪性群のびまん性大細胞型が過半数を占め，次いで高悪性度群に含まれる免疫芽球性型が多い（Working Formulation 分類）．PCNSL が脳腫瘍全体に占める割合は 3.1% で，60 歳代をピークに中高年者に好発している（脳腫瘍全国統計 1984〜2000 年）．わが国ではまだ少ないが，AIDS 患者での PCNSL の発生率は健常人の 3600 倍以上と評価されており，HIV 感染者では注意が必要である．Epstein-Barr virus（EBV）は成人の約 9 割が seropositive とされる二本鎖 DNA ウイルスであるが，免疫不全（AIDS など）を有する PCNSL 患者では，その 90% 以上が脳や髄液から EBV のゲノムが検出されるとの報告があり，免疫不全患者における両者の関連が強く示唆されている．自己免疫疾患やがんの既往と PCNSL 発症との関連性を示唆する報告もあり，また PCNSL の予後を規定する因子としては，年齢，performance status（Nelson 1992），組織型などが挙げられる．その他，髄液タンパク質や血清乳酸脱水素酵素（LDH）の上昇も予後不良要因子として報告されている．（Ferreri 2003）．遺伝的要因としては葉酸代謝に関わるメチオニン合成酵素（MTR）の遺伝子多型：c. 2756A ＞ G（D919G）が全身性リンパ腫の低リスク因子として知られ，PCNSL においても A アレルは高リスク因子，G アレルは低リスク因子である可能性が報告されているが明確な結論は出ていない（Linnebank 2004）．

2. PCNSL の診断と検査

診断のために必要な検査と，治療効果を判定するための検査がある．治療前評価の国際的基準としてまとめられた International PCNSL Collaborative Group（IPCG）によると，眼科的検査，ガドリニウム造影脳 MRI および髄液検査，脊髄 MRI，全身性悪性リンパ腫除外のための臨床諸検査（リンパ節，体幹 . 骨盤 CT，骨髄検査，精巣検査），HIV 感染の有無が項目として含まれている（Abrey 2005）．加えて放射線治療による晩発性認知機能障害を評価する上で必要な認知機能検査，予後規定因子である performance status の評価が挙げられる．これらの記録は適切な治療の選択や効果の判定，科学的な解析に必須であり，可能な限り実施すべきとガイドラインで推奨されている．

2.1 診断に必要な検査

2.1.1 髄液検査

① 髄液細胞数，髄液蛋白量，LDH2：これらが増加していることが多いが，前2者は診断特異度が低い.

② β2-microglobulin（β2MG）：HLA抗原のL鎖を構成しウイルス感染などの免疫応答に関与する蛋白で，約半数の症例で上昇が認められる. 病勢とある程度相関することが報告されているが，髄液腔内播種とは相関がない. 通常，他の原発性脳腫瘍では増加しないため鑑別の参考となるが，HIV脳症などのウイルス脳炎や転移性脳腫瘍でも上昇することがあり注意を要する.

③ 可溶性IL-2受容体［soluble interleukin-2 receptor（sIL-2R），sCD25］：髄液中の可溶性IL-2受容体（sCD25）は全身性リンパ腫の中枢神経浸潤の指標として有用と報告されている. PCNSL症例においてもsIL-2Rの髄液内レベルが上昇している症例が少なくないが，その臨床的意義については確立されていない. 炎症性疾患でも上昇するため他の検査項目と併用して評価することが大切である.

④ IL10：Sasayamaらは腫瘍性B細胞が産生するIL10がPCNSLの診断に有効であることを報告している. 彼らはその後の総説で38例のPCNSLと70例のそのほかの脳病変を対象として前方視的に髄液IL10，β2MG，sIL-2Rの診断精度について検討し,Receiver-operator characteristic（ROC）解析におけるAUCはそれぞれ0.996,0.971,0.837であったと報告している.

⑤ 髄液細胞診：偽陰性率が高いので，細胞診が陰性であることを根拠に髄液播種を否定することはできない. 悪性リンパ腫の髄液播種と髄液細胞診の陽性率との間には相関が乏しいとされ，また症候性の脊髄病変がない限り初期治療における脊髄照射は推奨されていないため，髄液細胞診検査の臨床的意義は高くない.

2.1.2 血液検査

CBC，肝・腎機能検査，HIV検査などは必須である. 免疫抑制状態のある患者ではCD4陽性細胞数が50/μL未満でPCNSLの発症率が上昇するとされる. またLDH，β2-microglobulin, sIL2-Rなどが血液腫瘍マーカーとして利用されているが，PCNSLに対し単独で診断精度の高いものはない. そのため前述のごとく髄液中の腫瘍マーカーが利用されるが，頭蓋内圧亢進を認める患者では腰椎穿刺は禁忌である.

2.1.3 画像検査（CT, MRI）

① 発生部位としては大脳実質が多く，脳室周囲の深部白質や基底核，脳梁などが好発部位で，海綿静脈洞，下垂体，松果体の病変は極めて稀である．テント下では小脳に好発し，脳幹，脊髄，髄膜の病変は稀であるものの時折経験する．多発病変である頻度は25〜50％とされるが，免疫不全状態の患者では逆に単発病変であることの方が少ない．髄膜への浸潤は30〜40％にみられるが，髄膜そのものに発生するPCNSLは少ない．（一方，全身性のNHLの頭蓋内転移では髄膜転移が多く，脳実質への転移は少ない．）

② 画像上は均一な造影効果を認めることが多いが，リング状造影効果を示すものや造影効果をまったく受けない病変もあり注意が必要である．腫瘍内壊死，腫瘍内出血，石灰化などを伴うことは稀であるが，ステロイド剤が先行して投与された症例では画像所見も多彩な修飾を受けている可能性を念頭に置く．AIDS患者のPCNSLでは内部に壊死を認めるリング状の造影効果を示す病変や多発性病変の頻度が高くなることが特徴である．

③ PCNSLは腫瘍組織内の細胞密度がグリオーマなどと比較して高めであるため，MRIの拡散強調画像で高信号を呈する傾向がある．また血管に沿った伸展様式を反映して，病変の一部がくも膜下腔に接している症例が多いのも特徴である．

④ SPECT：^{123}I-IMP-SPECTにおける後期陽性像はPSNCLに比較的特徴的な所見とされている．

2.1.4 眼科検査

　たとえ眼症状がまったくなくても細隙灯検査を含む眼科的精査を必ず治療開始前に両眼に対して行う．Ocular lymphomaは末期まで含めるとPCNSLの10〜20％に合併し，片眼性のこともあれば両眼性のこともある．気づかれずに放置されると頭蓋内再発の温床となる恐れがあるため，霧視や飛蚊症の訴えがあれば眼科検査を依頼する．見つかった場合にはMTXの局所投与や放射線治療の追加が必要である．

2.1.5 performance status の評価と認知機能検査

　PCNSLの治療においては副作用によるADL・認知機能の低下が問題視されており，近年は副作用が少なく機能予後・生命予後を改善できる治療法の開発に主眼を置いた臨床試験が行われている．

　治療の副作用としての神経毒性症状は主に急速に進行する認知障害で，精神運動障害，遂行・記銘力障害，行動異常，歩行失調，尿・便失禁などADLが大きく低下する（Omuro 2005）．これらを科学的に評価するためには治療開始前にperformance statusや認知機能を評価しておくことが重要である．Karnofsky

performance scale（KPS），mini-mental state examination（MMSE）などについて
は治療の経過を通じて定期的なチェックを行わなければならない．MMSE は改訂
長谷川式簡易知能評価スケール（Hasegawa dementia rating scale-revised：HDS-R）
で代用してもよい．

2.1.6　カウンセリング

若年の患者に対しては化学療法などの治療が生殖機能に与える影響について説明
を行うとともに，不妊治療の希望の有無についても確認する（精子や受精卵の凍結
保存など）．

2.1.7　病理組織診断

PCNSL と鑑別において重要となるのは悪性グリオーマや転移性脳腫瘍，あるい
は多発性硬化症などの炎症性脱髄疾患である．診断を確定するために定位的生検術
やナビゲーションシステムを用いた開頭生検術などが行われる．

2.2　全身性悪性リンパ腫鑑別のための全身検索

中枢神経病変が悪性リンパ腫であるとの診断がついた後に問題となるのは原発性
か否かの判断であり，両者は標準的治療方法が異なるため全身検索を実施し確実な
鑑別を行うことが非常に重要である．頻度的には全身性の悪性リンパ腫症例の 5〜
10％において頭蓋内転移が見られると報告されており，転移性頭蓋内悪性リンパ腫
の場合には血液内科を含めた他科との連携治療が必須となる．

2.2.1　全身（胸部・腹部・骨盤部）造影 CT 検査，FDG-PET/CT 検査

全身性悪性リンパ腫や PCNSL の頭蓋外転移の検索には造影 CT や FDG-PET/CT
検査が有用とされている．

2.2.2　精巣エコー検査

精巣原発の悪性リンパ腫の鑑別を行うため，男性患者では精巣のエコー検査を専
門科に依頼する．特に高齢の患者の場合には必須の検査である．

2.2.3　Ga シンチグラフィー

2.2.4 骨髄検査

骨髄穿刺による骨髄浸潤および白血病化の有無を検索する.

3. PCNSL の治療

3.1 外科的治療

PCNSL は MRI や CT による画像診断で高い診断率が得られるが,組織型の診断,悪性神経膠腫をはじめとする他の疾患との鑑別のため組織診断は必須である.手術法としては肉眼的全摘出や部分摘出は予後に影響しない(Reni 1997)ため,生検術がガイドラインで推奨されている.

3.1.1 開頭腫瘍摘出術

手術治療単独の治療成績は保存的治療と大差なく,腫瘍摘出術の適応は限定される.

① 適応1:PCNSL は浸潤性の悪性腫瘍であり,腫瘍が表在性で確定診断の意義も含め神経症状を悪化させずに摘出可能であることが確実である症例.

② 適応2:著明な頭蓋内圧亢進を認め緊急で減圧が必要と判断される症例.

3.1.2 生検術

PCNSL の大半は脳深部に主座を置くため術中迅速病理診断により確定診断が得られればそれ以上の無理な摘出は行わないようにする.定位的に生検する際にも,可能であれば tract に沿って複数箇所から組織を採取することが正しい診断を得る確率を高める.腫瘍辺縁部では反応性の正常リンパ球浸潤や反応性のグリオーシスが見られるため,画像上特に造影効果が強くみられる部位を確実に生検することが正しい病理診断を得る上で重要である.

3.2 放射線治療

① PCNSL は放射線感受性が高い腫瘍であり,ガイドラインでは全脳照射が推奨されている.放射線単独での治療成績は決して満足できるレベルではなく,先行する化学療法との併用が前提である.照射線量は全脳に30〜40Gy(1回線量

1.8〜2.0Gy）が推奨される（Ferreri 2011）. しかし全脳照射は特に 60 歳以上の高齢者において高次脳機能の低下と関連することが明らかにされており，高齢者の PCNSL では化学療法が奏功するのであれば全脳照射を減量あるいは待機することも考慮する（Abrey 1998；Zhu 2009）. また化学療法が全身状態的に行えない場合には全脳照射単独療法を選択せざるを得ない場合もあり得る.

② 局所照射のみでは高率に再発が起こるため生命予後への寄与は非常に少ない.

③ 拡大局所照射に関しては，全脳照射と治療成績を比較した RCT が存在しないために結論は出ていないが，マージンを 2cm 以下とした群と 4cm 以上にした群の成績を比較した小規模な臨床研究において，後者の方が有意に再発までの期間が延長することが示されており，ある程度照射野を広く設定することは放射線治療の治療効果を高める上で必須と思われる.

④ 脊髄への照射は副作用としての骨髄抑制などが問題となるため，画像上明らかな病変を認める場合以外は行わない. たとえ髄液細胞診が陽性であっても予防的照射は推奨されていない.

3.3　ステロイド

　ステロイドのみの投与でも大半の症例において一過性に画像上造影を受ける病変が消退する. しかしながらステロイドの投与を中止すると，短期間の間に高率に再発するためステロイド単独の治療は生命予後の改善にほとんど寄与しない. また確定診断前のステロイドの投与は生検術による診断率を低下させるため，極力使用を控える. 安易なステロイドの使用は多発性硬化症や炎症性疾患との鑑別ができないままに治癒したものと誤診される恐れがあるため注意が必要である.

　脳圧亢進が著明な症例では浸透圧利尿薬のみの使用にとどめて，とにかく手術を急ぐことが重要である. 全身状態やその他の理由で外科的減圧が直ちに行えない症例では，ステロイドの開始とともにその組織像への影響が少ない一両日中に生検術だけでも行うようにする（投与 18〜24 時間後には組織形態への明らかな影響が出始める）.

3.4　化学療法 1（standard chemotherapy）：MTX 大量療法＋ロイコボリン救援療法

　高容量の MTX を使用する化学療法は全脳照射単独の治療成績を上回り，生存期間中央値を 33〜44 か月に延長した（Glass 1994；泉本 2008）. しかし依然として長期間の寛解や治癒に至る症例は少なく，現在では他剤との併用療法も試みられている. 併用薬として procarbazine, cyclophosphamide, vincristine, thiotepa（本邦未承認）, high dose （HD）-AraC がガイドラインで推奨されている. ここでは基盤療

法として MTX 大量療法について解説する.

MTX は大量（$1g/m^2$ 以上）に投与すると BBB を越えて中枢神経組織内へと移行し，その組織内濃度が治療域にまで上昇することがわかっている. MTX は腎臓より排泄されるが，MTX の pKa は 4.8 であり尿が酸性化すると尿細管中で結晶として析出し腎機能の障害が起こるため，十分な補液により尿量を確保しかつ尿のアルカリ化を図る必要がある. また中枢神経系を含めた全身の正常組織に対する毒性を軽減する目的でロイコボリン（ホリナートカルシウム，葉酸のカルシウム塩）の併用が必須であり，これを「ロイコボリン救援療法」と呼んでいる.

3.4.1 ロイコボリン救援療法とは

葉酸代謝拮抗薬に分類される MTX は核酸合成に必要な活性型葉酸（tetrahydrofolate）の産生を触媒するジヒドロ葉酸還元酵素を阻害することで DNA 合成を抑制する. 十分な抗腫瘍効果を得るためには大量の MTX を投与することが必要であるが，MTX は生体内で腫瘍細胞・正常細胞の双方に分布するため，このままでは正常細胞にも重篤な毒性が生じてしまう. この副作用を軽減するために使用するのが活性型葉酸であるロイコボリンで，この薬剤は腫瘍にはあまり取り込まれない一方，正常細胞は効率よく取り込むために MTX で阻害された葉酸サイクルが正常細胞においてのみ回復する. すなわち MTX 投与から一定時間経過後にロイコボリンを投与すると，ロイコボリンを効率よく吸収できる正常細胞のみで DNA 合成を回復させることでき，このおかげで中枢神経内腫瘍の治療に必要とされる大量の MTX が使用可能となるのである. 逆に適切なロイコボリン救援療法が行われなかった場合には正常組織に MTX による致命的な毒性が生じる可能性がある. したがって，この治療法が高度の危険を伴うことをよく認識し，十分な措置の行える医療施設においてがん化学療法に豊富な経験を持つ医師が実施しなければならない.

3.4.2 適応除外例

① 肝機能障害を有する患者（肝障害を増悪させるおそれがある）
② 血中クレアチニン値が 1.3 以上，クレアチニンクレアランスが 75mL/min 未満の腎機能障害を有する患者
③ 胸水や腹水のある症例（MTX がこれらの 3rd space に停滞し組織障害を引き起こす）
④ 水分負荷によって脳ヘルニアを起こす恐れのある症例
⑤ 免疫不全状態の患者

3.4.3 施行法（図 42.1）

1回あたり MTX 3.5 g/m² を 3～6 時間かけて点滴静注し，2 週間ごとに合計 3 クールを施行する（day 1, 15, 29）．day 8～14 および day 22～28 で MRI 評価を行い，PD と判断される場合には放射線治療への移行を検討する．

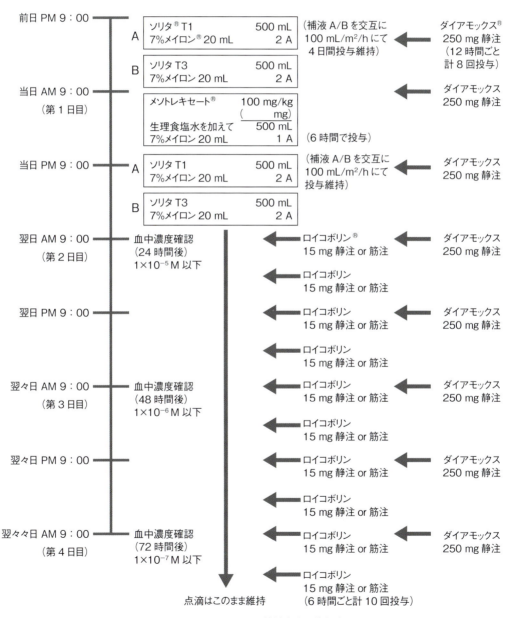

図 42.1 ロイコボリン救援療法の施行法

3.4.4 施行上の注意

① 本治療法開始前に必ず血液・尿検査を行い，肝腎機能を確認すること．

② 尿を経時的にチェックし，pH 7.0 以上に維持するため炭酸水素ナトリウムを MTX 投与前日からロイコボリン救援療法終了までの間，継続的に投与すること．

③ 十分な補液（100〜150mL/m²/h）を持続的に行い，MTX の尿への排泄を促すとともに，補液・尿量のバランスチェックを6時間ごとに行うこと．

④ 尿のアルカリ化作用を有する利尿薬：アセタゾラミドを MTX 投与前日からロイコボリン救援療法終了までの間，250〜500mg/日で投与する．

⑤ フロセミド，エタクリン酸，サイアザイド系などの利尿薬は尿を酸性化させる作用があるため使用しないこと．

⑥ MTX の血中濃度を少なくとも24時間ごとに測定し，血中濃度が 1×10^{-8} モル濃度未満になるまで補液と尿のアルカリ化を行い，かつロイコボリン救援療法を継続すること．

⑦ 口腔内潰瘍や下血などの症状が現れた場合にはロイコボリン® 15mg を 100mL の水に溶解し含漱させ，そのまま内服させる．

⑧ 以下の薬剤は MTX の作用を増強させる恐れがあるので原則使用しない：サリチル酸などの NSAID，スルホンアミド系薬剤，テトラサイクリン，クロラムフェニコール，フェニトイン，バルビツール酸誘導体，トリメトプリム．

⑨ 薬剤添付文章上，MTX は急性白血病ならびに悪性リンパ腫に対し，1回 30〜100mg/kg の点滴静脈内注射が認められている．上限量である 100mg/kg は 3.5g/m² 前後に相当し，下限量の 30mg/kg は有効髄液濃度への到達に必要とされる 1.0g/m² におおよそ相当する．

⑩ 腎機能の低下した高齢者に対しては，MTX の用量調節に加え，より綿密なロイコボリン救援療法の実施を心掛ける．

3.4.5 多剤併用療法について

MTX 大量療法に AraC を追加することで生存期間延長効果が認められたというメタアナリシスの結果（Reni 2001）を受けて，MTX 大量療法単独＋全脳照射群と AraC を追加する併用群を比較するランダム化試験が行われた（Ferreri 2009）．AraC 併用群で治療反応性と無増悪生存期間の延長効果が認められたが，血液毒性や治療関連死が AraC 併用群で多くみられ，今後さらなる検討が必要である．

3.5　化学療法2：salvage 化学療法の候補薬剤

3.5.1　リツキシマブ（リツキサン®）

　B 細胞の表面抗原である CD20 に対するヒト化抗体で，全身性悪性リンパ腫では CHOP 療法に併用する治療法が標準治療となっている．しかし全身投与による中枢神経組織への移行は限定的であるため，PCNSL の治療においては髄液腔への直接投与（脳室へ留置したリザーバーからの注入や腰椎穿刺による投与）による臨床試験が行われている．MTX 大量療法に併用（全身投与）した治療レジメで腫瘍制御と生存期間について良好な成績の報告もあるが，エビデンスはまだ未確立である．抗体療法の利点は生体内半減期が 2 週間以上と長いことであり，いったん投与すると治療効果が長期間持続する点で優れている．

3.5.2　テモゾロミド（テモダール®）

　テモゾロミド（temozolomide：TMZ）は内服薬でありかつ重篤な副作用の頻度が少ないアルキル化剤であり，中枢神経系への移行性に優れる薬剤であることから神経膠芽腫に対する標準治療薬として使用されている．PCNSL に対する salvage 療法の 1 つとして小規模な臨床研究において応用が試みられており，MTX 耐性を示す再発 PCNSL に対しリツキサン®との併用が有効であったとの症例報告がある．現在，Japan Clinical Oncology Group（日本臨床腫瘍研究グループ）が HD-MTX 後の全脳照射（WBRT）に TMZ を併用し，その後に TMZ の維持療法を行って標準治療（HD-MTX ＋ WBRT）と比較するランダム化比較試験（JCOG1114C）を実施中である．

3.5.3　抗 PD-1 抗体薬

　MTX に抵抗性を示す症例に対し Nivolmab（オプシーボ®）などの抗 PD-1 抗体薬が奏功するとの症例報告がある．腫瘍の免疫回避機構（PD-1/PDL-1 経路）を分子標的とする治療であり，本邦でも PCNSL 腫瘍本体および周辺組織における PD-L1 の発現を調べ，PD-L1 のバイオマーカーとしての有用性を検討する臨床試験（UMIN000027729）が実施されている．

3.6　抗てんかん薬

　PCNSL 患者のてんかん発症率は 10% 程度と神経膠腫や転移性脳腫瘍など他の脳実質内発生腫瘍のそれと比較して頻度は低く，予防的な抗てんかん薬（antiepileptic drugs：AED）の投与については明確なエビデンスがない．一部の AED が示す HDAC（ヒストン脱アセチル化酵素）阻害作用による抗腫瘍効果を期待する議論がある一方，長期生存例で白質脳症が出現した症例においては AED が高次脳機能に悪影響を及ぼす可能性も指摘されており，症例ごとにその要否を検討する必要がある．

4. まとめ

　MTX 大量療法の導入以降，PCNSL 患者の生命予後は特に若年の患者において改善を認めている．しかしながら MTX 単独での奏功率は 60% 程度であり，MTX を 8g/m^2 で使用した場合でさえ奏功率は 74% と報告されている．MTX 大量療法に抵抗性を示す PCNSL に対する 2nd line 化学療法については有効性が確立されたレジメがなく，各施設ともに手探りの状況であると思われる．また再発 PCNSL に対する標準治療も確立されていないのが現状である．

　さらに MTX 大量療法に全脳照射を併用した患者における白質脳症の発生頻度は高率であり，この傾向は化学療法の治療成績の向上によって長期生存例が増えるにつれ，今後より顕著になっていくものと予想される．したがって治療に伴う高次脳機能の低下が特に懸念される高齢者にとっては，有効な salvage 化学療法の確立も急務である．

　PCNSL は稀少な疾患であるため，治療ガイドラインが作成されたことでより標準的な治療を行うための基盤が整い，それ自体は患者にとって有益である．しかしながら未解決課題は多く，これらを解決するためには新しいレジメの有効性を効率よく検証していくため，共通プロトコールに則った質の高い多施設共同の臨床研究を積極的に実施することが必要である．

文　献

Abrey LE et al: J Clin Oncol 16(3): 859-863 (1998).
Abrey LE et al: J Clin Oncol 23(22): 5034-5043 (2005).
Ferreri AJ et al: J Clin Oncol 21: 266-272 (2003).
Ferreri AJ et al: Lancet 374(9700): 1512-1520 (2009).
Ferreri AJ et al: Int J Radiat Oncol Biol Phys 80(1): 169-175 (2011).
Glass J et al: J Neurosurg 81(2): 188-195 (1994).
泉本修一 他：第 26 回日本脳腫瘍学会抄録集：130 (2008).
Linne bank M et al: Br J Cancer 90: 1969-1971 (2004).
Nelson DF et al: Int J Radiat Oncol Biol Phys 23(1): 9-17 (1992).
日本脳腫瘍学会：脳腫瘍診療ガイドライン．金原出版，中枢神経系原発悪性リンパ腫 (2016).
Omuro AM et al: Arch Neurol 62(10): 1595-1600 (2005).
Reni M et al: Ann Oncol 8(3): 227-234 (1997).
Reni M et al: Int J Radiat Oncol Biol Phys 51(2): 419-425 (2001).
Sasayama T et al: Neuro Oncol 14: 368-80 (2012).
Zhu JJ et al: Neuro Oncol 11(2): 211-215 (2009).

43. 胚細胞腫

越智 さと子，松谷 雅生

1. 胚細胞腫（germ cell tumor）の一般概念

　　頭蓋内胚細胞腫 germ cell tumor は生殖器（精巣，卵巣）に原発する多彩な組織像を呈する腫瘍群の総称で，腫瘍細胞は中枢神経系に存在するいかなる細胞とも形態学的な類似点はない．この腫瘍がなぜ脳内に発生するか不明である．

2. 本腫瘍群を構成する腫瘍

① ジャーミノーマ（germinoma）：精巣細胞あるいは卵母細胞に類似し，精巣に発生すると seminoma，卵巣に発生すると dysgerminoma と呼ぶ．これら3腫瘍はすべて同一の組織像である．なお亜型としてヒト絨毛性ゴナドトロピン human chorionic gonadotropin：HCG）を産生する germinoma with syncytiotroblastic giant cells（STGC）がある．

② 奇形腫（teratoma）：胎児（embryo）を構成する3胚葉成分を有する．成熟成分のみで構成される場合を mature teratoma，未熟な胚葉成文を一部でも含む場合を immature teratoma，一部に成人の悪性腫瘍（がん腫，または肉腫）を含むものを teratoma with malignant transformation と呼ぶ．後二者を合わせて malignant teratoma と呼ぶことが多い．

③ 卵黄嚢腫瘍（yolk sac tumor）：卵黄嚢の組織構成に類似する．内胚葉洞腫瘍（endodermal sinus tumor）と呼ばれたことがある．

④ 絨毛がん（choriocarcinoma）：栄養膜細胞（trophoblast）へ分化を示す．胎盤の構成組織要素である syncytiotrophoblast と cystotrophoblast を含む．

⑤ 胎児性がん（embryonal carcinoma）：胎児（embryo）を構成する未熟な組織要素よりなり，上掲の②〜④への分化能を持つ未熟な腫瘍．

⑥ 混合型（mixed germ cell tumor）：上記の基本5型の組織要素が混じる．

　　わが国では全脳腫瘍の 2.3％（髄芽種の3倍），小児脳腫瘍の 14.4％ を占め，20歳以下にほぼ 70％ が集中する（The Committee of Brain Tumor Registry of Japan

2003). 発症率 0.45/10 万（15 歳未満）で，好発年齢のピークは男性より女性が若く，16〜24 歳で 68％を占める．平均年齢は 18 歳で男性に多い（70％）．この腫瘍はわが国やアジアに多く，近年差が縮んだとされるも，依然欧米の 2 倍以上（USA では全脳腫瘍の 0.5％），欧米諸国より診断・治療経験が豊富で腫瘍病態の理解も深く，治療も進歩している．発生部位は特徴的で，松果体部が最も多く（55％），第 2 位は神経下垂体部（視床下部–下垂体茎–下垂体後葉）（26％），第 3 位は基底核（7.6％）である．松果体部は男性に多く 93％を占め，女性の松果体部胚細胞腫は 7％と稀である．神経下垂体部腫瘍では男女差はあまりない（Matsutani et al 1997）．多発腫瘍は 10％程度に観察される．これが真性多発腫瘍か播種かは議論がある．松果体部と神経下垂体部の 2 か所に発生する例が最も多い．

　発生部位により典型的症状を呈する．神経下垂体部胚細胞腫（neurohypophyseal germ cell tumor）の発生母地は神経下垂体（neurohypophysis）と考えられる．汎下垂体前葉機能低下と血中プロラクチン値上昇は（Ghatak et al 1969, 小松他 1971, Kageyama 1971, Saeki 2000），この腫瘍の神経下垂体実質内浸潤性（破壊性）を示唆し，MRI 所見も一致している．前方ではトルコ鞍内に達し，下垂体前葉に浸潤し海綿静脈洞に及ぶ例の報告もある（Ghatak et al 1969）．後方は視床下部から第三脳室底，中脳水道近傍まで及ぶ．下垂体茎部を中心に視神経交差，時に視神経管内にまで伸展することもある（Matsutani et al 1993；Aida et al 1993）．きわめて稀に延髄，脊髄内原発の報告もある．

3. 病　理

3.1　ジャーミノーマ；ICD-O code 9064/3

　大型の上皮様明細胞とリンパ球様小型暗細胞の 2 要素よりなり，'two-cell pattern'あるいは 'mosaic pattern' と表現されている．核小体の明瞭な明るい大型の円形腫瘍細胞が髄様に増殖し，免疫組織検査により胎盤性アルカリフォスファターゼ（placental alkaline phosphatase；PLAP）が染色される．これらの細胞は比較的幅広い繊維性中隔により小葉状に分画される．各小葉内間質も繊維性束よりなり，血管壁周辺に繊維性要素が介在し，vascular connective tissue stroma の特徴的所見を呈する．血管壁と腫瘍が直接接しない点で，pineocytoma 等と異なる為，鑑別に有用とされる．リンパ球浸潤は反応性のもので主に繊維性中隔域内にとどまり，腫瘍細胞間に増殖巣を形成することはほとんどない．これらは主に T cell 由来とされる．壊死や出血像は稀である．免疫組織学的には，c-kit（CD117）や膜の D2-40 染色陽性なら embryonal carcinoma や yolk sac tumor ではない．

　ジャーミノーマ組織内に syncytiotrophoblast 様の atypical giant cell を含み HCG

を産生する亜型（germinoma with syncytiotrophoblastic giant cell；STGC）があり，免疫組織的にも β-HCG 陽性となる．最近は HCG 又は HCG-β 高値で STGC を確認できない症例が増えたため，HCG（-β）産生ジャーミノーマの名称の方が適切，との意見が多い．細胞増殖指数は髄芽腫，膠芽腫並に高いにもかかわらず，治療感受性が高く腫瘍制御が良好なのは，この腫瘍では Apoptosis 機構が強く働くためと推定されている．

3.2 奇形腫；ICO-O code 9080/1, mature 9080/0, immature 9080/3, teratoma with malignant transformation 9084/3

内，中，外胚葉の 2, 3 成分からなり，mature teratoma は分化した成人型組織（軟骨，骨，粘液腺，上皮，筋，肝や膵組織など）のみより構成される．増殖を停止した hamartoma と異なり，増殖力を保持している新生物（neoplasm）である．未熟な胎児成分を含む場合，成人型成分が主体であっても immature teratoma に分類される．松果体部発生がほとんどで，まれに神経下垂体，第 4 脳室，小脳橋角部等の報告がある．

mature teratoma は胎児期または乳児期にのみに存在し，遺伝的に別のものとも考えられている．

Immature teratoma は未熟な胎児成分を含むものと規定され，多彩な成分よりなり，時に網膜色素上皮の遺残による神経上皮を伴う場合がある．

Mature teratoma に成人型の悪性腫瘍成分（腺がん，扁平上皮がん，肉腫など）が発生した場合は，mature teratoma with malignant transformation とする．治療成績を論じる場合は，後二者を合わせて malignant teratoma と分類する場合が多い．

3.3 卵黄嚢腫瘍　yolk sac tumor；ICD-O code 9071/3

悪性度の高い灰色調のもろいゼラチン様固形型で，出血像を伴うことが多い．多彩な組織型を示し，最も多い内胚葉洞型では立方上～扁平な細胞が網目状，乳頭上あるいは充実性増殖像を呈する．時に腫瘍細胞は血管を軸に配列し腎糸球体類似構造をとることがあり，Schiller-Duval body と呼ばれる．また，エオイジン好性，PA-S 陽性の円形硝子様体（hyaline body）がしばしばみられる．腫瘍細胞は α-フェトプロテイン（AFP）を産生し，免疫染色で濃染される．CKAE1/3 陽性とも報告されている．

3.4 絨毛がん　choriocarcinoma；ICD-O code 9100/3

悪性度の高い固形がんで出血像壊死像を伴う．胎盤絨毛にみられる cytotrophoblast

と syncytiotrophoblast に類似した細胞からなる二細胞構造をとる。前者は核小体の明瞭な円形核と境界鮮明な淡明の胞体を持つ細胞で，種々の大きさの集塊を形成する。その表面をクロマチンに富む核を持つ不正形大型多角の syncytiotrophoblast が覆う。後者の細胞質は β hCG と human placental lactogen 陽性で，cytokeratin が染まることもある。血管親和性が高く腫瘍内出血，血行性転移（特に肺）のリスクが高い（松谷 2016）。

3.5 胎児性がん embryonal carcinoma；ICD-O code 9070/3

悪性度の高い灰白色の固形がんで，出血壊死像を伴う。腫瘍細胞は多角〜類円形のやや大型の細胞で，胞体は淡明でクロマチンの粗い水泡状の核と明瞭な核小体を持ち，管状，乳頭上，あるいは充実性増殖を示す。胎児性および胎児外組織（臍帯，胎盤など）への潜在的分化能を有する最も未熟な胚細胞である。純型は稀で，他の胚細胞腫瘍要素が種々の割合で合併するため，しばしば AFP 陽性細胞や HCG 陽性細胞が観察される。CD30，CKAE1/3，陽性とも報告されている。

3.6 混合腫瘍 mixed germ cell tumor；ICD-O code 9085/3

種々の胚細胞腫瘍成分が様々の割合で混在する。東京大学の報告（Matsutani et al 1997）によると，germinoma か teratoma の何れかが必ず含まれ，49 例の混合腫瘍中，奇形腫の混合が 36 例（43％）と最も多く，germinoma を含む混合腫瘍は 16 例だった。胚細胞腫は発生母細胞の embryogenesis の過程で発生するとの仮説により，各型を発生の出現順に並べると trophoblast（choriocarcinoma），yolk sac endoderm（yolk sac tumor），胎児多機能細胞（embryonal carcinoma），胎児の分化に関連する細胞（teratoma），primordial germ cell（seminoma, germinoma）の順となり，未熟なほど悪性度が高い。各報告の治療成績もこの順に従っている。Choriocarcinoma と germinoma の混合型の報告はないのも，この仮説によると当然と考えられる。

4. 症状と症候

4.1 松果体部腫瘍

① 中脳水道閉塞による閉塞性水頭症と頭蓋内圧亢進，すなわち頭痛と嘔気嘔吐，軽度意識障害を伴うこともある。小児では，顕著な水頭症で発見されることも

多い.

② 中脳四丘体圧迫や浸潤による四丘体症候群. 共同上方視麻痺 (Parinaud's sign), 下方注視麻痺, 対光反射消失し調節に伴う瞳孔収縮は保存される Argyll-Robertson 瞳孔などが特徴とされる. 現在は稀で, 複視や稀に中枢性難聴も認められるという.

4.2 神経下垂体部腫瘍 (鞍上部腫瘍)

尿崩症 (多飲, 多尿), 視力・視野障害, 下垂体前葉機能不全を三徴とする. 10歳以上の女児 (女性) では, 無月経が最初の自覚症状となることが多い. 15歳以下の約 1/3 に成長障害が認められる. 下垂体前葉ホルモンでは, GH, FSH, LH の低下と刺激試験による低～無反応がほぼ全例で観察される. PRL 上昇が 100%に, ACTH 低下が 60～100%で認められた. 視力視野障害は不可逆性となりやすく, 診断治療を急ぐ必要がある. 松果体部と下垂体部の腫瘍合併例は両者の症状を呈する.

4.3 基底核部の胚細胞腫

germinoma の割合が高く, 男性に多い (95%以上). 錐体路が障害されると痙性片麻痺が特徴的で, その他高次機能障害, 精神発達遅延や不随意運動などの異常身体運動を伴うこともある. 腫瘍が制御されても, 片麻痺は改善され難い.

5. 画像診断

MRI と CT スキャンにより, 腫瘍発育部位, 進展度, 腫瘍に含まれる一部の組織要素 (脂肪, 石灰化など) の推測が可能である. 一般に germinoma は境界明瞭で均一な強い造影効果を持つ high intensity mass として描出され, 奇形腫では形状不整で内部不均一で石灰化やのう胞を持ち, 不均一に造影される. 石灰化病変を見るために CT を, 髄腔内播種を確認するために全脳全脊髄造影 MRI を行う. ただし, 画像診断のみで組織型の確定は困難である.

基底核部胚細胞腫では, 患側大脳半球萎縮や大脳脚, 尾状核萎縮を伴う. 他部位と異なり, Gd 造影効果をほとんど認めないか, T2 強調画像や FLAIR 高信号のみのことがあるので注意が必要である (Rushing et al 2006)

6. 腫瘍マーカー

血清と髄液の AFP (*a* feto protein), human chorionic gonadotropin (hCG), お

および HCG-β の測定が必須である．病期に一致して増減し，腫瘍の増大縮小の鋭敏な指標となる場合もある．AFP 産生腫瘍は卵黄嚢腫瘍か未熟内胚葉成分の存在を，HCG 産生腫瘍は絨毛がんまたは syncytiotrophoblastic giant cell（STGC）が含まれることを示し，血清値と産生組織成分の関係から組織型を推定する．ただし，immature teratoma では，両者が未熟胚細胞腫成分から産生され得ることに留意する．

① AFP＞2,000ng/mL なら，卵黄嚢腫瘍を主成分とする高悪性度腫瘍の可能性が高い．

② HCG＞2,000mIU/mL なら，絨毛がん成分を主体とする高悪性度腫瘍の可能性が高い．

③ germinoma with STGC，malignant teratoma，embryonal carcinoma など未熟細胞の混在する場合は、AFP＜1,000ng/mL，HCG＜1,000mIU/mL とされる．

④ HCG は血清値より髄液値が高く，AFP は血清値の方が高い傾向にある．

⑤ malignant teratoma，混合腫瘍，胎児性がんの約半数は AFP，HCG ともに陰性だった．両者が陰性だからといって germinoma または mature teratoma とは推定できない．

⑥ HCG と AFP の両者または一方が陽性であった場合，pure germinoma や mature teratoma ではないといえる．

⑦ germinoma には placental alkaliphospatase（PLAP）が高率に証明される．髄液PLAP が異常高値の場合，germinoma が含まれる可能性が高い．純型とは限らない．

7. 治　療

　組織型により治療方法，予後が異なり，画像所見と腫瘍マーカー値のみでは，組織診断を 90% 以上の確率で予測できる保証はないので，組織型を確認した上で適切な治療法を選択する必要がある．日本での標準治療は神経内視鏡的生検術を含めた外科的摘出による組織診断確定である．組織型別の治療成績解析から，3 群（表43.1）に分けられ，その治療成績には明らかな有意差がある．good prognosis 群のgerminoma であれば，治療計画上治癒を前提とした生活指導（進学，就労，結婚など）を行えるので，その意義は大きい．

　開頭術による重篤な合併症率は 2〜3%，手術死亡率は 1% 以下で，神経内視鏡的生検術は，安全に生検と合併する水頭症治療を一緒に行い得る利点がある．一方，摘出組織が小さいため pure germinoma か germinoma 成分を伴う teratoma かなど，鑑別に問題が残る．手術による髄液播種の危険性には否定的見解が多い．水頭症合併の松果体部腫瘍に，第 3 脳室開窓術（ETV）と生検のどちらを先に行うか，緒論ある．出血のリスクを考慮し，前者を優先することが多い．化学療法，放射線治療

効果なども考慮し，長期閉鎖式ドレナージ管理も選択し得る．腫瘍マーカー値は陽性腫瘍の治療効果の判定に有用だが，β-HCG と再発率との間に相関はない．寛解後のフォローアップには二次性がんも考慮し腫瘍マーカーと画像の両方が必要である．germinoma では寛解後も 15 年間，脊髄も含めた画像フォローが望ましい（松谷 2016）.

組織診断と同時に，内分泌検査と補充療法が早期から必要となる．急性期の尿崩症管理，水分とナトリウム出納，甲状腺系やコーチゾール補充は重要で，別節を参照されたい.

7.1 手　術

松下体部腫瘍に対する開頭手術アプローチは，後頭下開頭で小脳テントを切開して腫瘍に達する occipital transtentorial approach（OTA）と，小脳テント下から腫瘍に達する infratentorial supracerebellar approach が代表的である．第 3 脳室に大きく進展する腫瘍には，脳梁を介して到達する posterior transcallosal approach，anterior transcallosal approach があり，前者が用いられることが多い.

7.1.1　occipital transtentorial approach

伏臥位で，小脳テントを切る以外に血管を含め重要な正常構造物を損傷することなく腫瘍に到達し得る利点があり，好んで用いられる．欠点は，ガレン大静脈の下面と腫瘍の関係を直接観察できない点で，内視鏡などの工夫が必要である．後頭葉圧排による視野狭窄の危険性を考慮し，脳ベラの扱いを慎重に行う.

7.1.2　infratentorial supracerebellar approach

長所として，
1) 横方向に広く操作性を持つ左右対称の術野が得られるため，腫瘍が大きくない場合，腫瘍全体を術野に収め得る.
2) 座位手術では，ガレン大静脈や脳底静脈などの拡張がみられず，手術操作の邪魔にならず，同部と腫瘍との剥離操作に有利で，髄液や出血で妨げられない.

欠点として，
1) 座位手術に伴う空気塞栓の危険性で，これを避けるために，小児では側臥位，成人ではコンコルドポジションなどが用いられる.
2) 直静脈洞の仰角が大きい場合，術野が著しく上方に傾き術者に負担がかかる.
3) 小脳上面から tenotrial sinus への小脳架橋静脈損傷すると小右脳梗塞や小脳

出血を生じる場合がある点で，事前に静脈走行の確認が必要である．

7.1.3　posterior transcallosal approach

松果体部より第3脳室内伸展腫瘍に対する手術法で，頭頂後頭葉半球間裂から脳梁膨大部を切開し，第3脳室後半に入り最短距離で腫瘍に到達する．進入側を下にした semiprone park bench position で，正中を跨いだ後頭部開頭とする．架橋静脈の状態を確認し，発達していない側を選択する．進入方向により脳梁までの距離が長くなる．脳梁膨大部2cm以下の切開では失読や失書の危険はない．欠点は，ガレン大静脈と内大脳静脈合流部下面を直視できない点である．

7.1.4　トルコ鞍上部（神経下垂体部）胚細胞腫

腫瘍は視床下部–下垂体茎–下垂体後葉に至る神経下垂体を破壊しつつ発育するので，開頭腫瘍摘出には頭蓋咽頭腫と同様に interhemispheric approach により lamina terminalis（終板）を切開して第三脳室内の腫瘍に至るのが最も合理的である．腫瘍の主座が下垂体茎より鞍内にある場合は，神経内視鏡的に transsphenoidal approach にて生検を行う．下垂体前葉を切開して，腫瘍に至る．

7.1.5　神経内視鏡的手術

水頭症合併例には，第三脳室開頭術（ETV）を先に行った後，生検することが多い．主体が松果体部腫瘍でも，鞍上部や脳室壁に小腫瘍塊を認めることがある．事前に MRI で易出血性やのう胞成分との位置関係を把握する．出血しない範囲で可及的に大きく，異なる成分部位を摘出する．germinoma 主体でもわずかな teratoma を含む場合，intermediate prognostic 群となり治療法が変わってくる．

7.2　術後治療

本腫瘍はわが国に多く，診断・治療経験が豊富で腫瘍病態の理解も深く，治療も欧米に先駆け化学療法が積極的に併用された（松角 他 1986；Yoshida et al 1993）．1995 年，多施設共同臨床試験は各腫瘍型について，放射線治療成績と国内化学療法併用試行結果を加味し計画された（Matsutani et al 1998）．放射線治療主体の治療成績は，germinoma では適切な放射線治療（全脳＋局所照射または拡大局所照射 50Gy）により，10 年生存率 90％前後が得られた．HCG 産生ジャーミノーマでも放射線治療は著効を示すが，pure germinoma に比較し再発率が有意に高かった．成熟型を除く奇形腫の 10 年生存率は 70％前後，悪性要素を含む腫瘍群の 5 年生存

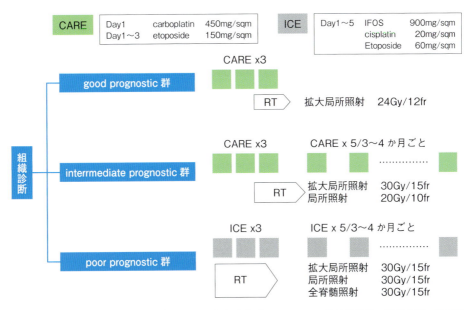

図 43.1 厚生労働省がん研究助成金による多施設協同臨床試験プロトコール．放射線治療の照射体積：腫瘍局所照射は化学療法前の MRI 描出腫瘍体積＋2cm マージンとし，拡大局所照射は前記腫瘍局所照射に加え，松果体部，トルコ鞍，第 3 脳室，側脳室を含む．ジャーミノーマと intermediate prognosis 群は第 2 回の CARE 療法直後より開始する．poor prognosis 群は放射線治療と化学療法を同時に開始する．
〔出典：松谷他（2010）から一部修正〕

率は 50％を大きく下回った．

この結果をもとに，多施設協同臨床試験が計画され，手術切除（組織診断確定）後の組織型（WHO）により good prognosis 群，intermediate prognosis 群，poor prognosis 群の 3 群に分け（表 43.3），各々異なった治療計画に従って化学療法と放射線治療の併用を行うこととなった（図 43.1）．ただし，血中 AFP 値が 2000ng/mL あるいは HCG 値が 2000mIU/mL 以上の場合，卵黄嚢腫瘍または絨毛がん主体の poor prognosis 群と考え，必ずしも組織診断を必要としない．以下に各腫瘍型の治療法と治療成績を記す．

7.2.1 germinoma

放射線治療に極めて感受性が高く，CT 検査のみでも縮小が観察される．適切な放射線治療（拡大局所照射 50Gy）により 20 年生存率 80％前後が得られた．しかし，幼少期全脳照射後の患児は長じて知能低下や学習障害をきたし，5〜10％の症例で 10 年以内に照射野内外に再発あるいは転移が報告されているほか，下垂体機能不全（特に生殖機能不全および尿崩症）は深刻で（Matsutani et al 1992），最近では，成人型成長ホルモン低下症（adult GH deficiency；AGHD）も注目されている．これは照射により多くは制御可能でも，QOL の低下は避けられないことを意味する．

表 43.1 治療分類（松谷他（2010）から一部修正）

組織型	
good prognosis 群 （quality の高い治癒を目標）	germinoma, pure germinoma with serum HCG-β＜100mIU （mature teratoma）
intermediate prognosis 群 （5 年生存率＞70％を目標）	germinoma with STGC immature teratomo teratoma with malignant transformation mixed tumor のうち 　germinoma＋teratoma 　germinoma あるいは teratoma が主体 poor prognosis 組織を含むもの
poor prognosis 群 （3 年生存率＞50％を目標）	choriocarcinoma yolk sac tumor embryonal carcinoma mixed tumor のうち上記 3 要素が主体のもの

　神経下垂体部 germinoma の長期追跡で，放射線治療は腫瘍発育抑制に著効するが，高次機能および下垂体機能に対する晩期障害が不可避なので，化学療法の併用で放射線線量を減らし，容積も縮小する治療計画が試みられた．結果として，化学療法のみの治療（Balmaceda et al 1996；Kellie et al 2004）は再発率が高いので，現時点では採用できないと結論された．特に，全脳室照射（WVI）を加えない場合，脳室内再発率が高かった．

　厚労省がん研究助成金研究による多施設共同臨床試験では，pure germinoma に対しカルボプラチン―エトポシド（CARE）3 コースに全脳室系照射（拡大局所照射）24Gy/12f を併用し（図 43.2）補助化学療法は行わない．照射は原則，2 コース終了後に開始する．この治療計画で，5 年非増悪生存率 88.6％，5 年全生存率 98.3％が得られた．

　近年，発達脳被爆を避ける方法が提唱されている．強度調整した Intensity-Modulated Radiation Therapy（IMRT with dose painting）（Yang et al 2016），陽子線照射法（BPT）の三次元的照射（3D-CPT）併用した Intentensity modulated proton therapy（IMPT）では，より正常組織照射を抑制し短期的腫瘍抑制効果が高い，と報告されている（Park et al 2015）．長期的効果，晩発障害の検討は十分でない．

　germinoma は放射線治療と化学療法に著効するので extensive removal は不必要，他組織が含まれ残存した場合 salvage 手術 second look operation で対応する，等の見解もある．短期間追跡で，生検のみと効果に差がないが，長期結果の結論は出ていない．

7.2.2　HCG 産生ジャーミノーマ（germinoma with syncytiotrophoblastic giant cells：STGC）

　この特殊な腫瘍型は，かつては血清 HCG 高値と免疫染色による HCG 濃染する合

胞体性巨細胞の存在が診断基準であった．HCG-β測定法が進歩し，HCG-β高値でも免疫染色でSTGCの証明されない症例が増えた．純型germinomaより再発率（40～50%）が高く，多施設協同研究ではintermediate prognosis群として治療された結果，5年非増悪生存率87.4%，5年全生存率100%が得られ，pure germinomaと差はなかった（Matsutani et al 2005a）．血清あるいは髄液HCG-β値と再発率の間に相関は得られていない．片山らの開発した高感度測定方法によると，すべてのgerminomaは髄液中HCG-β値の異常高値を示し，かつHCG-βの遺伝子が検出されている（Matsutani et al 2005b）ので，germinomaをHCG-β産生の有無で分ける必要はない，との議論が優勢となっている．

7.2.3　その他の腫瘍型

多施設協同研究では，immature teratomaおよびgerminomaかteratoma成分を主体とする含む混合腫瘍を中心とするintermediate prognosis群の治療は，カルボプラチン-エトポシド（CARE）3コースに全脳室系照射（拡大局所照射30Gy/15fr.）に加えて，腫瘍局所照射（20Gy/10fr.）を併用する（図43.1）．照射は原則，2コース目終了後に始める．その後，補助化学療法としてCARE 3～4か月ずつ5回行う．この結果は，5年非増悪生存率81.9%，5年生存率94.7%と，放射線単独治療の成績を上回った（Kellie et al 2004b）．初期治療終了時に腫瘍残存があれば，可能な限りsalvage surgeryを行い，残存腫瘍を摘出する．

poor prognosis群には，絨毛がん，卵黄嚢腫瘍，胎児性がんとこれらの悪性要素を主体とする混合腫瘍があり，全体の10%程度を占める．初期治療としてICE療法（イホスファミド-シスプラチン-エトポシド）と放射線治療（全脳照射30Gy＋腫瘍局所照射30Gy＋全脊髄照射30Gy）を同時に開始する．初期治療終了時に残存腫瘍がある場合，可能な限りsalvage surgeryを行う．その後，維持化学療法として3～4か月ごとにICE療法を1コースずつ5回行う．多施設協同研究では，5年非増悪生存率61.2%，5年生存率60.2%が得られ，化学療法併用の効果が得られている（Kellie et al 2004b）．10年無病生存率は54.0%，全生存率は58.9%という．血中AFP値が2000ng/mLあるいはHCG-β値が2000mIU/mL以上の場合，poor prognosis群であり，組織診断せずに初期治療を行い，縮小後全摘出を図る．

欧米では原則，3歳未満児では化学療法を継続し，照射は3歳を過ぎた時点で行うことになっている．腫瘍の3歳未満は稀である．6歳未満のpoor risk groupには，全脳全脊髄照射は18Gy，腫瘍部総照射量を50Gyに減量する．

7.2.4　欧米の現状

欧米では2群分類（germinomaとnon germinomatous germ cell tumor；NGGCT）に分けている．NGGCTには，日本の分類でのpoor prognosis群とintermedicate

群の混合腫瘍が含まれている点に注意する必要がある.

米国の International CNS Germ cell tumor study group では,化学療法単独治療（カルボプラチン,エトポシド,ブレオマイシン3者併用療法）を行い,germinoma の84%,NGGCT の77%で CR を得たが,germinoma の49%が再発した（Balmaceda et al 1996）.2年生存率は NGGCT で49%だった.その次のステップとして,2種類の併用療法（A,B）を交互に投与し,CR に至らなかった症例には salvage surgery と放射線治療を行った.化学療法は,regimen A；シスプラチン＋エトポシド＋シクロフォスファミド＋ブレオマイシンと regimen B；カルボプラチン＋エトポシド＋ブレオマイシンである.6年間の追跡で,geriminoma の42%が化学療法単独で CR を維持,約半数が再発し,1/4 に治療関連死がみられ,成功とは言えない結果であった（Kellie et al 2004a）.NGGCT では5年生存率75%が得られるが,無病生存率は36%であった.50%以上の治癒率が見込めず（Kellie et al 2004b）,この結果,胚細胞腫の治療には放射線治療が必要であることが示された.

米国の Children's Oncology Group（COG）は,エトポシド＋シスプラチンとシクロフォスファミド＋ビンクリスチンを交互に3週間ごとに各2回投与し,その後,放射線治療として CR 症例には30.6Gy,非 CR 症例には50.4Gy の局所照射を行うプロトコールで,中央値66か月の追跡で11/12 症例で無病生存を得ている.日本の多施設協同研究と比較し,同等以上の化学療法に加え,より高線量の放射線治療による好成績であった.NGGCT には上記の化学療法剤のうち,シスプラチンとシクロフォスファミドを倍量とし,CR,非 CR を区別せず全脳・全脊髄照射を加え,中央値55か月で14症例中11例の無病生存を得ている（Kretschmar et al 2007）.

欧州の臨床試験で,結果が論文発表されたものは少ない.フランスで行われた French Society for Pediatric Oncology（SFOP）は,57例の限局的 germinoma に対しエトポシド-カルボプラチンとエトポシド-イホスファミド併用療法を各2回交互に投与し,放射線治療；腫瘍局所照射40Gy（脳室系辺縁に24Gy）を併用した.42か月の追跡で7%の再発を確認し,3年無病生存は96.4%であった（Bouff et al 1999）.欧州各国の参加を得た共同研究 SIOP 研究では,germinoma に SFOP protocol を用い5年無病生存率85%を示した.AFP>25ng/mL または HCGβ>50IU/L の NGGCT に対し,シスプラチン＋エトポシド＋イフォスファミド併用療法4コースと全脳室系照射54Gy もしくは全中枢系に30Gy 照射を行い,5年生存率66%を得ている（Baranzelli et al 1998）.これらの結果は組織分類が日本と異なるため比較はできない.国際間で分類治療法の協議が進み始めている（松谷 2016）.中枢神経系の胚細胞腫には,放射線治療が欠かせない.

7.2.5　胚細胞腫に対する IMRT（intensity Modulated Radiation Therapy）と PBT（proton beam therapy），IMPT（Intensity Modulated proton therapy）

小児発達脳放射線被爆に伴う影響（二次性がん,神経発達障害,社会適応障害,

神経内分泌障害，発達障害，内耳視神経障害，血管障害等）を避ける目的で，定位的照射や陽子線照射（PBT）の有用性が報告されている．Proton beam は従来の Photon と類似の生物学的効果（relative biological effect; RBE 1.1）を持ち，急峻なエネルギー勾配（Spread out of the Bragg Peak; SOBP）により周辺組織への影響を抑え得るため，小児がんへの有用性が期待される（Mizumoto et al 2017）．小児脳腫瘍 PBT 後 5 年以上の 62 例後方視的長期経過で，晩期障害は 18％と Photon 照射より低く，治療効果に遜色はなかった．胚細胞腫 IMRT 治療 22 例 28 か月の経過観察で局所再発なく，progression free survival, overall survival rate が 95％，100％，PBT では IMRT より周辺組織，特に側頭葉，海馬，内耳，視神経被爆線量抑制し短期的に GCT 100％，NGGCT 67％の抑制とされ（Park et al 2015），今後，多施設研究での長期成績解明が待たれる．

7.3　長期的な留意点

germinoma や intermediate prognosis 群で腫瘍根治後も，下垂体機能不全に対する補充は QOL 維持に重要である．視床下部下垂体系内分泌障害は鞍上部腫瘍では治療前から生じ，放射線化学療法後には晩期障害が生じ得る．小児に多い疾患なので，GH 分泌不全による成長障害と急性期からの尿崩症に留意する．放射線障害が生じる線量は，GH は 18Gy 以上，TSH と LH/FSH は 30Gy，ACTH は 50Gy とされ，この順に障害されやすい．治療前から予測し，適切な内分泌検査と補充療法に配慮する．

GH 補充による脳腫瘍再発リスクは否定的ながら，治療終了後 1.5 年経過後の開始が望ましい．成人の GH 分泌不全（AGHD）は脂質代謝や骨，筋力保持，免疫系などに影響するので，GH 補充が必要である．甲状腺ホルモン補充は fT4 を目安に，小児では不足時早期に開始する（堀川 2009）．

ACTH 系（HPA axis）障害は進行に応じ対応する．手術を含めたストレス前のコーチゾール補充は重篤な QOL 低下を予防する．性ホルモン系の補充は成長に応じる．妊孕性に関連し思春期心理的トラブルを来す事があり，配慮を要する．視床下部性肥満の合併は多く，ステロイド副作用以外に満腹中枢不全やインスリン抵抗性増大など種々の要因が関与する．小児では長期的に運動や栄養指導に配慮する．

※本稿は，改訂第 4 版の松谷の原稿に，越智が改訂を行った．

文　献

Aida T et al: Neurol Med Chir (Tokyo) 33: 152-157 (1993).
Balmaceda C et al: J Clin Oncol 14: 2908-2915 (1996).
Baranzelli MC et al: J Neuro-Oncol 37: 229-239 (1998).

Bouff et1 E et al: Br J Cancer 79: 1199-1204 (1999).

Calaminus G et al: Neurooncology 15: 788-796 (2013).

Cheung V et al: J Neurooncol 129: 541-544 (2016).

Fujimaki T et al: J Neuro-Oncol 19:217-226 (1994).

Fujisawa I et al: Cancer 68: 1009-1014 (1991).

Gao Y et al: Int J Clin Exp Pathol. 7 :6965-6972 (2014).

堀川玲子：小児脳神経外科学．金芳堂，pp946-964 (2009).

Inamura T et al: J Neurol Neurosurg Psychiatry 66: 654-657 (1999).

Jennings MT et al: J Neursurg 63: 155-167 (1985).

Ghatak NR et al: J Neurosurg 31: 670-675 (1969).

Kageyama N: J Neurosurg 35: 755-759 (1971).

片上秀喜 他：日本内分泌学会雑誌 80 増刊：84-86 (2004).

Kellie SJ et al: Pediatr Blood Cancer 43: 126-133 (2004a).

Kellie SJ et al: J Clin Oncol 22: 846-853 (2004b).

小松清秀 他：脳神経 23: 917-926 (1971).

Kretschmar C et al: Pediatr Blood Cancer 48: 285-291 (2007).

Laprie A et al: Cancer Radiothera 19: 775-789 (2015).

Marthinez S et al: Pedeiatr Blood Cancer 61: 853-854 (2014).

松角康彦 他：癌の臨床 32: 1387-1393 (1986).

Matsutani M et al: Pediatric Neuro-oncology. Packer R et al (eds), Harwood Academic
    Publishers, Chur, Paris, Tokyo, pp254-260 (1992).

Matsutani M et al: Neurosurgery 33: 901-906 (1993).

Matsutani M et al: J Neurosurg 86: 446-455 (1997).

Matsutani M et al: Neurosurg Focus 5: Article 7 (1998).

Matsutani M et al: Neuro-Oncol 7: 519 (abstract)(2005a).

Matsutani M et al: Neuro-Oncol 7: 527 (abstract)(2005b).

松谷雅生：小児脳神経外科学．金芳堂，pp626-625,641-648 (2009).

松谷雅生：脳腫瘍治療学．金芳堂 (2016).

松谷雅生 他：EBM に基づく脳神経疾患の基本治療指針第 3 版．pp115-119 (2010).

McDonald S et al: Int J Radiat Oncol Biol Phys 79:121-129 (2010).

Mizumoto M et al: Neurol Med Chir (Tokyo) 57: 343-355 (2017).

Ogino H et al: Int J Radiat Oncol Biol Phys 62:803-808 (2005).

Park J et al: Radiat Oncol. 10:135 (2015).

Rosenblum MK et al:WHO Classification of Tumours of the Central Nervous
    System.4th ed. IARC, pp285-292 (2016).

Rushing EJ et al: J Neurosurg (2 Supple Pediatrics) 104: 143 (2006).

Saeki N et al: Endocr J 47: 83-89 (2000).

Sawamura Y et al: J Neurosurg 87: 262-266 (1997).

Sawamura Y et al: Eur J Cancer 34:104-110 (1998).

Saeki N et al: Endocr J 47:83-89 (2000).

Shibamoto Y et al: J Radiat Oncol Biol Phys 505-507 (1997).

Shono T et al: J Neurosurg (3 Supple Pediatrics) 107: 193-198 (2007).

Sugiyama K et al: Surg Neurol 42:200-210 (1994).

Uemastu Y et al: J neuro-oncol 13:247-256 (1992).

Ushio Y et al: J Neurosurg 90: 133-137 (1999).

Utsuki S et al: Acta Neurochir (Wien) 141: 975-978 (1999).

Yang JC et al: Pediatr Blood Cancer 63: 646-651 (2016).

Yoshida J et al: Acta Neurochir (Wien) 120: 111-117 (1993).

Central Brain Tumor Registry of the United States (CBTRUS) : Statistical Report: primary brain
    tumors in the US, 2000-2004. CBTRUS (2008).

The Committee of Brain Tumor Registry of Japan: Neurol Med Chir (Tokyo) 43 (Supplement)
    (2003).

44. 髄膜腫手術の基本

大宅 宗一，松居 徹

1. 髄膜腫の術前に必要な知識

1.1 まずは手術のゴールを設定する

髄膜腫は組織学的にはほとんどが良性の腫瘍であり，全摘出により治癒が期待できる．したがって全摘出が安全に可能である場合は，付着部硬膜や肥厚した骨組織を含めたいわゆる Simpson I の摘出を目指すべきであり，実際にも全摘出が手術の目的となる症例がほとんどである．しかし一方で，高齢の患者をはじめ全摘出のリスクが著しく高いことがある．こうした場合は，症例ごとに手術のゴールを設定することが重要である．例えば部分摘出による三叉神経痛の解除や，シャントによる水頭症治療など髄膜腫の周辺症状を緩和することがゴールとなることもあり得る．

1.2 手術に必要な画像検査

造影 MRI で腫瘍の付着部，周囲の血管や神経との位置関係，腫瘍周囲の浮腫の程度，脳組織との癒着の程度などを評価する．腫瘍内の造影効果が不均一だったり腫瘍の辺縁が不整形であったりする場合は，WHO 分類グレード 2 以上の髄膜腫の可能性を疑う．脳槽撮影条件で腫瘍と周囲脳組織との間に髄液腔が存在しない場合や腫瘍と脳幹や小脳脚が接する面に高度な浮腫が認められる場合は，強い癒着があると判断し無理に脳幹から剥離しないことも選択肢となる（図 44.1）．

単純 CT は thin slice の骨条件にて骨肥厚や骨破壊を注意深く観察することで，ほとんどの症例で血管撮影を行わなくても腫瘍の付着部を知ることができる．また頭蓋底の骨削除を要する症例では，副鼻腔や乳突洞が開放される可能性を予想し，対応策を決めておく（腹部脂肪を使用して副鼻腔を閉鎖するかどうか，など）．

血管の精査はほぼ MRI と 3DCT 血管造影で十分である．頭蓋底髄膜腫で静脈灌流が問題となる場合は 3DCT 血管造影の静脈相が有用である．

現在では診断目的の脳血管撮影の必要性は以前より低下し，内頚動脈が巻き込ま

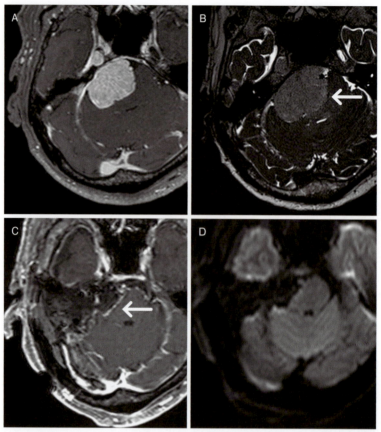

A：脳幹に著明な圧迫を示す錐体テント髄膜腫．B：脳槽撮影にて脳幹表面と腫瘍の間に髄液腔を認めない．C：術後MRIにて脳幹の表面に薄く一層の腫瘍を意図的に残した．D：術翌日の拡散強調画像にて梗塞を認めない．

図44.1　脳幹からの剥離リスクの術前予想

れていて血管損傷のリスクが高い症例や，静脈洞ごとの摘出を要する症例で静脈灌流の方向などのダイナミックな評価が必要な場合に限られている．一方で栄養動脈を手術早期の段階で遮断できない部位の腫瘍や易出血性の腫瘍では，術前の塞栓術によって出血量を減らすことができる．また脳神経や血管との剥離が困難であることが予想される場合も，塞栓術で腫瘍が軟化して摘出が容易になる場合があり，症例ごとに必要性を検討する．

1.3　鑑別疾患

画像上，典型的でない場合は表44.1に示すような疾患との鑑別を行う．

表 44.1　良性髄膜腫との鑑別が必要となる疾患

・WHO 分類グレード 2/3 の髄膜腫
・血管周皮腫
・転移性脳腫瘍
・神経鞘腫（dural tail は髄膜腫に多く見られるが特異的ではない）
・膠芽腫（dural tail や外頚動脈系からの血流を受ける例もある）
・悪性リンパ腫
・下垂体腺腫，頭蓋咽頭腫（トルコ鞍近傍）
・炎症性偽腫瘍（サルコイドーシス，肉芽腫，肥厚性硬膜炎，ロサイ・ドルフマン病，IgG4 関連疾患ほか）
・感染性腫瘤（結核腫）
・血管性疾患（動脈瘤，海綿状血管腫）
・肉腫
・骨膜骨芽細胞腫
・形質細胞腫

1.4　周辺症状の管理

　　てんかん発症の場合は術前に抗てんかん薬を投与する．無症候性の場合の抗てんかん薬の予防投与の必要性は未確立である．浮腫を伴う症例で術前からのステロイド投与が行われることがある．投与の意義にエビデンスはなく，症例ごとに検討する．

1.5　その他の術前準備

　　各種モニタリング（運動誘発電位，体性感覚誘発電位，聴性脳幹反応，顔面神経・下位脳神経モニタリング），術中ナビゲーション，輸血や迅速病理診断などの準備を行う．

2.　髄膜腫手術総論

　　まずはじめにどの部位の髄膜腫においても共通する基本的なコンセプトを概説する．

2.1　開頭の基本

　　髄膜腫の発生母地に当たる硬膜に手術の初期の段階でしっかりと到達できるような開頭を行うことが重要である．また発生部位から関与する栄養動脈について把握

し，開頭操作中に硬膜外で処理できるかどうか検討する（表44.2）（西本1984；Dubel 2013）．また腫瘍の栄養動脈を同定することにより，腫瘍が周囲の血管や脳神経をどの方向へ圧排しているかがわかる．これは合併症の少ないアプローチを選択する上で極めて重要な情報である．一般に頭蓋底髄膜腫では複雑な頭蓋底アプローチを要すると考えられがちだが，腫瘍が大きいほど腫瘍を摘出することにより大きなワーキングスペースが得られる．腫瘍によって現在圧排されている以上に脳を圧排しないように注意しつつ，そのワーキングスペースを活用して過度の頭蓋底骨切除を回避することが，合併症の低減に繋がる．

表44.2　発生部位別の主な栄養動脈

発生母地	栄養動脈
テント上 円蓋部	・中硬膜動脈 ・浅側頭動脈 ・前大脳鎌動脈
大脳鎌・ 傍矢状洞部	（前半） ・中硬膜動脈 ・前大脳鎌動脈−前篩骨動脈−眼動脈 （後半） ・中硬膜動脈 ・椎骨動脈の硬膜枝
前頭蓋底	・前篩骨動脈−眼動脈 ・後篩骨動脈−眼動脈 ・反回髄膜動脈−眼動脈から分岐，上眼窩裂を戻るように通って硬膜に分布
中頭蓋底	・中硬膜動脈 ・副硬膜動脈−中硬膜動脈または顎動脈から分岐 ・反回髄膜動脈−眼動脈から分岐，上眼窩裂を戻るように通って硬膜に分布 ・上行咽頭動脈前枝 ・artery of foramen rotundum ・vidian artery
斜台・テント	・硬膜下垂体動脈幹−内頚動脈 ・椎骨動脈の後硬膜枝 ・副硬膜動脈−中硬膜動脈または顎動脈から分岐 ・後大脳動脈の硬膜枝（artery of Davidoff and Schechter）
錐体・ 小脳円蓋部	・上行咽頭動脈硬膜枝，hypoglossal branch ・椎骨動脈の後硬膜枝 ・後頭動脈の硬膜枝
海綿静脈洞	・内頚動脈海綿静脈洞部の枝
脳室内	・前脈絡叢動脈 ・内側・外側後脈絡叢動脈

2.2 4D の基本

髄膜腫はしばしば "4D" と呼ばれるステップに分けられる．まず髄膜腫を栄養する動脈を硬膜から腫瘍に入る部位で焼灼し腫瘍からの出血を最小にする（devascularize）．次に，腫瘍を付着部から切り離す（detach）．硬膜からの切り離しが終了した時点で腫瘍内に切り込んでも出血は非常に少なくなっているはずであり，安全に腫瘍の内減圧を進められる（debulk）．最後に内減圧によってできた腫瘍内の空間に腫瘍を集めて腫瘍全体を縮小させるようにして腫瘍の外に操作スペースを作り，腫瘍と接する血管や神経と剥離する（dissect）．

2.3 Simpson 分類

1957 年 Simpson は髄膜腫において摘出度と再発率との間に相関があることを報告し（Simpson 1957），以来いわゆる Simpson 分類は腫瘍の摘出度の客観的な尺度として，手術成績の比較や術後再発率の予測に貢献してきた．当時から手術法や検査法は大きく変貌したが，今日でも高い摘出度は低い再発率と長期の機能温存率に資することは論をまたない．したがって摘出の際は，リスクを勘案した上で腫瘍の接する硬膜をできる限り広範に切除し，腫瘍の浸潤を受けた骨の削除を十分に行う必要がある．

3. 髄膜腫手術各論

髄膜腫は発生部位によって注意すべきポイントが各々異なる．以下に発生部位別のポイントを述べる．

3.1 円蓋部髄膜腫

円蓋部髄膜腫はアプローチはシンプルであるが，術後に麻痺やてんかん発作などの合併症が生じやすく，慎重に摘出する必要がある．開頭範囲は付着部硬膜を十分に含むように大きく開頭する．開頭時に腫瘍の栄養動脈となっている浅側頭動脈や中硬膜動脈を十分に焼灼する．硬膜の切開は最初から最大摘出ラインで切除する必要はなく，むしろ腫瘍摘出前の正常脳の過剰な露出は避けた方がよい（図 44.2）．付着部ぎりぎり近くで硬膜を切開すると硬膜がその下の正常脳の保護に働く．dural tail 部の広範な硬膜切除は最後に行えばよい．付着部を取り囲むようにぐるりと一周硬膜を切開できれば基本的には血流は断たれるはずである．

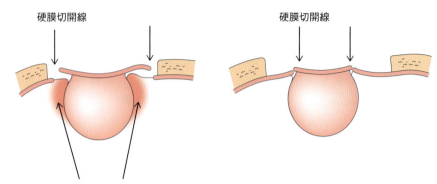

図44.2　円蓋部髄膜腫における硬膜切開

A：腫瘍周囲をあまりにも大きく露出すると腫瘍に接した部分の正常脳の損傷をきたしやすい．

B：腫瘍周囲の硬膜を限局的に切開すると，腫瘍周囲の脳組織を硬膜で保護することができる．

摘出に関しては，原則通り腫瘍の内減圧から開始する．剪刀やループ状のモノポーラあるいはCUSAなどを用いる．中心にできた空間に周囲の腫瘍を寄せるようにすると，腫瘍外に脳実質との間のスペースを得ることができる．内減圧が不十分なままで剥離操作を行うと周辺の脳をさらに圧迫することに繋がる．硬膜からdetachした後の内減圧中に腫瘍から出血がある場合は，脳表からのpial supplyなどの存在を疑う．この場合，過剰に腫瘍を動かして腫瘍裏側の栄養動脈を引き抜くことのないように注意する．また大型の腫瘍では最後の裏側が直視しにくいことがある．手術用顕微鏡を使用して摘出する場合でも，時に脇から肉眼で観察し腫瘍の裏側に癒着する動脈などがないかどうか確認するとよい．すべての髄膜腫に共通することであるが，最後に腫瘍が十分に動くようになっても引っ張りすぎると真裏に癒着した小動脈が引き抜けることがあり，最後まで直視下の操作を心がける．

3.2　大脳鎌・傍矢状洞部髄膜腫

開頭が小さすぎると腫瘍の奥を見る視軸が取れないので気をつける．また頭頂部近傍の場合は，手術体位を仰臥位とするか腹臥位とするかを，腫瘍周囲の硬膜の肥厚の範囲などを参考にして無理のない体位を選択する．頭頂部近傍の場合は，開頭範囲の決定にナビゲーションが有用である．腫瘍が左右にまたがる場合には上矢状洞をまたいで開頭する（図44.3A）．また腫瘍が左右一側であっても，開頭は上矢状洞を少しまたぐ開頭にした方が摘出操作はしやすい．上矢状洞の上に骨が残っていると思いのほか道具が当たって動かしにくいことがある．大脳鎌部，傍矢状洞部，いずれの腫瘍の場合でも腫瘍周囲を走行する架橋静脈の損傷は極力避けなくてはならない．

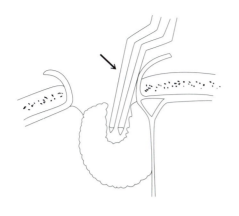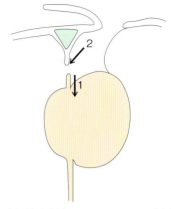

A：開頭が SSS をまたがない場合，道具の動きが骨縁で制限されることがある（矢印）．SSS を露出した開頭の方が操作しやすい．

B：大脳鎌髄膜腫の devascularize は腫瘍付着部（矢印 1）ではなく，周囲の大脳鎌で行う（矢印 2）．

図 44.3　大脳鎌髄膜腫における開頭および大脳鎌の切開

　大脳鎌髄膜腫の場合は，大脳鎌は基本的にどんなに広く切除してもよいわけなので，すぐに腫瘍の内減圧を始めずにまずは大脳鎌を腫瘍周囲で切断して栄養動脈を断つとよい．つまりまず腫瘍の上極側で大脳鎌を付けたまま腫瘍を切断していくと内減圧時の出血を減らすことができる（図 44.3B）．その後に内減圧を行い，できたスペースを利用して腫瘍と深部の大脳鎌の切り離しを行うと，まず摘出の比較的初期の段階で，腫瘍を大脳鎌から切り離すことができる．後は feeder の断たれた腫瘍塊を慎重に脳から剥離すればよい．

　傍矢状洞髄膜腫は再発のリスクが高い．その理由は，矢状洞壁が腫瘍に侵されていて上矢状洞が閉塞していない限りは Simpson I の摘出が困難であるためである．文献的には静脈グラフトを利用して上矢状洞を再建して Simpson I の摘出を目指す報告もあるが，良性腫瘍の初回手術で行うべきかは疑問が残る．通常は，術前の血管撮影や 3DCT 血管撮影にて上矢状洞が完全に閉塞していない症例では上矢状洞壁の摘出は避け，残存硬膜の焼灼にとどめるべきであろう．そして術後に腫瘍が再発し上矢状洞が閉塞した際には，全摘出を考慮すればよい．

3.3　前頭蓋底髄膜腫（嗅窩部髄膜腫，蝶形骨平面髄膜腫）

　アプローチには大きく 2 つあり，両側前頭開頭による interhemispheric approach と，片側の lateral subfrontal approach に分けられる．
　日本人は欧米人と比較して短頭型が多いため，一般には術野が浅い interhemispheric approach が選択されることが多い．

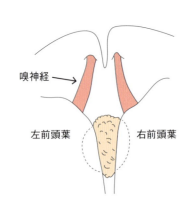 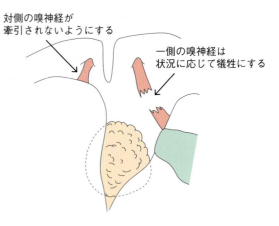

A：両側の嗅神経周囲を十分に剥離し，前頭葉の下垂によって牽引されないようにする方法

B：牽引を一側の前頭葉（図では右）に集中させ対側の前頭葉底部のくも膜を切開しないことにより対側の嗅神経への牽引がかからないようにする方法

図 44.4　嗅神経を保護する 2 つの方法

　嗅覚がすでにない場合は腫瘍摘出後に回復する見込みはないため嗅神経は切断する．むしろ小型の腫瘍で嗅覚が温存されている場合に細心の注意を要する．腫瘍を嗅神経から剥離する操作を慎重に行うことは当然だが，術中に髄液が抜けすぎると両側前頭葉が下へ沈み嗅神経に牽引の負担がかかって嗅覚が失われることがある．この脳の沈み込みによる嗅神経損傷を防ぐには，①両側嗅神経周囲のくも膜を十分な距離で切開を加え，両側前頭葉が下降しても両側嗅神経が引っ張られないようにする（図 44.4A），あるいは②両側前頭開頭ではあるが基本的には片側アプローチをとり，同側の嗅神経は犠牲にして前頭葉を牽引し，対側の前頭葉には極力触らないことで嗅神経を保存する（図 44.4B），という 2 つの方法がある．嗅窩部あるいは蝶形骨平面の付着部と腫瘍の間で硬膜と腫瘍の切り離しを行う．このとき栄養血管である前・後篩骨動脈が切断される．多くの症例ではこの切り離しを深部方向へと進めることにより内減圧前に腫瘍の硬膜からの切り離しを完遂できる．

　切り離しが済んだら内減圧を行って順次周囲の脳組織から剥離を行っていく．しばしば腫瘍の後上方の脳梁膝部周囲で pericallosal artery が腫瘍に強く癒着したり巻き込まれたりしているため，慎重に剥離する．また前大脳動脈の分枝である frontopolar artery も同様に腫瘍に巻き込まれていることがあるがこの血管は切断しても問題ないとされる．また 3.4 項で詳述するが嗅窩部髄膜腫であっても 5〜6 cm を超えるような大きな腫瘍では，鞍結節部を乗り越えて視神経管内へ腫瘍が入り込むこともあるため注意を要する．

　最後に前頭蓋底の硬膜と骨の削除を必要に応じて行う．硬膜の広範な切除が必要な場合には，術後髄液鼻漏のリスクがあるため有茎の前頭部の骨膜弁を頭蓋底部に敷き込み，残存硬膜の縁に water-tight に縫合することが重要となる．前頭洞が大

きく開放された場合は，前頭洞の内板や隔壁をドリルで削って前頭洞を頭蓋化（cranialization）した後，腹部から採取した大きめの脂肪片を当てて骨弁で挟み込むようにして固定すると髄液漏を回避できる．

3.4　蝶形骨縁髄膜腫，前床突起髄膜腫，蝶形骨眼窩部髄膜腫

蝶形骨縁髄膜腫は蝶形骨縁のどこから発生するかにより歴史的にmedial/alar/lateralの3つに分類されていたが，手術的な観点からはmedialとlateralの2つに分けて考えるとよい．このうち付着部がmedialの前床突起部に限局するものが前床突起髄膜腫 anterior clinodal meningioma であり，上眼窩裂を介して眼窩硬膜periorbitaに伸展するのが蝶形骨眼窩髄膜腫 spheno-orbital meningioma である．medial sphenoid ridge meningioma あるいは anterior clinoidal meningioma は視神経管内へ伸展している例が多く視力障害で発症するため，視力改善は手術の大きな目的となる．

前床突起から発生する場合は，1cm前後の非常に小さい腫瘍であっても高度な視力低下が生じ得る．小型の腫瘍では硬膜内からアプローチして腫瘍摘出後に視神経管を硬膜内から開放する（図44.5）．視神経管内の腫瘍残存は術後の視力回復不良の原因となるため完全に摘出する．また視神経管内の再発は視力障害が生じやすく，さらに放射線照射も視神経障害をきたしやすい．

中型から大型の髄膜腫の手術の最大のポイントは，蝶形骨大翼と小翼を硬膜外から十分に切削することである．蝶形骨縁は腫瘍への豊富な血流を反映しほぼ全例で肥厚している．これを逆手に，骨削除により広い硬膜外スペースが得られる．同時に腫瘍への栄養動脈も遮断できる．さらには前頭蓋底の骨も肥厚しているため，こ

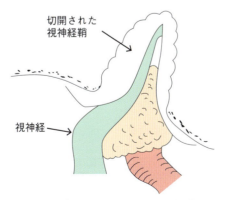

図44.5　硬膜内からの視神経管開放

れも平らに（flattening）すれば，硬膜外スペースがさらに広くなる（図44.6）．特に中型から大型の腫瘍でこのステップを怠ると，代わりに脳を牽引することになってしまう．むしろ中型から大型の腫瘍では蝶形骨の肥厚も高度なため広い硬膜外スペースが確保でき，そのため下方からの視軸も取りやすくなり，脳の牽引が少なくて済むことすらある．蝶形骨のドリリングを進めつつ，側頭葉と前頭葉の硬膜を硬膜外から焼灼する．腰椎ドレーンは不要である．meningo-orbital band を切開して側頭葉硬膜を後方へ軽く牽引し，上眼窩裂を同定する．

前床突起切除の手順（図44.7）は，まず上眼窩裂を拡大し，眼窩硬膜を露出する．これによりその症例における眼窩壁の厚みが把握できる．次に視神経管に進入する硬膜の折れ返りをみつけ，視神経管の入口部 orifice の位置を推測し拡大した上眼窩裂と連続させる．これにより自然に視神経管の上壁 orbital canal roof が開放され

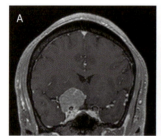

A：前床突起髄膜腫

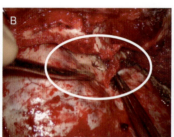

B：著明な蝶形骨縁の骨肥厚を認める．

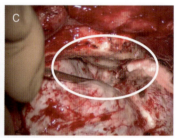

C：蝶形骨縁および前頭蓋底の骨削除により広い硬膜外スペースが得られている．

図44.6　蝶形骨縁の骨削除と前頭蓋底の flattening（右側アプローチ）

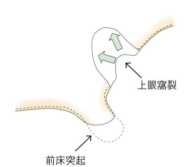

ステップ1：上眼窩裂周囲の眼窩側壁を削除し，上眼窩裂を拡大して眼窩硬膜を露出する．

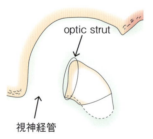

ステップ2：視神経管の上壁の骨を削除し，拡大した上眼窩裂と連続させる．これにより前床突起は optic strut のみで繋留されていることになる．

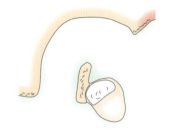

ステップ3：optic strut を術野の深部方向へ削っていくと前床突起の固定が外れ，前床突起が動くようになる．前床突起を周囲の硬膜から剥離して除去する．

図44.7　前床突起削除の3ステップ（右側アプローチ）

る．この段階で前床突起は視神経管の外側壁，いわゆる optic strut のみで繋留されている状態となる．optic strut の削除を深部方向へ進めつつ，前床突起を周囲の硬膜から剥離すると次第に前床突起がぐらぐらし始める．さらに optic strut を深部へと除去すれば前床突起を外すことができる．海綿静脈洞からの出血が見られることがあるが，止血材や bone wax などで容易に制御できる．骨削除はダイアモンドドリルでも micro-rongeur でもよい．ダイアモンドドリルを使用する場合には視神経への熱損傷を避けるため十分な洗浄を行う．蝶形骨洞あるいは篩骨洞が開放されることがあるため（Mikami 2007），フィブリン糊付きの筋肉片を当てるなどして適切に閉鎖する．

　次いで硬膜内作業に移るが，すでに腫瘍によって外側から内側へと視神経は強く圧迫を受けていることを意識し愛護的な操作を心がける．腫瘍の内減圧を行っていくが，通常はここまでの段階で栄養血管がほとんど処理されており腫瘍から出血は少なくなっている．しかし内頚動脈系からの feeding を受ける腫瘍，特に巨大な腫瘍で術前画像で内頚動脈から A1，M1 が引き伸ばされて細くなっているような症例では　腫瘍が動脈壁に浸潤しているリスクが高い．そうした症例では動脈周囲の腫瘍塊は意図的に残存させることも検討すべきである．中型以下の腫瘍の場合は腫瘍と穿通枝や視神経・動眼神経などの脳神経との境界にはくも膜が保たれている．IC，A1，M1 で形成されるコンパートメントを意識した摘出が，これらの解剖の保存に繋がる（図 44.8）．spheno-orbital meningioma の場合は，腫瘍が上眼窩裂から眼窩硬膜に伸展している．この場合は，眼窩上壁と側壁を大きく開放し眼窩硬膜上の腫瘍も完全に摘出する必要がある．眼窩硬膜が腫瘍の浸潤を受けていると破れてしまって眼窩内脂肪が後方へ突出するが，眼窩壁の再建などは不要である（Scarone 2009）．眼窩硬膜を眼窩縁から剥離してしまわなければ，術後の眼球陥凹も起こら

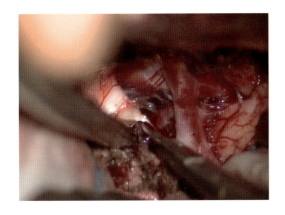
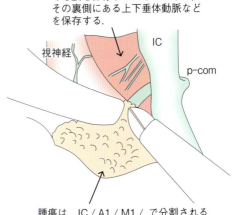

図 44.8　くも膜とコンパートメントを意識した摘出

ない.

3.5 鞍結節部髄膜腫

鞍結節部髄膜腫は，しばしば視力の低下で発見される．近年，内視鏡下経鼻的手術の発展に伴い，手術アプローチが多様化していることが特徴である．経鼻手術は，2cm 以下の小型でかつ側方伸展がなく，頭蓋底硬膜再建の技術が確立されている施設においては適応として考慮してよい．しかし経鼻手術の利点とされる術中早期の視神経管開放や硬膜の早期処理による出血量低減に関しては，小型の鞍結節部髄膜腫なら当然開頭手術でも容易に可能である．

開頭術を選択する場合，アプローチは主に 3 つある．interhemispheric approach，視力低下の強い方からの lateral subfrontal/pterional approach，視力低下の軽い方からの lateral subfrontal approach である．鞍結節部髄膜腫の伸展様式は microscopic には完全に左右対称ではなく，左右どちらかにより伸展が強いことが多い．これは左右の視力のどちらが先に低下したのか，あるいは現在どちらの視力低下がより高度かという症状と合わせて，アプローチを選択する上で重要な情報である．

それぞれのアプローチの利点と欠点を表 44.3 に示した．lateral subfrontal approach でも，そもそも視神経管は正中より外側に存在するため，開頭を正中近くまでしっかりと広げれば視神経管内側からの視軸の確保は可能である（図 44.9）．いずれにしても，近年の鞍結節部髄膜腫の手術成績の報告では，2cm 以下の小型の腫瘍を習熟した術者が行った場合は，経鼻手術も開頭手術も視力低下のリスクは非常に低

表 44.3　鞍結節部髄膜腫におけるアプローチについて

	Interhemispheric approach	Lateral subfrontal approach	Endoscopic endonasal approach
利点	・広い術野 ・視神経の内側からの視軸が取りやすく，視神経に触れずに腫瘍の摘出が行いやすい ・両側の視神経管の開放が行いやすい	・前頭洞開放を避けられる ・嗅覚を保存しやすい ・手術早期での内頚動脈周囲からの髄液排出が可能 （視力障害の少ない側からの場合） ・視力低下の強い側の視神経に対する愛護的な操作が可能	・頭皮の切開が不要 ・視神経管を早期に開放できる ・術後の視機能成績がやや優れているとする報告あり（未確立） ・付着部硬膜の処理を早期に行える ・前頭葉の retraction injury がない
欠点	・前頭洞の開放 ・半球間裂開放時の前頭葉の架橋静脈の損傷 ・嗅神経に牽引による損傷が生じやすい（嗅覚残存症例にて） ・髄液排出が手術早期には困難	（視力障害の強い側からの場合） ・視神経越しの腫瘍摘出となるため，視神経障害の恐れがある ・同側の視神経管内側の開放にやや技術を要する （視力障害の少ない側からの場合） ・術野が深い ・嗅覚障害が起こりやすい	・一般に摘出度が開頭より下がる ・術後髄液漏のリスクがある ・腫瘍が頭蓋内で内頚動脈より外側へ伸展している場合は摘出できない ・付着部硬膜の完全な切除は困難で，長期の再発リスクが懸念される

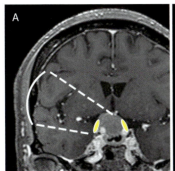 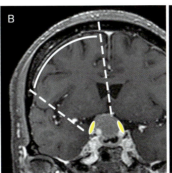 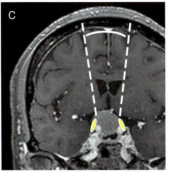

A：pterional approach では視力障害の強い右視神経越しに腫瘍を摘出することになる．

B：一側の lateral subfrontal approach であっても，正中まで十分に開頭することにより右視神経に対する内側からの視軸を取ることができる．

C：interhemispheric approach では両側の視神経に対する内側からの視軸が十分に取れる．

図 44.9　視神経内側からの視軸の確保（右の視神経障害が強い場合）

く，視力改善に関する治療成績は良好である．

　したがって問題は大型の腫瘍ということになる．interhemispheric approach でも lateral subfrontal approach でも本質的な戦略は同じである．大型の腫瘍ではまず蝶形骨平面から鞍結節部にかけて硬膜から腫瘍を切り離し，devascularize する．なかなか骨からの出血が止まらないときは，肥厚した蝶形骨平面や鞍結節部の骨をダイアモンドドリルで削ると，骨屑が骨内の微小な腔に詰まる作用が加熱効果と相まって容易に止血できる．腫瘍の切り離しとともに内減圧を適宜加えて周囲から剥離を進める．嗅覚が保存されている場合には，3.3 項で述べたような方法で嗅神経の保存に努める．鞍結節部髄膜腫に限らず視神経への圧迫と視力低下を呈する髄膜腫では，術中早期に視神経管を開放することにより視力改善を促すと考えられている（Nozaki 2006）．つまり腫瘍の硬膜からの切り離しと内減圧を進めていきつつ，視神経管が同定できたところで視神経管内側の開放を行って視神経の除圧を行うことが望ましい．ただし，この作業は大型の鞍結節髄膜腫では容易ではない．また大型の腫瘍では，しばしば前頭蓋底の動脈との剥離が問題となる．腫瘍の上部から後部にかけては，前大脳動脈や前交通動脈，これらからの穿通枝などの損傷に気をつけ，慎重に剥離する必要がある．しばしば A1 を見ようとして前頭葉に脳べらを長時間かけておくと Heuber's artery の閉塞を生じるため，こまめに脳べらを移動させる．また，内頚動脈とその分枝である上下垂体動脈の剥離も重要である．上下垂体動脈の損傷は術後視機能の悪化を引き起こす．腫瘍と視神経の癒着を丁寧に剥がし，prechiasmatic cistern 内の腫瘍を下垂体柄を保存しながら摘出する．最後に両側の視神経管内への腫瘍の伸展がないかを適宜ドリリングを加えて確認する．鞍結節部周囲のドリリングでは蝶形骨洞あるいは篩骨洞の開放が生じやすく，開放された場合にはフィブリン糊付き筋肉片を当てるなどして術後の髄液漏を予防する．

3.6 海綿静脈洞髄膜腫

　　海綿静脈洞髄膜腫，あるいは周囲から海綿静脈洞へ浸潤している部分に関しては，腫瘍摘出術による根治は困難であり，根治を目指した手術は複視や不快な顔面知覚異常などの合併症率が高く，その意義は大きいとはいえない．そのため現時点ではガンマナイフを中心とした定位放射線照射が治療の主体となる．状況に応じた手術適応としては，腫瘍による圧迫による脳神経症状に対する症状緩和を目指した部分摘出術や，髄膜腫と画像上断定しにくい場合などは手術も考慮される．また近年の内視鏡下経鼻的腫瘍摘出術の発展により，脳神経越しではなく海綿静脈洞髄膜腫へアプローチすることが可能となってきており，定位放射線治療との併用による治療成績の向上が期待されている．

3.7 中頭蓋窩髄膜腫

　　純粋に中頭蓋底部から発生する髄膜腫は比較的稀であるが，いくつかの重要な点がある．まず皮弁と筋弁の翻転は two layer にて行い，十分に低い位置まで側頭筋を翻転する．zygomatic arch を切断し下方へ移動させ側頭筋を大きく移動させると，側頭骨を中頭蓋底がフラットに見えるまで低く開頭できる．硬膜外から主要な栄養血管である中硬膜動脈を棘孔付近で焼灼切断する．後は硬膜を開放して通常のステップで腫瘍を切除するが，正円孔や卵円孔上の腫瘍付着部硬膜を焼灼しすぎると術後に極めて不快な顔面のしびれが残ることがある．確実に避ける方法がないため，術前から患者に生じ得る症状を十分説明しておくことが重要となる．

　　腫瘍の摘出に当たっては，腫瘍と MCA（特に M1 から M2 にかけて）が近接している場合にはこれらの血管と腫瘍の剥離が重要である．いきなり腫瘍と動脈の剥離に向かうのではなく，腫瘍と MCA が接する部分の近位側と遠位側の動脈を確保し，癒着していない部分から動脈をたどるようにして鈍的・鋭的剥離を使い分けて慎重に剥離を進める．M1 からの穿通枝が腫瘍表面に接している場合には，剥離操作によって血管攣縮などが生じていないかに注意する．MEP の術中モニタリングも有効な場合がある．

3.8 錐体部髄膜腫，斜台部髄膜腫，錐体斜台部髄膜腫，錐体テント髄膜腫

　　これらの髄膜腫は頭蓋底最深部に存在し，難易度の高い手術となる．術野において大なり小なり脳神経越しの手術操作が必要となるため，発生母地の正確な同定がアプローチの決定に重要である．しかし大型になると最初にどこから発生したのか分かりにくい．基本的には三叉神経が内側に押されている場合は錐体骨発生であり，

三叉神経が外側へ圧迫されている場合は斜台が起源となる．術前の MRI 脳槽撮影による脳神経の同定，3DCT 血管撮影による栄養動脈の同定，骨肥厚部位の同定などによって発生母地を推測する．さらに開頭時に露出する静脈洞が閉塞するリスクや腫瘍と動脈の位置関係について，十分に把握することが重要である．具体的な注意点は下記に腫瘍の発生母地ごとに述べるが，特に腫瘍が大型の場合などでは1回の手術で摘出するのではなく，2期的な手術に分けることも有用である．例として，頭蓋底アプローチ部分と腫瘍摘出を分ける，あるいは頭蓋底アプローチと内減圧部分まで行い，腫瘍と脳神経や主要血管との剥離操作は後日行うなどが検討される．また腫瘍摘出のリスクは腫瘍の硬さに大きく依存することを考えると，術前の腫瘍塞栓術は腫瘍が軟らかくなって吸引による摘出が可能となる場合も多く，有効な補助手段となり得る．

錐体部から発生している場合は，内耳道と発生部位の位置関係で3つのアプローチを考慮する（図 44.10）．内耳道より後方から発生している場合は内耳神経や顔面

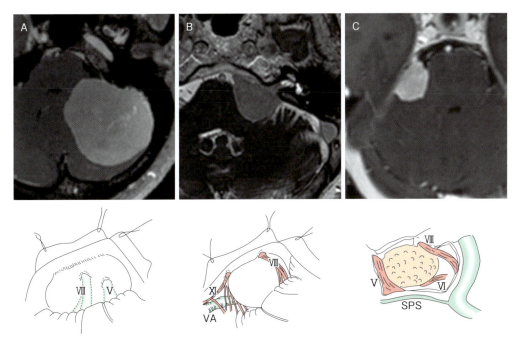

A：内耳道より後方から発生している腫瘍では，脳神経との間にくも膜が保たれており，脳神経の保存は容易である．
V＝三叉神経
VIII＝内耳神経

B：内耳道の腹側下方から発生している髄膜腫に対する外側後頭下開頭では脳神経越しの操作となる．このような場合は transcondylar approach（上図）による下方からの視軸が最も広い脳神経間のスペースを利用できる
XI＝副神経
VA＝椎骨動脈

C：内耳道より内側・上方に位置する髄膜腫では anterior transpetrosal approach（上図）が選択肢となる．三叉神経（V），外転神経（VI），内耳神経（VIII）にて囲まれるスペースが最も広くなり，脳神経への愛護的な操作が行いやすい．
SPS＝上錐体静脈洞

図 44.10　錐体部から発生する髄膜腫のアプローチ別の脳神経の位置

神経などの脳神経と腫瘍の間にはくも膜によるバリアが存在するため，シンプルな外側後頭下アプローチで十分である．内耳道より腹側下方の錐体骨面から発生している腫瘍は顔面神経・内耳神経を押し上げるように成長し，外側後頭下開頭では腫瘍越しの摘出となる．これらの脳神経に対して愛護的な操作を行うためにはなるべく下方からの術野を得た方がよい．そのため transcondylar approach が有用となる（XII章63節を参照）．また内耳道より内側上方に位置する場合は後方から錐体骨とテントがなす三角のスペースを利用して切除する方法と，anterior transpetrosal approach（XII章64節参照）を用いる方法とがある．前者ではしばしば内耳道上部の骨の突起（suprameatal tubercule）の削除が術野拡大に有効である（Watanabe 2011）．内耳道より下方にまで付着部が伸びる腫瘍では，anterior transpetrosal approach のみでは到達が難しい．

　腫瘍が大きくなると付着部も拡大し，斜台・錐体骨部のみならずテントや海綿静脈洞も巻き込まれる．こうした腫瘍では，錐体骨の前方からアプローチする anterior transpetrosal approach，錐体骨の後部を切削し S 状静脈洞の前部のスペースを利用する posterior transpetrosal，そして両者を組み合わせる combined transpetrosal approach が有用である（図 44.11）．また錐体骨切削の範囲もさまざまだが，術前聴力が温存されている場合には三半規管を保存する必要がある．多くの症例で上錐体静脈洞を切断することになるが，切断により重大な静脈灌流障害をきたさないかどうかを術前に精査する必要がある（Matsushima 2014）．また anterior transpetrosal approach の場合もシルビウス裂静脈と側頭葉下面を走行する静脈の灌流を阻害しないように留意する（Shibao 2016）．transpetrosal approach はメッケル腔の開放による三叉神経の可動性と，テント切痕の切開にて滑車神経の可動性を得ることができれば，比較的広い術野で安全に腫瘍の摘出が行える優れたアプローチである．

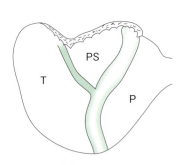 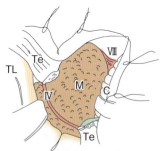 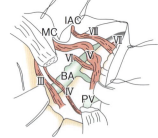

A：錐体骨削除が終了した段階．
P＝後頭蓋窩硬膜
PS＝presigmoid space の硬膜
T＝側頭葉硬膜

B：硬膜切開とテント切開後，腫瘍が露出したところ．

C＝小脳　　　　TL＝側頭葉
M＝髄膜腫　　　IV＝滑車神経
Te＝テント　　　VIII＝内耳神経

C：腫瘍摘出終了時．メッケル腔と内耳道が開放されている．

BA＝脳底動脈　　III＝動眼神経
IAC＝内耳道　　 VI＝外転神経
MC＝メッケル腔　VII＝顔面神経
V＝三叉神経　　 PV＝錐体静脈

図 44.11　錐体斜台部髄膜腫に対する combined transpetrosal approach

腫瘍摘出そのものは髄膜腫摘出の原則に従うが，この部位の髄膜腫摘出に特に重要となるのは，脳神経からの剥離と脳幹からの剥離である．脳神経からの剥離の際には，基本的に三叉神経以外は非常に脆弱であることを十分に意識する．特に蝸牛神経は非常に弱いため，神経を動かすのではなく腫瘍を動かして鋭的に剥離し，神経には極力触れないようにする．内耳道内やメッケル腔を開放して内部に浸潤する腫瘍も摘出する．外転神経が入るドレロー管周囲の硬膜を焼灼すると永続する外転神経麻痺が出るので注意する．術前のMRIにて脳幹に強い浮腫を認める症例では脳幹からの無理な剥離は避ける．特に腫瘍と脳幹表面の間に強拡大下でも鋭的に剥離するスペースが確認できず腫瘍とともに脳幹が動くような場合は剥離を断念し，残存腫瘍を極力薄くすることにとどめる．摘出後は有茎の側頭筋膜弁を用いて硬膜をできる限り縫合するが，完全にwater-tightに縫合することはほぼ不可能であり，腹部脂肪を採取して死腔を埋めるように硬膜に圧着させて硬膜形成を完了する．もし術後に皮下に髄液が貯留するようであれば腰椎ドレナージを行う．

3.9　テント髄膜腫

テントは，前方では前床突起部の硬膜へ移行しテント切痕を形成して後方へと向かう．次第に膜状に水平に広がり，外側では錐体稜，後方では後頭骨をそれぞれ覆う硬膜に移行する．したがって，ひとくちにテント髄膜腫といっても多様な腫瘍の集団であり，どの部位に発生するかでアプローチが全く異なる．また，テント切痕を含む内側型のテント髄膜腫はtentorial arteryなどからの栄養血管から豊富な血流を受けていることが多い．内頚動脈系からの栄養血管の術前塞栓は一定のリスクを伴うが，もし施行できれば摘出をかなり安全に行えるようになるため検討すべきである．

部位別のテント髄膜腫とアプローチの例を示す（図44.12）．前方内側型はtranssylvian approachあるいはsubtemporal approachを用いる．上方伸展の強い場合は，orbitozygomatic approachによる下方から見上げる視軸を得るとよい．後方内側型は小型の場合は外側後頭下開頭でもよいが，中型以上であればtranspetrosal approachでテント切開を加えると脳神経の可動性が増し安全に摘出できる．外側型のテント髄膜腫は通常の外側後頭下開頭，ないしは後頭開頭を用いるが，テント上下にまたがる場合は横静脈洞を保存しつつテント上下の開頭を行う．falcotentorial typeでは，occipital interhemispheric transtentorial approach（第XII章63節参照）が適切である．テント髄膜腫の摘出操作における注意点は，脳幹や神経との癒着剥離（「3.7 錐体斜台部髄膜腫」参照）に加えて，テント周囲の静脈洞や深部静脈の保存に努めることである．優位側の横静脈洞に浸潤している症例では横静脈洞の閉塞をきたさぬよう注意する．また，特にfalcotentorial typeではガレン大静脈や内大脳静脈，直洞などの深部静脈系と高率に癒着している．術中にICG造影を用いて

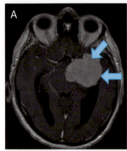 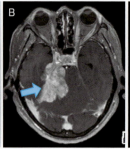 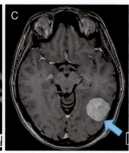 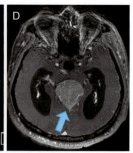

A：前方内側型では transsylvian あるいは，上方伸展が強い場合は orbitozygomatic approach を用いる．やや後方の場合，subtemporal approach も有用だが側頭葉の過度の牽引に注意する．腫瘍摘出の際は動眼神経と滑車神経の保存に努める．

B：後方内側型では小型の場合は外側後頭下開頭，中型以上では経錐体法にそれぞれテント切開を適宜加える．脳幹との剥離は術前 MRI にて脳幹と接する面に浮腫が広く存在する場合や，脳槽撮影の MRI で髄液腔が存在しない場合は脳幹表面に腫瘍を残すことも選択肢である．

C：外側型に対しては，外側後頭開頭および後頭開頭を単独あるいは組み合わせる．横静脈洞あるいは S 状静脈洞壁を巻き込む場合は，特に優位側の静脈洞では壁損傷を回避する．

D：Falcotentorial meningioma に対しては，occipital interhemispheric transtentorial approach が有用である．付着部硬膜は複雑な面を形成している上，腫瘍と Galen 大静脈や内大脳静脈などの剥離は通常極めて難しく，無理な全摘出は避ける．

図 44.12　テント髄膜腫の部位別のアプローチ

静脈の開存を確認しながら摘出するなど，静脈損傷による重大合併症をきたさぬよう，摘出度とリスクのバランスを十分に検討する．

3.10　大孔部髄膜腫

　椎骨動脈より前方の硬膜に付着部を持つ場合と，椎骨動脈より外側あるいは大孔部後方の硬膜から発生する場合で難易度は大きく異なるため，術前画像にて腫瘍の発生部位と椎骨動脈の位置を確認する．大孔部後方型は後頭下正中開頭でよいが，その他は基本的には transcondylar approach（第 XII 章 65 節参照）あるいは transcondylar fossa approach を用いて外側から腫瘍をみる視軸を確保する．すでに圧排されている脳幹と上位頚髄をさらに押さないように十分注意する．そのためには，始めに付着部側で内減圧を進め，得られたスペースに脳幹側の腫瘍を引き出すようにする．下位脳神経と腫瘍の剥離は通常は境界にくも膜が保存されているため困難ではない．むしろ大孔部髄膜腫で重大な問題が生じるのは椎骨動脈が巻き込まれている症例で，椎骨動脈からの穿通枝閉塞が生じ脳幹梗塞をきたす場合であり，こうした動脈と腫瘍の剥離は慎重に行う必要がある．剥離操作でこうした穿通枝が攣縮による血流途絶をきたす可能性があるため，塩酸パパベリンを浸した綿片でときどき穿通枝を覆うとよい．術中運動誘発電位などのモニタリングの併用も有効で

ある.

3.11 脳室内髄膜腫

　側脳室前半部髄膜腫では，前頭葉皮質切開法（前角穿刺と同様に中前頭回を切開）が有用である．側脳室後半・三角部髄膜腫では high superior parietal approach が失語や視野障害も少なく優位半球であっても安全に行える．interhemispheric transcallosal approach も有用である．これらのアプローチでは，腫瘍の栄養動脈である anterior/posterior choroidal artery が腫瘍摘出の最後まで術野に現れないため，摘出中の出血制御に技術を要する．腫瘍の内減圧を行ってから腫瘍を辺縁から剥離する基本方針は同じだが，腫瘍周囲のスペースが得られたら綿片を用いて腫瘍奥の脳室内へ血腫がたれ込まないように注意する．また摘出終盤で腫瘍の奥の確認が不十分なまま腫瘍を強く引き出すと，腫瘍の真裏で癒着していた脈絡叢から出血をきたすため，安易に引っ張り出す操作を避ける．ほか，側脳室側角から下角に発生した髄膜腫では middle temporal gyrus に切開を置く．第3脳室，第4脳室に髄膜腫が生じることは極めて稀であるが，それぞれ transcallosal subchoroidal approach あるいは trans-4th ventricle approach が有効である．

4. 術後管理

　術後は通常の血圧管理と抗生剤投与などのほか，浮腫の強い症例ではステロイドや浸透圧利尿薬の併用を考慮する．脳神経との剥離を行った場合で神経機能の低下が懸念される場合も，術後1週間程度のステロイド投与を検討する．抗てんかん薬の予防的投与は文献上ではエビデンスはないが，近年では副作用が少なく静脈投与できる抗てんかん薬が増えており，投与を考慮してもよい．特に大きな腫瘍の摘出術後で脳梗塞なども生じていないのに意識状態が不良の患者では，非痙攣性てんかん重積状態（NCSE：nonconvulsive status epilepticus）の可能性を考える．頭蓋底腫瘍術後で髄液漏が懸念される症例では，腰椎ドレナージを検討する．リハビリを早期に開始する．大きな髄膜腫では術後一過性に麻痺などの神経症状が出現する例も少なくない．術前から理学療法などを開始しておき術前の患者の状態をリハビリスタッフに知っておいてもらうと，術後の患者の心情を理解したリハビリに繋がりやすいため，術前からの積極的なリハビリ開始が望ましい．

5. 術後の経過観察と後療法

　髄膜腫は組織学的には良性であるが，Simpson II の摘出でも 10 年間で 15〜20％，Simpson IV であれば 10 年間で 16〜60％は再発する．通常の経過観察法は，術直後に MRI を撮影しその後の外来では，残存腫瘍がある場合は約半年ごと，Simpson I/II が達成できている場合は約 1 年ごとに MRI による経過観察を行うというのが標準であろう．その際，MIB-1 標識率は再発予測に重要であり，3％以上では有意に再発率が上がることを考慮して方針を立てる（Oya 2012）．WHO 分類グレード 1 の腫瘍で再発が見られる場合，あるいは WHO 分類グレード 2 以上の腫瘍で残存を認める場合などでは放射線照射を検討する．術後残存腫瘍に対するガンマナイフの有用性は確立しており，特に頭蓋底髄膜腫に関しては手術成績の向上と長期腫瘍制御に貢献する（Ichinose 2010）．髄膜腫手術において，安全な摘出が困難な部分に関しては意図的に残存させ，ガンマナイフの併用療法を考慮すべきである．

文　献

Dubel GJ et al: Semin Intervent Radiol 30: 263-277(2013).
Ichinose T et al: J Neurosurg 113: 1072-1078(2010).
Matsushima K et al: Neurosurgery 10: 357-367(2014).
Mikami T et al: J Neurosurg 106: 170-174(2007).
西本詮：神経放射線診断学入門．朝倉書店，pp.111-113(1984).
Nozaki K et al: Neurosurgery 62: 839-44; discussion 844(2008).
Oya S et al: J Neurosurg 117: 121-128(2012).
Scarone P, et al: J Neurosurg 111: 1069-1077(2009).
Shibao S et al: J Neurosurg 124: 432-439(2016).
Simpson D: J Neurol Neurosurg Psychiatr 20: 22-39(1957).
Watanabe T et al: J Neurosurg 115: 49-54(2011).

45. 頭蓋咽頭腫の手術

南田 善弘，端 和夫

　頭蓋咽頭腫（craniopharyngioma）は本来脳実質外の奇形性腫瘍であるにもかかわらず，腫瘍の局在が視神経や脳下垂体，視床下部などの重要組織に取り囲まれ，組織学的にも腫瘍が舌状に視床下部の脳実質内に入り込んでいる知見が報告されており，全摘出が難しく，術後認知機能障害，記憶障害，視床下部下垂体系障害や視機能障害が発生することが多かった（Riva et al 1998）．このため，現在でも視神経・視交叉，視床下部などへの圧迫を解除することだけを目的に，部分摘出や囊胞開放のみを行い，術後放射線療法を併用するとの考え方もある（Prasad et al 1995）．確かにそのような治療方針をとった際には機能的脱落症状は少なく，短期的治療成績はよい．しかし，小児期の頭部への放射線照射が多くの長期的障害を引き起こすことはよく知られており，また非根治的手術に放射線照射を組み合わせた治療の長期予後については必ずしも明らかではない．他方，顕微鏡下手術技術の進歩により視床下部に伸展している例でも腫瘍の周辺には幅1〜2mmの変性した脳組織が介在しており，手術操作をその層内にとどめることができるようになったこと，また周術期の内分泌管理が進歩したことから頭蓋咽頭腫は全摘すべき腫瘍と考えられている．最近ではガンマナイフなどの定位放射線治療も行われているが，腫瘍が視神経，視交叉と近接するため適応症例は限られ，長期的予後の評価などを含めいまだ多くの問題が残されている．頭蓋咽頭腫の治療方針を考える場合，手術と放射線照射をさまざまな方法で組み合わせることになるが，患者の長期的な機能予後，生命予後を考慮し，外科治療の役割を明確にすべきである．

　頭蓋咽頭腫に対する当施設の治療方針（Minamida et al 2005）は，

① 可能な限り外科的全摘出を目指す．

② 術後放射線照射は行わない．

③ 再発腫瘍も可能な限り全摘出を目指す．

④ 外科治療で腫瘍のコントロール不可の場合にのみ放射線照射を行う．

1. 頭蓋咽頭腫の手術アプローチ

手術のアプローチは腫瘍の局在と伸展様式により決定する．大きく分けると開頭術で摘出する方法と経鼻経蝶形骨洞手術で摘出する方法があるが，近年，内視鏡手術の進歩に伴い拡大経蝶形骨洞手術などの経鼻頭蓋底手術法が進歩し，本疾患においても積極的に用いられるようになった．経鼻手術の最大の利点は，開頭術では死角となる下垂体茎部と視交差の下面を直視下に収めることができることである．この部位は頭蓋咽頭腫の発生部位でもあり，開頭術による摘出では最も苦労していたところでもある．特に視交差後方領域の腫瘍は従来，interhemispheric lamina terminalis approach（IHA）を最適としてきたが，現在では経鼻経蝶形骨洞手術が好適応とされるようになった（Gardner 2008）．また，小児や small sellar では経蝶形骨洞手術は適さないとされていたが，経鼻頭蓋底技術の進歩により治験が集積され，問題が克服されつつある．もちろん，開頭術と経蝶形骨洞手術のどちらを選択するかは，術者により選択されるもので，施設により差異が生じるのは当然のことではある．あくまでも再発率が高い本疾患の特徴を考慮して，全摘出を目指し最大限の摘出が可能と思われる方法を選択すべきである．

筆者の現時点での手術アプローチ法の選択肢は，

① 拡大経蝶形骨洞手術

② IHA

③ 拡大 pterional approach（Dolenc approach）

④ Combined transpetrosal approach

などがあげられる．選択基準は第一選択として①の拡大形蝶形骨法をあげたい．特に鞍上部，視交差後方領域のあまり大きくない腫瘍は好適応である．修復の困難さと術後の髄液漏などの問題は残されているが，トルコ鞍を中心に前頭蓋底，後床突起，斜台など矢状断方向への拡大が可能である．大きな視交差後方の腫瘍ではやはり広い術野と操作性に勝る開頭術の利点が生かせる IHA が適応と思われる．側方伸展例，鞍上部から前頭蓋底伸展例では，拡大 pterional approach 法の Dolenc approach が適切と思われる．本アプローチの最大の利点は視神経と頚動脈の mobilization により opticocarotid window が拡大でき，視神経の負担を軽減しつつ摘出ルートとして利用できる点である．場合によっては anterior temporal route を活用して視交差を下から look-up することも可能である．後頭蓋窩に広範囲な伸展を認める例では combined transpetrosal approach が脳幹や脳神経との剥離面と発生部位である下垂体茎が直視でき適切と考える．本節では IHA による摘出術を中心に述べ，他のアプローチ法の詳細は他節に譲る．

2. 腫瘍摘出

2.1 LTの切開

　腫瘍は稀に視交叉の前にあることもあるが，通常は後ろで第3脳室に突出している．一部が視交叉の下に見えていることもある（図45.1）．前交通動脈からA2～A3を脳梁膝部まで十分剥離し，LTをできるだけ広範囲に露出する．第3脳室内に頭蓋咽頭腫が大きく突出しているときには，LTは前方に張り出した形になっている．

　左右のA1が十分太く，また前交通動脈が穿通枝を傷つけないで切断できる場合には，血管クリップをかけ切断すると左右方向の術野の展開を広げることができる（図45.2）．前交通動脈が切断できないときは，術中にA2との分岐部に裂け目ができ思わぬ出血に遭遇することがある．術野の外側を確保するために前頭葉とA2を外側に牽引すると，この部分にストレスが集中するためであるが，A2からレトラクターをはずし前頭葉のみを牽引するなどの工夫が必要となる．

　次いでLTを走行する前交通動脈の穿通枝を剥離，左右によけるようにし，正中線上でLTを切開する．LT切開の下限は視交叉陥凹で，上限は前交連であり，十分に広い範囲を切開する．この際，薄い膜状のLTを確認しながら切開を進め，直

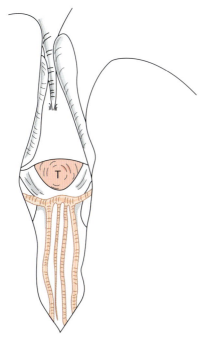

T：腫瘍

図45.1　嗅神経の温存と前大脳動脈の露出

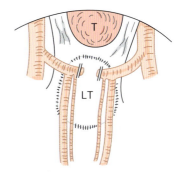

LT：終板

図45.2　前交通動脈の切断

接腫瘍に切り込まない．前交通動脈から上行する脳梁下動脈は前交連，脳弓など記憶の回路を養う極めて重要な血管である．また腫瘍の外側伸展が著しい場合には穿通枝とA2の外側からの進入口を準備しておくとよい．

2.2 腫瘍被膜の確認

　頭蓋咽頭腫は元来下垂体茎の後面あたりから発生し，第3脳室の底面を押し上げ，さらにLTに接しているわけで，腫瘍の表面には2枚の脳室壁の層（終板と第3脳室底）があることになる．現実には多くの場合，第3脳室底にあたる層は菲薄化して腫瘍に密着しているため，LTを切開すると少量の黄色のトラップされた髄液が出て，すぐ腫瘍に到達する．しかし，第3脳室に原発した稀な例を除けば，腫瘍の表面には必ず第3脳室底部の層があるはずである．腫瘍の剥離操作は，すなわち腫瘍と第3脳室下側壁（視床下部）との剥離であり，この層を確実に把握しておくことが，視床下部障害を最小限にする重要なポイントである．摘出の第1段階であるLTの切開時から，常に解剖学的位置関係を意識しておく必要がある（図45.3）．

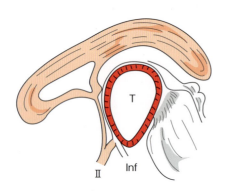

図45.3　腫瘍（T）と周囲との位置関係

2.3 被膜切開

　腫瘍被膜を切開すると，囊胞化の程度に応じて黄褐色不透明な液が流出し，その向こうに粘膜状で一部黄色のウェットケラチンあるいは石灰化部分を持つ腫瘍実質が見える．囊腫およびそれに含まれるコレステリン結晶などを髄液腔にこぼさないように注意する．すなわち囊胞はいったん開放されたら速やかに内溶液を吸引除去し，さらに囊胞内を洗浄する．レトラクターを両側A2の間からLTの開口部にかけるが，両側にかけてA2と前交通動脈との分岐部が裂けると激しい出血が起こるので分岐部にかかる張力には常に気を配る必要がある．

　腫瘍が視交叉の下方からトルコ鞍内に伸展しているとき，視交叉が前方固定型で

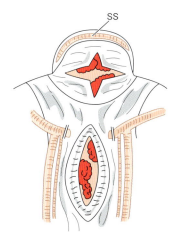
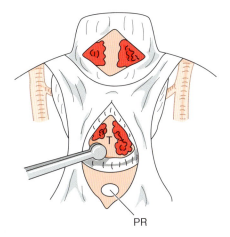

図 45.4　終板の切開，視交叉の下部での腫瘍被膜の切開
SS：蝶形骨洞

図 45.5　腫瘍の上部の剥離
PR：pineal recess

　視神経が短く視交叉下方の術野が狭いときには，蝶形骨平面・鞍結節部の硬膜を切開し同部の骨削除を行う．ハイスピードドリルでもよいが，深部の狭い部分でのドリリングは巻き込み事故が懸念されるため，超音波手術装置を用いた骨削除が勧められる．蝶形骨洞粘膜が露出されたら下方に剥離・圧排し，トルコ鞍前壁を除去すると鞍隔膜を介し鞍内および鞍上部の腫瘍を見ることができるようになる（図45.4）．鞍内に腫瘍が存在する場合には，鞍隔膜からトルコ鞍前壁の硬膜を切開すると容易に到達できる．視交叉の下方に腫瘍がある場合は，この術野からも被膜を剥離し切開しておく．蝶形骨洞粘膜は穴を開けないように注意し，閉頭時に脂肪組織を軽く充填しフィブリン糊で軽くシールする．

2.4　腫瘍の摘出

　腫瘍の実質部分を腫瘍鑷子，吸引・超音波手術装置などを使用して piece by piece にできるだけ多く除去する．
　硬い石灰化あるいは骨化がある場合は超音波手術装置のパワーを強め（CUSA™ の場合，出力 70〜100％）にして当てると硬い部分が破壊される．腫瘍鑷子などで石灰化部分を保持しながら使えば，ドリルで削除するより，比較にならないほど安全に手際よく除去できる．

2.4.1　腫瘍の上半部の摘出（LT 切開口からの操作）

　摘出は腫瘍の上方部から始め，十分な手術スペースができてから最後に視交叉部，

第3脳室底部の剥離摘出を行う．本アプローチの最大の利点は，正中から左右のオリエンテーションが，第3脳室側壁も直視下におけ，上方伸展の強い腫瘍を安全に摘出することができる点である．中脳水道，第3脳室上壁後方の脈絡叢，ependymal vein は確認できるが，第3脳室上壁前方，モンロー孔を術野に収めることはできない．したがって，腫瘍がこの部まで達しているときには腫瘍被膜を少しずつ術野に引き下ろし，内減圧を加えながら上方および両側の剥離操作を行う．この操作を少しずつ進めていくと，ある時点で側脳室内の髄液が多量に流出し，以降の操作はより容易になる（図45.5）．癒着が強く上方との剥離が困難な場合は，頭部の中央部で鼻根部の骨を除去して上方への術野を広げる方法，さらに transcallosal approach を併用して上方から摘出操作を行う方法がある．しかし経験的に，再手術例を含めこうした上方との癒着が高度で，LT 切開部からの摘出ができなかった症例は稀である．また最近では，神経内視鏡を併用して摘出操作を行う方法をとっており，後述する視交叉下面の剥離操作にも用いている．LT の上端には前交連があり，この部分の破壊は重篤な認知機能障害，記憶障害をきたすため血流も含め温存に努め，決して無理な操作をしてはいけない．

2.4.2　視交叉前下方部分の摘出（蝶形骨洞を介する術野からの摘出）

腫瘍が視交叉の前方や下方（後下方）にも存在する場合には，前述したように視交叉下方に拡大した術野から，十分に内減圧を加えておく．このスペースからの手術操作で重要な点は，視機能温存の観点から内頚動脈からの分枝である上下垂体動脈を同定し温存することである．可能であれば腫瘍の辺縁に下垂体茎を同定するが，上下垂体動脈が1つの指標となる．

2.4.3　第3脳室底面部分（視交叉後下面部分）の摘出

腫瘍の上半部の摘出を終え，また下半部の十分な内減圧が行えたら，最後に第3脳室底面部分の摘出を行う．この部分は前述したように上方に押し上げられた第3脳室底面が腫瘍表面に癒着していることを常に念頭におく必要がある．

視交叉下面の腫瘍が側方に伸展している場合は，腫瘍の下外側面に接着して後交通動脈およびそれより生じる穿通枝を両側で剥離する（図45.6）．この部分の操作は，術後成績に大きな影響を与えるので慎重に行う．腫瘍は通常下垂体茎から発生し，栄養血管は内頚動脈あるいは後交通動脈の内頚動脈よりの起始部付近から生じる穿通枝である（図45.7）．その他の後交通動脈からの穿通枝は視床下部の重要な灌流動脈であり，損傷によりさまざまな視床下部障害をきたす可能性がある．時間をかけて腫瘍被膜より丁寧に剥離し，最大の努力を払って温存する．下垂体茎は腫瘍の底部操作をしているときに現れるが，鞍上部の髄膜腫や下垂体腺腫と異なり，腫瘍の真横にあることが多い（図45.8）．

腫瘍の全摘出を目指した摘出術を行えば，下垂体茎温存の可否にかかわらず多くの例で術後永続的な尿崩症が生じる．下垂体茎の温存にこだわって，この部分に腫瘍を残せば必ず再発するので，下垂体茎の温存に固執する必要はない．ただし切断する場合は，残存下垂体茎が将来後葉化することを期待して，できるだけ下垂体寄りで行う．腫瘍の両側および底部を周囲組織と分離していくと，後端で脳底動脈が見えてくる．

再びLTの切開口から第3脳室内の操作に戻り，腫瘍を周囲の脳組織と分離する．この際，時に周囲組織との境界がとらえがたい状況が生じるが，第3脳室底の層が腫瘍によって押し上げられていることを常に意識していると，境界をとらえやすい．最終的には腫瘍のあった部分の穴ができ，LTの切開口から脳底動脈が見えること

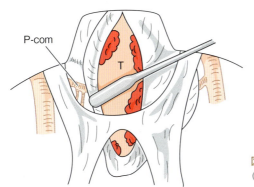

図45.6 外側部の剥離．後交通動脈（P-com）と穿通枝を剥離する．

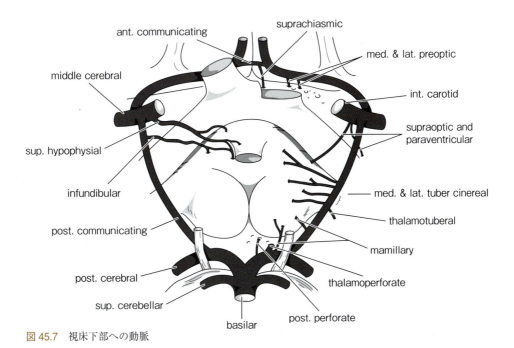

図45.7 視床下部への動脈

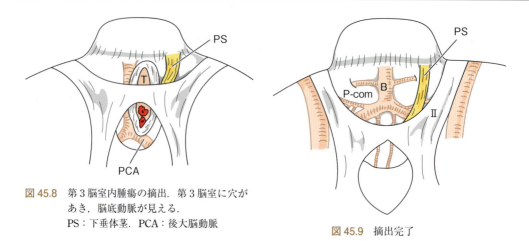

図45.8 第3脳室内腫瘍の摘出．第3脳室に穴があき，脳底動脈が見える．
PS：下垂体茎．PCA：後大脳動脈

図45.9 摘出完了

になる（図45.9）．

　視交叉の後下方の一部は，このアプローチでは死角となる．視交叉に対する機械的圧迫を最小限にするよう心がけ，視交叉下面と腫瘍被膜を剥離する．死角となる視交叉の下面と裏側は神経内視鏡により観察し，腫瘍の完全摘出を図る．

3. 閉頭，術後管理

閉頭，尿崩症を中心とする術後管理については他節を参照されたい．

文　献

Gardner PA: J Neurosurg 109: 6-16 (2008).
Minamida Y et al: J Neurosurg 103: 224-232 (2005).
Prasad D et al: Acta Neurochir (Wien) 134: 167-176 (1995).
Riva D et al: Childs Nervous System 14 (4-5): 179-184 (1998).

46. 聴神経腫瘍とその手術

佐々木 富男

　　聴神経腫瘍は，第 VIII 脳神経の Schwann 細胞から発生する良性腫瘍である．腫瘍はほとんど前庭神経より発生するが，上前庭神経よりも下前庭神経から発生するものが多い．聴神経腫瘍のうち両側性に発症する神経線維腫症（neurofibromatosis-2：NF-2）の占める割合はおよそ 4%（佐々木 2003）である．

1. 腫瘍の増大に関する自然歴と治療法の選択

　　聴神経腫瘍の治療の選択肢は，経過観察，手術摘出，ガンマナイフやサイバーナイフによる定位的放射線治療であるが，治療法の選択にあたっては，腫瘍の増大に関する自然歴を知っていなければならない．腫瘍はすべて徐々に増大するわけではなく，5〜14% の症例は経過中に自然に縮小する．腫瘍の増大速度は，1 年間に平均 1.16〜3.2mm であるが，個々の腫瘍が一様に増大するのではない．嚢胞を合併する症例や NF-2 の症例は増大速度が速く，内耳道内の小腫瘍は増大速度が遅いといった情報も治療法を選択する上で重要なものである（佐々木 2003）．こうした情報を総合的に判断すると，高齢者で内耳道内に限局する小腫瘍が発見された場合には，直ちに手術摘出あるいは放射線治療を行うよりも経過観察することが推奨される．腫瘍サイズが 3cm 以下の腫瘍では手術摘出とガンマナイフ治療の両方の選択肢があるので，患者の年齢や腫瘍の性状，各々の治療法の利点と欠点を総合的に判断して治療法を選択する．腫瘍サイズが 3cm 以上で脳幹圧迫がある症例は手術摘出が推奨される．

2. 症　状

　　初発症状は難聴（70〜85%），耳鳴り（46%），めまいであり，聴力障害は高音域から始まることが多い．術前に顔面神経障害が認められることは稀でその頻度は 6% 程度である（佐々木 2003）．聴力低下は徐々に低下していく場合が多いが，16% の

症例では急激な聴力低下（突発性難聴）で発症する（佐々木 2003）.

　両側聴神経鞘腫である NF-2 は，10 歳代〜20 歳代前半に聴力低下で発症し，遅くとも 30 歳代には診断され，片側性聴神経鞘腫例より明らかに若い．腫瘍の増大につれて両側とも聴力損失に至る．両側聴神経鞘腫のほかに，髄膜腫，神経膠腫，三叉神経鞘腫，脊髄髄外腫瘍，若年性白内障を合併することがある.

3.　術前の検討

3.1　画像所見

　CT や MRI で聴神経腫瘍の診断がなされ手術摘出する方針となった場合，安全に手術を遂行するためにいくつかの点をチェックしておく必要がある.

3.1.1　側頭骨 CT

腫瘍摘出術を後頭蓋窩法で行う際には，thin slice（1.5〜2mm 幅）の側頭骨 CT で
① 後半規管を損傷せずに内耳道後壁を骨削除できる範囲（通常は 7〜10mm）
② 乳突蜂巣の発達具合（内耳道後壁の骨削除により乳突蜂巣が開放され術後髄液漏が生じる危険性がある）
③ 高位頚静脈球（内耳道後壁の骨削除により損傷する危険性がある）の有無
などをチェックしておかなければならない.

3.1.2　MRI

　MRI で内耳道内への腫瘍進展程度をチェックすることによって，内耳道後壁を何ミリ骨削除すれば，内耳道底側の腫瘍端をとらえることができるのか推定しておく必要がある.

3.1.3　MR cisternography

　強い T2 強調像で髄液とその内部の構造物のコントラストを高く設定した撮像法である．3D-FSE（fast spin echo）法や CISS（constructive interference in the steady state）法などが臨床応用されている．聴力温存を目的とした小腫瘍の手術にあたっては，聴神経と腫瘍の位置関係（聴神経が腫瘍の腹側に位置しているか，尾側か，あるいは背側か）の把握に有用な場合があり，やっておくべき検査である.

3.1.4　MR angiography（MRA），MR venography（MRV）

最近，著者らは脳血管撮影の代わりに，MRAおよびMRVを用いて血管情報の術前評価をしている．動脈については，椎骨動脈の左右差，走行異常の有無をチェックする．静脈系については，横静脈洞とS状静脈洞の移行部の位置やその静脈環流の優位側の検討，さらには高位頸静脈球であるか否かのチェックを行う．

3.1.5　融合三次元画像

CTの骨画像，CTAやCTVの血管画像，MRIのCISS画像やFLAIR画像を融合して作成した融合三次元画像（図46.1）が，解剖の立体的把握に有用である．

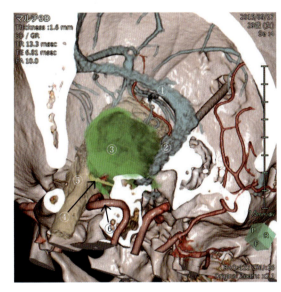

① 横静脈洞
② S状静脈洞
③ 聴神経腫瘍
④ 顔面神経
⑤ 脳幹
⑥ 椎骨動脈

図46.1　融合三次元画像．CTの骨画像，CTAやCTVの血管画像，MRIのCISS画像やFLAIR画像を融合して作成した融合三次元画像によって，局所解剖が立体的に把握できる．

3.2　神経耳科学的検査

3.2.1　蝸牛神経機能の評価

a.　平均純音聴力（pure tone average：PTA）と語音明瞭度（speech discrimination score：SDS）

聴力保存を目指すか否かを決定するためには，術前にPTAとSDSを測定しておかねばならない．聴力レベルの評価法としてはGardner-Robertson分類（表46.1）

表 46.1 Gardner-Robertson 分類

Class	平均純音聴力（dB）		語音明瞭度（％）
1	0～30	かつ	100～70
2	31～50	かつ	69～50
3	51～90	かつ	49～5
4	91～最大損失	かつ	4～1
5	無反応	かつ	無反応

[出典：Gardner G et al: Ann Otol Rhinol Laryngol 97: 55-66, 1988]

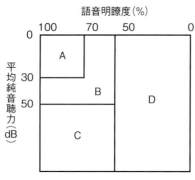

図 46.2 AAO-HNS（American Academy of Otolaryngology-Head and Neck Surgery）分類
[出典：Committee on Hearing and Equilibrium 1995]

あるいは American Academy of Otolaryngology-Head and Neck Surgery が提唱した AAO-HNS 分類（図 46.2）が使用されているが，両法とも PTA が 50dB 以下で SDS が 50％以上の場合を有用聴力と定義しており，その場合には聴力を保存する努力をする必要がある．

b．聴性脳幹反応（auditory brain stem response：ABR）

聴神経腫瘍では，I～V 波の潜時の延長，II 波以降の消失などを認めることが多い．I～V 波が記録できる症例では，手術中の聴力のモニターとして使える．ABR の各波の潜時の遅延があっても，I～V 波まですべて記録できる症例は，治療後も聴力が温存される可能性が高い．

3.2.2 前庭神経機能の評価

a．温度眼振検査（caloric test）
主に上前庭神経の機能を反映する検査である．

b．前庭誘発電位（vestibular evoked myogenic potentials：VEMP）
音刺激によって誘発される前庭頸反射を介した胸鎖乳突筋の反応を，表面筋電図として記録する．主に下前庭神経の機能を反映すると考えられているが，特異性は高くない．

3.2.3　顔面神経機能の評価

　顔面神経機能の評価には，顔面表情筋の機能評価，シルマーテストによる涙の分泌能の評価，味覚機能の評価がある．顔面表情筋の機能評価には，House-Brackmann分類（表46.2）が広く用いられている．

表46.2　House-Brackmann 分類

Grade	Description
I	normal function in all areas
II	slight weakness
III	obvious weakness; complete eye close with effort
IV	incomplete eye closure; normal tone & symmetry at rest
V	barely perceptible motion; asymmetry at rest
VI	complete paralysis

［出典：House JW et al: Otolaryngol Head Neck Sung 93: 146-147, 1985］

4.　手術アプローチ

　聴神経腫瘍に対する手術アプローチとしては，中頭蓋窩法，経迷路法，後頭蓋窩法が代表的なものである．中頭蓋窩法は，腫瘍が内耳道内に限局するもの，あるいは内耳道から小脳橋角槽に存在するが比較的小さなものに適用され，聴力温存も可能なアプローチである．経迷路法は，聴力温存が必要でない中等大の腫瘍に適応がある．後頭蓋窩法は内耳道内に限局する小さな腫瘍から脳幹や小脳を強く圧排している巨大な腫瘍まですべての大きさのものに適用でき，聴力を温存することも可能である．脳神経外科医は，一般的に後頭蓋窩法を用いているので，ここでは後頭蓋窩法について解説する．

4.1　後頭蓋窩法

　腫瘍側の後頭蓋窩の開頭を行った後，S状静脈洞正中側の硬膜を切開して小脳外側部を軽く内側へ圧排し，小脳橋角槽から内耳孔部へ到達して内耳道後壁を開放する方法である．中頭蓋窩法や経迷路法では腫瘍摘出後に硬膜を密に縫合するのが困難であるが，後頭蓋窩法では硬膜を密に縫合することができる．さらには術野が広いといった利点があるが，小脳圧排が避けられない．また後半規管が邪魔になって内耳道底部の骨削除が制限される場合があるといった欠点もある．しかし，最近は内視鏡を応用することによって内耳道底部の観察が十分に行えるようになっており，内耳道底部の腫瘍も摘出可能である．

4.1.1 体　位

　一般的には，座位と側臥位が用いられている．座位では，血液が術野に停滞することが少ないという利点があるが，空気塞栓の危険性があるためわが国では側臥位が多用されている．小脳橋角部病変の手術では，術野をできるだけ浅い位置にするように工夫しなければならない．手術側が高い側になる側臥位とし，手術台と側胸部の間に枕を挿入して側胸部を保護する．

　次に，脳圧が下がり，かつ空気塞栓が起こらない程度に手術台の頭側を約15～20°挙上する．続いて，頭部を頚静脈が圧迫されない程度に屈曲させ，さらに皮膚切開部ができるだけ水平になるように頭頂部を下方へ曲げて頭部固定器で固定する．

　手術中に術者の上肢が患者の肩に触れないように，患者の肩を少し腹側に倒す．術中に，手術台を左右に横転できるよう，体の固定を確実にしておく．

4.1.2 皮膚切開

　皮膚切開の方法には，ホッケースティック型の皮膚切開で筋層を一塊として後頭骨から剥離する方法と，開頭部直上に皮膚切開を置く方法がある．ホッケースティック型の皮膚切開法を用いる場合は，C_1の後弓と後頭骨の間で椎骨動脈を損傷する危険性は少ないが創部が大きくなる．

　開頭部直上に皮膚切開を置く方法では，創部は小さくなるがC_1の後弓と後頭骨の間で椎骨動脈を損傷する危険性があるため，注意が必要である．筆者は，開頭部直上に大き目の逆S字状の皮膚切開を置く方法（図46.3）を用いている．剃毛は，皮膚切開線をはさんで約3cm幅で部分剃毛する．

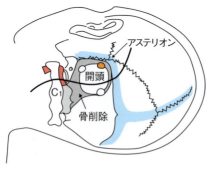

図46.3　皮膚切開線と開頭．開頭部直上に大き目の逆S字状の皮膚切開を置き，アステリオンから約7mm尾側にkey burr hole（●）を穿って開頭する．

4.1.3 筋層剥離

　筋層剥離に際しては，図46.4に示す筋群の解剖を理解しておく必要がある．表

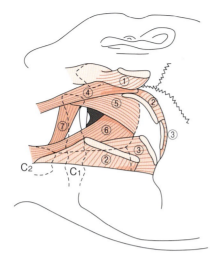

図46.4 後頭下筋群の解剖．① 胸鎖乳突筋（sternocleidomastoid muscle），② 頭板状筋（splenius capitis muscle），③ 頭半棘筋（semispinalis capitis muscle），④ 頭最長筋（longissimus capitis muscle），⑤ 上斜筋（superior oblique muscle），⑥ 大後頭直筋（rectus capitus posterior major muscle），⑦ 下斜筋（inferior oblique muscle）．

層の胸鎖乳突筋，頭板状筋，頭半棘筋を骨付着部ではずし左右に開創する．次に深層筋群の処置に移るが，上斜筋と大後頭直筋と下斜筋によって形成される後頭下三角を丁寧に露出する必要がある．三角形の底辺を形成するのは下斜筋であるが，実際には C_1 の後弓と考えた方がよい．

C_1 の後弓と後頭骨の間にある環椎後頭間膜下に椎骨静脈叢に取り囲まれた椎骨動脈が走行するので，筋群の剥離・離断に際しては椎骨動脈を損傷しないように注意しなければならない．具体的には，上斜筋を外下方へ，大後頭直筋を内側へ剥離し，開創器をかけて開創する．そして C_1 の後弓を指で触知し椎骨動脈の有無を確認する．頸部を屈曲しているため，椎骨動脈が C_1 の後弓上に突出している場合があり，注意が必要である．

4.1.4 開頭

開頭の際に穿つ burr hole（穿頭孔）は，筆者は図46.3に示すように3つ穿っているが，横静脈洞とS状静脈洞の移行部に穿つ burr hole が key burr hole となる．この key burr hole を正確に横静脈洞とS状静脈洞の移行部に穿つためには，アステリオンの尾側7〜10mmの位置を指標にするとよい．アステリオンの直下は横静脈洞とS状静脈洞の移行部の静脈洞になるので，アステリオン直下に burr hole を穿つと静脈洞を損傷する危険性があり，アステリオン直下に burr hole を穿ってはいけない．このように基本的にはアステリオンの尾側7〜10mmの位置に burr hole を穿つのであるが，静脈洞の位置とアステリオンの位置関係には静脈洞の発達具合などによる個人差があるので，術前に両者の位置関係をチェックしておくべきである．融合三次元画像とニューロナビゲーターを使えば，より正確な位置に burr hole を穿つことができる．

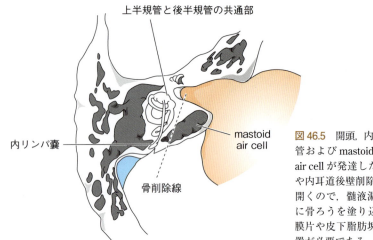

図 46.5 開頭，内耳道開放と三半規管および mastoid air cell．mastoid air cell が発達した症例では，開頭や内耳道後壁削除により air cell が開くので，髄液漏を防止するために骨ろうを塗り込む．採取した筋膜片や皮下脂肪塊で覆うなどの処置が必要である．

次に，3つの burr hole を利用して開頭を行った後に，大孔を開放する．腫瘍が 1cm 以下の小腫瘍の場合には必ずしも大孔を開放する必要はないが，それ以上の大きさの腫瘍の場合には大孔を開放しておいた方が，大槽の開放による髄液排除が容易であり，かつ広い術野が得られる．

手術は外側からアプローチするので S 状静脈洞ぎりぎりまで骨削除を行うことは言うまでもないが，横静脈洞の下縁ぎりぎりまで露出できるように開頭することも重要である．顔面神経は，内耳孔近傍では通常腫瘍の腹側を走行するが，ときに脳幹と腫瘍の間を上行し腫瘍の上極を回って内耳口へ入っていくので小脳テント側からも観察が必要となる．横静脈洞の下縁ぎりぎりまで露出していなければ小脳テント側からの視野は十分に得られない．また，聴力を温存する場合，小脳テント側から腫瘍を摘除した方が蝸牛神経に負荷がかからないからである．骨削除の際に mastoid air cell（乳突蜂巣）が開放された場合は，骨ろう，フィブリン糊でシールする（図 46.5）．穴が大きい場合には，閉頭時に皮下脂肪塊や筋肉片（できれば有茎の）で覆う．正中側への開頭範囲は，内耳道底を十分に観察できるように，約 4cm くらいの大きめにした方がよい．

4.1.5 硬膜内操作

硬膜内操作は，術野を無血状態に保ちつつ繊細な剥離を行うことが基本である．術野に赤い血液が流れ込むと，通常では真っ白な神経が赤く変色して神経の視覚的な同定が困難になる．視覚的に神経を同定できなければ，腫瘍と神経を剥離することは不可能になる．したがって，できる限り無血な術野を保つように努力する．硬膜を切開した後，大槽を開放し髄液を吸引，除去する．大槽を開放していない場合，手術中の小脳圧排によって髄液がトラップされ小脳が腫脹してくることがある．次

にXI脳神経を電気刺激して肩が動くことを確認し，刺激装置の動作確認を行う．

その後の手術操作は，聴力を温存する必要がない比較的大型の腫瘍摘出と聴力温存が必要な小型の腫瘍摘出で多少異なるので分けて解説する．

a. 聴力温存が必要ない症例
① 脳槽の開放と腫瘍の露出

内耳孔近傍の術野を広く展開するためには，周囲脳槽のくも膜を切開して脳槽を開く必要がある．まず，小脳延髄槽，小脳橋角槽のくも膜を切開し，小脳の下外側部を軽く上内側へ牽引し内耳孔近傍を観察する．内耳孔部では多くの場合，内耳道内の腫瘍によって押し出されたくも膜の折り返しが観察される．このくも膜の折り返し部を鑷子でつまんで小脳側へ剥離・反転して腫瘍を露出させるとともに反転したくも膜を小脳の保護に使う（図46.6）．このようにすると，腫瘍表面に張りついた血管や小脳を傷つけることなく腫瘍を露出できる．

② 静脈の温存

次に，錐体静脈周囲のくも膜を切開し，錐体静脈，外側橋静脈をできるだけフリーな状態にする．腫瘍と小脳の境界部を走行する外側橋静脈を腫瘍の導出静脈と思って凝固・切断してはならない．丁寧に腫瘍から剥離して，小脳側へ移動させ温存する．これらの静脈を損傷すると，小脳の腫脹や小脳内出血の原因となるので静脈温存には細心の注意を払う必要がある．

③ 腫瘍の内減圧

できるだけ広範囲に腫瘍を露出させた後に腫瘍の内減圧に移るが，最初に，神経刺激装置で腫瘍表面を刺激し腫瘍の表面に顔面神経線維が走行していないことを確認する．顔面神経線維が存在しないことが確認できた腫瘍表面をバイポーラー鑷子で電気凝固し，腫瘍を切開して内減圧に移る．筆者は術野をできるだけ無血状態に保つために，顔面神経線維が近傍にない部位では積極的に腫瘍をバイポーラー鑷子で電気凝固している．内減圧中に起こる腫瘍組織からの出血もバイポーラー鑷子で電気凝固し止血に努めている．電気凝固した後には，生理食塩水で頻回に洗浄し神

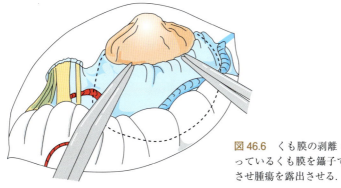

図46.6 くも膜の剥離・反転．腫瘍の表面を覆っているくも膜を鑷子でつまんで小脳側へ反転させ腫瘍を露出させる．

経線維が電気の熱で障害されないように注意する．残存腫瘍の厚みが1～2mmくらいになるまで内減圧できた場合には，内減圧した腫瘍腔側から3～5mA程度の強い刺激強度で腫瘍の内側の組織を刺激すると顔面神経の反応が得られることがあり，顔面神経の走行を推測するのに有用な場合がある．十分な内減圧が得られた後は，root exit zoneでのVII，VIIIの確保・同定に移る．

④ root exit（or entry）zoneでのVII，VIIIの確保・同定

小脳片葉に脳ベラをあてがい，軽く内側上方へ圧排し脈絡叢を見つける．その脈絡叢の腹頭側にVIIIが，さらにそのVIIIの腹側に真っ白なVIIが同定できる．腫瘍が大きい場合には，腫瘍がIX，X，XIを圧排しており，VII，VIIIはこの時点では見えない場合が多い．この場合には，丁寧に腫瘍を内耳孔側へ牽引しつつIX，X，XIから剥離する．そうすると，通常，VIIIが見つかる．VIIIを切断した後，前下小脳動脈からの細かな栄養動脈を凝固・切断し，腫瘍をさらに内耳孔側へ牽引すると，脳幹の表面を内耳孔側へ走行するVIIが見つかる．嚢胞成分が主体をなす腫瘍の場合には，嚢胞を開放して嚢胞内から腹側の嚢胞壁を観察すると，嚢胞壁越しにVIIを見つけることができる場合がある．

次のステップは，root exit zoneでつかまえたVIIを内耳孔近傍まで腫瘍から剥離しつつ，腫瘍を摘除していくことである．root exit zone近傍部でのVIIの剥離は腫瘍被膜外に行うが，VIIと腫瘍の癒着が強い部位からは被膜下剥離にする（図46.7）．腫瘍実質を薄い一層の腫瘍被膜から剥離してその剥離した被膜を顔面神経に付着させた形で腫瘍実質を被膜下に摘除すると顔面神経を傷害する危険性は低い．VIIを傷害しないで剥離を遂行するためには，VIIの走行のバリエーションについて理解しておくことも重要である．筆者の経験では，顔面神経は聴神経の腹側の

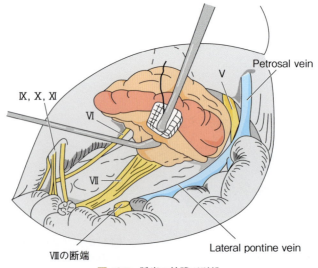

図46.7　腫瘍の被膜下剥離

root exit zone から出て，腫瘍の腹側を内耳孔に向かって走行するのが最も多いパターンである．次に多いのが，VII が脳幹と腫瘍の間を上行し腫瘍の上極を回って内耳孔に向かうパターンである．腫瘍の尾側へ圧排されているものは比較的稀である．極めて稀なパターンとして，背側へ圧排されている場合もある．このように，顔面神経は種々の走行をとるので，手術に際しては，顔面神経はどんな走行でもとり得ると考えておいた方が安全である．したがって，腫瘍被膜をバイポーラーで焼灼する前に，必ず電気刺激して顔面神経の線維がそこを走行していないことを確認する必要がある．

　顔面神経温存の観点から最も注意しなければならないのは，顔面神経が腫瘍によって脳幹側へ押しつけられて腫瘍と脳幹の間を上行し，三叉神経と接するあたりから fanning しながら腫瘍の上極を通って内耳孔へ向かう場合である．このような症例では，顔面神経が腫瘍と脳幹の間にはさまって走行し，なおかつ fanning しているので，腫瘍を脳幹から剥離する際に顔面神経を傷つけてしまう危険性が高い．小さな静脈などからの出血を起こさず無血野で顔面神経を直視しながら剥離することが重要である．

⑤　内耳道後壁の骨削除

　内耳道後壁の骨削除にあたっては，術前に内耳孔後壁を何ミリ骨削除できるか計測しておくことが重要である．内耳道後壁の骨削除範囲は，1）内耳道底と後半器管の位置関係と 2）腫瘍の内耳道深部への進展程度を考慮して決定するが，平均的には 7〜10mm 程度である．内耳道後壁の骨削除に際しては，以下の点に注意しなければならない．

　　1）聴力保存が必要ない場合には，後半規管や内リンパ嚢の損傷にはこだわらず内耳道底部が観察できるように広い範囲で骨削除する．

　　2）乳突蜂巣が発達した症例では，内耳道後壁の骨削除により air cell が開放され術後髄液漏が起こる危険性があるので，術前 CT にて air cell の発達具合をチェックし，air cell が開放された場合には骨ろうを骨削除面に十分塗り込み，筋膜片などで覆う必要がある（図 46.5）．腫瘍摘出後には皮下脂肪塊をあてがいフィブリン糊で癒着させる．

　　3）高位頚静脈球の症例では，内耳道の尾側の骨削除には特別な注意を払わなければならない．骨削除面が暗青色に変色したら頚静脈球側の骨削除を止め，小脳テント側の骨を広めに削除して視野を確保する方が無難である．

　　4）骨削除に際しては，内耳道内の硬膜を傷つけないようにごく薄い骨皮質を残すようにし，ローゼン氏の鋭匙などを使って残した薄い骨皮質を除去すると神経を損傷しない．高速ドリル使用中は，生理食塩水を頻繁にかけ，熱による神経障害を防ぐようにする．

⑥　内耳道内の操作

　内耳道後壁を開放した後，内耳道内の腫瘍を覆っている硬膜を切開し腫瘍を露出させる．次に，内耳道内および小脳橋角槽に残存する腫瘍の内減圧を行う．続いて，

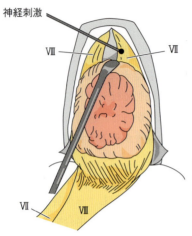

図 46.8　内耳道内での剥離操作（腫瘍が内耳道底部まで達していない場合：左側の腫瘍）．腫瘍の末尾部分を捕まえた後，マイクロ用剥離子を用いて腫瘍を腫瘍被膜底面に癒着している顔面神経，聴神経から剥離し小脳橋角槽の方向へ起こしてくる．

腫瘍と顔面神経の剥離を行うが，腫瘍が内耳道底部まで達しているか否かで筆者はその後の操作を変えている．

　腫瘍が内耳道底部まで達していない場合には，腫瘍の末尾部分を比較的容易に捉えることができる．マイクロ用剥離子を用いて腫瘍末尾部分を軽く持ち上げながら腫瘍被膜底面に癒着している顔面神経を捉えて内耳口側へ剥離していく（図 46.8）．通常，内耳道底部近傍では顔面神経と腫瘍被膜はさほど強く癒着していないので剥離は比較的容易であるが，内耳口に近づくにつれて顔面神経と腫瘍被膜の癒着が強くなり剥離が困難となる．したがって，腫瘍被膜と顔面神経の癒着が激しい場合には，被膜下剥離を目指した方が顔面神経の解剖学的温存率も機能温存も良好となる．特に，顔面神経刺激による筋電図の振幅がコントロール波形の 20％以下に低下すると比較的強い顔面神経麻痺が発生するので，そのような場合には全摘は断念し被膜下摘除による亜全摘にとどめる方が無難である．

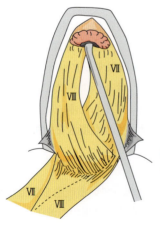

図 46.9　腫瘍が内耳道底部にまで達している場合の剥離操作．内耳道内でいったん腫瘍を切断して内耳口側の腫瘍を摘除した後に，内耳道底に残存する腫瘍を摘除する．マイクロ用剥離子やリングキュレットを残存腫瘍と顔面神経および聴神経の間に入れ，腫瘍を持ち上げるようにして剥離する．

腫瘍が内耳道底部まで達している場合には，内耳道底部に近い部位で腫瘍をいったん切断し，切断した腫瘍を小脳橋角槽の方向へ剥離しつつ起こしてくる．内耳道底部に残った腫瘍は，マイクロ用剥離子や極小のリングキュレットを残存腫瘍と顔面神経の間に入れつつ腫瘍を持ち上げるようにして剥離し，アリゲーター鉗子などを使って摘除する（図 46.9）．最後に，内視鏡を用いて内耳道底部を観察し，残存腫瘍がないことを確認する．腫瘍摘出後，削除した内耳道後壁部に創部皮下から採取した脂肪塊をあてがいフィブリン糊で癒着させて髄液漏を防止する．

b. 聴力温存が必要な症例

　聴力を温存しなければならない症例は，ほとんどの腫瘍が 3cm 以下の小〜中等大のものである．したがって，顔面神経が切れる危険性は少ない．しかし，蝸牛神経は極めて脆弱なので繊細な手術操作が必要である．筆者が最も注意している点は，なるべく蝸牛神経に力がかからないように腫瘍と蝸牛神経を剥離すること，腫瘍と蝸牛神経の剥離は被膜下（理想的には前庭神経の神経周膜下）に行うことである．

① 腫瘍被膜と蝸牛神経の組織学

　蝸牛神経の最外層には蝸牛神経の神経周膜が存在し蝸牛神経線維を保護しており，蝸牛神経と接している腫瘍被膜には前庭神経の神経周膜が存在する．したがって，理論的には，腫瘍表面を覆う前庭神経の神経周膜下に腫瘍を剥離すれば，蝸牛神経を傷つけることなく腫瘍を摘除することが可能である（佐々木 2009）．

② 腫瘍摘除の手順

　1cm 以下の小さな腫瘍は別であるが，通常，小脳橋角槽に存在する腫瘍の内減圧をまず行う．続いて，聴神経の root entry zone 近傍部を露出させる．そうした操作中に神経に力がかからないように，できるだけ脳ベラでの小脳の圧排はしないようにする．

　顔面神経の同定であるが，腫瘍が主に小脳テント側へ伸展している場合には小脳を牽引・圧排しなくても容易に顔面神経を同定できる場合が多い．しかし，腫瘍が尾側へ伸展している場合には，顔面神経は聴神経の腹側に存在するため小脳の圧排なしには同定が困難である．そのような場合に無理に顔面神経を同定しようとすると聴神経に力がかかり ABR の悪化をきたす．したがって，顔面神経は聴神経の腹側に存在すると確信して，あえて顔面神経の root exit zone での同定はしない方がよい．

　次に，聴神経から 1〜2mm の安全域を持って聴神経の頭側の腫瘍被膜を切開し頭側の腫瘍摘除を行う．ある程度，頭側の減量ができた段階で，最も慎重な剥離操作が必要な聴神経と腫瘍の剥離に移る．筆者の経験では，聴神経の root entry zone で腫瘍へ移行する部位の剥離操作が最も繊細な操作が必要である．腫瘍移行部の腫瘍被膜（前庭神経の神経周膜と残存する前庭神経線維）のみを切開し，腫瘍実質を腫瘍被膜下に剥離していき蝸牛神経を剥離した薄い腫瘍被膜下（あるいは前庭神経の神経周膜下）に同定する．こうした被膜下あるいは神経周膜下剥離がうまくでき，

蝸牛神経に直接触れないで腫瘍を蝸牛神経から剥離できれば手術の最大の難関は通過したといってよい。蝸牛神経は牽引力に極めて脆弱なため力がかからないように注意して剥離操作を行わなければならないが，剥離操作中にABRの悪化が起こることがよくある。ABRの悪化が認められた場合には，すぐに剥離操作を中断してABRの所見が回復するのを待って剥離操作を再開するべきである。筆者は通常，15〜30分間の休憩をとるようにしている。顔面神経も通常，この被膜下剥離の操作中に薄い腫瘍被膜の裏側で同定される。

　小脳橋角槽の腫瘍摘除が終了したら，内耳道を開放して内耳道内の腫瘍摘除に移る。内耳道後壁の骨削除についてはすでに述べたが，聴力を温存する必要がある場合には，後半規管および内リンパ嚢を損傷しないように注意しなければならない。内耳道後壁の骨削除を終了し内耳道内の硬膜を切開した後は，まず内耳道内の腫瘍をある程度内減圧し，内耳道底側から小脳橋角槽の方向へ腫瘍を起こしにかかる。腫瘍が内耳道底部まで達していない場合には，腫瘍の末尾部分を捕まえることが可能であるのでマイクロ用剥離子を用いて腫瘍を腫瘍被膜底面に癒着している顔面神経，聴神経から剥離していく（図46.8）。通常，顔面神経は開放した内耳道の腹頭側に，蝸牛神経は腹尾側を走行するので，その同定はさほど難しくはない。また，内耳道底部では顔面神経や聴神経と腫瘍被膜はさほど強く癒着していないので，その剥離は比較的容易である。しかし，内耳口部に近づくにつれて癒着が強くなるのでその部位からは被膜下剥離を行うよう心がける。特に，この被膜下剥離によって蝸牛神経を腫瘍から剥離できるか否かが聴力を温存できるか否かを決すると言っても過言ではない。腫瘍を内減圧している最中や顔面神経や蝸牛神経から剥離している最中に内耳動脈から出血しても，バイポーラーで焼灼しないで綿片をあて圧迫止血する方が安全である。

　腫瘍が内耳道底部まで達している場合には，内耳道底部に近い部位で腫瘍をいったん切断し，切断した腫瘍を小脳橋角槽の方向へ剥離しつつ起こしてくる。腫瘍を切断する場合には，顔面神経の電気刺激を頻回に行いつつ慎重に腫瘍被膜まで切断しなければならない。次に，マイクロ用剥離子あるいはリングキュレットを残存腫瘍と顔面神経および聴神経の間に入れつつ腫瘍を持ち上げるようにして剥離する（図46.9）。最後に，内視鏡を用いて内耳道底部を観察し，残存腫瘍がないことを確認する。

③ 閉　頭

　硬膜は，筋膜あるいは人工硬膜（ゴアテックス®）を用いて密に縫合・閉鎖する。縫合部にフィブリン糊を塗布し髄液が漏出しないようにする。骨片を戻してチタンプレートで固定する。筋層は吸収糸で層別に縫合し皮下ドレーンを留置する。皮下組織を吸収糸で縫合した後，皮膚をステープラーで合わせる。

5. 顔面神経が切れた場合の対処

手術中に顔面神経が切れた場合の最良の対処は，切れた顔面神経の断端どうしを顕微鏡下に吻合することである．しかし，顔面神経が切れる場合には，通常，顔面神経は fanning して薄くなっており，その断端の厚みは縫合針の太さよりも薄く針を通すことができない，あるいは薄くなった顔面神経がある距離を持って切断・除去されているために断端どうしを合わせることができない．このような場合には，腓腹神経あるいは大耳介神経を採取して神経移植術を行う．

手術中に顔面神経が切れたことが確実であるが，何らかの理由で腫瘍摘出術の同日に上記の神経縫合を行わなかった場合には，可及的早期に舌下神経−顔面神経吻合術などの神経吻合術を行うべきである．しかし，腫瘍摘出術の同日に神経吻合術を行わない多くの場合は，顔面神経刺激に反応がないが術者は顔面神経が完全に離断されてしまったとは確信していない，しかし術後に完全な顔面神経麻痺が生じてしまった場合である．こうした場合に，神経吻合術を行うか否か迷うのである．筆者は，このような場合には約1年間経過観察する方針にしている．多くの場合，術後6〜8か月経過した頃に眼輪筋や口輪筋の収縮が見られるようになる．1年経過しても筋の収縮がみられない場合に，その時点で神経吻合術を行えばその1年後には筋収縮が認められるようになる．

6. 予 後

6.1 顔面神経の解剖学的温存率と機能予後

近年，手術成績は向上し，手術中に顔面神経が切断されてしまう頻度は低下している．平均的な顔面神経の解剖学的温存率は97〜93％くらいである．解剖学的に顔面神経を温存することができても，手術中に腫瘍から顔面神経を剥離するので術後一時的には顔面神経麻痺が発生する．しかし，顔面神経が切れていなければ時間

表46.3　腫瘍摘出術後の顔面神経機能の経時的変化

腫瘍サイズ（小脳橋角槽）	顔面神経の解剖学的温存率	House-Brackmann 分類 I & II の比率		
		退院時	6か月後	1年後
T < 1cm	100%	93.3%	93.3%	100%
1cm ≦ T < 2cm	100%	81.2%	97.0%	98.4%
2cm ≦ T < 3cm	95.7%	59.6%	84.1%	96.4%
3cm ≦ T < 4cm	98.4%	76.1%	88.3%	94.8%
T ≧ 4cm	93.2%	63.6%	82.5%	87.2%
計	97.2%	71.8%	88.5%	95.4%

経過とともに麻痺は徐々に改善する．表 46.3 に筆者が手術した症例における顔面神経機能の経時的推移を示す．退院時には，腫瘍サイズ別に 7〜36％の症例で中等度〜高度の顔面神経麻痺が認められたが，時間経過とともに麻痺は改善し，1 年後には良好な機能と定義される House-Brackmann 分類 I & II の比率が 100〜87％となった．

6.2　有効聴力の温存率

手術手技の向上と ABR モニタリングの普及によって聴力温存率は向上している．平均的な有効聴力温存率は 30〜50％くらいである．小脳橋角槽の腫瘍サイズが 2cm 以下，術前の聴力レベルが Gardner-Robertson 分類のクラス 1，術前の ABRで V 波が認められる症例では，術後に有効聴力が温存される率が高い（佐々木 2009）．

6.3　耳鳴り

耳鳴りは患者にとって大変不快な愁訴であり，腫瘍摘出術が耳鳴りに及ぼす影響について術前に説明しておく必要がある．筆者のデータ（佐々木 2009）では，1）腫瘍の摘出によって約半数の患者で耳鳴りは消失あるいは軽減するが，約 8〜9％の患者では増悪する，2）蝸牛神経を切断してもしなくても，耳鳴りの消長には影響がないと言える．

6.4　味覚障害

味覚障害（味を感じない，甘いものをにがく感じるなど）も患者にとって不快な愁訴の 1 つである．筆者らの分析（佐々木 2009）では，約 30％の患者が術前に味覚障害を呈していた．術後には，この味覚障害は 60％の患者で改善ないし正常化，26％で不変，16％で悪化した．一方，術前には味覚障害がなかった患者の 28.6％に新たに味覚障害が発生した．こうした味覚障害は術後 1〜2 か月で発生し，約 65％の患者では 1 年以内に改善する傾向にあった．

文　献

Committee on Hearing And Equilibrium: Otolaryngol Head Neck Surg 113: 179-180（1995）.
Gardner G et al: Ann Otol Rhinol Laryngol 97: 55-66（1988）.
House JW et al: Otolaryngol Head Neck Surg 93: 146-147（1985）.
佐々木富男：脳の科学 25: 1097-1102 （2003）.
佐々木富男：聴神経腫瘍 Leading Expert による Graphic Textbook. 医学書院，東京（2009）.

47. 頚静脈孔部神経鞘腫の手術

佐々木 富男

　頚静脈孔を通る脳神経は，舌咽，迷走，副神経である．頚静脈孔部でこれらの神経に腫瘍が発生した場合には，狭い頚静脈孔内で3つの神経が一緒に腫瘍によって圧排されており，発生母地となった神経を同定するのはしばしば困難である．そうした理由から，頚静脈孔部に発生した舌咽，迷走，副神経由来の神経鞘腫は頚静脈孔神経鞘腫と呼ばれている．腫瘍は頭蓋底深部に存在し下位脳神経に接しているため，腫瘍摘出によって嚥下障害，誤嚥性肺炎を生じる危険性が高く，手術は難易度が高いものである．腫瘍の発生頻度はさほど高くなく，日常診療の場で頻繁に遭遇するものではない．したがって，手術書や文献を読んで知識を習得する必要がある．

1. 術前検討

1.1 症　候

　頚静脈孔部神経鞘腫の主な臨床症状は，難聴，耳鳴り，めまい，嚥下障害，嗄声，小脳症状，錐体路症状であり，初発症状が必ずしも下位脳神経麻痺でない点に注意が必要である．

　脳神経麻痺の頻度から見ると，聴神経（VIII），舌咽神経（IX），迷走神経（X），副神経（XI），舌下神経（XII）の順に多く，典型的な頚静脈孔症候群，すなわちVernet症候群（IX，X，XI脳神経麻痺）を呈することは稀である．腫瘍が頭蓋内に伸展している症例では難聴やめまいが初発症状として最も多く，下位脳神経麻痺を伴わないことも多いため，聴神経腫瘍との鑑別が重要である（Kaye et al 1984）．一方，頭蓋外へと伸展している症例では，臨床症状の出現そのものが少ないが，舌下神経麻痺が多い傾向にあるのが特徴である．

1.2 鑑別診断

頚静脈孔部に発生する腫瘍としては，神経鞘腫とグロームス腫瘍が代表的であり，その他の腫瘍として髄膜腫，脊索腫，軟骨肉腫などが挙げられる．bone window CTにより頚静脈孔近傍の骨破壊の有無や程度を確認することは鑑別診断に有用である．

神経鞘腫は良性腫瘍であり，腫瘍が緩徐に圧排性に発育して頚静脈孔を拡大させるため，骨縁が平滑な拡大像を呈する場合が多いが，グロームス腫瘍は不規則な骨破壊像を呈する場合が多い．一方，髄膜腫の場合は，頚静脈孔が拡大するよりもhyperostosisとなり頚静脈孔が狭くなっていることが多いのが特徴である．ただし，頚静脈孔の発達には個人差があるので注意が必要である．S状静脈洞・頚静脈球がよく発達している症例では頚静脈孔も拡大しており神経鞘腫と間違うことがある．また，主に頭蓋内に伸展した頚静脈孔部神経鞘腫の場合には頚静脈孔の拡大がみられない場合もあるので注意しなければならない．

その他，血管撮影の所見も鑑別診断に有用で，神経鞘腫では腫瘍陰影が描出されることは稀であるのに対して，グロームス腫瘍では顕著な腫瘍陰影が不均一に描出される．また臨床症状からの鑑別では，グロームス腫瘍の拍動性耳鳴が有名である．

1.3 頚静脈孔近傍の局所解剖

頚静脈孔は側頭骨と後頭骨の縫合部に形成された頭蓋底の孔である．頚静脈孔外側壁の骨突起が頚静脈棘（jugular spine）であり，これに連続した頚静脈靱帯（jugular ligament）によって舌咽神経（IX）と下錐体静脈洞が通る pars nervosa と，迷走神経（X），副神経（XI），後硬膜動脈，頚静脈が通る pars vascularis に分けられる．頚静脈孔を通って頭蓋外へと出た下位脳神経（IX，X，XI）は，その後内頚動脈と頚静脈の間に挟まれて走行していることを念頭に置いておく．

頚静脈孔部の手術を行う際には，後頭下筋群，椎骨動脈の走行に関する解剖も知っておく必要がある（図 47.1）．通常，椎骨動脈は大後頭直筋（rectus capitis posterior major muscle）と上斜筋（superior oblique muscle），下斜筋（inferior oblique muscle）によって形成される後頭下三角（suboccipital triangle）の深部を環椎後頭膜（atlantooccipital membrane）下方の椎骨静脈叢に取り囲まれて横走し頭蓋内へと流入するが，実際には下斜筋よりも環椎後弓がよい指標となる．後頭下三角を走行する椎骨動脈が後方へと張り出している場合には，筋層を剥離する際に損傷する危険性が高くなるため，術前に椎骨動脈の走行も十分評価しておく．また，頚静脈孔に腫瘍が存在していると，静脈還流が障害され代償性に乳突導出静脈（mastoid emissary vein）や後顆導出静脈（posterior condylar emissary vein）が側副路として発達している場合が多いため，術前の評価が必要である．

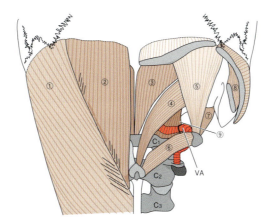

図 47.1 後頭下筋群の解剖図. ① 頭板状筋（splenius capitis muscle），② 頭半棘筋（semispinalis capitis muscle），③ 小後頭直筋（rectus capitis posterior minor muscle），④ 大後頭直筋（rectus capitis posterior major muscle），⑤ 上斜筋（superior oblique muscle），⑥ 下斜筋（inferior oblique muscle），⑦ 外側頭直筋（rectus capitis lateral muscle），⑧ 頭最長筋（longissimus capitis muscle），⑨ 環椎後頭膜（atlantooccipital membrane）．

1.4 頸静脈孔部神経鞘腫の手術アプローチ

　頸静脈孔部神経鞘腫に対する手術アプローチはその伸展方向により，頭蓋内を主座とするもの（通常の lateral suboccipital approach），頸静脈孔を中心に頭蓋内外にダンベル型の進展を示すもの（transjugular approach（佐々木 1994），lateral approach（George et al 1988），extreme lateral approach（Sen et al 1990）），頭蓋外を主座とするもの（後下方へ進展：infralabyrinthine approach（Lambert et al 1985），前下方へ伸展：infratemporal fossa approach（Fisch et al 1982））に分類され，上述のようにそれぞれ異なる手術アプローチが選択される．筆者らが主に行っている transjugular approach は，George ら（George et al 1988）の lateral approach や Sen ら（Sen et al 1990）の extreme lateral approach に近いアプローチであるが，これらとの違いは頸静脈孔後壁を削除するのみならず，頸静脈棘および pars nervosa の外側壁部の錐体骨も削除することで，頸静脈の前側方からも腫瘍摘除ができるようにしている点である．

　臨床上は頭蓋外への伸展が 5cm 以上にも及ぶ頭蓋外伸展型の頸静脈孔部神経鞘腫の頻度は少なく，大半の頸静脈孔部神経鞘腫に対するアプローチは，筆者らが行っている transjugular approach で十分に摘出可能である．ここでは，頸静脈孔部神経鞘腫の手術について transjugular approach の概略を記す．

2. 手術の実際（transjugular approach）

2.1 術中機能モニタリング

　　頚静脈孔部神経鞘腫の手術では，下位脳神経障害に加えて，聴神経障害を起こす可能性がある．腫瘍により伸展されたり巻き込まれたりした脳神経の術中モニタリングを行うことは，術後の脳神経機能温存の点から必要不可欠である．咽頭後壁や舌筋群などの下位脳神経の誘発筋電図モニタリングに加え，症例により ABR（聴性脳幹反応）モニタリングや顔面神経の誘発筋電図モニタリングを選択する．声帯の動きをモニタリングするために麻酔科医師にメドトロニック製の EMG 気管内チューブの挿管を依頼する．また頭蓋内への伸展が著しく，脳幹への圧迫が著明な巨大な腫瘍の場合には，錐体路障害に対する MEP（運動誘発電位）モニタリングや，高度徐脈に対するモニタリングとしての経皮ペーシングパッドの装着やペーシングカテーテルの挿入なども検討する．

2.2 体　位

　　全身麻酔を導入後，まずは仰臥位のまま腹部より皮下脂肪を採取しておく．この皮下脂肪は腫瘍摘出後の死腔に充填することで，術後の皮下への髄液貯留を防止することができる．体位は側臥位で行い，頭側を約 15° 挙上する．頚静脈孔部は乳様突起と C$_1$ の横突起に挟まれた，狭い空間の深部に位置しており，頭部を vertex down とすることでこのスペースを開大させ，広い術野を得ることができる．このとき，内頚静脈の還流障害を起こさない範囲で頚部を伸展させ，cervical condyle と occipital condyle の関節面をずらすことにより，occipital condyle の骨削除が容易となる．また，患側の肩が術中操作の妨げになるため，軽く下方へと牽引するが，この際に強く牽引しすぎると，術後に腕神経叢麻痺を引き起こすことがあるため，注意が必要である．

2.3 皮膚切開・筋層剥離

　　患側の耳介後方から胸鎖乳突筋の前縁に至る弧状の皮膚切開を置き筋層剥離に移る（図 47.2）．まず，胸鎖乳突筋（sternocleidomastoid muscle）の後頭骨に付着した部分のみを剥離し外側下方へ翻転させ，頭板状筋（splenius capitis muscle）と頭半棘筋（semispinalis capitis muscle）を内側下方へ剥離・翻転する．次に，環椎後弓の上方で，大後頭直筋，上斜筋および下斜筋によって形成される後頭下三角を丁

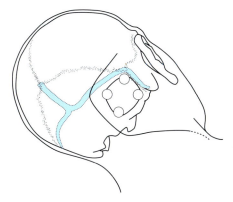

図 47.2　皮膚切開と開頭の説明図．頭蓋外腫瘍の頚部方向への伸展が著しい症例では，皮膚切開線を頚部方向へ延長する（破線）．

寧に剥離・露出させ，その深部での椎骨動脈の拍動を触知する．大後頭直筋は後頭骨より剥離して内側下方へ翻転する．

　一方，上斜筋および外側頭直筋（rectus capitis lateral muscle）は後頭骨より剥離した後に付着部である環椎の横突起から切離し除去する．これによって，posterior condylar fossa および頚静脈突起（jugular process）を含む頚静脈孔後壁を完全に露出する．腫瘍の頭蓋外部分が大きい場合には，この操作により頭蓋外の腫瘍被膜の一部が露出される．なお，大後頭直筋と上斜筋の剥離の際に，頚部静脈叢と頚静脈球を連結する後顆導出静脈が顆管（posterior condylar foramen）に入っていくのが確認される．この導出静脈を丁寧に剥離・結紮した後に切離する．

　後頭下三角の深部には環椎後頭膜（atlantooccipital membrane）があり，椎骨動脈はこの膜（靭帯）の下方で椎骨静脈叢に取り囲まれて横走する．この薄い膜を切開すると cervical condyle と occipital condyle の関節包が認められ，この関節包を破ると真っ白い condyle の関節面がみられる．さらに，周囲に椎骨静脈叢を付着させた状態で椎骨動脈を cervical condyle の後面から剥離し，椎骨動脈を環椎横突孔の部位まで確保する．

2.4　開頭と頚静脈孔開放

　通常の外側後頭下開頭を行った後，骨削除を追加して，大後頭孔を開放する（図 47.2）．さらに開頭外側部の後頭骨および側頭骨の一部を高速ドリルやスタンツェを使って削除し，S 状静脈洞の内側縁を頚静脈孔部まで露出させる．次いで頚静脈孔の開放に移る（図 47.3）．まず occipital condyle の後半部を高速ドリルで削除するが，occipital condyle の削除範囲は後方約 1/3 で十分であり，それ以上の削除は術後に頚部の不安定性をきたす危険性がある．次に condylar fossa および頚静脈突

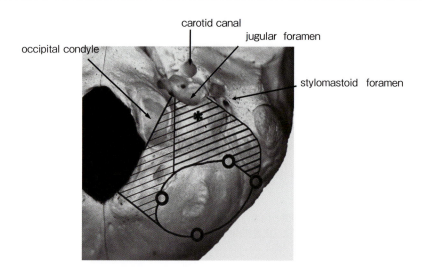

図47.3　開頭と頚静脈孔後壁および後頭顆（occipital condyle）の削除範囲の説明図
＊：頚静脈突起（jugular process）

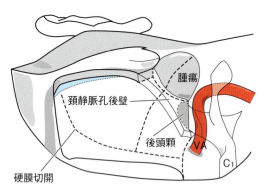

図47.4　頚静脈孔後壁および後頭顆（occipital condyle）削除後の硬膜と腫瘍被膜切開の説明図

起（jugular process）を含む頚静脈孔後壁を削除して頚静脈孔後面を開放する．頚静脈孔後面を開放すると，後頭蓋窩の硬膜が腫瘍被膜に移行しているのが確認される（図47.4）．

　頭蓋外腫瘍が頚部方向へ著しく伸展している場合には，さらに胸鎖乳突筋を乳様突起からも切離して下方へ反転したり，C_1横突孔を開放して椎骨動脈を移動させた後にC_1の横突起を削除したりして，頚部の腫瘍を剥離・露出させる必要がある（図47.5）．

　頭蓋外腫瘍が主に頚動脈管内側下方の錐体骨下面を破壊しつつ前下方へ伸展している症例では，頚静脈の後方からのアプローチだけでは腫瘍を全摘することは困難である．そこで，S状静脈洞前方の硬膜を剥離し頚静脈棘および pars nervosa の外

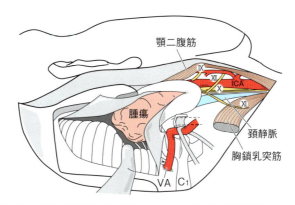

図 47.5　頭蓋外頸部伸展が著しい症例での腫瘍摘出説明図

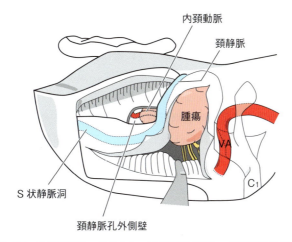

図 47.6　S 状静脈洞の前方からの腫瘍摘出説明図．頸静脈孔外側壁も削除し，外側前下方に伸展した腫瘍を摘除する．

側壁の錐体骨を高速ドリルで約 7〜10mm 削除して，頸静脈の前方からも腫瘍摘除ができるようにする（図 47.6）．ただし頸静脈孔外側壁の骨削除を広範囲に行うと，顔面神経管や骨半規管（semicircular canal）を損傷する危険性がある．

2.5　腫瘍摘出

　硬膜および頭蓋外腫瘍の被膜を T 字状に切開した後，小脳を軽く上内側に圧排すると，頸静脈孔部に頭蓋内の腫瘍が確認される．このアプローチでは，頭蓋内外の腫瘍が一塊として見えるので腫瘍の摘出が比較的安全に行えるが，留意しておくべき最も重要な点は，頭蓋外腫瘍の摘出にあたって，腫瘍と内頸動脈の位置関係を把握しておくことである．通常，腫瘍被膜の前外側下面に内頸動脈が位置している

ため，被膜内の腫瘍を十分に内減圧することで，被膜の前外側下面に内頚動脈の拍動が確認される．また，下位脳神経は正常では頚静脈と内頚動脈の間を走行しているが，頚静脈孔部神経鞘腫では腫瘍の発生母地と伸展方向によって，下位脳神経がさまざまな方向へ圧排され走行しているため，その同定は容易ではない．適宜モニタリングを併用しながら，その走行を確認することが肝要である．

また頚静脈孔部神経鞘腫の場合は，頚静脈やS状静脈洞が閉塞しているように見えることがある．しかしグロームス腫瘍の場合とは異なり，これらの静脈や静脈洞は腫瘍で圧排されているだけで腫瘍を摘出すると再開通することが多いので，これらの静脈は切離せず，温存に努めるべきである．

2.6　閉　頭

硬膜は術後の髄液漏が生じないように密に縫合するが，頚静脈孔部の硬膜欠損部は完全には縫合・閉鎖できない．したがって，頚静脈孔の硬膜欠損部と腫瘍摘出によって生じた硬膜外の死腔にはあらかじめ採取しておいた腹部の皮下脂肪を充填することで，術後の皮下への髄液貯留を防止する．硬膜縫合面にネオベール®シートを貼付し，さらに脂肪や筋肉片の上からフィブリン糊を塗布することで補強しておく．

骨弁はチタンプレートで固定するが，S状静脈洞上の骨欠損部には，ゼルフォーム®を敷いた後に骨屑を充填し，フィブリン糊を噴霧して補強しておく．また術後数日間は，創部を弾性包帯で圧迫することで，皮下への髄液貯留を予防する．

3.　術後管理と問題点

3.1　術後管理

多くの場合は術後に一過性の下位脳神経症状が出現するため，術直後は絶飲食とし，経管栄養や高カロリー輸液管理を行い，誤嚥性肺炎の危険性を回避することが重要である．内視鏡による声帯の観察や，嚥下造影による嚥下機能の評価を適宜行い，十分な機能回復を確認してから経口摂取を開始した方が安全である．

3.2　術後転帰と問題点

筆者が経験した頚静脈孔部神経鞘腫は32例で，手術死亡症例はない．頚静脈孔

表47.1　頚静脈孔神経鞘腫32症例における脳神経機能の転帰

神経機能		V	VI	VII	VIII	IX	X	XI	XII
術後改善		0/4	1/1	1/9	2/17	0/15	0/15	0/12	6/8
術後悪化	一過性	1	4	6	1	8	11	3	3
	永続性	0	0	1	4	8	7	3	1

注)　VIIIの症状（難聴；17，耳鳴り；5）のうち，難聴の転機のみを記載.

部神経鞘腫の初発症状として最も多い（17/32例に認められた）難聴の転帰についてであるが，11/17例で不変，4/17例で悪化したが，2/17例で改善が認められた．また術後新たに1例で悪化がみられた．

　次に下位脳神経症状であるが，術前に認められた下位脳神経症状が術後に改善したものは，舌下神経麻痺（XII）の6例のみ（6/8）であり，その他の下位脳神経麻痺（IX，X，XI）については術前の状態を維持するのがせいぜいであった（表47.1）．IX，Xの麻痺については，一過性および永続性を含めて約半数の症例で悪化している．術後の下位脳神経麻痺は誤嚥による肺炎を併発しやすく，時に重篤になる危険性が高いので慎重な術後管理が必要である．ただし術前から麻痺が認められる症例では，患者が慣れているためか，術後にさらに重篤になる危険性は少ない．筆者らのシリーズでは，声帯形成術を行った症例が2例あるが，胃瘻や甲状軟骨形成術などの処置を必要とする高度障害例はない．特筆すべきは，何らかの要因で術前から対側の下位脳神経麻痺がある症例では，術後に両側性の麻痺をきたして致命的になる危険性が高いという点である．このような症例では，手術よりも放射線治療あるいは保存的治療を選択すべきである．

　以上述べたように，頚静脈孔部神経鞘腫の術後にはIX，X脳神経麻痺が悪化する危険性が高いので，治療法の選択は慎重に検討することが肝要であり，患者側への十分な説明と理解が必要である．特に高齢者の場合は，被膜内摘除による部分摘出にとどめることや残存腫瘍に対してガンマナイフ治療（Muthukumar et al 1999）を行うなどの選択肢も考慮されるべきである．近年，ガンマナイフ装置も改良され頚静脈孔部も照射可能となっているので，脳幹や小脳を圧迫している頭蓋内の腫瘍だけを通常の外側後頭下開頭で摘出し，残存する頚静脈孔部周辺の腫瘍はガンマナイフ照射を行う方法も下位脳神経機能を温存する観点から有用な選択肢である．

文　献

Fisch U et al: Ann Oto-Rhino-Laryngol 91: 474-479（1982）.

George B et al: Surg Neurol 29: 484-490（1988）.

Kaye AH et al: J Neurosurg 60: 1045-1053（1984）.

Lambert PR et al: Otolaryngol Head Neck Surg 93: 250-258（1985）.

Muthukumar N et al: World Neurosurgery 52（2）: 172-179（1999）.

佐々木富男：脳神経外科 22: 1111-1118（1994）.

Sen CN et al: Neurosurgery 27: 197-204（1990）.

48. 眼窩腫瘍とその手術

鰐渕 昌彦

　眼窩へのアプローチ法としては，頭側から到達する transcranial approach，外側から到達する lateral approach，前方からの anterior または inferior orbital approach があり，病変の局在により各種アプローチを選択する．ここでは脳外科的に多用される transcranial orbital approach について解説する．Dandy が 1922 年に初めて紹介した本アプローチは（Dandy 1922），眼窩の上方から広い術野が得られるのが利点で，球後で筋円錐の中に腫瘍が存在する場合には良い適応となる（Fukushima 2004; Tsuboi et al 2006）．

1. 手術適応

　髄膜腫（蝶形骨眼窩部髄膜腫（Carrizo et al 1998），視神経鞘髄膜腫（Kuroda et al 1990），視神経グリオーマ（Helcl et al 1985），眼窩内神経鞘腫（Furuno et al 2006; Iwakawa et al 2002; Sugo et al 2007），海綿状血管腫（Loag 1985; Tsuboi et al 2006），異物（Chung et al 2007），涙腺由来の腺がん（Tsuboi et al 2006）などの手術に用いる．

2. 手術手技

2.1 皮膚切開と皮弁の翻転

　弓状に皮膚を切開し（図 48.1），皮弁を前方へ翻転させる．皮弁翻転時に確認するのは，眼窩上神経と前頭骨の頬骨突起である．眼窩上神経は foramen または notch から出てくる．foramen から出ている場合は，V-osteotomy を行い神経温存に努める．まず眼窩上孔周囲の皮質骨を 2mm のカッティングバーを用いて V 字状にドリリングし骨溝を作成する．すると海綿骨が露出されるので，眼窩側に残った皮質骨をノミで落とす．この操作により，眼窩上神経を小骨片ごと皮弁側へ温存で

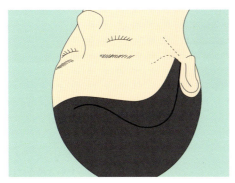

図 48.1 皮膚切開　　通常の前頭側頭開頭に準じて皮膚を切開する．

きる．骨皮質表面から直にノミでV字状に切断線を入れてもよいが，ノミが滑って神経を切断する危険があるので，ドリルで骨溝を作成しておいた方が安全である．

その後，さらに皮弁を腹側へ翻転し，前頭骨の頬骨突起と前頭頬骨縫合を確認する．supraorbital bar を露出後，眼窩骨膜を損傷しないよう眼窩上壁から剥離していく．この際，眼球が圧排されないよう皮弁は斜め上方へ翻転する．また，剥離面にはゼラチンスポンジを挿入し，開頭時に損傷されないよう眼窩骨膜を保護する．

2.2　開頭と supraorbital bar の除去

前頭側頭開頭を施行し，前頭蓋底から硬膜を剥離する．supraorbital bar を露出し，開頭野最内側の延長線上と前頭頬骨縫合の 5mm 尾側でサジタルソーで骨切を行う（図 48.2）．眼窩上壁は内板から 10mm 後方で 4mm の粗ダイヤのバーを用いてドリリングし，supraorbital bar をはずす．残りの眼窩上壁と側壁の一部は骨鉗子を用いて除去する（図 48.3）．上壁の骨削除範囲は病変部に応じて適宜調節する．総腱輪近傍では滑車神経が斜走するので，損傷しないように注意する．

2.3　病変部への到達

眼窩骨膜越しに眼窩上神経が透見されるので，この神経に沿って眼窩骨膜を縦に切開し，眼窩内へ到達する．脂肪が出てくるのでこれらを綿と脳ベラで圧排しながら病変へ到達し，数本の脳べらで術野をきちんと確保することがポイントである．実際の手術では，重要構造物を露出せずに病変のみを摘出することが理想である．しかし，手術のためには眼窩内の解剖を理解しておく必要があるので，正常解剖につき解説する（図 48.4）．

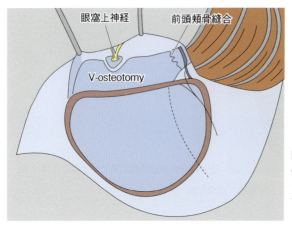

眼窩上神経は，切痕となっている場合は容易に外せるが，孔となっている場合にはV-osteotomyを行い，小骨片をつけたまま皮弁とともに翻転する．皮弁翻転の際には眼窩が圧排されないように注意する．

図48.2　皮弁の翻転と眼窩上神経の温存

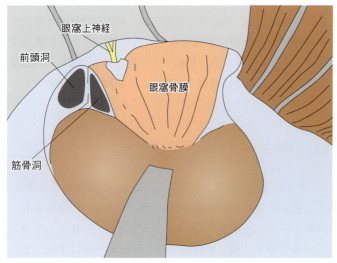

one-piece cranitomyにこだわる必要はなく，two-pieceとして開頭後にsupraorbital barをはずす．強弯の骨膜剥離子を使用し，ゼラチンスポンジを眼窩上壁と眼窩骨膜の間に挿入しながら，眼窩骨膜を温存する．

図48.3　眼窩の露出

　病変部への到達ルートは，上眼瞼挙筋と上直筋をどちら側に偏位させるかによって大きく2つに分けられる．両筋は術野の中心に位置するので，病変部が眼窩内側に存在する場合には両筋を外側へ圧排し（図48.5），病変部が外側にある場合には内側へ圧排する（図48.6）．術野が広いのは後者で，上直筋と，外側直筋の間からアプローチすることになる．術野において視神経の裏側（深部）には下直筋とその筋に分布する動眼神経の枝が観察される（図48.7）．

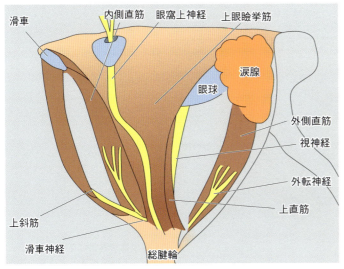

図 48.4 眼窩内解剖構造の露出

図では眼窩内の脂肪除去後を呈示しているが，実際の手術時には綿と脳べらを用いて脂肪を圧排しながら術野を確保する．

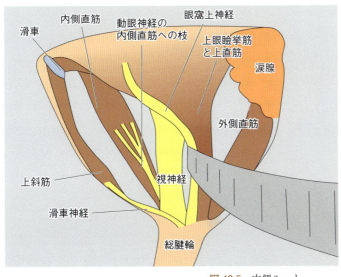

図 48.5 内側ルート

病変部が内側に存在する場合には，上眼瞼挙筋と上直筋を外側に圧排し眼窩内側に到達する．

2.4 閉創

　　眼窩骨膜は直接縫縮するか，欠損が大きい場合には側頭筋膜を用いて縫合形成する．supraorbital bar と開頭骨片はチタンプレートで固定する．眼窩上壁の除去では，眼球陥凹は起こらないため，術後に眼窩上壁の形成は必要ない．また，前記の方法で外した supraorbital bar には 10mm の眼窩上壁がついたままなので，拍動性眼球突出もみられない．

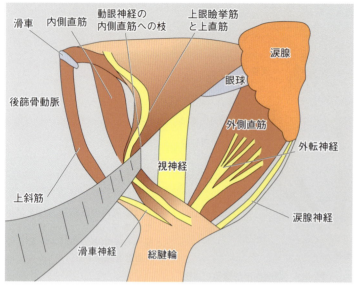

病変部が外側に存在する場合には，上眼瞼挙筋と上直筋を内側に圧排し眼窩外側に到達する．

図 48.6　外側ルート

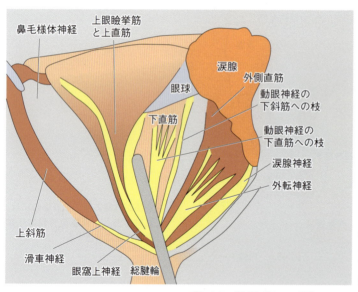

視神経も内側に圧排し，視神経の裏側（奥）を観察している．下直筋とそれに分布する動眼神経の枝が存在している．

図 48.7　眼窩深部への到達

3. 症例提示

最後に transcranial orbital approach で摘出した症例を提示する（図 48.8，48.9）．

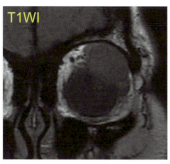 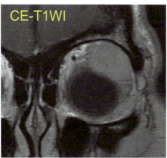 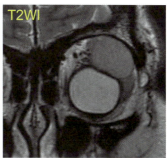

37歳の女性．2年前からの眼球突出を主訴に受診された．涙腺腫瘍を認め transcranial orbital approach で摘出した．残存していた涙腺は温存した．病理は多形腺腫であった．術後，眼球の位置は戻り，dry eye などの症状は出現しなかった．

図 48.8　多形腺腫

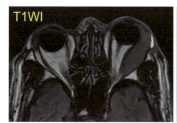 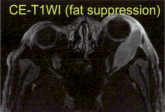 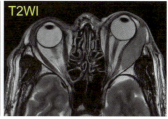

51歳の男性．眼球突出と副指を主訴に受診された．眼窩内腫瘍を認め transcranial orbital approach を施行した．術中迅速病理でリンパ腫の診断が得られたので部分摘出に留め，術後，化学療法を施行した．

図 48.9　悪性リンパ腫

文　献

Carrizo A, Basso A: Current surgical treatment for sphenoorbital meningiomas. Surg Neurol 50: 574-578 (1998).

Chung IY, Seo SW, Han YS, et al: Penetrating retrobulbar orbital foreign body: a transcranial approach. Yonsei Med J 48: 328-330 (2007).

Dandy WE: Prechiasmal intracranial tumors of the optic nerves. Am J Ophthalmol 5: 169-188 (1922).

Fukushima T: Transcranial orbital approach. Manual of Skull Base Dissection (Second Ed) AF-NEURO, INC., Raleigh (2004).

Furuno Y, Sasajima H, Tatsuzawa K, et al: [Orbital schwannoma developing from the superior branch of the oculomotor nerve-case report]. No Shinkei Geka 34: 45-49 (2006).

Helcl F, Petraskova H: Gliomas of visual pathways and hypothalamus in children-a preliminary report. Acta Neurochir Suppl (Wien) 35: 106-110 (1985).

Iwakawa M, Kinouchi H, Sugawara T, et al: [Orbital neuroma developing in the ciliary nerve]. No Shinkei Geka 30: 747-751 (2002).

Kuroda R, Nakatani J, Yorimae A, et al: Clinical experience of intraorbital optic nerve sheath meningioma-report of eight cases. Neurol Med Chir (Tokyo) 30: 468-475 (1990).

Long DM: Neurosurgical involvement in tumors of the orbit. Clin Neurosurg 32: 514-523 (1985).

Sugo N, Yokota K, Nemoto M, et al: Accelerated growth of an orbital schwannoma during pregnancy. J Neuroophthalmol 27: 45-47 (2007).

Tsuboi K, Matsumura A, Nose T: [Transcranial approach to orbital tumor]. No Shinkei Geka 34: 17-28 (2006).

IX

てんかん，不随意運動など

49節　てんかん焦点診断 ……………………………………… 714

49. てんかん焦点診断

江夏 怜

　てんかんは，薬物治療で 70〜80％ の患者で発作コントロールが得られる反面，残る 20〜30％ の患者では薬物治療に抵抗性とされる（Kwan 2000）．日本てんかん学会のガイドライン上では，2〜3 種類の適切な抗てんかん薬でも無発作期間が 1 年以下で，発作のために患者に不利益がある場合に外科治療の適応を検討すべきとされているが（「てんかん治療ガイドライン」作成委員会 2010），一般人口 1000 人当たり 4〜8 人とされるてんかんの有病率（Banerjee 2009）から考えると日本全体では相当数の患者が潜在的な外科治療対象症例に該当すると思われる．しかし，実際には，てんかん外科治療を考慮され，専門機関に紹介される患者はこのうちのごく一部である．てんかんの外科治療により，てんかん発作が消失もしくは抑制されることで QOL の著名な改善が得られることは多く，てんかんの診療にあたるものには焦点診断の知識は必要不可欠ともいえる．ここでは，焦点診断の意義を理解するために必要な基礎的知識を整理した上で，実際の焦点診断方法について解説する．

1. てんかんとは

　Gastaut によりてんかんとは「種々の成因によってもたらされる慢性脳疾患であり，大脳ニューロンの過剰な発射に由来する反復性てんかん発作を主徴とし，種々の臨床症状ならびに検査所見を呈する」と定義されている．現在でも広く使用されているこの概念では，慢性の発作が自発的に生じる生物学的内因性機序を脳が獲得した病態をてんかんと定義している．頭部外傷・脳卒中・脳炎急性期やアルコール・薬剤性，熱性痙攣，低カルシウム・低血糖などが正常であった脳に作用して発作閾値を一時的に低下させるような一過性の因子により誘発される発作は，急性症候性発作，誘発性発作，状況関連性あるいは機会発作などとも呼ばれ，てんかんとは区別される．2005 年，国際抗てんかん連盟（ILAE）の作業部会は，「てんかん発作」と「てんかん」について以下のような概念的定義を作成した（Fisher 2005）．「てんかん発作とは，脳における過剰または同期性の異常なニューロン活動による一過性の徴候または症状である．てんかんとは，てんかん発作を引き起こす持続性素因と，それによる神経生物学的，認知的，心理学的，社会的な帰結を特徴とする脳の障害である．てんかんと診断するには，てんかん発作が少なくとも 1 回は起こっている必要がある．」

この定義は，「24 時間以上の間隔で生じた 2 回の非誘発性発作」がある場合に適応されるのが通例であった．しかし，ILAE は，作業部会の提言を受け入れ，「2 回の非誘発性発作」の基準を満たさない特殊な状況に対応できるようにこの実用的定義を 2014 年変更することとした（Fisher 2014）．作業部会は，てんかんを以下のいずれかの状態により定義づけられる脳の疾患とみなすことを提案した．

1）24 時間以上の間隔で 2 回以上の非誘発性（または反射性）発作が生じる．
2）1 回の非誘発性（または反射性）発作が生じ，その後 10 年間の発作再発率が 2 回の非誘発性発作後の一般的な再発リスク（60% 以上）と同程度である．
3）てんかん症候群と診断されている．

この新定義では，例えば，光感受性てんかんのような刺激による反復性の反射性発作もてんかんと定義される誘発性発作である．発作が誘発性であっても，このような刺激に繰り返し反応して発作を起こす傾向は，反射てんかんがそのような発作を引き起こす異常な持続性素因と関連するため，てんかんの概念的定義に該当するとしている．2）については具体例としては，脳卒中発症から 1 か月以上経過して孤発発作を起こした患者や孤発発作の発生と同時に症状の器質的または間接的な成因およびてんかん様の脳波所見が認められた小児，あるいは孤発発作後に持続的な閾値変化を伴う特定のてんかん症候群と診断できる患者もその一例であるが，こうした再発リスクを統合する方法についてデータが不足しているため，これらの症例については状況を個別に考慮した上で方針を決定する必要があるとしている．また，従来の定義はてんかんの消失を考慮していなかったが，この新定義上は年齢依存性てんかん症候群であったが現在はその好発年齢を過ぎている人や，過去 10 年間発作がなく，少なくとも過去 5 年間に抗てんかん薬を服用していない人については，てんかんが消失したと考えられる．ここでいう「消失（resolved）」とは，疾患が休止期にあるという意味を含む「寛解（remission）」や今後の発作のリスクがてんかんのない一般集団のリスクと同程度であるという意味を含んでいる「治癒（cure）」という言葉と必ずしも同一でない．てんかんが消失するということは，その人がもはやてんかんを有していないという意味を含んでいるが，だからといっててんかんが再発しないことを保証するものではないという意味を含んでいる．今回改訂したてんかんの定義では，「てんかん」という言葉は一般的な使われ方に沿ったものになっており，さまざまな特定の目的に合わせてさまざまな実用的定義を形成して使用することができる．

2. 臨床発作型，てんかん類型の診断

てんかんの原因は多種多様であり，長期予後予測に基づく治療方針決定のために分類されている．ILAE は発作型（1981 年：表 49.1）（日本てんかん学会分類委員会 1987），および病態（てんかん，てんかん症候群および発作性関連疾患の分類）

716   IX. てんかん，不随意運動など

表 49.1　てんかん発作型国際分類の 1981 年版と 2010 年版の対応

1981 年発作型分類	2010 年改訂提案版分類
部分（焦点性，局在性）発作	焦点発作
A. 単純部分発作（意識減損はない） 1. 運動徴候を呈するもの 2. 体性感覚または特殊感覚症状を呈するもの 3. 自律神経症状あるいは徴候を呈するもの 4. 精神症状を呈するもの（多くは "複雑部分発作" として経験される）	A. 意識障害（consciousness/awareness）なし. 1. 運動徴候または自律神経症状.「単純部分発作」の概念にほぼ一致する（「焦点性運動発作」または「自律神経発作」を使用可能） 2. 自覚的な感覚・精神的現象.　これは 2001 年の用語集に採用された用語である「前兆」の概念に一致する.
B. 複雑部分発作 1. 単純部分発作で始まり意識減損に移行するもの 　a. 単純部分発作で始まるもの 　b. 自動症で始まるもの 2. 意識減損で始まるもの	B. 意識障害（consciousness/awareness）あり.　これは「複雑部分発作」の概念にほぼ一致する. この概念を伝える用語として「認知障害発作」が提案されている.
C. 二次的に全般化する部分発作 1. 単純部分発作（A）が全般発作に進展するもの 2. 複雑部分発作（B）から全般発作に進展するもの 3. 単純部分発作から複雑部分発作を経て全般発作に進展するもの	両側性けいれん性発作（強直，間代または強直ー間代要素を伴う）への進展.　この表現は「二次性全般化発作」の用語に代わるものである.
全般発作 Generalized onset	全般発作
A. 1. 欠神発作 　a. 意識減損のみのもの 　b. 軽度の間代要素を伴うもの 　c. 脱力要素を伴うもの 　d. 強直要素を伴うもの 　e. 自動症を伴うもの 　f. 自律神経要素を伴うもの（b-f は単独でも組み合せでもありうる） 2. 非定型欠神発作 　a. 筋緊張の変化は A. 1. よりも明瞭 　b. 発作の起始 / 終末は急激でない	A. 欠神発作 1. 定型欠神発作 3. 特徴を有する欠神発作 　ミオクロニー欠神発作 　眼瞼ミオクロニー 2. 非定型欠神発作
B. ミオクロニー発作	B.1. ミオクロニー発作 　2. ミオクロニー脱力発作 　3. ミオクロニー強直発作
C. 間代発作	C. 間代発作
D. 強直発作	D. 強直発作
E. 強直間代発作（明確に対応するものなし）	E. 強直，間代発作（すべての組み合わせ）
F. 脱力発作	F. 脱力発作
未分類てんかん発作	未分類てんかん発作
新生児発作 律動性眼球運動 咀嚼 水泳運動	てんかん性スパスムス

日本てんかん学会分類委員会，1987，日本てんかん学会分類委員会，2011

表 49.2 てんかん症候群国際分類（1989 年版，2010 年提案分類）

1989 年分類	2010 年改訂提案版分類
1. 局在関連性（焦点性，局所性，部分性）てんかんおよび症候群 　1.1 特発性（年齢に関連して発病する） 　　・中心・側頭部に棘波をもつ良性小児てんかん 　　・後頭部に突発波をもつ小児てんかん 　　・原発性読書てんかん 　1.2 症候性 　　・小児の慢性進行性持続性部分てんかん 　　・特異な発作誘発様態をもつてんかん 　　・側頭葉てんかん 　　・前頭葉てんかん 　　・頭頂葉てんかん 　　・後頭葉てんかん 　1.3 潜因性 2. 全般てんかんおよび症候群 　2.1 特発性（年齢に関連して発病するもので年齢順に記載） 　　・良性家族性新生児けいれん 　　・良性新生児けいれん 　　・乳児良性ミオクロニーてんかん 　　・小児欠神てんかん（ピクノレプシー） 　　・若年欠神てんかん 　　・若年ミオクロニーてんかん（衝撃小発作） 　　・覚醒時大発作てんかん 　　・上記以外の特発性全般てんかん 　　・特異な発作誘発様態をもつてんかん 　2.2 潜因性あるいは症候性（年齢順） 　　・West 症候群（乳児けいれん，電撃・点頭・礼拝けいれん） 　　・Lennox-Gastaut 症候群 　　・ミオクロニー失立発作てんかん 　　・ミオクロニー欠神てんかん 　2.3 症候性 　　2.3.1　非特異病因・早期ミオクロニー脳症 　　・サプレッション・バーストを伴う早期乳児てんかん性脳症 　　・上記以外の症候性全般てんかん 　　2.3.2 特異症候群 3. 焦点性か全般性か決定できないてんかんおよび症候群 　3.1 全般発作と焦点発作を併有するてんかん 　　・新生児発作 　　・乳児重症ミオクロニーてんかん 　　・徐波睡眠時に持続性棘徐波を示すてんかん 　　・獲得性てんかん性失語（Landau-Kleffner 症候群） 　　・上記以外の未決定てんかん 　3.2 明確な全般性あるいは焦点性のいずれかの特徴をも欠くてんかん 4. 特殊症候群 　4.1 状況関連性発作（機会発作） 　　・熱性けいれん 　　・孤発発作，あるいは孤発のてんかん重積状態 　　・アルコール，薬物，子癇，非ケトン性高グリシン血症等による急性の代謝障害や急性アルコール中毒に見られる発作	脳波・臨床症候群（Electroclinical syndromes）（発症年齢別） 新生児期 　良性家族性新生児てんかん 　早期ミオクロニー脳症 　大田原症候群 乳児期 　遊走性焦点発作を伴う乳児てんかん 　West 症候群 　乳児ミオクロニーてんかん 　良性乳児てんかん 　良性家族性乳児てんかん 　Dravet 症候群 　非進行性疾患のミオクロニー脳症 小児期 　熱性けいれんプラス（乳児期から発症することがある） 　早発良性小児後頭葉てんかん症候群(Panayiotopoulos 型) 　ミオクロニー脱力（旧用語：失立）発作を伴うてんかん 　中心側頭部棘波を示す良性てんかん 　常染色体優性夜間前頭葉てんかん 　遅発性小児後頭葉てんかん（Gastaut 型） 　ミオクロニー欠神てんかん 　Lennox-Gastaut 症候群 　睡眠時持続性棘徐波を示すてんかん性脳症 　Landau-Kleffner 症候群 　小児欠神てんかん 青年期 - 成人期 　若年欠神てんかん 　若年ミオクロニーてんかん 　全般強直間代発作のみを示すてんかん 　進行性ミオクローヌスてんかん 　聴覚症状を伴う常染色体優性てんかん 　その他の家族性側頭葉てんかん 年齢との関連性が低いもの 　多様な焦点を示す家族性焦点性てんかん（小児期から成人期） 　反射てんかん 明確な特定症状群 Distinctive constellations 　海馬硬化症を伴う内側側頭葉てんかん 　Rasmussen 症候群 　視床下部過誤腫による笑い発作 　片側けいれん・片麻痺・てんかん 　　これらの診断カテゴリーのいずれにも該当しないてんかんは，最初に既知の構造的 / 代謝性疾患（推定される原因）の有無，次に主な発作の発現様式（全般または焦点性）に基づいて識別することができる． 構造的 / 代謝性（genetic/structural）の原因に帰するてんかん （原因別に整理） 　皮質形成異常（片側巨脳症，異所性灰白質など） 　神経皮膚症候群（結節性硬化症複合体，Sturge-Weber 症候群など） 　腫瘍 　感染 　外傷 　血管腫 　周産期脳障害 　脳卒中 　その他 　原因不明（unknown）のてんかん てんかん発作を伴う疾患であるがそれ自体は従来の分類ではてんかん型として診断されないもの 　　良性新生児発作 　　熱性けいれん

日本てんかん学会分類委員会，1991，日本てんかん学会分類委員会，2011

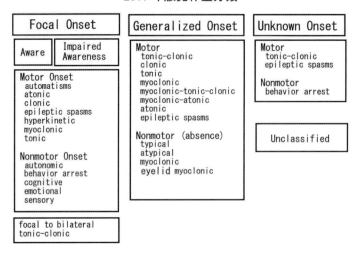

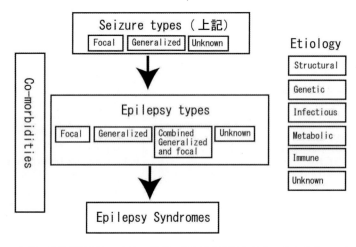

図 49.1　2017年版の発作型分類とてんかん分類．発作型を診断した後，それを基にてんかんのタイプを診断する．てんかんのタイプは焦点性てんかん (focal epilepsy)，全般てんかん (generalized epilepsy)，全般てんかんと焦点性てんかんの合併 (combined generalized, and focal epilepsy epilepsy)，不明 (unknown epilepsy) に分類される．

(1989年：表49.2)（日本てんかん学会分類委員会1991）による分類を1980年代に発表した．その後，修正案が検討され，2010年に特に遺伝子を基軸とした病態に基づく疾患分類を発表した (2010年：表49.1，表49.2)（日本てんかん学会分類委員会2011）．さらに最新版として，2017年に発作型，てんかんの型，病因などをもとに分類する新しいてんかんおよびてんかん症候群の分類を発表している (Fisher 2017：Scheffer 2017)（図49.1）．この新分類では発作の型は，焦点発作 (focal onset)，全般発作 (generalized onset)，分類不明の発作 (unknown onset) の3つ

に分類され，てんかんの型は焦点性てんかん（focal epilepsy），全般てんかん（generalized epilepsy），全般および焦点合併型てんかん（combined generalized & focal epilepsy），分類不明のてんかん（unknown epilepsy）の4つに分類される．また，新分類では，各段階での分類を行う際に，合理的な治療を実施するために関連づけるべき6つの病因も示しており，具体的には，①身体構造，②遺伝，③感染，④代謝，⑤免疫，⑥病因不明が挙げられている．さらに，基礎疾患としての併存疾患にも留意することが記載されている．この新分類はまだ新しく，臨床では現在でも1980年代分類が主に使用されている．

3. てんかんの薬物療法

3.1 抗てんかん薬の選択

てんかんの薬物治療では発作型分類・てんかん症候群分類に基づき薬剤選択が行われ，第一選択薬を十分量使用したにもかかわらず効果が十分でないとき，もしくは副作用のために継続が困難なときに第二選択薬が使用される．てんかん治療ガイドライン2010によると，部分てんかんに対する第一選択薬はカルバマゼピンが推奨され，第二選択薬はフェニトイン，ゾニサミド，バルプロ酸とされている（「てんかん治療ガイドライン」作成委員会2010）．近年，従来の薬に比較して副作用や薬物相互作用の少ない新規抗てんかん薬が登場し，これら新規抗てんかん薬の中ではラモトリギン，次いでカルバマゼピンと同等にレベチラセタム，次いでトピラマートが推奨されるとされている．さらに，全般てんかんではバルプロ酸が第一選択であり，第二選択薬として，欠神発作にエトスクシミド，ミオクロニー発作にクロナゼパム，強直間代発作にフェノバルビタールが推奨され，クロバザム，フェニトインも候補となり得るとしている．新規抗てんかん薬の中では，強直間代発作にはバルプロ酸についでラモトリギン，トピラマート，レベチラセタムが，欠神発作に対しては既存薬についでラモトリギン，ミオクロニー発作にはバルプロ酸についでレベチラセタムが推奨されている．カルバマゼピン，ガバペンチンの使用によってミオクロニー発作や欠神発作が増悪するとしている．現在改訂中のてんかん治療ガイドラインでは，新規抗てんかん薬がさらに第1選択薬もしくは第2選択薬として採用されていくと思われる（須貝2017）．単剤療法と多剤療法との比較において，1剤目で発作抑制不良の場合には2剤目の単剤療法よりも追加併用が有効性および副作用の両面で優れている（Perruca 2005）．発作が抑制されない場合は有効血中濃度の最大量まで増量を目指してから他剤に切り替える従来の単剤療法から，新規抗てんかん薬を使用した合理的多剤併用療法が主流となりつつある．

高齢者発症のてんかん内服治療には年齢と発作型に応じた投与量の調整が必要で

あり，部分発作では合併症のない場合カルバマゼピン，ラモトリギン，レベチラセタム，ガバペンチンの順に推奨される．合併症がある場合にはレベチラセタム，ラモトリギン，ガバペンチンの順に推奨される（「てんかん治療ガイドライン」作成委員会 2010）．

胎児への影響としては，妊娠第一期に抗てんかん薬を服薬した場合の先天奇形児出産頻度は 4〜10％ と一般人口のそれ（2〜5％）に比べて有意に高率である．奇形としては一般人口に見られる奇形と同様に口唇裂，口蓋裂，心奇形の頻度が高く，高容量のバルプロ酸使用により二分脊椎発生率が上がる．妊娠中に 1000mg/ 日以上のバルプロ酸を服用していた母親から生まれた 3 歳児は IQ が低下していたという報告もあり（Meador 2009），催奇形性発症の観点以外からも妊娠中の第一選択薬としての使用を控えるべきである．多剤併用で奇形発生率は増加し，バルプロ酸とカルバマゼピン，あるいはフェニトインとプリミドンとフェノバルビタールの組み合わせは避けるべきである．投薬に関しては単剤，必要最少量，催奇形性の少ないもの（ラモトリジン，レベチラセタムなど）の選択を検討する．神経管閉鎖障害の発症予防のために葉酸は非妊娠時から 0.4mg/ 日程度補充する．妊娠と出産には服薬を含めて十分に説明し，経過を慎重に診る計画妊娠が望ましい（「てんかん治療ガイドライン」作成委員会 2010）．

頭部外傷後，開頭手術後，脳卒中後にはけいれん発作が初発することがあり，急性期には反応性に，そして慢性期にはてんかん原性焦点を形成して発作が生じる．開頭手術後のけいれん発症は脳腫瘍術後では 20〜36％，脳動脈瘤術後では 8〜38％で生じるという報告があり（Shaw 1991），てんかんが生じると脳浮腫増悪や麻痺の増悪する可能性があるため，開頭手術後は予防的投薬が行われることが多い．一方で，慢性期焦点形成に対する抗てんかん薬の予防的使用については確立された見解はない．米国神経学会のガイドラインでは，脳腫瘍新規診断患者への抗てんかん薬の予防投与は行うべきではないとしており，術前術後を無発作で経過した手術患者は，術後 1 週間後で抗てんかん薬を減量もしくは終了すべきであるとしている（Glantz 2000）．

3.2 てんかん発作重積状態

てんかん重積状態の定義は 1981 年，ILAE により「発作がある程度の長さ以上続くか，または，短い発作でも反復し，その間の意識の回復がないもの」とされ，持続時間として 30 分とするものが多かったが，2015 年，これが改訂され「『発作を停止させる機序の破綻』もしくは『異常に遷延する発作を引き起こす機序の開始』に起因する状態であり，『発作型と発作持続時間に応じて神経細胞死，神経細胞障害，神経ネットワークの変化などの長期的な影響を引き起こす状態』」となった（Trinka 2015）．この新定義により①具体的に実際に治療開始すべきタイミング，

②これ以上長引くと恒久的な神経障害を起こしてしまうタイミングの2つの時間軸が明確にされた．強直間代性てんかん重責状態を例にあげると，5分以内に治療を開始すべきであり，30分以上経過すると長期的な影響が出る可能性があることから，30分以内でてんかん重責状態から脱却すべきだとしている．また，意識障害を伴う焦点性てんかん重責状態では，同様に10分以内に治療を開始すべきであり，60分以上で長期的な影響が出るとしている．

　類型では全般性・焦点性に分類し，発作型をけいれん性・非けいれん性に分類する．全般性けいれん性てんかん重責状態とは全般強直−間代発作が頻回に見られ，けいれん終了後意識回復前に次の大発作が生じる．その致命率は22%とされており，緊急処置を要する（DeLorenzo 1996）．部分発作重責には単純部分発作重責状態（意識は保たれたまま，限局した部位の運動発作が続き，発作後には一過性の筋力低下を生じることが多い）と複雑部分発作重責状態（意識障害の変容が見られる病態で抗てんかん薬服用中止により生じやすい）がある．非けいれん性てんかん重責状態とは「電気的発作活動が遷延し，かつ，この発作活動によって非けいれん性の臨床症状が出現している多様な状態である」と定義され，臨床症状としてはけいれん発作を伴うことなく意識が減損し，時に急性・遷延性の昏睡状態を示す．定型欠神発作（小発作）重責状態，非定型欠神発作状態，複雑部分発作重責状態などが含まれ，確定診断には脳波所見が決め手となるため，早い段階から長時間ビデオ脳波記録を行うことが推奨されている．

　てんかん重責状態の治療において，最も優先されるのは気道の確保とバイタルサインの安定化である．気道を確保し，誤嚥の防止をしつつ，呼吸の補助を行う．血圧，心拍数，体温，呼吸状態を確認し，必要に応じて酸素投与や気管内挿管などを行う．次いで，けいれん発作の治療を行うが，抗けいれん薬は時として血圧の低下，呼吸抑制などを生じるので，バイタルサインを持続的にモニターすることが望ましい．まずは，静脈確保を行うが，静脈確保が困難な場合は，ジアゼパム注射液の注腸投与（10〜30 mg，小児の場合0.2〜0.5 mg/kg）もしくはミダゾラム注射液の口腔内・鼻腔内投与（10 mg，小児の場合0.3 mg/kg）を考慮する．静脈確保ができた場合は，ビタミンB1欠乏や低血糖の可能性があるため，採血後に塩酸チアミン（ビタミンB1）100 mg静注した後に，50%ブドウ糖50 mLを静注する．その後，ジアゼパム10 mg（小児の場合0.3〜0.5 mg/kg，最大20 mg）を5 mg/分の速度で静注する．無効ならば5〜10分後に追加できるが，その際に，呼吸抑制に注意する必要がある．ジアゼパム静注後のけいれん抑制効果持続時間は20分といわれているため，すぐに作用効果の長いホスフェニトイン22.5 mg/kgを3 mg/kg/分または150 mg/分のいずれか低い方を超えない速度で静注（成人，2歳以上の小児で共通），またはフェニトイン5〜20 mg/kgを50 mg/分以下（小児の場合は18〜20 mg/kg）のいずれかを行う．その際に血圧低下などの副作用に注意する必要がある．これで発作が抑制された場合は，ホスフェニトインの場合，初回投与から12時間以上あけて5〜7.5 mg/kg/日を1回または分割で静注し，維持療法を行う．フェ

ニトインの場合は，5〜8 mg/kg を分 2 で静注する．上記薬剤に代わり，フェノバール 15〜20 mg/kg を 50〜75 mg/ 分で静注，もしくはミダゾラム 0.1〜0.3 mg/kg の静注投与などを考慮してもよいが，第一と第二選択薬で発作が抑制されなければ，早急に全身麻酔療法を施す必要がある．Rossetti ら（2005）によるとてんかん発作重積状態の 31〜43% ではこれらの薬で発作が抑制されず，全身麻酔療法を要する（Rossetti 2005）．全身麻酔にはチオペンタール（3〜5 mg/kg で静注，3〜5 mg/kg/時，小児の場合 1〜5 mg/kg/ 時で持続静注），プロポフォール（1〜2 mg/kg で静注，2〜5 mg/kg/ 時で持続静注），その他，ミダゾラム，チアミラールなどが使用されるが，特定の麻酔薬の推奨はされていない．その際には，臨床的な発作だけでなく，脳波上のてんかん性放電も抑制する必要があり，脳波モニターを行うことが必要である

4. 外科手術が可能なてんかんと手術方法

薬剤難治性てんかんのうち，日本てんかん学会のガイドラインでは，外科治療可能なてんかんとして次の 5 つのてんかん症候群を挙げている（「てんかん治療ガイドライン」作成委員会 2010）．①内側側頭葉てんかん，②器質病変が検出された部分てんかん，③器質病変を認めない部分てんかん，④片側半球の広範な病変による部分てんかん，⑤失立発作を持つ部分てんかん，である．また，症候性全般てんかんのうち，MRI/PET の限局異常を示すものは手術の適応となり得る．さらに，開頭手術治療の適応にならない場合，もしくは外科治療の効果がなかった場合であっても，迷走神経刺激術を補助治療として用いることが考慮できる．てんかんの外科治療は，おおまかに切除外科，緩和的外科に大別されるが，適応となる術式については後述する．局在関連性症候性てんかんの中で内側側頭葉てんかん，各脳葉における新皮質てんかん，そして器質的病変に起因するてんかんは外科治療のために焦点局在診断が必要になる

5. 焦点診断

5.1 検査方法

第 1 相：非侵襲的検査
・発作型診断
・頭皮上脳波：発作時，発作間欠期
・MRI

・SPECT，PET

・MEG（脳磁図）

・神経心理テスト

第2相：侵襲的検査

・硬膜下電極，深部電極留置による長時間脳波ビデオ記録（1〜3週間）

・皮質脳波

5.1.1　発作型

　　発作型同定はてんかんであるかどうかの診断に必要であるだけでなく，焦点診断にも極めて重要である．ところが発作が入眠時に生じる，あるいは発作開始すぐに意識消失が生じる場合など，患者や家族が発作時の状態をはっきりと覚えていないことも多い．聴取した情報だけでは発作型の正確な同定が困難な場合や，偽発作との鑑別には入院して行う長時間ビデオ脳波記録が有用である．また，他焦点からの伝播による症状の可能性を考慮しておく必要がある．各部位に特徴的な発作症状について表49.3に示す．

表49.3　特徴的な発作症状

ジャクソンマーチ：手指―手首―上肢―顔面と広がる運動発作で意識は保たれる単純部分発作
補足運動野発作：両側非対象性強直発作，うめくような発声，発語停止，フェンシング姿勢
帯状回発作：過運動発作，自律神経症状
前頭極発作：眼球と頭部の偏向，強制思考，自律神経症状
眼窩前頭発作：運動姿勢性自動症，嗅覚製幻覚
弁蓋部発作：嚥下咀嚼，流涎，発語停止，心窩部異常感，恐怖，自律神経症状，顔面部分間代発作，味覚性幻覚
側頭葉発作：上腹部－胸部上行性異常感覚，意識減損，対側上肢はジストニー肢位，口部自動症，発声・発語（非優位側では理解可能な発語）
後頭葉発作：陽性（明るい）または陰性（暗い）視覚症状，眼球頭部の偏向．発作が側頭葉や前頭葉に伝播して初めて発作症状が出現することが多い．

脳神経外科臨床マニュアル第4版表78.7より引用

5.1.2　頭皮上脳波

　　現在においても，てんかん原性を診断する上で必須の検査であり，臨床的意義は大きい．脳波波形は電極間距離に影響されるので，頭皮上の電極間距離をできるだけ等分に配置する必要があり，国際10-20法が用いられる（図49.2）．側頭葉焦点を疑う場合にはT1/T2電極あるいは蝶形骨誘導を追加する．さらに，配置した電極をつないでいくのがモンタージュである．基本は，縦列双極導出，横列双極導出，基準電極導出の3つであり（図49.2），双極導出法は局在性の異常を検出するのに

適しており，基準電極導出法は全般性の活動や半球性の異常など広範な異常を検出するのにすぐれており，各モンタージュの特性を踏まえながら電位分布を判断する．

てんかんの診断に脳波を用いる場合，大きく分けて発作間欠期脳波と発作時脳波がある．発作間欠期のてんかん性放電とは，背景活動から突出していること，持続時間が200 ms以内（棘波：20～70 ms，鋭波：70～200 ms），通常の時間スケールで先端がとがった波形を示す，生理学的な広がりをもつ，通常陰性であり，鋭い波の成分の後に徐波成分が認められるなどの特徴があり（飛松 2016），具体的には棘波，鋭波および棘徐波複合体を指していう（図49.2）．発作間欠期焦点診断の指標となるが，真の焦点以外で記録されることや頭皮上からは記録困難なこともある．通常の外来における脳波検査では発作間欠期のてんかん性放電を認めるのは初回検査で40％弱とされているが，5回目の検査までその検出率は増加して75％ほどにまでなるといわれている（Doppelbauer 1993）．このために，これらの限界を考慮し，通常の脳波検査で診断が難しければ，検査を繰り返し行うか，長時間ビデオ脳波同時記録を考慮する．

長時間ビデオ脳波同時記録は，通常専用の個室で1日から1週間程度にわたり，ビデオと脳波を同時に記録する検査であり，主目的は発作を記録することで，3回以上の発作記録を目標とする．必要に応じて，抗てんかん薬を減量して発作の記録

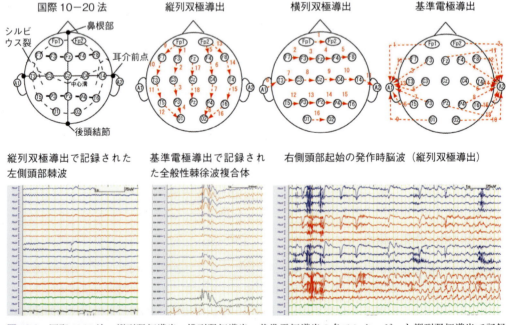

図 49.2 国際10-20法，縦列双極導出，横列双極導出，基準電極導出の各モンタージュと縦列双極導出で記録された左側頭部棘波，基準電極導出で記録された全般性棘徐波複合体，縦列双極導出で記録された右側頭部起始の発作時脳波．双極導出法は局在性の異常を検出するのに適しており，基準電極導出法は全般性の活動や半球性の異常など広範な異常を検出するのにすぐれている．

を試みるが，発作による外傷予防には注意が必要となる．この検査により，てんかん発作と非てんかん発作の鑑別あるいはてんかんの分類（局在関連性か全般性か），焦点の局在診断などが可能となる．発作時脳波の特徴として，

1）突然の周波数・振幅の変化
2）それまでにない新しい律動性活動の開始
3）発作中の時間・振幅・分布の経時的変化
4）律動波の停止が突然である

などがあげられる（飛松 2016）．特に 1990 年代以降，従来のアナログ脳波計からデジタル脳波計への導入が進み，多くの機能が活用できるようになった．デジタル脳波計には，記録後のモンタージュの変更が可能であり，保存されているデジタルデータに対して信号処理を行うことで周波数フィルタの変更，周波数解析などの演算処理が可能であること，内蔵した時計と同期することでビデオ記録と連動させられること，デジタルデータとして記録媒体に保存が可能であることなど数多くの利点がある．

5.1.3　CT，MRI

　脳外科手術対象になるてんかん症例では画像検査で構造異常を認める場合が多く，種々の腫瘍性病変に加え，海馬硬化，皮質形成異常，片側巨脳症，異所性灰白質，皮質結節，多小脳回瘢痕組織など，さまざまなてんかんの原因となる病変を検出できる．画像上，病変を認める方が手術成績も良好とされている．CT は微細な病変の検出には不向きであるが，腫瘍性病変による石灰化像の検出などに有用である．側頭葉てんかんの原因としてよく認められる海馬硬化の MRI 所見は T1 強調画像にて萎縮，T2 強調画像，FLAIR（fluid attenuated inversion recovery）にて高信号として検出され，海馬長軸に垂直な冠状断で検出されやすい．プロトン密度強調画像による異常信号域や 3T MRI による内部不明瞭化の所見も参考になる．

　皮質形成異常では，局所的皮質の肥厚，限局性萎縮，脳溝延長と脳回の広範化，T2 強調画像での皮質白質境界の不明瞭化や白質内異常高信号域の存在などを認めることが多い．その異常は FLAIR 画像，そしてプロトン密度強調画像により高信号を呈することが多く，相補的な観点からも T1，T2 強調画像に加えてこれらの撮影を行うのがよい．T2 強調画像を反転させた T2-reverse 画像や Fast STIR（short T1 inversion recovery）法は皮質白質境界の不明瞭化の検出に優れている．てんかん発作（重積）後亜急性期には拡散強調画像，T2 強調画像や FLAIR 像において焦点近傍あるいは焦点同側の視床・海馬あるいは対側小脳に可逆的に高信号を示しガドリニウムにて造影を受けることがあり，焦点の診断に有用なことがある．

5.1.4 SPECT，PET

てんかん焦点部位では発作間欠期には血流が低下することが多く，発作時には血流が増加する．そこで，てんかんに対するSPECTとしては，脳血流の評価のために，^{123}I-IMP，^{99m}Tc-ECD，^{99m}Tc-HMPAOが用いられ，それぞれ用途に応じて使い分けがされている．^{123}I-IMPは，脳血流を反映する精度は^{99m}Tc系薬剤よりも高いとされるが，脳内に分布するのに20〜30分程度要するために，主に発作間欠期の血流低下領域を描出するのに適している．一方，^{99m}Tc-ECD，^{99m}Tc-HMPAOなどの^{99m}Tc系薬剤はfirst circulationで高率に脳に取り込まれ，その後も数時間は安定した結合が維持されることから，てんかん発作中に静注すれば，発作後に撮像したとしても発作時の脳血流を画像化することができる．発作中にSPECT装置内に患者が固定される必要はなく，発作時の記録に優れている．SPECTにおいては発作間欠期では還流異常の検出率が43〜44％とされる一方，発作時においては97〜100％，発作後が75〜77％と高い感度を示すが，発作焦点だけでなく，発作発射の伝播の影響も受けている点も考慮する必要がある（日本てんかん学会2014）．

発作時SPECTにおいて，発作時の血流増加領域から発作間欠期の画像を差し引き，血流の上昇域を統計解析してMRIに重畳するSISCOM（subtraction ictal SPECT co-registered to MRI）という方法も焦点診断に有用である．また，^{123}I-IMZ SPECTはてんかん焦点における抑制系の障害を反映して低集積域として検出される．血流や代謝の影響を受けにくいため，安定した所見が得られ，FDG-PETや発作時SPECTに及ばないものの焦点検出の特異性に優れるとされている．

PETでは脳血流量，脳エネルギー代謝，神経伝達物質，神経受容体，沈着物質などの脳の機能的な変化をとらえることができ，脳虚血や変性疾患，がんの診断などに用いられている．現在，^{18}F-FDGを用いてグルコース代謝を指標とするFDG-PETが機能的検査法の中核をなしており，てんかんの焦点診断のためのFDG-PETは保険適用されている．発作間欠期に焦点および関連領域は低代謝として検出され，側頭葉てんかんで70〜90％，側頭葉外てんかんでも50％の検出率を認めるとされている．しかし，その異常域はてんかん焦点を超えて認めるとされ，頭蓋内脳波との比較では特異度が53〜63％であったと報告されている（Wang 2011）．また，保険未承認であるが^{11}C-flumazenilを用いて中枢性ベンゾジアゼピン受容体を測定することもある．SPM，SSPMなどの統計学的手法を用いたMRI重上イメージングが有用である．

5.1.5 MEG（脳磁図）

生体には神経活動に伴い電流が発生し，それに伴い磁場が発生する．電流により構成される電場を計測するのが脳波であり，磁場を計測するのが脳磁図である．脳磁場は地磁気の1億分の1程度と微弱なため，磁気シールド室内に置いて外部磁場

の影響を遮断し，超電導状態のSQUID（superconducting quantum interference device）とコイルを組み合わせて検出する．磁場は電気と異なり，脳脊髄液・頭蓋骨および皮膚の影響を受けないため，脳磁場計測では，脳波に比べると格段にゆがみが少ない信号が得られる．このため，数学的な手法を用いて精度の高い電流原推定が可能である．皮質に4 cm²の同期するてんかん原性放電が認められたときに脳磁図で検出可能とされている（Mikuni 1997）．脳波と同様に皮質神経細胞のシナプス後電位を反映したものであり，脳表の接線方向の電流源，つまり主に脳溝に存在する神経細胞については頭皮上脳波よりも格段に精度の高い電流源推定が可能であるが，一方で磁場は頭皮からの距離が遠くなると減弱するため，脳深部では電流源推定の信頼性が落ちる．

電流源の推定法としては，種々の方法がある．まず，実際にMEGで記録された等磁力線図から，そのような磁場を発生する電流源を数学的に仮定することができ，等価電流双極子（equivalent current dipole: ECD）と呼ばれており，てんかん棘波の発生源を推定するのに利用されている．また，電流源として点ではなく，空間的な広がりを持つものとして推定したものが空間フィルタ法であり，実際の脳活動により近い結果が得られるのではないかと期待されるが，計算法がより複雑であり，結果の信頼性についてやや疑問が残る．

5.1.6　神経心理テスト

WAIS-R（知能検査），WMS（記憶検査），WAB失語症検査，三宅式記銘力テストが一般的に行われる．テストを繰り返すと問題を覚えてしまうため，2回目以降は半年以上の間隔をあけることが必要となる．言語性記憶と視覚性記憶での結果と和田テストによる言語・記憶優位側によって焦点側決定の重要な情報となる．典型的な優位側側頭葉内側てんかんでは言語性記憶が視覚性記憶に比して優位に低下している．また，優位側側頭葉切除術後に記憶障害をきたす可能性がある．

5.1.7　硬膜下電極，深部電極留置による長時間脳波ビデオ記録

国内で入手可能な頭蓋内電極には現在のところ，Ad-Tech製とUnique-Medical製があり，タイプとしては硬膜下電極と深部電極の2種類がある．硬膜下電極はグリッド型およびストリップ型多電極であり，シリコン膜に1cm間隔で数個から数十個内包された直径3mmの円盤電極直下それぞれのごく限られた部分の脳波を測定する．開頭後側頭葉底面や外側脳表面，脳溝に留置する（図49.3）．深部電極は通常5mmまたは1cm間隔に並んだリード型電極を定位的挿入あるいは開頭し直視下に挿入留置する．留置時にビデオや写真で解剖学的な位置確認を行うが，電極留置中にずれる可能性があり，留置中の正確な位置確認のため留置後，thin slice CTもしくはMRIなどを施行して，電極の位置を確認する必要がある．この際，MRI撮影対応でない電極もあるので確認を要する．硬膜下電極留置に伴う合併症のリス

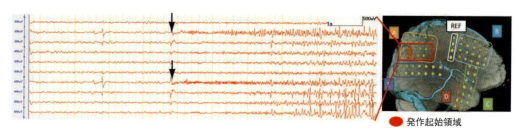

図 49.3 頭蓋内電極で記録された発作時脳波．頭蓋内電極で記録される電位は頭皮上脳波での電位の約 10 倍である．

クは6～26％程度と報告されており，一過性の髄液漏，感染，頭蓋内出血，脳浮腫や電極の mass effect などがある（Enatsu 2016）．必要に応じて，減薬して発作を記録し，発作間欠期棘波，発作波を記録するが，近年では広域周波数帯域の脳活動記録が可能となり，発作時直流電位とてんかん性高周波律動が記録できるようになった．

発作時直流電位とは，てんかん発作時に記録される緩徐な脳波変動であり，神経細胞群の膜電位変動を反映している．てんかん性高周波律動とは100Hz以上の高周波活動を指し，周波数成分でさらに2つに分け，100～200Hzの成分を ripple，200～500Hz 帯域を fast ripple と呼んでいる．ripple は正常な海馬からも記録されることから，生理的な活動に関係すると考えられるが，fast ripple はてんかん原性を持つ領域のみから記録されることから，てんかん原性細胞群の過同期バーストを反映した神経活動であると考えられている．これらは，てんかん原性を反映する新たな指標として注目されている．

発作が記録された後は，抗てんかん薬を再開し，皮質電気刺激により焦点近傍の詳細な脳機能野の同定を行う．刺激条件は各施設によって差異はあるが，50Hz，パルス幅0.2～0.3msの双極性矩形波を用い，5秒間程度刺激を行う．刺激強度は15mAを上限として1～2mAずつ徐々に増減する．刺激により発作を誘発することがあるので，刺激中も皮質脳波を記録し，刺激で誘発される afterdischarge に注意しながら刺激を行う．

最近では，定位的脳神経外科手術の手法を使って深部電極を留置するステレオ脳波の有用性が報告されている．この手法は，開頭術を必要としないために，離れた領域や両側半球などの広範な領域の留置が可能であること，硬膜下電極では評価が難しい側頭葉内側構造，島，帯状回，弁蓋部などの深部構造が評価できるなどといった大きな利点があり，てんかんの術前検査にさらなる発展をもたらすことが期待されている．

5.1.8　術中皮質脳波

　術中皮質脳波記録は，患者に苦痛を与えず，また，乳幼児のように協力の得られない場合でも簡便に行えるという長所がある．ただ，記録時間が限られており，発作間欠期の突発性異常波を記録しているに過ぎないこと，さらに麻酔薬や鎮痛薬の修飾もあることから正確なてんかん原性領域の同定は困難なことも多く，焦点診断としての意義は確立されていない．それでも，その限界を見極めつつ用いれば，非常に有用な方法であり，特によい適応は器質的病変が明らかでその近傍の皮質にてんかん原性領域の存在が想定される場合である．例えば，脳腫瘍に伴うてんかん原性焦点の同定などには極めて有用であり，病変とその周囲の皮質脳波を術中記録し，突発性異常波が頻発し，非機能野と判断される部位は追加切除を加える．全身麻酔薬の脳波に対する影響を考慮する必要があり，覚醒下で記録できれば，麻酔薬の影響のない皮質脳波記録が可能である．

　イソフルレン，笑気はてんかん性の突発性異常波を抑制するとされ，通常は用いられない．セボフルレンは適量用いることでてんかん性放電を誘発するとされており，皮質脳波を記録する際に好んで用いられる．また，施設によっては，プロポフォールを用いた静脈麻酔を用いる場合もある．通常，2～2.5%セボフルレンによる吸入麻酔が用いられており，また，鎮痛薬としてはフェンタニルもしくはレミフェンタニルが使用される．両側耳朶に基準電極を置き，前額部に接地電極を置く．記録電極として，ストリップ型電極，グリッド型電極を目的とする脳表におき，てんかん性異常放電の分布と頻度を記録する．病変摘出前後で記録を行うが，摘出後に記録を行う場合には，手術侵襲に伴い，一過性に周辺皮質からてんかん性放電が出現する可能性を考慮する必要がある．

5.2　焦点診断のための疾患各論

　てんかんの焦点診断とは，てんかん原性領域の同定であり，これは，「てんかん発作を惹起する領域であり，発作の根治のためにその除去もしくは離断が必要にして十分な領域」と定義される概念上の領域である（Rosenow 2001）．これはすなわち，切除することで発作根治が得られる最小限の領域ということであり，この領域を正確に同定することがてんかんの外科治療の成功の鍵である．しかし，この概念上の領域を術前に直接的に診断する方法は今のところ存在しない．現状では，症候学，画像検査，電気生理学的検査などの複数の手段を用いて，下記の5つの領域を同定し，それらの関連性と臨床情報を加味しながら，切除すべき領域を間接的に推定していくのである．てんかん原性領域と関連する領域としては下記の5つの概念が挙げられる．

　1. Irritative zone（興奮域）：発作間欠期のてんかん性放電を認める領域であり，

頭皮上脳波，頭蓋内脳波，脳磁図により同定される．

2. Seizure onset zone（発作起始域）：臨床発作が起始する領域であり，頭皮上脳波，頭蓋内脳波により同定される．

3. Epileptogenic lesion（てんかん原性病変）：てんかんの原因となった器質的病変であり，MRI や CT などの画像検査もしくは病理学的検査により同定される．

4. Symptomatogenic zone（発作症状発現域）：発作の初期症状を発現する領域であり，観察・病歴などをもとにした発作時の症状を元に同定する．

5. Functional deficit zone（機能低下域）：発作間欠時に機能が低下している領域であり，神経学的検査，神経心理検査，SPECT・PET などの機能画像検査，脳波，脳磁図などの非てんかん性異常所見などにより同定される．

てんかん原性領域を的確に推定するためには，これらの関連領域の概念を知り，正確に同定することが必要である．これらの領域がすべて一致する場合には，てんかん原性領域の同定は容易であるのだが，通常，そのようなことは稀であり，そのような場合，これら 5 つの領域とてんかん原性領域の関係は一定ではない．従来，頭蓋内電極によって同定された発作起始域がてんかん原性領域と考えられており，現在においても，切除範囲を決める上でのゴールデンスタンダードではあるが，てんかん原性領域が発作起始域よりも広がりを持っていることは稀ではなく，また，頭蓋内電極がカバーできる範囲の限界上，発作起始域を正確に同定できないこともしばしばある．切除すべき領域については，発作起始域に加え，興奮域，てんかん原性病変などの情報も加味しながら，症例個別に検討しているのが現状である．そのため，切除術の術後発作消失率は，てんかん原性領域の同定しやすさ（例えば，画像検査上，限局した構造異常が認められるかどうかなど），焦点の部位（機能野の近傍か，切除可能な領域であるかどうかなど），手術術式などによって大きく左右される．

5.2.1　側頭葉てんかん

大部分が側頭葉内側部の海馬，扁桃核が焦点である．内側側頭葉てんかん症例は，無作為化比較対照試験で，1 年後の発作消失率が薬物療法 8％ に対して，外科治療群では 58％ と有意に高く，外科治療が特に強く推奨される（Wiebe 2001）．単純部分発作は自律神経症状と精神症状，それに嗅覚異常といった前兆を伴うことが多い．典型的な発作は上腹部－胸部上行性異常感覚といった前兆の後に意識消失して虚空を凝視し病変側へ頭部が回旋し，対側上肢はジストニー肢位となり，口部自動症や発声・発語（非優位側では理解可能な発語）を伴う複雑部分発作が生じる．特徴的な発作症状で頭皮上脳波での前側頭部発作時脳波起始，MRI での一側海馬硬化，補助的に SPECT，PET での発作間欠期内側代謝血流低下が確認されれば内側側頭葉てんかんと判断できる（図 49.4）．非侵襲的検査のみで診断し良好な手術成績を得られる疾患として侵襲的検査がスキップできる可能性がある．発作時脳波起始で

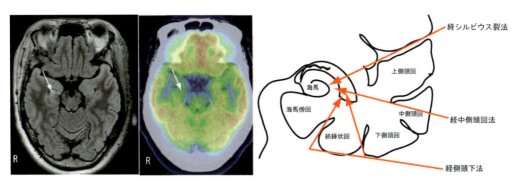

図 49.4 海馬硬化症を伴う右側頭葉てんかん症例の頭部 MRI と FDG-PET 画像（左）と側頭葉内側構造へのアプローチ法（右）.

焦点が明らかではない場合や MRI で明らかな海馬の異常所見がない場合には側頭下硬膜下電極や海馬深部電極留置が必要となる．両側の内側側頭葉に焦点が存在する場合，つまり左右独立した発作時脳波起始や両側海馬硬化を示す場合は手術成績が悪いため，注意が必要である．

　側頭葉てんかんの手術法は大きく前側頭葉切除術と選択的海馬扁桃体摘出術に分けられる．選択的海馬扁桃体摘出術にはアプローチの仕方によって経シルビウス裂法，経中側頭回法，経側頭下法がある（図 49.4）．さらに，MRI で海馬の萎縮がなく，記銘力が保持されている左側頭葉てんかんに対する手術法として海馬多切術（HT）が報告されている．側頭葉てんかんの手術法に共通する重要な合併症は，①手術側と反対側の片麻痺，②言語障害（言語優位側手術の場合），③手術側と反対側の視野欠損，④記銘力低下である．

5.2.2 腫瘍性病変に伴うてんかん

　脳腫瘍，血管奇形などの病変はしばしばてんかんの原因となる．MRI 単発病変の場合にはその周囲が焦点となっている可能性が高い．発作間欠期脳波で焦点が確認できるのは半数以下であり，多発性病変で焦点同定を要する場合には発作時脳波の記録が必要となる．焦点が反応性に形成されている場合には病変摘出によっててんかんも消失するが，周囲脳に器質的異常を伴う場合には病変摘出だけではてんかんは治らない．海綿状血管腫では周囲ヘモジデリン沈着が焦点形成している可能性がある．ganglioglioma や dysembryoplastic neuroepithelial tumor（DNT）では合併する皮質形成異常が焦点を形成しており，難治性てんかんを合併する場合には少なくとも術中皮質脳波が発作コントロールのためには必要であり，硬膜下電極埋め込みによる焦点検索が必要な場合もある．腫瘍性病変に伴うてんかんでは病変が側頭葉に存在することが多く，海馬が二次的にてんかん焦点となっている可能性を考慮しなくてはならない．側頭葉外側が焦点であると聴覚性幻覚あるいは錯覚，既視感，

視覚性誤認が，特に言語優位半球では言語障害が単純部分発作として生じる．

5.2.3 新皮質てんかん

外傷や炎症による病変，先天的皮質形成異常が焦点を形成し，部分てんかんの原因となり得る．皮質形成異常では異常な神経細胞そのものがてんかん原性を持ち，その機序としては興奮系の過剰刺激，抑制系の減弱や破綻，あるいは異常なシナプスネットワークが生じ，さらにそれらの異常が複雑に関係していると考えられているが，いまだその機構の全容は明らかではない．MRIで器質性病変ありと判断されても，その周囲のMRIでは正常に見える微細な組織異常部位にもてんかん原性を有することがあるので，焦点診断には各種非侵襲的検査に加えて侵襲的な硬膜下電極留置が必要であり，その際皮質機能マッピングも行う．焦点となる皮質には脳機能が存在することもある．焦点はしばしば広範囲に存在するために，硬膜下電極留置部位や切除部位決定の参考として術中皮質脳波による焦点検索が行われる．新皮質てんかんについては，側頭葉てんかんに比べると，術後発作消失率は劣るとされている．1991年以降の76論文のメタアナリシス解析の結果によると，術後5年以上の長期フォローアップがされた症例での発作消失率は，側頭葉切除で66％，後頭・頭頂葉切除で46％，前頭葉切除では27％であった（Tellez-Zenteno 2005）．

新皮質てんかんの外科治療については，推奨できるエビデンスは少ないものの，高磁場MRIによる微細な病変の検出や頭蓋内電極を用いた焦点・機能野診断などの詳細な術前検査法を駆使することで，ある程度良好な発作転帰を得ることができる．言語野，視覚野，運動野などの切除不可能なeloquent areaがてんかん焦点である例に脳回の灰白質を軟膜下に切断する軟膜下皮質多切術（MST）の適応となる．軟膜下皮質多切術は，機能を保ちながら，皮質を介した異常放電の広がる経路を断ち切るという術式であるが，長期の発作消失率は16％と切除外科に比べると手術効果は低い（Tellez-Zenteno et al 2005）．

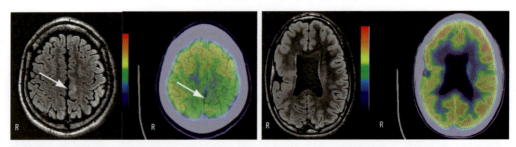

図49.5 皮質形成異常の頭部MRIとFDG-PET．（左）左頭頂葉内側のFLAIR高信号と皮髄境界の不明瞭化，左頭頂葉の低代謝を認める．（右）右半球に広範な皮質形成異常と同部位の低代謝を認める．

5.2.4 その他のてんかん症候群

てんかん原性領域が2つ以上の脳葉にわたる場合は，多脳葉切除術が行われるが，特に Sturge-Weber 症候群，Rusmussen 脳炎および血管障害，外傷，広範な皮質形成異常，片側巨脳症などのようにてんかん原性が広範に一側大脳半球全体に及んでおり，病変に起因した片麻痺，半盲，言語障害などの神経症状が完成もしくは進行性に増悪している，あるいはこれらの機能を健側脳が担っている場合には，大脳半球切除術もしくは大脳半球離断術が選択される．術後，50～80％の症例で発作消失，90％の症例で発作の著名改善（Engel II, III）が得られ（Lüders 2008），小児の場合は代償による術後症状の回復が期待できるので，手術のタイミングを逸しないよう注意が必要である．

大脳半球離断術には到達法により種々の方法があるが，主に 1) lateral approach, 2) vertical approach がある．lateral approach には，報告により，その側脳室体部への到達法に相違があるものの内包線維の切断，側頭葉内側構造物の切除，脳梁離断，前頭葉水平線維の切断という4つの共通手技が存在する．vertical approach は lateral approach に比べると脳内神経線維切断に要する切断範囲が短く，手術時間の短縮が可能となるが，解剖学的理解が難しい．脳梁離断術は Lennox-Gastaut 症候群などに代表されるような失立発作（転倒発作）を認める難治性てんかんに特に有効であり，他にミオクロニー発作や欠神発作にも効果がある．本手術も緩和的外科治療に位置づけられ，35％の患者で最も障害度の強い発作が抑制される（Tellez-Zenteno 2005）．迷走神経刺激療法（VNS）は欧州で1994年，米国で1997年に承認された難治性てんかんに対する低侵襲な緩和的治療である．手術適応は開頭術の適応とならない薬物抵抗性のてんかん患者で，特に難治性の全般てんかんや両側多焦点を有する局在関連てんかんなどが適応となる．または，開頭てんかん手術後残存発作があり再開頭治療の適応がない症例に対しても本治療が検討される．焦点性てんかんに対する平均発作減少率は25～30％と報告されており，刺激開始から年数を経るごとに効果が増す．副作用として刺激中の嗄声，咽頭違和感，咳があり，電気刺激の調整によって対応が可能である．感染は3～8％と報告されている（Patel 2004）．

VNS の作用機序については脳波活動の脱同期化が当初の仮説であったが，詳しいことはまだ解明されていない．先天奇形の視床下部過誤腫は性早熟や笑い発作を呈する稀な疾患で，発作が頻発する場合には他の発作型を合併して知的障害や行動異常を生じることがある．笑い発作は部分発作で，視床下部過誤腫由来以外にも側頭葉てんかんや前頭葉てんかんでも認められる．視床下部過誤腫による笑い発作はしばしば薬剤難治であり，過誤腫を周囲から離断することが治療として有効である．視床下部はホルモン，自律神経，記憶や情動の中枢であり，その障害で中枢性思春期早発症，肥満，攻撃性，記憶障害などをきたすことが知られている．視床下部過誤腫摘出のための直達手術では合併症としてホルモン異常と肥満があり，ガンマナ

イフや内視鏡的な切除術，あるいは定位温熱凝固術による視床下部からの離断術の有用性が報告されている．性早熟については LH-RH analogue によるホルモン療法が有効である．

　以上，見てきたようにてんかん外科手術は脳機能を保ちつつ，てんかん原性領域を切除することが発作抑制の鍵となるが，術後の発作再発も多く，いまなお課題は多い．てんかん外科は，QOL を改善させる機能外科としての側面が強く，より合併症が少なく，効果の高い治療法の開発が今後望まれている．

文　献

Banerjee PN et al: Epilepsy Res, 85 (1): 31-45 (2009).

DeLorenzo RJ et al: Neurology, 46 (4): 1029-1035 (1996).

Doppelbauer A et al: Acta Neurol Scand, 87 (5): 345-352 (1993).

Enatsu R et al: Neurol Med Chir (Tokyo), 56 (5): 221-227 (2016).

Fisher RS et al: Epilepsia, 55 (4): 475-482 (2014).

Fisher RS et al: Epilepsia, 58 (4): 531-542 (2017).

Fisher RS et al: Epilepsia, 46 (4): 470-472 (2005).

Glantz MJ et al: Neurology, 54 (10): 1886-1893 (2000).

Kwan P et al: N Engl J Med, 342 (5): 314-319 (2000).

Lüders HO et al: Textbook of epilepsy surgery. Informa Healthcare; Taylor & Francis distributor, pp. 1249-1253 (2008).

Meador KJ et al: N Engl J Med, 360 (16): 1597-1605 (2009).

Mikuni N et al: Neuroimage, 5 (4 Pt 1): 298-306 (1997).

日本てんかん学会：てんかん専門医ガイドブック—てんかんに関わる医師ののための基本知識—. 診断と治療社，pp. 121-126 (2014).

日本てんかん学会分類委員会：てんかん研究 5：62 (1987).

日本てんかん学会分類委員会：てんかん研究 9：84-88 (1991).

日本てんかん学会分類委員会：てんかん研究 28：515-525 (2011).

Patel NC et al: Pediatr Infect Dis J, 23 (7): 681-683 (2004).

Perucca E: Epilepsia, 46 (Suppl 4): 31-37 (2005).

Rosenow F et al: Brain, 124 (Pt 9): 1683-1700 (2001).

Shaw MD et al: J R Soc Med, 84 (4): 221-223 (1991).

Scheffer IE et al: Epilepsia, 58 (4): 512-521 (2017).

須貝 研司：てんかん治療ガイドライン 2017. 第 51 回日本てんかん学会学術集会；京都 (2017).

Tellez-Zenteno JF et al: Brain, 128 (Pt 5): 1188-1198 (2005).

「てんかん治療ガイドライン」作成委員会：てんかん治療ガイドライン 2010. 医学書院 (2010).

飛松 省三：ここが知りたい！臨床神経生理学. 中外医学社，pp. 40-42 (2016).

Trinka E et al: Epilepsia, 56 (10): 1515-1523 (2015).

Rossetti AO et al: Arch Neurol, 62 (11):1698-1702 (2005).

Wang D et al: US NEUROLOGY, 7: 169-174 (2011).

Wiebe S et al: N Engl J Med, 345 (5): 311-318 (2001).

X

外　傷

50節　頭部外傷（traumatic brain injury：TBI）診療のポイント …736
51節　脊椎・脊髄外傷 ……760

50. 頭部外傷(traumatic brain injury：TBI)診療のポイント

宮田 圭，山岡 歩

1. 病院前外傷診療と神経蘇生

〈Keywords〉
JPTEC，ロードアンドゴー，高エネルギー事故，PTD，JATEC，ABCDE アプローチ，primary survey，secondary survey，切迫する D，FAST，trauma panscan

1.1 病院前救護

Japan Prehospital Trauma Evaluation and Care：JPTEC（外傷病院前救護ガイドライン）は日本における病院前救護に携わる人々が習得すべき知識と技能が盛り込まれた活動指針である（JPTEC 協議会 2016）．適切な搬送や病院での外傷蘇生が行われなかった場合には PTD（Preventable Trauma Death：防ぎえる外傷死）に陥る．JPTEC では生理学的異常所見の有無を観察し，蘇生処置の必要性とロードアンドゴーの適応を判断する．ロードアンドゴーとは生命維持に関係のない部位や観察，処置を省略し，生命維持に必要な処置のみを行って，一刻も早く緊急性・重症度に基づいた適切な医療機関への迅速な搬送を行う全体的な概念である．直近に適切な医療機関がない場合には，離れた専門施設（救命センターなど）に直接搬送するトラウマバイパスを行う．高エネルギー外傷には，重篤な車両事故（同乗者死亡，車外放出），車に轢かれた歩行者や自転車の事故，運転者が離れていたバイク事故，高所からの墜落（6m または 3 階以上）を含む．

初期評価では頚椎保護，反応の確認と気道開放の有無の確認，呼吸の評価，循環の評価，そして意識レベルの評価（JCS）を行う．これらの生理学的な生命危機の可能性がある場合には必要な処置（頚椎保護，気道確保，補助換気，圧迫止血）を行う．

1.2 Primary survey と頭頚部外傷

JATEC（Japan Trauma Evaluation and Care）は 2002 年に作成された日本独自の病院内での外傷初期診療ガイドラインである（日本外傷学会 2016）．重症 TBI では低酸素症 50%，低血圧は 30% に存在する．TBI を併発する重症外傷患者では 2 次性脳損傷の主要な原因である低酸素と低血圧を防ぐことが強調される．外傷初療においても生理機能に基づいた ABCDE アプローチを最優先する．これらの評価を primary survey と呼ぶ．ABCDE アプローチでは A（airway），B（breathing），C（circulation），D（dysfunction of CNS），E（exposure environment）の順で評価を行う．以下に A〜E に関する留意点を述べる．

1.2.1 確実な気道確保（A）と換気（B）

気管挿管の適応は，上位頚髄損傷による無呼吸，徐呼吸，吐物や血液の垂れ込みによる誤嚥，高度顔面外傷，頚椎外傷や喉頭咽頭損傷による気道閉塞，低酸素血症，高 CO_2 血症，初期輸液に無反応の重度のショック状態，GCS8 以下の意識障害であるが，不穏や混迷時状態のため鎮静鎮痛の必要な傷病者に対して適宜判断する．

重症 TBI における緊急気管挿管（Rapid Sequence Induction：RSI）は咳反射抑制，頭蓋内圧上昇抑制の目的にフェンタニル 1〜2μg/kg，リドカイン 1.5mg/kg 投与後にプロポフォール 0.5mg/kg/10 秒の速度で 2.0〜2.5mg/kg を投与する．そして筋弛緩薬にロクロニウム 0.6〜0.9mg/kg を追加する．外傷患者は口腔内が血液や吐物などで汚染されること，噛み締めなどで開口が不十分であるため，いわゆる挿管困難（Difficult Airway Management；DAM）を念頭に置く必要がある．頚髄損傷の存在が強く疑われる症例にはビデオ喉頭鏡の使用が勧められる．挿管困難症例に関しては輪状甲軟帯状靭帯切開術，外科的緊急気管切開を厭わない．

1.2.2 循環（C）

C の異常の判断は，血圧低下のみではなく，皮膚所見（冷汗蒼白），脈拍の状態（弱く速迫），意識レベル（不穏）などを指標に総合的に判断する．頭髪に隠れた頭皮裂傷からの動脈性出血は圧迫止血もしくは簡易的にステイプラーで閉鎖する．末梢静脈路は上肢に 18G 以上の留置針を 2 本以上設置することが望ましい．39℃ に加温した糖を含まない細胞外液を急速投与する．JATEC では成人では 1〜2L の細胞外液輸液の反応性を観察して治療方針を決定するが，重症外傷では早期の大量輸血が必要である．出血源の検索には救急初療室でポータブル胸部と骨盤レントゲン並びに簡易超音波エコー検査（Focused Assessment with Sonography for Trauma：FAST）を行う．レントゲン検査では ABC 異常の原因となる大量血胸，緊張性気胸，骨盤輪の破綻した骨盤骨折を検索する．また FAST では心タンポナーデや胸腔・腹

腔内出血の有無を確認する．これらの蘇生処置に反応しない（non responder）場合には大動脈閉塞バルーンカテーテルや救急室開胸による大動脈遮断が行われる．ショックの原因が腹腔内出血であればダメージコントロール手術を行う．一方，骨盤骨折が原因であれば後腹膜パッキングや骨盤固定を併用したTAEを行う．

1.2.3　意識障害（D）

生命を脅かす頭蓋内病変が疑われる神経学的所見を「切迫するD」と呼ぶ．GCS 8以下，進行性の意識レベル低下（GCS 2点以下），瞳孔不同，共同偏視や片麻痺などの神経局所症状，Cushing現象（徐脈や血圧の異常変動）そして失調性呼吸を含める．気管挿管を含むA，B，Cの安定化とともに脳神経外科医のコールと頭部CT検査を依頼する．

1.2.4　脱衣と体温管理（E）

A/B/C/Dと並行して全身衣服を取り除き，活動性出血の有無と開放創の有無を観察する．低体温（hypothermia），アシドーシス（acidosis），凝固異常（coagulopathy）は外傷死のtriadと呼ぶ．低体温は出血傾向や代謝性アシドーシスを助長する．診療の妨げにならない程度に保温に努める．

1.3　Secondary survey

病歴聴取，身体診察，そして画像検査による解剖学的損傷部位の評価を行う．「切迫するD」があれば，A/B/Cの安定化の下に頭部CT検査を優先する．高エネルギー外傷患者や受傷機転が明らかではない外傷患者には全身のCT検査（trauma pan scan）を行う．JATECでの時間を意識した効率的な3段階の外傷全身CT評価法をFACT（focused assessment with CT for trauma）と呼ぶ．頭部では非造影は必須，顔面および頚部頚椎，胸部，腹部骨盤では動脈優位相と実質相（平行相）の2回の撮影を行うことが推奨される．Multi-detector-row CTでヘリカル撮影を行い，水平断と冠状断，矢状断の画像も追加する．高度の軟部組織損傷や頚部血管評価のために頭蓋底レベルからの2相撮影を推奨されているが，頭蓋内の造影撮影に関しては決まった基準がない．穿通性頭部外傷や鈍的外傷性脳血管損傷のリスクのある傷病者には頭蓋内から頚部を加えた造影血管評価が望まれる．

2. 頭部外傷の重症度分類

〈Keywords〉

搬入時意識レベルによる重症度分類，軽症頭部外傷の CT 撮像基準，脳震盪の定義，TCDB 分類

2.1 頭部外傷と意識障害

　Primary brain damage（一次性脳損傷）には脳組織自体の裂傷，挫傷や脳震盪，びまん性軸索損傷を含む．

　一方，Secondary brain damage（二次性脳損傷）は頭蓋内因子と頭蓋外因子に分けることができる．外傷に関連した意識障害患者は外傷初療で頭部 CT を撮影するが，CT 異常所見の有無で意識障害の原因を鑑別にあげる（表 50.1）．

　TBI の重症度は受傷後の意識状態 GCS により軽症，中等症，重症の 3 つに分類される．

表 50.1 一次性脳損傷と二次性脳損傷

単純頭部 CT	一次性 / 二次性脳損傷	原因疾患
異常所見がある	脳実質損傷（一次性脳損傷）	脳挫傷，重度のびまん性脳腫脹
	頭蓋内因子（二次性脳損傷）	急性硬膜外血腫，急性硬膜下血腫，脳室内出血，外傷性くも膜下出血，脳内血腫，脳浮腫
明らかな異常所見がない	脳実質損傷（一次性脳損傷）	軽度びまん性脳損傷，脳震盪，急性兆候発作，脳虚血（梗塞），静脈灌流異常（うっ帯） 遅発性（痙攣重積状態，脳血管攣縮，外傷性脳血管損傷）
	頭蓋外因子（二次性脳損傷）	ショック，低酸素，貧血，電解質異常，環境障害，感染，低血糖，薬剤

2.2 軽症頭部外傷

　米国では毎年約 174 万人の人々が脳外傷を罹患しているが 75～95% が軽症頭部外傷である（Vos et al 2002）．意識レベルを生理学的重症度の指標にすると JATEC では GCS14 と 15 が軽症 TBI に分類されるが，世界的には GCS13-15 が軽症 TBI に分類される．ヨーロッパ脳神経外科学会　EFNS のガイドライン（2012）では軽症 TBI 患者に CT を撮像するルールとして CHIPS ルールを採用している（Vos et al 2012）（表 50.2）．意識消失や外傷後健忘がなく，minor な危険因子が 1 以下のカテゴリー 1 と major な危険因子を 1 個以上か minor な危険因子を複数有するカテゴリー 2，そして GCS13-14 のカテゴリー 3 に分けられる．カテゴリー 2 または 3 の

傷病者には頭部 CT は必須である．また日本脳神経外傷学会ガイドラインにおいても軽症 TBI の CT を撮像する基準が挙げられている．GCS15 では頭部 CT で異常所見の頻度は 3〜6％程度，GCS14 では 8〜16％程度と報告されている．また MRI 検査によりびまん性軸索損傷が認められることもある．軽症頭部外傷のうち 3％程度が昏睡に至る．頭部 CT 撮影の被曝は単純レントゲン写真の約 30 倍に相当する．

表 50.2　軽症頭部外傷で頭蓋内病変を合併する危険因子や CT 撮像基準の要約

危険因子	EFNS（2002）	CHIPS rule，EFNS（2012）（大）大項目，（小）小項目	日本重症頭部外傷 GL（2013）重症化の予測因子	小児での CT 撮像基準 NICE（2014）
1. 受傷機転	不明な場合			偶発的ではない事故（虐待が疑われる）
2. 健忘症状	外傷後健忘（前向性）健忘の持続 30 分以上の逆向性健忘	4 時間以上（大）2〜4 時間（小）短期記憶障害	失見当識，健忘	5 分以上の意識消失 5 分以上の健忘（前向性，後向性）
3. 骨折の兆候	頭蓋骨骨折（陥没または頭蓋底）を疑う臨床的サイン	頭蓋骨骨折（陥没または頭蓋底）を疑う臨床的サイン（大）	頭蓋骨骨折が疑われる兆候がある	開放骨折または陥没骨折，または大泉門の膨隆，頭蓋底骨折の兆候（panda eyes，耳出血，髄液耳漏，鼻漏）
4. 頭痛嘔気	激しい頭痛，嘔気	嘔吐（大）	頭痛　頻回の嘔吐	3 回以上の嘔吐
5. 局所神経症状	局所神経症状	神経学的異常（小）	神経学的異常の存在	局所的な神経学的徴候
6. 痙攣	痙攣	外傷後痙攣（大）	てんかん発作	てんかんの既往のない児の痙攣発作
7. 小児	2 歳未満			
8. 高齢者	60 歳以上	60 歳以上（大）40〜60 歳（小）	高齢者	
9. 血液凝固異常	凝固障害	抗凝固療法（大）	凝固異常，線溶異常に影響を与える薬剤	ワルファリン内服患者は受傷 8 時間以内に CT を撮像
10. 高エネルギー外傷	高エネルギー事故	自動車と歩行者事故／自転車事故，車外放出（大）高さを問わない転落事故（小）	高エネルギー事故	危険な外傷機転（高エネルギー事故）3m 以上の高さからの転落
11. 薬物	アルコールまたは薬物中毒			
12. 意識障害		来院時 GCS14 以下（大）意識消失（小）来院後 1 時間で GCS が 2 点低下（大）1 点の低下（小）	来院時の軽度の意識障害	救急処置室での GCS 14 未満，1 歳未満では GCS 15 未満 受傷 2 時間後での GCS 15 未満 異常な意識混濁
13. 頭皮の状態など		頭部の打撲傷（挫創）（小）	脳神経外科的手術の既往	1 歳未満の頭部の挫創，腫脹または 5cm 以上の裂傷

［Vos, P. E., et al. 2012 Eur J Neurol 19（2）: 191-198, Vos, P. E., et al. 2002 Eur J Neurol 9（3）: 207-219, 重症頭部外傷治療・管理のガイドライン 第 3 版, 2014 Head injury: assessment and early management（2014 NICE guideline）より引用改変］

小児は放射線の影響を受けやすく，頻回の撮影は被曝量が著明に増大する可能性がある．放射線被曝に十分に留意する必要がある．NICE（2014）のCT撮像基準項目に1つ以上該当する小児患者には1時間以内にCTを撮影する（Alali et al 2013；Farahvar et al 2012）．

2.3　高齢者の軽症頭部外傷，抗血栓療法患者における頭部外傷

年齢60歳以上の高齢者，または抗凝固療法中の軽症TBI患者に対する頭部CT撮影は必須である（表50.2）．65歳以上の頭部外傷患者の約2割程度に抗凝固剤または抗血小板薬が投与されている．抗血栓療法の投与は頭蓋内血腫の頻度や遅発性頭蓋内血腫拡大のリスクが高い（図50.1）．頭蓋内出血が発見されたときには抗血栓療法の中断を検討する．ワルファリンの中和剤として，血液凝固第Ⅱ，Ⅶ，Ⅸそして X因子を含有する複合凝固因子製剤（商品名：ケイセントラ）は迅速に凝固異常を改善しうる．直接トロンビン阻害剤であるダビガトランの特異的中和剤としてイダルシズマブ（商品名：プリズバインド）が市販されている．一方で，抗血小板薬の有効な拮抗薬は存在しておらず，血小板輸血を行うことがある．抗血栓療法の再開時期に決まった指標はないが，抗血栓療法の長期中断は虚血合併症のリスクとなるため，中断期間は1週間以内が望ましい．受傷48時間以降に増悪する硬膜下血腫は，亜急性硬膜下血腫，急性硬膜下血腫の遅発性増大，または acute on

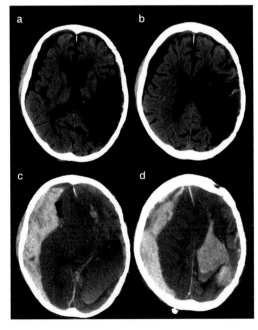

図50.1　脳梗塞に対して抗血小板薬を2剤内服していた80歳代の男性．自宅内で転倒し前医を受診した．頭部CT（a，b）では左前頭葉の陳旧性梗塞部に小さな高吸収領域を認める．右後頭部に裂傷，右側頭部皮下血腫があった．受傷6時間後に昏睡状態で発見された際の頭部CT（c，d）では右硬膜下血腫を認める．

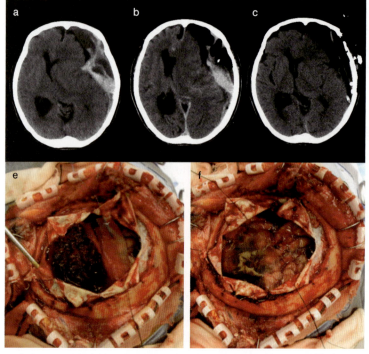

図 50.2 1週間前に転倒した90歳代の女性．数日後には傾眠傾向であった．病院搬入時には昏睡状態であり，頭部CTでは低吸収域と高吸収域が混在する硬膜下血腫が認められる．穿頭術後に開頭血腫除去術を施行された．b：穿頭術後の頭部CT，c：開頭術後の頭部CTを示す．術中所見（e, f）では新鮮な血腫成分と亜急性を示唆する暗赤色の固い凝血塊が混在していた．

chronic subdural hematoma などと呼ばれ，特に保存的に経過観察した高齢者には注意が必要である（図 50.2）．慢性硬膜下血腫に新鮮な血腫成分が混在する場合には，穿頭術のみでは止血が得られないことがある，または術後再出血をきたすことがあるため，合併症予防には開頭術による止血やICPセンサー留置による厳重な術後管理が望ましい．

2.4 脳震盪とスポーツ頭部外傷

　脳震盪とは「外傷性の生体力学的外力によって誘発される脳に影響を与える複雑な病態生理学的過程」と定義された．脳震盪は直接的な頭部への打撃により生じる場合と，他部位（顔面，頚部，体幹）から頭部に衝撃が伝達される場合がある．
脳震盪の診断は以下の臨床症状
　　1) 身体症状：意識消失，めまいや嘔気などの平衡感覚障害，頭痛，嘔気
　　2) 感情行動障害（精神障害）：いらいら，不眠，うつ状態，過眠
　　3) 認知機能障害（高次脳機能障害）：遂行機能障害，認知機能障害，注意集中障害
などから構成される（Vos et al 2002）．
　意識消失は脳震盪の診断に必須ではないが，軽症脳震盪には受傷時の短時間の意

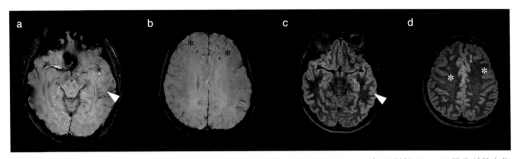

図 50.3　自転車対乗用車事故で受傷した 10 歳代後半の女性．搬入時 GCS 15 で初回頭部 CT では異常所見を指摘し得なかった．受傷 5 日目の MR 画像では SWI：susceptibility-weighted imaging (a, b) では左右の前頭葉（＊）と左側頭葉の深部白質（矢頭）に微小点状出血を認める．FLAIR：Fluid attenuation inversion recovery 画像 (c, d) でも散在性病変を確認し得る．半年程度脳震盪後症候群症状が持続した．

識消失を伴うことが多い．脳震盪の症状は自然に消失することが多いが，10％程度に 1 年以上にわたり眩暈やふらつきなどの愁訴が遷延する状態を脳震盪症候群（Post-Concussion Syndrome, PCS）と呼ぶ．実臨床では脳震盪の診断において器質的な脳損傷や異常がないことが前提である．しかし高磁場 MRI（図 50.3）や SPECT/PET などの機能的画像診断で異常所見が認められる（Kelly and Rosenberg 1997；Chen et al 2003）．対症療法が主体で，適度な生活レベルの維持と気分障害や不眠，抑うつ状態に対する精神科的な介入が必要である．

競技中に脳震盪を受傷した 10 歳以上の選手を評価する標準的ツールとして SCAT（sports concussion assesment tool）3 が頻用される．脳震盪の疑いのある選手は試合から退場させ，医学的評価を受けなければならない．最初の 24 時間は一人にしてはならず，活動の制限と絶対安静を要する．最低限の安静期間後は競技への段階的復帰（GRPT）プログラムに従って復帰する．小児および少年アスリートの方が脳震盪に罹患しやすく，回復に時間がかかるため，脳震盪症状が消えてから最低 2 週間はプレーまたはコンタクトを伴う活動をしないことが推奨される．これらの詳細は世界ラクビーボード（IRB）脳震盪ガイドラインやスポーツにおける脳震盪に関する共同声明—第 4 回国際スポーツ脳震盪会議—（解説と翻訳）：神経外傷 39（2016）1-26, 等を参照されたい．

2.5　中等症頭部外傷，重症頭部外傷

受傷後 GCS が 9-12（または 13）の患者は中等症 TBI，GCS が 3-8 の TBI は重症と定義される．中等症 TBI のうち 10〜20％程度が昏睡に至る．また意識が改善しない中等症頭部外傷の約 1/3 に CT での増悪が認められる．T&D（Talk and Deteriorate）とは受傷後はしばらく会話可能であったが時間経過とともに意識障害

744　X. 外傷

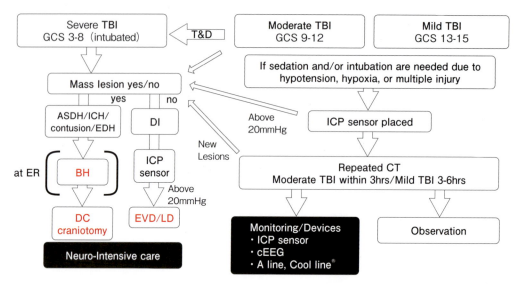

TBI: traumatic brain injury, GCS: Glasgow Coma Scale, T&D: Talk and deteriorated, ASDH: acute subdural hematoma, ICH: intracerebral hematoma, EDH: epidural hematoma, BH: burr-hole surgery, ER: emergency room, DC: decompressive craniectomy, DI: diffuse injury, ICP: intracranial pressure, EVD: extra-ventricular cerebrospinal fluid drainage, LD: lumber drainage, cEEG: continuous EEG

図50.4　札幌医科大学高度救命救急センターにおける頭部外傷診療フローチャート

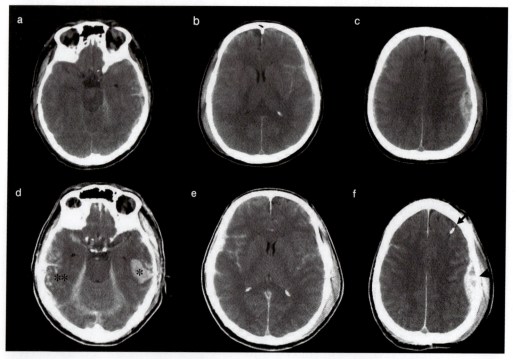

図50.5　50歳代の男性．高さ6mからの転落外傷．搬入時GCS 14点であったが進行性に増悪した．上段a-c：搬入時の頭部CTと下段d-f：受傷1時間後のCTを示す．左および右側頭葉の挫傷性血腫（＊）と脳挫傷（＊＊）の顕在化し，左急性硬膜外血腫の増大（黒矢頭）を認める．ICPセンサーが留置されている（黒矢印）．

表 50.3 TCDB（Trauma coma data bank）の重症頭部外傷 CT 分類

	CT 所見	転帰良好率（%）	死亡率（%）
diffuse injury Ⅰ	・CT 上の所見なし ・中脳周囲の脳槽が描出される．0～5mm 未満の偏位を伴うことあり	62	10
diffuse injury Ⅱ	・25cc より大きな高吸収域や混合吸収域は認めない．骨折や異物は認めることあり ・中脳周囲の脳槽の圧排や消失が認められる．0～5mm 未満の偏位を伴うことあり	35	14
diffuse injury Ⅲ	・25mL より大きな高吸収域や混合吸収域は認めない ・骨折や異物は認めることあり	16	34
diffuse injury Ⅳ	・5mm を超える正中偏位を認めるが，25cc を超える占拠性病変は認めない	6	56
evacuated mass lesion	・外科的に摘出された病変	23	39
non-evacuated mass lesion	・25cc 以上の大きな高吸収域や混合吸収域を認めるが，外科的に除去されない	11	53

［Marshall, L. F., et al. 1992 J Neurotrauma 9 Suppl 1: S287-292 より引用改変］

をきたし急速に神経症状の悪化を見る病態のことを指す．これらの増悪には二次性脳損傷，頭蓋内血腫の増大が関与している．増悪の時期は受傷 3 時間以内が最も多く（60% 程度），リスク因子として高齢者や D-dimer 高値などが挙げられる．特に急性硬膜外血腫は増悪時期が急性硬膜下血腫や脳挫傷より短いことが指摘されている．初回 CT で保存的加療を選択した場合には中等症～重症 TBI では受傷 1～3 時間以内，軽症 TBI でも 3～6 時間以内に頭部 CT を再検する（図 50.4）．悪化時の GCS スコアが転帰に関連すると指摘されており，臨床経過が重篤化する前に頭部 CT を再検査して速やかに手術を行うことが肝要である（図 50.5）．重症 TBI では CT 画像所見による TCDB 分類（表 50.3）が用いられる（Marshall et al 1992）．頭部外傷を合併した多発外傷や他部位手術，ABC の異常により鎮静下の気管挿管が必要な症例や他部位の止血術を優先させる際には ICP モニタリングを考慮するが，低酸素や低血圧によるびまん性脳腫脹，または遅発性血腫増大による占拠性病変の形成に留意する．

3. 重症頭部外傷治療・管理のガイドライン

〈Keywords〉

重症 TBI に対する神経集中治療のエビデンス，DECRA，RESCUE ICP，NABIS：HⅡ

2013 年に発行された日本脳神経外科学会／日本脳神経外傷学会監修の重症頭部外傷治療管理のガイドライン 3 版（2013）が頻用される．2017 年には Brain trauma

表 50.4　成人と小児の重症頭部外傷ガイドラインの要約
（Brain trauma foundation 第 4 版　（成人）と pediatric critical care medicine　2012 年改訂版　（小児））

	Adult (brain trauma foundation 4th edition 2017)	recommendation level	pediatric（pediatric CCM 2012）	recommendation level
減圧開頭術 （decompressive craniectomy: DC）	・占拠性病変（Mass effect）のない重症 diffuse injury（DI）で治療抵抗性の ICP 亢進（20mmHg 以上）に対する両側 bifrontal craniectomy は推奨されない. ・大きい開頭範囲（12×15cm 以上）の片側大開頭（unilateral fronto-temporo-parietal DC）は小さな開頭（6×8cm）に比較して死亡率と神経学的改善をもたらすので推奨される.	2A	・神経学的の悪化，ヘルニア徴候，急性期内科的治療に抵抗性の頭蓋内圧亢進患者に対して考慮される.	2
意図的低体温療法	・DI には受傷早期の（2.5 時間以内）短期間（受傷後から 48 時間まで）の深部温度 33℃ の軽度低体温療法は推奨されない.	2B	・温度管理：32〜33℃ の中等度の 24 時間の短時間の低体温療法は避けること. ・受傷 8 時間以内から 48 時間の中等度低体温療法や脳圧低下のために考慮される. ・1 時間 0.5℃ 以上の復温は避ける.	2
高浸透圧薬物療法	・Mannitol は 0.25〜1g/kg の量で脳圧低下に有効である. ・高張食塩水との優劣については結論が得られていない.	2, 3	・脳圧亢進の治療に 3% 高張食塩水（0.1〜1mL/kg body weight per hr）の投与を考慮する. ・mannitol に対する evidence はない.	3
髄液ドレナージ	・間欠的なドレナージよりも持続的なドレナージの方が，低い ICP 管理に有用かもしれない. ・受傷 12 時間以内に GCS<6 未満の重症頭部外傷への適応を考慮してもよい.		・脳圧亢進患者に対して脳室ドレナージが考慮される. ・正中偏位 shift がなく，中脳周囲脳槽が開いていて，占拠性病変のない抵抗性の ICP 亢進患者にはランバードレナージの追加が考慮される.	3
過換気	・長時間の過換気（$PaCO_2$<25mmHg）は推奨されないが，脳圧亢進に対する緊急使用は推奨される. ・受傷 24 時間以上の過換気は CBF の低下をきたすので避けるべきである. SjO_2 や $PbtO_2$ でモニタリングが推奨される.	2B	・受傷 48 時間は $PaCO_2$<30mmHg 未満の予防的過換気療法は避けること. ・難治の頭蓋内圧亢進に対して使用する場合には脳虚血のモニタリングを行うこと.	3
麻酔, 鎮静, 鎮痛	・脳圧亢進予防のために脳波上で burst suppression をきたすまで深鎮静の barbiturate 療法は推奨されない. ・最大限の外科的もしくは内科的治療で不応な ICP 亢進に対する high dose barbiturate 治療は推奨される. ・Propofol は ICP 亢進に有用だが，転帰改善，死亡率改善には至っていない. ・High-dose propfol は転帰不良を増加させるため注意が必要である.	2B	・チオペンタールは頭蓋内圧亢進を制御するかもしれない. ・Propofol の持続投与を避ける.	
ステロイド	・推奨されない.	1	・推奨されない.	
栄養	・5 日以内の基礎カロリーの投与（受傷 1w までに最大量を投与）は死亡率を減少させるため推奨される. ・空腸栄養が肺炎の予防に推奨される.	2A, 2B	・免疫調整食：転帰への効果は認められない.	2
感染予防	・早期の気管切開が人工呼吸期間の減少をもたらすが，死亡や肺炎の減少をもたらすか十分な根拠はない. ・Povidone-iodine（PI）の口腔ケアは人工呼吸器関連肺炎（VAP）の減少のためには推奨されない. ・抗菌剤コーティングのドレーンは感染予防に有用かもしれない.	2A, 3		

深部静脈血栓予防	・機械的予防＋低分子ヘパリンまたは未分画ヘパリンが使用されるが，頭蓋内出血の拡大リスクがある． ・塞栓リスクが頭蓋内出血のリスクを上回ると判断された場合にはストッキングと薬物療法が行われる．	3		
痙攣予防	・フェニトインやバルプロ酸の投与は晩期てんかんの予防には推奨されない． ・副作用を上回らない場合にフェニトインの7日間投与は早期発作の予防に推奨される． ・早期発作は転帰不良に関連しない．levetiracetamとフェニトインの優劣に十分な科学的根拠はない．	2A	・晩期てんかん予防に抗けいれん薬の投与は勧められない． ・乳幼児は早期てんかんのリスクが高いので急性期の予防的投与が勧められる．	2
ICPモニター	・ICP/CPPモニタリングは院内死亡と2週間後の死亡を減少させる． ・蘇生された救命可能な重症頭部外傷においてCTで異常所見のある症例には設置すべきである．異常所見とは血腫，挫傷，浮腫，ヘルニア，または脳槽の狭小化を含める．	2B	・重症TBIにICP monitoringを考慮すること．	3
治療閾値	・SBP　sBP 100以上（50〜69歳）　　　sBP 110以上（15〜49歳，70歳以上） ・ICP 22mmHg ・CPP 60〜70mmHg ・SjO_2＜50%未満（Jugular bulb monitoring）	3 2B 2B 3	・ICPの治療閾値は20mmHg程度である． ・CPPの最低値は40mmHgまでである．治療閾値は40〜50mmHg程度である．乳児は低く，学童は高く年齢による． ・$PbtO_2$脳組織酸素分圧 $PbtO_2$モニターにより10mmHg以上を維持すること．	3 3 3

［Carney, N., et al. 2017 Neurosurgery 80(1): 6-15., Kochanek, P. M., et al. 2012 Pediatr Crit Care Med 13 Suppl 1: S1-82. より引用改変］

foundation, AANS｜American Association of Neurological Surgeons, Congress of Neurological Surgeons が監修した Guidelines for the management of Severe Traumatic Brain Injury, Forth edition が刊行された（Carney et al 2017）（表50.4）．減圧開頭術に関しては2011年のDECRA study（Cooper et al 2011）や2016年のRescue ICP研究（Hutchinson et al 2016）の結果を踏まえ，占拠性病変（mass effect）のない重症 diffuse injury（DI）での治療抵抗性のICP亢進（20mmHg以上）に対する両側 bifrontal craniectomy は推奨されないが，脳圧低下とICU滞在期間を縮小する，とした．一方，大きい開頭範囲（12×15cm以上）の片側大開頭は小さな開頭（6×8cm）に比較して死亡率と神経学的改善をもたらすので推奨される（Jiang et al 2005；Qiu et al 2009）．2011年のNABIS：HⅡ研究の結果を踏まえ，DIには受傷早期の（2.5時間以内）と短期間（受傷から48時間）の深部温度33℃に維持する軽度低体温療法は推奨されない（Clifton et al 2011）．頭蓋内圧（ICP）モニタリングは院内死亡と2週間後の死亡を減少させるので推奨される（Alali et al 2013；Farahvar et al 2012）．ICP測定は蘇生された救命可能な重症頭部外傷（蘇生後のGCS 3-8)においてCTで異常所見（血腫，挫傷，浮腫，ヘルニア，または脳槽の狭小化）のある症例に設置すべきである．目標とする各パラメーターの治療閾値は収縮期血圧100mmHg以上（50〜69歳），110mmHg以上（15〜49歳，70歳以上），

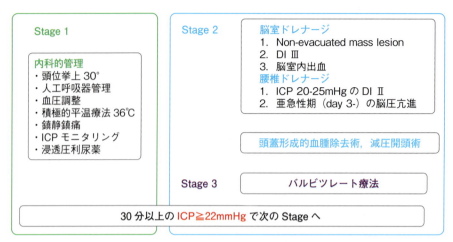

図 50.6　脳圧管理に基づいた筆者らの施設での神経集中治療プロトコール

　ICP 22mmHg 以下，そして CPP（脳灌流圧）60〜70mmHg 以上を目標に管理すると明記された．

　日本の重症頭部外傷治療・管理のガイドライン3版の基礎となった海外の小児重症頭部ガイドライン 2003 の改訂版（2014）の要点（表 50.4）と筆者らの施設での神経集中治療プロトコールを示す（図 50.6）．

4. 手術適応と方法

〈Keywords〉
Burr hole-surgery, craniotomy, craniectomy

　病態に応じてさまざまな手術法が選択される．重度の多発外傷を合併する頭部外傷では，循環呼吸の管理を最優先しながら頭蓋内損傷の評価を経時的に行う．術式（低侵襲な ICP センサー併用での小開頭術や穿頭術）を総合的に判断する．

4.1 頭蓋形成的開頭術

4.1.1　急性硬膜外血腫　Acute epidural hematoma（AEDH）

　若年に多く，高齢者や乳児に少ないのが特徴である．血腫増大の速度が速いため T&D までの平均時間が3時間程度と短い．よって保存的に経過観察する場合には

50. 頭部外傷（traumatic brain injury：TBI）診療のポイント

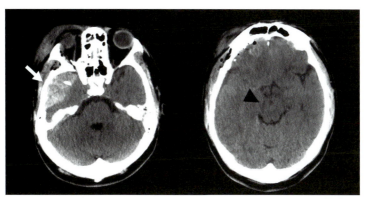

図 50.7　交通事故で受傷した 20 歳代の男性の搬入時頭部 CT．右側頭窩の骨折と急性硬膜外血腫（矢印）を認める．脳槽の圧排と狭小化（矢頭）を認める．

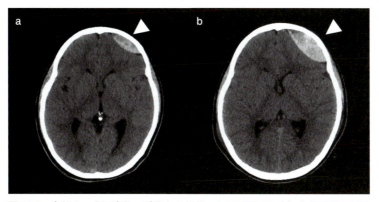

図 50.8　歩行中の交通事故で受傷した男児．初回頭部 CT（a）左前頭部に硬膜外血腫を認めた（矢頭）．1 時間後の頭部 CT（b）では血腫が増大していた．無症候であったが開頭術を行った．

半日程度の厳重な観察が必要である．打撲側の病変 coup injury（同側病変）がほとんどである．血腫厚さ 10〜20mm が手術適応とされるが，後頭蓋や側頭部の血腫では脳ヘルニア兆候を容易にきたすために部位や症状悪化によって緊急手術を行う（図 50.7）．無症状では経過観察することもあるが，脳の圧迫が強い場合には手術適応とする（図 50.8）．

頭蓋骨線状骨折による中硬膜動脈の破綻が主な原因である．正中部を横断する頭蓋骨骨折や天幕を横断する硬膜外血腫では静脈洞からの出血が考えられる（図 50.9）．止血には骨縁への十分な硬膜吊りあげ（テンティング）を行う．静脈洞を跨いだ 2 ピースの開頭を行い，硬膜テンティングを行うことがある．硬膜裂傷には大きな筋膜やフィブリン糊を用いた圧迫止血が行われる．術中に頭位を上げると出血をある程度コントロールできるが，空気や異物の静脈内迷入に留意する．止血困難な場合にはガーゼパッキングでいったん閉頭し，時間をおいてから根治術を行うダ

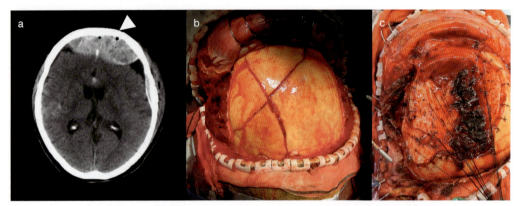

図50.9 歩行者対乗用車の交通事故で受傷した70歳代の女性．初回頭部CT（a）では左右に跨る急性硬膜外血腫を認めた．頭側からみた術中所見（写真b, c, 上：腹側, 下：背側）では，前頭骨正中部を貫通する線状骨折を認めた（b）．左側に大きめの両側前頭開頭を行った．骨折直下の上矢状洞から静脈性出血を認め，筋膜を用いた縫合や吸収性局所止血剤等により止血した（c）．

メージコントロール戦略を行う．

4.1.2 急性硬膜下血腫　Acute subdural hematoma（ASDH）

血腫厚さ10mmまたは意識障害を呈し，正中偏位が5mm以上ある場合，または（血腫量が少なくても）神経症状がある場合，または急激に神経症状が悪化する場合に手術適応となる．打撲側の病変coup injury（同側病変）または打撲の対側病変（contre-coup injury）であることがある．simple typeでは大開頭による頭蓋形成的開頭血腫除去術を行う（図50.8）．出血源に多い側頭葉底面の架橋静脈やLabbe静脈を観察できるようasterion直上まで大きく開頭する．高齢者には低侵襲の観点からICPセンサー併用の穿頭術burr hole surgeryや小開頭での止血術，内視鏡併用下で止血を行うことがある．

4.1.3 外傷性脳内血腫　traumatic intracerebral hematoma（ICH）

手術適応はCTで血腫や挫傷性浮腫によりmass effectを呈する症例のうち，神経学的に増悪が進行する症例や内科的治療に不応性のICP亢進である．術前頭部CTにおける病変と縫合線との位置関係を目安に皮膚切開や開頭範囲を決定する．硬膜切開前の超音波検査は血腫の局在を確かめることができる．硬膜の緊張が強い場合には，小さな硬膜切開とcorticotomyの後に，可及的に血腫吸引し減圧してから大きな硬膜切開を加える．血腫成分とその周辺の挫滅脳組織の摘出で術野の止血は完了するが，脳浮腫の強い場合には後述する開頭減圧術とともに挫傷性血腫や脳挫傷病変を含んだ脳葉を摘出（lobectomy）することがある．

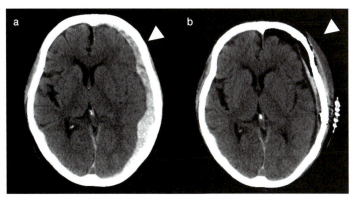

図 50.10 80 歳代の女性．3 日前に転倒により受傷した．心疾患の既往があり抗血小板薬を 2 剤内服していた．初回頭部 CT（a）では左硬膜下血腫を認めた（矢頭）．受診時 GCS 14 点，頭痛と見当識障害を認めた．左側頭窩の架橋静脈からの出血を認めた．脳挫傷の合併はなく，頭蓋形成的な開頭血腫除去術を施行した（b 矢頭）．

4.2 減圧開頭術（decompressive craniectomy）

　Mass effect のある脳挫傷や ICH を合併する complicated type-ASDH や脳浮腫の強い simple type-ASDH に対して標準的な「クエスチョンマーク」型の皮膚切開，または通常の前頭側頭開頭用の片側弧状皮膚切開に後方に皮膚切開を加えて H 型皮膚切開を行う．脳室ドレナージや内科的治療に抵抗性の重度びまん性脳損傷（DI 3 または 4）に対して両側の前頭側頭開頭を行うことがある．瞳孔不同や瞳孔散大，Cushing 兆候などのみられる切迫した状況では救急処置室で穿頭術を行い，引き続き手術室で減圧術を行う．contra-coup 側の complicated type ASDH または脳挫傷に対する開頭減圧術を先に行った後に直撃側の同側病変（coup-injury）の EDH が新たに出現，または顕在化し追加手術を要することがある（図 50.10）．そのため couture coup 側の mass effect に対する外科的処置を先行させる際には直撃側の頭蓋骨線状骨折の有無を確認しておくことが必要である．また術中に脳表の膨隆が認められた場合には反対側の血腫増大を念頭に置く（図 50.11）．

5. 外傷性脳血管損傷（Blunt CerebroVascular Injury：BCVI）

〈Keywords〉
Denver criteria，合併損傷とリスク因子，遅発性症状出現

　生存者の 48〜58% で永続的な重篤神経学的欠損が後遺し，23〜28% の死亡率と報告された（Kochanek et al 2012）．全体の発生率は，鈍的外傷を受けている患者

X. 外傷

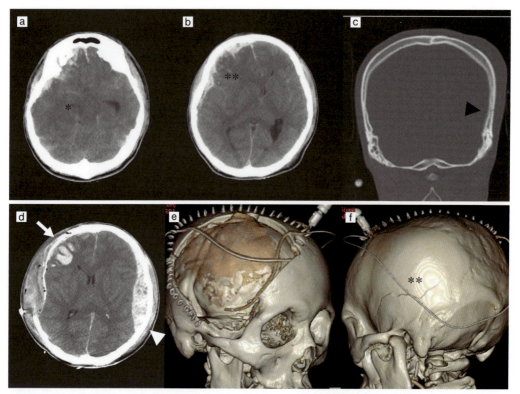

図 50.11 20歳代の男性．階段から転落して受傷した．搬入時意識 GCS 6 で右瞳孔が散大していた．初回頭部 CT（a, b）では脳槽消失（＊）と右前頭葉脳挫傷と急性硬膜下血腫を認める．著明な右半球脳浮腫を呈し正中偏位をきたしていた．骨条件の冠状断画像では左側頭部に皮下血腫と側頭骨骨折（c, 矢頭）を認める．術後の頭部 CT（d）では右前頭葉の挫傷性血腫（矢印）が顕在化し左急性硬膜外血腫（矢頭）が新たに出現した．右開頭減圧術がなされている（e）．左側頭骨の線状骨折（f, ＊＊）が遅発性硬膜外血腫の原因であった．

において1～4%程度と推定されている．頸部への直接の外力や頸椎の重篤な過伸展や回旋，過屈曲により起こることが多い．椎骨動脈損傷の頻度が高い．頸部内頸動脈閉塞では内頸動脈分岐部から1～3cm上方が最多で，ついで頭蓋底骨折に伴う6～7cm上方の頸動脈管内での骨折が多い．頸動脈損傷は20%程度の頻度で両側性に起こる（Biffl et al 1998）（図 50.12）．一方，椎骨脳底動脈閉塞は，頸椎脱臼骨折による椎骨動脈の圧迫や伸展による動脈解離（図 50.13）や斜台部骨折部への脳底動脈の陥入による脳幹梗塞が見られる．多くの BCVI の機序は内膜裂傷である．血小板凝集と血栓形成を促進し，血管を完全閉塞に至るか脳循環に塞栓を形成する可能性がある（図 50.14）．病型分類には Denver criteria 1-5（Biffl et al 1999a）（表 50.5）が汎用される．

　BCVI 患者の80%は搬入時で明らかな神経症状を呈せず，25～50%は外傷イベントの12時間以上後に鈍的頸動脈損傷の徴候または症状を最初に現した（Biffl et al 2009）．CT angiogram（CTA）がスクリーニング法として頻用され，血管撮影検査

50. 頭部外傷（traumatic brain injury：TBI）診療のポイント　753

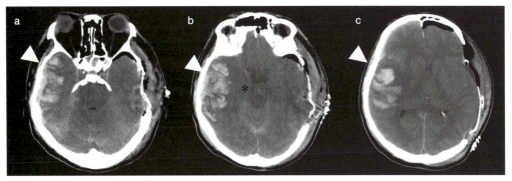

図 50.12　図 50.5 と同症例の左開頭減圧術後の CT（a, b, c）では右側頭葉の挫傷性血腫（矢印）が増大し脳槽が消失（＊）していたため緊急で内減圧術を施行した．

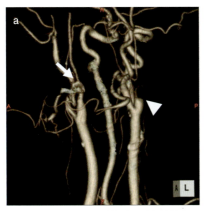
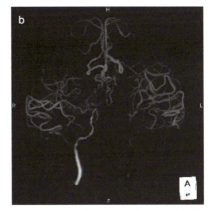

図 50.13　図 50.9 と同症例．頚部血管 3D-CTA（左前斜位像）では右内頚動脈分岐部から遠位の狭小化（矢印）と左内頚動脈分岐遠位の途絶（矢頭）を認め，外傷性内頚動脈解離と診断した．頭蓋内 3D-CTA 正面像（b）では右頭蓋内内頚動脈はサイフォン部で途絶しており広範な頭蓋内血流の低下を認める．

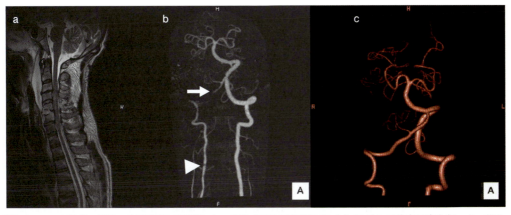

図 50.14　70 歳代の男性，転落外傷で受傷した．頚椎 C6/7 の脱臼骨折（a）に対して後方固定を行った．搬入時の CTA 正面像（a）では右椎骨動脈 V2portion の壁不整（矢頭）と血栓形成を認めた（b）．右 V4portion は閉塞していた（矢印）．術後の CTA（b）では右椎骨動脈は完全再開通していた．

754　　X. 外　傷

表 50.5　鈍的脳血管損傷（Blunt cerebro-vascular injury：BCVI の Denver grading と BCVI 危険因子）

病型分類	症　状
Denver grading	1　血管壁不整または狭窄率 25％未満の解離／内膜血腫 2　壁内血栓，壁の解離による flap 狭窄率 25％以上の内膜血腫 3　仮性動脈瘤 4　血管閉塞 5　自由破裂（断裂）
BCVI 危険因子	1　頸椎の重篤な過伸展や回旋，過屈曲 2　LeFort II または LeFort III 骨折 3　頸動脈管を含んだ頭蓋底骨折 4　びまん性軸索脳損傷　GCS＜6 5　頸椎の脱臼骨折，またはあらゆるレベルでの靱帯損傷 6　脳虚血に陥った蘇生後脳症の縊頸 7　明らかな頸部痛や腫脹，意識変容に合併した．Clothes line type injury またはシートベルト圧痕

〔Biffl, W. L., et al. 1999a J Trauma 47（5）: 845-853., Biffl, W. L., et al. 2002 Ann Surg 235（5）: 699-706; discussion 706-707. より引用改変〕

　が更なる評価のために使用される．一方，MRI は急性期虚血病変の診断能が高く，超音波エコー検査は頸部血管の BCVI の補助的診断として有用である．BCVI は重篤な頭部，顔面，脊椎，胸部損傷と関係し，特に頸椎骨折や胸部外傷は，鈍的脳血管損傷に関連がある（Biffl et al 2002；Franz et al 2012）（表 50.5）．治療に関しては，抗凝固療法や抗血小板療法（Biffl et al 1999b）のほか，仮性動脈瘤や急性血栓閉塞にはステントなどを用いた経皮的血管形成術などの低侵襲治療の有用性が報告された（Cothren et al 2009）．

6.　外傷後髄液漏

〈Keywords〉
前頭洞後壁骨折，鼻前頭管，手術適応

　2 週間以上の髄液漏は髄膜炎のリスクを増大させるため，一般的には，受傷 5～7 日以内に根治的治療が行われる．外傷後髄液漏に対する抗生物質の予防的投与は推奨されない．錐体骨縦骨折に合併する髄液耳漏は自然治癒しやすいが，正中に近い前頭洞骨折や重度顔面骨骨折に合併する髄液鼻漏は難治に経過する場合は，早期の外科的修復を検討する．前頭洞骨折の 15～20％に髄液漏を合併する．Lefort III 骨折を合併する場合には，前頭洞前壁と後壁の骨折，そして鼻前頭管 naso-frontal recess 骨折の有無を評価する（図 50.15）．篩骨洞部の骨折や気脳症の存在は硬膜裂傷を示唆する．硬膜修復には内視鏡的な方法と経頭蓋的な外科的方法がある．外科的な修復には pericranial flap を使用した cranialization と naso-frontal recess の

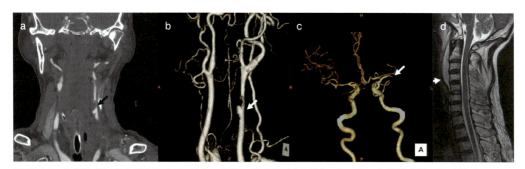

図 50.15　高所墜落により受傷した 60 歳代の男性．搬入時は深昏睡であった．左総頚動脈に壁不整（a CTA：MIP 画像　冠状断，b 頚部血管 3D-CTA 左前斜位　矢印）を認めた．左中大脳動脈 M1 は頚部由来の遠位血栓により完全閉塞していた（c　頭蓋内血管 CTA 正面像　矢印）．Lefort 型の顔面外傷と頚椎 MR（T2）矢状断では頚椎椎体全面に血腫形成を（d 矢印）を認め，頚部の過屈曲過伸展損傷が疑われた．

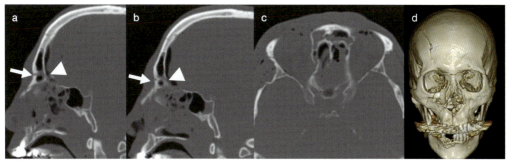

図 50.16　階段から転落して受傷した 50 歳男性．頭蓋骨 CT（冠状断）では前頭洞の前壁（矢印）と後壁（矢頭）の骨折と気脳症を認めた．また Lefort Ⅲ骨折（d）を合併していた．受傷時より髄液鼻漏を認めており第 5 病日に閉鎖術を行った．

obliteration が行われる．CT 所見で鼻前頭管の骨折が高度な場合，または前頭洞後壁の偏位が 2mm 以上あり，髄液漏がある場合には早期の cranialization と obliteration を行う．前頭洞後壁の偏位が軽度＜2mm で髄液漏がある場合には 5〜7 日の経過観察を行い，自然治癒しない場合や髄液漏がなくても粉砕骨折が認められる場合には外科的修復を行う（Burlew et al 2014）．

7. 札幌医科大学高度救命救急センターの TBI 診療の実際（表 50.6）

1. 搬入時は panscanCT に頭部頚部の造影 CTA をルーチンで含む：BCVI ならびに外傷機転の誘因となり得る脳血管障害を検出する．
2. 画像異常を認めた患者のフォロー CT 検査は初回より 3 時間以内に行う：出血リスク因子のある患者ではより頻回に行う．
3. MRI は 1 週間以内に行う；脳血流評価と虚血病変（BCVI や攣縮）の検出，

756 　X. 外　傷

表 50.6　札幌医科大学高度救命救急センターの TBI 診療の実際

項　目	指標（目標）	管理の実際	注意点
画像診断（CT）	頭蓋内出血性病変および頭蓋骨骨折の診断 頭部 CT の急性期フォローアップ 鈍的脳血管損傷（BCVI）のスクリーニング	・pan-scan CT で頭蓋内から頚部の造影 CTA を撮影. ・頭部単純 CT と頭蓋内から大腿部までの 2 相での造影検査. ・頭蓋，頚椎，体幹含め MPR 画像（多段面再構成画像）を作成し，横断面，冠状断，矢状断の画像を必ず評価. ・初回 CT で保存的加療を選択した場合には中等症～重症 TBI では受傷 1-3 時間以内，軽症 TBI でも 3～6 時間以内に頭部 CT を再検.	・横断面（axial）のみでは頭蓋骨骨折を見逃す可能性あり. ・損傷の有無を複数の医師の目で評価.
画像診断（MRI）	1 週間以内に施行 T2/ MRA/ ASL (arterial spin labeling)/ FLAIR (Fluid attenuation inversion recovery)/ cube-FLAIR (sag./cor./ax.)/ DWI (diffusion weighted imaging)/ DTI (diffusion tensor imaging)/ T2*/ SWI (susceptibility-weighted imaging)/	・MRA，ASL：外傷性血管損傷（解離性病変やシャント）や血管攣縮の有無を観察. ・FLAIR，cube FLAIR：cube-FLAIR の矢状断で脳梁損傷の有無を観察. ・T2*，SWI，DWI，DTI：CT では検出できない微小点状出血を検出.	・軽症頭部外傷，特に脳震盪では急性期 CT 画像所見が正常であることが多いが，重度の脳震盪は軽症びまん性軸索損傷スペクトラムに属し，非可逆的な損傷を残す可能性あり. ・意識消失時間が短時間であっても，障害の発症が起こり得ることに留意すべき.
体温管理	深部温 35～37℃ に体温維持	・血管内冷却カテーテル Coolline® を内頚静脈に挿入. ・サーモガード®（設定温度 36.0℃）による管理を 48～96 時間継続し，以後は体表クーリングと薬理学的に体温管理. ・カロナール® 500mg*4（6 時間ごと，胃管から投与） ・アセリオ® 500-1000mg div 頓用（血管内 volume に注意） ・セットポイントを下げる目的で，プレセデックス® の併用も考慮.	・薬剤投与時には，肝機能異常と血圧低下に留意. ・骨盤内静脈血栓形成の問題から，血管内冷却カテーテルは大腿静脈には挿入しない. ・留置期間は 2～4 日間までとし，期間を延長する場合には D-dimer の測定と heparin を予防的投与.
浸透圧利尿薬	ICP＜20mmHg	・グリセオール® 200mL div×3～6 回 ・ICP＜20mmHg に維持できている場合は，減量を考慮.	・反応性が乏しい場合は，①マンニットール®：0.25～1g/kg div，②3％食塩水：2.5～5.0mL/kg div（血管内 volume に合わせて濃度変更可）を追加 or 変更.
高張食塩水	ICP＜20mmHg 血清 Na 150mEq/L 血漿浸透圧 300mOsm	・10%NaCl 1.5mL/kg を中心静脈から（10～20 分かけて）静注し，急速に Na 150mEq/L まで上昇. ・血清 Na150mEq/L を維持できるように，メインの点滴を生食にして，2hr ごとに電解質を評価.	・血清 Na150mEq/L 以下，血漿浸透圧 300mOsm 以下に維持. ・血漿浸透圧は連日計算. ・反応性が乏しい場合は，①マンニットール®：0.25～1g/kg div，②3％食塩水：2.5～5.0mL/kg div（血管内 volume に合わせて濃度変更可）を追加 or 変更.
人工呼吸器管理	ICP≧20mmHg：PaCO$_2$ 30～35mmHg ICP＜20mmHg：PaCO$_2$ 35～45mmHg	・CPAP による管理を基本とするが，深鎮静管理に伴う自発呼吸消失時は適宜 SIMV を使用.	・長時間の予防的過換気療法（PaCO$_2$ ≦25mmHg）は避ける. ・予防的 APRV や高 PEEP による血圧低下や高 CO$_2$ 血症は許容しない. ・ARDS に対する腹臥位療法は，術創の皮弁壊死に注意する.
鎮静鎮痛	ICP＜20mmHg：RASS-3 から -5 で深鎮静管理 weaning 時：連日 1 回鎮静中止し，神経学的評価	・鎮静：1%ディプリバン® 2.0～5.0mg/kg/hr ・鎮痛：フェンタニル 10A＋生食 40mL 5μg/kg/hr ・プレセデックス® 0.2～0.7μg/kg/hr を追加 or 変更.	・フェンタニルは一過性の脳圧亢進作用あり，早送りはしない. ・抵抗性脳圧亢進症状には，深鎮静管理もしくはバルビツール療法を導入.

栄養管理	25kcal/kg/day BS<180～200mg/dL	・目標カロリーに5～7日で達するように調整. ・栄養剤は基礎疾患（糖尿病, 慢性腎不全など）に合わせて選択.	・消化管運動の状態に応じて栄養剤を増量.
感染予防	抗生剤投与期間の短縮	・予防的抗生剤投与は, 手術手技の内容により投与期間を変更. ・人工呼吸器関連肺炎：予防投与はしない ・ICPセンサー留置中：CEZ 1g×3（24時間まで） ・開頭術後：CEZ 1g×3（3日間） ・脳室ドレナージ：CEZ 2g×2回（3日間） ・腰椎ドレナージ：予防投与はしない ・髄液漏：錐体骨骨折による髄液耳漏は予防投与なし, 前頭洞骨折による髄液鼻漏にはCTRX 2g×2回	・肺炎に関しては, 病態に応じて, 早期気管切開を考慮. ・肝腎機能を考慮して容量調整.
深部静脈血栓症予防		・間歇的空気圧迫法を選択. ・出血が制御でき次第, 抗凝固療法追加を検討.	・D-dimerのモニタリングによる早期発見に努める. ・D-dimerの急激な上昇を認めた場合は, 造影CTもしくはエコーによる血栓検索を考慮.
痙攣予防	1週間で原則中止	・持続脳波モニタリング ・イーケプラ®500～1000mg＋NS100mL div×2（1週間）	・中等症～重症例や開頭術施行では原則1週間投与し, 脳波所見を参考に継続中止の有無を判断するが, 軽症例では未投与もしくは1～2日程度で投薬中止する場合が多い.
循環管理	CPP 60～70mmHg以上 SBP≧100～110mmHg	・輸液に反応しない低血圧には, ノルアドレナリンもしくはドブタミンによる昇圧を考慮.	・高容量の血管収縮薬投与時には, 術創の皮弁壊死に留意.
輸血療法	Hb 8～10g/dL Fib 200mg/dL Plt 5万 g/dL	・搬入前より未クロス輸血（O型赤血球, AB型新鮮凍結血漿）を10単位ずつ準備. ・投与前にクロス輸血を追加オーダーし, 手術決定次第投与開始. ・必要に応じて, 血小板輸血を検討.	・受傷3時間以内にトラネキサム酸の大量投与. ・トランサミン®1g＋NS100mL div/15min（loading）, 1g＋NS100mL civ/8hr ・術中も血液検査を行いモニタリング施行.
気管切開	受傷7～10日以内に適応を判断	・経皮的気管切開術を第1選択とし, 外科的手技を併用.	・抗血栓療法は中止せずに施行.
リハビリテーション 高次脳機能評価	リスクのある脳震盪患者から重症例までを対象 救急部の一般病棟転出時に評価	・知能検査：MMSE/HDS-R（長谷川式認知症スケール）/RCPM（Raven's Colored Progressive Materices） ・注意遂行：Wisconsin Card Sorting Test/Frontal Assesment Battery/Trail Making Test ・記憶：RBMT（The Rivermead Behavioral Memory Test）/三宅式言語記憶検査/Benton視覚	・スクリーニング検査で異常があった場合には, WAIS-ⅢやWMSなどの詳細な検査を施行. ・半年後, 1年後, 2年後にMRIと高次脳機能評価を施行. ・関連各科（リハビリ, 小児科, 精神科など）とともに専門外来で経過観察.
Cerebral Salt Wasting Syndrome（受傷7～10日後に起きる低Na血症）	SIADHと鑑別 血液検査：血清浸透圧, 血清（Na, K, Cl, Ca）, BUN, Cr, 血糖, HbA1c, TG, HDL, LDL, コルチゾール, アルドステロン, ACTH, TSH, T3, T4, BNP 尿検査：蓄尿（尿定性, 尿浸透圧, 尿酸, Cr, Na） 蓄尿できなければスポット尿 FEUA＝［（uUA/sUA）/uCr/sCr]]×100% CSWS：<30%, SIADH：>30%	・フロリネフ®0.1mg/2x（7日間）, 細胞外液輸液による容量補充, 塩化ナトリウム内服：6～9g/3x ・Na<130となった時点でHydorocortisone Therapy開始. ・ソル・コーテフ®300mg q12h（3日間）, 150mg q12h（3日間）, 75mg q12h（3日間）, 50mg q12h（3日間）, 25mg po q12h（3日間）, 25mg po q24h（3日間）	・血清浸透圧, 尿中浸透圧, 尿中Na値では鑑別困難 ・FEUA（尿酸クリアランス）と脱水症状の有無でSIADHと鑑別. ・ステロイイド投与による高血糖と低カリウム血症に注意. ・PPIを併用.

DAI 精査（T2* や SWI）を行う．

4. 体温管理：重症例や術後管理に血管内クーリングデバイスを用いた積極的平温管理を行う．

5. 脳圧管理：重症例や術後管理に ICP モニタリングを併用する．ICP 値を指標に高浸透圧利尿薬治療を併用する．

6. 呼吸管理：人工呼吸器関連性肺炎の予防のためにプロトンポンプ阻害の安易な長期使用は避ける．

7. 鎮静鎮痛：プロポフォールまたはプレセデックス併用による軽度–中等度鎮静を行う．

8. 感染予防：脳室ドレナージでは 3 日間の投与，腰椎ドレナージでは投与しない．開頭術では合併損傷や術式により 1 週間を目安に中止する．

9. 循環管理：昇圧剤は，皮弁壊死や微小循環障害，ARDS 発症の観点から必要最小限に留める．カテコラミン製剤またはバソプレッシン製剤を使用する．hypo natremia の出現に留意する．

10. 輸血療法：受傷早期から新鮮凍結血漿と血小板輸血を十分に行う．

11. DVT 予防：TBI の約 10％程度に合併する．頻回に D-dimer 値を測定し下肢血管エコーや CTA で診断する．

12. 抗痙攣剤：原則 1 週間で中止する．軽症例では非投与または受傷時のみで終了する．中等症や重症例におけるリスク患者（頭蓋骨骨折，脳実質損傷，穿通性外傷）には 1 か月程度継続することがある．

13. 高次脳機能検査：一般病床に転室した時期にスクリーニング検査を行う．受傷から 2 年間のフォローを行い，必要に応じてリハビリテーション科や小児科と連携する．

文　献

2014 Head injury: assessment and early management. *In* Head Injury: Triage, Assessment, Investigation and Early Management of Head Injury in Children, Young People and Adults. N. i. f. H. a. C. Excellence, ed. National Institute for Health and Clinical Excellence: Guidance. London.

Alali, A. S. et al : Intracranial pressure monitoring in severe traumatic brain injury: results from the American College of Surgeons Trauma Quality Improvement Program. J Neurotrauma 30(20): 1737-1746(2013).

Biffl, W. L. et al : Western Trauma Association critical decisions in trauma: screening for and treatment of blunt cerebrovascular injuries. J Trauma 67(6): 1150-1153(2009).

Biffl, W. L. et al : Blunt carotid arterial injuries: implications of a new grading scale. J Trauma 47(5): 845-853(1999a).

Biffl, W. L. et al : Optimizing screening for blunt cerebrovascular injuries. Am J Surg 178(6): 517-522 (1999b).

Biffl, W. L. et al : The unrecognized epidemic of blunt carotid arterial injuries: early diagnosis improves neurologic outcome. Ann Surg 228(4): 462-470(1998).

Biffl, W. L. et al : Treatment-related outcomes from blunt cerebrovascular injuries: importance of routine follow-up arteriography. Ann Surg 235(5): 699-706; discussion 706-707(2002).

Burlew, C. C. et al : Endovascular stenting is rarely necessary for the management of blunt cerebrovascular injuries. J Am Coll Surg 218(5): 1012-1017(2014).

Carney, N. et al : Guidelines for the Management of Severe Traumatic Brain Injury, Fourth Edition. Neurosurgery 80(1): 6-15(2017).

Chen, S. H. et al : A study of persistent post-concussion symptoms in mild head trauma using positron emission tomography. J Neurol Neurosurg Psychiatry 74(3): 326-332(2003).

Clifton, G. L. et al : Very early hypothermia induction in patients with severe brain injury (the National Acute Brain Injury Study: Hypothermia II): a randomised trial. Lancet Neurol 10(2): 131-139(2011).

Cooper, D. J. et al : Decompressive craniectomy in diffuse traumatic brain injury. N Engl J Med 364 (16): 1493-1502(2011).

Cothren, C. C. et al : Treatment for blunt cerebrovascular injuries: equivalence of anticoagulation and antiplatelet agents. Arch Surg 144(7): 685-690(2009).

Farahvar, A. et al : Increased mortality in patients with severe traumatic brain injury treated without intracranial pressure monitoring. J Neurosurg 117(4): 729-734(2012).

Franz, R. W. et al : A systematic review and meta-analysis of diagnostic screening criteria for blunt cerebrovascular injuries. J Am Coll Surg 214(3): 313-327(2012).

Hutchinson, P. J. et al : Trial of Decompressive Craniectomy for Traumatic Intracranial Hypertension. N Engl J Med 375(12): 1119-1130(2016).

Jiang, J. Y. et al : Efficacy of standard trauma craniectomy for refractory intracranial hypertension with severe traumatic brain injury: a multicenter, prospective, randomized controlled study. J Neurotrauma 22(6): 623-628(2005).

JPTEC 協議会監修：改訂第 2 版 JPTEC ガイドブック．東京：へるす出版(2016).

Kelly, J. P. and J. H. Rosenberg: Diagnosis and management of concussion in sports. Neurology 48(3) : 575-580(1997).

Kochanek, P. M. et al : Guidelines for the acute medical management of severe traumatic brain injury in infants, children, and adolescents--second edition. Pediatr Crit Care Med 13 Suppl 1: S1-82 (2012).

Levin, H. S. et al : Sustained attention and information processing speed in chronic survivors of severe closed head injury. Scand J Rehabil Med Suppl 17: 33-40(1988).

Marshall, L. F. et al : The diagnosis of head injury requires a classification based on computed axial tomography. J Neurotrauma 9 Suppl 1: S287-292(1992).

日本外傷学会 / 日本救急医学会監修，日本外傷学会外傷初期診療ガイドライン改訂第 5 版編集委員会編：外傷初期診療ガイドライン改訂第 5 版．東京：へるす出版(2016).

日本脳神経外科学会 / 日本脳神経外傷学会監修，重症頭部外傷治療・管理のガイドライン委員会編：重症頭部外傷治療・管理のガイドライン 第 3 版．東京：医学書院(2013).

Qiu, W. et al : Effects of unilateral decompressive craniectomy on patients with unilateral acute post-traumatic brain swelling after severe traumatic brain injury. Crit Care 13(6): R185(2009).

Sherer, M. et al : Impaired awareness and employment outcome after traumatic brain injury. J Head Trauma Rehabil 13(5): 52-61(1998).

Strong, E. B.: Frontal sinus fractures: current concepts. Craniomaxillofac Trauma Reconstr 2(3): 161-175(2009).

Vos, P. E. et al : Mild traumatic brain injury. Eur J Neurol 19(2): 191-198(2012).

Vos, P. E. et al : EFNS guideline on mild traumatic brain injury: report of an EFNS task force. Eur J Neurol 9(3): 207-219(2002).

51. 脊椎・脊髄外傷

小柳 泉

脊椎・脊髄損傷は，すべての外傷症例においてその可能性を考慮しなければならない．特に，頭部外傷では常に頚椎・頚髄損傷の合併を疑い，検査を進める必要がある．

1. 脊髄損傷の評価と診察のポイント

1.1 脊髄損傷の基本知識

1.1.1 疫 学

日本における脊髄損傷の発生頻度は，1990〜1992 年の調査では人口 100 万人あたり年間 40.2 人とされる（新宮 1995）．男性が 8 割を占め，年齢分布は 20 歳代と 60 歳代の二峰性ピークがみられた．頚髄損傷が 75% を占め，その半数以上は骨損傷のない頚髄損傷であった．最近の調査では，人口の高齢化に伴い，60〜70 歳代の一峰性のピークとなっている．さらに，転倒などの比較的軽微な外傷に伴う骨損傷のない頚髄損傷の発生が増加している．

1.1.2 病態生理

脊髄損傷は，外力による脊髄組織の機械的損傷が一時損傷として起こり，引き続いて発生する浮腫や虚血，炎症，イオン環境の変化などによって不可逆的な変性が生じる．これは二次損傷と呼ばれる．脊椎損傷による脊柱不安定性や脊柱管狭窄によって，受傷後に時間経過とともに症状が悪化する場合も二次損傷と呼ぶことがある．急性脊髄損傷の初期治療は，これらの二次損傷の進行・発生を抑えることが目的となる．

1.2 患者搬入

　脳神経外科の救急外来に搬送される患者は，交通事故などの高エネルギー外傷では，救急隊により頚部カラーを装着されていることが多い．路上や自宅で意識を失って倒れているところを発見されて搬入される意識障害の患者の場合は，頚部カラーは装着されていない．しかし，頭部外傷が存在あるいは疑われる患者では，常に頚椎・頚髄損傷の可能性を考えて初期診療を開始する．

1.3 全身状態の評価

　仰臥位で頚部を動かすことなく，全身状態を評価する．ベッド移乗は複数のスタッフで行う．脊椎・脊髄損傷を疑う所見は以下の項目である．

　1）奇異呼吸：胸郭の動きがなく，横隔膜のみの呼吸を示す場合．頚髄損傷による肋間筋麻痺のため，吸気で胸郭が陥凹する．

　2）呼吸麻痺：C3レベル以上の頚髄損傷では横隔膜麻痺が発生するため，呼吸困難となる．胸鎖乳突筋など頚部の呼吸補助筋による努力呼吸がみられる場合もある．

　3）徐脈を伴う低血圧：頚髄損傷による交感神経系の麻痺により副交感神経優位となり，徐脈・低血圧になる．高位頚髄損傷では致死的な不整脈を生じる場合がある．出血による低血圧では頻脈となる．

　4）頚部痛，腰背部痛：頚椎や胸腰椎の骨折・脱臼では強い痛みを訴える．環軸椎レベルでは脊椎管が広いため，脊髄損傷を伴わない骨折・脱臼が発生し，強い頚部地位を訴える．しかし，外傷の直後や頭部外傷，他の身体外傷を伴う場合は，脊椎外傷による疼痛を訴えないことがあり，注意を要する．

　5）四肢の運動麻痺：四肢を動かさない，上肢は動くが下肢を動かさないなどの所見は脊髄損傷の可能性がある．C6以下の頚髄損傷では，肘関節の伸展（上腕三頭筋）麻痺のため，上肢は肘関節で屈曲させた肢位を示す．C4あるいはC5の頚髄損傷では僧帽筋による肩の挙上のみとなる．

　6）四肢の知覚異常：頚髄の不全損傷では，上肢の強い痛みやしびれを訴えることがある．異常知覚（paresthesia）により，上肢に触ると強い痛みを訴える．上肢外傷との鑑別に注意が必要な場合がある．

　7）Priapism：男性では，脊髄損傷によるpriapism（持続勃起）がみられる場合がある．

1.4 神経学的診察

　仰臥位で頸部の安静を保った状態で，手早く下記の神経学的診察を行い，脊髄損傷の程度を評価する．

　1）意識レベル：頭部外傷や椎骨動脈損傷による脳幹虚血など，頭蓋内損傷の可能性も念頭に置く．

　2）運動：仰臥位で四肢の徒手筋力テストを行い，麻痺のレベルを評価する．ASIA（American Spinal Injury Association）の評価表では，肘関節の屈曲（C5）から足の底屈（S1）まで左右各々10の筋力を評価している（表 51.1）．

　3）知覚：触覚（light touch）・痛覚（pin prick）を，主に皮膚分節（dermatome）で評価する．脊髄損傷では，会陰部の知覚が保たれている場合は sacral sparing といわれ，不全損傷を示す．ASIA 評価表では，C2（後頭部）から S4-5（会陰部）まで左右各 56 箇所の知覚の key point を採用し，触覚と知覚の各々について，0 点 = absent（消失），1 点 = altered（変化），2 点 = normal（正常）を採点する．

　4）腱反射：四肢の腱反射と異常反射（Babinski 反射，Chaddock 反射）を行う．重篤な脊髄損傷の急性期では，腱反射は消失していることが多い．

表 51.1　ASIA（American Spinal Injury Association）の四肢運動評価の key muscle

代表とする筋	代表レベル
Elbow flexors 肘関節の屈曲	C5
Wrist extensors 手関節の背屈	C6
Elbow extensors 肘関節の伸展	C7
Finger flexors 手指の屈曲	C8
Finger abductors 手指の外転 （little finger）　　（小指）	T1
Hip flexors 股関節の屈曲	L2
Knee extensors 膝関節の伸展	L3
Ankle dorsiflexors 足関節の背屈	L4
Long toe extensors 長母趾伸筋	L5
Ankle plantar flexors　足関節の底屈	S1

各髄節を代表する 10 の筋を採用している．筋力の評価は，通常の徒手筋力テストと同様である：0 点 = total paralysis（完全麻痺），1 点 = palpable or visible contraction（筋収縮が触れるあるいは見える），2 点 = active movement, gravity eliminated（重力を排除すると動く），3 点 = active movement, against gravity（重力に抗して動く），4 点 = active movement, against some resistance（少しの抵抗に抗して動く），5 点 = active movement, against full resistance（十分な抵抗に抗して動く）．左右を評価するため，満点は左右各々が 25 点で，総合で 50 点となる．

1.5　脊髄損傷の評価

　損傷レベル以下の運動と知覚が完全麻痺か不全麻痺であるかを評価し，脊髄損傷の程度を判断する．脊髄損傷の程度は，Frankel 分類（Frankel et al 1969）あるいはその改良版である AIS（ASIA Impairment Scale）を使用する（表 51.2）．これにより，A から E まで分類する．完全損傷（Complete injury）は，損傷レベル以下の運動と知覚の完全麻痺を示す状態であり，Frankel A あるいは AIS A である．E は神経症状のない状態を示すため，実際の脊髄損傷は A から D である．

1.5.1　完全損傷

　脊髄が完全に損傷された場合は機能回復はない．しかし，文献上は A からの改善は一定の割合で存在し（Spiess et al 2009），搬入直後に完全損傷と診断された症例の 28% が半年後には B-D に改善する．これらは，脊髄損傷の直後には，上位からの促進系の遮断によって損傷レベル以下の反射や機能が一時的に失われる脊髄ショック（spinal shock）という病態が原因と考えられている．

1.5.2　不全損傷

　多くの症例が種々の程度の改善を示す．不全損傷の病態では，中心性頚髄損傷（central spinal cord injury）がしばしばみられる．これは，下肢症状に比べて，上肢症状の回復が遅れる不全損傷の病態であり，1954 年に Schneider らによって報

表 51.2　Frankel 分類と ASIA Impairment Scale（AIS）

Grade	Frankel 分類	AIS
A	Complete: 損傷レベル以下の運動と知覚の完全麻痺.	Complete: 運動と知覚機能は仙髄節（S4-5）まで消失している.
B	Sensory only: 損傷レベル以下の知覚がある程度保たれているが，運動は完全麻痺. 運動と知覚麻痺レベルの若干の違いには適応されないが，Sacral sparing は適応される.	Sensory Incomplete: 運動機能は消失しているが，知覚は損傷レベル以下で保たれ，仙髄節（S4-5）の知覚まで含む. 運動機能は，損傷の 3 レベルを超えて保たれていない.
C	Motor useless: 損傷レベル以下の運動はある程度保たれているが実用的な筋力ではない.	Motor Incomplete: 運動機能は損傷の 3 レベルを超えて保たれている. 損傷レベル以下では，3 点以上の筋力を保つ AIS key muscle は半数未満である.
D	Motor useful: 損傷レベル以下に実用的な筋力が保たれている. 多くは歩行が可能である.	Motor Incomplete: 損傷レベル以下の AIS key muscle の半分以上は 3 点以上の筋力を保っている.
E	Recovery: 神経症状はない. 筋力，知覚，括約筋機能は正常である. 腱反射異常はあってもよい.	運動と知覚の評価はすべての評価髄節で正常である.

告された（Schneider et al 1954）．頸椎の後屈（過伸展）によって膨隆椎間板と黄色靱帯のたわみによって頸髄が挟まれて（pinching），脊髄損傷をきたす機序がよく知られている．骨損傷のない頸髄損傷でしばしば認められるが，不全損傷の症状の1つの型であり，骨損傷のない頸髄損傷を示す用語ではない．

1.6　放射線学的検査

　頭部外傷の患者には，頸椎の放射線学的検査を行い，頸椎頸髄損傷の合併について評価する必要がある．米国からの報告では（Hoffman et al 2000），頭部外傷患者に対する単純X線撮影を行う必要がない条件として，
　1）頸椎正中部の痛みがないこと
　2）神経脱落症状がないこと
　3）意識清明であること
　4）薬物使用がないこと
　5）強い疼痛など注意をそらすような合併外傷がないこと
の5項目がすべて揃っていることをあげている．逆にいうと，これらの1つでも存在する場合は，画像検査を行うべきであり，脳神経外科の救急外来に搬入される患者の多くが該当する．
　放射線学的検査では，単純X線撮影，CT，MRIによって，脊柱の外傷による不安定性，脊髄・神経根の損傷と圧迫を評価して，治療方針を決定する．

1.6.1　脊椎単純X線撮影

　正面・側面の2方向撮影を基本とする．側面像で，椎体骨折や脱臼，脊柱配列の異常を評価する．頸椎単純撮影の側面像では，椎体前面の軟部組織の腫大も重要な所見である．環軸椎の骨折は単純撮影での検出が困難なことが多く，前方の軟部組織の腫大は有用な所見である．疑われる場合は，CT検査を行う．

1.6.2　CT検査

　撮像では，軟部組織の条件，骨組織の条件の画像が必要である．軸面像，矢状断再構成，冠状断再構成を作成する．椎体・椎間関節・椎弓の骨折，骨折片による脊椎管の狭窄を診断する．軸椎の歯突起骨折など，水平面での骨折は軸面像で描出されないため，注意を要する．軟部組織の画像では，椎間板の突出，椎体周囲の血腫，脊椎管内や椎間孔の脂肪組織の消失に注意を払う．

1.6.3　MRI 検査

　神経症状・脊髄症状を示す患者には必須である．T1 強調像，T2 強調像の軸面像と矢状断像が基本である．脊髄の圧迫，椎間板の突出と黄色靱帯による脊椎管の狭窄，硬膜外血腫などが描出される．

　損傷脊髄の信号変化は重要である．損傷レベルでは T2 強調像で，浮腫による髄内高信号がみられる．髄内低信号の混在は，髄内の血腫や出血性壊死を示し，機能予後は不良である．頚椎椎体前面の軟部組織の高信号（T2 強調像）は，前縦靱帯の断裂による血腫を示す．脊椎後方の軟部損傷も T2 強調像で高信号としてみられる．頚椎軸面像で横突孔の椎骨動脈の flow void の消失は，外傷性の椎骨動脈閉塞の可能性がある．

1.7　脊髄損傷の重篤度と治療方針

　治療の基本は，不安定性のある脊柱の安定化，神経組織の除圧，脊髄の二次損傷の予防，リハビリテーションである．救急搬入時の脊髄損傷の重篤度（神経症状の重篤度）と，画像所見による脊髄の圧迫の程度，脊柱の不安定性の程度で治療を決定する．主な目安を下記に示す．

　1）**完全損傷を示す場合**（Frankel A，AIS A）：MRI で脊髄の圧迫がある場合には早期の除圧術，CT で脊柱の不安定性もある場合には除圧固定術を考慮する．急性期では不全損傷であっても完全損傷の症状を示している可能性があること，さらに，頚髄損傷では 1 髄節の麻痺の上行は重大な機能障害につながるためである．

　2）**重篤な不全損傷を示す場合**（Frankel B, C，AIS B, C）：MRI で脊髄の圧迫がある場合にはできるだけ早期の除圧術，CT で脊柱の不安定性もある場合には除圧固定術を考慮する．

　3）**不全損傷を示す場合**（Frankel D，AIS D）：MRI で脊髄の圧迫があり，症状の悪化傾向がある場合や耐えがたい疼痛が続く場合には除圧術を考慮する．CT で脊柱の不安定性がある場合には除圧固定術を考慮する．

2.　各病態での治療方針

2.1　頚椎前方脱臼（中下位頚椎）

　上位の椎体が下位の椎体に対して前方へ辷った状態を示す．頚部の過屈曲で生じることが多いが，過伸展でも生じ得る．椎間関節の骨折や脱臼，椎間板損傷を伴う．

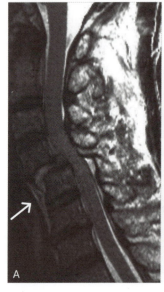
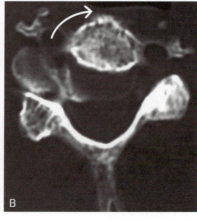

A：MRIのT2強調矢状断像．C4椎体は前方に辷り，椎体前面に血腫を形成している（矢印）．B：C4/5レベルのCT軸面像．右側椎間関節の脱臼によりC4椎体は左へ回旋している（矢印）．

図51.1　C4片側前方脱臼の画像所見

前縦靱帯損傷や椎弓後方の軟部組織損傷を伴う（図51.1A）．片側の椎間関節の損傷では，損傷側で上位椎体が前方へずれるため椎体の回旋がみられる（図51.1B）．上位の下関節突起が下位の上関節突起の前方へはまり込む状態は，関節勘合（locking facet）という（図51.2）．以下に治療のオプションを示す．これらは絶対的なものではない．個々の症例の年齢や全身状態，神経症状を考えて決定する．

a）頚部カラーによる頚部外固定

　前方への辷りが軽度で，MRIによる椎体周囲の靱帯損傷が少なく，不安定性が軽度の場合は，頚部カラー装着による保存治療を考慮してもよい．

b）頭蓋牽引による整復

　強度の前方脱臼，locking facetに対して行う．Halo ringやGardner-Wells tongなどの頭蓋牽引器具を経皮的に頭蓋に装着して，仰臥位で2～4kg程度の加重から開始する．神経症状の悪化が生じないことを確認しながら，2kgくらいずつ加重を増やす．途中でポーターレントゲンによる頚椎側面像を適宜撮影して，頚椎配列の正常化と，過牽引の有無をチェックする．加重は最大16kg程度にとどめる．

c）徒手整復

　頭蓋牽引器具を装着後，透視下に頚部の牽引を加えて整復する．神経症状の悪化に注意する．牽引による頚椎の動きを確認して，無理な整復操作は行わない．

d）全身麻酔下での牽引整復

　観血的整復・固定を前提として行う．全身麻酔・筋弛緩剤投与後，頭蓋牽引器具（あるいは三点固定装置）を用いて透視下に頭蓋牽引を行う．覚醒での頭蓋牽引に比べて整復の可能性は高い．過牽引にならないように注意が必要である．

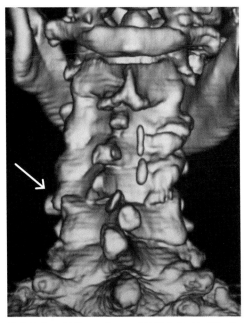

後方からの画像で，左 C5 下関節突起（矢印）が，左 C6 上関節突起の前方へはまり込んでいる（関節勘合）．

図 51.2　C5 片側脱臼の locking facet の 3D-CT 画像

e）観血的整復と前方固定術

　全身麻酔下に整復と前方固定を一期的に行う（小柳 他 2001）．仰臥位，頭蓋牽引を 4kg 程度でかけておく．通常の前方固定術と同様のアプローチで損傷椎体に達する．前方脱臼のための段差を確認する．前縦靱帯を切開して椎間板を摘出し，上下の椎体終板を十分露出する．脊椎管内への椎間板ヘルニアがある場合は摘出する．スプレッダーで椎間を開きながら，同時に術野の外から頭蓋牽引を用手的にかける．これにより脱臼は整復され，上下椎体の段差は消失する

　整復後は，さらに骨棘や骨片，脱出椎間板による圧迫がないかどうかを確認する．腸骨片あるいは椎体間スペーサーを挿入し，頸椎配列に注意しながら，前方プレートで固定する．不安定性の程度によって後方固定を追加してもよい．

f）観血的整復と後方固定

　全身麻酔下に整復と後方固定を一期的に行う．腹臥位で頭部（顔面）は馬蹄を使用し，4kg 程度の頭蓋牽引をかけておく．通常の正中頸椎後方アプローチを行う．Locking facet になっている場合，損傷レベルの椎間関節は，下位の上関節突起が，上位の下関節突起の上に存在している．露出している上関節突起の先端をドリルで少し削り，さらに上下の棘突起に牽引をかける．同時に術野外からも頭蓋牽引を用手的にかけることによって整復する．

整復後は，外側塊スクリューとロッドによる後方固定を行う．椎弓根スクリューを使用してもよい．頚椎の不安定性の程度や，前方からの圧迫の有無によって，前方固定を追加してもよい．

g）Halo vest 外固定

頭蓋牽引による整復後に halo vest による外固定を行ってもよい．通常 12 週間装着する．しかし，中下位頚椎では halo vest 装着中の再脱臼は 45% に起こる可能性がある（Bucholz et al 1989）．

2.2 頚椎椎体骨折（中下位頚椎）

多くは頚部への垂直圧迫や過屈曲で生じる（図 51.3A）．椎体は楔状の変形や，種々の方向への骨折，偏位を示す．椎体骨折が脊椎管まで及ぶ場合は破裂骨折（burst fracture）という（図 51.3B）．椎体の前方部分が骨折によって遊離した場合は，tear drop fracture ということがある．治療オプションは下記である．

a）頚部カラーによる外固定

椎体の楔状変形が比較的軽度で頚椎配列の異常が少なく，脊髄圧迫もないか軽度

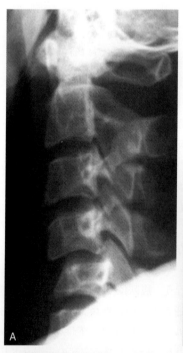
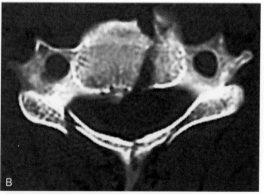

A：頚椎単純撮影側面像．C5 椎体の楔状の変形と後方への突出を認める．B：C5 レベルの CT 軸面像．椎体の骨折は脊椎管まで達しており，さらに椎弓骨折も合併している．

図 51.3　C5 椎体破裂骨折の画像所見

の場合は頚部カラー装着での保存治療を考慮する.

b）頭蓋牽引

　頚椎骨折による頚椎配列の異常が強い場合や，骨折椎体による脊椎管の狭窄が強い場合は，頭蓋牽引による整復を行ってもよい.

c）頚椎前方除圧固定

　破裂骨折や tear drop fracture に伴った椎体の後方移動で，脊髄圧迫がみられる場合は，前方アプローチによる椎体削除と骨折片の除去による脊髄の除圧を行う.腸骨片あるいは人工椎体を挿入し，前方プレートで固定する.不安定性が強い場合は，後方固定も追加する.

d）Halo vest による外固定

　頚椎の配列異常が少ない場合，あるいは頭蓋牽引などで整復された後，halo vest装着による外固定を行ってもよい.しかし，頚椎破裂骨折の halo vest による治療の不成功は 8〜17% 存在すると報告されている（Bucholz et al 1989; Fisher et al 2002）.

2.3　頚椎椎弓骨折・棘突起骨折

　椎弓骨折は椎間関節まで及ぶ場合は，不安定性を示す可能性がある.椎間関節の上関節突起あるいは下関節突起の骨折は，その椎間関節に不安定性が存在する.これらの場合は，頚部カラー装着を行う.合併する他の頚椎損傷所見や神経根症状の有無によって，前方固定術や後方固定術を考慮する.単独の棘突起骨折は付着筋の牽引による剥離骨折であり，脊柱の不安定性はない.疼痛に対する治療と，安静のための頚部カラー装着を行ってもよい.

2.4　骨損傷のない頚髄損傷

　日本の脊髄損傷では最も頻度の高い病態であるが，治療方針の標準はない.頚椎症や頚椎 OPLL による脊柱管狭窄を有している高齢者が，転倒して頭部や顔面を打撲し，頚髄損傷となる場合が多い（Koyanagi et al 2000; 2003）.頚部の後屈（過伸展）によって椎間板と骨棘，黄色靱帯で頚髄が挟まれて損傷される機序が多数を占める.頚椎症などの"異常所見"が存在することが多いため，spinal cord injury without radiographic evidence of trauma（SCIWORET）と呼ぶこともある.骨損傷がないとされるが，前縦靱帯の断裂による椎体前方の血腫はしばしば認められ（図51.4A，B），椎体前方の骨棘の剥離骨折がみられることもある.外傷前から脊髄症状を示している症例も存在する.治療の選択は以下の通りである.

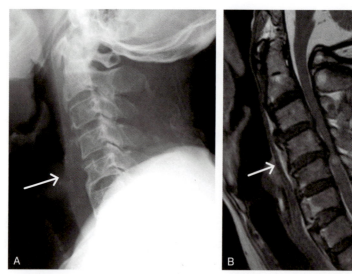

A：頚椎単純撮影側面像．C5以下に前縦靱帯の骨化がみられる．椎体前面の軟部組織陰影の拡大がみられる（矢印）．B：MRIのT2強調矢状断像．脊髄の圧迫と髄内高信号がみられる．椎体前面には血腫を示す高信号がみられる（矢印）．

図51.4　骨損傷のない頚髄損傷の画像所見

a）頚部カラーによる保存治療

　脊髄圧迫所見が軽度の場合や，神経症状が軽度（Frankel D，AIS D）の場合は，頚部カラーによる保存治療を選択する．

b）外科治療

　脊髄の圧迫が強く，神経症状が重篤（Frankel A-C，AIS A-C）な場合は早期の除圧術を考慮する．広範な脊柱管狭窄が存在する場合は，椎弓形成術による後方除圧を行う．脱出椎間板や骨棘による前方からの比較的限局した脊髄圧迫が主体の場合は，頚椎前方固定術を行う．Frankel D，AIS Dの症例であっても，上肢の強い痛みが続く場合や，症状の改善がなく，神経組織の圧迫所見がみられる場合は，外科治療を考慮してもよい．

2.5　小児脊髄損傷

　小児では，椎体や椎弓に軟骨結合が存在するため，CTではその部が欠損として描出される．骨折の診断では注意を要する．また，歯突起にも軟骨結合が存在するため，7歳頃までの小児では，軟骨結合のレベルで歯突起骨折が生じる．軟骨結合は8歳頃までに骨癒合してくるため，この頃までには脊椎管は成人に近いサイズになる．また，8歳頃までは上位頚椎の損傷が多く，9歳以降は成人のように下位頚椎レベルの損傷が多くなる．

51. 脊椎・脊髄外傷　771

　小児の脊柱は柔軟であり，脊髄損傷は稀である．しかし，そのため，脊柱に過屈曲や過伸展，牽引力が加わると，脊椎の脱臼や骨折を伴わない脊髄損傷が生じる．これは spinal cord injury without radiographic abnormality（SCIWORA）と呼ばれる．小児脊髄損傷では，頚部カラーやコルセットによる保存治療が選択されることが多い．しかし，骨折・脱臼例では成人と同様の後方固定術が行われる場合がある．

2.6　後頭環椎脱臼

　後頭骨と環椎間の脱臼であり，高エネルギー外傷に伴う．脳幹・高位頚髄損傷により致命的となる損傷であるが，生存例も存在する．CT の矢状断と冠状断像による後頭環椎関節の異常，MRI による頭蓋頚椎移行部の軟部組織の浮腫や血腫，蓋膜の断裂所見で判断する．強い不安定性を伴う．頭蓋直達牽引は行わない．後頭頚椎後方固定術が必要になることが多い．全身状態によって頚部カラーによる外固定のみが行われる場合もある．

2.7　環椎骨折

　頭部の垂直圧迫では，環椎の前弓と後弓の破裂骨折が生じる（Jefferson 骨折）．頚椎単純撮影では側面像で後咽頭部の軟部組織の腫大がみられる．開口位で診断が可能な場合もあるが，CT が正確である．MRI では環軸椎部の浮腫や血腫を含めた軟部組織の異常を評価する．歯突起後方の横靱帯損傷が合併すると環軸椎の不安定性（亜脱臼）を示す．環椎外側塊の両外側への偏位が左右合計で 7mm 以上であると横靱帯は断裂していると判断する（Spence et al 1970）．環椎外側塊の破裂骨折を伴う場合もある．強い頚部痛を伴う．治療はフィラデルフィアタイプの頚部カラーや halo vest による外固定を行う．環軸椎の不安定性を伴う場合は，環軸椎後方固定や後頭頚椎後方固定を考慮する．環椎後弓の単独骨折は，頚部の後屈（過伸展）で生じ，安定性骨折である．

X

2.8　軸椎骨折

　歯突起骨折，椎弓根骨折，椎体骨折が生じる．頚椎単純撮影では不明瞭なことが多い．CT が有効であり，矢状断像，冠状断像が必要である．MRI では軟部組織損傷が描出される．各骨折の治療オプションを示す．

a）歯突起骨折

　先端部の剥離骨折（I 型），歯突起基部の骨折（II 型），椎体骨折を伴う骨折（III

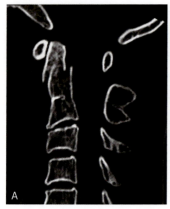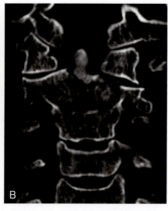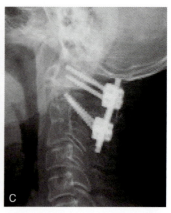

A：CT 矢状断再構成画像．C2-C3 は癒合椎を示し，歯突起の骨折と前方への偏位を認める．B：CT 冠状断再構成画像．骨折線は歯突起下方から左椎体と椎間関節に及んでいる．C：C1-C2 後方固定術後の頚椎単純撮影側面像．C1 は外側塊スクリュー，C2 は椎弓根スクリューを使用している．

図 51.5 歯突起骨折の画像所見

型）に分類される．I 型は稀である．多くは環軸椎の不安定性を伴う II 型と III 型である（図 51.5A, B）．環軸椎の偏位が少ない場合は，フィラデルフィアタイプの頚部カラーによる頚部外固定あるいは halo vest 装着を行う．偏位が強い場合は，頭蓋牽引による整復を行う場合もあるが，不安定性は強く，注意が必要である．頚部外固定による治療は約 12 週間の固定期間を行っても骨癒合が得られない場合もあり，早期の固定術を考慮してもよい．通常，環椎外側塊スクリューと軸椎椎弓根スクリュー（図 51.5C），あるいは経椎間関節スクリューによる環軸椎後方固定が行われる．II 型歯突起骨折の場合は，前方からの歯突起スクリューが行われる場合もある．

b）椎弓根骨折

軸椎の両側の椎弓根骨折であり，hangman 骨折ともいう．C2 椎体の前方へのずれを示す．その程度によって I 型（ずれがほとんどない），II 型（前方ずれがある），III 型（前方ずれが強く locking facet を伴う）の 3 型に分類することが多い．I 型は頚部カラーによる外固定を行う．ずれの悪化がみられる場合は，外科治療を考慮する．II 型は，頭蓋牽引による整復と halo vest による強力な外固定あるいは外科治療を行う．III 型も同様であるが，頭蓋牽引による整復は困難な場合が多く，観血的整復と固定術を考慮する．

外科治療は，C2/3 前方固定術（腸骨片あるいは人工スペーサーと前方プレート使用）あるいは C2/3 後方固定術を行う．不安定性の程度により，前方と後方固定の併用を考慮してもよい．後方固定術は，C2 椎弓根スクリューと C3 外側塊スクリューが行われるが，さらに下方の頚椎まで固定を延長する場合や，環軸椎の不安定性を伴う場合は，C1 からの固定を行う場合もあり，個々の症例で異なる．

2.9 強直性脊椎障害に伴った脊髄損傷

びまん性特発性骨増殖症（Diffuse idiopathic skeletal hypersostosis, DISH）は，広汎な前縦靱帯の骨化と脊柱の可動制限を示す病態であり，OPLLとの合併も多く，高齢者ではしばしばみられる病態である．強直性脊椎炎（Ankylosing spondylitiss）は，仙腸関節炎と脊柱の可動制限を比較的若年に発症する病態である．これらは異なる病変であるが，脊柱の強直性変化をきたすため，強直性脊椎障害（ankylosing spinal disorder）と呼ばれる．脊柱は可動性を失っており，年齢とともに骨粗鬆性変化を示すため，転倒などの比較的軽度の外傷で脊椎骨折を発生する．頚椎レベルに多いが，胸椎，腰椎にも発生する（図51.6A，B）．骨折線は外傷直後の単純X線撮影でわかりにくい場合も多く，診断が遅延することがある．不安定性は強く，強力な脊椎固定術を行う（金子 他 2010）．

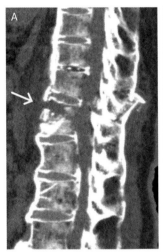 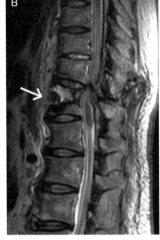

A：胸腰椎移行部のCT矢状断再構成画像．Th12椎体の骨折を認める（矢印）．胸腰椎の前縦靱帯は骨化しており，さらに後方では棘上靱帯の骨化もみられる．骨折線は棘突起から骨化棘上靱帯に及んでいる．B：胸腰椎移行部のMRIのT2強調歯状断像．Th12椎体の骨折と椎体内高信号（矢印）を認める．脊髄は圧迫による浮腫（高信号）と出血壊死（髄内低信号）を示している．

図51.6 Th12骨折を呈したDISH症例の画像所見

2.10 椎骨動脈損傷

椎骨動脈はC6レベルから頚椎の横突孔内を走行するため，頚椎の脱臼や横突起に及ぶ骨折が存在する場合，椎骨動脈損傷が発生する．一側の椎骨動脈閉塞では多くは無症候である．頚椎損傷に合併する椎骨動脈損傷は，MRIおよびMRAで診断可能である．無症候の症例に対する治療方針に標準はない．無症候性の椎骨動脈閉塞には経過観察を行う．脳幹梗塞・小脳梗塞を発症している場合には，抗血小板療法あるいは抗凝固療法を行う．

3. 損傷脊髄に対する薬物治療

　損傷脊髄に対する薬物治療は，メチルプレドニゾロンの大量療法（30mg/kg を15 分かけて静注，45 分休薬後，5.4mg/kg/ 時間で 23 時間持続静注）が，受傷 8 時間以内の急性脊髄損傷症例に対して使用が認められている．消化器系合併症や呼吸器系合併症が増加することが知られており，高齢者や糖尿病合併例には厳重に注意して使用するか，あるいは使用は控える．

4. 全身管理

　1）呼吸管理：高位頚髄損傷では呼吸障害をきたすため，気管挿管・気管切開による呼吸管理が必要となる．中下位頚髄損傷でも脊髄損傷急性期では，気道分泌の増加により気管切開が必要になる場合がある．積極的な喀痰介助を行う．
　2）血圧管理：血圧低下は損傷脊髄の虚血による二次損傷を悪化させる可能性があり，急性期には平均血圧は 85mmHg 以上を保つことが望ましいとされる．重篤な循環障害は外傷後 2 週間以内に認められる．特に重傷頚髄損傷では徐脈・低血圧を示すため，必要に応じて昇圧剤を使用する．
　3）尿路管理：急性期は尿道カテーテル留置を行う．しかし，早期からの間歇導尿が望ましい．
　4）褥瘡予防：特に脊髄損傷後 2 週間は皮膚血管神経運動反射も低下しており，褥瘡が極めて発生しやすい．3 時間ごとの体位交換を行う．体位交換は深部静脈血栓症の予防にも重要である．
　5）消化器系合併症：脊髄損傷の急性期には腸管麻痺や消化性潰瘍が発生しやすい状態となっている．高カロリー輸液，プロトンポンプインヒビターや H2 ブロッカーを適宜使用する．

5. リハビリテーション

　できるだけ早期からのリハビリテーションを開始する．呼吸状態の改善や起立性低血圧を含めた循環動態の改善，腸管麻痺に対しても有効である．

文 献

Bracken MB, et al: A randomized, controlled trial of methylprednisolone or naloxone in the treatment of acute spinal-cord injury. Results of the Second National Acute Spinal Cord Injury Study. N Engl J Med 322: 1405-1411 (1990).

Bucholz RD, Cheung KC: Halo vest versus spinal fusion for cervical injury: evidence from an outcome study. J Neurosurg 70:884-892 (1989).

Fisher CG, et al: Comparison of outcomes for unstable lower cervical flexion teardrop fractures managed with halo thoracic vest versus anterior corpectomy and plating. Spine 27:160-166 (2002).

Frankel HL, et al: The value of postural reduction in the initial management of closed injuries of the spine with paraplegia and tetraplegia. Paraplegia 7:179-192 (1969).

Hoffman JR, et al: Validity of a set of clinical criteria to rule out injury to the cervical spine in patients with blunt trauma. National Emergency X-Radiography Utilization Study Group. N Engl J Med 343: 94-99 (2000).

金子高久 他：強直性脊椎炎に伴う頚椎骨折の1例. 脳神経外科 38(9):839-843 (2010).

Koyanagi I, et al: Acute cervical cord injury without fracture or dislocation of the spinal column. J Neurosurg (Spine I) 93:265-270 (2000).

小柳　泉 他：頚椎前方脱臼の外科治療：前方アプローチを中心として. 脊椎脊髄ジャーナル 14: 343-347 (2001).

Koyanagi I, et al: Acute cervical cord injury associated with ossification of the posterior longitudinal ligament. Neurosurgery 53:887-892 (2003).

Schneider RC, et al: The syndrome of acute central cervical spinal cord injury with special reference to the mechanisms involved in hyperextension injuries of cervical spine. J Neurosurg 11:546-577 (1954).

新宮彦助：日本における脊髄損傷疫学調査　第3報 (1990-1992). 日本パラプレジア医学会雑誌 8:26-27 (1995).

Spence KF Jr, et al: Bursting atlantal fracture associated with rupture of the transverse ligament. J Bone Joint Surg Am 52:543-549 (1970).

Spiess MR,et al: EM-SCI Study Group, van Hedel HJ: Conversion in ASIA impairment scale during the first year after traumatic spinal cord injury. J Neurotrauma 26:2027-2036 (2009).

XI

脊椎，脊髄疾患

52節	脊髄のレベル診断	778
53節	頚椎前方アプローチ	786
54節	後方アプローチ—MSLP：筋層構築的棘突起椎弓形成術	802
55節	脊髄硬膜内腫瘍の手術	827
56節	頭蓋頚椎移行部の手術	841

52. 脊髄のレベル診断

小柳 泉

　脊髄疾患の診断には，症状と進行形式の把握，神経学的診察が重要である．正しい診察があって初めて適切な画像診断が可能となる．脳神経外科の臨床で出会う患者は，手や足がしびれる，首・腰が痛いなどさまざまである．その症状が脳，脊髄，末梢神経レベルの病変に起因するのか，骨・関節・筋肉の疾患に由来するのか，その診断の基本は神経学的診察である．

1. 神経学的診察方法

　実際の臨床では，限られた時間内で要領よく診察しなければならない．ルーチンとする手順を決めておく．外来での診察室で座った状態で開始する手順を示す．
＜診察の手順＞
(1) 病歴を聞くときの患者の話し方で，構語障害や嗄声の有無を評価する．
(2) 眼球の左右，上下の動きをみる．眼振の有無も評価する．
(3) 指を鳴らすあるいは音叉で左右の聴力を評価する．
(4) 口を開けてもらい，発声させて軟口蓋の動きをみる．舌を突出させてもらう．
(5) バレー上肢徴候，上肢の徒手筋力テストを行う（表 52.1）．

表 52.1　上肢の徒手筋力テストと代表髄節レベル

筋	検査方法	代表レベル
僧帽筋	両肩を挙上	C3, C4
三角筋	両上肢を肩で水平に外転挙上	C5
上腕二頭筋	肘関節の屈曲	C5, C6
上腕三頭筋	肘関節の伸展	C7
橈側手根伸筋	手関節の背屈	C6
長母指屈筋	母指を屈曲	C7, C8
小指対立筋	母指と小指をくっつける	C8, T1
背側骨間筋	指を広げる	C8, T1

表 52.2　下肢の徒手筋力テストと代表髄節レベル

筋	検査方法	代表レベル
腸腰筋	股関節の屈曲（膝を曲げた状態で大腿を上方へ）	L1, L2
大腿四頭筋	膝関節の伸展	L3, L4
前脛骨筋	足関節の背屈	L4, L5
腓腹筋	足関節の底屈	S1
長母趾伸筋	母趾の背屈	L5
長母趾屈筋	母趾の底屈	S1

（6）頚部の前後屈，側屈による疼痛の有無をみる．

（7）仰臥位として，筋トーヌス，腱反射，下肢徒手筋力テスト（表 52.2）を行う．

（8）筆，ピン（楊枝でもよい）で表在覚を検査する．音叉で振動覚を評価する．

　（1）～（4）の段階では，顔面の動きや表情にも注意する．脳神経は III，IV，VI，VII，VIII，IX，X，XII を評価できる．これにより頭蓋内病変，頭蓋頚椎移行部病変の可能性を判断する．（5）～（8）の徒手筋力テスト，腱反射，知覚検査などによって脊髄・神経根レベルを推測する．診察に入ってくる時に歩行状態も評価する．これらの診察手順は必要に応じて省略・追加する．

2．徒手筋力テストと脊髄レベル

　表 52.1 と表 52.2 に代表的な検査筋と脊髄の髄節レベルを示した．徒手筋力テストは，

　　正常 = 5

　　抵抗に打ち勝って動くが低下している = 4

　　低下しているが重力に抗して動く = 3

　　低下のため重力に抗して動かすことができない = 2

　　著明な低下で筋収縮が存在する = 1

　　筋収縮がみられない = 0

の 6 段階で評価する．徒手筋力テストは，各髄節を代表する筋群を決めておくのが実際的である．また，髄節レベルあるいは神経根レベルの筋支配は重複があり，個人差も大きい．このため，レベル診断は総合的に判断する必要がある．例えば，C5 麻痺では多くの症例で，肩関節の外転挙上（三角筋）と肘関節の屈曲（上腕二頭筋）が共に低下する．三角筋の麻痺と肩関節の炎症や拘縮による運動制限は時に判断が難しいが，上腕二頭筋の筋力低下を伴う場合は C5 レベルの障害を疑う．C6 麻痺では手関節の背屈が低下するが，手関節の背屈障害は橈骨神経麻痺でも発生する．知覚障害の範囲を参考にして判断する．

3. 筋トーヌスの検査方法

　四肢の筋の緊張状態をみる検査であり，素早く他動的に四肢の関節を動かして，その抵抗をみる．上肢では肘関節の屈曲・伸展，前腕の回内・回外，手関節の屈曲・伸展を他動的に行う．下肢では仰臥位で膝関節を素早く下から持ち上げて屈曲させる．あるいは足関節を背屈させる．錐体路障害による痙直 spasticity では伸筋あるいは屈筋のいずれかに抵抗を感じる．パーキンソン病では拮抗筋が共に緊張状態になっており，伸筋・屈筋いずれも抵抗があり，固縮 rigidity が存在する．パーキンソン病は，歩行障害や腰痛を呈するため，頸椎症や腰部脊柱管狭窄症による症候との鑑別が必要になることがある．

4. 四肢の腱反射

　腱反射とは，腱の叩打による筋の伸展信号が求心線維によって支配する脊髄前角細胞を興奮させてその筋肉が収縮する現象である．前角細胞のレベルの上位の錐体路障害によって腱反射は亢進する．反射弓を構成する求心性の末梢神経，後根，脊髄前角細胞，前根，遠心性末梢神経のいずれかに障害が生じると腱反射は低下・消失する．すべての骨格筋で腱反射は可能であるが，代表的な腱反射を検査する（表52.3）．

　腱反射の評価は検者の経験や主観にも影響されるが，消失から著明亢進までグレ

表 52.3　代表的な四肢の腱反射

腱反射	検査方法	反射中枢
上腕二頭筋	肘の上腕二頭筋の腱に検者の母指を置いて叩打	C5，C6
腕橈骨筋	肘を軽く曲げて橈骨下端を叩打	C5，C6
上腕三頭筋	肘を軽く曲げて肘頭の上の三頭筋腱を叩打	C6，C7
膝蓋腱反射	膝を屈曲させて膝蓋骨の下の大腿四頭筋腱を叩打	L2，L3.L4
アキレス腱反射	足関節を背屈させてアキレス腱を叩打	S1，S2

表 52.4　腱反射の評価

A

グレード		内　容
―	(0)	消失
+	(1+)	低下
++	(2+)	正常
+++	(3+)	亢進
++++	(4+)	著明亢進，クローヌスを伴う

B

グレード	内　容
―	消失
$\pm$	低下
+	正常
++	亢進
+++	著明亢進

ードをつけて記録する．その表記には国際的な基準はない．北米では正常を ++（あるいは 2+）と表記する（表 52.4A）．日本神経学会では正常を + としている（表52.4B）．筆者は正常を ++ として記載し，消失か著明な低下の判断に迷う場合は +̲ と記入している．

5. レベル診断に有用な異常反射・徴候

脊髄病変ではさまざまな異常反射が出現する．レベル診断に有用なものを示す．
（1）逆橈骨反射 Inverted radial reflex
腕橈骨反射の際に腕橈骨筋の収縮が起こらずに，手指の屈曲が起こる．C5-C6 髄節の障害を示すとされる．
（2）Beevor 徴候
仰臥位で頭部を挙上させると，Th10-12 髄節レベルの障害がある場合には下部腹直筋の筋力低下のため，臍が上方へ移動する徴候．
（3）Babinski 反射（徴候）
足底の外側縁を下方から上方へ尖ったもので刺激すると母趾の背屈が起こる．錐体路の障害を示す．足底刺激による逃避が強い症例では，Chaddock 反射の方が誘発しやすい．
（4）Chaddock 反射
足の外顆の下から足背の外側縁を上へ尖ったもので刺激すると母趾の背屈が起きる．錐体路の障害を示す．Babinski 徴候と同意義である．

6. 知覚異常とレベル診断

皮膚知覚の分布は，髄節レベルでの支配（デルマトーム，皮膚節）と，末梢神経レベルでの支配がある．デルマトームは，いくつかの分布図が報告されており，実際の臨床で使用されている．デルマトームで示される分布は絶対的なものではなく，

表 52.5　デルマトームによる代表的な身体知覚支配

髄節	部　位	髄節	部　位
C2	後頭部	T4	乳頭
C4	肩	T10	臍
C5	肩から上腕外側	L1	鼠径
C6	前腕橈側から母指・示指	L3	大腿から膝
C7	中指	L5	下腿外側から母趾
C8	小指	S1	足外側から小趾

表 52.6 代表的な末梢神経の身体知覚支配

末梢神経	部　位	末梢神経	部　位
大後頭神経	後頭部	外側大腿皮神経	大腿の前面から外側
正中神経	母指から中指，薬指の内側	腓骨神経	下腿の外側部から足背
尺骨神経	小指と薬指の外側	腓腹神経	下腿外側後面から足の外側
橈骨神経	手背の母指・示指の基部	脛骨神経	足底

　個体差やオーバーラップが存在する．また，四肢の知覚障害が，脊髄・神経根レベルで起きているのか，末梢神経レベルなのか，合併しているのかを判断するには，他の神経学所見や全身状態を考慮する必要がある．代表的なデルマトームと末梢神経による身体の知覚支配を表 52.5，表 52.6 に示す．

7. 疼痛や異常知覚によるレベル推測

　疼痛や異常知覚（しびれ感）の分布は，神経圧迫部位・原因の推測に有効である．有用な所見や誘発試験を以下に示す．これらによる正確なレベル診断は困難であるが，他の神経学的所見や画像所見と併せて判断する．

(1) 頚部の後屈や側屈による疼痛

　頚部から上肢へ放散する疼痛は，頚椎症や椎間板ヘルニアによる頚部神経根の圧迫によって生じる．誘発検査として頚部圧迫試験（neck compression test：頭部に垂直圧迫を加えて上肢の放散痛を誘発）を行うことがある．頚部を側屈させて圧迫する方法は Spurling test，頚部をやや後屈させて圧迫する方法は Jackson test と呼ばれる．頚部圧迫試験は神経根症状によって強い痛みが存在する場合には行う必要はない．

(2) 頚部の前屈による疼痛

　頚部の前屈で，電撃様の疼痛が背部から下肢，時に上肢にまで生じる現象は，Lhermitte 徴候と呼ばれ，多発性硬化症で認められる．しかし，頚部前屈による疼痛の発生は，実際には頚椎症など多くの脊髄圧迫病変でも認められる．このほか髄膜刺激症状でも頚部前屈の制限が生じる．

(3) 肩甲部の疼痛

　頚椎神経根の圧迫病変で生じる．C5，C6 では肩甲上部，C7，C8 では肩甲骨内側・肩甲骨部に疼痛が生じることが多い．後頚部から肩甲骨付近の皮膚・筋肉には中下位頚椎の頚神経，上位胸椎の胸神経の背側枝が分布するためとされている．

(4) Lasegue 徴候（下肢の挙上による疼痛）

　仰臥位で膝を伸展した状態で下肢を挙上させたときに，約 70° 以下で下肢から腰に疼痛が生じる．腰椎椎間板ヘルニアなどによる腰椎レベルの神経根圧迫で陽性となる．

（5）Kemp test

立位あるいは坐位で，腰部をやや後方に伸展させた状態で側方へ傾ける．下肢に
しびれ・痛みが放散する場合は神経根圧迫（特に椎間孔レベルでの圧迫），局所的
な痛みは椎間関節由来とされる．

8. 頚椎椎間板ヘルニアのレベルによる症状

頚椎椎間板ヘルニアによる神経根圧迫に伴う症状を下記に示す．頚椎では脊髄の
髄節レベルは椎間板レベルよりもやや上方に位置するため，椎間板ヘルニアによる
脊髄圧迫では下位レベルの髄節症状がみられることが多い．

（1）C4/5 レベル

C5 神経根の圧迫．三角筋，上腕二頭筋の筋力低下，肩から上腕外側の知覚異常，
頚部痛，肩甲部痛，前胸部痛，肩から上腕の痛み，上腕二頭筋の腱反射低下

（2）C5/6 レベル

C6 神経根の圧迫．手関節背屈の筋力低下（橈側手根伸筋），上腕二頭筋の筋力低
下，前腕外側から母指・示指の知覚異常，頚部痛，肩甲部痛，前胸部痛，上腕から
前腕外側部の痛み，上腕二頭筋の腱反射低下

（3）C6/7 レベル

C7 神経根の圧迫．上腕三頭筋の筋力低下，中指・示指の知覚異常，頚部痛，肩
甲部痛，前胸部痛，上腕から前腕の痛み，上腕三頭筋腱反射の低下

（4）C7/T1 レベル

C8 神経根の圧迫．手指筋の筋力低下（長母指屈筋，小指対立筋，背側骨間筋な
ど），小指・薬指の知覚異常，頚部痛，肩甲部痛，前胸部痛，上腕から前腕の痛み

（5）T1/2 レベル

T1 神経根の圧迫．手指筋の筋力低下，上腕から前腕の内側部の異常知覚，頚部
痛，肩甲部痛，前胸部痛，上腕から前腕の内側部の痛み

9. 腰椎椎間板ヘルニアのレベルによる症状

腰椎椎間板ヘルニアは通常は脊椎管内で後方あるいは後側方に突出し，椎間の下
位椎体の椎弓根に沿って椎間孔外へ向かう神経根が圧迫される．側方への突出や後
外側で上方へ脱出した場合には，椎間の上位椎体の椎弓根に沿って椎間孔外へ向か
う神経根が圧迫される．各レベルでの症状を示す．これらは神経根の圧迫の程度に
よって異なり，疼痛のみの場合もある．

（1）L1/2 レベル

L2 神経根の圧迫による腸腰筋・大腿四頭筋の筋力低下，鼠径から大腿上部の知

覚異常と疼痛．椎間孔へのヘルニアでは L1 神経根が圧迫され，鼠径付近の異常知覚と疼痛が生じる．

（2）L2/3 レベル

L3 神経根の圧迫により，大腿四頭筋の筋力低下，大腿前面から膝付近の異常知覚と疼痛，膝蓋腱反射の低下がみられる．椎間孔へのヘルニアでは L2 神経根圧迫症状が発生する．

（3）L3/4 レベル

L4 神経根の圧迫により，大腿四頭筋，前脛骨筋の筋力低下，大腿から下腿前面にかけての異常知覚，疼痛，膝蓋腱反射の低下がみられる．椎間孔へのヘルニアでは L3 神経根圧迫症状が発生する．

（4）L4/5 レベル

L5 神経根の圧迫により，前脛骨筋，長母趾伸筋の筋力低下，大腿外側から下腿外側の異常感覚，下腿外側から母趾の知覚低下，疼痛がみられる．椎間孔へのヘルニアでは L4 神経根圧迫症状が発生する．

（5）L5/S1 レベル

S1 神経根圧迫により，腓腹筋，長母趾屈筋の筋力低下，臀部から下腿後面の異常感覚，足の外側から小趾の知覚低下，アキレス腱反射の低下がみられる．椎間孔へのヘルニアでは L5 症状が発生する．

10. 脊椎の画像検査によるレベル決定の注意点

ヒトの脊柱は，頚椎 7 個，胸椎 12 個，腰椎 5 個あり，仙椎は 5 個が癒合椎となっている．尾椎は 3～5 個とされる．脊椎は癒合椎の存在や，横突起の発達の程度のため，レベルがわかりにくくなっている場合がある．各レベルでの注意点を示す．

（1）頚椎

C2-C3 の癒合椎が単一の C2 椎体に見えることがある．C2/3 には椎間孔が存在している．C7 横突起が発達していて頚肋となっている場合，C7 と T1 が間違えやすい．

（2）胸椎

T12 の肋骨の発達が悪く，L1 のように見える場合がある．

（3）腰仙椎

L5 の横突起が発達して腸骨と関節を形成し，S1 のように見える場合がある（仙椎化 sacralization）．S1 が S2 と癒合せず，L5 のように見える場合がある（腰椎化 lumbarization）．このような腰仙椎の移行部での形状のバリエーションは多く，腰仙移行椎と呼ばれる．腰仙移行椎の正確な評価には，頚椎・胸椎レベルの脊椎椎体を数える必要がある．

11. 脊髄横断面からの特徴的な症候

脊髄のレベル診断には，横断面での索路の分布の理解が必要である．脊髄には多くの上行路と下行路があり，さらに脊髄内での上下の情報伝達を行うとされる脊髄固有束が存在する．臨床症候の理解には，錐体路，後索路，脊髄視床路が重要である（表52.7）．脊髄横断面での障害の分布による代表的な症候を示す．

(1) 脊髄横断症候群 Transverse cord syndrome

運動，深部覚，温痛覚すべてが障害レベル以下で低下・消失する．

(2) 前脊髄症候群 Anterior cord syndrome

前脊髄動脈症候群（anterior spinal artery syndrome）ということもある．脊髄の前方部分の障害により，障害レベル以下の運動麻痺，温痛覚障害を生じるが，深部覚・触覚（後索）は保たれている．脊髄の前方圧迫や前脊髄動脈の閉塞で生じる．

(3) 後脊髄症候群 Posterior cord syndrome

後脊髄動脈症候群（posterior spinal artery syndrome）ということもある．脊髄後索の障害であり，深部覚・触覚障害を示す．脊髄の後方圧迫や後脊髄動脈の閉塞で生じるが稀である．

(4) 中心性脊髄症候群 Central cord syndrome

頚髄の不全損傷の症候の1つであり，中心性頚髄損傷とも呼ばれる．上肢の運動麻痺が下肢の運動麻痺に比べて強くみられる．頚髄の錐体路（皮質脊髄路）は，上肢の支配線維が内側（中央部）を走行するためとされている．

(5) 脊髄半切症候群 Brown-Séquard syndrome

脊髄の片側が障害されたときに生じる．同側の運動麻痺と深部覚障害，対側の温痛覚障害がみられる．障害された脊髄レベルには後角障害によって同側の髄節性の全知覚障害がみられる．典型的な症状は稀であり，刃物による刺傷などで起きる．不全型といえる症状は，椎間板ヘルニアや脊髄腫瘍による脊髄の片側性圧迫でみられる．

表52.7 脊髄の代表的な索路

索 路	説 明
錐体路（皮質脊髄路）	大脳皮質の運動野からの線維であり，大部分が延髄下部で交叉し，対側の脊髄側索を下行する（外側皮質脊髄路）．少数は同側の前索を下行する（前皮質脊髄路）．錐体路交叉は，上肢の線維が先に交叉し，次に下肢の線維が交叉する．このため，錐体路交叉のレベルの頭蓋頚椎移行部病変では，上肢と下肢の運動麻痺の左右が異なる交叉性片麻痺が生じる場合がある．頚髄レベルの外側皮質脊髄路では，上肢の線維は内側部，下肢の線維は外側部を走行する．
後索路	脊髄背側に存在する大きな上行性の索路であり，脊髄後根からの触覚・深部覚を伝える線維が同側を上行する．延髄の後索路核にシナプスした後に交叉して，対側の内側毛帯を上行して視床へ向かう．
脊髄視床路	脊髄前索に存在する上行性の索路であり，温痛覚（外側脊髄視床路），触覚（前脊髄視床路）を伝える．脊髄後根からの線維が脊髄後角の介在神経にシナプスし，脊髄内を交叉して対側の脊髄視床路に入る．

53. 頚椎前方アプローチ

中川 洋, 住吉 学

1. 頚椎症 cervical spondylosis[1]

　　頚椎症とは加齢による脊椎, 椎間板の退行変性に基づく疾患であり, 超高齢社会を迎える日本においても患者数のさらなる増加が予想される. 無症候性に経過する場合も多いが, 神経症状（脊髄症や神経根症）を呈してくる場合には治療が必要となる.

2. 頚椎症の病態[2]

　　静的因子（圧迫因子）と動的因子, これに付随する血行障害, 細胞障害などが関与し発症に至ると考えられている. 比較的軽度の外傷（転倒, 転落や交通事故）を契機として発症することが少なくない.

静的因子　脊柱管内, 椎間孔内へ突出する病変
椎間板ヘルニア, 骨棘, 後縦靭帯骨化, 後縦靭帯肥厚, 黄色靭帯肥厚, 黄色靭帯骨化など.

動的因子　頚椎の運動に伴い静的因子が動くことにより圧迫が増強する.
頚部伸展に伴う黄色靭帯のたわみや骨棘・突出椎間板と棘突起・椎弓間での圧迫, 頚椎すべり症や不安定性など.

3. 頚椎症の症状[3]

　　神経所見や高位診断については前節で詳述されている. ここでは日常臨床で特に注意すべき症状について記載する.

3.1 頚部脊髄症 cervical myelopathy, cervical spondylotic myelopathy（CSM）

指のしびれ感で発症することが多い．
髄節障害（segmental sign）：筋力低下，腱反射減弱，感覚障害
索路障害（long tract sign）：痙性歩行，腱反射亢進，病的反射，膀胱直腸障害，
下肢・体幹の感覚障害（上行性），手指巧緻運動障
害
発症には発育性脊柱管狭窄 developmental canal stenosis も重要な因子となる．

3.2 頚部神経根症 cervical radiculopathy

頚部から肩甲骨周囲の痛みで発症することが多い．
側頚部から一側上肢への放散痛，手指のしびれ感や脱力．
神経支配に一致する知覚・筋力・腱反射の低下あるいはしびれや痛み．
Spurling テストや Jackson テストで痛みが誘発される．
稀に運動麻痺と筋萎縮のみ（Keegan 型）で発症する．
発症には脊柱管狭窄より椎間孔狭窄が関与することが多い．

4. 頚椎症の画像所見

通常，頚椎単純撮影（動態撮影を含む 6 方向），CT，MRI を行う．単純撮影は斜位像で椎間孔狭窄，側面像で椎体後縁の骨棘形成，前後屈像で不安定性（instability）の評価が可能である．CT は骨棘，椎間孔狭窄，後縦靱帯骨化など骨病変の評価に適している．MRI は脊髄や神経根への圧迫の様子が詳細にわかる．ミエログラフィーや CT ミエログラフィーは通常不必要であるが，MRI 禁忌患者には考慮する．

症状，症候から予想される神経学的レベルが画像による圧迫レベルと合致するかどうかが診断に際して極めて重要となる．

5. 頚椎症の治療 [4), 5)]

5.1 保存的治療

神経根症で疼痛が主訴の場合，まずは保存的治療としてカラー装着による頚部安静や薬物療法（消炎鎮痛薬，ビタミン B12 製剤など）を行う．脊髄症でも軽症例

にはまず保存的治療を試みてもよい.

5.2 手術適応

コンセンサスの得られた手術適応は未だないのが実体であるが, 以下のような場合, 手術適応があると考えられる.

神経根症

数週間から数か月間の保存的治療を行っても神経根痛などが改善しない.

進行性の運動障害や感覚障害がある.

高度の疼痛により著しい ADL 障害を認める.

ADL（activities of daily living）: 日常生活動作

脊髄症

進行性の歩行障害, 巧緻運動障害などがあり日常生活に支障をきたしている.

軽症でも保存的治療で効果がなく脊髄圧迫の強い場合（特に青壮年層）.

6. 頚椎症の手術

6.1 術式選択[6]

通常, 前方アプローチ（除圧固定術）または後方アプローチ（椎弓形成術）が行われる. 一般的に頚椎症患者では椎間板突出や骨棘など前方からの圧迫病変が多い. 前方アプローチではこれらの病因を直接取り除くことが可能であり, 即効性のある高い治療効果を得られる点が最大の長所である. また, 侵襲が少なく頚椎 alignment の改善も期待できる. 短所として広範な除圧には向いておらず, 将来的に隣接椎間病変の可能性がある.

一方, 後方アプローチは広範な除圧が可能で多椎間病変や後方からの圧迫が強い症例に良い適応となる. 短所として前方からの圧迫病変が残存する点, 後弯変性の強い症例で十分な除圧が行えない点などが挙げられる.

術式選択に際して下記項目を総合的に検討しながら決定していくが, 術者の考え方や経験による要素も大きい[7].

・Sagittal alignment: 局所後弯変性があれば前方を優先

・発育性脊柱管狭窄: あれば後方を優先

・罹患椎体数: 2椎間までは前方を優先, 3椎間以上で後方を優先

・頚部痛: 強い場合は前方を優先

・圧迫成分：前方からの圧迫が強ければ前方を優先

・椎間不安定性：あれば前方を優先

6.2　頚椎前方除圧固定術 [8), 9), 10), 11)]

　筆者らが過去 20 年間にわたり行ってきたチタンケージを使用した前方除圧固定術について述べる．過去には腸骨自家骨移植を行っていたが，採骨部の術後疼痛が一番の問題であり，脱転や偽関節の可能性，前方プレートの問題，ハローブレイス装着を必要とする症例もあることから現在は行っていない．

　全身麻酔下に仰臥位とし薄い肩枕を入れる．頭部は馬蹄型ヘッドレストに置き頚部を軽度伸展させる．頚部伸展により術野展開が容易となるが，過度の伸展は神経症状の悪化につながる可能性があり注意を要する．術者が右利きの場合，患者の右側からアプローチした方が術中操作が容易となるため常に右側からの進入としている．

　レントゲン透視下に目標椎間のレベルを確認し，そこへ到達しやすい部位で皮膚の皺に沿った横切開線を行う．1-2 椎間の手術では 3.5〜4.5cm の横切開で術野展開は可能である．皮下脂肪と広頚筋との間を頭側・尾側方向に剥離した後，胸鎖乳突筋の前縁で広頚筋を線維方向に沿って鈍的に裂く．ランドマークとなる C6 の頚動脈結節（carotid tubercle）を左示指で触れながら胸鎖乳突筋の内側，肩甲舌骨筋の上外側のトライアングルを剥離していく．ここはルースな組織であり鈍的剥離で出血はほとんど見られない．手術レベルが下位頚椎の場合，肩甲舌骨筋の内側からアプローチすると反回神経損傷が起こり得るので注意が必要である．肩甲舌骨筋の外側をよく剥離することで可動性が増し術野展開が可能となる．深部筋膜を鈍的・鋭的に切開しつつ目標椎体前面へとアプローチしていく．右頚長筋内側を剥離すると椎間板が露出される．椎間板腔にスパイナル針を挿入しレントゲン透視でレベル確認を行う．針から少量のピオクタニンを注入し椎間板を染色することで針抜去後のレベル誤認防止となるだけでなく，後の骨棘削除時に椎間板腔との境界が視認でき大変有用である．ここから手術用顕微鏡を導入する．右頚長筋の内側を注意深く剥離して爪の短い開創器を左右側と上下側にかけ椎間板摘出と骨棘削除を行っていく．

6.2.1　頚椎症や椎間板ヘルニアに対する twin-cage 法（図 53.1，症例 1，2）

　15 番メスで椎間板を切除し鋭匙と髄核鉗子で摘出していく．上位椎体前面下縁の骨棘をケリソンロンジュールで除去する．これにより顕微鏡の視軸がまっすぐ奥まで入りやすくなり椎体背側の骨棘のドリリングが行いやすくなる．通常，スプレッダーで椎間板腔を拡げてから 3〜4mm のダイアモンドバーで背側の骨棘を注意深く削る．椎間板腔が狭小化している場合は，キャスパーの開創器を椎体に入れ椎

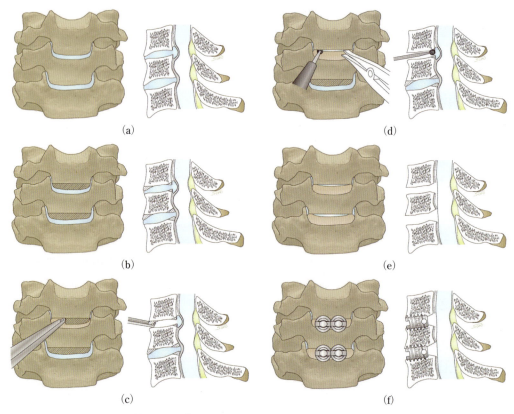

図 53.1 頚椎症や椎間板ヘルニアに対する twin-cage 法

間板腔を少し拡大させる．骨棘を十分に削除した後，後縦靱帯をマイクロ剥離子で挙上しつつマイクロ剪刀で切り上げていく．十分な除圧が得られると硬膜の拍動が観察される．椎間板ヘルニアは通常，後縦靱帯の浅層と深層の間に存在しているが，硬膜外腔に出ているものもあるので注意を要する．特に far lateral type の椎間板ヘルニアや椎間孔狭窄がある場合，椎間孔内側まで除圧が得られるよう椎体背側の骨棘を十分外側まで削除することが重要である．椎間板を切除したスペースをリーマーで計測し，通常直径5〜7mmの円柱型チタン製ケージ2個を互いにかみ合うような形で挿入する．ケージには頚椎から採取した自家骨とアパセラム®顆粒を詰め術後の骨化を促す．ケージの前面を頚椎前面に合わせるとケージの沈み込みを最小限にすることができる．スクリュー脱転の可能性があるため前方プレートは使用していない．閉創前に十分な止血と喉頭・食道の被膜の状態を確認することが重要である．

6.2.2　Transuncal foraminotomy を併用した twin-cage 法[12]（図53.2, 症例3）

筆者らは全例右側進入で前方アプローチを行っているが，右椎間孔開放が視軸と

【症例1】 前方到達法による椎間板ヘルニア摘出・骨棘削除とケージによる1椎間固定術
48歳男性．7か月間に及ぶ進行性の四肢の痺れと歩行障害．(a) 頚椎矢状断MRIにてC5/6に前方病変による高度の脊髄圧迫がみられる．(b) CT矢状断再構成画像．(c) CT水平断像（C5/6）．C5とC6の骨棘が脊柱管狭窄の原因となっている．(d) 術後CT矢状断像．(e) 術後CT（C5/6）．(f) 術後MRI矢状断．前方到達法により前方病変は摘出されC5/6に7mm twin-cage法で固定がなされている．

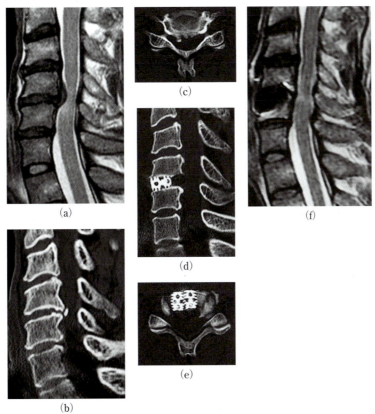

して見えにくい欠点がある．このため右椎間孔狭窄に伴う頚椎症性神経根症および頚椎症性脊髄症患者に対してtransuncal foraminotomyを併用した前方除圧固定術を行っている．顕微鏡導入までのアプローチは先に述べた方法と同じである．右頚長筋を十分外側まで剥離し鉤状突起（uncinate process）外側にキュレットを垂直に挿入して外側の指標とする．鉤状突起基部を3〜4mmダイアモンドバーでドリリングを行う．その際，椎間板にピオクタニンを注入しておくことで上下の鉤関節や椎間板が確認しやすくなる．直径約7mmのkeyholeを作成し椎間孔を開放し神経根の除圧を確認した後，上記twin-cage法を行う．

【症例2】前方到達法による椎間板ヘルニア摘出・骨棘削除とケージによる2椎間固定術
48歳男性．6か月前より左手痛みと左上肢脱力が進行．(a) 頸椎矢状断 MRI にて C5/6, C6/7 に前方病変による脊髄圧迫がみられる．(b) MRI 水平断像（C6/7） 左側に強い圧迫を認める．(c) CT 矢状断再構成画像にて骨棘形成も脊柱管狭窄の原因となっている．(d) CT 水平断像（C5/6）．(e) 術後 CT 矢状断像．(f) 術後 CT（C6/7）水平断像．(g) 前方到達法により OPLL は摘出され C5/6, C6/7 に 7mm twin-cage 法で固定がなされている．

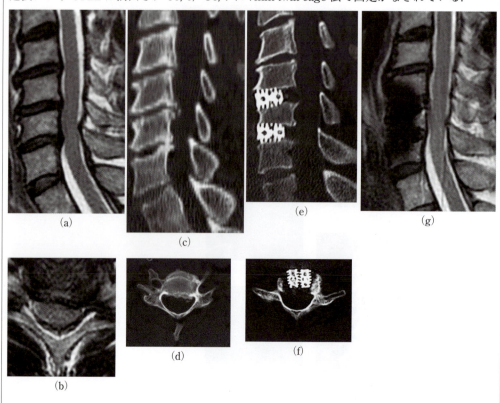

7. 後縦靱帯骨化症（OPLL）[13], [14], [15]

　　　脊椎の椎体後面に存在する後縦靱帯が何らかの原因で肥厚，骨化し脊髄を圧迫したものを OPLL（ossification of the posterior longitudinal ligament）と称している．しばしば黄色靱帯骨化症（OLF：ossification of the ligamentum flavum）や前縦靱帯骨化症（OALL：ossification of the anterior longitudinal ligament）を合併し，脊柱靱帯骨化症の一表現型と考えられている．OPLL は日本人に多い疾患であり，1975 年に厚生省の特定疾患に指定され調査研究班が組織されて以来，その病態・疫学の解明を始め，画像診断や外科的治療などが飛躍的に発展した．
　　　OPLL の発生率には人種差があり，白人やヒスパニック系に比べアジア人に多い．

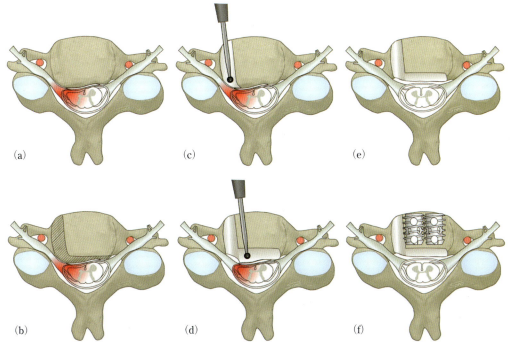

図 53.2　Transuncal foraminotomy を併用した twin-cage 法

特に原因となる疾患はないが，糖尿病や耐糖能異常が認められる割合が高く，家族内発生や一卵性双生児での高率な発生からある程度の遺伝的な背景が考えられている[15]．

画像診断にはマルチスライス CT が必須であり，水平断と矢状断再構成画像にて OPLL の程度と上下左右方向への広がりが正確に把握できる．放射線学的分類として CT 矢状断での骨化形態分類を図 53.3 に示す．

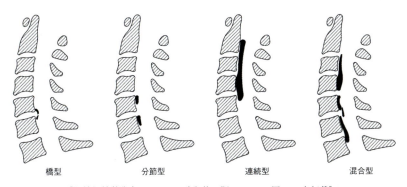

橋型　　　分節型　　　連続型　　　混合型

［脳神経外科臨床マニュアル改訂第 4 版．p1391，図 92.1 を転載］
図 53.3　頚椎 OPLL の放射線学的分類

【症例3】前方到達法によるtransuncal foraminotomy，椎間板ヘルニア摘出・骨棘削除，ケージによる1椎間固定術

54歳男性．2か月前より頸部から右上肢に強度の疼痛が出現．(a) 頸椎矢状断MRIにてC4/5に前方病変による脊髄圧迫がみられる．(b) MRI水平断像（C4/5）右C5神経根分岐部に椎間板ヘルニアが突出しており右椎間孔狭窄を認める．(c) CT水平断像（C4/5）で右側に椎間孔の狭小がみられる．(d) 術後CT水平断像（C4/5）．(e) 術後CT3D像．右側椎間孔開放とケージ固定がみられる．(f) 術後MRI矢状断．(g) 術後MRI水平断．脊髄および神経根の除圧がなされている．

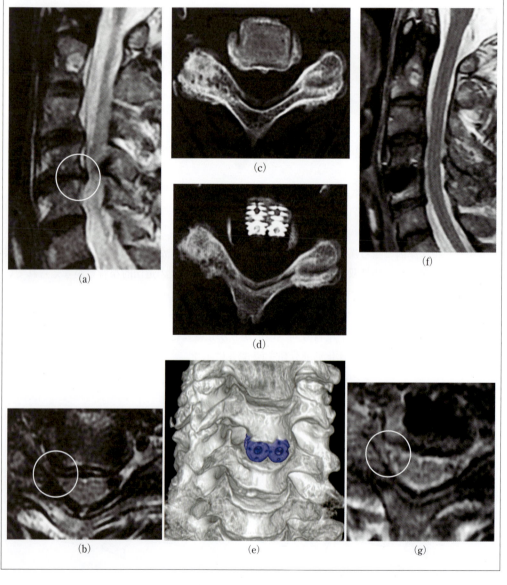

初期の症状は，頚部の違和感と疼痛に加えて，手・上肢のしびれや脱力・巧緻運動障害が多い．症状が進行すると，歩行障害や体幹・下肢のしびれや膀胱直腸障害へと進行する．近年，高齢者の転倒・転落による頚椎・頚髄損傷が多くなったが，重度の四肢麻痺で搬送される患者の中には高度の OPLL による脊髄圧迫が診断される場合が少なくない．

手術に際しては，先に述べた twin-cage 法で治療可能なものもあるが，より広範な除圧が必要な場合，以下に述べる single-cage 法（keyhole corpectomy）や椎体切除術を行っている．

7.1 OPLL に対する single-cage 法(keyhole corpectomy)[8), 9), 10), 11)]
（図 53.4，症例 4）

顕微鏡導入までのアプローチは先述の twin-cage 法と同じである．椎体後面にOPLL が存在する場合，corpectomy が必要となる．椎間板摘出後，microsurgical saw または超音波メス（ソノペット®, Stryker USA 製）を用いて頚椎の前面から骨切りし，リーマーで円形にし，その限られたスペース（通常，直径 10〜12mm）から椎体後方にある OPLL をドリルと超音波キュレット（ソノペット®, Stryker USA 製）を用いて削除する．上方または下方の椎間板スペースからも前方骨棘を摘出した後，椎体後方へ到達する．通常，これら 2 つのスペースから OPLL，椎間板ヘルニアや骨棘を摘出し硬膜を除圧する．OPLL の中には硬膜骨化を伴っているものがあるが，硬膜の除圧が十分であれば髄液漏防止の観点からも硬膜骨化巣を無理に硬膜から剥がす必要はない．

椎体切除を行ったスペースは頚椎から採取した自家骨とアパセラム®顆粒を詰めた円柱型チタン製ケージ 1 個（10〜14mm 直径，通常 12mm）をきつめに挿入する．この際もケージの前面を頚椎前面に合わせるとケージの沈み込みを最小限にすることができる．隣接の椎間板スペースは先述の twin-cage 法でケージを挿入する．手技に習熟すれば椎体後面にある分節型 OPLL も上下の keyhole から削り，全摘出することが可能である．

7.2 OPLL に対する椎体切除術— long cage と anterior plate fixation(図 53.5, 症例 5)

OPLL による圧迫が広範囲で keyhole corpectomy では除圧不十分となりそうな症例に対して行う．顕微鏡導入までのアプローチは先述の twin-cage 法と同じであるが，病変が 3 椎間に及ぶ場合は通常より長い皮膚切開を行い，頭尾側方向へ広い術野が確保できるようにする．削除椎体に隣接する椎間板を摘出した後，microsurgical saw または超音波メス（ソノペット®, Stryker USA 製）を用いて椎体切除を行う．

796　XI. 脊椎, 脊髄疾患

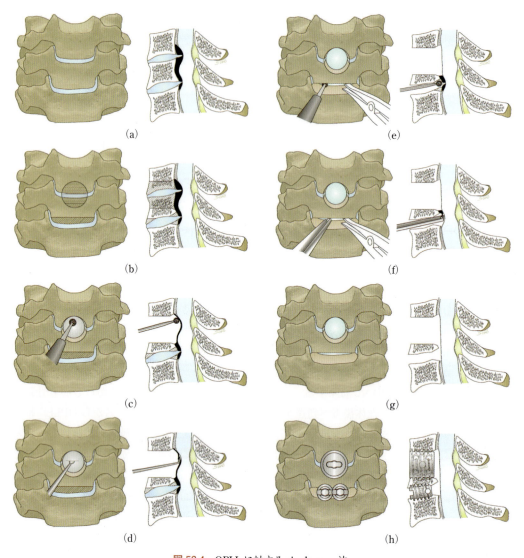

図 53.4　OPLL に対する single-cage 法

　後縦靱帯の手前まで椎体削除を進めてからドリルで OPLL を削除し薄くしていく．剥離子で OPLL を硬膜から浮かせながら piecemeal に摘出していくが，この際も硬膜の除圧が十分であれば無理に硬膜から剥がす必要はない．必要な長さに切断した椎体置換用の円柱型チタンケージを少し頚部を牽引した状態で挿入し，上下椎体前面を覆うよう前方プレートをスクリューで固定する．

【症例4】 keyhole 前方到達法による OPLL 摘出術とケージによる 2 椎間固定術

66歳男性．2年前より後頚部から右肩・上肢にかけての放散痛があった．1か月前より疼痛が増強し右上肢の脱力も生じてきた．（a）頚椎矢状断 MRI にて C4/5, C5/6 に前方病変による脊髄圧迫がみられる．（b）CT 矢状断再構成画像．（c）CT 水平断像（C5）．（d）CT 水平断像（C6）．C4 から C6 にかけて骨棘と限局した OPLL があり脊柱管狭窄の原因となっている．（e）術後 CT 矢状断像．（f）術後 CT（C4/5）．（g）術後 CT（C5/6）．（h）術後 MRI 矢状断．keyhole 前方到達法により OPLL は摘出され C4/5 に 6mm twin-cage 法，C5/6 に 12mm single-cage 法で固定がなされている．

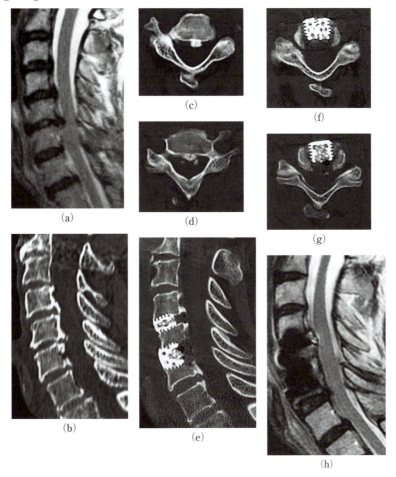

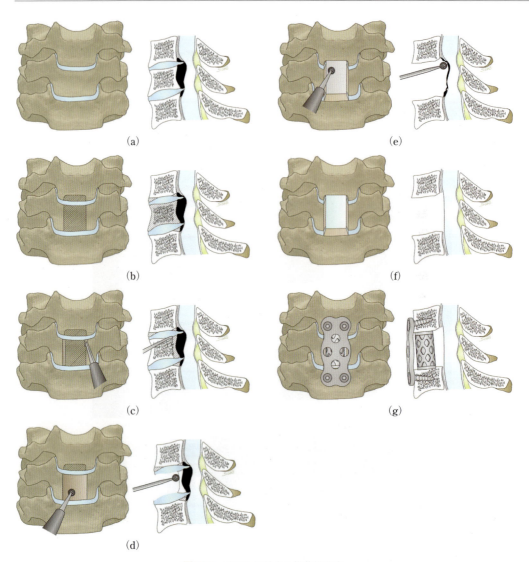

図 53.5　OPLL に対する椎体切除術

8. 前方アプローチに伴う合併症[16]

　　前方アプローチに関連した合併症として以下のようなものが挙げられる．いったん起こってしまうと重篤なものも含まれるが，前方アプローチ自体は熟練者が行えば非常に安全かつ短時間で行い得る手術方法であることを強調しておく．
・血腫形成，喉頭浮腫
　これにより気道閉塞の危険性がある．
・反回神経麻痺（嗄声，持続的な咳，誤嚥など）
　反回神経の走行から C4 以下では左側からの進入を支持する意見も多いが，左右

【症例5】前方到達法による corpectomy，OPLL 削除，ケージによる椎体置換とプレート固定術
61歳男性．3年前から両肩から上肢の痺れと脱力，手指巧緻運動障害が進行．(a) 頚椎 MRI 矢状断 (b) MRI 水平断像（C5/6）前方病変による高度脊髄圧迫がみられる．(c) CT 矢状断再構成画像にて C4 から C6 にかけて OPLL を認める．(d) CT 水平断像（C5/6）OPLL が脊柱管内に突出．(e) 術後 CT 矢状断像．(f) 術後 CT（C5/6）水平断像．C5 corpectomy，OPLL は摘出され C4-6 間にピラメッシュケージが挿入され C4 から C6 椎体前面にプレート固定がなされている．(g) 頚椎 MRI 矢状断．(h) MRI 水平断像（C5/6）十分な除圧が確認できる．

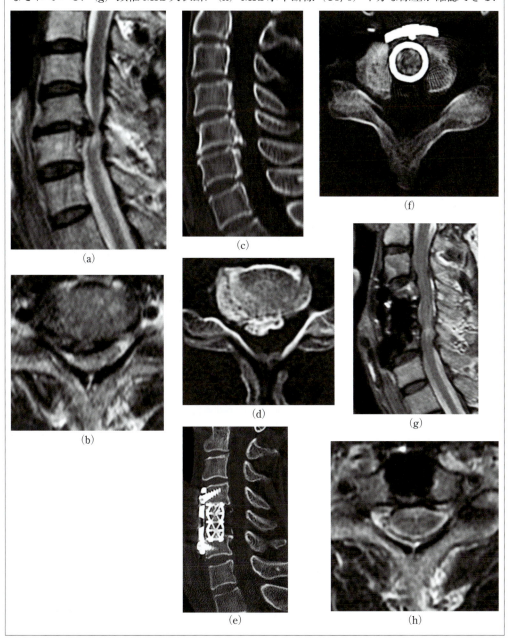

アプローチで発生率に有意差は見られないとする報告もある．過度の剥離や牽引や長時間のリトラクター留置が原因となり得る．

・嚥下困難 dysphagia

食道壁の挫傷が一因と考えられているが，インプラントの食道への影響，血腫，pharyngeal plexus，迷走神経，舌咽神経，反回神経，舌下神経傷害などの関与が考えられている．

・食道損傷

縫合処置が必要となる．遅発性食道裂孔では術創の高度の感染が起こる．

・上喉頭神経麻痺

・脊髄損傷

・神経根損傷

・硬膜損傷に伴う髄液漏

損傷硬膜の縫合が行えれば一番よいが，術野が深く狭いため通常は困難である．ほとんどの場合，局所の処置として筋膜や人工硬膜にネオベール®やフィブリン糊（ベリプラスト P®）をあてがい，腰椎ドレナージを設置することにより治療が可能である．特異的な症例では，脳室ドレナージや腹腔内シャントが必要な場合がある[16), 17)]．

・椎骨動脈損傷

・交感神経幹損傷による Horner 症候群

・胸管損傷（左側からのアプローチで生じ得る）

・固定で前方プレート，スクリューを使用した場合の脱転や破損

文　献

1) 飛騨一利：変形性頚椎症．脊椎・脊髄疾患の外科．岩崎喜信（編）　三輪書店．東京．pp74-91 (2006).

2) Nouri A et al: Degenerative Cervical Myelopathy: Epidemiology, Genetics, and Pathogenesis. Spine 40（12），ppE675-693 (2015).

3) 鎌田修博：頚椎変性疾患．Dynamic diagnosis に必要な脊椎脊髄の神経症候学．福武敏夫 他（編） 三輪書店．東京．pp129-132 (2017).

4) 乾敏彦 他：頚椎症性神経根症（椎間板ヘルニア含む）の外科治療に関する指針．脊髄外科 29：242-251 (2015).

5) 日本整形外科学会，日本脊椎脊髄病学会監修：頚椎症性脊髄症　診療ガイドライン 2015．南江堂．東京．pp49-76.

6) Sun Y et al: Comparison between anterior approaches and posterior approaches for the treatment of multilevel cervical spondylotic myelopathy: A meta-analysis.　Clin Neurol Neurol Neurosurg 134, pp 28-36 (2015).

7) Emery SE: Anterior approaches for cervical spondylotic myelopathy: which? When? How? Eur Spine J 24 Suppl 2, pp 150-159 (2015).

8) Nakagawa H et al: Threaded cylindrical interbody cage fixation for cervical spondylosis and ossification of the posterior longitudinal ligament.　Spine Surgery: Techniques, complication

avoidance, and management. Benzel（ed）, Elsevier, Philadelphia, pp417-421（2012）.

9）Nakagawa H et al: Technical advantages of an ultrasonic bone curette in spinal surgery. J neurosurg（Spine）2: 431-435（2005）.

10）Mizuno J et al: Outcome analysis of anterior decompressive surgery and fusion for cervical ossification of the posterior longitudinal ligament: report of 107 cases and review of the literature. Neurosurg Focus 10: E6（2001）.

11）Mizuno J et al: Ossified posterior longitudinal ligament: management strategies and outcomes. The Spine Journal 6: 282S-288S（2006）.

12）岡崎敏之 他：Transuncal approach を併用した頚椎前方除圧固定術についての検討. Spinal Surgery 30（3）299-301（2016）.

13）飛驒一利：頚椎後縦靱帯骨化症. 脊椎・脊髄疾患の外科. 岩崎喜信（編）三輪書店. 東京. pp92-99（2006）.

14）岩崎幹季：頚椎後縦靱帯骨化症. 脊椎脊髄病学. 金原出版. 東京. pp181-200（2016）.

15）Matsunaga S et al：OPLL: disease entity, incidence, literature search, and prognosis. OPLL 2nd ed. Yonenobu（eds）, Springer, Tokyo, pp11-17（2006）.

16）Tang SJ et al: Perioperative and Approach-Related Complications Associated with Anterior Cervical Surgery. Seminars in Spine Surgery 21（3）, pp 148-155（2009）.

17）野中康臣 他：頚椎椎弓形成術術後髄液漏に対し脳室ドレナージ術が有効であった1例. 脊髄外科 21：43-48（2007）.

54. 後方アプローチ
― MSLP：筋層構築的棘突起椎弓形成術

金 彪，黒川 龍，糸岐 一茂，新郷 哲郎，村田 英俊，川本 俊樹

1. MSLP（Myoarchitectonic Spinolaminoplasty）の目的とその適応

　頚椎脊柱管狭窄症ならびに腰椎脊柱管狭窄症に対する脊柱管拡大術においては，有効な減圧を達成し神経症状を改善することが第一義の目的であるが，筋骨格機能を最大限に温存再建し，術後の変形や運動機能の低下，疼痛不快感（Hosono et al 1996; Fujimura et al 1996）などを長期的に予防することが，患者の活動性の回復とADL維持のために必要である．そのために椎弓形成術を改良する努力が多くの外科医によって払われてきた（Yoshida et al 1992; Shiraishi 2002；Takayasu et al 2002; Tani et al 2002）．筆者らは正中縦割式椎弓形成術（Kurokawa et al 1984）を1990年代から10年以上にわたって術式を改良改善発展させつつ，すべての筋肉とその骨への付着を温存する技法に集約させた（Kim et al 2007）．

　2002年ごろに完成して筋層構築的棘突起椎弓形成術（Myoarchitectonic Spinolaminoplasty: MSLP）と命名した方法は，その後15年以上にわたって所期の効果を長期的に上げることを確認してきており，一つの完成形となっている．従来，椎弓形成術の真の有効性について疑問が投げかけられていた（Ratliff et al 2003）が，それにゆるぎなく反論できるものである．神経機能の改善はもとより，頚椎アライメントの回復，全身脊椎と骨盤のアライメント，姿勢の改善効果もあり（金 他2015），また全身的にも高血圧を合併する頚椎症性脊髄症患者の多くにおいて長期的な血圧の改善を確認できている（Itoki et al 2018）．筋層構築的な概念と技法は，頚椎においても腰椎においても共通に用いることができる上に，諸病態に対して応用もできる．硬膜内腫瘍に対するアプローチ，神経根の減圧，頚椎ならびに腰椎の椎間板片摘出，腰椎における椎間孔の減圧などに広く応用できる（金 2007）．

　筋層構築的棘突起椎弓形成（Myoarchitectonic Spinolaminoplasty）は顕微鏡手術の技術を最大限に生かし，筋肉と骨格の連続性，一体性を保ち，固定術とは対照的に，生体の可動性，柔軟性，生理的運動機能を保つ意味で，神経機能を重視する脳神経外科医の行う脊髄脊椎手術の技法としての意義，さらには優位性も大きい．

　以下に頚椎における技法と腰椎における手技とに分けて，双方，簡潔に解説する．

2. 頚椎の脊椎管狭窄症に対する MSLP 手術

2.1 体位と設定

2.1.1 頭部固定

　気管内挿管に臨んで，麻酔科医に対して頚部の過伸展のリスクに十分な注意を喚起しておく．手術の前日の麻酔科ラウンドの際に，頚椎伸展，屈曲をさせて，頚部痛，放散痛がでない程度の範囲を確認しておくよう依頼する．脳神経外科医ももちろん安全な可動域を把握しておかなければならない．挿管にはビデオ喉頭鏡や内視鏡を準備しておく．

　手術室に搬入したら，ライン確保，導入，挿管はストレッチャーの上で行う．その後に仰臥位のままで頭部固定のための3点ピン・クランプを装着する．腹臥位にひっくり返した後では確実によい固定をするのは困難である．3本のピンを固定する位置としては，うつむきの頭を重力に抗して下から支える位置にピンを配置することが重要である．頭の最大横径の下側で，1点ピン側の一点と，2点ピン側の前方ピンが向きあって支えるように，テリオン，すなわち前頭部側頭開頭のときのkeyhole の位置に打つ．2点ピン側の後方ピンは必ず側頭線（linea temporalis）の中，その耳側で打つことが必要である．側頭線よりも頭頂側で打つと，頭の最大厚みを逃すことになり，滑脱の危険性がある．このピンは側頭骨に打つことになるが，薄い部分すなわち temporal squama は避けて，外耳道から5cm 以上，頭頂側に打つようにすることが望ましい．これを忠実に施行した場合は，腹臥位での頭部3点固定は，確実に強固に安定する．3点固定のクランプを装着するのは，必ず腹臥位にする前に仰臥位で最適の位置に行う．術中にずれれば事故に結びつき得る大事な要点である．3点固定の装着後に力をかけて，頭を十分にゆすって頭蓋とピンの間でずれが生じないことを確認する．

2.1.2 手術台の装備と体位変換

　患者を腹臥位とするのに，頚椎手術では特別な椎弓切除用の台（ラミネクトミーフレームや4点固定など）は用いていない．現在は褥瘡予防のためのゲルパッドと呼ばれるジェラティン状のポリマーを含んだマットをベッドと体との間に敷くだけである．椎弓切除用フレームや4点固定と，このマットだけの腹臥位状態で，胸腔内圧や呼気終末圧などを測定，比較してみたが，違いはないことが分かった．

　ストレッチャーから手術台に，患者を仰臥位から腹臥位に翻転しながら移動するときには，特別な注意が必要である．頚椎に過伸展がかかりやすく，脊柱管狭窄による脊髄圧迫の部位で脊髄損傷をきたすことが考えられるからである．クランプ装

着後，ゲルパットを敷いて用意してある手術台の上に患者を移動させつつ180°回転し腹臥位とする．さらにメイフィールド・アームにクランプを固定するという手順をとっている．このとき，術者あるいはそれに準じた経験と責任を持つものが患者の頭を保持することが重要である．一方の手で3点固定のクランプをつかみ，そして反対の手はバックハンドのかたちで患者の下顎を保持し，下顎を支える力で頭を下方から支え持つようにする．こうすると頸椎の伸展が防げて，安全に体位変換できる．

2.1.3 手前準備

術前の剃毛は必要ない．体位をとった後に約2横指ほど後頸部ならびに後頭下部の頭髪を正中線上までクリッパー（と掃除機）で刈るのみである．周辺の頭髪を含めて十分にイソジン溶液で消毒する．皮膚への影響を考慮して界面活性剤の入っていないイソジンを用いて清潔手袋を装着して10分間スクラビングを行っている．

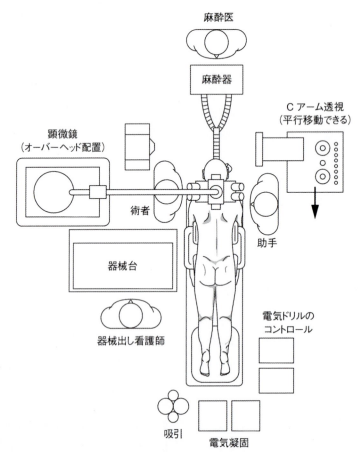

図54.1 頸椎後方手術の際の手術台，器械台，機器ならびにスタッフの配置図

54. 後方アプローチ— MSLP：筋層構築的棘突起椎弓形成術　　805

通常の成長性脊柱管狭窄や変性性頸椎疾患による狭窄であれば，SEP や MEP などのモニタリングは不要であると考えている．このことは今までの合併症統計（金他 2001，2009）からも明らかであると思われる．しかし，圧迫の高度な症例，ことに一側の脊髄が前方要素の並存によって高度に圧迫されている場合など，モニタリングが必要であると考えられるときには MEP を記録する．ドレーピングは，脊椎手術用に特注したディスポーザブル紙製の覆い布を用いている．

　配置としては，術者が患者の左側に立ち，助手が右側，そして術者の足側にスクラブナース（器械出し看護師）が付くのが普通である．吸引の管や電気凝固の線はすべて足側から出ると整理がよく便利である（図 54.1）（金 2007）．

2.2　手術技法

2.2.1　皮膚切開

　皮膚切開は正中線上に行う．通常は C3, 4, 5, 6 の椎弓を開くことが多い．X線写真で C2 と C6 ならびに C7 の大きさをよく見て，これらの大きさをよく触れて同定する．C3〜C6 棘突起と筋付着を左手指 2 本で挟みながら中央を切るようにすると，正中線を逃さない．切開でしっかりと正中線を捕まえることが重要であるが，注意すべきは皮膚の正中と骨の正中線あるいは筋肉の正中線とがずれていることもあり得るということである．皮膚は正中で切れば出血が少ないので，断端の止血はモスキート・ペアン鉗子で行っている．こうするとバイポーラで焼灼することもなく，血流を傷めて創傷治癒を阻害することもない．通常切開後 15 分ほどすれば，鉗子をはずしても止血されているのが普通である．

2.2.2　筋膜切離

　皮下に入ったら，清潔のためにナイフを換えて，筋膜を鋭的に正確に機能的正中線で切る．項靱帯とも呼ばれるが実は 3 層構造の筋層それぞれの筋膜からなる結合組織である．この筋膜に筋線維が付着して張力を発生している．3 層，各々明確に区別して認識することが重要である（図 54.2，図 54.18a〜c）．第 1 層は僧帽筋の筋膜である．第 2 層は頭板状筋ならび頭半棘筋の筋膜・腱膜である．頭板状筋は乳様突起周囲からおこり V 字状に走行，C6，C7 レベルで棘突起に付着している（図 54.3，図 54.18b）．頭板状筋の両側塊の間を正確に切開分離して進み，頭板状筋の腱を左右に離断する．下にある頭半棘筋の筋肉自体に切り込まないように注意する．このとき C6 付近から上方にこの切開を進めると，頭板状筋が左右に分かれて正中の縫合を正確に切開できる．これらの操作には，先端が細く鋭く筋肉に挫滅を与えず安定に固定されるリトラクタが必要で，筆者自らデザインして 25 年以上用いて

XI

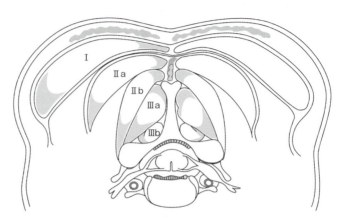

図 54.2 頸椎後方手術で扱う筋群．第1層：僧帽筋（I），第2層：頭板状筋（IIa），頭半棘筋（IIb），第3層：頸半棘筋（IIIa），多裂筋（IIIb）

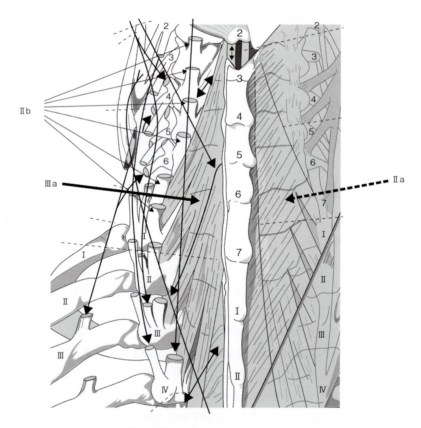

図 54.3 第2層，第3層の筋群の付着を示す．点線矢印（IIa）は頭板状筋であり，左右V字状の筋線維が正中筋膜で棘突起に付着する．細い実線矢印（IIb）は，頭半棘筋が分枝して椎間関節後内側面につく様子を示す．これらは頸椎の前弯を保つために重要である．太い実線矢印（IIIb）は頸半棘筋であり，やはり椎間関節後面に付着する．

いるもの（Ulrich製，欧和通商扱い）が便利である（図54.4）（金2004）．ときにはメイヨー鋏で展開しながら正中を見極めて切ることが有効であることもある．第2層の頭板状筋筋膜は，多くの場合しばしば骨化（Bársony）していることが見られる．大きな骨化巣に当たったら迂回せず，骨化巣正中でドリルを用いて左右に切開分割する．閉創の際には，分割したそれぞれの骨化巣にドリルでワイヤー穴を開けて縫合再建する．第2層の筋膜をC2の上まで機能的な正中線上で正確に切ると，C3，4，5，6棘突起の上端部が現れる（図54.5）．C2棘突起における頚半棘筋の三角状付着を確実に触知確認すると，C3が大きいとき，あるいはC2と近接して紛らわしいときにもレベルを間違うことがない．ここまでの機能的な正中線の同定と正確な切開は手術の重要な要点であり，やや習熟を要する部分である．

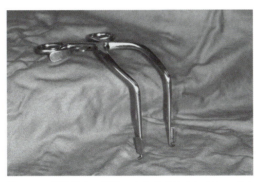

図54.4　頚椎後方の筋群の中を分け入るためにデザインされたレトラクター

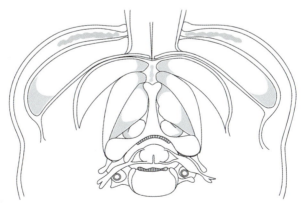

図54.5　第2層の筋膜に至り，正確に正中縫合で切開する．棘突起の先端が現れる．

2.2.3　C3〜C6 棘突起の縦割

　サジタルソーを用いて C3〜C6 棘突起の縦割を始める（図 54.6，図 54.18c）．筋肉と骨との間の付着は一切切り離さない．半棘筋の付着を棘突起からよけると，棘突起と椎弓との移行部を観察することができる．このときパンテール・マイクロ鋭匙（Ulrich 製，欧和通商扱い，逆向き，正向き）（金 2007）を用いると便利である．棘突起と椎弓との移行部（spinolaminar junction）の高さを確認して，そこまで棘突起を分割する．移行部の高さまで至ったら，骨ノミを用いて先端を基部に刺して支点として，棘突起側壁を梃子で開くようにして倒していく（図 54.7）．最後に開いた棘突起の間からサジタルソーを用いて椎弓との結合を離断する．こうして深層筋すなわち頚半棘筋（semispinalis capitis）と多裂筋（multifidus）を付着させたまま，2 枚の棘突起板として左右に展開する．このとき，棘突起と椎弓の移行部よりも側方においては，椎間関節後面までは筋肉は付着していないが，尾側においては多裂筋が椎間関節後面と棘突起あるいは椎弓尾側端との間に張っている．これもそのまま温存する．多裂筋は小さいが，その機能は椎間関節を締める作用があり，関節の安定性維持に寄与していることがうかがえるからである．棘突起と頚半棘筋の左右への展開がすんだら，通常の正中縦割法のように引き続き 3mm のダイヤモンドドリルを使って，残った椎弓の正中線上を切る（図 54.8）．このときに椎弓下面の皮質骨を薄く 1 枚の紙のごとく残すようにしてドリリングをやめ，残存部分を 2mm のケリソンパンチ（パンテール屈曲型が正確安定に先端のコントロールができて便利，欧和通商製）（金 2007）を用いて安全に切る．

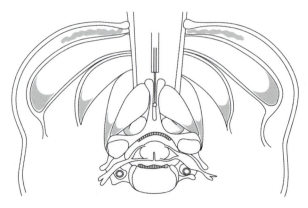

図 54.6　棘突起の縦割．サジタルソーを用いて，棘突起椎弓の移行部の深さまで切る．

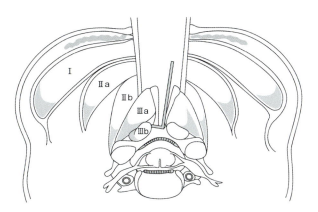

図 54.7　棘突起椎弓移行部で，骨ノミを梃子のように用いて骨折，切離する．

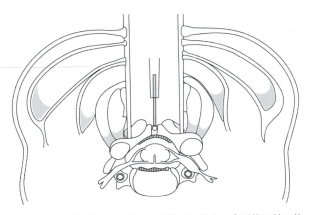

図 54.8　椎弓後面には，椎弓尾側端に付着する多裂筋以外に筋肉はない．分割切離した棘突起の骨板を付着する半棘筋，板状筋と一緒に左右に展開する．ドリルとケリソンロンジュールを用いて椎弓を正中で縦に分割する．

2.2.4　外側溝の切離

　棘突起と椎弓の正中での分離を C3 から C6 まで終えたら，次に椎弓を両開きにおこすヒンジとなる外側溝を切る（図 54.9，図 54.18d）．椎間関節の内側線上で切るが，関節の後面に付着する頭半棘筋の付着をはがしたり損なったりしないように，付着の内側で溝をドリリングする．外側塊に付着している筋肉枝の一つひとつは比較的小さくみえるが，これがすべて集まって後頭部で強大な頭半棘筋になるので，複数箇所で椎間関節を露出して剥離してしまうと，大切な伸筋群の機能を喪失することになる．多裂筋も半棘筋も残して外側溝を切るのは慣れを要するが，コツは多

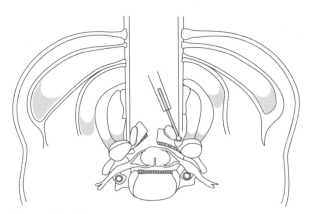

図 54.9 外側溝を，椎間関節後面に付着している頭半棘筋，頚半棘筋群の内側で掘削し，ヒンジとして椎弓フラップを屈曲挙上する．

裂筋の椎弓尾側端付着の外側縁をマイクロ鋭匙（パンテール型，上向きカップ）で確保し，頭半棘筋の付着している筋肉の付着線よりも内側でドリリングすれば，まず的確な場所が分かる．また術前にこの付着の内側の位置をCTで確認しておいて，正中線からの距離を計測しておき（13〜14mmであることが多い），この幅で切削すると便利で確実である．最初から椎弓フラップの可動性を得ることをめざさず，3mmのダイヤモンドバーを用いて目印となる位置にラインを掘削し，上下に広げていく（図54.9）．さらに5mmのバーを用いてこれを皮質骨の厚さを減じるまで掘削し，上端下端の折れ曲がり断面になっている部分を切って，平面にしていく．この操作の際に無理な力を腹側にかければ，ドリル先端が椎間孔に入り込んで神経根を損傷し得る．しかし，落ち着いて海綿状骨を削り，皮質骨を十分に薄く掘削していくと，確実に椎弓が若木骨折（green wood fracture）をして折れ曲がるようになる．慣れるとストレスはない．もちろん全骨折ではなく，若木骨折になるように，適度な薄さの皮質骨を外側溝の底に残しておかなければならない．こうして外側溝が両側に引かれたら，椎弓フラップをC3, 4, 5, 6それぞれで起こす（図54.9，図54.18e）．この際，必要であれば黄色靱帯をC2/3間，6/7間では椎弓縁に沿って切る必要がある．若木骨折でなくて本当の骨折になったとしても，下に付着している靱帯がしっかりしていれば，椎弓棘突起，付着筋，筋膜の再建により椎弓を支える構造ができて，後で癒合するので慌てることはない．筋肉が付着しているので動きが伝わり，椎弓が癒合不全に陥るのではないかと心配する向きもあろうが，筆者らの2100件の本技法の経験シリーズでは確実に癒合する（図54.10，図54.11）．椎弓フラップを挙上した後にその内側で硬膜管と接する部分には，さらに薄くして減圧を稼ぐ．この際にフラップを持ち上げて距離が十分にあるときには，ドリルを用いて行うことも可能である．

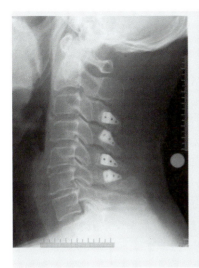
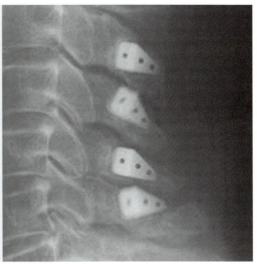

図 54.10　術後 12 か月．ハイドロキシアパタイトは椎弓フラップならびに縦割された棘突起板と癒合し一体化している．

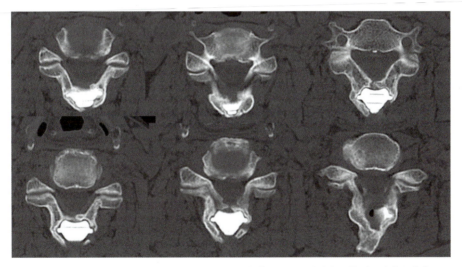

図 54.11　術後 12 か月．HA インプラント周囲の骨伝導によって棘突起，椎弓が癒合一体化して力学的にも安定で筋肉の作用点としての機能を回復している．

　ちなみに神経や硬膜の近くでドリルを用いるときには，回転の向きは，必ず反動の力で硬膜や神経から離れる方向にして使うことが必要である．ドリルは必ず反転可能な電動ドリルを使うべきだと考えている．また硬膜との距離を十分とれないときには，超音波骨メスも有用である．しかし超音波骨メスの振動子の運動のスピードは速く（時速 100km 超という），背側が硬膜に触れていると摩擦および熱で硬膜を損傷する可能性があるので注意する．

2.2.5　C7のドリリング

椎弓は屋根瓦状の配列をしているので椎弓上端部分において脊柱管は最も狭いが，椎弓の内側上端を削って薄くしておくと，後でMRIを見てもこの部分が硬膜管に触れているようなことがない．C3, 4, 5, 6での脊柱管の後方の拡大の結果，脊髄が後方に移動するので，C7上端で脊髄後面あるいは硬膜管後面が引っかかってしまうことがある．それを防ぐためにC7は，棘突起自体は残したまま，椎弓内面の皮質骨ならびに海綿状骨を外側溝の幅で削除し，脊柱管の前後径を拡大する．これを筆者らは undermining laminoplasty と呼んでいる．棘突起と椎弓の移行部に正中線上で5mmドリルで皮質骨を破り海綿骨に到達，薄く削りながら皮質骨に至る．内面の皮質骨を薄くしていって最後にケリソンで皮質骨を除くと安全にC7のundermining を行うことができる．ドリリングは，回転の反動によって刃先がはねたときにも，神経から離れる方向に動く向きで使うこと，そして露出した硬膜に正対させないこと，そして最後に皮質骨を必ず薄く残した状態までドリルで進み，最後の一層はケリソン・ロンジュールで除くようにすることによって，ドリリングによる事故を確実に防ぐことができる．リスクマネジメントとして特にドリルの使い方の管理は重要であり，フェローシップ訓練でこれを習得することが緊要である．

2.2.6　人工棘突起の固定

挙上したフラップに対して，人工棘突起（ハイドロキシアパタイト製）を固定するためのワイヤーを通す孔をドリルで開ける．椎弓側にはほとんど正中の隆起が残っていないので，ワイヤー通しの孔は正中側の椎弓断端面（板材に例えるなら木端）から外側溝の中に向けてワイヤーパスドリルで抜くようにあける（図 54.12）．フラップ全体の海綿骨の中をワイヤーが通過することになり，強固なトンネルとなる．棘突起を切離すると，椎弓フラップの外側溝からの有効半径が小さくなるので，脊柱管の開大効果を十分に確保するために，人工棘突起は幅の大きいもの（PENTAX

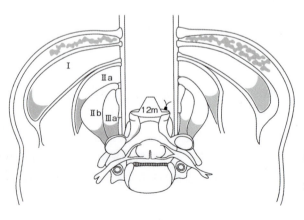

図 54.12　挙上した椎弓フラップとHAインプラントの固定．2号のモノフィラメントナイロンを用いる．

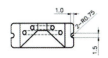
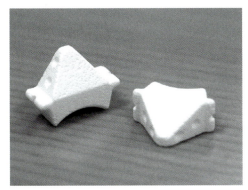
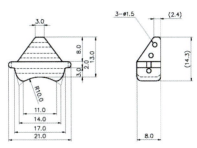

図 54.13　HA インプラントの形状と寸法の詳細

製 Apaceram B253-99CN4 ならびに CN,C，図 54.13）（Kim et al 2007; 金 2007）を用いている．人工棘突起をフラップに固定する（図 54.12，図 54.18f）には，2 号のモノフィラメントナイロン糸を用いている．骨の中を通すのに針もいらず，また結紮固定が非常に強固で確実だからである．モノフィラメントの 2 号の糸を結ぶには若干の慣れを要するが，少々練習すれば難しくはない．十分な張力をかけて確実に締め込むことが必要なので，one hand sliding suture, sliding knot のテクニック（金 2007）が必要である．

2.2.7　棘突起・椎弓・人工棘突起の再建

　人工棘突起と椎弓との間の固定がなされたら，人工棘突起の上方の孔に棘突起板ならびに付着している筋肉靱帯を逢着する．第 2 ならびに第 3 層の筋肉群が付着したまま棘突起分割板に細いドリルで穴を開け，人工棘突起の頂点付近に設けられた孔に 2 号非吸収糸（モノフィラメントナイロン）を用いて固定する（図 54.14，図 54.18h）．これによって半棘筋付着とともに棘突起，椎弓，人工棘突起を一体化，再建することになる．棘突起椎弓形成（spinolaminoplasty）と呼ぶゆえんである．4 つの棘突起の再建形成が終わったならば，筋膜の正中縫合の再建に移る．筋膜すなわち項靱帯の強固なる縫合は，これら筋群の運動ユニットとしての機能発現のために重要である．顕微鏡あるいは高性能の手術用双眼鏡（筆者は PENTAX と開発したプリズム光軸屈折型を用いている，図 54.15）（Kim et al 2008）によって観察すれば，項靱帯が 3 層の筋膜からなることが見出せる．それぞれの筋膜を非吸収糸で縫合再建する（図 54.16，図 54.18i）．中層筋の腱膜である頭板状筋腱膜については骨化があればその中をドリルで孔を開けて再縫合，固定する．縫合は密度高く，離開することがないように強固に縫うことが重要である．再浅層には，僧帽筋の筋

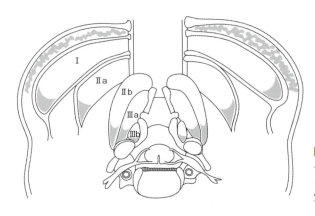

図 54.14 棘突起骨板ならびにそれに付着している筋肉の HA インプラントへの再縫合，固定

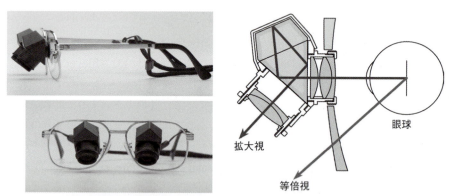

図 54.15 プリズム光軸屈折型双眼鏡．手術操作を迅速，高精度に，かつ術者の疲労を軽減する双眼鏡．PENTAX と筆者が開発し市販に至った．光軸が屈折していて，術者の頚椎屈曲を軽減するデザイン．プリズムを用いた高解像度の実像顕微鏡でありながら，屈折光路によって鏡胴が短く，重心が眼鏡レンズに近く位置し，装着して長時間安定である．等倍視を得るためには眼球を下転すればよい．手術用顕微鏡に比して，観察軸が頭に追従するために，手術操作が中断されない利点が大きい．また対物レンズ間距離が大きい（65〜70 mm vs 22〜24 mm）ため，顕微鏡より立体感覚が得られる．

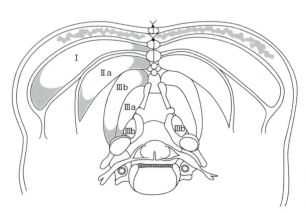

図 54.16 第 2 層，第 1 層それぞれの筋膜の強固な正中縫合再建

膜がある．僧帽筋は強大な筋であり，上肢帯の挙上のために重要な機能を果たすので，これを強固に再縫合することは大変重要なことである．この正中縫合が不全であれば僧帽筋は筋力を発揮できず，肩甲骨を挙上維持するのに内側に付着する肩甲挙筋や菱形筋の筋力で補うことが必要となり（図 54.17），頸肩部の緊張，筋肉痛を

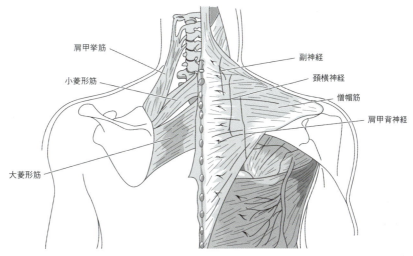

図 54.17 僧帽筋は肩甲骨と上肢帯を吊る強力な筋であり，その作用のためには正中線での筋膜結合が不可欠である．それが損なわれたときには，肩甲挙筋や菱形筋の負担が増し，頸肩の痛みを引き起こす．第1層の筋膜の再建の重要性の背景である．

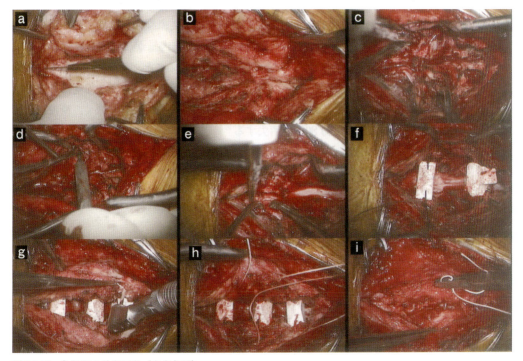

図 54.18 各段階の手術写真（本文参照）

訴えることが多くなる．最後に皮下は2-0の吸収糸で皮膚のadaptationを確実にし，皮膚自体はステープラーで留めて手術を終える．ドレーンは，ハイドロキシアパタイトのインプラント固定前に2号ナイロン糸を硬膜上にはわせておき，これにやわらかい材質のシリコーンドレーンチューブを結び付けて，HAインプラント固定後に硬膜に沿わせて引っ張り上げ硬膜外に留置している．

2.3 術後管理とクリニカルパス

術後には特別な固定は用いていない．翌日にドレーンを抜去，起立歩行開始とする．1週間後の抜鉤が多い．項靱帯の癒合を確実とするために張力がかからないように両側肩甲骨を後方にそらせる姿勢，そして頭部を背中に対して後方にシフトさせた姿勢を奨励している．そのことを絶えず意識させるため，鎖骨骨折の治療に用いるクラビクルバンドを装着することを指導，推奨している．やわらかい構造で手術創と干渉することがないデザインのものを用いている．

頚椎の後方手術のクリニカルパスは，外来での検査（MRI，骨CT，脊椎X線撮影），手術前日の入院検査と手術説明，手術当日の翌日より起立歩行し7日目の抜鉤，退院としている．無理なくクリニカルパスどおりの入退院治療ができる．

術後1年の生体力学的な追跡観察においては，従来型の2層3層の筋肉を剥離してしまう方法（non–MSLP群）に比して筋肉量がほぼ完全に保存されていて（図54.19），姿勢アライメントが維持改善されること，前後屈に関しては制動効果があること（図54.20）が確認されている（Kim et al 2007）．頚部痛の頻度と程度は有為に低く抑えられ（図54.21），術後に発生する頻度は2%と低いだけでなく，術前

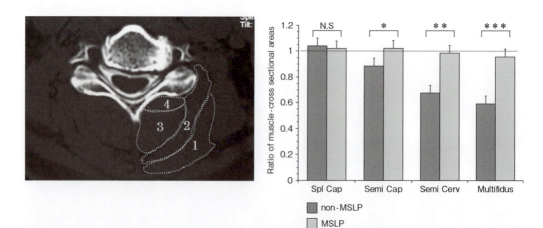

図54.19　CTによる術前後の各筋肉（Spl Cap：頭板状筋，Semi Cap：頭半棘筋，Semi Cerv：頚半棘筋，Multifidus：多裂筋）の断面積の変化．筋肉剥離群（non-MSLP）では半棘筋と多裂筋が萎縮するが，筋層構築群（MSLP）では両筋群とも量が保たれていて術前と不変である．

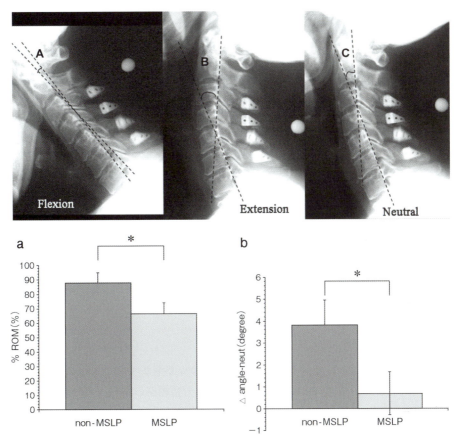

図 54.20 C2〜C7 角の測定．(a) 前後屈による可動域の術前後の比は MSLP 群では減少しており制動効果が示された．(b) 正常位での C2〜C7 角の術前後の比較では MSLP 群は前弯減少がごく少ない．

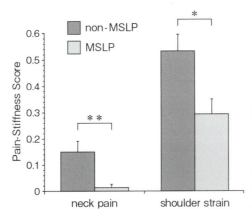

図 54.21 1 年後の頚部痛，肩こりのスコア．痛みが「ある」と答えれば 1 点，「時折ある」と答えれば 0.5 点，「ない」なら 0 点をつける．いわば平均点だが，MSLP 群では頚部痛スコアは 0.02 以下と，程度も頻度も低く抑えられている．肩こりも non-MSLP 群と比して抑えられている．

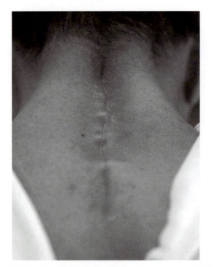 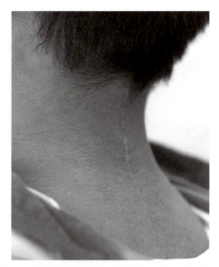

図54.22　術後の頸の状態．（左）non-MSLPの技法で，筋膜の正中縫合が離開して窪み（cleft）ができている例．頸部痛を訴えていた．（右）MSLPの技法の一例．窪みもなく，僧帽筋腹の離開，萎縮もない．

に訴えられていた頸の痛みが約80％で消失する（Kim et al 2007；金 2007；金 他 2004）．頸部の正中部に窪み（cleft）や僧帽筋の左右への分離，項靱帯の離開などがない（図54.22）．

　また頸椎で可動性が保たれるだけでなく，減圧と筋骨格機能の温存に伴って，前彎アライメントは回復改善することが多い．また全脊椎アライメントも，頭部の重心の前後位置に近いC1前弓からの垂線（C1 plumb line）は後方に移動し，骨盤の後方回旋（pelvic tilt）も減少して，全体に生理的彎曲が回復改善することが多いことが確認される．また身長の伸びも認められることが多い（金 他 2015）．

　さらに全身状態への影響として，筆者らの研究では，術前に高血圧を有していた患者において，MSLP術後6か月後に有意な血圧低下が認められた．降圧剤治療に抵抗していた高血圧に対しても改善が認められたが，血圧正常の群については降下は認めなかった（Itoki et al 2018）．

　脊椎管拡大の手術に関して，従来からいわれている欠点は克服できたと考えられる．神経学的な機能の改善をもたらすのはもちろんであるが，さらに筋骨格系への積極的な効果としてアライメントの改善や，さらには全身状態の改善ももたらすことができる．

3. 腰椎の脊椎管狭窄症に対する MSLP 手術

3.1 設定と体位

　　設定は前述の頚椎手術の際と同様である．搬入後，ライン確保，導入，挿管はストレッチャーの上で行う．

　　腹臥位とする際には，大静脈の圧を下げるために腹圧を高めないことに注意する．大静脈と腰椎硬膜外静脈叢とは交通しており，出血を減らすためにも大変重要である．椎弓切除用のクッション台（特注，タカラベルモント製）を用いて十分に腹部を浮かせて弛緩させる．仰臥位から腹臥位に翻転するときに頚椎に過伸展をかけないように注意する．術前には頚椎の MRI をとっておき，確実に狭窄の有無を知っておき，安全な屈曲伸展の可動域を術前に確認しておく．

　　配置，ドレーピングは頚椎の場合とほぼ同じであるが，腰椎の際には，腕板を手術テーブルに装着して上肢は上方に外転屈曲した位置に置く．またレベル確認のための C アーム透視を水平方向に置く．透視は頭側に置いておき，スライドするだけで術野に持ち込んでレベル確認ができるようにする．透視に清潔カバーをかけてからドレーピングを行っている．最近ではハイブリッド手術台において，天井懸架のフラットパネル血管撮影用 X 線装置を用いて，必要なら術中 CT も撮れる体制で行う．

　　術者が患者の左側に立ち，助手が右側，そして術者側で足側にスクラブナース（器械出し看護師）が付くのが普通である．吸引管や電気凝固の配管配線はすべて足側から出す．

3.2 手術技法

3.2.1 頚椎手術との違い

　　筋肉と骨格のすべての付着を維持した頚椎手術の技法といわば相似形の方法であり，myoarchitectonic spinolaminoplasty の共通名称で呼んでいる．異なるのは，頚椎では棘突起全体をいったん椎弓から切り離した後に再建するのに対して，腰椎では棘突起の下半分のみを正中線で切開して開き，椎弓の下縁を切除，その空間より圧迫する肥厚靭帯を切除，硬膜管ならびに神経根を減圧することである．棘突起は再建，癒合をはかる．付着する筋肉はすべて残り，棘突起の上半分は椎弓との連続性をなくしていないし，下半分もともに癒合するので力学的要素は失われない方法である．

3.2.2 L4/5 高位手術の場合

目指す棘突起と椎間を透視で同定する．以下，L4/5 の高位の手術を例にとって述べる．

a. 棘突起部の開大

L4 棘突起の尾側部分で，硬膜管側が自由端となっている部分を左右に分割し，上端を若木骨折させ「ハの字」状に左右に開く（図 54.23, 54.24, 54.25）．開く部分の上下の幅ならびに棘突起先端からの深さを術前 CT において計測しておき，正確にサジタルソーで正中分割する．通常下 1/3 程度の棘突起を左右に展開すればよい．L4 棘突起の頭側部分は椎弓と連続したままであり，その部分と開大する部分との境は若木骨折によって連続性を維持するようにする．若木骨折させるために，椎弓に対して垂直に，すなわち術野で鉛直になるように折れ線をドリル（3mm バー）を用いて両側に残っている棘突起板に対して引く．その部分をヒンジとして棘突起自由縁を左右に開くことがでる．幅の狭い空間を開いて保持するのには頚椎用のリトラクタ（欧和通商扱い，Ulrich 製，パンテール型）がちょうどよい．

b. 黄色靱帯の切除

その後は正中部に露出された L4 椎弓の尾側端を一部削除していく．この際に切除の幅は，後に骨のギャップを埋めるために用いるハイドロキシアパタイトインプラント（PENTAX 製，アパセラム B253L）が安定に固定されるように 15mm 程度の幅としておく．この幅で，ほとんどの場合に十分な減圧が可能である．ここで顕

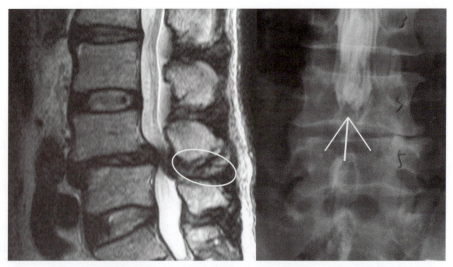

図 54.23　腰部脊柱管狭窄症に対する MSLP のアプローチの概念図．L4 棘突起の自由端部分を左右に分割，背側から見て棘突起の下半分のみを逆 V 字に開く．

54. 後方アプローチ— MSLP：筋層構築的棘突起椎弓形成術　821

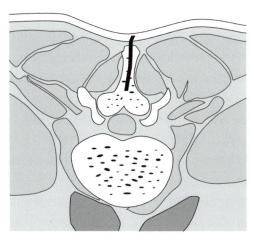

図 54.24　筋層構築的腰椎脊柱管拡大術．棘突起下半自由端部分の縦割．筋肉は一切剥がさない．

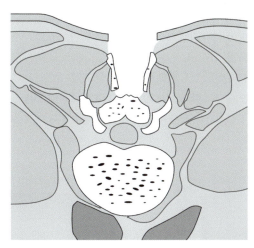

図 54.25　筋層構築的腰椎脊柱管拡大術．棘突起下半自由端部分の左右への展開

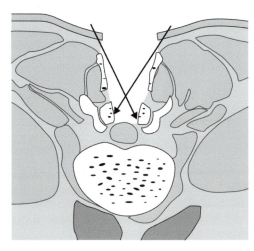

図 54.26　筋層構築的腰椎脊柱管拡大術．顕微鏡による観察軸の左右への自由度を示す．中心硬膜管のみならず神経根スリーブまでよく観察できるので，神経根の確実な減圧を行う．

微鏡を導入する．椎弓骨をドリルで薄くした後に，ケリソン・ロンジュールで切除，黄色靱帯を露出しこれを切除していく．硬膜を損傷しないよう細心の注意を払いつつ進めるが，マイクロキュレット（Ulrich製，パンテール型）を用いて黄色靱帯の一部の層を少しずつ剥離して進むことにより硬膜損傷を防ぐことができる．浮き上がってきた靱帯の破片のみをケリソンで切り取る．時間がかかるが，そのうちに硬膜との隙間が一部見えてくる．腰部脊柱管狭窄の際には硬膜外の脂肪が消失しているうえに，罹病期間の長い症例では硬膜が菲薄化していて黄色靱帯との剥離が困難であることも多い．いきなり硬膜から剥がすような操作はほぼ確実に硬膜損傷を招来する．ここでは硬膜を保護しよけるために綿シートやコラーゲンシートを用いることが有効である．中心硬膜管の減圧を十分に行った後に側方の減圧に移る．正中を開けていて，顕微鏡の角度を左右に大きく振ることができるので，神経根スリーブまでよく観察できる（図 54.26）．変性肥厚している L5 上関節突起ならびに付着する靱帯により圧迫されていることの多い神経根を確実に減圧することが神経症状の確実な改善のために重要である．棘突起を残し，両側椎間関節の内側で椎弓の開窓を行うのに比べて，神経根方向の観察角度が制限されないために，小さい幅の骨削除で減圧の効果が確実である（図 54.27）．したがって，椎間関節に削除を及ぼすことはなく，術後の CT や単純撮影でも椎間関節が完全に残っていることが確認できる（図 54.27）．硬膜損傷ならびに髄液漏出の発生は確実に予防できる．万一裂け目が入った場合は，顕微鏡下に 8-0 の糸を用いて縫合修復，さらにフィブリン糊とコラーゲンシートで補強する．

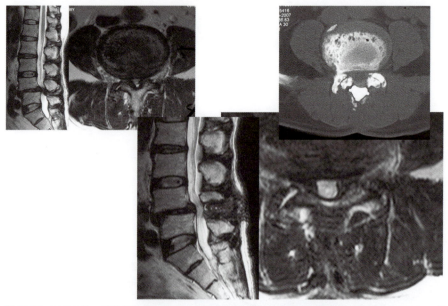

図 54.27　MSLP 後の脊柱管拡大効果と，椎間関節の温存を示す．頸椎同様，HA を中心として骨伝導により，棘突起，HA インプラント，椎弓が一体化していく．

c. 術後処置

　減圧が終了すると共に最後に椎間板の高さにマイクロ鋭匙などを置いて透視にてレベルの最終的確認をする．椎間板ヘルニアの発生など，再手術の可能性を考慮して，ゴアテックスの心膜形成用シートを硬膜上に留置する．心膜形成用のシートは網目が細かく繊維芽細胞の進入を許さない．瘢痕組織との癒着防止に有効であり，実際に数年後の再手術でも尾のことが確認される．再度アプローチする場合に，硬膜の位置，深さを，線維化瘢痕が進んでいても，安全に知ることができるために有用である．開いた棘突起自由端の間にはハイドロキシアパタイト（PENTAX製 B-253L，腰椎用，図 54.28）を挿入し，椎弓ならびに残してある頭側の棘突起との間の骨伝導による癒合を図る．インプラントの固定は，開いた両側の棘突起板にナイロン糸を通しインプラントに設けた孔に通して間に挟んで固定する．こうすることによって，棘突起はハイドロキシアパタイトを中心とする骨伝導と骨癒合によって一体化する．ハイドロキシアパタイトがなくても，骨癒合によって筋肉の入力点としての機能を果たし得るが，ハイドロキシアパタイトを入れることによってデッドスペースも少なくなり，骨癒合形成がより促進されるので，合理的と考える．硬膜外にやわらかい材質のドレーンを留置する．頻度はごく少ないが血腫貯留から排尿障害をきたした例を経験して以来，ドレーンを置くことにしている．筋膜を非吸収糸で強固に縫合する．皮膚はステープラーで閉じている．

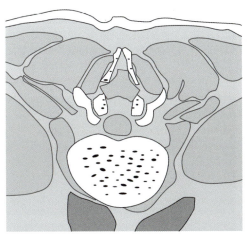

図 54.28　HA を棘突起板に固定．椎弓との間の骨伝導を図る．棘上靱帯を正中で強固に縫合再建する．

d. 応　用

　このアプローチで，中心硬膜管ならびに神経根スリーブの「肩」の部分に至り，さらに腹側に至って，椎間板ヘルニアを摘出することも可能である．実際，筆者らは椎間板ヘルニア摘出に際してもこの技法を標準のアプローチとして用いている．また椎間孔狭窄（foraminal encroachment）すなわち L5 神経根が L5/S1 の椎間孔の変形狭窄によって圧迫されている場合には，L5/S1 椎間で同様に開大操作を行う

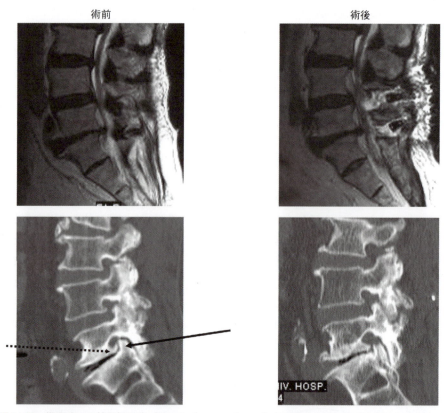

図 54.29 椎間孔での神経根圧迫（foraminal encroachment）に対する MSLP の応用例．L4/5における中心管狭窄とL5/S1椎間におけるL5神経根圧迫の合併．後者に対してはL5棘突起下半を割って入り，L5椎弓根から椎間孔へと神経根を観察，S1上関節突起の骨棘（実線矢印）とL5椎体後下面の骨棘（点線矢印）を削除し減圧．術後，同側の下肢痛は消失した．

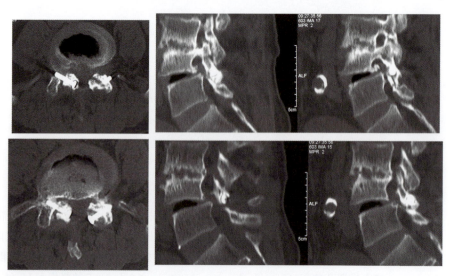

図 54.30 椎間関節スクリューによる固定．筋層構築的棘突起椎弓形成と併用して，安全簡便に低侵襲で安価に安定に固定することが容易である．

ことで，L5 神経根の走行を L5 椎弓根の近傍尾側から L5/S1 椎間孔の入口部まで観察できる．変形した椎間関節突起の骨棘を選択に削除して，関節自体を破壊せずに必要十分な減圧を行うことが可能である（図 54.29）．また，不安定性を伴うすべり症で椎間固定が必要なときには椎間関節がすべて残っているのでファセットスクリューによる固定（図 54.30）を加えることも容易で有効である．

3.3　術後管理とクリニカルパス

　術後には特別な固定は用いていない．翌日にドレーンを抜去，起立歩行開始とする．万一，硬膜の補修が必要であったなら 3 日間はベッド上の安静として，頭を挙上して頭痛がないのを確認して歩行開始とする．1 週間後の抜鈎が多い．

　クリニカルパスは頚椎脊柱管拡大手術と同様，術前での外来検査（MRI，骨 CT，単純 X 線），手術前日の入院，手術翌日より自由起立歩行，7 日目の抜鈎，退院としている．稀だが硬膜の裂傷が起きて補修した場合には，翌々日の午後から，頭痛がないことを確認しながら離床させている．

　この技法に到達して以来，腰椎脊柱管狭窄の手術を 700 件以上行ってきたが，簡便で安全（黒川 他 2009），しかも減圧効果が確実であり，生体力学的にも筋肉骨格の保存再建による良い結果が示された．また椎間板ヘルニアや椎間孔狭窄，不安定辷り症にも応用できるために，第一選択として優れた技法であると考えている．

4.　筋層構築的手法：MSLP のメリット

　脊椎本来のもつアライメントと安定性を長期的に保ち，筋肉の付着と機能を最大限に温存再建することによって，骨格の機能，症状を含めて長期的に良好な成績を上げることを目指して，筋肉と骨格の連続性を保てるように 1990 年代から椎弓形成術に改良を続けてきた．この概念と技法が，頚椎においても腰椎においても目標を達成することができるように完成されてきた．椎弓形成の意義に対する疑惑に十分反論できるだけのエビデンスをようやく備えたといえる．軽度の不安定性であれば，本来の筋肉骨格の機能を最大限維持し再建することで金属インプラント使用による固定を避けることができる．また，一定の群においてはアライメントの保持のみならず改善も期待できるし，長期的な頚の痛みは回避され，術前の頚部痛も改善せしめる．軸性疼痛という言葉を術後に心配する必要はなくなった．

　顕微鏡手術の技量を駆使することによって，筋肉骨格を温存再建して，本来の生体機能を保ち侵襲を少なくする点で，この概念と技法は脳神経外科のメリットを遺憾なく発揮せしめる技術体系であり，広く利用する意義の高いものと信じている．

文 献

Fujimura Y et al : Atrophy of the nuchal muscle and change in cervical curvature after expansive open-door laminoplasty. Arch Orthop Trauma Surg. 115:203-205（1996）.

Hosono N et al : Neck and shoulder pain after laminoplasty. A noticeable complication. Spine. 21:1969-1973（1996）.

Itoki K, Kurokawa R, Shingo T, Kim P : Effect of Myoarchitectonic Spinolaminoplasty on Concurrent Hypertension in Patients with Cervical Spondylotic Myelopathy. Neurospine 15（1）77-85（2018）.

金 彪 他：脊髄脊椎手術の合併症―最前線の prospective 統計：頚椎症性神経疾患の手術に伴う合併症（1）. 脊椎脊髄 14: 1028-1032（2001）.

金 彪：脊髄脊椎手術パンテール・リトラクタシステムの開発と使用経験. 脳神経外科速報. 14: 77-82（2004）.

金 彪 他：後方手術の合併症としての抵抗性頚部痛症例とその発生機構の検討. 脊椎脊髄 17 :792-798（2004）.

Kim P et al : Myoarchitectonic Spino-laminoplasty.Efficacy in reconstituting the cervical musculature and preserving biomechanical function. J Neurosurg Spine 7:293-30（2007）.

金 彪：頚椎・頚髄のガイドブック：初診から顕微鏡手術まで, メジカルビュー社, 東京（2007）.

Kim P et al : Newly Designed Ergonomic Surgical Binocular Telescope with Angulated Optic Axis. Neurosurgery 63 :190-193（2008）.

金 彪 他：脊椎脊髄疾患の合併症（金 彪 責任編集）：頚椎後方手術における合併症, 獨協医科大学脳神経外科シリーズ 1480 件における発生率, 詳細内容と考察―, 脊椎脊髄 22:1275-1281（2009）.

金 彪, 川本俊樹, 黒川龍, 糸岐一茂, 山本慎司, 新郷哲郎：脊椎手術における姿勢と運動機能維持―筋層構築的技法の有効性― Posture and Paraspinal Muscle Function in the Spinal Surgery, 脊髄外科 28:10-17（2015）.

Kurokawa T et al : Double door laminoplasty through longitudinal splitting of spinous processes for cervical myelopathy. Rinsho Seikei Geka. 19:483-490（1984）.

黒川 龍 他：脊椎脊髄疾患の合併症（金 彪 責任編集）：椎間板ヘルニアの手術と腰部脊柱管狭窄症の手術―頻度と内容, 予防法―, 脊椎脊髄 22: 1289-1293（2009）.

Ratliff J K et al : Cervical laminoplasty: a critical review. J Neurosurg. 98:230-238（2003）.

Shiraishi T : A new technique for exposure of the cervical spine lamina. Technical note. J Neurosurg.96:122-126（2002）.

Takayasu M et al : Bilateral open-door cervical expansive laminoplasty with hydroxyapatite spacers and titanium screws. J Neurosurg. 96:22-28（2002）.

Tani S et al : Laminoplasty with preservation of posterior cervical elements: surgical technique. Neurosurgery 50:97-101; discussion 101-102（2002）.

Yoshida M et al : Expansive laminoplasty with reattachment of spinous process and extensor musculature for cervical myelopathy. Spine. 17:491-497（1992）.

55. 脊髄硬膜内腫瘍の手術

寶子丸 稔

　脊髄硬膜内腫瘍の発生頻度は概ね頭蓋内腫瘍の 5 分の 1 程度で，有病率は 10 万人あたり 3～10 人と稀な疾患である（Kurland 1958）．多くは良性腫瘍であり，全摘出により完治が望める．硬膜内髄外腫瘍のほとんどは神経鞘腫あるいは髄膜腫であり，両者とも比較的容易に全摘出が可能であるが，脊髄前方に発生する腫瘍，軟膜下に伸展する腫瘍，あるいはダンベル型腫瘍の摘出においては，それぞれ特殊なテクニックを必要とする．髄内腫瘍では上衣腫が 35～40％を占め最も多く，星細胞腫，血管芽細胞腫，海綿状血管腫と続く．星細胞腫以外は境界明瞭な腫瘍がほとんどであり，肉眼的に全摘出が可能であるが，摘出にあたっての注意点を以下に述べる．

1. 一般的術前準備，手術室での準備

1.1 的確なインフォームド・コンセント

　脊髄硬膜内腫瘍では手術のリスクについて十分にインフォームド・コンセントを得ておく必要がある．術後新たに発生する神経症状の中で比較的高頻度に発生するものとして髄内腫瘍摘出後の後索障害と下肢のしびれがある．後索障害による歩行障害は数か月のリハビリで改善することが多いが，下肢のしびれは永続することが多い．運動障害と感覚障害に加えて，排尿障害の発生の可能性についても言及しておく．また，若年者では後方からの術後しばらくして後弯変形が発生する可能性があり，長期にわたり経過観察が必要であることと発生した場合に矯正固定術が必要になる可能性について説明しておく必要がある．

　創部のトラブルに関しては，髄液漏発生の可能性について同意を得ておくことが重要である．再手術時には髄液漏の発生の可能性が特に高くなる．さらに，硬膜内操作では，術後数年して癒着性くも膜炎が発生し神経症状の悪化をきたすことが稀に存在することも同意を得ておく必要がある．

1.2 術前の頚椎カラー，胸腰部コルセットの準備

　脊椎は可動性を有しているので，術後に脊椎の不安定性が生じない場合でも，創部が動くと術後出血をきたしたり浸出液がたまりやすくなったりするので，頚椎カラーや胸腰部コルセットを術前から準備しておく．これらを装着し，術翌日から頚椎カラーや胸腰部コルセットを装着して歩行を許可し，リハビリを開始する．

1.3 開創レベルを正確にするための準備

　胸髄腫瘍は術中にレベルを誤認する可能性が少なくないので，術前から正しいレベルに開創できるように準備しておく．MRIで胸椎レベルしか撮像されていない場合には，MRIで認めた腫瘍がどの椎体のレベルにあるのか確認しておく必要があり，頚椎あるいは腰椎を撮像した画像と重ね合わせてのレベル確認が確実である．その際に，腰椎では6腰椎あるいは4腰椎であること，胸椎でも13個存在する可能性があることを念頭に入れておく．

　椎体の破格に対応するためには，レントゲンやCTにより胸椎や腰椎の形態や個数を確認しておくことが重要である．手術室では，体位をとった後に棘突起間に針を挿入してポータブルのレントゲン写真をとりレベルを確認し，皮膚切開の範囲を決定する．基本的に側面像において軸椎あるいは仙椎から椎体の数を数えて椎体のレベルを同定するが，胸椎レベルでは，1枚の写真の中に軸椎あるいは仙椎が開創部と一緒に入らない場合もあり，2枚の写真を重ね合わせて判断する．その場合，重ね合う部分の棘突起間に針を追加して穿刺しておけばマーカーとなる．また，上位胸椎では側面の画像が不鮮明なこと多く，正面像を追加して判断の材料とする．

　胸椎のレベル確認の際には，胸椎のレベルにより棘突起の突出方向が変化することに留意する．すなわち，第1胸椎までは棘突起はほぼ水平に突出するが，それ以下の胸椎ではだんだんと下方に突出するようになり，中位胸椎では棘突起の先端は隣接した下位の椎体の中央から下半分あたりに存在するようになり，その後，第12胸椎あたりになると元にもどり水平方向に突出するようになる．

1.4 腹臥位で行うための手術場でのセッティング

　ほとんどの手術は腹臥位で手術を行うので，体位保持のための準備を行う．頚椎部の手術では，頭部はメイフィールド3点固定器にて固定するのが望ましい．これは，手術中に頚椎を中立位に保って固定し，頚椎に負担がかからないようにするためである．胸腰椎部の手術で顔を横に向けて体位をとると頚椎に負担がかかることが多いので，挿管をしながら顔面を腹臥位で正中位に保持できる器具の使用が望ま

しい．しかしながら，長時間の手術では顔面の接触部位に傷が発生することがあるので，クッションを挟み込むことと，時々，顔面をチェックして動かすことが重要である．

また，術用の顕微鏡はあらかじめ対面式にセットしておくのを忘れないようにする．神経モニターでは，SEP と MEP の同時使用が望ましく，電極は針電極が確実である．

2. 脊髄硬膜内髄外腫瘍

2.1 一般的な硬膜内髄外腫瘍での手術戦略のポイント

① 基本的に腹臥位で行う後方アプローチを採用する．腫瘍のある側に立って手術操作を行う．
② 長期的予後を考え，術後の後弯変形が最小限ですむように，できるだけ片側椎弓切除術による開創が望ましい（図 55.1）．しかしながら視野が狭く，術式の習

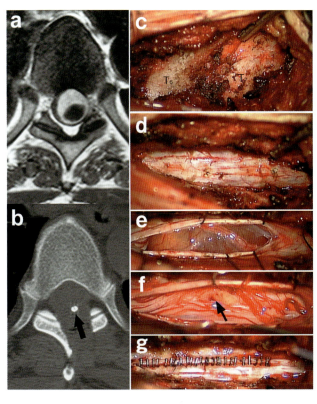

図 55.1 軟膜下に軽度の伸展が認められた胸髄神経鞘腫の手術．造影 MRI では囊胞を有する神経鞘腫が硬膜内の大部分を占め，脊髄は右外側部へ圧排されていた（a）．左側の片側椎弓切除により腫瘍の摘出を行ったが，切除範囲と VCS クリップ（黒矢印）は術後の CT で確認できる（b）．左側の傍脊柱筋を剥離して T_6 と T_7 の椎弓を露出した（c）．T_6-T_7 の片側椎弓切除を行い，左側ばかりでなく右側の黄色靱帯を切除し硬膜を露出した（d）．硬膜を傍正中で縦方向に切開し，くも膜にも同様の切開を行い展開し，腫瘍を露出した（e）．腫瘍の背側部を走行する神経を剥離し，腫瘍を内減圧した後に，腫瘍を起こしていくと，腫瘍の尾側部に発生母地となった神経を認め凝固切断した．腫瘍の頭側部では軟膜下に伸展しており顕微鏡用のハサミで癒着部を切離し，腫瘍を一塊として摘出すると，脊髄表面に軟膜欠損部（黒矢印）が認められた（f）．硬膜は VCS クリップを用いて閉鎖した（g）．（c）〜（g）において左方向が頭側で下方向が外側である．

熟に時間がかかるという難点がある．腫瘍が大きい場合や棘突起が開創する側に傾いていて術野が狭くなる場合には，片側椎弓切除術にこだわらなくてもよい．ただし，通常の椎弓切除術（あるいは椎弓形成術）を採用する場合でも，できるだけ項靱帯や棘間靱帯などの後方要素を温存する工夫が必要である．

③ 早期に栄養動脈を処置することを試みる．栄養動脈の処置により内減圧時の出血を減少させることができるが，神経鞘腫と髄膜腫では栄養動脈の処置の方法が異なる．

④ 硬膜内の操作では，可能な限り，くも膜外の操作で腫瘍の摘出を行うように意図する．

⑤ 腫瘍を剥離していく際には，脊髄にはテンションを加えず，腫瘍に外側方向にテンションをかけながら脊髄から剥離していくイメージが重要である．

⑥ 一塊としての腫瘍の摘出が困難な場合には，内減圧を行い，腫瘍を袋状にしてから剥離と摘出を行うか，小さな塊に分割しながら摘出する．

2.2 脊柱管内のみに存在する髄外腫瘍に対する後方アプローチ

2.2.1 後方アプローチの利点と欠点

後方アプローチには以下の利点がある．

① 腹臥位で行えば，無理のない姿勢で手術を行うことができ，術中のオリエンテーションを把握しやすい．

② 通常の椎弓形成術あるいは椎弓切除術の基本手技を応用することができるので，手技に慣れており，低侵襲である．

③ 脊髄の腹側に存在する髄外腫瘍も摘出が可能である．ダンベル型であってもC2神経鞘腫の摘出が可能である．

④ 術後に術後血腫など合併症が発生したかどうか，創部の観察で認識できることが多い．

⑤ 基本的に椎体固定は不要である．

欠点としては以下があり，留意する．

① 脊髄腹側に存在する腫瘍の摘出には熟練を必要とする．

② 頭尾側方向での，腫瘍のレベル確認に手間取ることがある．

③ 若年者では，術後の後弯変形が発生しやすい．

2.2.2 硬膜外までの操作手順

ⅰ）腫瘍のレベルを確認した後に正中皮膚切開を行う．

ⅱ）皮下脂肪にも同様の正中切開を行い，ゲルピー開創器などで左右へ展開して棘

上靭帯を露出する．この時点で棘突起間に針を刺して，再度レベルの確認をすると確実である．確認後に針を抜くときには同部に絹糸をかけて目印とする．

iii）棘突起先端の外側部から椎弓に向かって電気メスで傍脊柱筋を剥離して，片側椎弓を露出する．片側椎弓切除術の場合には，ゲルピー開創器の片方の爪を棘突起間に挿入し，他方の爪は傍脊柱筋に押し付けて開創する．ダンベル型のC2神経鞘腫の場合，この時点ですでに硬膜嚢外の腫瘍が露出される．

iv）項靭帯，棘間靭帯，棘突起などの後方支持組織を温存した椎弓切除あるいは椎弓形成術では，片側椎弓の露出後に棘突起を基部で切断し，対側の傍脊柱筋を椎弓から剥離しながら対側へ押し広げ対側の椎弓を露出する（賓子丸 2007）．

v）椎弓が露出できたら，ダイヤモンドバーを用いて上位椎弓の上部と下位椎弓の上縁をドリリングして硬膜を露出し，さらにその間に存在する黄色靭帯を覆う椎弓をドリリングして黄色靭帯を露出し一塊として摘出すると出血が少なくなる．この際，骨と硬膜の間にケリソンパンチの先を挿入して骨や黄色靭帯の切除を行うと骨の切除端や硬膜外からの出血に悩まされることになる．硬膜外からの出血がいったん発生すると，止血されたように見えても，硬膜内操作に移り脳脊髄液が排出されると硬膜外からの出血が再発しやすい．この出血は止血困難であることが多いので，ケリソンパンチによる操作はできるだけ控え，できるだけダイヤモンドバーだけで骨切除を行うのが望ましい．

vi）脊髄の外側や腹側に存在する腫瘍の場合には，椎弓切除の外側縁（腫瘍と同じ側に術者が立っていれば手前側）に関して，椎弓根内側面が視認できるまで骨と黄色靭帯の切除を行い，硬膜の外側面が視認できるようにする．

vii）腫瘍が大きい場合でも，対側の黄色靭帯に接する椎弓下面をドリリングして黄色靭帯を露出して対側の黄色靭帯の切除を行い両側の減圧を行うと，片側椎弓切除でも腫瘍摘出は可能である（図 55.1d）．

viii）椎弓形成術を行う場合には両開き式の椎弓形成を行い，広げた左右の椎弓に小穴を開け，糸で開創した傍脊柱筋に結びつけておくと，硬膜を安定して露出できる．腫瘍を摘出し硬膜閉鎖後に，左右椎弓の間にスペーサーを嵌め込み固定する．

ix）硬膜の露出後に硬膜の拍動と膨隆部位を観察し，腫瘍の存在する部位を推定する．多くの場合，肉眼的な観察で腫瘍の局在は推定できるが，超音波検査のプローブが使用可能であれば，それを用いる．

x）髄膜腫が予想されている場合には，硬膜外を観察し，可能な限り硬膜表面に存在する栄養動脈を凝固する．このために，椎弓の切除範囲を通常より大きめにしておく必要がある．

xi）C2神経鞘腫の場合，硬膜嚢外のコンポーネントが主体で硬膜嚢外から脊髄が圧迫されていることが多いため（Jinnai et al 2005），硬膜内操作の前に硬膜嚢外の腫瘍を摘出する方がよい．硬膜嚢外の部分を摘出する際には，腫瘍の被膜を残して摘出することにより硬膜外静脈叢からの出血を防止することと腫瘍の底部に接して位置する椎骨動脈を損傷しないことが肝要である．

2.2.3　硬膜内の操作手順

ⅰ）腫瘍の存在する部位に応じて，硬膜の正中部あるいは傍正中部で縦方向の線状切開を行う．メスを用いて硬膜に小孔を開け，くも膜を露出し，硬膜用有鈎ピンセットで硬膜の左右の切断端を持ち，外側方向に硬膜を裂くようにひっぱると，容易に硬膜切開部が頭尾側に広がっていく．硬膜を切開したら数か所で糸を通して左右に吊り上げて展開する．硬膜切開の際には，一般的に環軸椎部の硬膜は厚く，胸腰椎部の硬膜は薄く伸縮性があることに留意しておくとよい．

ⅱ）腫瘍の種類と局在に応じて，くも膜外から腫瘍の摘出を行うか，くも膜下腔に入るかを決定する．小さな髄膜腫ではくも膜外の操作が可能であるが，くも膜が腫瘍に癒着している大きな髄膜腫や脊髄近傍から発生した神経鞘腫では，くも膜外での操作が困難である．

ⅲ）くも膜外からアプローチする場合には，くも膜に小さな穴を開けて髄液を排出させた後に，腫瘍からくも膜を剥がしながら腫瘍を露出していく．

ⅳ）くも膜下腔に入る場合には，硬膜と同様にくも膜に切開を入れ，硬膜と合わせて展開する．腫瘍が歯状靱帯より背側に存在する場合には，この操作により腫瘍が露出される．

ⅴ）腫瘍が歯状靱帯より腹側に存在する場合には，硬膜を吊り上げる糸をできるだけ外側に牽引することがポイントとなる．通常，皮膚切開部が外側に牽引するための妨げとなるので，硬膜を吊り上げる糸を筋肉に結びつけるようにすると，脊髄外側部の露出が容易となる．硬膜の展開後に，神経根周囲のくも膜を切離し，上下の神経根の間に存在する歯状靱帯を切断して脊髄の前面にアプローチし，腫瘍を露出する．

ⅵ）腫瘍を一塊として摘出しようとすると脊髄に圧迫が加わる場合には，内減圧を行い，腫瘍を袋状にしてから，周囲との剥離を行うようにする．神経鞘腫では，発生母地となった脊髄神経に沿って血液が供給されているので，内減圧の前に栄養動脈を早期に凝固切断することを試みておく．

ⅶ）腫瘍を周囲の組織から剥離するが，脊髄との癒着は稀である．髄膜腫の場合，硬膜との付着部位を凝固切断すると，容易に摘出できる．神経鞘腫の場合，稀に，脊髄の軟膜下に伸展していたり周囲に出血していたりして脊髄と癒着している場合がある（図 55.1f）．癒着している場合には，腫瘍を手前に軽く引っ張り，癒着面にテンションをかけて，その癒着面をマイクロ用のハサミで切断すると，後は鈍的に剥離できる．

ⅷ）周囲の組織から剥離の後に腫瘍を摘出する．神経鞘腫では腫瘍の発生母地となった脊髄神経を腫瘍の頭側と尾側で確認し切断する．歯状靱帯より前面に存在する腫瘍を摘出する際には，腫瘍を小さな塊に砕いて少しずつ摘出すると，徐々に視野が拡大し，最終的に全摘出が可能となる．髄膜腫の硬膜付着部は念入りに電気凝固し残存する腫瘍片も念入りに除去すると再発はほとんどない．

ix）くも膜下腔の止血を確認した後に，くも膜と硬膜を一括として縫合し閉創する．VCSクリップを用いると容易に短時間で硬膜が閉鎖でき，術後のMRIでアーチファクトの発生もほとんどない．左右のくも膜と硬膜の切断部を左右の内面が合うように硬膜用有鈎ピンセットで一括としてつまみ上げVCSクリップをかけるとよい．その後，フィブリノーゲン液に浸した生体吸収性ポリグリコール酸フェルトを補強部にパッチしてからトロンビン液を添加して固まらせると，術後の髄液漏はほぼ完璧に防止できる．止血を十分に確認後に硬膜外ドレーンを設置するが，大きな陰圧をかけないようにする．

x）術後，髄液漏が発生した場合には髄液貯留の程度に応じて，1）イソバイドなどの投与，2）血液凝固第13因子が低下している場合にはフィブロガミンの投与，3）ブラッドパッチ，4）スパイナルドレナージ，5）再手術による硬膜閉鎖などの処置を考慮する．

2.3　ダンベル型腫瘍に対する後方アプローチ

2.3.1　後方アプローチの利点と欠点

後方アプローチには以下の利点がある．
① 胸腰椎部の硬膜嚢内外に存在するダンベル型神経鞘腫に対して有用である．
② 硬膜嚢の内外を一度に観察できる．
欠点としては以下があり，留意する．
① 頚椎部では硬膜外の部分の摘出のためには前方あるいは側方からのアプローチを採用した方がよい．
② 片側の椎間関節を解体するために固定が必要．
③ 硬膜の切開と閉鎖に工夫が必要．
脊柱管内と椎間孔内を同時に観察するためには，椎間関節を解体して椎弓と下関節突起を一時的に取り除く必要がある．低侵襲に行うためには，片側椎弓を下関節突起とともに一塊として除去すると硬膜嚢の内外が一度に観察できる（図 55.2）．腫瘍を摘出し，硬膜を閉鎖した後に，除去した骨片を元に戻し固定する．

2.3.2　手術手順

ⅰ）通常の後方アプローチよりも長い皮膚切開を行い，片側の傍脊柱筋を横突起の基部が露出できる外側まで展開する．
ⅱ）直径が2mmの小さいダイヤモンドバーを用いて片側椎弓を棘突起の基部で縦方向に切断し，さらに椎弓根内側面に沿って切断する．椎間関節の関節嚢を電気メスにより切開して関節腔を露出する．片側椎弓と下関節突起を一塊として引っ

XI. 脊椎, 脊髄疾患

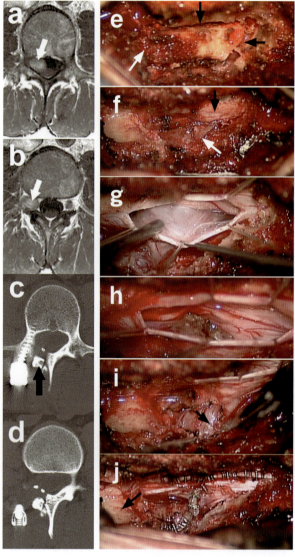

図 55.2 右 L_5 神経根に発生したダンベル型神経鞘腫の手術. 造影 MRI では神経鞘腫は硬膜囊内 (a, 白矢印) から右 L_5 椎弓根内側面に沿って, 椎間孔内 (b, 白矢印) へと伸展していた. 術後 CT では, 一塊として除去して後で元に戻した椎弓片 (黒矢印) と L3/4 の固定に使用した椎弓根スクリューが確認できる (c, d). 右側 L_5 椎弓を棘突起の基部で縦方向に切断し (e, 上の黒矢印), 椎弓根内側面に沿って切断し (e, 右の黒矢印), 右 $L_{3/4}$ 椎間関節の関節囊 (e, 白矢印) を切開し, 右側椎弓と下関節突起を一塊として除去すると硬膜囊 (f, 黒矢印) と腫瘍により膨大した神経根 (f, 白矢印) が認められた. 硬膜囊の傍正中部に縦切開を行い腫瘍を露出した (g). 頭側から腫瘍に連続する神経根を凝固切断し, 硬膜囊内の腫瘍を摘出すると腫瘍の硬膜貫通部位が確認できた (h). 椎間孔内の腫瘍の被膜に, 神経根の走行方向に沿って縦切開を加え腫瘍を露出し (i, 黒矢印), 摘出した. 硬膜囊の傍正中部に加えた硬膜切開と神経根上の硬膜に加えた切開は別々に VCS クリップを用いて閉鎖した (j). 左 L_5 上関節突起 (j, 黒矢印) を足がかりにして摘出した骨片を元に戻し椎弓根スクリューを用いて固定した. (e) ～ (j) において右方向が頭側で下方向が外側である.

張りながら摘出する.

iii) 下位椎体の上関節突起の上縁をドリリングして椎間孔の露出を拡大する. この時点で, 硬膜囊と腫瘍により膨大した神経根が観察できる.

iv) 硬膜囊の傍正中部に縦切開を行い, 硬膜囊内を露出する.

v) 硬膜囊内の腫瘍を摘出する. 腫瘍の内減圧を行い, 周囲から剝離し, 頭側に腫瘍と連続する神経根を凝固切断する. その後, 腫瘍の硬膜貫通部位で腫瘍を切断する. ほとんどの腫瘍は後根から発生しており, 腫瘍の前方部に前根が確認でき, これは温存可能である.

vi) 椎間孔内で膨隆した神経根の被膜に, 神経根の走行方向に沿って縦切開を加え,

腫瘍を露出する．腫瘍を小さなヘラなどを用いて鈍的に剥離して引きずり出しながら摘出すると，硬膜嚢貫通部の腫瘍も自然に引きずり出されて摘出できる．この際，腫瘍の前方部に前根を確認し温存する．椎間孔外の腫瘍も，大きくなければ全摘出可能である．

vii）硬膜嚢の傍正中部に加えた硬膜切開と神経根上の硬膜に加えた切開は別々にVCS クリップを用いて閉鎖し，ポリグリコール酸フェルトとフィブリン糊を用いて閉鎖する．

viii）摘出した骨片を元に戻し固定する．胸椎部は可動性が少ないので，ミニプレートで固定すれば十分である．腰椎部では絹糸で縛り付けた後に，椎弓根スクリューを用いて固定する．

3. 脊髄髄内腫瘍

3.1 脊髄髄内腫瘍の手術戦略のポイント

① 後方からのアプローチを原則とするが，頚髄腹側軟膜下の正中付近に存在する血管芽細胞腫に対しては前方からのアプローチを考慮する．

② 腫瘍の組織と局在に応じて片側椎弓切除術あるいは後方支持組織を温存した椎弓切除あるいは椎弓形成術を選択する．

③ 上衣腫，星細胞腫と約半数の海綿状血管腫は完全に脊髄に埋もれているが，完全に脊髄に埋もれた髄内腫瘍の摘出には脊髄切開 myelotomy が必要になる．多くは後正中溝経由で腫瘍摘出を行う．

④ 軟膜下腫瘍の場合には，腫瘍と脊髄の境界を覆う肥厚した軟膜を切開して境界部を露出し摘出する．

⑤ 脊髄の膨隆が強く，くも膜が白濁し癒着している場合や，脊髄が軟化している場合には，今回の手術操作を myelotomy にとどめて，1～2 週間後に再摘出術を行うことを検討する．

3.2 完全に脊髄に埋もれた髄内腫瘍の摘出術

　上衣腫は境界明瞭な良性腫瘍で，顕微鏡下に全摘出が可能である（Hoshimaru 1999）（図 55.3）．全摘出例では長期予後も良く，原則的に術後放射線照射は行わない．後正中溝経由で腫瘍の摘出を行う．星細胞腫の摘出術は上衣腫の摘出術に準じるが，星細胞腫では腫瘍と脊髄の境界が明らかでないことがほとんどで，その場合，腫瘍の内減圧にとどめる（Houten 2000）．約半数の海綿状血管腫は髄内に埋もれて

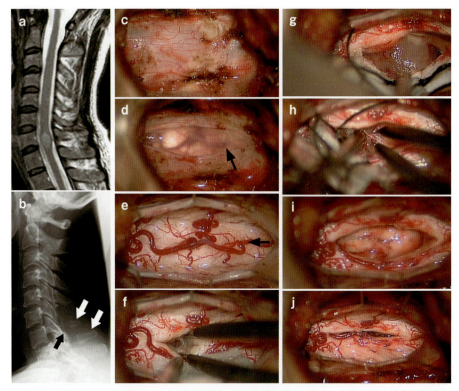

図 55.3 C₇椎体レベルに発生した上衣腫の手術．T2強調画像では髄内に境界明瞭な高信号域を認め，同部が著明に膨隆している（a）．後方支持組織を温存した椎弓切除を行い，術後のX線撮影では，温存されたC₆とC₇の棘突起（白矢印）と硬膜の閉鎖に用いたVCSクリップ（黒矢印）が確認できる（b）．C₆とC₇の棘突起を基部で離断した後にC₆椎弓上部からT₁椎弓上部を露出し，同部の椎弓切除を行い，硬膜を露出した（c）．硬膜に正中切開を行い，くも膜（黒矢印）を露出した（d）．くも膜にも同様の切開を行い，脊髄を露出し，後正中溝（黒矢印）を同定した（e）．後正中溝をわたる静脈を剥離して移動し，後正中溝を覆う軟膜を鋭的に切開し，後正中中隔を鈍的に剥離して腫瘍を露出した（f）．後正中中隔の開放を十分に行い，腫瘍の背側面を露出した（g）．腫瘍の内減圧を行い，尾側から起こしていくと前正中裂から入る血管を認め凝固切断した（h）．腫瘍の全摘出を行い（i），7-0のナイロン糸で腫瘍摘出腔を閉鎖した（j）．（c）～（j）において左方向が頭側である．

おり，急性の髄内出血により発症することが多い．多くの場合は後正中溝経由で摘出可能であるが，外側に偏在している場合にはdorsal root entry zone（DREZ）上のmyelotomyによる摘出を行う（寶子丸 2010）．後正中溝経由の場合は椎弓切除あるいは椎弓形成術を選択するが，DREZ経由の場合は片側椎弓切除術を選択する．完全に脊髄に埋もれた髄内腫瘍の摘出術は以下の通りである．
ⅰ）硬膜切開までは硬膜内髄外腫瘍の項で解説した方法に準じる．
ⅱ）後正中溝経由で腫瘍の摘出の場合には正中線上の硬膜に縦切開を行い吊り上げる．
ⅲ）くも膜の正中線上に縦切開を行う．脊髄表面とつながるくもの巣状の膜を切離

しながらくも膜を左右に展開する．正中部では septum posticum と呼ばれるしっかりとした膜により脊髄背側正中部とつながっており切離する．展開したくも膜は数か所で硬膜と一緒に糸を通し左右に吊り上げる．

ⅳ）脊髄表面を観察し後正中溝を同定する．脊髄の膨隆が軽い場合には溝として認識できるが，困難な場合には，髄内から後正中溝を通じて脊髄表面へ流出する複数の血管が認められること，概ね左右の DREZ を結んだ線の中点に後正中溝が存在すること，後正中溝の上を縦走する太い静脈を認めることがあること，上述の septum posticum の付着部位などを参考にして決定する．腫瘍が左右に偏って存在する場合，後正中溝がみかけの正中からずれていることがあるので注意する．

ⅴ）脊髄が膨大している部位と画像を照合した上で腫瘍の存在部位を予測してから myelotomy を行う．

ⅵ）後正中溝を覆う軟膜を先端が鋭利な微小メスで切開し，その後，鈍的な操作で左右の後索を押し広げるようにして後正中中隔を開放していく．後正中溝の上を太い静脈が走行しているときには，その静脈に付着するくも膜を切離し，細い流入静脈を凝固切断することにより遊離して移動できるが，困難な場合には凝固切断しても障害が発生することはほとんどない．正しく後正中中隔が開放できているときにはスムースな面が露出され，その面の上を直線状に深部から表面へと向かう複数の細い血管が認められる．

ⅶ）左右の後索を分けていくと腫瘍が露出される．腫瘍が露出されたら，先の小さなヘラなどを用いて少しずつ後索を左右に押し広げていく．この操作により，腫瘍の背側面が徐々に露出されていくが，この時点で，肉眼的に腫瘍の種類が同定できる．上衣腫は赤みを帯びた灰白色の柔らかい腫瘍で境界が明瞭である．いきなり黄色透明な囊胞液や液状の血腫が排出されることもある．星細胞腫は灰白色で，ねっとりとした感触を持ち，脊髄と徐々に混じり合い境界は不明瞭である．海綿状血管腫は紫色をしたラズベリーに似ているが，ゲル状の血腫が随伴することもある．診断が不確実な場合には，迅速病理診断を行う．

ⅷ）診断が確定したら，全摘出を目指すかどうかの方針を決定し，剥離を継続する．

3.2.1 上衣腫の場合

後索が十分に左右に開き腫瘍の背側面が露出されたら，内減圧を行った後に，ヘラなどを用いて腫瘍と外側の脊髄の間を剥離していく．鈍的な操作で剥離できない場合には顕微鏡用のハサミを用いて腫瘍と脊髄の間に介在するグリオーシスを切開していく．左右の後索の持続的な展開が困難な場合には，後正中溝の軟膜の切断端に 7-0 のナイロン糸をかけて軽く牽引するようにするが，できるだけ短時間で終わるように留意する．

腫瘍の外側面がある程度剥離できたら，腫瘍の頭側端と尾側端を確保するようにする．同部では白っぽく硬いグリオーシスが介在し脊髄と癒着していることが多い

ので，腫瘍の全体像を見極めながらグリオーシスを顕微鏡用のハサミを用いて切断して剥離する．腫瘍の頭側端と尾側端が確保できたら，腫瘍を底部から引っ張りあげるようにして前面の脊髄から剥離していく．通常は滑らかに剥離できるが，時に前正中裂に沿って引っ掛かる部位があり，その部位では前正中裂から栄養動脈が腫瘍へ入っているので，周囲を剥離してから引っ掛かる部分を露出し凝固切断するとよい．その際に栄養動脈から出血した場合には，前正中裂に平行にバイポーラーを挿入し，飛び出ている血管を凝固する気持ちで行うと止血できる．全摘出できたら腫瘍摘出腔内に残存腫瘍がないかどうか，止血が確実かどうかを確認する．

3.2.2　海綿状血管腫の場合

血管腫本体は紫色をしたラズベリーに似ている．Myelotomy により血管腫ではなく血腫が露出される場合もあるが，血腫を吸引などで徐々に除去していくと血管腫本体が露出されてくる．血管腫の一部が露出されると，周囲から剥離していくが，血管腫の壁を破壊して中の血液成分が流出すると，血管腫を塊として保持することが困難となり取り残しやすくなる．したがって，血管腫の壁を破らないようにして一塊として摘出することが肝要である．

しかしながら，血管腫が大きい場合には壁が厚いことが多く，その場合には，先に内容物の除去を行った方がよい．周囲のグリオーシスは餅のように血管腫に付着しており，鈍的な操作で剥離困難なことが多く，その場合には，癒着面をハサミで切開して剥離する必要がある．なお，髄内血腫を伴う海綿状血管腫の場合，MRIの画像で血管腫本体が判別しにくい場合があるが，大きな血腫でも血管腫の本体は比較的小さな場合があることを想定しておくとよい．

ix）Myelotomy の閉鎖は 7-0 ナイロン糸を用いて数か所で行い，くも膜と硬膜の閉鎖は硬膜内髄外腫瘍の方法に準じる．

3.3　軟膜下腫瘍の摘出術

血管芽細胞腫は境界明瞭な良性腫瘍で，多くが脊髄背側の軟膜下に存在する．腫瘍内に切り込むと出血に悩まされるので，可能な限り en bloc に全摘出を行う（図55.4）．海綿状血管腫の約半数も軟膜下に存在する．軟膜下腫瘍と脊髄の境界部分を覆う軟膜は白濁肥厚して，境界が見えなくなっている．そのために同部を切離して腫瘍と脊髄の境界を明らかにする必要がある．腫瘍の大きさと位置に応じて，椎弓切除あるいは椎弓形成術，あるいは片側椎弓切除術を選択する．

軟膜下腫瘍の摘出術は以下の通りである．

ⅰ）くも膜の展開までは硬膜内髄外腫瘍と完全に脊髄に埋もれた髄内腫瘍の項で解説した方法に準じる．

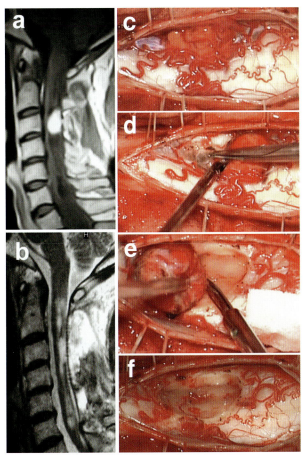

図 55.4 C₃椎体レベルの脊髄背側部に存在する血管芽細胞腫の手術．造影 MRI では脊髄背側部に一様に強く造影される腫瘍陰影を認め，頚髄全体が syrinx により著明に腫大している（a）．腫瘍摘出後の T2 強調画像では脊髄の腫大が改善していることが認められる（b）．硬膜とくも膜を開けると脊髄右背側部に腫瘍と血管の集積が認められる（c）．腫瘍と脊髄の境界部を覆う白濁肥厚した軟膜をハサミで切開して（d），境界を同定した．腫瘍を剥離していくと syrinx が露出され（e），腫瘍が一塊として摘出された（f）．

ⅱ）くも膜が展開されると，歯状靱帯より背側に存在する腫瘍であれば，腫瘍が視認できる．歯状靱帯より腹側に存在する腫瘍であれば，歯状靱帯を切断し，切断端に細い糸をかけて展開して腫瘍を露出する．血管芽細胞腫は周囲に増生した血管を伴うオレンジ色の腫瘍であり，海綿状血管腫は，白濁肥厚した軟膜を通じて黒っぽい塊として透見できる．

ⅲ）軟膜下の腫瘍と正常脊髄の境界は白濁肥厚した軟膜に覆われており，白濁肥厚した軟膜を顕微鏡用のハサミを用いて切離し，境界を明らかにする．その際，白濁肥厚した軟膜はタフで切れにくいので，辛抱強く操作する必要がある．

ⅳ）軟膜下腫瘍摘出後に軟膜の閉鎖を行う必要はない．くも膜と硬膜の閉鎖は硬膜内髄外腫瘍の方法に準じる．

3.3.1 血管芽細胞腫の場合

腫瘍表面と脊髄表面をまたぐように豊富な血管が存在するが，最初に栄養動脈の

処理を行うのが望ましい（寳子丸 2012）．栄養動脈は ICG 蛍光血管撮影により同定が可能であるが，同定が困難な場合は，神経根に沿って栄養動脈が入ってきているので，神経根に近い部位から血管を処理していくとよい．栄養動脈が処理されたら，腫瘍本体の体積が減少し，後の剥離が容易になる．脊髄表面が切離されたら，残りの正常脊髄からの剥離は容易で，可及的に一塊として腫瘍を摘出する．脊髄実質から腫瘍へ血管が流入していることはほとんどなく，剥離を進めていくと syrinx が露出されることが多い．

3.3.2 海綿状血管腫の場合

周囲の血管の処理に煩わされることはほとんどないが，逆に，腫瘍の周囲にタフなグリオーシスが介在していることが多く，腫瘍を引っ張るだけで境界が露出されることは少なく，剥離に顕微鏡用のハサミを必要とすることが多い．海綿状血管腫も可及的に一塊として腫瘍を摘出する．

文　献

Hoshimaru M: Neurosurgery 44: 264-269(1999).
寳子丸稔：脳神経外科ジャーナル 16: 625-631(2007).
寳子丸稔：J Spine Res 1: 1550-1553(2010).
寳子丸稔 他：脊髄外科 26: 39-44(2012).
Houten JK, Cooper PR: J Neuroncol 47: 219-224(2000).
Jinnai T et al: Neurosurgery 56: 510-515(2005).
Kurland LT: J Neurosurg 15: 627-641(1958).

56. 頭蓋頸椎移行部の手術

高安 正和

　頭蓋頸椎移行部（cranio-cervical junction）は後頭骨，環椎，軸椎からなり，この3者が1つのユニットとして働くことにより，前後・左右への屈曲，回旋といった極めて多様な運動を頻繁に行うことが可能となる．特に回旋運動は環軸椎間のみで全頸椎の回旋運動の半分以上を担う．このため特殊な構造を有し複数の関節，十字靱帯をはじめとした靱帯が重要な機能を果たすことになる（図56.1）．さらにこの部は重い頭部と頸部を繋ぎ，頻繁に複雑な動きを行うため，不安定性をきたしやすいという宿命を負っている．また，頸髄，延髄といった重要な神経組織や椎骨動脈が存在し，神経症候学的にも複雑で局在診断が困難なことがある（高安 1999, 2009）．

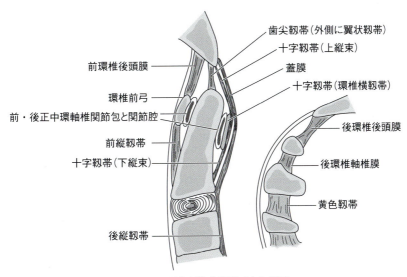

図56.1　頭蓋頸椎移行部正中矢状断

1. 解剖・機能

関節に関しては後頭骨・環椎間では両側の環椎後頭関節（atlanto-occipital joint）を形成し，前後屈 15°，側屈 10° 程度の動きがある．環軸椎間では両側の外側環軸関節（lateral atlanto-axial joint）のほか，軸椎の歯突起と環椎前弓，横靱帯の間で前・後正中環軸椎（anterior and posterior median atlanto-dental joints）を形成し，前後屈で 10°，回旋で片側 45° あまりの動きが可能である．

靱帯として特徴的なものは，歯突起後方に存在する十字靱帯と歯突起先端に付着する歯尖靱帯（apical ligament），翼状靱帯（alar ligament）などがあり，これらの靱帯が関節の安定性を確保する上で重要な要素となっているのも特徴である．

2. 臨床症状

頭蓋頚椎移行部は神経症候学的に複雑で局在診断が困難なことがあり注意を要する．無症候性で画像にて偶然発見される場合もしばしば見られる．自覚症状として最も頻度が高いものは頚部痛，後頭部痛である．その他，四肢のしびれ，脱力，巧緻運動障害などの訴えもある．痛みを含めこれらの症状は頚部の運動，特に前屈位にて増強することが多い．他覚所見は明確でない場合も多いが，四肢の痙性の有無には注意を払う必要がある．進行すると交叉性四肢麻痺，筋萎縮，顔面（典型的には onion skin pattern），後頚部，四肢の知覚低下・異常知覚をきたす．高度の後索障害による piano-playing fingers は有名であるが実際には発現頻度は低い．

延髄に障害をきたすと嚥下障害，構語障害をはじめ下位脳神経障害，眼振，呼吸障害なども生ずる．また睡眠時無呼吸を呈することがあり注意を要する．神経徴候を，髄節徴候，長索路徴候，その他の上位頚椎部特有の症状，骨，関節構築に由来する症状の 4 つに大別することができる．

3. 画像診断

単純レントゲン，MRI，CT，3D-CT，椎骨動脈撮影などが用いられる．不安定性の把握には機能撮影が不可欠である．頚髄・延髄などの神経組織の圧迫の程度は MRI が，複雑な骨構造を把握するためには 3D-CT が必須である．また，頚椎単純レントゲン機能撮影にて不安定性の評価が困難な場合においても頚椎前後屈位での矢状断再構成 CT や MRI を施行することにより，わずかな不安定性を検出することが可能となる．

上位頚椎の奇形や脱臼の評価にはさまざまな計測法がある．環椎前弓後縁と歯突起前縁との距離（atlanto-dental interval：ADI）は成人では 2.5mm 以下，小児では

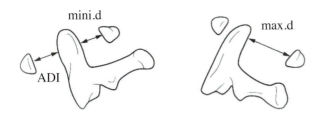
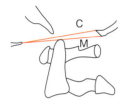

図 56.2　環軸椎亜脱臼の診断
ADI: atlanto-dental interval, Instability index:（max.d-min.d）/max.d（%）

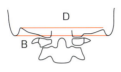

図 56.3　頭蓋底計測法
C：Chamberlain's line, M：MacGregor's line, D：diagstric line, B：bimastoid line

4.5mm 以下であり，これより拡大している場合は環軸椎脱臼を疑う（図 56.2）. Instability index は 20% 以上の場合，有意な不安定性と判断する．一般に歯突起分離症では ADI の拡大はみられないが，歯突起の軸椎椎体からの分離と機能撮影における偏位により診断される．

　また，頭蓋底部計測法としては Chamberlain's line，McGregor's line，digastric line（of Fischgold），bimastoid line などがあり（図 56.3），頭蓋底陥入症（basilar impression or invagination）の診断基準として使用される．側面像での計測に用いる Chamberlain's line は正常では歯突起の先端 1/3 より頭側に位置するが，歯突起の 1/2 より尾側に存在する場合は頭蓋底陥入症と考える．頸椎単純撮影側面像にて大後頭孔後縁を同定することが困難な場合は McGregor's line の方が有用である．歯突起先端は正常では McGregor's line から 4〜5mm 以上頭側にあってはならない．

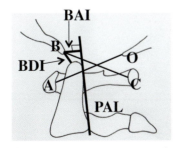
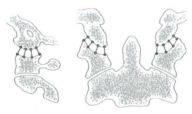

（a）Power's ratio および BAI-BDI 法．Power's ratio: BC/AO，PAL: posterior axial line，BAI: basion-axial interval，BDI: basion-dental interval

（b）矢状断・冠状断再構成 CT による CCI 法（occipital condyle-C1 interval）

図 56.4　後頭環椎亜脱臼計測法

正面像においては digastric line は正常では歯突起先端や環椎後頭関節上 11±4mm の範囲に存在し，これらの構造がこの line を越えて上方に存在する場合は頭蓋底陥入症と考える．bimastoid line を用いる場合もあり，正常では歯突起先端はほぼこの線上にある．後頭環椎亜脱臼の計測法としては従来から用いられてきた Power's ratio（1 以上が異常を示唆）に加え，Harris（Haris et al 1994）らによる BAI-BDI 法（basion-axial interaval，basion-dental interval：12mm 以上が異常）や，CT の計測に基づいた CCI 法（occipital condyle-C1 interval：1.5mm 以上が異常）（Martinez-del-Campo et al 2016）などが提唱されている（図 56.4）．

4. 疾　患

頭蓋頚椎移行部の疾患は，外傷（歯突起骨折，Jefferson's fracture，Hangman's fracture など），先天性疾患（キアリ奇形，頭蓋底陥入症など），腫瘍（髄膜腫，神経鞘腫など），炎症性疾患（RA など），血管障害（AVF など）などに分類できる．

4.1　環軸椎亜脱臼

一般的にこの領域において最も多く扱われる疾患は環軸椎亜脱臼（Atlanto-acial dislocation：AAD）である．これは環椎・軸椎間に異常なずれを生じる病態をいう．頚椎の前後屈等の動きによって亜脱臼が増大する場合は不安定性あり（unstable AAD），亜脱臼位に固定され，ずれの程度に変化がみられない場合は不安定性を有しない（stable AAD）とする．また，亜脱臼の方向から，前方，後方，回旋，垂直

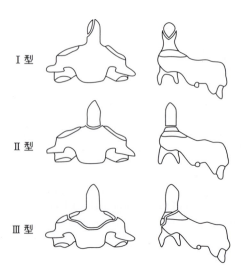

図 56.5　歯突起骨折における Anderson-D'Alonzo 分類（Anderson 1974 より引用）

に分類できる．原因は大きく外傷性と非外傷性とに分類することができる．非外傷性環軸椎亜脱臼は，リウマチを代表とするように，関節・靱帯の病変による十字靱帯（特に横靱帯）の弛みが原因の場合と，歯突起分離症を代表とする歯突起の形成不全による場合に大別することができる．回旋性環軸椎亜脱臼は，小児に比較的多くみられ，軽微な外傷や上気道感染に続発することが多い．典型的には cock robin posture といわれる独特な斜頚位をとる．Fielding & Hawkins の4型分類が用いられる（Fielding et al 1977）．歯突起骨折は Anderson-D'Alonzo の3型分類が用いられる（図 56.5）（Anderson et al 1974）．50歳以上の Type II 骨折では保存治療に比べ手術治療が有効である．

4.2 キアリ奇形

小脳扁桃が大後頭孔を超えて脊柱管内へ下垂した病態をいう（谷 2008）．当初は4型に分類されたが，現在は脊髄髄膜瘤の合併のなし，ありで I 型，II 型に分類される．II 型については小児の項で触れられるため，ここでは I 型について述べる．

キアリ奇形 I 型は慢性の小脳扁桃下垂を呈するものの中で基礎疾患を伴わないものをいう．脊髄空洞症を約6割に伴う．小児例では脊柱側彎症を伴うことがあるため注意が必要である．症状は小脳・脳幹への圧迫症状と脊髄空洞症による脊髄症状に大別できる．前者としては後頭部から後頚部の痛みが最も多くみられ，咳やくしゃみ（cough headache）などの怒責によって疼痛が誘発されるのが特徴である．

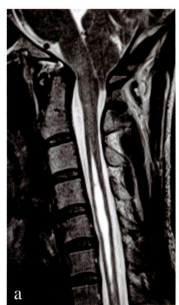
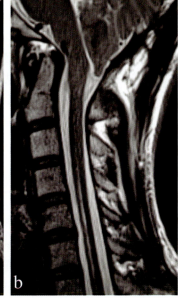

(a) 術前 MRI．小脳扁桃は環椎後弓下端まで下垂し，先端の形状が鋭となり，背側のくも膜下腔は消失してる．脊髄空洞症を伴う．
(b) 大後頭孔減圧術後 MRI．小脳扁桃下垂の改善，先端の形状の鈍化，背側くも膜下腔の出現，空洞の縮小を認める．

図 56.6　20歳代男性，脊髄空洞症を伴うキアリ奇形 I 型

その他，脳幹部の圧迫による無呼吸（特に睡眠時），嚥下障害，下向きの眼振などもみられることがある．

一方，脊髄空洞症に伴う症状は解離性知覚障害が典型的であるが，基本的には片側から始まり両側に広がる．経過が長くなると手指などの筋萎縮を伴うことがある．画像診断は MRI 矢状断が最も有用であり，小脳扁桃の先端が大後頭孔より 3〜5mm 以上脊柱管内に下垂していること，小脳扁桃先端の丸みが消え尖っていること，背側のくも膜下腔が描出されないことなどの所見が重要である（図 56.6）．治療法は大後頭孔減圧術が基本である．空洞の縮小が不良の場合には空洞・くも膜下腔シャント術を考慮する．

5. 治　療

5.1　保存的治療

外固定法として，頚椎カラー（軟性，硬性）固定，halo-vest 固定などがある．また，整復位を得る目的で halo 牽引を行う場合もある．一般的に重度の靱帯損傷を伴った外傷や非外傷性亜脱臼では外固定を漫然と続けても安定性を再獲得することは困難であり，内固定術が必要となる．

5.2　外科治療

先に述べたように頭蓋頚椎移行部の手術に関しては，病変の切除・減圧に加えて，不安定性をきたしやすい部位であることから固定術が大きなウエイトを占める．病変切除・減圧，内固定法にはそれぞれ，前方，側方および後方からの各種手術アプローチがあり（図 56.7），個々の症例によって最適な方法が選択される．

5.2.1　病変切除・減圧

頭蓋頚椎移行部病変に対する病変切除・減圧は後方アプローチが用いられることが多く，キアリ奇形に対する大後頭孔減圧術などがその典型である．脊髄の側方に存在する病変では通常の後方アプローチで対応できるが，脊髄前方に存在する病変においては前方法や側方法の適応となる（Crockard 1993；George et al 2000）．ここではそれぞれの代表的なアプローチについて簡単に述べる．

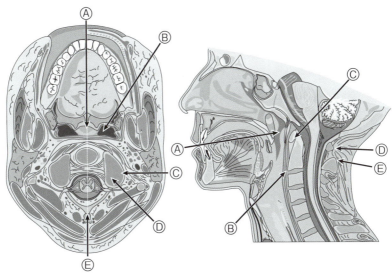

図 56.7 頭蓋頚椎移行部に対する各種アプローチ．Ⓐ経口アプローチ，Ⓑ前方後咽頭アプローチ，Ⓒ前側方アプローチ，Ⓓ後側方アプローチ，Ⓔ後方アプローチ

a. キアリ奇形に対する大後頭孔減圧術

　一般的な手術手技は環椎後弓切除・後頭下開頭に加え硬膜の減圧を行う（図56.8）．軸椎椎弓に関しては，その棘突起への付着筋群を温存することが術後の後弯変形予防に重要なため，必要に応じて頭側の部分切除に止める．硬膜の減圧法は硬膜切開を行った後，硬膜パッチ（人工硬膜や筋膜）を用いて拡大する方法と硬膜の外層を切除して硬膜の拡大をはかる方法（Isu et al 1993）とがある．小脳扁桃下垂が高度な場合や，上記の方法で小脳扁桃下垂が改善しない場合には小脳扁桃下部の切除を行うこともある．一般的には，できるだけ侵襲度の低い手技から行う．以下に筆者らの行っている手術法を示す．

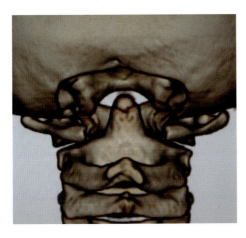

図 56.8 3D-CT．環椎後弓切除・後頭下開頭の範囲を示す．

キアリ奇形の患者は若年女性に多いため，整容的な見地から皮膚切開はできる限り毛髪線の内側に収まるように，また，毛流に平行の皮膚切開は術後目立ちやすいため，くの字型に5cmほどの長さの皮膚切開を設けている．体位は頭部を20～30°ほど挙上した腹臥位とし，Mayfield頭部固定器にてやや前屈位に固定する．後頭骨，環椎後弓を剥離し露出する．軸椎椎弓の減圧が必要な場合でも，軸椎棘突起に付着した筋肉はできる限り温存に努め，軸椎はドーム状の減圧を行う．

初めに手術用顕微鏡下にhigh-speed drillを用いて環椎後弓のen-bloc切除を行う．筆者らは後頭骨切除についてもクラニオトームを使用せずhigh-speed drillを用いてen-bloc切除を行っている．これは穿頭器やクラニオトームを使用する場合に比べ，小さな皮膚切開から行うことができ，安全性も高いと考えられるためである．硬膜の減圧は基本的に硬膜外層切除で行っている．硬膜外層切除といっても硬膜の大部分を剥離し，最内側に脳が透見できるような薄い膜を残すのみとする．このため，くも膜が一部露出することもしばしばある．超音波エコーを用いて小脳扁桃背側のくも膜下腔の描出と小脳扁桃の拍動の出現を確認する．こういった所見が確認できない場合は硬膜切開を行い，硬膜パッチを当て拡大する方法や小脳扁桃切除を考慮する．

b．経口手術（図 56.9，56.10）

一般的に斜台下端より第2-3頸椎椎間板レベルまでの硬膜外正中病変（外側2cmまで）の切除が最も良い適応となる（Crockard 1993；高安 他 2006）．多くの場合は歯突起周辺の靭帯が切除されるため内固定が必要となり，一般的には後頭骨頸椎後方固定を組み合わせる．気管切開は原則的に不要であり，経口挿管と経鼻挿管を症例により使い分けると便利である．低侵襲とするための最大のポイントは軟口蓋，舌，口唇といった軟部組織を徹底して愛護的に扱うことである．特に歯突起周囲の病変では軟口蓋のレトラクションを工夫することにより硬口蓋はもちろんのこと軟

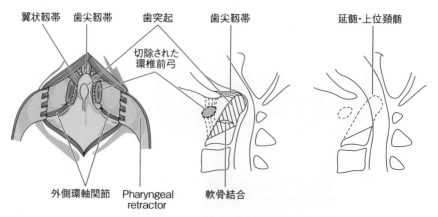

図 56.9　経口手術シェーマ．（左）正面，（中央）左側面，斜線は歯突起切除範囲，（右）減圧後

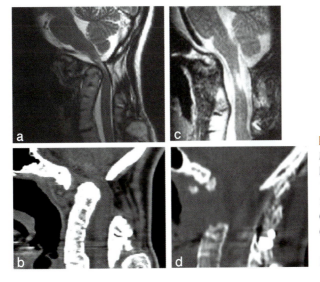

図 56.10　30歳代女性．頭蓋底陥入症，整復不能な環軸椎脱臼．Klippel-Feil 症候群を有し，進行する四肢麻痺を呈した．(a) 術前 MRI, (b) 術前 CT, (c) 術後 MRI, (d) 術後 CT．経口手術による前方除圧と同時に後頭頸椎固定を行い，四肢麻痺は改善した．

口蓋切開は不要である．筆者らは 32 例の経口手術を行ったが，1996 年以降の 26 例では軟口蓋切開はまったく行っていない（高安 他 2006）．

咽頭粘膜に 2〜3 cm の正中縦切開を加え順次深部の剥離を進めるが，頭尾側・側方の骨構造を十分に剥離（頭側は斜台下縁，尾側は C2/3 椎間板，外側環軸関節の内側縁）しておくことで良好なオリエンテーションが得られる．歯状突起先端に付着する靭帯をエイヒなどで剥離した後，歯状突起の後方の骨皮質の部分が薄くなるまでドリリングを行い，最後に薄皮状に残った骨皮質を摘出する．術中髄液漏がなく軟口蓋の切開をせず軟部組織を愛護的に扱った経口手術症例では，術翌日の抜管，術後 2〜3 日で離床・経口摂取も可能であり，口腔内創部の治癒も早く低侵襲な手術となる．

最近では低侵襲性の観点から経鼻内視鏡手術の有用性が報告されている（Kassam et al 2005）．手術手技には習熟を要するが，特に斜台の中部から上部に伸展した病変や，やや外側に伸展した病変では極めて有望な手術法と考えられる．また，経鼻手術での上咽頭粘膜切開は経口手術での中咽頭粘膜切開に比べ術後の嚥下機能や感染の面で有利と言われている．

c. 側方アプローチ

George らは側方到達法を前側方（anterolateral）および後側方（posterolateral）アプローチに分類している（George et al 2000）．このうち前者は頸動脈・頸静脈の背側からのアプローチであり，利点は歯突起などの前方・側方病変へアクセスが良好なこと，硬膜内病変にも清潔にアプローチ可能なこと，関節や靭帯を十分温存できた場合には脊椎固定術が不要である点などである．欠点はアプローチに慣れが必要なこと，椎骨動脈の剥離操作が必要，静脈叢からの出血のコントロールが困難，

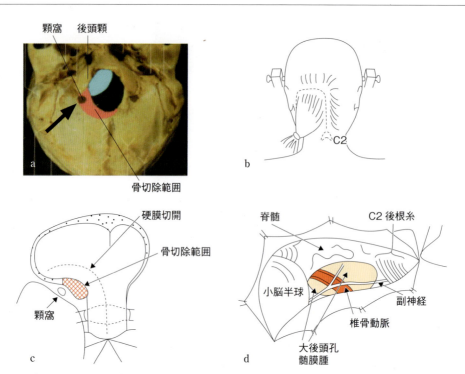

図 56.11 後側方アプローチ（transcondylar fossa approach）（a）後頭顆（occipital condyle）は大後頭孔の前半部に存在する．硬膜内腹側病変へアプローチするためには後頭骨の窩顆（condylar fossa）の内側の骨切除が重要である．（b）腹臥位のもと，hockey-stick incision を用いる．（c）環椎後弓切除，後頭下開頭，窩顆の内側の骨切除後，弧状の硬膜切開を行う．（d）腫瘍が良好に露出され，延髄や頚髄を圧迫することなく腫瘍の摘出が可能である．

術野が深く手術時間も長くなる点などである．実際には後側方アプローチや経口手術で対応できることが多く，適応となる症例は意外と少ない．

　一方，後側方アプローチは，大後頭孔髄膜腫などで延髄・頚髄の前方に存在する硬膜内髄外病変や除圧が必要な歯突起後方偽腫瘍などに対して有用である．手術法は開発者によりさまざまな名称で呼ばれており，それぞれ少しずつ異なる点がある．最もよく知られているのは Bertalanffy らの transcondylar approach であろう（Bertalanffy et al 1991）．しかし，後頭骨の condyle は大後頭孔の前半部に存在し，腫瘍のボリュームを減らすことによりほとんどの例で手術操作のためのスペースを得ることができる．このため，先に述べたような手術症例では condyle の切除が必要となることは実際には稀である．大切なことは後頭骨の窩顆（condylar fossa）内側の大後頭孔後内側縁を十分に切除し，脊髄の前方へのアクセスを確保することである（図 56.11）．そこで松島らの提唱する transcondylar fossa approach という名称がわかりやすい（Matsushima et al 1998）．体位は側臥位を用いる方法もあるが，術野が浅くオリエンテーションが得やすいことから，筆者らは腹臥位のもとで正中縦切開から乳様突起起始部に至る hockey-stick incision を好んで用いている．

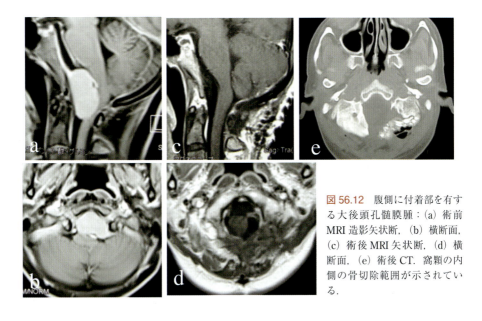

図 56.12 腹側に付着部を有する大後頭孔髄膜腫：(a) 術前 MRI 造影矢状断，(b) 横断面，(c) 術後 MRI 矢状断，(d) 横断面，(e) 術後 CT. 窩顆の内側の骨切除範囲が示されている.

頚部は原則的に前屈位にて固定する．首が短い患者では肩が邪魔になることがあり，頭部を対側に少し回旋させたり，対側に側屈気味に固定する場合もある．正中からやや左腹側に伸展した大後頭孔髄膜腫の例を示す（図 56.12）．

5.2.2 固定術

従来からの移植骨とワイヤーを用いる方法と，専用のインスツルメントを用いる方法とがあるが，いずれも後方アプローチが主体となる（Takayasu et al 2016）．ただし，整復可能な急性期の歯突起骨折 II 型では前方よりの anterior odontoid screw 固定法がよい適応となることがある．頭蓋頚椎移行部の複雑性を反映してさまざまな固定法が存在する．後方固定としては従来，移植骨とワイヤーを用いる方法が行われてきたが，sublaminar wiring による脊髄損傷の危険と，固定力が劣るため骨癒合が得られるまでのしっかりした外固定の併用が必須であるといった欠点を有した．実際に 2〜3 か月間の厳重な外固定を患者に守らせるのは容易ではなく，nonunion の率は 4〜50% と幅広く，しかも高率との報告がされている．そこで最近は instrumentation の使用が一般的となってきた．以下，代表的な固定術の手技について述べる．

a. 移植骨・ワイヤー固定

1）Brooks 法：環椎後弓と軸椎椎弓下に左右 2 本のワイヤーを通し，腸骨よりの移植骨片を環椎後弓と軸椎椎弓間の左右に挟み込み固定する方法．比較的強固な固定が得られるが，C2 sublaminar wiring の手技が煩雑で多少危険を伴う．また，術

後は確実な外固定が必須であり，不適切な場合には高率に non-union となる．

2）Galli（McGraw）法：環椎後弓，軸椎，棘突起間に骨移植を行い，環椎後弓下にはワイヤーを通すが軸椎の sublaminar wiring を行わず棘突起にワイヤーを締結固定する方法を指す．Sonntag らもこの変法を報告している．C2 sublaminar wiring を行わない利点は大きいが，固定力が落ちる．

b. Instrumentation

上位頚椎 instrumentaion には多様な方法があり，どれを選択するかはそれぞれの特徴を考慮して決定される．現在の筆者らの選択基準は，固定力に優れていること，手技の汎用性・容易さ，short fusion が可能なこと（術後の可動性をより維持できる），安全性などである．ただし前方アプローチとして一般的に使用する instrumentation としては現在，歯突起前方スクリュー固定法が唯一の方法といってもよく，その他は後方アプローチとなる．

頭蓋頚椎移行部の instrumentation として画期的な方法は 1979 年 Magerl によって始められた C1/C2 transarticular screw fixation（Magerl 法）である（Magerl et al 1987）．これは後方より両側の外側環軸関節面にスクリューを串刺しにし，同時に後方正中部にて移植骨とワイヤーを用いた C1/2 椎弓間固定を加えることにより 3 点固定を得る方法であり，環軸椎間の固定法としては最も強固な固定力が得られる．欠点はスクリュー挿入時前後面でのオリエンテーションを得にくく手技に習熟を要することや椎骨動脈・神経の損傷の危険を有すること，適応が限られる点などである．脱臼整復不能例や椎骨動脈の走行異常（high riding VA）が疑われる例では適応とならない．脊椎手術用ナビゲーション使用により安全なスクリュー挿入が可能となった．術前のシミュレーションで危険と判断された場合は無理せずに一側のみのスクリュー挿入や他の手術手技に変更する．ただし，最近では，新たな手技として環椎外側塊・軸椎スクリュー固定法が利用できる．この方法は整復操作も可能で適応範囲も広く，最近では第一選択として使用されることが多くなった．

ここでは現在主に用いられている 3 種類の instrumentation を紹介する．前方法では歯突起前方スクリュー固定法，後方法では環軸椎固定法として環椎外側塊スクリュー・軸椎固定法と後頭骨頚椎固定法として後頭骨−頚椎スクリュー・ロッド固定法である．この 3 種の方法のいずれかにより頭蓋頚椎移行部の固定のほとんどに対応可能である．

1）歯突起前方スクリュー固定法（anterior odontoid screw fixation：図 56.13）　単純な歯突起骨折に対し，前方から 1 本のスクリューにて固定する法である．整復可能な type II の歯突起骨折の急性期例（一般的には骨折後 3〜4 週以内）が適応となる．術後に C1-2 間の回旋運動が保持される点が最大の利点である．その他，横靱帯が温存されていること，スクリュー挿入の trajectory が確保できることなどが適応条件となる．適応が限られ，手技がやや困難，術後，骨癒合が得られるまでしっかりとした外固定を要する点などが欠点となる．手技のポイントは，C2 椎体前方

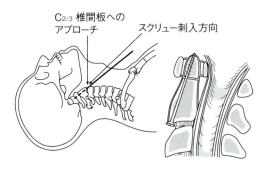
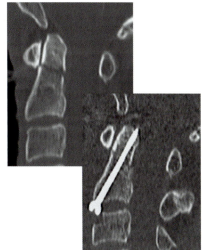

図 56.13　歯突起前方スクリュー固定法．
術後骨折線が密着されている．

のC2/3椎間板面から骨折線を超えて骨折歯突起片の真ん中にK-wireを正確に挿入することである．その後はK-wireに沿ってcannulated screwを進めれば骨折した歯突起を固定することは比較的容易である．このためには前後・左右の2方向同時の透視像を得ることが必須と考える．Apfelbaumの117例の成績では骨癒合率88%，nonunion 9%と比較的満足できるものである（Apfelbaum et al 2000）．後方固定法に比べてやや fusion rate が落ちる傾向はあるが，術後，頭部の回旋機能が維持できるのは患者にとって大きなメリットであり，適応があれば最初に試みるべき手技である．

2）環椎外側塊・軸椎スクリュー固定法（C1 lateralmass - C2 screw fixation）

C1 lateral mass screw と C2 anchor screw（主に pedicle screw や translaminar screw）をロッドにて連結する方法である（Goel et al 1994；Harms et al 2001）．C1，C2に別々にアンカースクリューを挿入しそれらを連結するため，一見煩雑に思えるがMagerl法のように椎間関節を貫く必要がないためスクリュー挿入はより安全である．Magerl法と同等の強度が得られ，また整復不能例にも適応となるなど利点が多い．環軸椎後方固定法としては第一選択となりつつある．

<環椎外側塊スクリュー>（図 56.14）

環椎の外側塊は比較的大きな骨構造であるため，アンカースクリュー挿入の余裕があり血管や神経損傷のリスクは少ない．また，強度も高く軸椎椎弓根スクリューに匹敵する．1994年，Goelらがプレートを介したC1-2固定法を初めて報告（Goel et al 1994）しているが，本法が注目され普及するようになったのは2000年のHarmsらのpolyaxial screwとrodを用いた固定法の報告（Harms et al 2001）による．

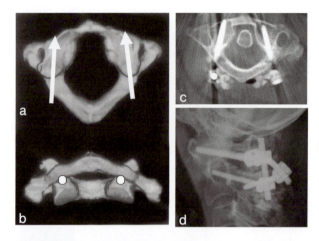

図 56.14 環椎外側塊-軸椎スクリュー固定法．(a) 環椎におけるスクリュー刺入方向，(b) 刺入点，(c) 環椎術後CTスキャン，(d) 術後レントゲン側面．

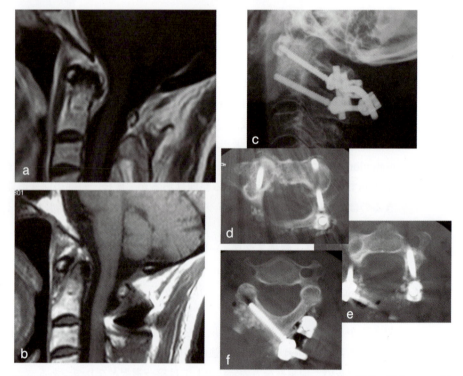

図 56.15 環軸椎脱臼に伴う歯突起後方炎症性肉芽を有する症例．(a, b) 術前，術後 MRI，(c) 術後 X 線側面，(d) 環椎外側塊スクリュー，(e) 軸椎左．椎弓根スクリュー，(f) 軸椎右．椎弓内スクリュー．

＜軸椎椎弓根スクリュー＞（図 56.15）

　主に，Abumi らの報告（Abumi et al 1997）により頸椎の強力なアンカースクリューとして認知されてきた．中下位頸椎の椎弓根スクリュー挿入には熟練を要するが，軸椎椎弓根は頸椎の中では比較的大きいため挿入しやすい．ただし，軸椎椎弓

根においても約2割で直径が3.5mm以下のためスクリュー挿入ができないとの報告もある．ナビゲーションを使用することにより安全性が高まり適応の拡大も期待できる．

＜軸椎椎弓内スクリュー＞（図56.15）

Wrightら（2004年），Gorekら（2005年）によって報告された方法である（Wright et al 1998; Gorek et al 2005）．軸椎の椎弓は一般的に大きいため椎弓根スクリューに匹敵する強度が得られる．何より椎骨動脈損傷のリスクがない．筆者らも2004年より開始したが，今のところ椎弓根スクリューが挿入できない場合の有力な代用手段として使用しており，一側に使用することが多い．

3）後頭骨頸椎固定（図56.16）　後頭骨から頸椎までの固定を行うため，環軸椎固定に比べさらに術後の頸部運動制限が強く，患者には日常生活上の不便を強いることになるため，その適応は慎重に決定する．後頭骨環椎脱臼は最も良い適応となる．従来，後頭骨から上位頸椎までをそのカーブに合わせた1本のループ（Ransford loop）を支柱にして各segmentをワイヤーで固定する方法が行われてきた．この方法ではsublaminar wiringが必要であり，また不安定性の強い症例では術後にも

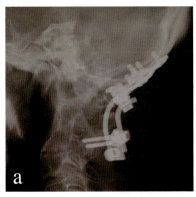
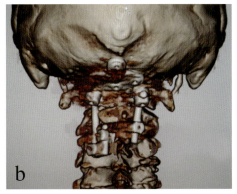
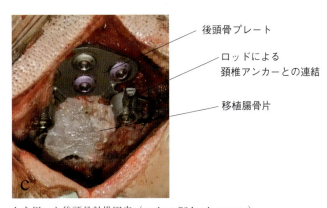

図56.16　後頭骨プレートを用いた後頭骨軸椎固定（occiput-C2 laminar srew）
（a）レントゲン側面，（b）3D-CT，（c）術中写真．

環椎前弓の沈み込み（settling）が進行することもあり固定力に限界がある．その後，アンカースクリューとロッドを用いて後頭骨と頚椎に固定するより強固なシステムが利用できるようになった．後頭骨スクリューは正中で内後頭隆起に近いほど強力であり，unicortical に比べ bicortical purchase が優れている．頚椎のアンカースクリューとしては外側塊スクリュー，中下位椎間関節スクリューなども用いられるが，軸椎に椎弓根スクリューや椎弓内スクリューといった強力なアンカースクリューを使用することにより後頭骨—軸椎の short fusion も可能である．このようなシステムとしては 1997 年に国内で初めて Olerud Cervical Spine System（Olerud et al 1997）が導入されたが，連結が煩雑であった．最近では後頭骨プレートを頚椎アンカースクリューにロッドを介して，より容易に接続できる新しいスクリュー・ロッドシステム（Oasys，Vertex，S4 Cervical，Mountaineer など）も利用できる．

後頭・頚椎固定術後，固定角度が前屈位となった場合，嚥下障害や呼吸障害をきたすことが注目されるようになった．画像計測では occipito-C2（O-C2）angle（McGregor's line と C2 下端終板がなす角度）が気道の最狭窄部の前後径とよく相関することが明らかにされ，術前と比べ前屈位とならないように配慮することの重要性が報告されてる（Izeki et al 2014）．

6. まとめ

以上述べてきたように頭蓋頚椎移行部は，解剖学的にも機能的にも特殊な領域であり，この部位の疾患を扱う場合は解剖・機能の十分な理解が最も重要となる．病変の切除・減圧に関しては後方アプローチを選択することも多いが，前方病変については個々の症例に応じて，前方アプローチや側方アプローチの中から最適な方法を選択する．また，不安定性をきたしやすい部位であり，常に固定の必要性の有無，必要な場合どの方法が最適かについて考慮する．

この部の内固定法として従来は移植骨とワイヤーを用いた椎弓間固定法が用いられたが，安定した成績を得るためには手技に習熟を要し，固定性が十分でなかったり，sublaminar wiring による脊髄損傷の危険，術後ハローベストなどの強固な外固定が長期間必要といった問題があった．こういった欠点を補う意味から，さまざまな instrumentation が開発されてきた．Instrumentation の施行にあったては，それぞれの長所，短所を十分に理解し，個々の症例の病態や頭蓋頚椎移行部の不安定性の程度に基づき，必要な固定範囲と強度を有する方法を選択する．スクリューとロッドを用いた環軸椎固定が最も多く用いられる手技であるが，後頭頚椎固定が必要な場合には術後の嚥下障害・呼吸障害をきたさないため固定角度に十分に配慮する．

文　献

Abumi K et al: Spine 22: 1853-1863（1997）.

Anderson LD et al: J Bone Joint Surg Am 56A: 1663-1674（1974）.

Apfelbaum RI et al: J Neurosurg（Spine 2）93: 227-236（2000）.

Bertalanffy H et al: Neurosurgery 29: 815-821（1991）.

Crockard HA: Surgery of Cranial Base Tumors. Raven Press, New York, pp225-234（1993）.

Fielding JW et al: J Bone Joint Surg 59A: 37-44（1977）.

George B et al: Cranial Base Surgery. Robertson et al（eds）, Churchill Livingstone, London, pp259-281（2000）.

Goel A et al: Acta Neurochir（Wien）129: 47-53（1994）.

Gorek J et al: Spine 30: 1513-1518（2005）.

Harms J et al: Spine 26: 2467-2471（2001）.

Haris JH et al: Am J Radiol 162: 887-892（1994）.

Isu T et al: Neurosurgwery 33: 845-850（1993）.

Izeki M et al. Eur Spine J 23: 328-336（2014）.

Kassam AB el al: Neurosurgery 57（Supple 1）: E213（2005）.

Magerl F et al: Cervical Spine I. Kehr et al（eds）, Spinger-Verlag, Wien, pp322-327（1987）.

Martinez-del-Campo E et al: J Neurosug Spine 24: 535-545（2016）.

Matsushima T et al: Skull Base Surgery 8: 119-125（1998）.

Olerud C et al: Acta Orthop Scand 68: 109-115（1997）.

高安正和：図説脳神経外科 New Approach 脊髄─機能・解剖・手術. 佐藤潔（編）, メジカルビュー社, 東京, pp54-63（1999）.

高安正和 他：脊髄外科 20: 149-156（2006）.

高安正和：脳神経外科エキスパート, 脊髄脊椎外科ステップアップ編. 高安正和（編）, 中外医学社, 東京, pp164-214（2009）.

Takayasu M et al: Neurol Med Chir（Tokyo）56: 465-475（2016）.

谷　諭：脳神経外科エキスパート, 脊髄脊椎外科基本編. 高安正和（編）, 中外医学社, 東京, pp155-169（2008）.

Wright NM et al: J Neurosurg 88: 634-640（1998）.

XII

手術に関する事項

57 節	手術に役立つ三次元画像	860
58 節	術中モニタリング	869
59 節	開閉頭法	883
60 節	末梢神経の手術	899
61 節	Pterional approach	912
62 節	Anterior interhemispheric approach, Anterior craniofacial approach	927
63 節	Occipital interhemispheric approach	941
64 節	Transpetrosal approach	951
65 節	Transcondylar approach	966
66 節	Transsphenoidal surgery（T/S）	975
67 節	脳室へのアプローチ	990

57. 手術に役立つ三次元画像

木村 友亮

　手術に際しては，術前に computed tomography（CT）scan や magnetic resonance imaging（MRI），脳血管撮影などの画像検査を元に手術のシミュレーションを行い，手術戦略を立てる．より実際の手術に近づけるためには，画像データを再構成し，術者が解剖学的な位置関係を容易に把握できるようにする工夫が必要となる．

1. 融合三次元画像

　近年は複数の画像モダリティを組み合わせた融合三次元画像を用いた術前シミュレーションが可能となっている．融合三次元画像とは，複数の医用画像データを統合しコンピュータ上で三次元的に視覚化させたコンピュータグラフィクスのことである．医用画像技術やコンピュータグラフィクス技術の最近の進歩によって，融合三次元画像は手術前評価の方法として一般的なものになりつつある．

　実際に融合三次元画像を作成するには，医用画像データ，画像処置ソフトウェア，ハイスペックのコンピュータが必要となる．さらに，画像作成者の技量や知識，ソフトウェアの機能によって得られる画像が異なってくる．有用な結果を得るためには出力された画像を解釈するための解剖学的知識が不可欠であり，融合三次元画像で何を検討したいのか明確化することが効率のよい画像作成につながる．

　有用な三次元画像を作成するためには，512 ピクセルサイズ以上の高解像度の医用画像データを用いるべきであり，目的とする構造物に対してコントラスト比が高いデータを用いなくてはならない．三次元画像の空間分解能は元データに依存し，元データ以上の分解能を持つ三次元画像は作成できないと考えるべきである．したがって，元画像データのスライス厚は 1mm 以下が望ましい（金 2016）．

　筆者らは主に CT と MR のデータを用いて融合三次元画像を作成している．CT は東芝の Aquilion one（320 列）や Aquilion prime（64 列），MR は GE 社の Signa HD 3.0T を用いている．骨および血管の情報は CT angiography のデータを使用し，脳および神経系の描出には MR（3D-TSE 法）のデータを用いている．両者の画像を骨の情報を用いて組み合わせ，想定される開頭野および術野に合わせて画像を作

成している．融合三次元画像処理にはZiostation2（Ziosoft, Tokyo, Japan）を用いている．

シミュレーションの実際を以下に示す．

2. もやもや病に対するバイパス術

術前に評価すべきポイントは多数あるが，バイパスのドナーとして用いる浅側頭動脈の走行を評価する上で三次元画像は有用である．血管の走行をあらかじめイメージしておくと，実際の手術の際に皮膚の上からマーキングしやすくなる（図57.1）．想定される開頭野にreciepientとして使用可能な動脈が存在するかが評価

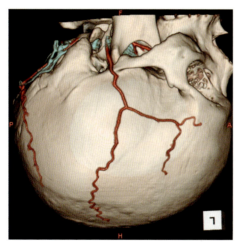

図 57.1

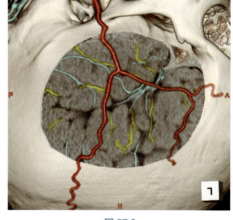

図 57.2

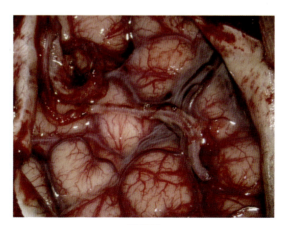

図 57.3

可能である．これに灌流画像を組み合わせることで，バイパスのターゲットを決める際に重要な情報となる（図57.2）．

図57.3は吻合を行った後の術野である．この症例ではfrontal sideとtemporal sideに1箇所ずつ吻合を行った．

3. 顔面痙攣に対するMVD

三叉神経痛の手術においても同様のことが言えるが，術前情報としてまず重要な

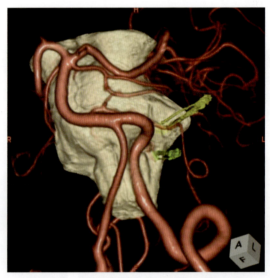

図57.4

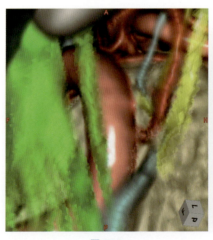

図57.5

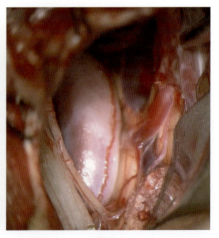

図57.6

のは offending vessel の同定である．CT と MR の fusion 画像を用いることによって，血管と脳神経の位置関係が把握しやすくなる．

事例は顔面痙攣の症例であるが，本症例は左 PICA および VA 本幹が offending vessel であった．脳幹と末梢神経，血管を組み合わせた画像を作成することにより offending vessel の同定がしやすくなる（図 57.4）．

図 57.5，57.6 に術前に作成した三次元画像と実際の術野を示す．

4. 脳腫瘍（schwannoma）

硬膜内外へ伸展した舌下神経鞘腫の症例である．三次元画像は下位脳神経との位置関係のみならず，顔面神経や内頚動脈などの頭蓋外の構造物との位置関係の理解の一助となる．また，三次元画像のデータと 3D プリンターを用いることで立体模型を作成することができ，ドリルを用いて骨削除のシミュレーションを行うこともできる．

事例は左舌下神経鞘腫の症例である．図 57.7，57.8 は外側後頭下開頭に加えて mastoidectomy を行った術野を示している．頭蓋内外の腫瘍，三半規管および頭蓋外顔面神経も示されている．

図 57.9，57.10 は硬膜内を close up した 3D 画像である．S 状静脈洞と腫瘍の位置関係や下位脳神経のとの位置関係がよくわかる．また，腫瘍の内減圧を行った場合の仮想画像も作成可能である．

図 57.11 は右舌下神経鞘腫の症例の立体模型である．病変の全体像をイメージするのに有用と考えている．材質によっては骨削除のシミュレーションを行うことも

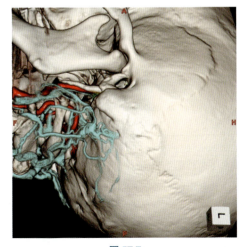
図 57.7

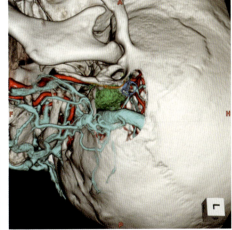
図 57.8

864　XII. 手術に関する事項

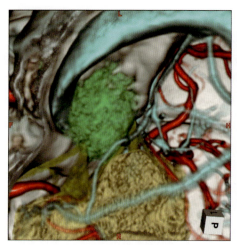
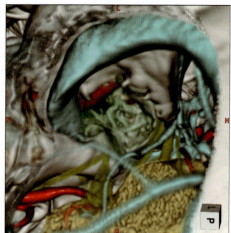

図 57.9　　　　　　　　　図 57.10

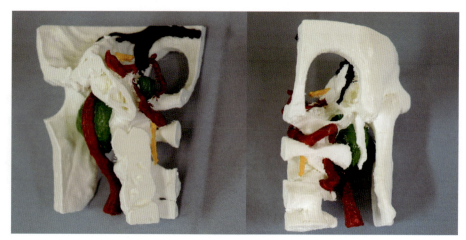

図 57.11

できる．

5. 脳腫瘍（下垂体腺腫）

　下垂体腺腫をはじめとした傍鞍部病変の手術においては，近年は内視鏡が主要な役割を占めている．仮想内視鏡モードを用いることによって，経鼻アプローチのシミュレーション画像を作成することができる．筆者らは仮想内視鏡モード視野角80°で経自然孔アプローチのシミュレーション画像を作成している．
　症例は頭蓋咽頭腫の術前シミュレーションのために作成した画像である（図

57.12, 57.13).

　仮想内視鏡モードで右蝶形骨洞自然孔より蝶形骨洞内に進入し，トルコ鞍を観察している（図 57.13）．左図は鼻腔内の画像であり，右鼻腔より進入している．内頚動脈は当院では赤色で表示している．

　図 57.14 はトルコ鞍と内頚動脈，視神経を示している．蝶形骨洞中隔とトルコ鞍，内頚動脈の位置関係が理解できる．

　図 57.15，57.16 に骨を透見させた画像を示す．正常下垂体，腫瘍，視神経の位置関係や進入方向の奥にある構造物（後交通動脈，脳底動脈など）の理解に有用と考えられる．

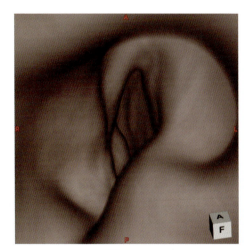

図 57.12

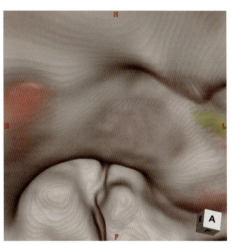

図 57.13

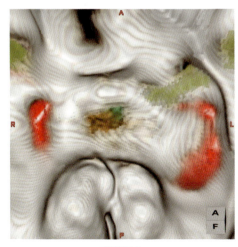

図 57.14

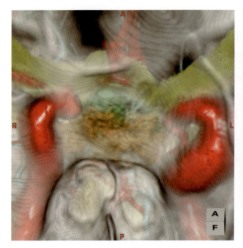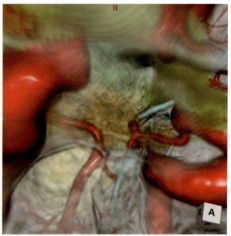

図 57.15　　　　　　　　　　　　図 57.16

5.1　Clipping 前の画像

　脳動脈瘤に対するクリッピング術においては，血管の立体的構造の把握のみならずアプローチルートの静脈の走行の理解にも役立つ．

　事例は未破裂右中大脳動脈瘤の症例である．動脈瘤から血管が分枝しており，浅側頭動脈を用いた low flow bypass の準備をしてクリッピングを行った．

　図 57.17 は動脈のみの画像である．母血管と分枝の位置関係の理解に役立つ．この画像ではレンズ核線条体動脈が描出されているが，症例によっては困難な場合もある．

　図 57.18 は開頭野とシルビウス裂およびその表層を走行する浅中大脳静脈を示す．

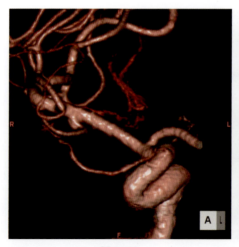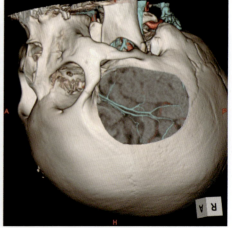

図 57.17　　　　　　　　　　　　図 57.18

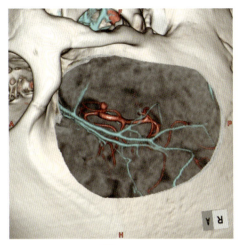

図 57.19

静脈の走行を事前に評価しておくことで，シルビウス裂を開放する際の進入部位の決定に役立つ．

図 57.19 に動脈も合わせた画像を示す．シルビウス裂と脳動脈瘤，母血管と分枝の位置関係がわかりやすくなる．

5.2　Coil 前の画像

脳動脈瘤に対するコイル塞栓術においては，立体構造の把握はもちろんであるが，治療に用いるワーキングアングルを検討する際にも有益な情報を提供する．また，

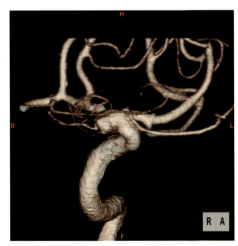

図 57.20

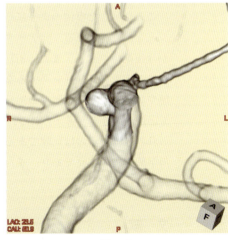

図 57.21

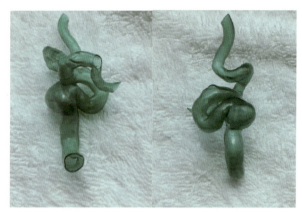

図 57.22

頚部以下の血管の評価も併せて行うことによりカテーテルのアクセスルートの評価も行うことができる．

提示する事例は左内頚動脈-上下垂体動脈分岐部未破裂脳動脈瘤の症例である．

図 57.20 は動脈のみの画像である．さまざまな方向から観察し，ワーキングアングルを検討することができる．図 57.21 のように病変部以外の血管を半透明化させた画像も作成可能である．滅菌されていないため実際の術野での使用はできないが，3D プリンターで中空の立体模型を作成することによりカテーテルシェイピングのシミュレーションを行うことができる．

図 57.22 は右 ICA C4-5 portion の未破裂脳動脈瘤の症例の立体模型である．中空化されているためカテーテルを通すことができる．

6. まとめ

ここに示した事例のように三次元画像を用いることにより有用な手術シミュレーションが可能となる．元データの解像度の向上に伴い，さらに高精細な画像の構築が今後期待される．また，3D プリンターの普及に伴い，立体的な構造の把握や実際にモデルをドリリングするなどのシミュレーションも可能となってきている．質感やコスト面での課題は依然残ってはいるが，外科的手術のみならず血管内治療にも応用ができると考えられる．しかし三次元画像はあくまでも作られた画像であり，これのみに頼るのは危険である．画像の作成にはもちろんであるが，その解釈に解剖学的知識が重要であり，また三次元画像の元データとなっている画像の評価も忘れてはならない．

文　献

金太一 他：手術シミュレーションのインパクト．脳神経外科ジャーナル 25：622-630（2016）．

58. 術中モニタリング

菅野　彩

　術後の機能温存を目的とした「術中モニタリング」は，今や必要不可欠の存在となった．機能部位を同定し，その働きを温存するための手法は多岐にわたるが，ここでは広く一般に行われている汎用性の高いモニタリング法について述べる．

1. SEP 体性感覚誘発電位 (somatosensory evoked potential：SEP)

1.1　正中神経刺激 SEP

　正中神経刺激 SEP は中心溝近傍病変手術時の中心溝同定，中大脳動脈支配領域の虚血や機能のモニタリング，脳幹・頚髄病変手術時の機能モニタリングなどを目的として行われることが多い．

　刺激電極としては市販の刺激電極（銀−塩化銀電極，日本光電工業）（図 58.1）が簡便であり，近年多く用いられている．小児の場合にはこの電極では大きすぎるため，小児用電極を用いる．

　記録電極は，予め電極装着部位をサンドペーパーで擦り皮膚抵抗を下げておく．

　刺激強度は supramaximal（SEP 振幅が最大となる最小の刺激強度．最大 20mA）にすることで安定した電位を得ることができるが，覚醒下手術中に再度 SEP を測定しなおす場合などは疼痛面に配慮して適宜刺激強度を下げる必要がある．

　上肢経頭蓋 SEP に必要な電極のセットアップならびに刺激・記録条件を示す（図 58.1）．一般に，主に皮質成分である N20〜P25 の振幅変化を評価していく（図 58.2）．明らかな潜時の延長や，コントロール波形に比し 50% 以上の振り幅低下を認める場合，あるいは程度が低くとも再現性を持った低下の場合には術者に報告する．

870   XII. 手術に関する事項

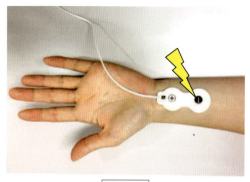

正中神経

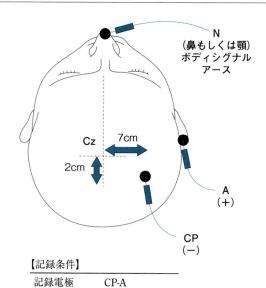

【刺激条件】

刺激強度	10〜20mA
刺激幅	0.2msec
刺激頻度	5※Hz
刺激電極の位置	手関節正中に約2cm間隔で陰極を中枢側に設置

【記録条件】

記録電極	CP-A
加算回数	100回
分析時間	50msec
フィルター	50〜1500Hz

（※交流ノイズを避けるため4.9Hzなどに設定するとよい）

図58.1　正中神経刺激SEPのセットアップ

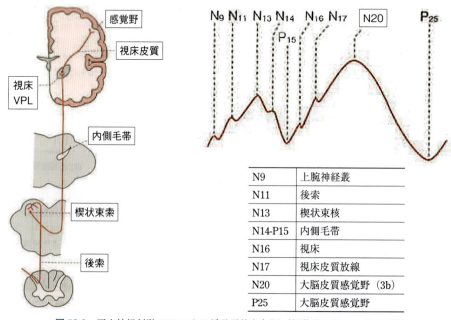

N9	上腕神経叢
N11	後索
N13	楔状束核
N14-P15	内側毛帯
N16	視床
N17	視床皮質放線
N20	大脳皮質感覚野（3b）
P25	大脳皮質感覚野

図58.2　正中神経刺激SEPによる誘発電位と起源（短潜時，25msec以降略）

1.2 正中神経刺激 SEP を用いた中心溝の同定

　中心溝近傍病変の手術の際，運動機能および感覚機能を温存するためには，中心溝を同定して両皮質の位置を確認する必要がある．記録は中心溝と思われる脳溝を挟んで前後の皮質上に電極を設置して行う（図 58.3A, B）．

　中心溝に面した中心後回の前端（3b 野）に誘発された電流双極子は，中心溝に対して後方（感覚野）に陰性，前方（運動野）に陽性の分布を示すと考えられている．これを利用して，刺激が皮質（3b 野）に到達するまでの潜時である 20msec 前後に着目すると，中心溝を境に得られる誘発電位の極性が陽性波（P20）と陰性波（N20）に分かれるはずである．すなわち，位相逆転がみられる部位に中心溝が存在すると推定できる（図 58.3C, D, 図 58.4）．

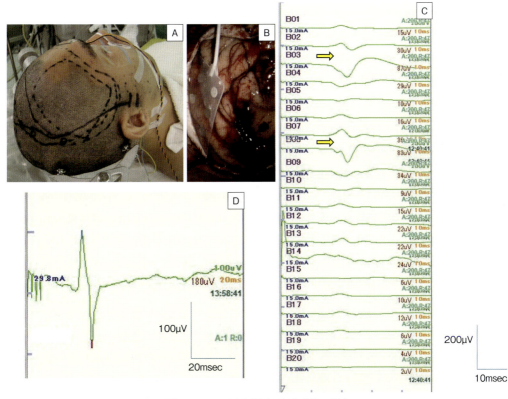

図 58.3　SEP 測定を用いた中心溝の同定

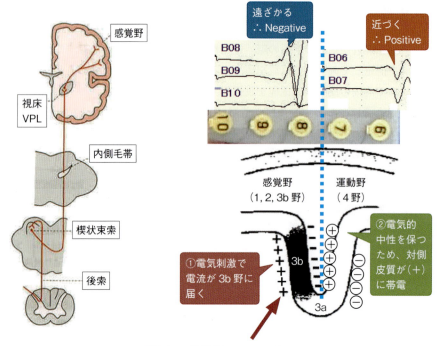

図 58.4 位相逆転のメカニズム

1.3 後脛骨神経刺激 SEP

　後脛骨神経刺激 SEP は主に前大脳動脈灌流領域の感覚領野における虚血や機能のモニタリング，頸髄より下位の脊髄病変手術時の機能モニタリングなどに適している．具体的には，前者は A1，A2 の一時遮断，クリッピングによる狭窄・閉塞時のアラームとして，後者は上肢 SEP では感知できない胸髄以下の病変手術時に有用である．

　使用する刺激電極は上肢 SEP と同様であるが（図 58.5），下肢静脈血栓予防のために弾性ストッキングを履いていることが多いので，電極貼付部位の圧迫による褥瘡形成に留意が必要である．刺激強度は上肢よりさらに強くする必要があり，通常は 20～30mA とする．図 58.6 に経頭蓋 SEP に必要な電極のセットアップならびに刺激・記録条件を示す．一般に，主に皮質成分である P37～N46 の振幅変化を評価していく．正中神経刺激 SEP と同様に，明らかな潜時の延長やコントロール波形に比し 50％ 以上の振幅低下を認める場合，あるいは程度が低くとも再現性を持った低下の場合には術者に報告する．

58. 術中モニタリング　873

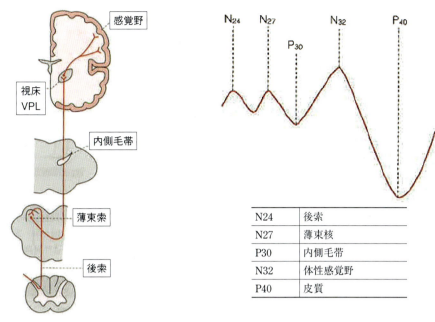

N24	後索
N27	薄束核
P30	内側毛帯
N32	体性感覚野
P40	皮質

図 58.5　後脛骨神経刺激 SEP による誘発電位と起源

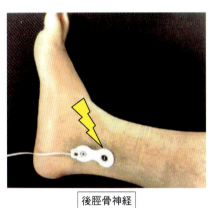

【刺激条件】

刺激強度	20〜30mA
刺激幅	0.2msec
刺激頻度	2〜5Hz
刺激電極の位置	内踝後方に約2cm間隔で陰極を中枢側に設置

【記録条件】

記録電極	Cz'-Fz（or A）
加算回数	100回
分析時間	100msec
フィルター	50〜1500Hz

図 58.6　後脛骨神経刺激 SEP のセットアップ

874 XII. 手術に関する事項

2. MEP 運動誘発電位 （motor evoked potential：MEP）

2.1 麻 酔

　電気刺激によって誘発筋電図を記録する MEP は，吸入麻酔や筋弛緩薬によって抑制され得るため，MEP モニタリングを行う際は事前に麻酔科へ連絡を入れる必要がある．

　経頭蓋もしくは脳表から入力された刺激は皮質脊髄路を介して脊髄前核および神経筋接合部でシナプスを介し筋収縮を生じさせる．そのため，全身麻酔薬にはシナプス伝導抑制の少ないプロポフォールが用いられることが多い．吸入麻酔薬は脊髄前角でのシナプス伝導抑制が強いため推奨されない（表58.1）．プロポフォールは鎮痛効果が弱いため，フェンタニルやレミフェンタニルを併用する．筋弛緩については，十分な鎮痛が得られていれば導入時のみの使用に留めることが多く，術中の頚動脈圧迫などバッキングを誘発するような操作がある場合に適宜追加する程度である．

　筋弛緩モニタリングとして Train-of-four 刺激（TOF）がある．尺骨神経，脛骨神経，顔面神経などに 0.5 秒間隔で 4 回刺激を加え，最初の反応強度（T1）と 4 回目の反応強度（T4）の比（T4/T1，TOF ratio）を測定する．モニタリング中はこの値が 0〜5％ に維持されることが望ましい．筋弛緩薬の拮抗剤としてスガマデクス（ブリディオン®）があるので，適宜麻酔科医と連絡を取り，モニタリングに際し筋弛緩の影響が考えられると判断した場合には同剤の使用を依頼する．

表58.1　筋における運動誘発電位の振幅に対する麻酔薬の影響

分　類	薬剤名	種　類	運動誘発電位の変化
鎮痛薬	セボフルラン	吸入麻酔	↓↓↓↓
	デスフルラン	吸入麻酔	↓↓↓↓
	プロポフォール	静脈麻酔	↓↓
	ケタミン	静脈麻酔	→
	デクメデトミジン	静脈麻酔	↓↓
	ドロペリドール	静脈麻酔	↓↓
筋弛緩薬	ロクロニウム	静脈麻酔	↓↓↓↓
	ベクロニウム	静脈麻酔	↓↓↓↓
鎮痛薬	フェンタニル	静脈麻酔	→（大量投与は抑制）
	レミフェンタニル	静脈麻酔	→

2.2 脳表刺激 MEP

　MEP は大脳皮質運動領野を含む皮質脊髄路に対する血流不全や手術操作による直接損傷を防ぐ目的で行う．刺激電極にはさまざまな形式があるが，シート状ないしはグリッド状の硬膜下電極を用いることが多い．開頭や手術操作に差し障りなければ，前述「1.2 正中神経刺激 SEP を用いた中心溝の同定」で用いた 4×5 電極をそのまま利用すると簡便である（図 58.3B）．20 極のうち，SEP 結果を参考に運動領野と考えられる電極の刺激を行い，最も振幅の大きい電極を刺激電極とする．刺激強度は施設によっても若干の差があると思われるが，10～25mA 前後で最初のスクリーニングを行った後，MEP 出現閾値＋2mA 程度でモニタリングを継続する．なお，覚醒下手術で MEP を併用する場合には，MEP 出現閾値は下がり，さらに刺激によって疼痛を生じる場合があるので，覚醒度に応じて刺激強度を下げる．刺激方法には Fpz に置いた電極を陰極刺激とする単極刺激と，刺激電極の中から任意の 2 点を選び刺激する双極刺激がある．通常，単極刺激は脳表を広く深部まで刺激し，双極は狭く浅部を刺激すると考えられるので，できるだけ双極刺激を行うことが望ましい．

　記録電極としては，刺激と対側の短母指外転筋（上肢）あるいは拇趾外転筋（下

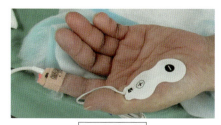
短母指外転筋

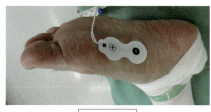
母趾外転筋

【記録条件】

記録電極	対側の短母指外転筋 母趾外転筋
分析時間	70msec
フィルター	20～3000Hz

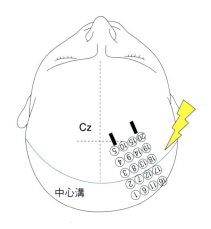

【刺激条件】

刺激強度	閾値＋2%mA
刺激幅	0.2msec
刺激電極	グリッド電極

図 58.7　脳表刺激 MEP のセットアップ

肢）に針電極もしくは市販の刺激電極（銀-塩化銀電極，日本光電工業）（図 58.7，図 58.8）を貼付するのが一般的である．筋電図の記録には，筋腹（belly）に陰極，腱（tendon）に陽極を装着する belly-tendon 法を用いる．

誘発される筋電図の最大振幅をモニタリングしていく．得られる波形，振幅にはある程度の変動があるので，電極の位置・接触の程度や筋弛緩レベルをチェックした上で，再現性のある振幅低下（50％以下）が認められたときに警告を発する．

2.3 経頭蓋刺激 MEP

頭皮上から推定する場合，頭部正中線上の鼻根正中部（nasion）と後頭結節（inion）との中点（Cz）から 2cm 後方の点（A）と，外眼角と外耳道の中点（B）を結ぶ線が中心溝のラインとされている．刺激電極は上肢であればこの中心溝のラインで正中から 7cm 外側（国際 10-20 法の C3，C4 より 1〜2cm 前方：C3'，C4'）に刺激側を陽極，対側を陰極にして設置する．下肢の場合は同様に中心溝のラインで正中から 2cm ほど外側（C1'，C2'）に刺激側を陽極として設置する．経頭蓋の

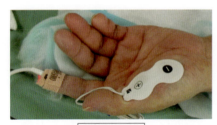

短母指外転筋

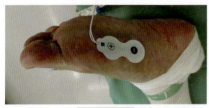

母趾外転筋

【記録条件】

記録電極	対側の短母指外転筋 母趾外転筋
分析時間	70msec
フィルター	20〜3000Hz

【刺激条件】

刺激強度	閾値＋20％mA
刺激幅	0.2msec
刺激電極	スクリュー / 皿電極

図 58.8 経頭蓋刺激 MEP のセットアップ

場合にはコークスクリュー電極を用いることが多い．装着が容易で外れにくく，電極が皮下に挿入されることで刺激電極間抵抗が低く維持されること，術中にドレーピングした後でも電極を触知しやすく，推定される中心溝の位置がわかりやすいといった利点がある．刺激強度は，MEP 波形が記録可能となる刺激閾値の 20％程度強い刺激強度（最大 200mA または 400V）とする．記録電極については脳表刺激のときと同様である（図 58.8）．

3. 誘発筋電図 (evoked electromyogram：evoked EMG)

　脳神経のうち，運動性機能を持つ動眼神経（Ⅲ），滑車神経（Ⅳ），三叉神経（下顎神経：V_3），外転神経（Ⅵ），顔面神経（Ⅶ），舌咽神経（Ⅸ），迷走神経（Ⅹ），副神経（Ⅺ），舌下神経（Ⅻ）は電気刺激による誘発筋電図でモニタリングすることが可能で，術野内で脳神経を鑑別・同定したり，術中の神経障害を防ぐ目的で行う．ここでは特に，後頭蓋窩腫瘍などで行われることの多い顔面神経・迷走神経の誘発筋電図について述べる．

3.1 刺　激

　刺激方法には単極刺激と双極刺激があるが，神経線維の刺激には単極刺激が選択されることが多く，限局した場所の刺激には双極刺激が選択されることが多い．双

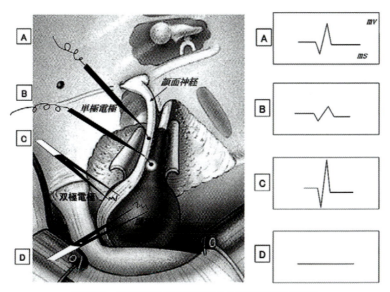

図 58.9　単極刺激と双極刺激による誘発筋電図の相違

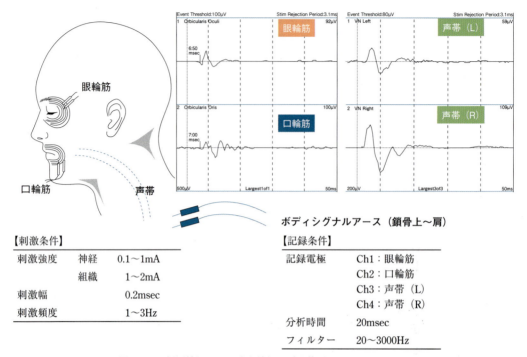

図 58.10　顔面神経および迷走神経の誘発筋電図のセットアップ

極刺激の場合は電極の当て方も重要で，神経線維の長軸に沿って電極を当てるようにする（図 58.9）．また，術野が髄液などでウェットな状態だと刺激電流が抵抗の低い髄液にリークしてしまい，目的とする神経が十分に刺激されないこともあるので，刺激は髄液を吸引するなどしてできるだけドライな状態で施行する必要がある．刺激には 0.2msec の矩形波を用い，刺激強度は腫瘍表面や腫瘍内で神経を探す場合には 1〜2mA，神経を直接刺激する場合には 0.1〜1mA で刺激し，頻度は 1〜3Hz とする（図 58.10）．

3.2　記　録

記録電極には針電極を用いる．顔面神経のモニタリングは眼輪筋と口輪筋にそれぞれ 2 本ずつ針電極を挿入する．迷走神経のモニタリングは電極付き気管内挿管チューブを用い声帯の収縮を記録する．加算の必要はないが，刺激に同期させた波形をモニターすることで誘発反応とアーチファクトを容易に区別することができる．この方法では刺激強度が supramaximal ではないこと，刺激点が一定ではないことなどから，潜時や波形の変化をモニターの指標とすることはできない．振幅もある程度は変動するが，再現性がある振幅の低下をきたしたら術者に警告を発する．筋

電図検査が可能な誘発電位測定器では，入力波形に応じた音を内蔵スピーカーから出すことができる．この機能を利用し，電気刺激による反応の有無が術者にリアルタイムに伝わるようにする．誘発筋電図をモニターする際には前述の MEP と同様，筋弛緩剤の使用が大きな問題となる．麻酔科医と連携をとり，筋弛緩レベルを一定に保つようにしなければならない．

4. AMR

顔面神経の分枝を刺激したにもかかわらず，その神経が支配していない筋が収縮する異常筋反応（abnormal muscle response；AMR）のことである．別名 lateral spread とも呼ばれ，責任血管による顔面神経の圧迫が解除されると AMR は速やかに消失/減少する．AMR が残存すると高率に再手術が必要になるとの報告もあり，顔面痙攣に対する微小血管減圧術の予後予測として有用であるとされている．

AMR のセットアップを図 58.11 に示す．微小血管減圧術では，小脳の牽引によって蝸牛神経が障害される恐れがあるため，ABR のモニタリングは必要である．ABR のセッティングが終わってから AMR の準備にとりかかる．

顔面神経の分枝である頬骨枝は眼輪筋支配，下顎縁枝はオトガイ筋支配であるた

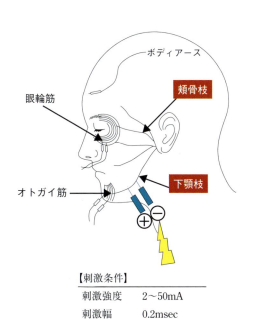
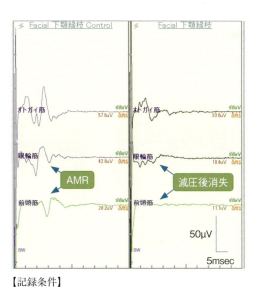

図 58.11　AMR のセットアップと記録波形

め，通常は頬骨枝を刺激すると眼輪筋が収縮するはずである．にもかかわらず，同神経を刺激したときにオトガイ筋まで収縮するのがAMRの反応となる．同じように，下顎枝を刺激して眼輪筋の収縮を記録してもよい．

　刺激電極はどちらかの神経とし，記録電極は眼輪筋・オトガイ筋の両者としていずれも針電極を挿入する．刺激および記録条件は図58.11の通りである．責任血管の減圧操作前後でのAMRの消失ないし振幅低下を確認していく．なお，顔面痙攣に対してA型ボツリヌス毒素（ボトックス®）治療を長期間継続しているケースでは，AMRが最初から低振幅となることが多いため注意が必要である．

5. VEP

　VEPはトルコ鞍近傍腫瘍をはじめとする視覚路近傍病変の手術の際に，視神経から後頭葉までの視覚路の機能をモニターする目的で行う．VEPの術中モニタリングには，従来ゴーグルタイプの光刺激装置が用いられていたが，前頭開頭では開頭時の皮弁翻転により大きく位置がずれてしまい，網膜に十分な光量を与えられないこともあった．近年は図58.12のようなシリコン基板上に高輝度発光ダイオードが埋め込まれた電極を使用し，閉眼状態の眼瞼上に装着して直接光刺激を行うものが普及している．

　記録電極は外後頭隆起（Inion）の4cm上方，4cm外側の左右2点と両側の乳様突起の2点に針電極を設置し，左右別々に記録する．近年はナビゲーションを用い

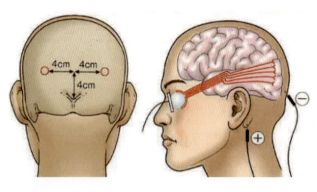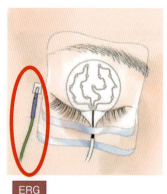

【刺激条件】	
刺激強度	500～20000 Lx
刺激幅	20msec
刺激頻度	1Hz

【記録条件】	
記録電極	Inionの4cm上方・4cm外側
加算回数	100回
分析時間	200msec
フィルター	20～500Hz

図58.12　VEPのセットアップ

抑制作用	大	小	なし
鎮痛薬	チオペンタール	プロポフォール	筋弛緩薬
	吸入ガス麻酔薬	麻薬	
	亜酸化窒素		

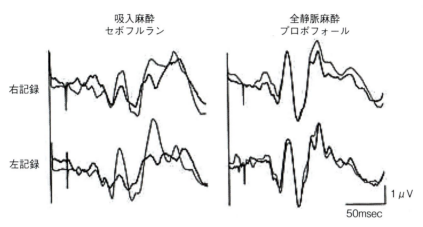

図 58.13　麻酔薬と視覚誘発電位抑制作用の関係

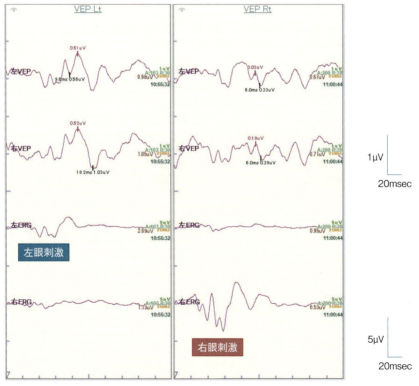

図 58.14　ERG と VEP の同時記録

た手術が広く普及してきているので，後頭葉の位置もナビゲーションで確認しておくとより確実である．VEP は麻酔薬の影響を受けやすく，吸入麻酔薬では振幅が大きく変動する（図 58.13）．プロポフォールを用いた全静脈麻酔によって振幅の変動が少なくなり，信頼できるモニタリングが可能となった．

　　光が網膜に到達しているか確認するため，両外眼角に電極を設置し，網膜電図も同時に記録するとよい（図 58.14）．前頭部の皮弁翻転前に左右の眼を別々に刺激し，波形を記録しておく．皮弁翻転後も波形を記録し，皮弁翻転前後での比較を行い，大きな変化がなければこれをコントロール波形とする．VEP の潜時延長や振幅低下，波形の消失を認めた場合に，ERG も同時に記録できなければ，皮弁翻転による光刺激装置のずれによるものであると判断できる．この場合，ERG が記録できるまで皮弁を戻したり，刺激装置の位置を変えるなどといった対応を試みる．

　　波形の潜時や振幅は個人差が大きいが，一般に 100msec 前後の最大陰性波に注目し，その前後の陽性波との振幅を記録する（図 58.14）．再現性のある最も大きい振幅をコントロール波形とし，50% を cut off 値として振幅の変化をモニタリングする．

文　献

林 浩伸，赤崎 由佳，川口 昌彦：全身麻酔下における視覚誘発電位モニタリングの進歩，日本臨床麻酔学会誌 34(7)：885-890（2014）．

川口 昌彦，中瀬 裕之（編）：術中神経モニタリングバイブル〜術後神経合併症予防のための実践的手法とその解釈，羊土社（2014）．

森田 明夫（担当編集委員）：新 NS NOW 8　脳神経外科手術のコンパス　術中機能・画像情報モニタリングマニュアル，メジカルビュー社（2016）．

村上 信五：術中神経モニタリング，日本耳鼻咽喉科学会会報 117(8)：1142-1143（2014）．

佐々木 達也，板倉 毅，鈴木 恭一（著），児玉 南海雄（監修）：「超」入門脳神経外科術中モニタリング，メディカ出版（2011）．

鈴木 恭一，市川 剛，渡部 洋一，氏家 洋幸，白鳥 裕樹，佐藤 美千子，峯 徹次：経頭蓋電気刺激による運動誘発電位モニタリングにおける刺激強度と両側記録の重要性―偽陰性を回避するための工夫―，脳卒中の外科 41: 207-212（2013）．

田中 聡，川真田 樹人：運動誘発電位の麻酔：静脈麻酔の有効性と問題点，臨床神経生理学　第 44 巻 6 号：473-477（2016）．

田中 雄一郎，徳重 一雄，本郷 一博，小林 茂昭：両側上下垂体動脈閉塞で視障害を生じたと考えられる 2 症例，脳卒中の外科 37: 133-136（2009）．

飛松 省三：ここに気をつける！誘発電位ナビ：はじめの一歩から臨床と研究のヒントまで，南山堂（2017）．

59. 開閉頭法

南田 善弘

　脳神経外科手術は開頭に始まり，手術の中心である硬膜内操作，そして閉頭で終わる．開頭の優劣は患者の全身状態，硬膜内操作に影響を与え，閉頭の優劣は術後創部トラブルの発生を引き起こし予後に影響を与える場合もあり，早期退院，早期社会復帰を妨げる場合もある．それらすべてに最善の治療を施し，グローバルに最善の患者予後を追求するように努力すべきであろう．ここでは各種アプローチに関する具体的なことは他章に譲り，札幌医科大学脳神経外科で行われている術前術後の処置，開閉頭法の基本的な手技と工夫を中心に述べる．

1. 術前処置

1.1 術前洗髪（待機手術の場合）

1) 術前洗髪は術当日，できれば直前が好ましい．
2) 消毒薬によりシャンプーは頭皮および毛髪の細菌コロニー数を減じる効果があり術創感染の予防に有効である．
3) 消毒薬にはイソジンスクラブ®，ヒビスクラブ®がある．減菌効果はヒビスクラブが優れるが刺激性がやや強く聴覚器に対する毒性，皮膚炎などのリスクがある．当教室ではイソジンスクラブ®を使用．
4) 洗髪後，医療スタッフは毛髪を素手で触れてはいけない．減菌タオルで毛髪を覆う．

1.2 毛髪除去に関する方針決定

1) すべての脳外科手術は創部感染症のリスクを増すことなく無剃髪手術が可能である．

2) 無剃髪手術と部分剃髪手術では術創感染率は変わらない.

3) 術創とその周辺部の剃刀剃毛は明らかに創部感染率を増す.

4) 無剃髪か？ あるいは部分剃髪か？ は今まで一般に術者のポリシーで決定されていたが，上記の理由で毛髪除去を行う合理的理由はない.

5) 剃髪する場合は，通常，頭皮クリップの幅を考慮し，切開線に沿って10mm程度の幅で剃髪する.

1.3 体位と頭部の固定

体位や頭部の固定は各種アプローチ法により異なるが，基本的には次のような点に注意する.

1) 頭部を約20°挙上したジャックナイフ型にする.
   ・静脈還流を容易にするため軽く下肢を挙上する.

2) 術野を心臓より高い位置にする.
   ・さもなくば静脈還流障害が生じ，出血が著しくなる. 時に脳腫脹の原因となることがある.
   ・術中静脈系の出血が著しい場合は，手術台縦転による頭部の挙上にて対処する.
   ・挙上過剰の場合や座位の場合には，空気塞栓症に注意しなければならない.

3) 頚部の過度の屈曲，回転に注意する.
   ・頚部の過度の屈曲は頚静脈の還流障害を惹起する.
   ・挿管チューブの屈曲による起動の閉鎖を誘発する.

1.4 メイフィールド型頭部三点固定器の設置

当施設ではメイフィールド型頭部三点固定器による頭部の3点固定を行うことが多いが，術後の疼痛などを考慮して，ピン固定を行わない場合も多い. ピン固定の際の注意点は以下の通りである.

1) 基本的に術野の邪魔にならないよう配慮する.
   ・術野により2点側の左右の選択に充分配慮する.

2) 安定した固定を得るため，3点で規定される二等辺三角形の垂直二等分線が，頭側より見た頭部の中心を通過するようにする.

3) ピンのヘッドを骨に固定する.
   ・筋が存在する部分はヘッドが骨組織まで達せず，固定が不安定になりやすいので避ける.

4) 側頭動脈などの頭皮動脈の走行にも注意する.

5) 側頭部など骨が薄い部分を避ける.

- ・硬膜外血腫を惹起することがある．
6) バディーハロの装着に無理がないようにできるだけアームを垂直，正面視するように設定する．
7) 覚醒下手術を行う場合にはピン固定をする前に頭皮の神経ブロックと固定部分の局所麻酔を行う．

1.5 皮膚切開線の決定

1) 病変の治療に必要な開頭をデザインし，そこから合理的な頭皮切開線を決定する．
2) 切開線は毛髪内あるいは毛髪線上が好ましい．
3) 標準的な開頭術以外ではナビゲーションシステムの使用が望ましい．
4) 切開線はできるだけ頭皮の動脈や神経を横切らないデザインが望ましい．
   ・頭皮動脈と神経の解剖学的知識は必須である．
5) 毛流に沿った切開線は術後切開線が目立ちやすいので好ましくない．
6) 頭皮フラップの過剰な牽引を避けるため切開線は少し余裕をもった長さとする．
7) 頭皮切開線のデザインは油性マーカーで頭皮に記す．

1.6 整髪と消毒（図59.1）

1) 医師をはじめとした医療スタッフは頭皮に触れる際は，決して素手で触れてはいけない．手袋着用を原則とする．
   ・病原菌は患者よりもむしろ医療従事者の手指に存在する．
2) 眼軟膏と眼パッチで角膜を消毒液から保護する．耳栓は必須ではないが粘膜毒性が強い消毒液を使用する際には必要である．
3) 0.025％塩化ベンザルコニウム溶液を術野周辺に広くスプレーする．
4) デザインした切開線に沿って毛髪を分けイソジンゲル®で整髪する．
   ・整髪用の櫛は滅菌したものか，ディスポーザブルのものを使用する．
5) 周囲の毛髪を覆布テープで固定する．
6) 10％イソジン液®で消毒する．最低でも2分間以上の時間をかけ綿球でペインティングする．
7) 覆布テープをスキンステイプラーで固定する．
8) 切開線をピオクタニン®で上書きする．

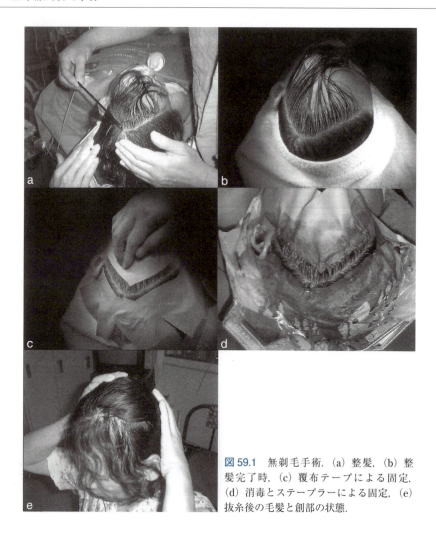

図 59.1 無剃毛手術．(a) 整髪，(b) 整髪完了時，(c) 覆布テープによる固定，(d) 消毒とステープラーによる固定，(e) 抜糸後の毛髪と創部の状態．

1.7 ガウン，手洗い

1) 手術前に爪の手入れをする．
2) 頭皮は手術帽の中にできるだけ入れ，不必要にはみ出さないようにする．
3) マスクは鼻，口を完全にできるだけ隙間なくタイトに覆う．
4) ヒビスクラブ®（4％グルコン酸クロルヘキシジン）あるいはイソジンスクラブ®（7.5％ポピドンヨード）で手指消毒する．
   ・ブラッシングは必須ではない．
   ・消毒効果は時間依存性で最低2分間以上消毒する．3分程度が適切で5分以上は無駄である．
   ・5分以上の手洗いは皮膚炎など皮膚を傷めるリスクが増し控えるべきである．

5) 手指消毒後にヒビテンアルコール（0.5％グルコン酸クロルヘキシジンアルコール）によりアルコール消毒をする.
　　・アルコール消毒の併用により消毒効果の持続時間が増す.
6) 3時間以上の手術では，手指清浄度の減退と手袋ピンホール発生を考慮して手袋交換を行う.

1.8　ドレープと覆布

1) 粘着性のドレープは消毒剤が十分乾燥してから貼る.
　　・粘着性ドレープに感染予防効果はない. 期待される効果は毛髪の固定である.
2) 覆布は原則的にディスポーザブルのものを使用する.
3) 術野周囲の覆布は断端をスキンステープラーで固定すると，覆布のズレやそれに伴う不潔野の露呈を防止できる.

2.　開頭法

　　開頭術は手術のプロローグであるため，より非侵襲的でなければならない. しかし，その繊細さや闊達さに関しての意識落差は大きい. 特に開頭術の不必要な出血は全身状態に悪影響を及ぼすばかりでなく，術野のランドマークを見失うことになり，以後の硬膜内操作に悪影響を及ぼすため最小限に抑えなければならない. ここでは当科における非侵襲性と合理性を追求した開頭術の方法を具体的に述べる. 開頭術に際しては，マスターズリング開頭セットとマイダスレックス・モーターシステムを用いる.

2.1　マスターズリング開頭セット

　　当教室で開発されたマスターズリング開頭セットは以下のような特徴がある.
1) 鑷子類すべてに親指当て部分（マスターズリング）が付き，把持力および操作性が良い.
2) カラーによって鑷子類や吸引管の太さを瞬時に区別することができる.
3) 適度な角度付けにより操作性が向上した.

2.2　頭皮切開

1) 切開線上にリドカイン®とボスミン®を等量あわせた液を切開部に浸潤させる.
   ・ボスミン®の血管収縮作用を有効に作用させるためには頭皮の動脈が走行する帽状腱膜周辺を狙う.
2) 円刃刀（No.15）で帽状腱膜下まで一気に切開する.
3) 切開の角度は表皮に垂直ではなく皮毛角に沿った角度で切開を行う.
   ・切開時の毛根損傷は術後脱毛の原因の一つである.
4) 骨膜の切開は皮膚切開線の直下にせずややずらす.
   ・皮膚切開線，筋膜切開線，骨膜切開線，骨切開線，硬膜切開線が一直線にならないようにすると，組織修復や術後髄液貯留の予防に有利である.
5) 頭皮動脈の温存
   ・術野の展開を制限しない限り，浅側頭動脈などの頭皮動脈は可及的に温存する.
6) 不必要な出血を避けるために，助手とともに頭皮を圧迫しながら切り進む.
7) 適宜，頭皮開創器を使用する.
8) 術野の狭小化を避けるために両端を予定通りの位置まで十分に切開する.

2.3　凝固止血

1) 断端が確認できる動脈のみ凝固止血する.
2) 止血した断端の反対側も同様に止血する.
   ・真皮を含め毛根より表層側の皮膚を凝固しない.必要以上の凝固は縫合不全や創近傍部脱毛の原因となる.

> **＜頭皮クリップ＞**
> 　術創周辺の脱毛を予防する目的で頭皮クリップは原則用いない.頭皮を愛護的に取り扱えば十分に止血凝固しても有害事象は発生しない.ことに長時間手術では頭皮損傷を防ぐためにも頭皮クリップの使用は良くない.
> 　頭皮クリップを使用しない場合には，閉創時の止血操作はほとんど不要となる.

2.4　筋の剥離と切開

1) 筋組織の挫滅と血流障害，神経障害を予防するため，頭蓋骨膜剥離子を十分骨表に押し付け，骨側に骨膜と筋組織が残らないように剥離する.
   ・筋線維の挫滅を防ぐためには，筋線維の走行に垂直方向に剥離するのが良い

とされる．また栄養動脈と支配神経は伴走しつつ枝分かれするため，近位側からの剥離が良い．

2）筋の切開は必要最低限とし，できるだけ筋線維に平行に切開し，筋の萎縮を防止する．

2.5 穿 頭

1）骨屑が周辺に散乱しないように大きなウェットガーゼを敷いてからドリリングする．

2）穿頭は穿頭器を用いる．
- 助手は熱損傷を避けるため適度に生理食塩水をかける．穿頭により生じた骨屑は閉頭時の修復材料として保存し，後に再利用する．

2.6 ソーイング

1）薄い皮質骨を除去し硬膜を確認する．

2）硬膜剥離子 A を用いて穿頭部周囲の硬膜を剥離する．その後，穿頭部間の硬膜を骨から遊離させるためフレキシブルな硬膜剥離子 B を用いて，開頭部位の硬膜を完全に遊離させる．
- 最も癒着の強いのは縫合線上であることを認識する．
- 特に高齢者は癒着が強いので慎重に，十分剥離しなければ硬膜の損傷を生じる．状況に応じて穿頭数を増やす必要が生じることもある．

3）十分に硬膜の遊離を確認した後，開頭縁をソーイングする．

2.7 骨弁除去

1）頭蓋骨起子 A を用いて骨弁を挙上する．
- 骨弁内面と硬膜との癒着が著しいときは，頭蓋骨起子 B を用いて剥離しながら慎重に行う．
- 骨挙上の際に支点となる部分の内板骨縁の陥没による硬膜，あるいは脳実質の損傷を防ぐための配慮を要する．

2）骨弁の除去後，直ちに止血する．
- まずは大きな硬膜動脈を十分に凝固止血する．
- 骨縁よりの出血は骨ろうを擦り込む．
- 骨縁と硬膜の間に間隙がある部分にサージセル®を挿入し，硬膜をタックアッ

プすることで止血する．癒着が強く間隙がない部分は剥離する必要はない．

＜硬膜のタックアップ縫合＞
・硬膜の外膜のみ縫合糸をかける．硬膜を貫通し硬膜内組織を損傷しないよう注意する．
・硬膜線維の方向に直角に糸をかける．並行にかけると硬膜の外膜が裂けやすい．
・硬膜のタックアップ縫合は骨縁ぎりぎりで行う．
・高齢者で骨との癒着が強い例では必須ではない．

2.8 硬膜切開

1) 硬膜切開の前に外部組織の止血を再確認し，硬膜内への血液流入を防止する．
   ・外部組織からの血液の流れ込みは，硬膜内操作を著しく妨げる．
2) 硬膜動脈を十分に凝固止血する．
3) 硬膜有鉤鑷子で吊り上げながら硬膜下組織に注意し尖刃刀で小切開する．
   ・静脈洞や架橋静脈が存在しない部分，かつ最も安全な部分から切開を始める．
   ・切開は硬膜面に垂直ではなく，やや斜めに切開するのが安全である．
4) トリガーができたら硬膜剪刀，剥離剪刀，上山式マイクロ剪刀（ギザ刃）®，尖刃刀などを用いて硬膜を切開する．
   ・硬膜剪刀での切開では先端部で硬膜を吊り上げながら切開する．
   ・剥離剪刀での切開では剪刀を斜めに硬膜内に挿入し，同様に硬膜を吊り上げながら切開する．
   ・静脈洞近傍ではできるだけ静脈洞から離れた部分から切開し，硬膜内の静脈の走行と架橋静脈確認しながら切開する．
   ・再手術では脳表と硬膜との癒着があるので，前回と同部位の切開は避け少しでも癒着のない部分から剥離を進める．剥離のために顕微鏡を導入してもよい．
5) 切開縁の止血凝固は必要最低限に行う．
   ・不必要な凝固は硬膜の萎縮を生じるため最小限とする．
6) 切開した硬膜は翻転し，周囲組織に縫合固定するか，上山式つり針（小）®で牽引する．乾燥による萎縮を予防するため硬膜を折り畳んだ状態で固定すると良い．

2.9 術野の保護

1) 開頭野の周囲を隙間なくウェットガーゼあるいは濡れタオルで囲む．
   ・軟部組織の乾燥予防と圧迫止血，血液流入予防を目的とする．

・血液で汚れた術野周囲を隠すことで，硬膜内操作を無血的に行おうとする動機づけとなる．
2）露出した脳表はサージセル®などの吸収性素材で保護する．
　・脳表の保護と乾燥防止が主な目的である．
　・血液の付着により癒着するため適宜交換する．
3）術中，術野の乾燥を予防するため，助手は適宜ウェットガーゼ，脳表に人工髄液を滴下する．

3. 閉頭法

　閉頭術は脳神経外科手術の中では追従的に考えられがちである．しかし縫合不全，髄液貯留，それに引き続く創部感染などのようなトラブルが生じ，予後に影響を与え得る重要な局面である．これらは適切な閉頭を行うことでほとんど回避し得る．当施設での工夫を述べる．

3.1 硬膜補充

1）人工硬膜はできるだけ使用しない．可能であれば自己硬膜のみで硬膜閉鎖を行うのが基本である．そのために実践している幾つかの注意点は，
　・硬膜断端の凝固を必要最小限とする．
　・術中硬膜がウェットな状態を保つように配慮する．硬膜乾燥の予防策として，硬膜の折畳み，ゼルフォーム®被包などがある．
　・硬膜のタックアップを必要最小限とする．あるいは硬膜閉鎖時に一時的に縫合を除去する．
2）自己硬膜で閉鎖できない場合は，自己組織によるパッチを行う．
　・骨膜：円蓋部など．
　・筋膜：側頭筋膜など．
　・筋組織：小さな穴を修復するときに使用．
3）代用硬膜としては以下のものを使用するが，できる限り異物を用いない自己組織による修復を基本とするため現在ではほとんど使用されない．
　・ゴアテックス®
　・シームデュラ®
4）硬膜縫合には 4-0，あるいは 5-0CV（ゴアテックス®）を用いた連続縫合が基本である．
　・縫合糸径／縫合針径＝1.0 の血管用の縫合糸で収縮性がある．
　・連続縫合が効率的でしまりがよい．

5) 硬膜テンティング
　・硬膜外腔を狭小化させるため数箇所のテンティングをする.
6) フィブリン糊（ボルヒール®，ベリプラスト®）によるシーリング
　・スプレー法で行う.

3.2　骨弁の固定

　　骨弁の固定はプレートによるネジ式固定法と2枚のプレートによる挟み込み固定法がある. またネジ式固定法のプレートにはチタン合金製の金属プレートと加水分解により生体に吸収される吸収性プレートがある. 各々の特徴を理解し，状況に応じて使い分ける.
　・ネジ式固定はあらゆる状況下で万能に使用できる. 頭蓋骨の固定も強固である.
　・金属プレートは強度，厚み，ネジの扱いやすさ，コストの点で優れ，吸収性プレートはX線透過性，吸収されるため最終的に異物が残存しない点が優れる.
　・金属プレートの使用を基本とし，小児例，術後放射線照射予定例では吸収性プレートを使用している.
　・挟み込みの固定は操作性と固定力の点で優れているが，骨の厚さが異なる部位では固定性が得られないことが欠点である.

3.3　骨欠損部間隙の補填

　　できるだけ異物は体内に残さないというコンセプトから，最近では骨欠損部の補填にも異物を使用しない方針とした. クラニオプラスチックキットなどの人工骨は術後感染率を増すものではないが，いったん感染症が起こった場合には難治性である.
1) 骨欠損部の間隙は開頭時穿頭の骨屑を利用する.
2) 固定のためにはフィブリン糊を使用する. A液に浸した骨屑を欠損間隙に補填し，その後B液を塗布することで骨屑は局所に固定される.
3) 骨屑で補填した部分は骨再生を促すため骨膜で覆われるよう配慮する.
4) 何らかの理由で骨屑が使用できない場合にはバイオペックス®を使用する.

3.4　頭皮下貯留液の予防：フラップ固定法

　　術後の頭皮下貯留液は日常経験することであり，感染や縫合不全の原因になり，危惧するところである.

3.4.1 適　応

　特に後頭部馬蹄型切開，冠状切開あるいは頭頂部などの筋が存在しない部分の開頭時には，十分な硬膜形成を行ったにもかかわらず多く経験する印象を受ける．このような場合が懸念される場合にはフラップ固定（flap fixation）法を行う．

3.4.2 目　的

　貯留する物理的空間を狭小化させること．

3.4.3 方　法

　皮弁を裏側から吸収糸で骨弁に縫合し，固定する（図 59.2a,b）．このときに創縁に向かって吊り上げるようにすることが重要である．同時に創縁対側の頭皮も同様に固定する．

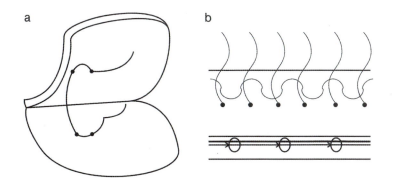

図 59.2　頭皮下貯留液の予防のためのフラップ固定法．(a) 皮弁を裏側から吸収糸で骨弁に固定する．(b) 閉創した後の，フラップ固定のための吸収糸の状態．

3.4.4 利　点

① 頭皮下貯留液を最小限に抑えることができる．十分に慎重な硬膜形成を行うことが必要条件であるが，この方法を併用することで頭皮下貯留液は最小限に抑えられる．
② 緊張が創面のみに集中せずに分散することができる．創面にかかる緊張は縫合部の血流不全を生じ，それに伴う縫合不全や感染を惹起する．また瘢痕形成の原因となる．その緊張を分散させることで，それらを回避することができる．

③ 頭皮下貯留に伴ったレジンの浮遊を防止できる.

3.4.5 欠 点

① 頭皮下ドレナージの抜去困難：皮弁を骨に固定するため，頭皮下ドレナージを抜去する際に縫合糸に絡まり，抜けにくくなることがある．事前に意識してドレナージの設定位置を配慮すれば問題にならない．

② 術直後の前額部の非可動性：冠状切開の際に術直後に前額部の可動性が失われるが，吸収糸を使用することで時間の経過に伴い改善され，問題にならない．

3.5 創近傍部脱毛の予防：帽状腱膜縫合法

脳神経外科手術後に皮膚切開線に沿った脱毛が生じることは稀ではない．整容的な問題は軽視されがちだが，患者にとっては大きな精神的負担となることが多い．特に最近は脳ドックなどの普及により無症候の患者に対して予防的な治療が行われる機会も増えている．機能面のみならず整容的な観点からも障害を残さない手術が必要である．創部近傍部脱毛予防に対して有効な帽状腱膜縫合法について述べる．

3.5.1 創近傍部脱毛の原因

・切開時の毛根断裂
・毛根の虚血
 - 過剰な止血操作
 - 術中の頭皮クリップ
 - 縫合による絞扼
 - 頭皮フラップの過剰な牽引
・切開線上の瘢痕形成

毛根の虚血はすなわち頭皮の虚血である．したがって頭皮をいかに愛護的に扱い機能と形態を温存できるかという問題と考える．

3.5.2 方 法

従来は図 59.3a のように，教科書に記載されている方法に準じて，皮下と帽状腱膜を同時に縫合し，表面はスキンステープラーを用いて頭皮縫合を行ってきた．帽状腱膜縫合法は図 59.3b, c のように帽状腱膜のみを奥行きをもって吸収糸で縫合し，浅層はスキンステープラーを用いる方法である．開頭時における不必要な創面の止血凝固操作を可及的に回避するため，血管の断端が確認できる明らかな動脈性の出

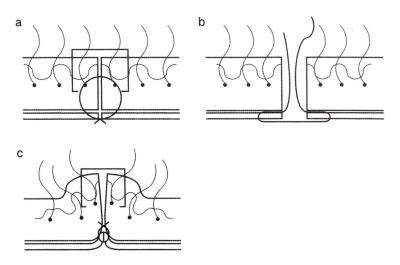

図 59.3 創近傍部脱毛の予防のための帽状腱膜縫合法．（a）従来法で皮下と帽状腱膜を同時に縫合した場合，（b, c）帽状腱膜縫合法で帽状腱膜のみを縫合した場合．

血以外は，止血せずに頭皮クリップにてコントロールする．

3.5.3 利　点

① 創近傍部脱毛を回避することができる．
　・皮下縫合を行わないため，それに伴う毛根の絞扼による阻血性壊死を回避することができる．
　・帽状腱膜を創縁より奥行きをもって縫合し，頭皮を寄せるため，創面の緊張が緩和され，切開線上の瘢痕形成を回避することができる．
② 創近傍部の頭皮の血流を維持することができる．
　・創部の適合がよく，早期抜糸が可能である．
　・壊死が起こりにくく，感染に抵抗性である．
③ 創面が段違いになりにくい．
　・薄い帽状腱膜のみを縫合するため，縫合の厚さを考慮する必要がない．
④ 操作が簡単で，迅速である．
　・臨床現場で閉頭を担うことが多い若い研修医でも十分に可能である．
　・埋没縫合をする必要がない．

3.5.4 欠　点

・術直後に創部よりの出血が比較的多く，ガーゼ汚染をすることがあるが，多少のガーゼ交換を行うことで問題となることはない．

3.6 創部感染の予防

　術後創部感染は術後管理よりはむしろ，閉頭時の手技に規定されている部分が多いということを認識する必要がある．不用意に抗生剤を過剰投与すべきではない．

3.6.1 洗浄の有用性

　術後創部感染の防止に最も重要なことは，閉創時に各層で執拗に洗浄することである．術野が開放されている以上，落下細菌や人為的操作による感染の危険は常にあるが，閉創時に洗浄し，細菌数を減少させることが創部感染防止に最も有効である．

・骨弁を入れるまでは自家骨は露出させずにウェットガーゼで包んでおき，直前に十分に洗浄すること．
・各層の閉創が完了した後に，繰り返し十分に生理食塩水で洗浄すること．

3.6.2 異物の除去

　創部に不必要な異物を置き去りにしてくることは感染を助長する．不必要な縫合糸，骨屑，血餅をきれいに除去する．

3.7 閉頭時あるいは頭蓋形成術時の皮膚寄せ

　冠状切開や後頭部馬蹄型切開などの大きな皮膚切開を行ったときや皮膚萎縮した後の頭蓋形成術時に，皮膚が寄らずに閉創が困難になる場面に直面することがある．

3.7.1 初回手術で皮膚の萎縮がない場合

a. 原　因
　① メイフィールド型頭部固定器による頭皮の牽引
　② サクションポケットやその内容物，濡れた覆布の重みによる牽引
b. 対　策
　① 三点固定ピン装着時に頭皮を十分に切開側に寄せ，たるみをつけてから装着するようにする．
　② 閉創時に可能な限りサクションポケット，濡れた覆布など重りになるようなものをはずす．
　③ さらに上述のフラップ固定法，帽状腱膜縫合法を併用することで大抵はクリアできる．

④ 帽状腱膜下の剥離や，切開が有効なこともある．

⑤ それでも寄らない場合は頭部固定器をはずして閉創する．

3.7.2 腐骨除去術や外減圧術後の頭蓋形成術で皮膚の萎縮を伴う場合

このような場合には頭蓋形成術に困難を極める場合が多い．この困難性は骨欠損の大きさと経過時間に規定される．形成外科医と相談しながら治療を進めるべきである．

a. 組織伸長

・組織が伸長されることにより，完全な無張力の縫合が可能であり，瘢痕除去により整容的に優れた形成方法である．

・欠点は組織伸長に時間がかかる点と，その間に異物を挿入するため感染症のリスクがある点である．

b. 血管付き遊離筋皮弁

・腹直筋皮弁，広背筋皮弁が主に使用される．

・適応は大きな皮膚欠損あるいは死腔をふさぐ必要がある場合である．

3.8 皮膚縫合と創部管理

1）スキンステープラーでの縫合を基本とする．

・創部からの血液の漏出がないように縫合する．

2）麻酔覚醒前に蒸留水で十分洗浄する．

・創部周辺の血液と消毒薬汚染を完全に除去する．

3）創部と毛髪を滅菌タオルで拭い，創部のイソジン®消毒とバラマイシン軟膏®の塗布を行い湿潤環境とする．

4）ガーゼにて創部を覆い固定する．

4. 術後管理

4.1 抗生剤の予防投与

1）術後抗生剤の選択，投与法は各種ガイドラインあるいは院内感染対策委員の指針に従う．

2）当科では麻酔導入時より抗生剤予防投与を開始し，術当日のみの使用である．

3）無菌手術の場合，セファメジン®を第一選択とする．

4) 術野が咽頭や口腔に及ぶ頭部顔面外科手術では，嫌気性菌を含む広域スペクトラムの抗生剤を使用する（ダラシン® + ゲンタシン®など）.

4.2　消毒とガーゼ保護

1) 創部は 24 時間以上ガーゼ保護する.
2) 創部管理の基本はウェットドレッシングである.
　・当教室ではバラマイシン軟膏®を使用.
3) 術後 2 日目に毛髪をイソジンスクラブ®で洗髪し創部を開放する.
4) その後の洗髪は適宜施行するが，当教室では低刺激性無添加のシャンプーであるドゥーエ®を用いている.

4.3　抜　糸

抜糸は術後 5〜7 日に行う.

文　献

Baun V: Acta Neurochirurgica 135: 84-86（1995）.
Horgan MA: Skull Base Surgery 9: 253-258（2000）.
Mangram AJ: Infection Control and Hospital Epidemiology 20: 247-278（1999）.
Winston KR: Neurosurgery 31: 320-329（1992）.

60. 末梢神経の手術

平 孝臣, 堀澤 士朗

　脳神経外科における末梢神経の手術は, 手根管症候群や胸郭出口症候群のような末梢神経に対する圧迫症状を解除する目的で行われるものと, 痙縮に対する末梢神経縮小術のように神経線維自体に手術操作を加えて臨床的効果を見出す機能的神経外科手術に大別される. ここでは後者の代表として痙縮および頚部局所ジストニアに対する末梢神経手術について述べる.

1. 痙縮に対する末梢神経縮小術

　末梢神経縮小術は局所の痙縮に対して過緊張にある筋肉への支配神経を選択的に図 60.1 に示すような手法で縮小し, 神経束内の神経線維の数を減らすことにより

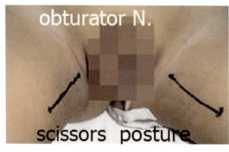
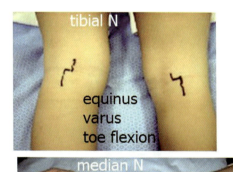
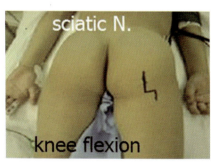
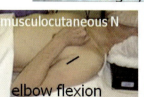
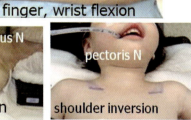

図 60.1　痙縮の部位に応じた末梢神経縮小術の手術部位

過度の筋緊張をコントロールする方法である．大多数の末梢神経では感覚神経と運動神経を分離可能で，術後の感覚障害を危惧する必要はほとんどない．

末梢の運動神経と呼ばれる神経は，単に脊髄前角細胞からの alpha 線維のみから構成されているのではなく，筋や腱からの求心性線維をも含んでいる．したがって末梢神経縮小術で得られる効果は，反射弓の遠心路とともに求心路も縮小して過度の反射を抑制していると考えられている．これらの比率は不明であるが，末梢神経縮小術が単なる手術的麻痺を作製しているのではないことは，運動神経終末のみに作用するボツリヌス毒素治療とは異なる．痙縮は単に segmental な脊髄反射の亢進ととらえるべきではなく，特に脳性麻痺児や若年者の脊髄損傷では extra-segmental な反射異常も関与していることが多い．すなわち対側の刺激により筋緊張が亢進したり，伸筋と屈筋の相反性抑制が消失していたり，S1 の刺激により L2-4 支配筋に反射が生じたりすることは珍しいことではない．これらは錐体路障害後に脊髄内の神経回路網の plasticity が生じることによると考えられている．したがって，局所の痙縮をコントロールするには，びまん性の痙縮に対する選択的後根遮断術のように求心路のみを遮断するのではなく，遠心性線維の処置も重要である．

1.1　手術に関する留意点

1.1.1　手術の種類と適応

末梢神経縮小術の適応は，局所に限局した痙縮である．表 60.1 と図 60.1 に痙縮の部位，主たる責任筋とその神経支配を示す．これらの図表に示すように症状に応じてさまざまな部位での手術が可能である．最も一般的なものは脳血管障害後片麻痺や年長の脳性麻痺における足関節の尖足・内反であり，腱の短縮や関節拘縮の完成していない時期に手術を考慮すべきである．年少の脳性麻痺児では再発が多いため，後述する選択的脊髄後根遮断が適応とすることが多い．

末梢神経縮小術は，歩行・起立の困難な場合には，起立歩行訓練をしやすくする

表 60.1　痙縮の部位，主たる責任筋とその神経支配

	痙縮の部位	主たる責任筋	神経支配
上肢	肩関節内転	大胸筋	大胸筋神経
	肘関節屈曲	上腕二頭筋	筋皮神経
	肘関節屈曲	手根屈筋など	正中神経・尺骨神経
	手指屈曲	浅・深指屈筋	正中神経・尺骨神経
下肢	膝関節屈曲	ハムストリング筋	坐骨神経
	股関節内転	内転筋など	閉鎖神経
	足関節尖足	ヒラメ筋・腓腹筋	脛骨神経
	足関節内反	後脛骨筋	後脛骨神経

目的で，歩行が可能な場合にはより安定した歩行を目的として，安定して歩行できるがかかとが持ち上がる場合には外見的問題の解決法としてとらえるべきである．外出時には短下肢装具をつけて歩行できるが，自宅内で装具をはずすと尖足やクローヌスが著明になり歩行が困難となるような症例では特に大きな機能改善が期待できる．この意味で，外来診察で装具をはずして診察し，痙縮の程度を評価し，自宅内での歩行や入浴などの ADL に関する問診を行うことがきわめて重要である．患者が何に困っているかを抽出し，それに対して何が可能かということを考える努力を怠ってはならない．

1.1.2　手術の準備

　手術は必ず全身麻酔で行う．麻酔導入時には短時間作用型の筋弛緩剤を用いるが，それ以外には筋弛緩剤は使用しない．手術部位だけでなく，目的とする痙縮部位をすべて術野に露出して術中に筋の動きや緊張度，クローヌスなどを観察できるようにする．できれば理学療法士も手洗いをして術中の症状の変化や神経刺激による動きの評価を行うようにする．全身麻酔下でもクローヌスなどの症状の評価は可能である．電気刺激は単極刺激でも双極刺激でもよいが，先端が 0.2mm 程度のきわめて細い刺激電極が必要である．電気刺激装置は 0.2msec 幅，3〜50Hz，0.10V 程度の出力が得られるものを用いる．

1.1.3　神経束の構成と手術手技

　末梢神経幹は多数の運動神経と感覚神経とから構成されるが，分枝するにつれて，感覚神経束と運動神経束に分かれる．運動神経束はその分枝した後に部位によって 3 本以上の神経からなる場合と 1〜2 本の運動神経から構成される場合とがある．例えば膝下部での内外側腓腹筋神経は 4〜6 本の運動神経からなる神経束であり，同部位でヒラメ筋神経は 1〜2 本の神経のみで構成されている．前者のように 4〜6 本で構成され，同一の筋に向かっている場合には，単にこれらのうち電気刺激で興奮しやすい数本を 5〜10mm の長さ切除して，1〜2 本を残すということで目的が達せられる．しかしヒラメ筋神経のように 1〜2 本の神経のみで構成される場合には，純粋な意味での神経縮小が必要である．神経周囲の結合組織を神経の長軸方向に 5〜10mm の長さで切開，剥離すると，縞模様状の外見を持つ神経自体が露出される．この神経の薄い周膜を切開すると gelatinous な神経線維が観察できる．血管吻合用の摂子とはさみで神経線維の束をほぐし，少しずつそぎ落とすようにしながら，全体を約 1/3〜1/4 の太さになるように神経縮小を行う（図 60.2）．この部位の遠位と近位とを電気刺激して，遠位部で最大収がみられる強度で，近位部ではかろうじて筋収縮が生じるまで縮小する．

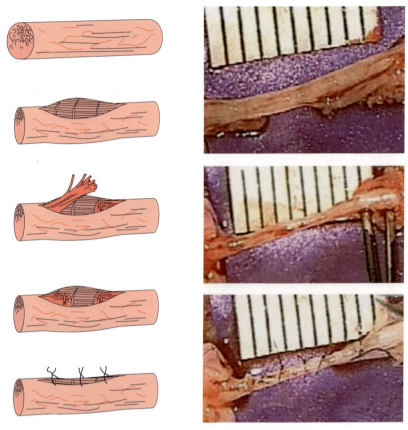

図 60.2　末梢神経縮小術での神経縮小の実際

1.2　下肢の痙縮に対する末梢神経縮小術

1.2.1　足関節痙縮に対する脛骨神経縮小術

　足関節の痙縮は下記に記すようないくつかの特徴を備えている．尖足と足関節のクローヌスはヒラメ筋と内外側の腓腹筋が関与する．もしこれらの症状が膝関節を屈曲した場合に軽減するようであれば，腓腹筋の関与が大きいと考えられる．これは腓腹筋の緊張が膝屈曲にて低下するためで，ヒラメ筋はこのような影響を受けない．内反（varus）は基本的には後脛骨筋が関与している．内反が足の先端部のみに生じている場合には腓骨神経支配の前脛骨筋が関与している場合もある．足趾の屈曲は長母趾屈筋と，長指屈筋（脛骨神経支配）の作用である．症状から痙縮に関与する筋を想定して手術をどの神経まで行うかを決定する．
　患者を腹臥位にして膝を軽度に屈曲した状態とする．下肢全体を消毒して術中に足部の筋緊張やクローヌスの評価をできるようにする．膝窩部で内側と外側の腓腹筋腱を触知して，その中央から遠位へ2cm，内側へ1cm，その点から近位1cmの

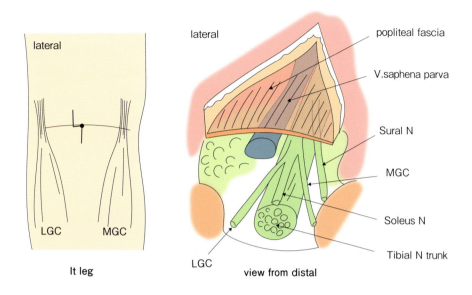

LGC：外側腓腹筋神経　MGC：内側腓腹筋神経

図60.3　膝窩部での脛骨神経の立体的解剖

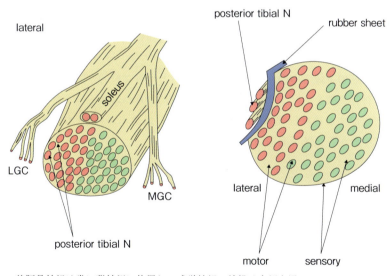

後脛骨神経は常に背外側に位置し，感覚神経の線維は内側を通る．

図60.4　膝窩部での脛骨神経の微小解剖

皮切を設ける（図60.3）．皮下脂肪組織を剥離すると膝窩筋膜が認められる．この部分までは神経の走行はない．膝窩筋膜を透見して小伏在静脈が確認できる．この静脈の内側で静脈に平行に筋膜を切開する．筋膜の奥の脂肪組織内には感覚神経で

ある sural nerve が走行しているので損傷しないように十分注意する．脂肪層を剥離していくと，図 60.3 のように脛骨神経本幹とそこから分枝するヒラメ筋神経，内外側の腓腹筋神経が認められる．脛骨神経とその分枝の立体的配置はほぼ常に図 60.4 のようになっており，脛骨神経本幹では感覚神経は内側，運動神経は外側に位置し，足関節の内反をつかさどる後脛骨神経は外背側に 2〜3 本の神経束として存在する．縮小する程度は電気刺激にて筋収縮の程度を確認しながら直径で 1/3〜1/4 になるようにする．手術は 1.5 時間程度，術後は翌日から歩行や加重を行っても問題ない．しかし器質的に短縮気味のアキレス腱の伸展をうながすなどの目的で術後のリハビリテーションがきわめて重要である．

1.2.2　膝関節屈曲痙縮に対する坐骨神経縮小術

坐骨神経の神経縮小はハムストリング筋（半膜様筋 M semi-membraneous，半腱様筋 M semi tendinous，大股二頭筋 M biceps femoris）の過緊張による膝関節屈曲痙縮に対して適応となる．この状態は股関節の屈曲痙縮による二次的な膝関節の屈曲と十分区別する必要がある．ハムストリング筋は 2 関節筋であるので，この筋の痙縮は股関節の屈曲を制限することになる．ハムストリング筋は大股近位部で坐骨神経から分枝する枝によって支配されている．坐骨神経は，たとえその近位部であっても脛骨神経や腓骨神経，そしてハムストリング筋へいく神経束が独立して存在し，ハムストリング筋枝は坐骨神経幹の内側に位置する．患者を腹臥位として大転子と坐骨結節を結ぶ中点から坐骨神経幹にアプローチする．大殿筋の線維束を分け，梨状筋の下縁で中殿筋を外側に牽引すると坐骨神経幹が露出できる．顕微鏡下に坐骨神経周膜をあけ，その内側で電気刺激によりハムストリング筋が収縮し，膝関節が屈曲する神経線維側を同定する．これらは数本から 10 本弱あるが，これらのうち半分から 2/3 を凝固切離する．

1.2.3　股関節内転痙縮に対する閉鎖神経縮小術

股関節の痙縮には，内転，屈曲，内旋がある．特に内転は股関節脱臼の原因となり，しばしば脳性麻痺児に認められる．股関節内転には外閉鎖筋（M. obturator externus，短・長・大内転筋（Mm adductor brevis, longus, magnus），薄筋（M gracilis），恥骨筋（M pectineus）が関与している．これらすべての筋は閉鎖神経支配であるが，恥骨筋と長内転筋は大腿神経から，大内転筋は坐骨神経からの支配も受けている．したがって閉鎖神経を全部遮断したとしても内転筋群の過緊張をすべて緩和することはできない．手術は仰臥位で膝を軽く屈曲させ大股を外転させて行う．外閉鎖筋，長内転筋を外側に，薄筋を内側に牽引しその間から閉鎖神経前枝を確認する．この神経はこれらの筋の後方で，短内転筋の前方に位置している．これを近位へ追ってすべての神経枝を露出する．電気刺激により長内転筋と薄筋への枝

を同定して遮断する．薄筋の奥で大内転筋の前で閉鎖神経後枝をとらえ，大内転筋への枝を切離する．大内転筋は二重神経支配なので全部遮断してもよい．

1.3 上肢の痙縮に対する末梢神経縮小術

　脳卒中後の片麻痺などでしばしばみられる上肢の痙縮は主として屈曲肢位をとる．これは Wernicke-Mann の肢位としてよく知られており，麻痺側の良肢位の維持に必要な要素でもある．しかし屈曲痙縮の程度が高度の場合には，例えば母指が手掌にめり込み疼痛を引き起こしたり，肘関節の屈曲で歩行時に自分の胸や顎を握りしめた手がつついてしまうというような不都合が生じることがある．

1.3.1 肘関節屈曲痙縮に対する筋皮神経縮小術

　肘関節の過度の屈曲痙縮が対象となる．肘関節の 90° 程度の屈曲は麻痺肢の機能を生かすのには必要であるが，これ以上の屈曲があり，他動的に伸展できない場合には着衣動作の妨げとなったり痛みを伴い，治療の対象と考える．この部位の屈曲には主として筋皮神経支配の上腕二頭筋と上腕筋が関与している．肘屈曲に関与する腕橈骨筋は橈骨神経支配であり，これは肘機能の温存のために手術対象とはしない．手術は上腕二頭筋の内側で上腕動脈の外側に，大胸筋付着部から約 5cm の皮切を設ける．浅層筋膜をあけ，内側の烏口腕筋と外側の上腕二頭筋の間を剥離する．筋皮神経は上腕筋の前面に観察される．烏口腕筋の内側を露出して正中神経などに達してしまわないように注意が必要である．この部の筋皮神経は神経束を分離していくと電気刺激によって運動線維と感覚線維とを明確に区別することが可能である．電気刺激により肘関節が屈曲する分枝を同定して，そのうち 2/3 から 3/4 程度を凝固切除する．

1.3.2 手関節と手指の屈曲痙縮に対する正中神経・尺骨神経の神経縮小術

　神経外科的治療が適応となるのは，手指を開いて把握をしやすくするのが目的であり，次のようなことがあげられる．
1. 過度の回内を矯正し，半回内位の機能的な肢位にする．
2. 屈筋の痙縮を低減させながら，随意運動を維持する．また，伸筋とのバランスをとる．
3. 母指や他の手指の変形を軽減する．

　患者が回外や伸展筋の機能が残っている場合には，機能的改善が大いに期待できるが，これらがない場合には外見的な改善だけで，機能的改善はあまり期待できない．

筋皮神経や脛骨神経と異なり，正中神経や尺骨神経はそれらの神経幹レベルで運動神経と感覚神経とを分離することはできない．このため本幹から分枝した運動神経を広い範囲で同定して処置する必要があり，自ずと手術創は大きくなる．正中神経は複雑に分枝しており，その運動枝の1本1本を電気刺激で同定しながら，症状に応じた神経縮小を行う．

2. 頚部ジストニアに対する選択的末梢神経遮断術

頚部筋の異常収縮により頭位の異常をきたす痙性斜頚は，現在では大多数が頚部のジストニアに属すると考えられている．

痙性斜頚には古くからさまざまな外科的治療が行われてきた．しかし本疾患の原因，病因が不明である現時点で，治療効果の予見性，実際の治療効果，原因・対症療法などの観点から100％満足のいく治療法は現存しない．現在，ボツリヌス毒素局注が痙性斜頚に対して第一選択の治療であり，非侵襲的治療として短期的には満足のいく結果が得られるものの，長期の寛解を維持することが困難な例が少なくない．現在外科的治療の中心はボツリヌス毒素による化学的神経遮断と同様な効果を，外科的神経遮断によって得るという，選択的末梢神経遮断術とみなされている．

2.1 外科的治療の実際

2.1.1 外科的治療の適応

外科的治療は保存的治療で十分な効果がなく，患者自らが外科治療を希望する場合にのみ行う．保存的治療の期間や手術のタイミングは個々の患者の背景や希望によって考慮すべきで，一律に考えることはできない．発症から短期間であっても早期職場復帰の希望が強いような場合，生活が著しく障害されている場合などでは早期に手術を考慮すべきである．一方，薬剤治療などである程度生活に支障なく，患者自身が何とかやっていけると考えている場合には手術を勧めるべきではない．

症例によっては，それまでの各種治療の無効性から，手術治療に過大な期待を抱いていることも少なくない．したがって，患者に治療の到達点や限界をあらかじめ明示しておくことも重要である．すなわち治療が対症療法にすぎず病気の本態を治療するものではないこと，術前から100％完璧に効果が予測されるものではないこと，術後のリハビリテーションがきわめて重要なこと，手術治療による合併症や副作用などである．

2.1.2 外科的治療の背景

　痙性斜頸の外科治療は，Foester-Dandy の手術として頚椎椎弓切除により硬膜内で一側の第 1 脊髄神経から第 4 脊髄神経，対側の第 1 脊髄神経から第 3 脊髄神経のそれぞれ前根を切断する方法が過去には痙性斜頸の外科治療の主流であった．しかし，四肢麻痺，肩の挙上障害，嚥下障害，頚部の不安定性など無視できない合併症が生じることがあった．このような欠点を補うべく，1970 年代後半に Bertrand が，異常収縮筋に対して選択的な神経遮断を末梢神経レベルで行うという方法を開発したのが現在の選択的末梢神経遮断術の始まりである．この手術は痙性斜頸での異常収縮筋の大部分が副神経支配筋と脊髄神経後枝支配筋であり，脊髄神経前枝支配筋の関与が少ないことに着目したものである．

　患者の訴えと視診により痙性斜頸の診断は容易につくが，ときに症状が振戦様あるいは jerky なこともあったり，ある動作に限ってのみ斜頸が出現する場合もあるので注意を要する．歩行時にのみ増悪する場合は患者と一緒に散歩してみたりすることも必要である．

2.1.3 選択的末梢神経遮断術の実際

　選択的末梢神経遮断術は，Bertrand の現法と，手術侵襲を最小限にとどめ，Bertrand 手術原法では不可避な C2 領域の知覚低下を避ける Taira 変法とがある．

2.1.4 術前処置

　手術は筋弛緩剤を用いない全身麻酔で行う．腹臥位で頭部をメイフィールド三点固定器で固定する．仰臥位が必要となるのは肩甲挙筋や斜角筋が関与している場合である．

2.2 Bertrand 手術の原法

　頚部背側正中で C7 棘突起から後頭隆起へ，そして後頭隆起から外側へ約 5cm の皮膚切開を設けて，頭半棘筋を後頭骨付着部で切離して皮弁とともに外側へ翻転する．頭半棘筋と頚半棘筋の間の面を剥離する．C1-C6 の後枝を露出後，C1，C2 は中枢側へ追って前枝，後枝ともに切離する．C3-C6 は後枝のみを切離する．これらの神経の同定には術中電気刺激を行うが，C5，C6 では後枝は細く同定されない場合には刺激で筋収縮が生じる部位を凝固切断する．後屈などで両側の後頚筋群の神経遮断が必要な場合には C1 から C5 にとどめるとともに，C1，C2 の前枝は温存する．胸鎖乳突筋の遮断は耳介後方で胸鎖乳突筋に直交する副神経僧帽筋枝の走行に

沿った皮切をおき，副神経胸鎖乳突筋枝を遮断する．この場合に副神経を中枢側まで完全に露出するために胸鎖乳突筋を切断する．

Bertrand は皮膚切開を頚部背側から後頭部への逆 L 字状にすることで，神経の牽引を最小限にし，術中の neuroapraxia を避けるべきであると強調している．しかしおそらく顕微鏡を用いずルーペによる手術であるので明るい術野を得るためにこのような皮切が必要であったと考えられる．手術顕微鏡を用いれば正中切開のみで十分であることを確認している．Bertrand の原法では C2 神経は運動枝と感覚枝を両者とも切離するので，C2 領域の感覚低下が避けられない点が問題となる．

2.3　Taira 変法

筆者が現在行っている Bertrand の原法の変法の目的と要点は下記の通りである．
1) 硬膜外 C1，C2 神経を露出する際の硬膜外静脈叢からの出血を避けること
2) 静脈叢内の椎骨動脈水平部の操作をなくすること
3) C2 の感覚神経を温存して後頭部の知覚低下を招かないようにすること
4) 皮切を最小限にし頚部背面の無毛部に創痕が残らないようにすること

これらの目的のため，C1，C2 に関しては最小の椎弓切除で脊髄硬膜内で前根の遮断を行い，C3-C6 に対しては原法と同様に行う．

2.3.1　後頚筋の神経遮断

皮切は外後頭隆起の 1cm 尾側から C3 棘突起尾側までの正中切開にとどめる．剃毛は皮切をはさんだ幅 2cm 程度である．その後，項靱帯正中を切開して C1 椎弓を露出する．大小後頭下直筋は神経遮断側のみ C2，C1 への付着部で切離するが，C2 棘突起に付着する下斜筋は温存する．神経遮断側の C1 椎弓を半側だけできるだけ外側へ椎弓切除し，大孔，C1 椎弓の正中断面，C2 の椎弓，atlanto-epistrophic ligament に囲まれた約 2×1cm の硬膜を露出する．硬膜外側部を直線切開し，くも膜を開けると C2 後根，副神経脊髄根などが観察される．硬膜切開は約 1.5cm である．C2 部での歯状靱帯を切離し，C2 の後根の間あるいは頭側，尾側から C2 前根を確認する．C2 前根は数本あり，細い根血管が併走しているが，血管は可能な限り剥離し温存する．その上で C2 前根をすべて切離する．その後，吻側へ視野を変えながら歯状靱帯を切離すると C1 の前根と椎骨動脈が観察される．C1 の前根は 2～3 本あり，後脊髄動脈なども観察されるが，血管はすべて温存し，神経のみを切離する．C1，C2 ともにすべての前根が処理されたことを確認して，硬膜を 5-0 ナイロン糸で連続縫合して閉じる．フィブリン糊や人工硬膜は用いる必要はない．

顕微鏡の方向を変えて，C2 棘突起に付着する下斜筋の尾側で，頭半棘筋と頚半棘筋の間の面を剥離する．皮切が大きければ垂直にのぞけるが，現在の小切開で

C6まで処置するにはちょうど下垂体への経蝶形骨洞手術のようにかなり顕微鏡を傾ける必要がある．頚髄神経後枝の遮断を完全に行うには，その解剖学的走行や分枝様式を十分念頭に置いておかなければならない（図60.5）．

術野で頭半棘筋と頚半棘筋の間にまず観察される後枝の分枝は後枝内側枝であり，この内側枝はさらに内外側に分枝してそれぞれ頚半棘筋と頭半棘筋と向かう．しばしばこの部のみの神経遮断で目的を果たしたかのように思いがちであるが，これだけでは板状筋へ分布する後枝外側枝は遮断されず，必ず症状の再発につながる．また後枝外側枝は頭半棘筋の外側面からこの筋を支配している．すなわち発生学的理由から頭半棘筋は頚髄神経後枝の内側枝と外側枝の二重支配を受けている．したがって後枝外側枝を遮断するには，頭半棘筋の頚椎への付着部を切離し，最長筋の観察される面を露出して，そこに横行する後枝外側枝を遮断するという処置が必要がある．これらの処置に際しては椎骨動脈からの筋枝，傍脊椎静脈叢などからの思わぬ出血が生じることがあるが，特に危険なものではないので十分凝固止血する．

創の閉鎖には各筋層を十分に合わせる．下斜筋を温存するのは髄液漏の起きない

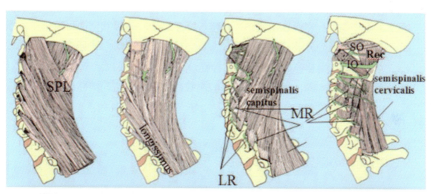

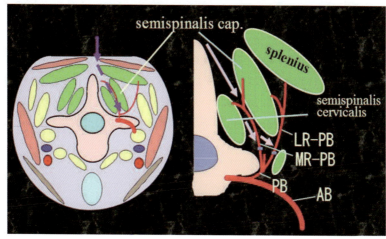

PB：後枝　AB：前枝　LR：外側枝　MR：内側枝

図60.5　選択的末梢神経遮断術における頚筋の層ごとの神経との関係

よう，下斜筋，頭半棘筋，項靱帯に囲まれる C1/2 の硬膜露出部を完全に1つの閉鎖腔とし，C3-6 の部分とは交通させないようにするためである．

後屈などに対する両側の後頚筋の遮断では，術後の嚥下障害などを避けるために C1，C2 前枝を温存しなければならない．硬膜内の C1/2 前根は数本あるが，どの根が前枝あるいは後枝に分布するのかはわかっていない．したがって，両側遮断の場合には硬膜内での遮断は行わず，Bertrand 原法どおり硬膜外で後枝のみの遮断を行う．側屈で肩甲挙筋，斜角筋が問題となる場合にはこれらの神経遮断を行うこともある．

2.3.2 副神経の遮断

副神経の遮断は Bertrand 原法でも Taira 変法でも大きな差はない．後頚筋神経遮断後に体位を変換せず腹臥位のまま行う．胸鎖乳突筋後縁で皮膚上から耳介神経の隆起が触知できる．副神経はこの耳介神経の頭側に存在する．したがって，これをはさむように 3cm 程度の皮切を設ける．皮下で電気刺激により副神経僧帽筋枝を同定して，これを中枢側と末梢側に追いながら副神経胸鎖乳突筋枝を同定し遮断する．これらの操作はすべて顕微鏡下で行う．胸鎖乳突筋自体は十分温存可能である．副神経の分枝や吻合様式，あるいは胸鎖乳突筋の神経支配は決して単純なものではなく，頚神経や稀には舌下神経からの支配も受け，そのバリエーションも多い．また副神経本幹は通常の教科書的記載のように胸鎖乳突筋の背面を通らずに，胸鎖乳突筋内を貫通して走行していることも稀ではない．

2.3.3 術中の電気刺激について

硬膜内 C1，C2 神経に関しては解剖学的な同定のみで遮断可能である．C3-C6 神経後枝の硬膜外での遮断に際しては慣れれば解剖学的同定で十分可能であるが，残存神経枝がないことを確認する目的で電気刺激は必須である．現在，筆者は 0.5msec 幅の矩形波で 5Hz 程度の単極電気刺激を用いている．不関電極は開創器におく．5〜10V 程度の刺激でおよその神経の存在部位を推定し，電圧を徐々に下げながらその部位を絞り込んでいく．副神経の遮断に際しては筋収縮に必要な刺激閾値はきわめて低い．ときには 50Hz 程度の刺激で肩や胸鎖乳突筋の動きをみることも有用である．

2.3.4 術後のリハビリテーションについて

術後のリハビリテーションはきわめて重要で，その目的は次の通りである．
1. 神経遮断された筋肉を代償する筋群を鍛える．
2. これまで異常頭囲のためあまり使われていなかった筋群を鍛える．

3. 正常頭位がどのようなものかを思い出す（セルフイメージの再獲得）.
4. 頭位異常の代償としての側彎など体幹姿勢異常の矯正.
5. リハビリテーションでの肉体疲労による健全な睡眠の獲得.

　症状は術直後から改善する場合と，数か月かけて緩徐に改善してくる場合とがある．残存症状やもぐらたたき現象による再発などでも，術後最低6か月程度は経過を観察し，どうしても必要な場合はさらなる神経遮断を追加する.

文　献

平　孝臣，赤川浩之，村田徳子，小林智範，堀　智勝：痙縮に対する選択的脛骨神経縮小術のための微小解剖と手術法，機能的脳神経外科 39: 86-87 (2000).

平　孝臣：痙性斜頸の手術治療，神経研究の進歩 45: 618-626 (2001).

平　孝臣，堀　智勝：脳性麻痺の痙縮の外科治療，脳神経外科 29: 1137-1150 (2001).

平　孝臣：痙性斜頸に対する選択的末梢神経遮断術，Video Journal of Japan Neruosurgery Vol.14-No.3 (2006).

平　孝臣，堀　智勝：選択的末梢神経縮小術と選択的脊髄後根遮断術，BRAIN and NERVE：神経研究の進歩 60 (12) (2008).

Taira T et al: A new denervation procedure for idiopathic cervical dystonia. Journal of Neurosurgery (Spine) 97:201-206 (2002).

Taira T, Hori T: A novel denervation procedure for idiopathic cervical dystonia. Stereotactic and Functional Neurosurgery 80: 92-95 (2003).

Taira T: Modification of selective peripheral denervation for spasmodic torticollis-Experience in Japan and future perspective.de Soultrait eds, Spasmodic torticollis, Clinical aspects and treatment. Expressions Sante, Paris, 239-243 (2006).

Taira T: Peripheral procedures for cervical dystonia. In "Textbook of Stereotactic and Functional Neurosurgery", Gildenberg P, Lozano A eds, Springer-Verlag (2009).

XII

61. Pterional approach

南田 善弘

　Yasargil らにより報告された pterional approach（Yasargil 1976）は脳神経外科医にとって最も使用頻度が高く基本となるアプローチ法である．開頭手技も比較的簡易で汎用性が高いため，長い歴史の中で多くのバリエーションが派生した．頭蓋底手技を用いたさまざまな拡大法が考案されるとともに，低侵襲化の潮流によりmini-pterional approach などの小開頭法も行われている．このように Yasargil らが考案した pterional approach の原法はさまざまな形で変化し現在もなお進化を続けている．

1. Pterional approach とそのバリエーション

　pterional approach の基本概念は pterion を基点として前頭側頭開頭を行うアプローチ法である（図 61.1）．狭義の pterional approach はシルビウス裂とその開放を意識した trans-sylvian approach であるが，前頭蓋底と中頭蓋窩も同時に開頭されるため進入ルートが複数となり subfrontal route と anterior temporal route を同時に用いることができる（図 61.2A）．subfrontal approach と anterior temporal approach は pterional approach と開頭は類似しているが，進入領域がシルビウス裂の隣接部位でアプローチルートが異なり pterional approach とは区別される（図 61.2, 61.3）．実際には明確な区別が困難なことも多いが，ここでは便宜上アプローチルートの違いによりこれらを区分することとする．また，これらのアプローチルートをすべて同時に同じ開頭で活用できるため，その到達範囲は前頭蓋窩から中頭蓋窩まで広範囲に及ぶ（図 61.3）．

61.Pterional approach　913

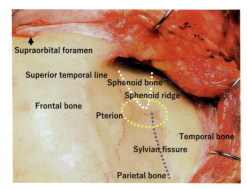

図 61.1　pterional approach の外科解剖（術中所見）. pterion は蝶形骨，前頭骨，側頭骨，頭頂骨が交わる部分で楕円（黄色）部分である．蝶形骨は蝶形骨大翼に相当する部分は前頭骨，頭頂骨，側頭骨と縫合線を形成し，蝶形骨縁の解剖学的指標である．鱗状縫合はシルビウス裂の解剖学的指標となる．

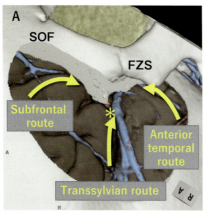 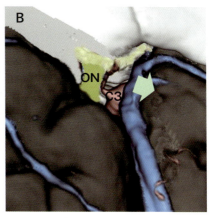

図 61.2　CTA と MRI の fusion 画像による開頭シミュレーション．（A）standard petrional approach の approach route. ターゲット病変に対してどのアングルで観察し操作するかをシミュレーションする．＊：上眼窩裂最外側部の meningoorbital band．（B）Dolenc approach のシミュレーション．前床突起削除と視神経管開放により，深部より視神経，眼動脈，内頚動脈が見える．subfrontal route の拡大と側頭葉硬膜の牽引により anterior temporal route の拡大も得られる．
ON：optic nerve．SOF：superior orbital foramen．FZS：fronto zygomatic suture．

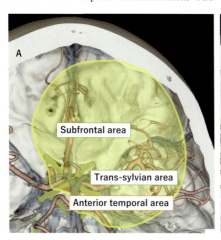 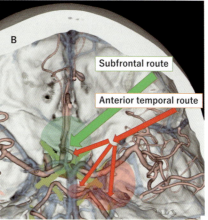

図 61.3　pterional approach の到達範囲．（A）黄色のラインが到達可能と思われる範囲．subfrontal approach と anterior temporal approach を含む広義の pterional approach．アプローチルートによりエリアを分類．（B）鞍上部病変に対する subfrontal approach のイメージ（グリーン）と anterior temporal approach の傍鞍部，脚間槽，Gasserian ganglion に対するアプローチイメージ．

1.1 Standard pterional approach （図 61.4）

pterional approach はあくまでもシルビウス裂とその開放を意識したアプローチ法である．開頭範囲は蝶形骨を含む前頭側頭開頭であるが，頭頂骨も一部含まれる．中大脳動脈瘤，ウィリス輪動脈瘤のほとんどの脳動脈瘤に対応可能である．

1.1.1 体位，頭位

仰臥位で上体を 10〜20° 挙上する．頭位は前頭蓋底が垂直となるラインを基準として 10〜20° vertex down とする．筆者らはシルビウス裂の展開を考慮し，シルビウス裂が垂直に立つようなセッティングで，正面からシルビウス裂に向き合うよう心がけている．subfrontal route を活用したいとき，視軸が look-up になるときなどは vertex down を強めにする．頭蓋底に向けて look-down の視軸が求められるときには vertex down を軽めとする．

頭位の回旋に関して Yasargil は 30° の回旋を基本としているが，術者の好みが強く反映され諸説ある．回旋の好みは術者が好む視軸と鏡筒の角度により異なると思われ，一概にどの角度が最も優れているかを決定するのは難しい．垂直に近い視軸を好む術者は回旋を強めにするし，斜めから視軸を入れる術者は回旋が弱めと思われる．手術において最も重要な局面を想定して手術シミュレーションを行い，適切な頭位を決定する．

1.1.2 皮膚切開 （図 61.4）

皮膚切開は基本的に正中線から耳珠にいたる半冠状切開である．毛髪線の後方でできるだけ毛髪内に切開線を設けるとする考えが一般的である．整容的観点から毛流に沿った切開線にならないような切開デザインが好ましい（図 61.5B）．また，毛髪線後方よりも毛髪線上が良いとの意見もあり，実際に用いられている（図 61.5A）．皮膚のダメージを軽減し，切開線周囲の脱毛を予防するために頭皮クリップの使用は最小限とする．

1.1.3 皮下剥離

pterional approach の合併症として最も問題となるのは，側頭筋の萎縮と顔面神経側頭枝の障害による前頭筋麻痺である．これらは皮下の剥離操作による神経障害が原因と考えられ，顔面神経と三叉神経の外科解剖を理解する必要がある．顔面神経側頭枝は耳珠の前方約 2cm で頬骨弓上を上行し，帽状腱膜の深層を上前方に走行し前頭筋に到達するが，上側頭線上より側頭筋にも細かな枝を出している．剥離

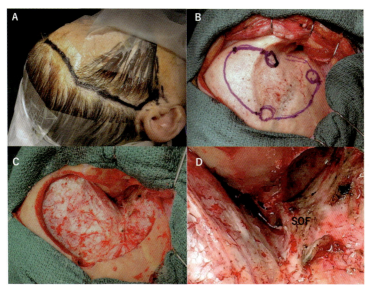

図 61.4　standard pterional approach.（A）皮膚切開は毛髪線を利用した半冠状切開.（B）皮弁を翻転し subfascial-subpericranial flap から側頭筋を剥離し開頭部を露出しバーホールと開頭をデザインする.（C）開頭後, 蝶形骨縁を十分に削除する.（D）蝶形骨縁の削除は上眼窩裂最外側を超え meningo-orbital band が露出されている.　　SOF：superior orbital fissure.

法は解剖学的研究により interfascial-subpericranial flap 法か subfascial-subpericranial flap 法が良いとされるが（Dolenc 1985）, 筆者らは後者の方がより顔面神経が露出されず, 損傷のリスクが低いと考え実践している.

　側頭筋の支配神経は下顎神経の分枝である深側頭神経である. 深側頭神経は側頭筋深部の骨膜直下を深側頭動脈と伴走している. 神経の損傷を避けるために極力, 側頭筋剥離の際には深部の骨膜を損傷しないように前方から剥離する. モノポーラーは熱損傷のリスクがあり神経の温存を考慮すると使用すべきではない. 側頭骨を十分に露出するために, 側頭筋剥離の範囲を後方に拡大することがあるが, 極力筋肉を切断しないように心がける. 前方の眼窩縁では必要に応じて眼窩上孔（あるいは切痕）, 前頭頬骨縫合を確認する.

1.1.4　開　頭（図 61.4）

　開頭に先立ち縫合線, すなわち pterion の確認を行う. pterion の前方は蝶形骨大翼で形成され, 蝶形骨縁の解剖学的指標となる. 蝶形頭頂縫合, 鱗状縫合はシルビウス裂の解剖学的指標とされる（図 61.1）. バーホールは前頭骨の前頭蓋底部で上側頭線下方, 冠状縫合上, 側頭骨の開頭下縁などに作成する. 開頭線は前頭蓋底が平らになること, 側頭葉先端部が露出されることを心がける. subfrontal route が必要なときは前頭側を拡大し, anterior temporal route が必要なときは側頭側を拡

大し，側頭葉先端部を限界まで削除する．開頭後，蝶形骨縁の削除を行うが，蝶形骨縁周囲の硬膜を十分に剝離し骨削除を進め，上眼窩裂の最外側の meningo-orbital band を露出する（図 61.4D）．この部は前床突起の基部に相当し，次のステップである anterior clinoidectomy に進むための足がかりとなる．

開頭のポイントは，蝶形骨縁を中心とした頭蓋底の骨をなるべく除去して，すべてのアプローチルートにおいて脳の牽引が最小限となるように間口を開放することである．

1.2 Subfrontal approach（図 61.5）

片側前頭開頭から鞍上部，傍鞍部の腫瘍，ウィリス輪前半部の脳動脈瘤の治療に適応可能である．一般的には pterion を含む側頭葉の一部も同時に開頭をすることが多いが，近年低侵襲手術の潮流の中で supraorbital approach などシンプルに subfrontal route のみを用いるアプローチが見直されつつある．皮膚切開は半冠状切開で皮下の剝離は pterional approach と同様だが開頭を前頭開頭に限定する場合には蝶形骨，側頭骨の露出は不要で，最小限の側頭筋剝離でよい．そのため術後の側頭筋の萎縮が少ないことが本アプローチ法の利点である．必要に応じて前頭蓋底が平らになるように骨削除を追加する．拡大法として後述する supraorbital bar osteotomy や anterior clinoidectomy があげられる．どちらの方法も subfrontal

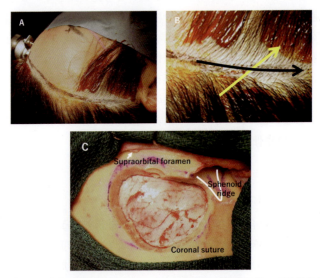

図 61.5 subfrontal approach．（A）毛髪ラインに沿った皮膚切開．切開線に沿って毛髪を分けイソジンゲル®で整髪周囲をわずかにバリカンで除毛．（B）毛髪線は切開線と重なると術後髪がその線で分かれやすくなり目立ちやすい．黄色矢印は毛流線，黒矢印が切開線．（C）5cm × 5cm の前頭開頭．蝶形骨は含まれず前頭骨のみの開頭．

route は拡大されるが，最大限の拡大は両者の併用である．

　鞍上部髄膜腫では標準的アプローチ法とされる．前述の supraorbital approach は本アプローチを必要最小限に小型化したものである．

1.3　Anterior temporal approach（Sano 1987）

　側頭葉を後方へ牽引して側頭葉先端部のスペースから内頚動脈あるいはその後方の後交通動脈，上位脳底動脈，後大脳動脈 P2 部まで到達可能なアプローチ法である．さらには中頭蓋窩および側頭葉内側部病変にもアプローチ可能である．開頭は pterional approach とほぼ同様だが側頭葉側を少し大きめにして，中頭蓋窩先端部を可能な限り骨削除する．欠点は側頭葉先端部の架橋静脈を犠牲にするリスクが高いことで，側頭葉の挫滅，静脈性梗塞の原因となる．

　静脈損傷のリスクを避けるために考案されたのが extradural temporopolar approach である．これらはほぼ同じアプローチルートを用いるが，後者は静脈路温存のため海綿静脈洞外側壁を peel-off して sphenoparietal sinus を硬膜とともに mobilization し，側頭葉を剥離した硬膜と一緒に後方へ牽引する方法である．架橋静脈は静脈洞とともに移動するので損傷を免れることができる．しかし sphenoparietal sinus の灌流パターンはさまざまで，海綿静脈洞に流入するパターンでは海綿静脈洞外側壁の peel-off の際に静脈路を遮断することがあり注意を要する．あくまでも静脈路温存を優先し，硬膜切開を工夫し静脈洞の可動性を増すことで対応する．静脈路温存の観点から anterior temporal route を用いるときには extradural temporopolar approach を第一選択とすべきである．さらにこのルートを拡大したいときには後述の zygomatic osteotomy を追加する．欠点としては前床突起削除，海綿静脈洞外側壁の peel-off などの頭蓋底テクニックを要することだが決して難易度の高いものではなく，多くの脳外科医が習得すべきテクニックである．

2.　Pterional approach に関連する拡大法（図 61.6）

　前頭側，側頭側，頭頂側に開頭を拡大することも広義の拡大法と言えるが，ここでは standard pterional approach に頭蓋底手術手技を追加して拡大する方法と定義する．具体的には後述する anterior clinoidectomy，supraorbital bar osteotomy，zygomatic osteotomy，orbitozygomatic osteotomy があげられる．

　拡大法の用い方は術者により異なるが，筆者の基本的な考え方は第一に anterior clinoidectomy（Dolenc approach）で対応可能か否かを検討する．多くの場合，開頭の拡大と Dolenc approach の併用により対応可能である．大型内頚動脈瘤や傍前床突起部動脈瘤，鞍上部髄膜腫，巨大下垂体腺腫，頭蓋咽頭腫などがそれに相当す

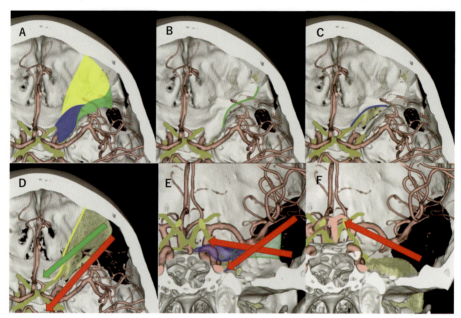

図 61.6 アプローチ法による骨削除範囲（fusion 画像を用いたシミュレーション）．(A) 緑線は standard pterional approach における骨削除範囲，青線は Dolenc approach における骨削除範囲，黄色線は orbitozygomatic approach における骨削除範囲．(B) standard pterional approach では上眼窩裂まで削除すると中大脳動脈の分岐部を超えて削除されている．(C) Dolenc approach では前床突起がなくなり，その深部の術野が良好となる．(D) orbitozygomatic approach はさらに眼窩上壁の骨が削除され subfrontal route, anterior temporal route が最大限拡大される．(E) 冠状断後方からのビューで緑色が standard pterional approach の骨除去範囲，青が Dolenc approach の骨除去範囲．look-down の術野は Dolenc approach で十分得られる．(F) orbitozygomatic approach では最大限の look-up が可能で高位脳底動脈先端部動脈瘤などに用いられる

る．さらに翻転された側頭筋がワーキングスペースの障壁になるときは zygomatic osteotomy を加えて頬骨弓を咬筋群とともに下方へ翻転すれば側頭葉先端部のスペースが拡大し，anterior temporal route のワーキングスペースが格段に拡大される．

次いで考慮するのが眼窩縁の骨除去である．これにより鞍上部病変，側頭葉内側病変，脚間槽病変の手術でさらに広いワーキングスペースが確保できる．また subfrontal route の look-up 術野が改善するため，内頚動脈瘤終末部脳動脈瘤や大きな鞍上部腫瘍にも有効である（図 61.11）．これらの拡大法は anterior clinoidectomy との併用により初めての最大限の効果を発揮できるものと考えており，単独で用いることは稀である．

近年，画像ワークステーションによる画像加工技術が進歩し，術前にかなり正確な手術シミュレーションが可能となった．頭蓋底外科も長い歴史の中で成熟期を迎え拡大一辺倒ではなく，小型化あるいは適切な骨除去が求められている．安全で確実な頭蓋底外科技術の習得，術前の画像シミュレーション，術者の経験などによる適切な頭蓋底技術の活用が求められる（図 61.7，61.8）．

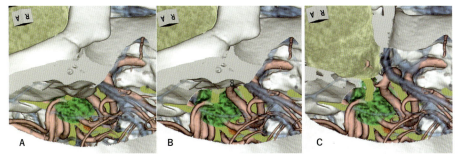

図 61.7　fusion image による手術シミュレーション（下垂体腫瘍の場合）．（A）standard pterional approach.（B）Dolenc approach. optico-carotid window が拡大する．さらに planum sphenoidale とトルコ鞍前壁の骨削除を加えることで前方からアプローチルートが確保される．（C）orbitozygomatic approach. 頭蓋底部へのアプローチルートの改善はないが look-up が必要なときには有効．

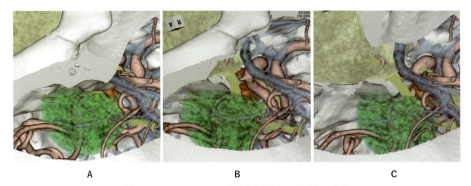

図 61.8　fusion image による手術シミュレーション（鞍上部腫瘍の場合）．（A）standard pterional approach の subfrontal route からの術野．視神経がよく見えない．（B）Dolenc approach では視神経の確認が容易となり，眼窩壁の骨削除により鞍結節部，蝶形骨平面へのアクセスが改善され良好な subfrontal route が確保される．（C）orbitozygomatic approach. 腫瘍近傍まで骨除去されるためワーキングスペースが拡大され，より広い subfrontal route が確保できる．

2.1　Extradural anterior clinoidectomy（Dolenc approach）（図 61.9）

　　Dolenc approach は傍前床突起部脳動脈瘤や傍鞍部腫瘍など主に海綿静脈洞前半部の病変に対するアプローチ法として考案された（Dolenc 1985, 1994）．内頚動脈 C3 部海綿静脈洞は Dolenc の三角にあり，ここを開放して内頚動脈の遠位輪と近位輪を開放することで強固に固定された内頚動脈硬膜貫入部は可動化され，硬膜外 C3 の内頚動脈の確保ができる．内頚動脈の可動化により得られるアプローチルートは内側に optico-carotid window と外側に carotid-oculomotor window である．optico-carotid window は主に内頚動脈内側の病変である傍前床突起部脳動脈瘤をはじめ下垂体腺腫，傍鞍部腫瘍などの手術に活用され，carotid-oculomotor window は内頚動脈外側後方の病変，つまり大型内頚動脈瘤や上部脳底動脈瘤の手術に活用される．extradural tempolopolar approach（Day et al 1994）は基本的には Dolenc

XII. 手術に関する事項

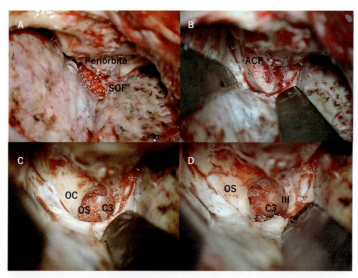

図 61.9 Dolenc approach の手術所見（右開頭）．（A）上眼窩裂の最外側から周辺の骨を削除して眼窩の periorbita が露出されている．（B）側頭葉先端の硬膜を海綿静脈洞外側壁から peel-off することで前床突起が露出される．（C）前床突起は除去されたが optic strut と視神経管の骨が薄く残存している．（D）視神経管と optic strut の骨が完全に除去されたが，この時点で海綿静脈洞は開放されていない．
SOF：superior orbital fissure, ACP：anterior clinoid process, OC：optic canal, OS：optic sheath, OS：optic strut, III：oculomotor nerve

approach と同様の手法で行われるが，anterior temporal route を特に意識した方法でこれらの window へアプローチする．血管内治療の出現により適応症例は減っているが，圧迫症状を示す大型動脈瘤の治療には直達手術が理想的である．

　実際の手技はいくつかのステップに細分化することができる．
① 眼窩の骨削除と periorbita の露出
② orbito-meningeal band の切開
③ 海綿静脈洞外側壁の peel-off
④ 視神経管のアンルーフィング
⑤ 前床突起削除
⑥ Dolenc の三角における海綿静脈洞の開放
⑦ 硬膜輪の開放（特に遠位輪）
⑧ 視神経鞘の開放

　筆者らは硬膜外からまずは①〜⑤まで行い，必要に応じて⑥⑦⑧を追加する．pterional approach で開放された上眼窩裂最外側の meningo-orbital band を足掛かりに眼窩周囲の骨を十分に削除し periorbita を露出する．そこから視神経管の前端部の眼窩内進入部を確認するとともに，meningo-orbital band を切開して側頭葉側の硬膜を海綿静脈洞外側壁から peel-off する．これらの操作により前床突起の側面が広く露出し視神経管のオリエンテーションも明らかとなる．前床突起先端部は硬膜と強固に癒着しており，そこを剥離できれば前床突起の摘除が容易となる．骨削除

の最終局面は optic strut の骨除去だが，この部は鼻腔粘膜の損傷を見過ごしやすく術後髄液鼻漏の原因となりやすいので意識して操作を行う．

前床突起削除で注意すべきは解剖学的バリエーションである（Sharma et al 2017）．
① 前床突起と optic strut の pneumatization
② 硬膜輪周辺の骨構造（caroticoclinoid ring と interclinoid osseous bridge の存在）
③ 眼動脈起始部と硬膜輪の関係

前床突起あるいは視神経管周囲の pneumatization のチェックは術後髄液漏予防の観点から重要である．特に optic strut の pneumatization は注意を要する．また，caroticoclinoid ring と interclinoid osseous bridge は以前考えられていたよりも頻度が高く，これらの存在は前床突起の完全削除と内頸動脈硬膜輪開放の難易度を上げるため術前に CT 画像で必ずチェックする．眼動脈起始部が稀に硬膜輪の近位側に存在することがあり，硬膜輪周囲の傍前床突起部動脈瘤治療の際には確認が必要である．

硬膜内からの前床突起削除は経験がなく割愛するが，硬膜外操作は硬膜が重要構造物のバリアとなっており，安全性においても手技時間に関しても決して劣るものではない．

2.2 Supraorbital bar osteotomy（図 61.10）

orbitozygomatic approach は定義上，眼窩縁と頬骨の骨除去を行う開頭である（Al-Mefty 1987）．supraorbital bar 切除範囲は開頭の大きさに規定され，前頭開頭に追加する場合には前頭頬骨縫合付近までとなり，前頭側頭開頭の場合には前頭頬

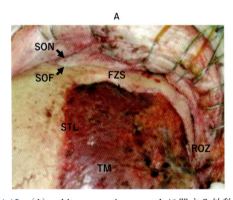 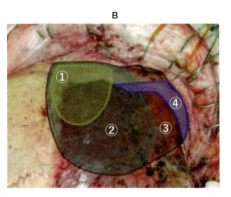

図 61.10 （A）orbitozygomatic approach に関する外科解剖．（B）supraorbital bar と zygomatic arch 骨切除の範囲．① frontal craniotomy+supraorbital bar osteotomy, ② frontotemporal craniotomy+supraorbital bar osteotomy, ③ frontotemporal craniotomy ＋ extended orbitozygomatic osteotomy, ④ zygomatic osteotomy.
SON：supraorbital nerve, SOF：supraorbital foramen, FZS：frontozygomatic suture, STL：superior temporal line, TM：temporal muscle, ROZ：root of zygoma

骨縫合を2cm超えて切除する．開頭の範囲にかかわらずsupraorbital barの切除を追加するアプローチ法はorbitozygomatic approachと呼ばれるが，後述する拡大法とは区別すべきである．

　この方法は単純にsubfrontal approachの拡大法と考えられ比較的手技も容易である．subfrontal approachで下からのlook-up術野を拡大したいときに用いる．最もよく用いられているのは前頭側頭開頭に追加する方法でsupraorbital-pterional approachとの言い方もある．前頭側頭開頭と同時にsupraorbital barを除去するone-piece法も可能であるが，two-piece法がより難易度が低く安全である．眼窩上孔（あるいは切痕）を解剖学的指標として，同孔を開放し眼窩上神経遊離させ温存する．外側の骨切りラインは前頭頬骨縫合より頬骨側約2cm程度で十分である．骨切り終了後，眼窩の骨除去を進め上眼窩裂を開放，さらにanterior clinoidectomyを行うが，手前のスペースが広く眼窩が露出しているため容易に操作を進めることができる．どのルートを拡大したいかにより骨除去範囲が決定されるが，本法がsubfrontal routeの拡大であるのに対して，後述するzygomatic osteotomyではanterior temporal routeの拡大法である．

　骨切りには整容面を考慮して細い骨切りバーあるいはサジタルソーを用い，切開前にプレート固定のマーキングを行うと後に形成しやすい．pterional approachの拡大法で，皮下剝離操作が広く及ぶため，前頭筋麻痺のリスクが増すことは避けられない．

2.3　Zygomatic osteotomy（図61.11）

　前頭側頭開頭にzygomatic osteotomyを追加したもので，zygomatic tempolopolar

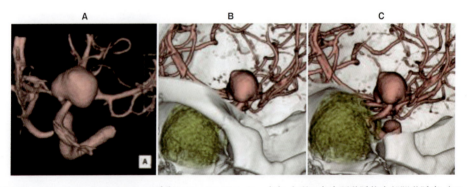

図61.11　orbitozygomatic approachの手術シミュレーション．（A）大型の左内頚動脈終末部脳動脈瘤（20mm）破裂例．前後像では頚部が観察できないので下からのlook-upが必要である．（B）standard pterional approachのシミュレーション画像．親血管，脳動脈瘤頚部の観察が困難である．（C）orbitozygomatic approachでは手前側のワーキングスペースが広がり，look-upによる親血管と脳動脈瘤頚部を十分に一視野に収めることができる．

approach とも言われる (Poblete et al 2015). 頬骨弓は深層に側頭筋が走行し, 下方は咬筋が付着する. 咬筋は剝離せずに頬骨弓, 側頭筋とともに一塊として下方に翻転する. zygomatic osteotomy の追加は anterior temporal approach の拡大法と考えられ, この部のスペースが拡大することにより上位脳底動脈瘤, 側頭葉内側面など内頸動脈よりも後方へのアプローチが容易となり, 傍鞍部病変に対しては anterior temporal のスペースから側方より look-up の術野が得られる. さらに中頭蓋底まで開頭が可能で subtemporal route も併用可能となる. 応用範囲が広く手技も比較的容易であり, 習得すべき拡大法の 1 つである.

2.4 Orbitozygomatic osteotomy

前述の supraorbital bar osteotomy と zygomatic osteotomy を合わせた拡大法であ

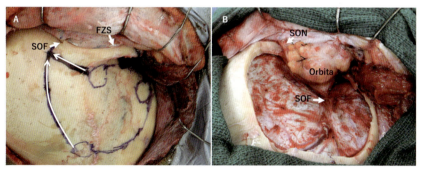

図 61.12 orbitozygomatic approach. (A) two-piece 法. 通常の前頭側頭開頭だが前頭部の骨切りは図のように骨切りを行い角付けをする. supraorbital bar osteotomy は supraorbital foramen と frontozygomatic suture より 2cm のラインとする. 確認すべき構造物は supraorbital foramen と frontozygomatic suture. supraorbital foramen から骨切りで supraorbital nerve を開放する. (B) 開頭と supraorbital bar の骨切り後, supraorbital nerve が温存されている. 広く眼窩が露出されるとともに上眼窩裂が露わになる.
SOF:supraorbital foramen (or notch), FZS:frontozygomatic suture, SON:supraorbital nerve, SOF:superior orbital fissure

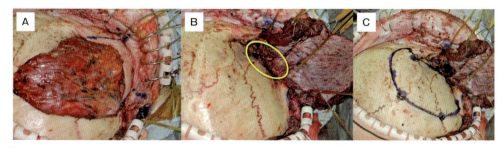

図 61.13 zygomatic osteotomy (右前頭側頭開頭). (A) 側頭筋の剝離と頬骨の骨切り線. (B) 頬骨の骨切り後, 側頭筋とともに下方へ翻転したところ. 側頭葉先端部 (黄色楕円の部分) のスペースが拡大する. (C) anterior temporal approach の開頭, 中頭蓋底までの開頭が可能である.

る．最大限の拡大法と言えるもので，骨切除範囲が広く手技もやや煩雑である．難易度の高い高位脳底動脈先端部動脈瘤など最大限のワーキングスペースと look-up が必要な場合に適応される．one-piece 法の報告もあるが，頭蓋底手技にかなり習熟し，本法に慣れた術者にのみ可能と思われる．しかし大きなメリットがあるとは思えず，無理せず two-or three-piece で行い，形成をきっちり行うとの考えでよい．

3. Pterional approach に関連する低侵襲アプローチ法 （表 61.1）

pterional approach に関連した低侵襲を目指した小開頭手術で最も一般的なのは 1998 年 Paladino らにより報告された supraorbital approach である（Paladino et al 1998）．本法は subfrontal approach の開頭を小型化したものであり，前方循環系の脳動脈瘤に対して用いられる．その後，mini-pterional approach，mini-orbitozygomatic approach などいくつかの低侵襲アプローチが考案された．低侵襲アプローチに関するニーズは脳動脈瘤に対する代替治療である血管内治療と神経内視鏡の進歩に後押しされている．特に内視鏡支援による顕微鏡手術は観察と確認のみであれば大きな開頭が不要であることが示された．しかし現時点では，小開頭手術の優位性が確実に示されたわけではなく，症例を選択し段階を踏んで進めていくべきである．また，導入に際しては小開頭に伴うビューアングル，ワーキングアングルの狭さを補うために顕微鏡手術に加え内視鏡支援の活用が強く勧められる．また，内視鏡単独手術による脳動脈瘤手術は，現時点では発展途上にあり今後の知見の集積が待たれる．

表 61.1　Standard Pterional Approach と Minimally Invasive Approaches

	Standard Pterional Approach	Supraorbital Approach	Mini-pterional Approach
皮膚切開	半冠状切開	半冠状切開，眉毛切開	半冠状切開
側頭筋剝離	完全剝離	最小限	中間
開頭部位	前頭側頭開頭	眼窩上切痕から外側に 3cm	上側頭線より下の前頭側頭開頭
開頭サイズ	6 × 6cm	3 × 2cm	4 × 3cm
蝶形骨縁の除去	上眼窩裂まで	なし	上眼窩裂まで
シルビウス裂の展開	あり	必要に応じて	あり
アプローチルート	Multiple	Subfrontal route	Trans-sylvian route

3.1　Supraorbital approach

眉毛切開または通常の半冠状切開を用いる．前頭蓋底を眼窩上切痕から外側に約

3cm 幅で前頭開頭する．側頭筋の剝離が最小限で済む点が大きな利点である．蝶形骨縁の骨削除は行わず，シルビウス裂の展開は必要に応じて行う．シンプルに subfrontal approach を小型化したものと言える．

3.2 Mini-pterional approach

半冠状切開から，前頭側は上側頭線までとした方法である．開頭の大きさは 4 × 3cm で，蝶形骨縁は通常の pterional approach と同様，上眼窩裂まで削除する．シルビウス裂の展開は必須で trans-sylvian approach 用の小開頭である．

3.3 Mini-orbitozygomatic approach

眉毛切開で supraorbital approach とほぼ同範囲の開頭に追加して眼窩縁の骨切開を加えたもの．上述の supraorbital approach の拡大法と言える．

4. 海綿静脈洞腫瘍に対する手術適応とアプローチ法

海綿静脈洞腫瘍は発生母地と伸展により，外側壁腫瘍と静脈洞内腫瘍に分類される．外側壁腫瘍は三叉神経鞘腫に代表され，外科治療の適応となる．前述の extradural temporopolar approach が最適である．subtemporal approach, transpetrosal approach と併せて検討すべきアプローチ法である．

海綿静脈洞内腫瘍には髄膜腫，下垂体腫瘍の海綿静脈洞浸潤例が代表例としてあげられる．しかし，脳神経麻痺を合併せず海綿静脈洞内腫瘍を前側方から摘出するのは至難の業であり，以前ほど積極的には行われない傾向がみられる．代わって定位放射線治療が役割を増している．また，内視鏡下経鼻頭蓋底アプローチの進歩により下垂体腫瘍は以前よりも拡大法が一般化され，海綿静脈洞浸潤腫瘍も積極的に摘出される傾向にある．現時点では海綿静脈洞内腫瘍に対して拡大 pterional approach を用いる機会は限定的と考えられ，一部の専門家に委ねられる領域となりつつあるため詳細は割愛する．

5. まとめ（図 61.14）

数ある手術アプローチ法の中で pterional approach ほど頻用され，多くの脳外科医がこだわりを持ったアプローチ法はほかにない．すべての開頭は病変に応じて多

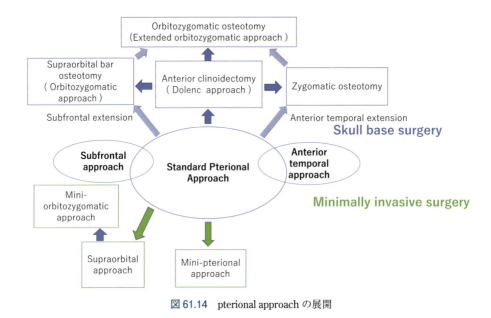

図 61.14　pterional approach の展開

少なりとも tailored されたものであるが，本アプローチ法は拡大法から低侵襲法までその幅がとても広い．同じ pterional approach でも最適な開頭範囲，骨削除範囲の決定は個々の術者に委ねられるが，本稿がその一助になれば幸いである．

文献

Al-Mefty O: Neurosurgery 21: 474-477（1987）.
Day JD et al: J Neurosurg 81: 230-235（1994）.
Dolenc VV: J Neurosurgery 62: 667-672（1985）.
Dolenc VV: Acta Neurochur（Wien）130: 55-65（1994）.
Paladino J et al: Minim Invasive Neurosurg 41: 200-203（1998）.
Poblete T et al: J Neurosurg 122: 1274-1282（2015）.
Sano H: Surgery for cerebral stroke 15 : 76-81（1987）.
Sharma A et al: J Nreurosurg Aug11:1-11（2017）.
Yasargil MG: Surg Neurl 6: 83-91（1976）.

62. Anterior interhemispheric approach, Anterior craniofacial approach

岩味 健一郎，齋藤 清

　anterior interhemispheric approach は病変の局在や正常解剖構造によって進入角度の調整が必要であり，正確な解剖学的知識・術前プランニング・術中オリエンテーションが求められる（図 62.1）．ここでは一般的な手術操作および外科解剖のポイントについて述べるとともに，その応用としての前頭蓋底正中病変に対する anterior craniofacial approach について記載する（齋藤 他 1999；2001）．

1. Anterior interhemispheric approach

　鞍上部および第 3 脳室内腫瘍，前交通動脈および前大脳動脈瘤などに対して広く用いられているアプローチである（図 62.1A）．大脳半球は一般的にシルビウス裂より開放が難しく，確実な手術を遂行する上で注意を要するいくつかのポイントがあげられる．前頭蓋底に沿ってアプローチする basal interhemispheric approach（図 62.1B）では前頭洞の閉鎖や大脳鎌の切断も必要となる．これらポイントについて

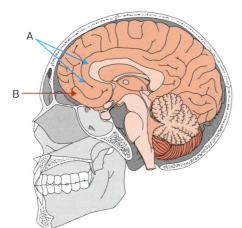

(A) 脳梁や前大脳動脈末梢へのアプローチ
(B) 前頭蓋底に沿ったアプローチ（basal interhemispheric approach）

図 62.1　anterior interhemispheric approach の進入方向

の対策を中心に述べる．実際の手術については，第Ⅵ，Ⅶ章の動脈瘤手術と第Ⅷ章の鞍上部腫瘍を参照．

1.1 手術操作における基本的な注意点

1.1.1 開頭および前頭洞の閉鎖

① 術前の頭部CTおよび単純レントゲン写真で前頭洞の発達程度と形態や炎症の有無などを必ず確認する．

② 前大脳動脈遠位部や脳梁へのアプローチにおいては，前頭洞が開放されることは少ない．病変や架橋静脈を考慮してアプローチ側を決定し片側前頭開頭を行う（図62.2A）．反対側まで開頭を行うと，より正中からの視野を得られるが，静脈洞を損傷しないよう注意する．

以下③-⑨はbasal interhemispheric approachで必要な操作．

③ 正中部は低い位置まで開頭を行うと前頭蓋底が展開しやすい（図62.2B）．その際には両側前頭開頭の後に，できれば前頭鼻骨縫合まで開頭を追加する．チタンマイクロプレートを使用して固定できるので，骨片の陥没による美容上の問題はない（齋藤 他 2004）．

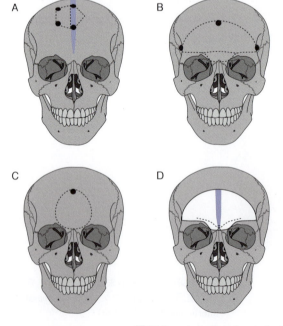

（A）脳梁や前大脳動脈末梢へアプローチする際の片側前頭開頭．反対側まで開頭を行うと，より正中からの視野を得られるが，静脈洞を損傷しないよう注意する．
（B）basal interhemispheric approachで用いられる両側前頭開頭．側方のバーホールから硬膜を十分剥離すると一塊に開頭することも可能．
（C）前頭蓋傍正中部に限局する病変に対しては開頭範囲を正中部のみに縮小可能．
（D）basal interhemispheric approachにおける硬膜切開．二重線の位置にて上矢状静脈洞下端を結紮し，大脳鎌とともに切断する．

図62.2　anterior interhemispheric approachでの開頭例

④ 前頭洞が発達した成人では，開頭後に前頭洞外板の骨切りを追加し，内板は除去する（図62.2B）．慣れると前頭鼻骨縫合まで一塊として開頭することもできる．
⑤ 開頭骨片側の前頭洞粘膜は必ず除去し，内板ははずして死腔にならないようにする．
⑥ 前頭洞粘膜の処理方法は施設により異なるが，鼻前頭管を閉鎖しないこと，死腔を作らないことが重要である．
⑦ 前頭蓋底傍正中部に限局する病変に対しては開頭範囲を正中部のみに縮小できる（図62.2C）．

＜ポイント＞
・単純に切断された前頭洞は鼻前頭管が開いている限り，粘膜を押し込んだりせずに骨膜弁で覆えば前頭洞として残り問題ない（図62.3）．
・遠位に粘膜が残ったまま鼻前頭管が閉塞すると，将来 mucocele になる．
・死腔があると感染を起こしやすい．

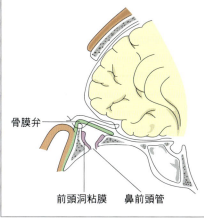

図62.3 前頭洞の閉鎖．開放された前頭洞は骨膜弁で閉鎖する．硬膜の吊り上げの糸を開頭縁に骨膜弁とともに固定する．鼻前頭管が開いていれば粘膜は再生して残った前頭洞が形成される．

⑧ 前頭洞の閉鎖に必要な大きさの骨膜弁を皮弁から起こして使用する．皮膚切開時に骨弁上で皮弁を起こしておくと，大きな骨膜弁を作製できる（齋藤2003）．
⑨ 骨膜弁は前頭蓋底の硬膜外に敷き込み固定する．

＜ポイント＞
・硬膜の吊り上げの糸を骨膜弁とともに開頭骨縁に固定すると，開放された前頭洞が確実に閉鎖できる（図62.3）．

1.1.2 架橋静脈の温存

① 術前の脳血管撮影で前頭部架橋静脈の位置や架橋静脈とシルビウス静脈との吻合の程度を確認しておく．

② basal interhemispheric approach において硬膜切開は上矢状静脈洞の左右で，開頭の前縁に沿うよう行う．（図 62.2D）

<ポイント>
・脳血管撮影で確認できない細い架橋静脈や dural sinus がしばしば存在するため，硬膜下腔を確認しつつ外側から内側に向けて硬膜切開を行う．
・架橋静脈が上矢状静脈洞の手前で dural sinus を形成している場合，dural sinus を温存できる位置で硬膜を切開する．硬膜の翻転が不十分になる場合には硬膜に補助切開を追加して静脈の温存と硬膜の翻転を両立させる．（図 62.4）

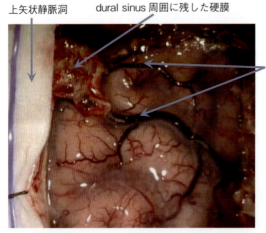

図 62.4 架橋静脈と dural sinus の温存

硬膜は架橋静脈を確認しながら外側→正中に向けて切開する．必要であれば dural sinus や架橋静脈の上に硬膜を残し，静脈の温存と硬膜の翻転を両立させる．

以下③-⑥は basal interhemispheric approach で必要な操作．

③ 前頭極近傍から上矢状静脈洞へ流入する架橋静脈の還流を障害しないために，大脳鎌を前頭蓋底ぎりぎりで切断する．（図 62.2D）
④ 発達した鶏冠が視野を妨げる場合，硬膜を剝離してこれを露出し，骨鉗子で切除する．
⑤ 前頭鼻骨縫合まで低く開頭してあれば，架橋静脈が障害になることはない．もし左右半球と大脳鎌の間の架橋静脈がアプローチの妨げになるときには，静脈を可及的に脳表から剝離して，左右半球の圧排を容易にする．
⑥ 架橋静脈を損傷しないよう注意しながら大脳鎌を頭側へ牽引すると半球間裂が正面から観察可能となる．（図 62.5A）

1.1.3 嗅神経の保護

① 両側硬膜切開および大脳鎌の切開を行った場合，脳が下垂して嗅神経が損傷されるため，前頭葉底面と嗅索の間のくも膜を三角部近傍まで切離しておく．
② 両側の視神経外側まで嗅索を剝離する．

③ 嗅神経の乾燥および術中の牽引による損傷を防ぐため，剥離した嗅神経をサージセル®やゼルフォーム®で覆い，フィブリン糊を塗布しておく．

1.2 半球間裂の剥離の要点

半球間裂は硬膜下腔（図 62.5 ①）→くも膜下腔（図 62.5 ②）の順に剥離する．左右の直回は間隙なく軟膜間の arachnoid trabecula で癒着し，さらに帯状回は脳梁によって可動性が制限されている．したがって左右に広い術野を得ようと焦らず，半球間裂を剥離して前後に長い術野を確保するよう努める．

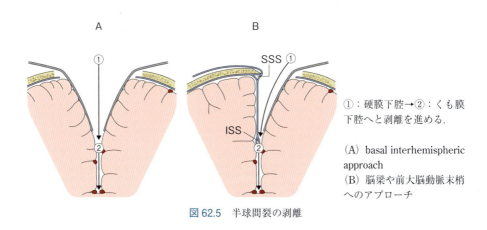

①：硬膜下腔→②：くも膜下腔へと剥離を進める．

(A) basal interhemispheric approach
(B) 脳梁や前大脳動脈末梢へのアプローチ

図 62.5　半球間裂の剥離

1.2.1 剥離の手順（図 62.6）

a. ステップ 1
① 嗅神経を前頭葉底面から剥離する（高位のみの開頭の場合は不要）．
② 半球間裂は脳表で癒着が強く，深部，特に動脈周囲が剥離しやすい．顕微鏡の角度を手前に振って（または頭位を下げて），表面のくも膜を切開し，まず脳梁膝部に向かう（図 62.6A）．
③ 左右いずれかの脳梁辺縁動脈を確認できたら，この動脈に沿って剥離を進め，前大脳動脈 A2 膝部まで至る．

b. ステップ 2
① 顕微鏡の角度を浅くして（または頭位を挙上させて）視野を前頭蓋底方面に求め，半球間裂を深部から浅い部分へと剥離を進め蝶形骨平面に至る．（図 62.6B）
② 軟膜間隙の癒着が強く軟膜損傷を起こしやすい部分である．強拡大下の丁寧な剥離操作が要求される．

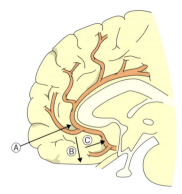

(A) 脳梁膝部に向かう．
(B) 奥から蝶形骨平面に向かう．
(C) 前交通動脈，視交叉に至る．

図62.6 半球間裂の3ステップの剥離手順．

c. ステップ3
① 顕微鏡の角度を戻し（または頭位を水平とし），A2を前交通動脈までたどる（図62.6C）．
② 前頭蓋底に沿い半球間裂の剥離を進め，視交叉部へ至る．

1.2.2 軟膜損傷の回避のコツ

① 軟膜損傷の引き金は術野の出血である．両側半球間にまたがって走行する静脈は原則的に存在せず，ましてや両側を栄養する動脈も存在しないことを銘記し，軟膜間の剥離操作を進める．

> <ポイント>
> ・比較的太い動脈の周囲では剥離が容易な間隙が存在するため，剥離面がわかりづらくなった場合にはその部位を速やかに離れ，近接する動脈周囲を利用し剥離を進める．
> ・脳ベラを用いて半球間裂に"適度な緊張"を加え，動脈周囲（深部）から浅い部分へarachnoid trabeculaを確認して確実に切離する．
> ・"適度な緊張"には脳牽引の"強さ"と"方向"が大切であり，脳ベラの位置や形状も小まめに調整する．

② 出血部位をポイントで凝固止血することも必要であるが，半球間裂の癒着の強い部分では，凝固すると本来剥離しなければならない軟膜間隙を見失うことになる．

＜ポイント＞
・凝固止血せず，一時的に出血部位を綿片やサージセル®で圧迫止血し，近接する軟膜間隙の剥離を優先して行う．

③ 前頭葉内側面の軟膜は薄く脆弱であり，脳ベラの引き過ぎで容易に軟膜損傷をきたす．特に軟膜下の静脈を損傷した場合には，静脈還流障害のために軽微な外力でも周囲脳に挫滅，点状出血をきたしやすくなる．

＜ポイント＞
・脳ベラは主に右前頭葉の圧排に用い，左手の吸引管は先端に綿片をあて左前頭葉を軽く牽引するのに使用する．

④ 半球間裂の深部の剥離操作に熱中するうちに，手前上方の剥離操作がおろそかになり，予期しない表層の軟膜損傷をきたすことがある．深部の剥離が進むほど，上方浅部の剥離を意識して行う必要がある．

⑤ 十分な嗅神経剥離・半球間裂剥離・終板切開を行った basal interhemispheric approach の術野例を示す（図 62.7）．

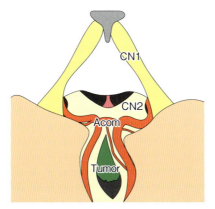

（CN1）右嗅神経
（CN2）右視神経
（Acom）前交通動脈
（Tumor）第 3 脳室内腫瘍

図 62.7　第 3 脳室内腫瘍症例における basal interhemispheric approach の術野

2. Anterior craniofacial approach

　頭蓋底正中部病変への到達法であるが，両側眼窩上縁と鼻骨を一体とする orbito-naso-glabellar bone を除去し，olfactory unit を前頭葉とともに拳上して嗅覚を温存する anterior craniofacial approach（図 62.8A）（Spetzler et al 1993；Fukuta et al 1997；Saito et al 1999）と，嗅覚を温存しない transbasal approach（図 62.8B）（Sekhar et al 1992）について記載する．

2.1 Anterior craniofacial approach の特徴と到達範囲

2.1.1 orbito-naso-glabellar osteotomy で得られる利点

① 前頭葉の圧排の軽減
② 病変部への最短距離での到達
③ 術野の拡大による手術操作性の向上
④ 斜台上部への到達範囲の拡大

2.1.2 対処を要する問題

① 副鼻腔，鼻咽頭腔の開放
② 良性病変での嗅覚の喪失

2.1.3 到達可能な範囲

① 硬膜外病変であれば下方は斜台下端から上位頚椎まで到達可能（図 62.8A 青矢印）
② 上方はトルコ鞍まで到達可能（図 62.8A 赤矢印），トルコ鞍の後方から上方部，特に内頚動脈を越えて硬膜内への到達は困難
③ 側方は前床突起の除去や視神経管全体の開放が可能であり，海綿静脈洞内側部から内頚動脈および外転神経，下外側は舌下神経まで到達可能

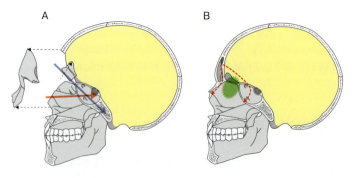

(A) orbito-naso-glabellar bone を除去し，olfactory unit を前頭葉とともに挙上して嗅覚を温存する anterior craniofacial approach．斜台の上方（赤矢印）から下方（青矢印）まで到達可能．
(B) 嗅覚を温存しない transbasal approach．前頭蓋底に達する悪性腫瘍（緑）の一塊切除（赤矢印）などで用いられる．

図 62.8　anterior craniofacial approach と transbasal approach

2.2 Anterior craniofacial approach の手術手技

2.2.1 術前準備

① 腰椎ドレナージは術後の髄液漏予防に有効であるが，通常行わなくても手術には問題がない．

② 硬膜の補填に大腿筋膜を利用する場合や，頭蓋底再建に血管つき有茎組織を用いる場合，採取部位を消毒し術野として準備する．

③ 鼻孔まで術野にするため，鼻腔内は倍希釈イソジン®液で消毒する．

④ 眼軟膏の点入や眼瞼縫合により眼球を保護する．

2.2.2 体位と皮膚切開

① 上半身を 20〜30°挙上した仰臥位で，頭は正中位とする．

② 皮膚切開は大きな冠状切開とし，皮膚切開の両下端は耳介軟骨前縁で外耳孔の高さまでとする．

2.2.3 骨膜弁の作製

① 前頭皮弁を前方に翻転する際，骨膜弁を作製するために帽状腱膜下で皮弁を起こす．帽状腱膜と骨膜の間にある loose areolar tissue を骨膜側に残すと骨膜弁がやや厚くなる．

② 骨膜を前頭骨に残して皮弁を挙上し，後から骨膜弁を作製すると，大きな骨膜弁が作成しやすい．

> ＜ポイント＞
> 骨膜弁の血行温存のため，帽状腱膜直下の粗な結合組織（loose areolar tissue）内に含まれる微細な血管網を骨膜弁側に温存する．帽状腱膜直下でメスを用い鋭的に頭皮を剥離し，loose areolar tissue を骨膜側に付着させる．

③ 骨膜弁は温生食ガーゼで覆い乾燥を防ぐ．また長時間強く折り曲げない．

④ 前頭筋を含まない前方を茎とした骨膜弁は血行が不安定であるため，確実な血行を要する大きな頭蓋底欠損の再建には帽状腱膜（＝前頭筋の層）を含む帽状腱膜−骨膜弁がより安全である．ただし，術後前額のしわは寄せられなくなり，前頭皮弁の虚血により壊死に陥る危険があり，皮膚が薄いために開頭骨縁の陥凹が目立つ．

> ＜ポイント＞
> 頭皮を栄養する眼窩上動脈，滑車上動脈，浅側頭動脈などは帽状腱膜の層を通

る．帽状腱膜骨膜弁は眼窩上動脈および滑車上動脈より流入血管があり，その血行は非常に安定している（齋藤 2003）．

2.2.4 眼窩骨膜の剥離と鼻骨の露出

① 眼窩上切痕または眼窩上孔を小ノミで開放し，眼窩上神経・動脈を前頭皮弁側に剥離温存する．
② 眼窩骨膜は眼窩縁に強く付着しているので，丁寧に眼窩縁および上壁から剥離する．骨膜を損傷して眼窩内脂肪が脱出しても機能的には問題ない．
③ 眼窩内から前篩骨孔と後篩骨孔を確認し，そこから腫瘍への流入動脈があれば凝固切断する．眼窩骨膜は上壁および内側壁を十分に剥離しておくと，後の骨切りが容易となる．
④ 皮弁を下方に翻転して鼻骨を露出する．眼窩縁のところで眼窩骨膜に水平に減張切開を加えると，皮弁をさらに下方に引くことができる．眼窩骨膜を十分剥離しておけば，鼻骨と鼻骨外側の上顎骨前頭突起まで露出することができる．

2.2.5 開　頭

① 図 62.9 青のように両側前頭開頭を行う．ただし，前頭蓋底傍正中部に限局する病変に対しては開頭範囲を正中部のみに縮小できる．
② 前頭洞が開放されるが，このアプローチでは前頭洞粘膜と内板はすべて除去することになる．はずした開頭骨片と orbito-naso-glabellar bone から粘膜と内板を完全に除去しておく．

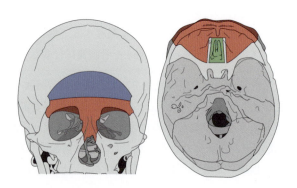

前頭開頭（青）後，眼窩上壁の骨切りによる orbito - naso - glabellar unit（赤）の作製と，篩板周囲の骨切りによる cribriform plate complex（olfactory unit）（緑）の作製を行う．

図 62.9　anterior craniofacial approach での両側前頭開頭と頭蓋底骨切り

2.2.6 orbito-naso-glabellar osteotomy の手順

> **＜ポイント＞**
> 　骨切りに先立ち眼窩上外側の骨切り線に合わせて屈曲させた 4 穴のチタンマイクロプレートを仮止めすると，再建時に orbito-naso-glabellar bone をずれなく固定できる．ただし，歯の薄いレシプローカルソウを用いると，仮止めをしていなくてもずれることはほとんどない．

① 硬膜外操作で左右の前頭蓋底硬膜を剥離する．篩板周囲では硬膜をはずすことはできないので，篩板外側まで剥離し，さらに奥に進んで蝶形骨平面まで剥離する．

② レシプローカルソウを用い，眼窩縁を前頭頬骨縫合で切断し，前頭蓋底で眼窩上壁を内側に向かって切離する．

> **＜ポイント＞**
> 　脳ベラなどをあてて眼窩内容を保護するが，短冊に切ったゼルフォーム®を眼窩上壁との間に挿入しておくと，眼窩骨膜の損傷をきたしにくい．

③ 眼窩上壁の内側縁を奥から手前に向かって骨切りし，鶏冠の前方で左右の骨切りをつなげる．

④ 鼻骨下端から上顎骨前頭突起を通り前頭骨まで，眼窩内側面を前頭蓋底骨切りの前縁に向かい骨切りを行う．

⑤ 両側の骨切りがすんだら，平ノミを鶏冠の前方に挿入し，鼻根部で鼻骨と篩板を切離すると orbito-naso-glabellar bone（図 62.9 赤）を一塊にはずすことができる．

⑥ 篩板の両外側はレシプローカルソウで切り，篩板後部の蝶形骨平面はドリルで切離すると，篩板周囲の骨切りが完成する（図 62.9 緑）．

⑦ ハサミを用いて鼻腔を篩板より 1cm 下で切断する．

> **＜ポイント＞嗅神経の機能温存のための要点**
> ・鼻粘膜と鼻中隔をできるだけ下方で切離し，嗅神経を含んだ粘膜を十分残した cribriform plate complex（olfactory unit）を作製する．
> ・鼻粘膜の止血はボスミン®ガーゼをあてて行い，電気凝固による熱損傷を避ける．

⑧ 篩骨洞隔壁と粘膜は完全に除去する．

⑨ cribriform plate complex は前頭蓋底硬膜につけたまま硬膜とともに挙上し，その後の手術操作を進める．

2.2.7 前頭蓋底の再建

① 鼻腔のスペースを嗅裂まで保つために，6mm のペンローズドレーンを鼻孔から挿入して，cribriform plate complex の鼻腔上端（嗅裂）部に細い吸収糸で固定しておく．ドレーンは鼻翼に固定しておき，術後3週間で鼻腔から引き抜く．

② cribriform plate complex は篩骨前端部に穴をあけ，ワイヤーを通しておく．orbito-naso-glabellar bone の鼻根部に左右1か所ずつ穴をあけ，篩骨に通したワイヤーを奥から表面に出し，orbito-naso-glabellar bone をプレートで固定した後でこのワイヤーを締めて鼻根部に固定する．

③ 内側眼窩靱帯（内眥靱帯）は本来上顎骨前頭突起部に付着している．内側眼窩靱帯には細いワイヤーまたは太いナイロン糸をかけておき，orbito-naso-glabellar bone をプレートで固定した後に上顎骨前頭突起部に再固定する．

＜ポイント＞

・内側眼窩靱帯の位置は同定が難しい．眼裂から鑷子を内縁に向けて挿入して押し，術野で鑷子の先端部を触れると，そこが内側眼窩靱帯の位置である．

・上顎骨前頭突起部は骨切りのときに割れていることが多い．マイクロプレートを鼻骨に固定し，free の穴が上顎骨前頭突起部となるようにすると，このプレート穴に内側眼窩靱帯を固定できる．

---

④ orbito-naso-glabellar bone はマイクロプレートで眼窩外側縁を固定し，さらに鼻骨を上顎骨切断端と固定する．

⑤ 上記のように cribriform plate complex をワイヤーで鼻根部に固定し，内側眼窩靱帯を上顎骨前頭突起部に固定する．

⑥ orbito-naso-glabellar bone をプレートで固定した後に，骨膜弁を正中で二分割し，復帰させた cribriform plate complex を左右から包み込むように鞍結節部まで硬膜外に敷き込む．

2.2.8 術後管理

① 感染予防のため術後抗生剤は最大投与量とする．

② 髄液漏が危惧される例では，術後3〜4日間腰椎ドレナージで髄液排出を図る．オーバードレナージを防ぐために，1日の排出量を 150〜200mL に調節する．

2.3 嗅覚を温存しない transbasal approach

鼻腔より前頭蓋底へ進展する悪性腫瘍を切除する際などに用いられる（図 62.8B）．

2.3.1 術野の展開

① 篩板周囲の硬膜付着部を切断する．篩板内側の硬膜は鶏冠の基部で切断することになる．
② 嗅神経（嗅索）を切断する．
③ さらに後方で硬膜を蝶形骨平面から剥離すると，両側前頭蓋底が硬膜外に展開できる．
④ 前頭蓋底硬膜も合併切除する場合には，硬膜内より嗅神経を切断し前頭葉を挙上した後に硬膜を正常部で輪状切開する．
⑤ 前頭蓋底骨の骨切りを行う．

2.3.2 再建

a. 硬膜欠損部の再建

① 硬膜の欠損がなく篩板周囲で硬膜を切断したのみのときには，硬膜断端を一次縫合できる．
② 小さな硬膜欠損部は，側頭筋膜や骨膜弁の一部を用いて縫合閉鎖する．
③ 大きな硬膜欠損部では，大腿外側部から採取した大腿筋膜を用い，硬膜断端との縫合を行う．
④ 硬膜欠損部が鞍結節や蝶形骨小翼より深部に至る場合，筋膜を鞍結節部の奥に敷き込む．
⑤ 骨欠損部に面した硬膜を骨膜弁（または帽状腱膜骨膜弁）で覆う．骨膜弁（または帽状腱膜骨膜弁）を硬膜補填部より奥の硬膜に縫合することは困難なことが多いので，奥の骨断端に小孔を設け，そこにナイロン糸で固定する（図 62.10）．

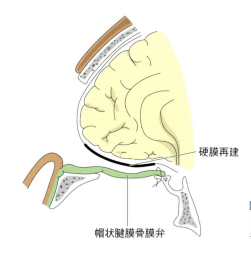

図 62.10 頭蓋底再建．硬膜欠損は筋膜で再建し，頭蓋底に帽状腱膜骨膜弁（または骨膜弁）を敷き込む．骨膜弁は骨断端に固定する．

b. 骨欠損部の再建

① 硬膜欠損が修復されていれば，頭蓋底の骨欠損は再建の必要がない．

② 眼窩内側壁の欠損など整容面で問題となるときには，チタンメッシュで再建する．

③ チタンメッシュの鼻腔側は，有茎の帽状腱膜骨膜弁または血管つき遊離皮弁で覆う．

c. 血管つき遊離皮弁（腹直筋皮弁など）の利用

① 適応：

・眼球摘出などのために腫瘍摘出後の死腔が大きな場合

・腫瘍浸潤部の皮膚組織を切除したため皮膚欠損がある場合

② 術前計画と術中の注意：

・予想される欠損に対し遊離皮弁の採取部位やデザインを決定しておく．

・皮膚切開時に吻合予定の浅側頭動静脈や顔面動静脈の温存に注意を払う．

文　献

Fukuta F et al: Plast Reconstr Surg 100: 318-325(1997).

Saito K et al: Skull Base Surgery 9: 201-206(1999).

齋藤 清 他：顕微鏡下手術のための脳神経外科解剖 XI．松野治雄（編），サイメッド・パブリケーションズ，東京，pp.127-133(1999)．

齋藤 清 他：顕微鏡下手術のための脳神経外科解剖 XIII．大畑建治（編），サイメッド・パブリケーションズ，東京，pp.65-72(2001)．

齋藤 清：最新脳神経外科手術．三宅悦夫（編），金芳堂，京都，pp.17-22(2003)．

齋藤 清：脳神経外科速報 14: 430-434(2004)．

Sekhar LN et al: J Neurosurg 76: 198-206(1992).

Spetzler RF et al: J Neurosurg 79: 48-52(1993).

63. Occipital interhemispheric approach

後藤 剛夫

　Occipital interhemispheric approach は松果体部や大脳鎌テント接合部病変への到達法として広く認識されているが，中脳背側，小脳上面の病変あるいは側脳室三角部病変にも適応可能であり，脳神経外科医にとって習得すべき必須の到達法の1つである．ここでは手術を安全に行うため，術前に確認すべき解剖学的指標と手術の要点，注意点について説明する．

1. 術前検査

　この手術の対象は，松果体や大脳鎌テント接合部近傍の病変であるため，深部静脈の評価は必須である．特に内大脳静脈，ガレン静脈，直静脈洞，脳底静脈と病変の関係は重要である．到達する疾患が腫瘍の場合には，しばしばこれらの静脈が閉塞し側副路を介して静脈還流が行われている場合も少なくなく，側副路を含めた静脈評価が必要である．

　筆者らは術前検査として造影MRあるいは造影CT静脈撮影を行っている．この撮影により腫瘍と静脈の位置関係さらに側副路まで評価が可能であり，手術計画に大変役立つ（図63.1）．

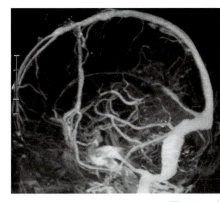

大脳鎌テント部髄膜腫によりガレン静脈がすでに閉塞している．この例では深部静脈は脳底静脈を介して最終的には海綿静脈洞に環流している．

図63.1　造影CT静脈撮影

また筆者らがすでに報告しているように（Goto et al 2006），大脳鎌テント接合部髄膜腫においてはガレン静脈と腫瘍の位置関係が手術難易度に大きく関与している．つまりこの腫瘍ではガレン静脈との位置関係により上方型と下方型に分類可能であり，上方型では比較的大きな腫瘍でも全摘出が可能であるが，下方型では脳幹，静脈，側副路への癒着が強く部分摘出に終わる例が多い（図63.2～63.4）．

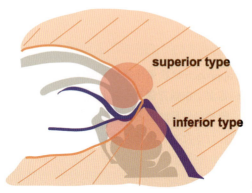

ガレン静脈より上方に位置するものを上方型，下方に位置するものを下方型とした．

図63.2　大脳鎌テント接合部髄膜腫の分類

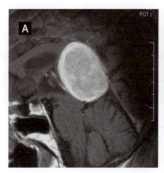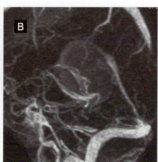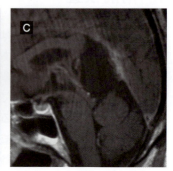

巨大腫瘍であるが静脈との剥離が可能で，全摘出できた．

図63.3　大脳鎌テント接合部髄膜腫　上方型

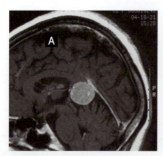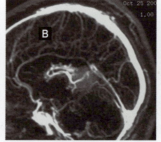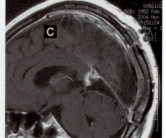

比較的小さな腫瘍であるが，ガレン静脈と剥離不能であり，周囲に薄く腫瘍を残存させた．

図63.4　大脳鎌テント接合部髄膜腫　下方型

2. 手術法

2.1 体位

重力により後頭葉が正中から自然に離れるのを期待し病変優位側を下にしたprone parkbench positionで手術を行うことが多い（Hongo et al 2006）．しかし，小脳上面に到達する場合には，prone positionあるいは頭部のみ完全に床をみるようなprone parkbench positionで手術を行うこともある．つまり手術戦略として重力による後頭葉移動を優先させるのか，あるいは術中の位置確認の容易さを優先させるかなどを病変ごとに検討し体位を決定することになる．また頚部の屈曲伸展についても，術者が患者の頭側に立ち手術を行うのかあるいは患者の背中側から手術を行うのかによってもとるべき姿勢は異なる．また松果体をはじめとするテント上病変への到達なのか，あるいはテントを十分切開し，中脳背側あるいは小脳上面に到達するのかによっても頚部屈曲伸展は異なる．松果体近傍病変の場合，頭部はやや前屈させた方が尾側からの到達が容易になり，進入角度に幅を持たせることができる．

2.2 皮膚切開，開頭

外後頭隆起を目印に，静脈洞交会の位置を推定する．続いて術前画像をもとに必要な開頭範囲を決定し，これを皮膚上に描く．筆者らは予定の開頭部位を露出できるように横静脈洞側を基部にしたコの字皮膚切開を行っている（図63.5）．その他の皮膚切開としては，正中に直線上の切開を加える方法もある．皮膚切開範囲が小さくなるため，開頭予定部位が十分露出される場合には，考慮すべき皮膚切開である．一般に静脈洞交会からラムダまでは上矢状静脈洞に流入する大きな皮質静脈は

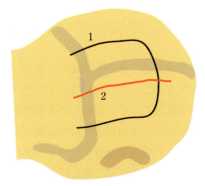

図63.5　皮膚切開線

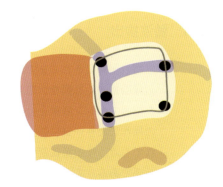

図63.6　穿孔位置と開頭範囲

ないので頭側に大きな開頭を適宜行う．矢状断の造影 MRI を用いて簡便にその位置を同定し，開頭の上限を決めることができる．最近ではナビゲーションシステムを利用すると開頭範囲の決定はさらに容易である．筆者らは市販の頭蓋穿孔器で静脈洞直上に穿頭を行っているが，静脈洞を損傷することなく上矢状静脈洞と横静脈洞の露出ができている（図 63.6）．

2.3 硬膜切開

硬膜切開は図 63.7，63.8 のように上矢状静脈洞と横静脈洞に数ミリの辺縁を残してこれに平行に硬膜切開を行っている．こうすることで不要な後頭葉の露出を防いでいる．

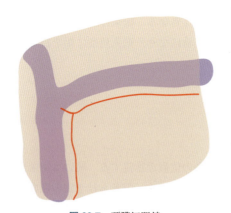

図 63.7　硬膜切開線

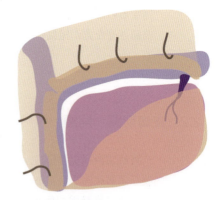

上矢状洞と横静脈洞が軽度回旋する程度にフックで硬膜を牽引する．
図 63.8　硬膜切開と硬膜翻転

2.4 髄液排出

髄液が排出されるまでは後頭葉に緊張がある．まず大脳間裂を頭側に進み，脳梁辺縁脳槽のくも膜を切開し少しずつ髄液を排出する．後頭葉の緊張が少し解けるのを待ってガレン静脈を包む厚いくも膜を確認し，その尾側のくも膜を切開する．この操作により一気に髄液が排出され，後頭葉が重力により自然移動し術野が展開されてくる．後頭葉に緊張がある間の脳ベラの使用は脳挫傷につながり，特に注意が必要である．また水頭症を伴う大きな腫瘍の場合にはしばしばこれらの操作が困難である．その際には露出した後頭葉から後角穿刺による脳室ドレナージを行い，髄

液を排出する．後頭葉が正中から外側に大きく移動すると大脳鎌，小脳テントが広く露出される（図63.9）．

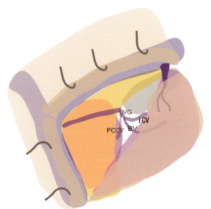

髄液が吸引され，後頭葉が重力により移動すると，脳ベラをかけずとも大脳鎌，小脳テントが大きく露出される．
VG：ガレン静脈，ICV：内大脳静脈，BV：脳底静脈，PCCV：前中心小脳静脈

図63.9　大脳鎌，小脳テントの露出

2.5　テント切開

　顕微鏡下に直静脈洞は確認できるが，念のためドップラー血流計で位置を確認し，5～10mm程度の辺縁を保ってこれに平行にテント切開を行う．比較的先端の鈍な高周波メスを用いてテント切開を行うと不要なテントからの出血を避けることができる（図63.10）．ただし直静脈洞が腫瘍によりすでに閉塞しているような場合には，小脳テント内に側副路としての静脈洞が形成されている場合がある．術前の静脈系検査によってその存在と役割を十分考慮する必要がある．大きな静脈洞が形成されている場合にはやはりドップラーで走行を確認後，これを避けたテント切開を行うことになる．切開したテント縁に糸をかけ牽引，あるいは脳べらをかけることで術野を展開する（図63.11）．

　しかしこのように術野を展開しても対側の術野は制限される．大型腫瘍で対側への進展が著しいものでは，小脳テントのみならず大脳鎌も切開し，術野を展開する場合がある．さらに大型の腫瘍では対側へ開頭を拡大し，両側進入で手術を行う場合もある．術前の画像検討により，テント，大脳鎌切開，両側進入などの方針をあらかじめ検討しておく必要がある．

　松果体近傍への到達の場合にはテントを後方まで切開する必要はないが，小脳上面への到達の場合にはテントを後方まで十分切開する必要がある．

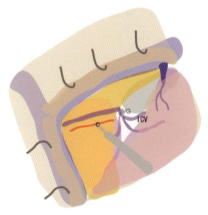

大脳鎌テント接合部の直静脈洞は顕微鏡下にも走行を確認できるが，念のためドップラー血流計で走行を確認後，これに平行に硬膜切開を行う．先端が鈍な高周波メスは止血と切開が同時に行えるため，テント切開に非常に有用である．

図 63.10　テント切開

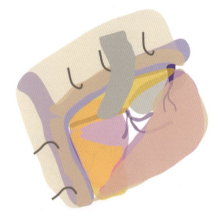

切開したテントに脳べらをかけ牽引すると病変が露出できる．

図 63.11　病変の露出

2.6　静脈剥離と病変への到達

　小脳上面や側脳室三角部への到達の場合には，深部静脈の剥離を必要としないが，松果体部腫瘍あるいは大脳鎌テント接合部髄膜腫の手術においては，深部静脈の剥離が必須となる．確認すべき主な静脈は，ガレン静脈，脳底静脈，内大脳静脈，前中心小脳静脈，内後頭静脈などである．静脈周囲のくも膜を丁寧に剥離し，深部静脈を可能な限り剥離後，静脈の隙間から病変に到達することになる．深部静脈の閉塞は，視床などに静脈性梗塞をきたし，意識障害をはじめとする重篤な合併症をきたすため，静脈損傷は絶対に避けなければならない．腫瘍との癒着が強く剥離不能な場合には腫瘍を残存させてでも静脈損傷は避けるべきである．また剥離操作時にわずかに出血を認めた場合にもバイポーラーによる凝固止血は行わず，コラーゲンシートを軽くあてておくと止血される．

　ガレン静脈を上方から圧迫する大脳鎌テント接合部髄膜腫の場合には，ガレン静脈周囲の厚いくも膜を剥離面として腫瘍剥離を行う．一方，ガレン静脈を下方から圧迫し，腫瘍が主に四丘体槽で成長する下方型髄膜腫の場合には，腫瘍は脳幹あるいは静脈に直接癒着し剥離面が形成できない場合が多い．この場合には意図的部分摘出として静脈を温存させる必要がある．剥離面が形成できない大型腫瘍においては腫瘍減圧の程度を確認するためナビゲーションの使用がきわめて有用である．また腫瘍が上方あるいは第3脳室に進展している場合には脳梁膨大部がしばしば術野

の妨げとなる．この場合には脳梁膨大部を吸引し，腫瘍露出を拡大する．1〜2cmの脳梁膨大部離断によって離断症候群が出現することはない（図63.12）．

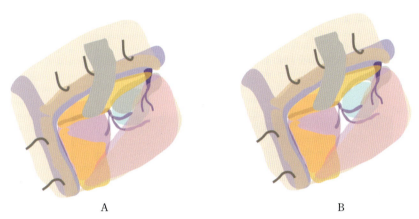

病変が上方に進展している場合あるいは脳梁膨大部が大きい症例では，脳梁が術野を遮り病変が露出できない場合がある．脳梁を1〜2cm離断吸引すると病変が露出される．

図63.12 脳梁膨大部の離断

3. 注意すべき合併症

3.1 後頭葉挫傷と半盲

後頭葉内側の圧迫，特に鳥距溝付近の一次視覚野の圧迫により半盲が出現する場合がある．また内後頭静脈の損傷に伴う静脈梗塞により半盲が出現するとの報告もある．こうした合併症を避けるため，後頭葉に緊張がある間の脳べらによる牽引は避けるべきである．また重力を利用した後頭葉の移動を考慮した手術体位をとる必要がある．

3.2 深部静脈損傷

深部静脈損傷による視床障害は術後に意識障害，記銘力障害などの重篤な合併症を引き起こす．深部静脈障害はこの手術では絶対に起こしてはならない合併症である．

4. 症例提示

【症例1】（図 63.13）

46歳女性．頭痛の精査で大脳鎌テント部髄膜腫を指摘され来院した．病変はわずかに右に偏在しているため，右下パークベンチ体位，右 occipital transtentrial approach で腫瘍を摘出した．術後神経脱落症状なく腫瘍を摘出することができた．

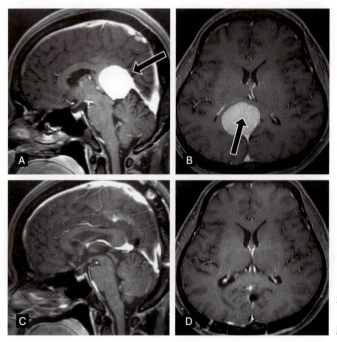

右 occipital transtentrial を用いることで安全に腫瘍が切除できた．

図 63.13　症例1　術前術後 MRI

【症例2】（図 63.14）

56歳男性．活動性低下を主訴に大脳鎌後方部髄膜腫を指摘された．左側脳室内側への進展が強いため，左側からの到達では左後頭葉の牽引が強くなると判断した．このため患者は prone position として主に右後頭開頭を行い，対側から病変に到達した．大脳鎌を対側から凝固切開することで，腫瘍を全摘出することができた．症例1と異なり対側進入を選択したことが好結果につながった一例と思われる．

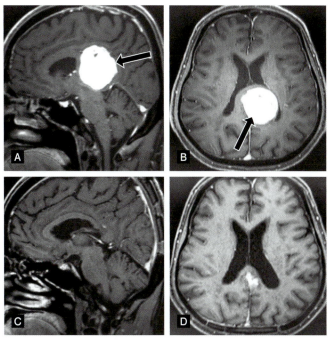

図 63.14 症例 2 術前術後 MRI

対側からの occipital interhemispheric approach を選択することで後頭葉牽引を軽減して腫瘍を摘出することができた．

【症例 3】（図 63.15）

　38 歳女性．視力視野障害，歩行障害，頭痛を主訴に他院で下垂体腺腫および多発血管芽腫を指摘され紹介となった．頭蓋内圧亢進の原因となっている小脳上面大型血管腫の摘出を行うこととした．小脳上面の血管芽腫の場合，栄養血管となる上小脳動脈を早期に確保できるかが手術のポイントとなる．occipital transtentrial approach を用いることで両側上小脳動脈からの栄養血管を早期に遮断に，安全に腫瘍を摘出することができた．

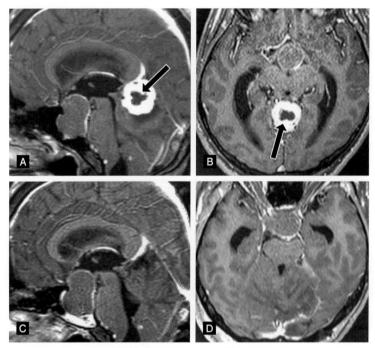

occipital transtentrial approach によって病変を頭側から観察することで，早期に両側上小脳動脈の確保が可能になった．

図 63.15　症例 3　術前術後 MRI

文　献

Goto T, Ohata K et al.: Faloctentorial meningioma: surgical outcome in 14 patients J Neurosurg 104: 47-53 (2006).

Hongo K, Kobayashi S et al.: Occipital transtentorial and parietal approaches to pineal region lesions. In: L.N. Sekhar, R.G.Fessler (eds) Atlas of Neurosurgical Techniques. Brain. Thieme New York, Stuttgart, pp.556-562 (2006).

64. Transpetrosal approach

鰐渕 昌彦，南田 善弘

本アプローチは錐体骨の前方や後方を削除して脳幹周囲の病変へ到達するもので，前方から到達するものが anterior petrosal approach，後方から到達するものが posterior petrosal approach，両者を併用するものが combined petrosal approach である．

1. Anterior petrosal approach

錐体骨前方を中頭蓋窩側から骨削除（anterior petrosectomy）するものである．弓状隆起，大錐体神経，下顎神経後縁，錐体骨上縁により囲まれた四辺形を骨削除するため，別名 middle fossa rhomboid approach とも呼ばれる．内耳道は平面的ではなく，円錐を斜め上から見下ろすように存在しているので，これをイメージしながら骨削除を行う．症例に応じて腰椎ドレナージ挿入を検討する．中頭蓋底のドリリングでは，出血が術野の展開や視野確保の障害となるので，棘孔や卵円孔，骨からの出血をうまくコントロールするのがポイントである．

1.1 手術適応

前庭神経鞘腫（Brackmann 1991；House et al 1969；Kanzaki et al 1991；Sanna et al 2004），三叉神経鞘腫（Al-Mefty et al 2002；Yoshida et al 1999），顔面神経鞘腫（Steinnhart et al 2003），脳底動脈の動脈瘤（Kawase et al 1985, 1996；MacDonald et al 1998）などの手術で用いる．

1.2 手術手技

モニタリングとして，顔面神経刺激装置（nerve integrity monitor：NIM システ

ム 3.0，日本メドトロニック株式会社，東京）や auditory evoked potential を準備する．

1.2.1 皮膚切開と開頭

耳介前部の頬骨弓上より前頭部へ向かって弓状に皮膚を切開する（図 64.1）．皮膚切開後，側頭筋膜を露出し，切開線よりも背側まで剥離する．筋膜と側頭筋はできるだけ背側で切開し，腹側へ翻転することで頬骨弓の上縁，頬骨弓の基部，側頭骨を露出する．bone loss を極力少なくするため頬骨弓の基部に溝を作成し硬膜を露出する（図 64.2 矢頭）（Fukushima 2004b）．次に鱗状縫合の 1cm 頭側に骨孔を作成し，temporal base の溝とつなげて開頭する（図 64.2）．海綿静脈洞後半部，

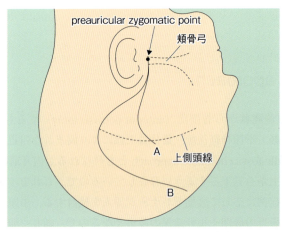

下端は耳介前方で頬骨弓上の preauricular zygomatic point とし，弓状に切開する．開頭範囲に合わせてAまたはBのように皮切をデザインする．

図 64.1　皮膚切開

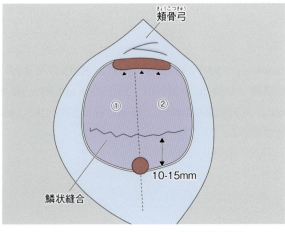

海綿静脈洞後部，Gasserian ganglion，錐体骨先端部にアプローチする場合には後半部の①を大きく，内耳道へアプローチする場合には前半部の②を大きく開頭する．

図 64.2　開頭

Gasserian ganglion や末梢側の三叉神経，錐体骨先端部にアプローチする際は後側（図 64.2 の①部）を大きく，内耳道へアプローチする際には前側（図 64.2 の②部）を大きく開頭する．開頭後は temporal base の内板を骨削除（inner plate drilling）し，中頭蓋窩底を平坦化する．

1.2.2　Anterior petrosectomy

弓状隆起，大錐体神経，三叉神経第 3 枝である下顎神経後縁，錐体骨上縁で囲まれた四辺形を骨削除する．卵円孔を拡大し，下顎神経を前方へ圧排・偏位させると三叉神経節内側の骨も露出されるので，より広い術野を確保することができる．

硬膜を temporal base から剥離し，中硬膜動脈を棘孔よりも 5mm から 1cm 遠位部で凝固，切断する．切断後は，断端をさらに凝固し，動脈を棘孔内へ押し込む．動脈周囲の静脈性出血は，サージセルを棘孔に押し込むようにして止血する．フィブリン糊を追加で塗付するのも有効である．骨からの出血は，骨蝋を用いて止血する．深部に神経や内頸動脈がない部分は単極凝固子を使用することもできる．周囲からの出血が術野の深部に垂れ込む場合には，術野の周囲にサージセルを詰めて，止血と同時に oozing が流れ込まないようにするもの有効である．

次に骨膜由来の硬膜外層を切開し，loose な層で剥離していくと固有硬膜である硬膜内層ごと側頭葉下面を挙上することができる．固有硬膜挙上時，はじめに確認すべき構造物は大錐体神経である．大錐体神経管裂孔から錐体骨の表面に出てきた本神経は，肉眼的にも同定は可能であるが，NIM を使うとより容易に位置を把握することができる．大錐体神経内側には内頸動脈が走行しているので，ドップラーで血流音を確認する．内頸動脈は，骨で覆われていることもあれば，骨が欠損していることもあるので注意を要する．次いで錐体骨上縁を露出する．錐体骨上縁には 2 つの隆起が存在し，この隆起間に上錐体静脈洞が走行している．その後，視点を背側に移して弓状隆起を同定する．

脳べらは 2 本使用し，四辺形の術野を確保する（図 64.3A）．1 本は錐体骨上縁で上錐体静脈洞を超えた隆起に，もう 1 本は下顎神経背側にかける．内耳道底は弓状隆起と大椎体神経の延長線の交点に，内耳道はこの両線で作られる角度を 2 等分するような位置に存在する．蝸牛を同定するための骨指標はないので，この内耳道の線と大椎体神経の延長線の間に直径約 5mm の球をイメージする（図 64.3B）．

内耳道の露出方法として，内耳道底側から露出する方法と脳槽側から露出する方法がある．前者は，術野が浅く，少量の骨削除で内耳道を同定できるという利点があるが，骨は非常に薄く，顔面神経が硬膜に包まれていないため注意を要する．後者は後頭蓋窩の硬膜から連続する部分をはじめに同定するので，術野は深いが比較的安全に同定できるという利点がある．筆者らは安全性重視で，後者のように内耳道を脳槽側から同定するようにしている．内耳道は絵や写真でみると平面的であるが，実際は煙突または山を上から覗いているようなイメージで存在しているので，

煙突の根元，または山の麓に相当する部分を露出するようにドリリングを開始する．内耳道は扇形に短く存在しているように見え，奥は深く広く，手前は浅く狭くなっている．

内耳道を露出し，蝸牛を温存するように骨削除を行いながら，術野の深部に向かってさらにドリリングしていくと，後頭蓋窩の硬膜が露出され，下錐体静脈洞も同定される（図64.4）．臨床的に開放する必要性はないが，下錐体静脈洞内には薄い

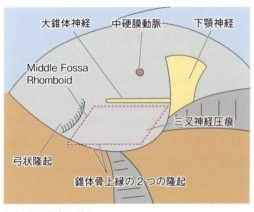

（A）中頭蓋底の露出
弓状隆起，大錐体神経，下顎神経後縁，錐体骨上縁で囲まれた四辺形を露出する．卵円孔を開放し，下顎神経を前方へ偏位させると，術野は広くなる．錐体骨上縁には2つの隆起があり，隆起間に上錐体静脈洞が走行しているので，これら2つの隆起を同定し，脳べらを奥にwedgeさせる．

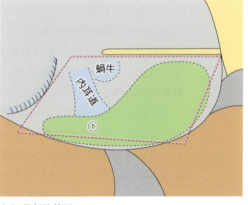

（B）骨削除範囲
内耳道は煙突を上から覗き込むような感じで存在しているので，内耳道の脳槽開口部（①）で硬膜をみつけるのが安全である．

図64.3

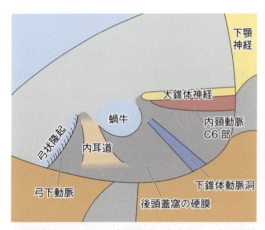

大錐体神経の深部には内頸動脈が存在する．内頸動脈を覆う骨は非常に薄いか，存在しない場合もあるので，内頸動脈を損傷しないように注意する．

図64.4　骨削除後

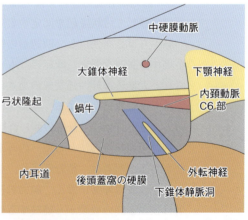

下錐体静脈洞を開放すると薄い膜に包まれた外転神経が観察される．

図64.5　下錐体静脈洞内を走行する外転神経

膜に包まれた外転神経が存在している（図64.5）．

1.2.3 硬膜の開放と病変部の処置

テント上下の硬膜を切開し，上椎体静脈洞を結紮・切断後，小脳テントを切断する（図64.6）．橋の腹外側が露出され，脳底動脈の上半分，両側の動眼神経，後大脳動脈，上小脳動脈が観察さる（図64.7）．三叉神経鞘腫の場合，anterior petrosalの領域は腫瘍により拡大しており，腫瘍を摘出することで広い空間が得られる．髄膜腫の場合は，はじめ狭く感じるが，腫瘍摘出を進めると次第に広い術野となってくる．脳底動脈に発生した動脈瘤の場合は，骨削除範囲が術野を規定するので，最大限の骨削除を行う．顔面神経減荷術の際には神経の露出が必要となるので，内耳道底周囲の神経走行を図示しておく（図64.8）．

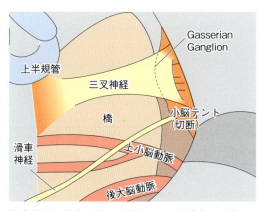

滑車神経に沿うように小脳テントを前方へ開放し，trigeminal fibrous ringの部分でテントを切断する．切断後のテントは後方へ翻転する．

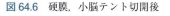

図64.6　硬膜，小脳テント切開後

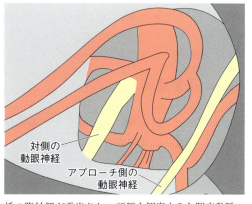

橋の腹外側が露出され，頭側を観察すると脳底動脈の上1/2が確認できる．

図64.7　脳底動脈の観察

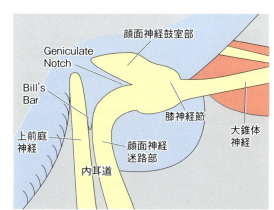

内耳道底の骨は非常に薄いので，顔面神経を損傷しないように注意する．
顔面神経の内耳道部，迷路部，膝神経節，鼓室部が観察され，骨指標であるBill's bar, geniculate notchも観察される．

図64.8　内耳道底の露出

1.2.4 閉 創

自家硬膜での water tight closure が困難である場合は，側頭筋膜，または骨膜を使用して硬膜形成する．さらに側頭筋を2層に剥離し内側を中頭蓋窩底に敷き込み，vascularized flap として，死腔，髄液漏，感染の防止に努める．

2. Posterior petrosal approach

錐体骨の後方を骨削除（mastoidectomy）するものである．骨迷路を温存する retrolabyrinthine approach，迷路を骨削除する translabyrinthine approach，顔面神経を後方へ偏位させ蝸牛も骨削除する transcochlear approach がある．多用されるのは retrolabyrinthine approach であるが，本法単独で用いる場合は少なく，後述の combined petrosal approach，または transjugular approach と併用して用いられることが多い．

2.1 手術適応

下位脳神経由来のダンベル型神経鞘腫（Oghalai et al 2004; Sanna et al 2006），グロームス腫瘍（Liu et al 2006）などの手術で用いる．

2.2 Retrolabyrinthine approach の手術手技

2.2.1 皮膚切開

mastoid を囲むように後耳介部を"く"の字状に皮膚を切開する（図 64.9）．皮弁を飜転し，外耳道後壁を露出する．supramastoid crest，Henle 棘，外耳道後方の三角状の陥凹である Macewen's triangle，頭頂乳突縫合，後頭乳突縫合，ラムダ縫合の結合点であるアステリオンを確認する（図 64.10）．Henle 棘ならびに Macewen's triangle の約 15mm 深部には乳突洞，外側半規管が存在しているので，これをイメージしながら，頬骨弓後方で外耳道頭側の posterior zygomatic point，乳様突起先端部，アステリオンで囲まれた範囲を骨削除する．

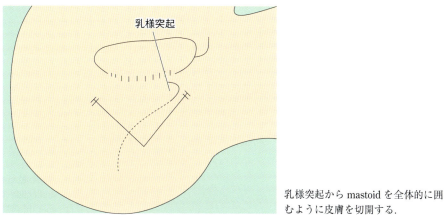

乳様突起から mastoid を全体的に囲むように皮膚を切開する．

図 64.9　皮膚切開

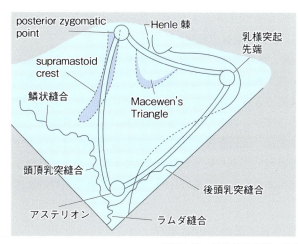

posterior zygomatic point，乳様突起先端．アステリオンで囲まれた三角部を骨削除する．Henle 棘の約 15mm 深部には外側半規管が，Macewen's triangle の約 15mm 深部には乳突洞が存在することをイメージする．外耳道後壁の骨は極力薄くする．

図 64.10　解剖学的指標の確認

2.2.2　mastoidectomy

シンプルに 3 steps で行う．

a. Step 1：sigmoid sinus plate の露出

まず均一に皮質骨と乳突蜂巣を削除していく．一箇所を深く削除するのは避ける．一番初めに S 状静脈洞が mastoid 内に隆起している sigmoid sinus plate を確認する（図 64.11）．

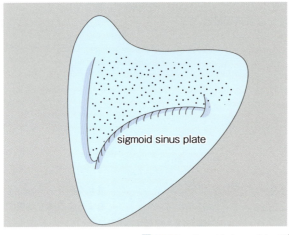

1箇所を深くドリルせず，均一に骨削除していく．はじめに青く透見される骨隆起があり，これがsigmoid sinus plateである．表面の骨はpaper thinになるまで薄くしてからはがしていく．

図64.11　sigmoid sinus plateの露出

b. Step 2：乳突洞，外側半規管の同定

　sigmoid sinus plateよりも腹側，深部へ骨削除を進めていくと，大きな空洞である乳突洞と内部に外側半規管の骨隆起が観察される（図64.12）．乳突洞を拡大すると腹側にincusが確認できる．基本的にはsigmoid sinus plateから乳突洞までは重要構造物はない．よって，これらの構造物を確認後は手早く骨削除を進める．骨を除去すると，S状静脈洞，後頭蓋窩の硬膜，後半規管の膨大部につながる内リンパ囊が露出される．静脈洞の損傷や乾燥を防止するために，静脈洞外側面に骨を意図的に残存させる方法もあるので，手術の目的，必要とされる術野の展開範囲に合わせて検討する．

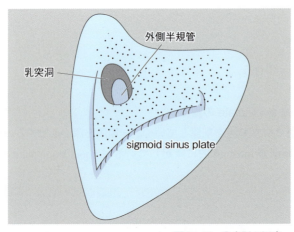

sigmoid sinus plateよりも前方を骨削除すると大きな空洞である乳突洞が見え，外側半規管の骨隆起が同定できる．基本的にこの外側半規管の深さまでは重要構造物はない．

図64.12　乳突洞の同定

c. Step 3：三半規管と顔面神経管の露出

S状静脈洞，外側半規管を確認後，顔面神経を同定する．顔面神経は外側半規管のすぐ尾側に存在し，外側半規管と後半規管の移行部でカーブを描いて走行を変え，茎乳突孔から頭蓋外へ走行していく（図64.13）．外側半規管に伴走する部分が鼓室部，角度の変わる部分がexternal genu，ここから茎乳突孔までが垂直部である．顔面神経垂直部の走行にはさまざまなバリエーションがあるため，顔面神経は頭側のexternal genu，または尾側の茎乳突孔部のいずれかで同定する．前者は，外側半規管を露出後，その尾側でexternal genuを捉えるものでバリエーションが少なく容易に同定できるという利点がある．しかし，表面の骨は薄いため熱損傷や機械的損傷には十分注意する必要がある．後者は，顎二腹筋後腹による骨隆起であるdigastric ridgeを前方にたどり，茎乳突孔から出ていく部分で顔面神経を同定する方法である．この部分の顔面神経は比較的厚い結合組織に囲まれているため，神経を直接損傷する危険が少ないという利点がある．いずれにしても同定にはNIMが有用である．顔面神経表面には茎乳突孔動脈が走行しているので，顔面神経管はpink lineとして認識される．retro- またはtranslabyrinthine approachの際には，顔面神経垂直部は薄い骨を被せたまま透見できる程度に露出するだけで十分である．露出していく際には，熱損傷を避けるために十分に水をかけながらドリリングを行う．

顔面神経同定後は骨性三半規管の露出を行う．外側半規管を露出し，それをたどって後半規管を露出する．黄色の緻密な骨で形成されており，周囲とは色も硬さも異なるので，同定は比較的容易である．その後，上半規管を露出する．三半規管露出後は，上半規管の頭側でtemporal tegmenを形成する側頭葉下面の硬膜を，後半規管の尾側で頸静脈球を露出することになる．高位の頸静脈球の場合には後半規管の下端に接するように存在しているため注意が必要である．鼓室内操作が必要な症

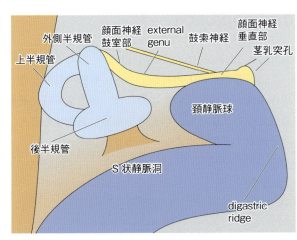

図64.13 顔面神経と三半規管，頸静脈球の露出

顔面神経垂直部の走行にはさまざまなバリエーションがあるため，顔面神経の同定法としては，頭側のexternal genuから見つける方法と，尾側の茎乳突孔部から見つける方法の2つがある．後半規管の尾側には頸静脈球が露出されるが，高位の頸静脈球の場合には後半規管の下端に接するように存在しているため注意が必要である．

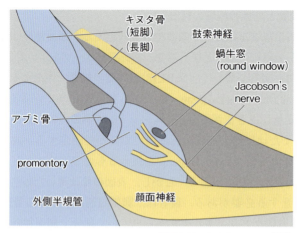

図 64.14　facial recess の開放

顔面神経裏側（内側）の鼓室部分を facial recess という．incus buttress，顔面神経本幹，鼓索神経で囲まれた範囲を骨削除することにより開放される．

例では，顔面神経腹側まで露出する（図 64.14）．標準的な mastoidectomy を終えると，retrolabyrinthine approach に必要な術野が展開される．

2.2.3　閉　創

硬膜は，骨膜や筋膜を使用して water tight closure を心掛ける．しかし，静脈洞壁，下位脳神経などが存在するため，困難なことが多い．ある程度，膜状のもので髄液腔との交通を塞ぎ，乳突洞にも膜状のものを被せ，mastoidectomy した部分には脂肪を充満させる．脂肪は大きな塊を 1 つにして挿入するのではなく，短冊状にしたものを重ねて死腔ができないように注意する．

3. Combined petrosal approach

anterior petrosectomy と mastoidectomy を同時に行うものであり，脳幹部周囲へ多方向からアプローチできるのが最大の特徴である．術野の妨げとなるのは三半規管であり，半規管周囲の骨が残存している場合には，硬膜翻転時に硬膜内操作時の視野が狭小化する原因となる．よって，半規管を綺麗に露出すること，特に後半規管背側の骨をきちんと削除するのがポイントである．

3.1 手術適応

petroclival meningioma（Bambakidis et al 2007；Cho et al 2002；Erkmen et al 2005），ダンベル型の三叉神経鞘腫（Day et al 1998），脳底動脈の血栓化動脈瘤（Day et al 1997）などの手術で用いる．

3.2 手術手技

3.2.1 皮膚切開

皮膚の切開線は術野の展開に合わせてデザインする（図64.15）．vascularized flapを採取する必要があるので，皮弁翻転後に側頭筋膜を骨膜とともに有茎弁として剥離翻転する（図64.16）．その後，側頭筋を前下方へ，後頸筋群を後下方へ翻転し，頭頂骨，側頭骨，後頭骨を露出する．

3.2.2 開 頭

大きく分けて3段階，mastoidectomy，骨弁の挙上，anterior petrosectomyに分けて開頭を行う．

a. mastoidectomy

外耳道，乳様突起先端部，頬骨弓ならびに骨表面の指標を確認後，mastoidectomy

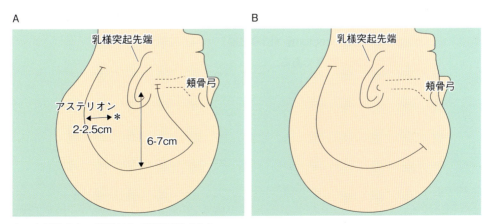

Aの方がBより，前下方まで開頭可能である．

図64.15 皮膚切開

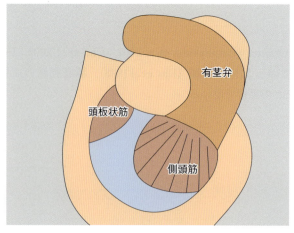

loose areolar tissue は骨膜, 側頭筋膜側につける.

図 64.16　皮弁の翻転と有茎弁の採取

を施行する．mastoid 表面の骨皮質を温存する cosmetic mastoidectomy の方法もあるが，S 状静脈洞損傷の危険がある．開頭骨片を 2 層にして mastoid 表面の骨を形成したり，mastoidectomy 用の人工骨が使用できるので，mastoid の骨皮質はドリルで除去した方が安全で早い．視野の妨げになる後半規管の後頭蓋窩硬膜側をきれいに骨削除することがポイントである．

b．骨弁の挙上

側頭骨尾側縁（図 64.17 ⓐの矢頭）と後頭骨下縁（図 64.17 ⓑの矢頭）にドリルで溝を作る．lateral sinus もドリルを用いて安全に露出し，鱗状縫合の頂点よりも頭側に骨孔を開ける．側頭側の開頭が小さいと中頭蓋側から硬膜内への視野を確保しにくくなる．

c．anterior petrosectomy（図 64.18）

詳細は前記の通りである．

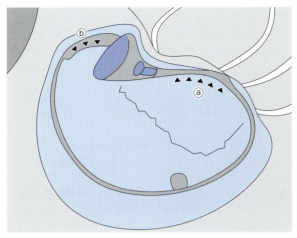

mastoidectomy 後，bone loss を最小限にするために craniotome の使用しにくい temporal base 側と大孔近傍はドリルで溝を作る．

図 64.17　mastoidectomy と開頭

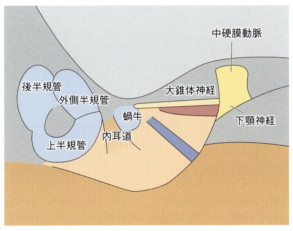

中硬膜動脈周囲（棘孔）や，下顎神経周囲（卵円孔）に存在する卵円孔導出静脈からの静脈性出血はサージセルとフィブリン糊を用いて，中頭蓋底の骨からの出血は単極凝固子を用いてコントロールする．

図 64.18　anterior petrosectomy

3.2.3　硬膜内操作

　mastoidectomy，開頭，anterior petrosectomy を終了すると，temporal base から presigmoid まで広く硬膜が露出される（図 64.19）．temporal base の硬膜は中頭蓋底側で切開し，側頭葉を硬膜で保護する．後頭蓋窩側は内リンパ嚢と S 状静脈洞の間で切開し，小脳テントを切断する（鰐渕 他 2008a）．硬膜切開端は"L"字型となる．後頭蓋窩側からは腹側より（図 64.20（A）），中頭蓋窩側からは頭側より（図 64.20（B））脳幹周囲へ到達可能となる．この術野で動眼神経から舌下神経まで同定できる．病変に応じて三叉神経の頭側，または尾側のルートからアプローチする．

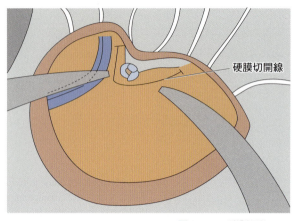

側頭側の硬膜は中頭蓋底側で切開し，側頭葉を硬膜で保護できるようにする．後頭蓋窩側は内リンパ嚢とS状静脈洞の間で切開する．

図 64.19　硬膜切開

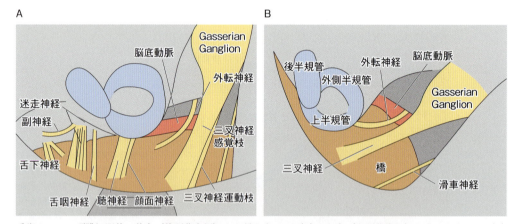

手術のコツ：硬膜切開後，後方（後頭蓋窩側）から見たものが（A），上方（中頭蓋窩側）からみたものが（B）である．いずれの方向からも骨性半規管が術野のほぼ中央に存在している．

図 64.20　硬膜切開後

3.2.4　閉　創

　　硬膜は極力縫い合わせる．欠損が大きい場合には，採取した側頭筋膜で硬膜形成する．その後，temporal base から presigmoid の空隙には，皮弁翻転時に作成した有茎弁で覆う．骨弁をチタンプレートで固定後，mastoidectomy した部分の空隙が広い場合は，腹部から採取した脂肪片を短冊状に切断し，死腔のないように敷き詰める．

文　献

Al-Mefty O, Ayoubi S, Gaber E: Trigeminal schwannomas: removal of dumbbell-shaped tumors through the expanded Meckel cave and outcomes of cranial nerve function. J Neurosurg 96: 453-463（2002）.

Bambakidis NC, Kakarla UK, Kim LJ, et al: Evolution of surgical approaches in the treatment of petroclival meningiomas: a retrospective review. Neurosurgery 61: 202-209; discussion 209-211（2007）.

Brackmann DE: Acoustic neuroma: surgical approaches and complications. Ann Acad Med Singapore 20: 674-679（1991）.

Canale DJ: William Macewen and the treatment of brain abscesses: revisited after one hundred years. J Neurosurg 84: 133-142（1996）.

Cho CW, Al-Mefty O: Combined petrosal approach to petroclival meningiomas. Neurosurgery 51: 708-716; discussion 716-708（2002）.

Day JD, Fukushima T, Giannotta SL: Cranial base approaches to posterior circulation aneurysms. J Neurosurg 87: 544-554（1997）.

Day JD, Fukushima T: The surgical management of trigeminal neuromas. Neurosurgery 42: 233-240; discussion 240-231（1998）.

Erkmen K, Pravdenkova S, Al-Mefty O: Surgical management of petroclival meningiomas: factors determining the choice of approach. Neurosurg Focus 19: E7（2005）.

Fukushima T: Combined Neurotology-Neurosurgery Skull Base Approaches to the Temporal Bone. Part 1: The Retrolabyrinthine and Translabyrinthine Approach. Manual of Skull Base Dissection（Second Ed）AF-NEURO, INC., Raleigh（2004a）.

Fukushima T: Combined Neurotology-Neurosurgery Skull Base Approaches to the Temporal Bone. Part 2: The Middle Fossa Approach. Manual of Skull Base Dissection（Second Ed）AF-NEURO, INC., Raleigh（2004b）.

Fukushima T: Infratemporal Fossa Approach. Part 3: Postauricular Transmastoid "Posterior" ITFA（Transjugular Approach）. Manual of Skull Base Dissection（Second Ed）AF-NEURO, INC., Raleigh（2004c）.

House F, Hitselberger WE: The middle fossa approach for removal of small acoustic tumors. Acta Otolaryngol 67: 413-427（1969）.

Kanzaki J, Ogawa K, Tsuchihashi N, et al: Postoperative complications in acoustic neuroma surgery by the extended middle cranial fossa approach. Acta Otolaryngol Suppl 487: 75-79（1991）.

Kawase T, Toya S, Shiobara R, et al: Transpetrosal approach for aneurysms of the lower basilar artery. J Neurosurg 63: 857-861（1985）.

Kawase T, Bertalanffy H, Otani M, et al: Surgical approaches for vertebro-basilar trunk aneurysms located in the midline. Acta Neurochir（Wien）138: 402-410（1996）.

MacDonald JD, Antonelli P, Day AL: The anterior subtemporal, medial transpetrosal approach to the upper basilar artery and ponto-mesencephalic junction. Neurosurgery 43: 84-89（1998）.

Nelson RA: Combined Neurotology-Neurosurgery Skull Base Approaches to the Temporal Bone. Part 1: The Retrolabyrinthine and Translabyrinthine Approach. Temporal Bone Surgical Dissection Manual House Ear Institute, Los Angeles（1991）.

Sanna M, Taibah A, Russo A, et al: Perioperative complications in acoustic neuroma（vestibular schwannoma）surgery. Otol Neurotol 25: 379-386（2004）.

Steinhart H, Wigand ME, Fahlbusch R, et al:［Facial nerve schwannoma in the inner auditory canal and geniculate ganglion］. Hno 51: 640-645（2003）.

Yoshida K, Kawase T: Trigeminal neurinomas extending into multiple fossae: surgical methods and review of the literature. J Neurosurg 91: 202-211（1999）.

鰐渕昌彦, 福島孝徳, Friedman AH 他：Middle fossa rhomboid approach（Anterior petrosectomy）. 脳外速報 18: 181-189（2008a）.

鰐渕昌彦, 福島孝徳, Friedman AH 他：Transmastoid approaches. 脳外速報 18: 432-439（2008b）.

65. Transcondylar approach

三上 毅, 鰐渕 昌彦, 南田 善弘

Transcondylar approach は外側後頭下開頭の拡大法であり, far lateral approach と同義で, 視野の妨げとなる後頭顆付近の骨削除を行う方法である (al-Mefty et al 1996 ; Bertalanffy et al 1991, 1996 ; Lanzino et al 2005).

1. Transcondylar approach の利点と適応および準備

1.1 利 点

① 通常の外側後頭下開頭に比べ, より腹側で下方からの視野も得られ, 視野が広くなり操作性も向上する (Sen et al 1990).
② 脳幹下部と下位脳神経を圧迫することなく, 延髄前面に到達し正中を越えた良好な視野が得られる.

1.2 適 応

椎骨動脈-後下小脳動脈分岐部動脈瘤, 椎骨-脳底動脈瘤, 斜台下部や大孔部の髄膜種, 脊索腫, 硬膜動静脈瘻, neurenteric cyst などが適当である. 骨削除範囲によって種々のバリエーションがあり (松島 2006), 症例によってどこまで骨削除するべきか検討する必要がある.

1.3 術前の準備

CTA によるシミュレーション画像で, 頭蓋骨ランドマーク (後頭乳突縫合, asterion) と S 状静脈洞の位置関係を確認する. また, 後頭動脈の走行, 乳突導出

静脈（mastoid emissary vein）の太さや位置，乳突蜂巣の発達の程度を確認し，外側後頭下開頭のデザインをイメージしておく．また，骨削除部位のバリエーションのみならず，後頭顆付近の操作にあたって，S状静脈洞と乳突導出静脈や顆導出静脈の関係，椎骨動脈と環椎椎骨動脈溝の関係を把握する．

2. 手術手技

2.1 モニタリング

麻酔導入後にモニタリングの準備を行う．下位脳神経の評価のため，後頭モニタリング可能な電極付き挿管チューブ（NIM TriVantage EMG チューブ，日本メドトロニック）を挿入する．また，顔輪筋，胸鎖乳突筋，舌に電極を刺して，顔面神経，副神経と舌下神経を NIM で確認できるようにしておく．また，聴性脳幹反応（ABR）を行って，聴力モニタリングを行う．脳幹圧迫病変の場合には，MEP と SEP も行う．

筋弛緩剤は導入時から筋肉の剥離操作までとし，その後は全静脈麻酔（TIVA）にして麻酔コントロールを依頼する．硬膜内操作が終わった段階で，吸入麻酔を併用する．

2.2 体 位

側臥位またはパークベンチ体位とし，頚部を屈曲し，10° 程度 face down とする．また，vertex down として後頭顆関節部分が開くようにして固定し，術野が頂点になるようにする．術者側の肩が操作の邪魔にならないように，尾側へ軽く牽引して固定する．

2.3 皮膚切開と後頭骨，乳様突起の露出

乳様突起とその後縁をマーキングし，アステリオンを同定後，緩やかなS字状に皮膚を切開する（図 65.1）．自家硬膜のみでは water tight closure できない場合があるので，術野から硬膜閉鎖用の筋膜を採取しておくとよい．大腿筋膜を採取する必要はない．後頭筋群は layer to layer に層状に剥離，翻転するか，モノポーラーで切断する．Layer to layer に剥離した方が orientation がつきやすいが，手術後の創部付近の萎縮が強い．このアプローチで露出されるのは，表層から胸鎖乳突筋

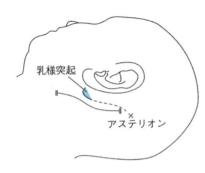

図 65.1 皮膚切開．乳様突起の先端，その直下の環椎横突起，乳様突起の後縁，アステリオンを確認して，髪の毛の生え際の中におさまるような，緩やかなS字状に皮膚を切開する．皮切下端は頸静脈結節のドリリングをイメージして，皮膚縁および筋肉塊が視野の妨げとならないように配慮する．

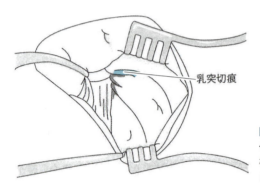

図 65.2 後頭骨，乳様突起の露出．後頭骨と乳様突起を露出するが，前方は後頭乳様縫合よりも腹側で，乳突切痕が十分露出されるまでとする．

(sternocleidomastoid muscle)，頭板状筋 (splenius capitis muscle)，頭最長筋 (longissimus capitis muscle)，頭半棘筋 (semispinalis capitis muscle)，上頭斜筋 (obliquus capitis superior muscle)，大後頭直筋 (rectus capitis posterior major muscle) である（Rhoton 2000）．頭板状筋は胸鎖乳突筋と筋繊維の方向が異なり，見た目も綺麗なことから同定しやすい．頭板状筋は，丁寧に乳様突起から剥離する．頭板状筋の深部には脂肪と静脈に富んだ厚い結合組織が存在している．後頭動脈はこの中を走行しており，血行再建に使用しない限りは，凝固切断する．各筋肉の層構造とそれらの付着部，筋繊維の走行を理解し，限られた術野で各筋肉を同定する．

後頭骨の大後頭孔近傍，上項線 (superior nuchal line)，乳様突起後縁を露出するが，前方は後頭乳様縫合 (occipito-mastoid suture) よりも腹側で，乳突切痕が十分露出されるまでとする（図 65.2）．ここには顎二腹筋後腹が存在し，さらにその内側には後頭動脈溝が存在する．

2.4 後頭動脈の剥離

後頭動脈を用いた血行再建術を行う場合は，後頭動脈の剥離をしながら展開していく．胸鎖乳突筋の後縁で上項線より頭側にある後頭動脈の third segment は，触知やドップラー血流計で検出が可能であり，この部位の直上から皮膚切開を開始し，

乳様突起を取り囲むようにV字状の皮膚切開を行う．後頭動脈を剥離する場合は，後頭動脈の同定をよくするために layer to layer に剥離していく．頭板状筋を乳様突起から剥離し下方へ展開すると，後頭動脈の second segment が剥離できる．さらに，頭最長筋を下方へ展開すると 10cm 程度の後頭動脈が剥離される．通常の lateral medullary segment もしくは posterior medullary segment への吻合は，この程度で十分であるが，supratonsillar segment に対する吻合では 13cm 程度と長めに準備しておく（三上 他 2017）．

2.5 開　頭

ドリルまたはパーフォレーターを用いて，後頭骨の骨削除を行う．ある程度開頭してから，S状静脈洞の後縁が露出されるまでドリリングを行うことで，硬膜切開部位を広げることができる．このためには，乳様突起後方の部分的骨削除が必要な場合もある（図 65.3）．後頭乳突縫合とS状静脈洞の位置関係は，ナビゲーションでも確認する．乳突蜂巣が開放された場合は，閉創時に筋肉片とフィブリン糊で閉鎖する．

開頭の際，乳突導出静脈に注意する．この乳突導出静脈はS状静脈洞の後縁に流入するため，うまく処理できない場合にはS状静脈洞の損傷に繋がる可能性がある．太さや位置も個人差があり，術前にCTで確認しておく．静脈の処理方法は，孔（orifice）の周囲の結合織をラスパで十分剥がしてからボーンワックスで止血する．過剰に詰め込むとS状静脈洞にまで及ぶので，必要十分量詰め込んで乳突導

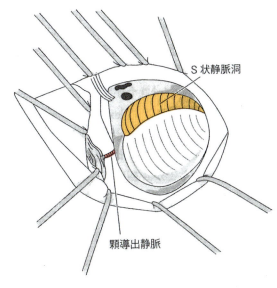

図 65.3　後頭骨の骨削除．S状静脈洞は後方 1/3 が露出されるまで行うのがポイントであり，そのためには乳様突起後端の部分的骨削除が必要である．後頭乳様縫合の前方まで骨削除が必要なので，どこまで削るべきかについて術前にS状静脈洞とこの縫合線との位置関係を把握しておく．

出静脈周囲をドリルで削り，最終的にはＳ状静脈洞流入部で凝固切断する．出血が多い時は，頭位を挙上してコントロールしながら処理していく．

＜開頭の拡大＞

次に後頭骨の骨削除を尾側へ広げ，大後頭孔を開放する（図65.4）．また，乳様突起の下1/3にpartial mastoidectomyを行い，Ｓ状静脈洞が前方へ曲がる部分を露出させることで視野を広げる（infrajugular exposure）．この操作により，次のステップである後頭顆窩の骨除去がしやすくなる．

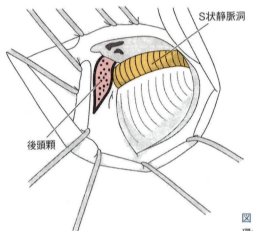

図65.4 大後頭孔の開放．後頭顆を確認し，環椎後頭間膜を除去する．

2.6 椎骨動脈の同定

後頭顆を確認し，環椎後頭間膜は除去する．環椎の後弓を同定し，それを骨膜下に前方へたどると椎骨動脈溝が見えるので，椎骨動脈水平部が同定できる．この方法により，安全に椎骨動脈を露出できる（Wanibuchi et al 2009a）．また，椎骨動脈は，上頭斜筋，下頭斜筋（obliquus capitis inferior muscle），大後頭直筋の3つの筋肉により囲まれる後頭下三角内に存在しているため，この三角形を指標に椎骨動脈を同定することも可能である．

椎骨動脈の位置を確認する際に理解しておくのは，椎骨動脈周囲の静脈叢と，その連絡路である顆導出静脈である．椎骨動脈はこれらの静脈叢の袋に包まれていることを理解しながら剥離を行う．Ｓ状静脈洞，頸静脈球，内頸静脈と椎骨動脈周囲の静脈叢を連絡する経路は2つある．1つは舌下神経管（hypoglossal canal）周囲の舌下神経管静脈叢（venous plexus of hypoglossal canal）で，もう1つは顆管（condylar canal）周囲の顆導出静脈である．臨床的には，前者を前顆導出静脈，後者を後顆導出静脈と呼ぶこともある．

2.7 椎骨動脈周囲の剥離

椎骨動脈は静脈叢に包まれたままにするか，露出させる．椎骨動脈を露出させない場合は，静脈叢を傷つけないように剥離を行う．傷つけた場合は，出血部の袋状の静脈をバイポーラーで挟むようにして凝固止血する．椎骨動脈を露出する際には，袋状の静脈叢を開放し，焼き縮めるようにしながら切除していくか，静脈叢内へサージセル®を詰めて止血する．過剰に詰めると邪魔になるので，塊を作らないように詰める．また，椎骨動脈を露出させた場合は，術中に表面が乾燥しないように注意が必要である．図65.5では，椎骨動脈，環椎，後頭顆を露出している．椎骨動脈は環椎後弓の上を水平に走行し，内側へカーブしながら硬膜を貫通するが，この水平に走行する部分とカーブして硬膜を貫通するまでの長さはほぼ同じである．

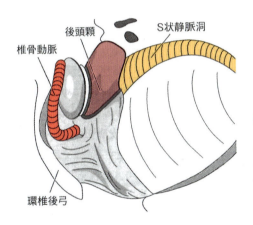

図65.5 椎骨動脈，環椎後弓，後頭顆の露出．椎骨動脈は環椎後弓の上を水平に走行し，内側へカーブしながら硬膜を貫通するが，この水平に走行する部分と，カーブして硬膜を貫通するまでの長さはほぼ同じである．椎骨動脈は静脈叢に包まれたままとしておいてもよいし，完全に露出させてもよい．

2.8 後頭顆窩（condylar fossa）および後頭顆（occipital condyle）の骨削除

外側後頭下開頭に大孔近傍の骨削除範囲を追加することにより，より腹側に到達することが可能になる．つまり，骨削除範囲を拡大することによりS状静脈洞下端の硬膜をより前方に切り込むことが可能になる．このことで硬膜を前方へ翻転し，より良好な視野を得ることができるようになる．

後頭顆窩は後頭顆の後方外側にある骨陥凹部で，頸静脈結節の後部に存在する．この部の骨削除のみでもある程度の視野が得られ，環椎後頭間接を傷つけずにすむ．同側の椎骨動脈の処置が中心となる操作では，これのみでも十分対応可能である（Matsushima et al 2001）．さらに後頭顆の海綿骨を骨削除していくと皮質骨が見えてくる．これが舌下神経管である．この皮質骨を通して紫色の舌下神経管静脈叢が透見され，この静脈叢の奥に硬膜に包まれた舌下神経が存在する．舌下神経管静脈叢からの出血は凝固ではコントロールできないので，皮質骨を残すようにして骨削除し，paper thinにしてからこれを剥がし，この静脈叢の内径静脈側にサージセ

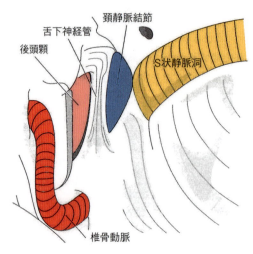

図65.6 舌下神経管の同定．舌下神経は硬膜に包まれており，硬膜外には舌下神経管静脈叢が発達している．この静脈叢は臨床的に前顆導出動脈とも呼ばれる．舌下神経管からの出血は凝固ではコントロールできないので，皮質骨を残すように骨削除し，paper thinにしてからこれを剥がし，この静脈叢の遠位側（内頚静脈と交通する側）へサージセル®を詰める．

ル®を詰める（図65.6）．ここまで削除すると反対側の椎骨動脈に対しても対応可能になってくる（鰐渕 2009）．

2.9 頚静脈結節（jugular tubercle）の骨削除（図65.7〜図65.10）

　　舌下神経管の頭側に存在する三角形の骨の塊が，硬膜外からみた頚静脈結節である．頚静脈結節はS状静脈洞下端の奥にのめり込むように存在しているため，骨削除する際には顕微鏡を尾側へ傾け，見上げるような術野となる（Wanibuchi et al 2009b）．視野の妨げとなるのは，S状静脈洞の下端であり，これを頭側に圧排しながら術野を確保する．頚静脈結節を骨削除していくと，徐々に後頭蓋窩の硬膜が見

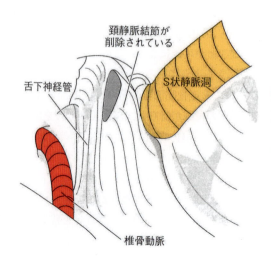

図65.7 頚静脈結節の削除．頚静脈結節の頭背側には舌咽，迷走，副神経が存在しているので，熱損傷や硬膜裂傷を含めた機械的損傷を避ける．円錐状の頚静脈結節を山にたとえると，頂上までドリルで削除するのではなく，ふもとを完全に離脱して頂上は剥離子などで除去する．特に硬膜内から正中部を越えた視野を確保する際には，このふもとの奥側（正中側）をきちんと骨削除することがポイントとなる．

えてくる．深く狭い術野のため，ときにドリルの先端が見えなくなるが，硬膜穿孔を防ぐためにはバーの先端は極力大きなものを使用する．また，頚静脈結節の頭背側には舌咽神経，迷走神経，副神経が存在しているので，熱損傷や機械的損傷を避

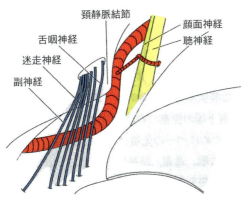

図 65.8　頚静脈結節の除去前．頚静脈結節が視野の妨げとなっている．

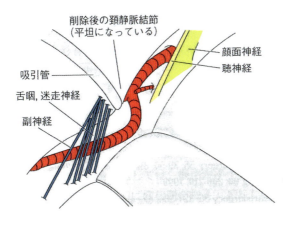

図 65.9　頚静脈結節の除去後．下位脳神経の奥の頚静脈結節が骨削除されており，視野を妨げる隆起が平坦になっている．

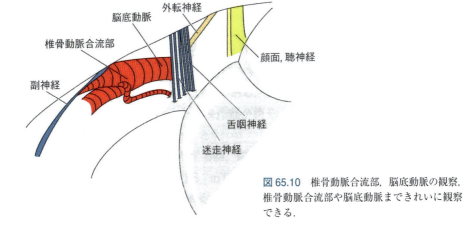

図 65.10　椎骨動脈合流部，脳底動脈の観察．椎骨動脈合流部や脳底動脈まできれいに観察できる．

ける．前床突起切除と同様に，周囲から離断して剥離子で切除する．頚静脈結節の切除により対側の椎骨動脈はもちろんのこと，椎骨動脈合流部まで操作可能になる．

2.10 硬膜閉鎖

　髄液漏が最大の合併症であり，硬膜閉鎖に配慮を行う（Samii et al 2006）．硬膜がwater tight closure可能な場合は，自家骨膜や筋膜を使って縫合する．後頭動脈を使った血行再建術を行った場合は，硬膜を貫通する部位からの髄液漏を予防するために，腹部の脂肪を充填したり，スパイナルドレーンを数日間留置し，安静を保つ．また，組織補填用剤としてネオベール（グンゼ株式会社）を縫合部の補填に用いることも可能である．

文　献

al-Mefty O, et al: The transcondylar approach to extradural nonneoplastic lesions of the craniovertebral junction. J Neurosurg 84: 1-6(1996).

Bertalanffy H, et al: The dorsolateral, suboccipital, transcondylar approach to the lower clivus and anterior portion of the craniocervical junction. Neurosurgery 29: 815-821(1991).

Bertalanffy H, et al: Microsurgical management of ventral and ventrolateral foramen magnum meningiomas. Acta Neurochir Suppl 65: 82-85(1996).

Lanzino G, et al: Far-lateral approach to the craniocervical junction. Neurosurgery 57: 367-371; discussion 367-371(2005).

Matsushima T, et al: Surgery on a saccular vertebral artery-posterior inferior cerebellar artery aneurysm via the transcondylar fossa (supracondylar transjugular tubercle) approach or the transcondylar approach: surgical results and indications for using two different lateral skull base approaches. J Neurosurg 95: 268-274(2001).

松島 俊：解剖研究から実践手術へ　後頭蓋窩の微小外科解剖と手術．東京：サイメッド・パブリケーションズ(2006).

三上 毅 他：OA-PICA anastomosis による椎骨動脈瘤の治療，木内 博 編：プライム脳神経外科1 脳動脈瘤．pp 292-296, 東京：三輪書店(2017).

Rhoton AL, Jr.: The far-lateral approach and its transcondylar, supracondylar, and paracondylar extensions. Neurosurgery 47: S195-209(2000).

Samii M, et al: Improved preservation of hearing and facial nerve function in vestibular schwannoma surgery via the retrosigmoid approach in a series of 200 patients. J Neurosurg 105: 527-535(2006).

Sen CN, et al: An extreme lateral approach to intradural lesions of the cervical spine and foramen magnum. Neurosurgery 27: 197-204(1990).

Wanibuchi M, et al: Simple identification of the third segment of the extracranial vertebral artery by extreme lateral inferior transcondylar-transtubercular exposure (ELITE). Acta Neurochir (Wien) 151: 1499-1503(2009a).

鰐渕 昌彦：頭蓋底局所解剖アトラス特装版．大阪：メディカ出版(2009).

Wanibuchi M, et al: Photo Atlas of Skull Base Dissection. New York: Thime(2009b).

66. Transsphenoidal surgery（T/S）

秋山 幸功，南田 善弘

頭蓋底，特にトルコ鞍近傍部の病変に対するアプローチとして 1910 年 Harvey Cushing により上口唇下-経蝶形骨洞的手術を（Cushing, 1912），その 1 か月後に Oskar Hirsch が経鼻的-経蝶形骨洞的手術を行ったのが最初とされ，さらに 1967 年 Jules Hardy が microsurgery の手技を取り入れた上口唇下-経蝶形骨洞的手術を行い，ハーディー法として認知されるようになった．最近では，経鼻的に蝶形骨洞に到達する方法が一般的となり，顕微鏡，内視鏡，またはその両方を用いた手術が行われる．筆者らは内視鏡のみを用いた経鼻的経蝶形骨洞手術を行っているので，その実際について詳記する．

1. 経鼻経蝶形骨洞手術の適応

下垂体腺腫，ラトケ嚢胞，髄膜腫，頭蓋咽頭腫，脊索腫などが適応疾患となる．アプローチ可能な範囲は，鞍内から鞍上部，前頭蓋底，斜台まで縦に広い範囲にアプローチ可能である．左右 lateral が内頚動脈により制限されるため，それより外側に伸びた腫瘍では，経鼻的手術のみでは摘出困難なことが多い．

2. 手術前の準備

2.1 手術体位

通常，術者が右利きが多いため，患者の右側に立ち，右鼻腔からのアプローチが普通である．筆者らは通常，右鼻腔からのアプローチのみで手術を施行しているが，腫瘍が大きい場合や側方伸展が強い場合には両側鼻腔アプローチを用いている．鼻中隔が湾曲している場合にも骨性，軟骨性鼻中隔を左側へ骨折，圧迫するため，左側のみの鼻腔アプローチを選択することはまずない．

2.2 麻　酔

　　トルコ鞍周辺部腫瘍に対する経蝶形骨洞手術は全身麻酔で行うが，最近は VEP や眼球運動などのモニタリングを行う必要があるため，筋弛緩薬を用いず propofol 麻酔を用いることが多い．その場合，BIS（Bispectral Index）モニタリングを用いた専門的な麻酔管理が必要となる．

2.3 消　毒

　　鼻腔内，口腔内を逆性石鹸により消毒する．粘膜刺激効果，顔面表皮の色素沈着などを防ぐため，通常の表皮消毒のヒビテンアルコールやポピドンヨード（イソジン）は用いない．

　　エピネフリンまたはコカイン（血管収縮を目的）を浸したコメガーゼを鼻腔から挿入し，できれば奥は後鼻孔（choana），上方は蝶篩陥凹までパッキングする．粘膜操作の際の出血をほぼこれで抑えることができる．その後，口蓋垂（uvula）の奥の上咽頭腔に糸をつけたガーゼを挿入し，消毒液や術中の出血が食道から胃に流れ込まないようにパッキングしておく．ガーゼは誤飲を防ぐために糸をつけておき，術後に抜去できるようにするとよい．

2.4 術前処置

　　トルコ鞍部腫瘍の手術では，術前ステロイド補償は必ず行う必要がある．いわゆるクリーゼを術中に起こした場合にショックとなり，致死的な合併症が起こり得るからである．

　　鼻腔アプローチのため，必須ではないが鼻毛をカットしておくとよい．

3. 手　術

3.1 鼻腔から蝶形骨までの手術アプローチ

3.1.1 アプローチ方法の種類

　　以下の 3 つのアプローチがあるが，筆者らは鼻中隔粘膜下到達法によりほとんどを行っている．

a. 自然孔開放法

最も簡便で蝶形骨洞にアプローチできる.

b. 鼻中隔粘膜下到達法

鼻中隔軟骨下にアプローチするとほとんど出血なく，大きな視野が得られる.

反対側（左側）の自然孔を広げ，両側鼻腔アプローチをするとさらに手術のワーキングスペースが広くなる.

c. 篩骨洞到達法

腫瘍が内頚動脈外側部に伸展している場合に汎用される. 片側に片寄った腫瘍に向いている.

3.1.2 手術アプローチ

蝶形骨口蓋動脈（spheno-palatine artery；SPA）は，鼻中隔から外側の鼻甲介などを養う重要な血管である. 鼻粘膜皮弁を準備する際には特にその走行はドップラー血流計などを用いて確認しておく必要がある. 隆起してその拍動が観察できることもある. 粘膜皮弁を作成する際は，その血流が保たれるような切開が必要となる.

嗅神経の走行にも注意したい. 術後の匂いの感覚脱失は，匂いだけではなく味の消失を意味し，術後の食生活を変えてしまう可能性がある. 通常，嗅上皮は，蝶篩陥凹上壁で少し，周囲よりも白色調に色が変化していることでわかる（図66.1）.

血流および嗅神経の温存を考え，SPAを基部として中鼻甲介前端くらいまでは，細く切るようにし，その後幅広く切開するように「しゃもじ」状切開することが多い（Holzmann et al 2010；Kassam et al 2005a）.

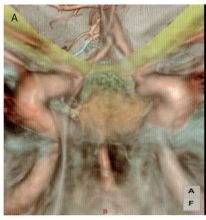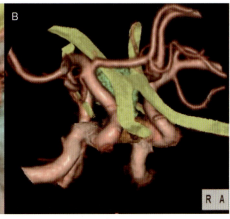

A：トルコ鞍，海綿静脈洞，視神経，視交叉，前大脳動脈などの重要構造物の位置，内頚動脈の走行，蝶形骨洞の中隔との関係を術前にイメージをつかむことが可能.

B：回転などさせて，腫瘍，裏を走行する視交叉や動脈などの位置を確認しておく.

図66.1 蝶形骨洞から骨を透明にして観察したシミュレーション画像

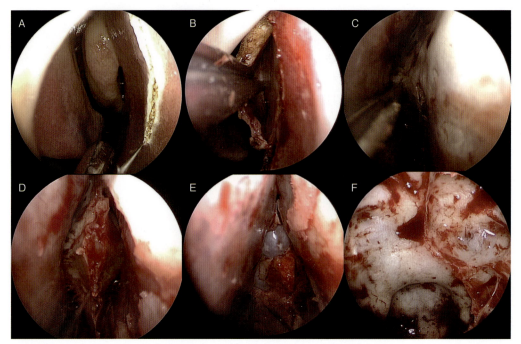

下鼻甲介の深さで軟膜に切開を加える（A）．その後鼻中隔軟骨膜下（B）に vomer bome にまで達する（C）．鼻中隔を骨折させ，vomer bone 全体を露出する（D）．自然孔から骨を除去し（E），トルコ鞍に達する（F）．

図 66.2　蝶形骨洞内手術アプローチ

　　Hardy 鼻鏡を挿入する施設と使用しない施設があるが，筆者らは左右の手術器具の操作性の制限が強くなることを理由に使用していない．

　　自然孔を確認し，vomer bone（鋤骨または舟状骨）を外側露出するように粘膜を剥離する．その後，骨性鼻中隔を vomer bone の基部で骨折させ，反対側も粘膜を剥離して蝶形骨洞前壁を露出する．反対側の粘膜には，反対（左）側 SPA が粘膜の裏から確認されることもある．十分に露出すると，上方は両側自然孔，下方は choana，外側は両側上鼻甲介までの「ひし形」の vomer bone が露出する．自然孔から下方へ骨削除を行って，下部も骨パンチやドリルにて削除すると蝶形骨の開放が比較的容易である．vomer bone の下方の削除は，腫瘍切除の際のワーキングスペースにとって非常に重要でありドリルを用いて可及的に削除しておく．

　　中鼻甲介，上鼻甲介は場合によっては外側に軟骨を骨折させて圧排し，手術のスペースを確保する（図 66.2）．

3.2　蝶形骨洞内手術操作

　　隔壁（septum）があり，まずこの除去から始まる．蝶形骨洞粘膜は骨から剥離するとジワジワとうるさい出血に悩まされることがある．骨パンチ，ドリルにて削

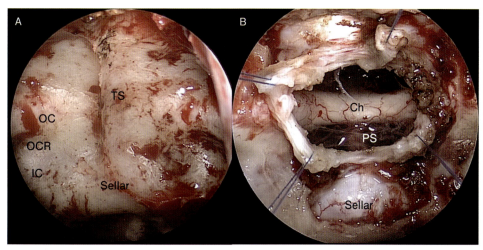

蝶形骨洞からみた解剖学的メルクマール（A）．骨の除去および硬膜を切開した写真（B）．視神経，視交叉，下垂体茎の位置のイメージをもって手術を行う．
OC：optic canal，OCR：optico-carotid recess，Ch：chiasma，PS：pituitary stalk，TS：tuberculum sellae

図 66.3 解剖学的メルクマールによる硬膜切開

除する．septum はほとんどの場合，内頚動脈 C5 portion に接続することが多いため，その削除は注意を要す．稀に骨欠損しており，内頚動脈が露出している場合があるため，不用意な手術操作は危険である．

ここでは，解剖学的指標（メルクマール）をナビゲーション，ドップラーと照らし合わせながら確認することが重要である（図 66.3）．鞍結節（tuberculum），トルコ鞍（sellar prominence），斜台（clivus），視束管（optic canal），内頚動脈隆起（carotid prominence），視神経・内頚動脈陥凹（optico-carotid recess）などを確認する．

筆者らは，術前に 3D-CTA を用いてシミュレーション画像を作成し，蝶形骨洞内の解剖学的位置情報を確認している．

4. 腫瘍切除

4.1 下垂体腺腫

硬膜切開後，組織診断用（永久病理標本，迅速病理）の組織を採取し，吸引可能な腫瘍は double suction technique を用いて straight と上下左右に曲がった吸引管 2 本を用いて腫瘍を吸引除去していく．

まずは鞍底部から左右の海綿静脈洞内側壁までを吸引除去する．その際，上方の腫瘍は温存させる．上方の腫瘍を除去してしまった場合，上方のくも膜が風船状に

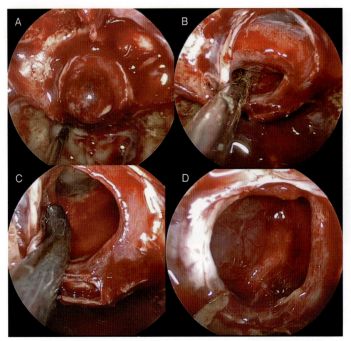

下垂体腺腫（macroadenoma）の摘出は，内減圧（A）を行い，鞍底部，左右の海綿静脈洞内側壁までの摘出（B），最後に上方（頭側）の摘出を行う（C）．摘出後，diaphragm からくも膜の折り返し（balloon like）が認められれば，ほぼ全摘出と判断する（D）．

図 66.4　下垂体腺腫の摘出

トルコ鞍内を占拠し，奥の腫瘍が blind となってしまい摘出困難な状況となるためである．その後，上方の腫瘍の除去を行う．この際，dimple（へこみ）をなくすように奥から切除していく．dimple には奥に腫瘍が隠れていることがほとんどであり，術後出血の原因となるため，特に分葉状に伸展した腫瘍では注意を要する．

最後に tuberculum 側の上方手前の腫瘍を切除してくも膜が反転して，いわゆる empty sellar となれば全摘出したことがわかる（図 66.4）．サージセルや場合によっては腹部から採取した脂肪を反転したくも膜を押し込むように入れ，硬膜を数針縫合して脂肪が出てこないようにする．その後，硬性再建として鼻中隔軟骨や吸収性プレートを鞍底の両端の骨に引っ掛けるように設置し，フィブリン糊でパッキングする．術中にくも膜に大きな穴があき，髄液が流出していた場合には，その上に鼻中隔粘膜皮弁を覆うように固定する．その際，もともとの粘膜面（粘液産生能を有する面）を外側に向けるようにすることが大切である．固定はフィブリン糊で十分である．

粘膜は数日で再生するとされ，鼻中隔などの粘膜欠損部なども特に処置が必要ないとされる．しかし，筆者らはソウブサン®を鼻腔，特に中鼻甲介外側部（篩骨洞）に挿入している．これは癒着を防止し，各副鼻腔のドレナージルートを確保する意味で使用している（図 66.5）．癒着などによって篩骨洞からのドレナージルートが絶たれると術後副鼻腔の液体貯留が遷延し，副鼻腔炎に移行することが少なくないためである．ソウブサンは数日で溶解する．術後1週間くらいを目処に耳鼻科にコンサルトし，鼻腔内の観察，洗浄を施行してもらう．

66. Transsphenoidal surgery（T/S）

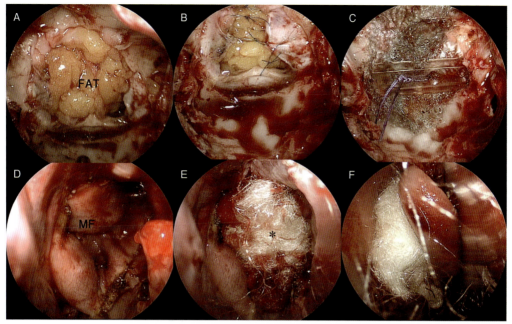

脂肪を頭蓋内側から栓をするようにトルコ鞍内に移植する．視神経へ圧迫するほどの量は不適切である．
その後数針縫縮し（B），アクトソーブを用いた硬性再建（C），フィブリン糊を噴霧する．
鼻中隔粘膜弁（MF）でトルコ鞍を覆い（D）ソウブサンで圧迫しておく．中鼻甲介の外側に特に挿入して副鼻腔のドレナージルートを確保することが重要である（F）．
MF：mucosal flap　＊：ソウブサン®

図66.5　硬膜再建

　腫瘍の大きさは比較的大きなものも経蝶形骨洞手術で比較的問題なく摘出が可能であるものの，鞍上部伸展が強いものや側方伸展が強いもの，さらに海綿静脈洞浸潤，特に内頚動脈の外側浸潤を伴うものは，摘出困難な例も少なくない（図66.6）．その場合，経頭蓋的に摘出することや，同時にcombined approachとして摘出することも少なくない．

　機能性下垂体腺腫，特にmicroadenomaへの手術アプローチは他と異なる．できる限り全摘出することが必要となるため，いわゆるextracapsular resectionを行う．硬膜を開窓した後，腫瘍の被膜（pseudomembrane）と正常下垂体の剥離面を探す．色調の違い，わかりづらい場合には，正常下垂体を一部切開して，時に半分切除する気持ちで摘出する．en block resectionを目標とする（図66.7）．海綿静脈洞浸潤している場合にも摘出を試みる必要があると考える．内頚動脈の内側には脳神経の走行はないため，内頚動脈損傷に注意しながら摘出していく．静脈洞からの出血は頭部挙上やサージセル，フィブリン糊などで止血する．

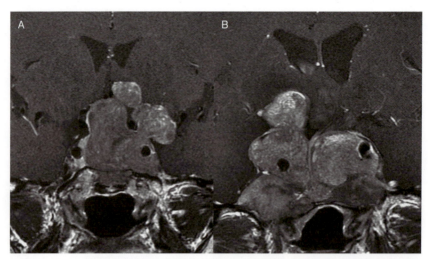

分葉状（A）や海綿静脈洞浸潤が強い場合（A）や，内頚動脈外側伸展が顕著な場合（B）には経蝶形骨洞手術のみでは全摘出は困難である．

図 66.6　摘出困難の例

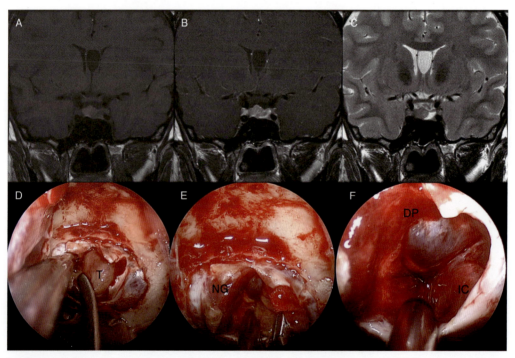

functioning adenoma で microadenoma の場合には，できる限り extracapsular resection をめざす．pseudomembrane をみつけ，周囲正常 normal gland との境界を剥離し，en block に摘出する．
T：tumor，NG：normal gland，DP：diaphragm，IC：internal carotid artery

図 66.7　Microadenoma（Ghoma）の手術例

4.2 ラトケ嚢胞

症候性のラトケ嚢胞に対しては，手術的減圧療法が適応となる．手術の目的は，減圧と確定診断のための組織採取が目的となる．transsphenoidal approach では腫瘍の向こう側に圧迫された視神経または視交叉があることとなり，直視下では確認できない．そのため，手術ではまず減圧を行って圧迫を解除して，剥離などの手術操作の力が直接視神経へ伝わらないようにするのが重要である．減圧後，正常下垂体と腫瘍被膜を剥離し，病理診断用の組織を採取する．

cavity 内から内部を観察すると上方に鞍隔膜が透見される．その内側にくも膜を確認することができる．その脳側表面には funning した stalk や後葉組織などがあるため粗暴な接触は避ける（図 66.8）．ラトケ嚢胞の場合，減圧のみ行い，正常下垂体の損傷がないにもかかわらず術後前葉，後葉機能の障害が一時的にも生じることがあり得るため，術後管理では電解質異常などに注意したい．

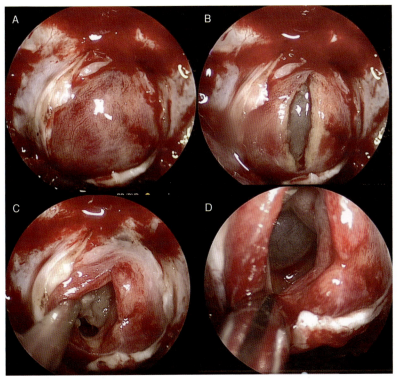

ラトケ嚢胞の手術は，減圧，組織診断が主目的となる．通常，硬膜を切開すると表面に正常下垂体組織が認められる（A）ことが多く，下方から下垂体を上に持ち上げるか，正中を切開して嚢胞壁に達する（B）．嚢胞壁を病理組織に採取，摘出し，内容物を除去（C）．内視鏡を近くまで進めると嚢胞の上部（diaphragm にくも膜）を認める（D）．その部分は，stalk が funning している場合も多く，粗暴な接触は避ける．

図 66.8　ラトケ嚢胞の手術手順

4.3 頭蓋咽頭腫

　初発と再発で治療の難易度が全く異なってくることはいうまでもない．組織学的に良性であっても臨床的に再発を繰り返し，再発例での全摘出が困難であることから，悪性に準じた治療方針をたてる必要がある（de Divitiis 2007a）．初回手術の際の摘出度が鍵を握ることとなる．筆者らは，下垂体機能（stalk）の温存は場合によってはあきらめ，全摘出をめざし，場合によっては stalk を犠牲 sacrifice することも少なくない．ここでは基本的な transsphenoidal approach による頭蓋咽頭腫の摘出について述べたい．

　頭蓋咽頭腫が疑われた場合，tuberculum を超えた拡大 T/S を行う．大きく開窓して，視神経，視交叉，下垂体茎などを確認しながら剥離する．まず内減圧を行って剥離操作の力が視神経に伝わらないようにする．腫瘍被膜を確認し，破らないように，また視神経，視床下部などへの血管を損傷しないように鋭的に剥離する．どうしても腫瘍を引っ張る操作が加わる．その際も正常組織，特に視神経や脈管の損傷を避けるために内視鏡を操作して，剥離面を確認しながら剥離する．下垂体茎から腫瘍が剥離できない場合には，当科では特に若年症例に対しては犠牲にすること

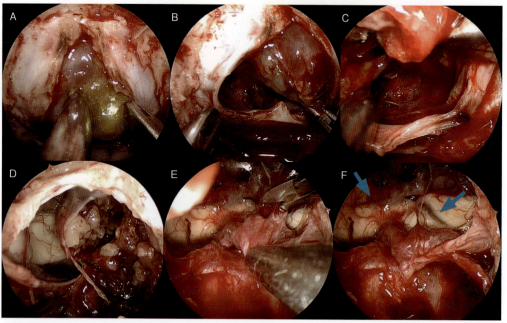

腫瘍内減圧を行ってから剥離，摘出をする（A）．腫瘍被膜を破らないようにしながら周囲と剥離する．トルコ鞍内で両側海綿静脈洞内側壁を剥離し（B, C），上部の視神経（D），下垂体茎（E）と剥離する．腫瘍被膜とくも膜は鋭的にできる限り剥離する．腫瘍を引っ張る場合は，組織，特に脈かんを損傷しないように観察しながら行うこととなる．視神経が長時間の腫瘍の圧迫により菲薄化し，前大脳動脈と丁度挟み撃ちになった部分が下から確認されることもある（F）．

図 66.9　頭蓋咽頭腫の手術

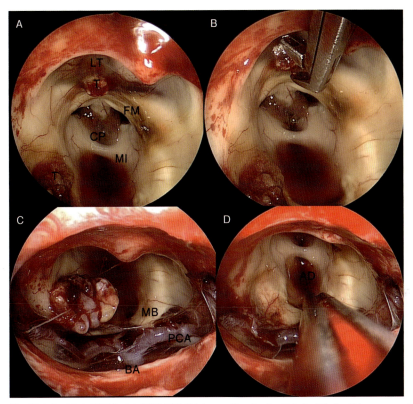

第3脳室を下から観察すると腫瘍が脳室内に seeding していることがある（A）.
その一つひとつを丁寧に摘出する（B）. 脳底動脈からの穿通枝, 視床下部の血管損傷に注意しながら摘出する（C, D）.
LT：lamina terminalis, MI：massa intermedia, T：tumor, FM：foramen Monro, CP：choroid plexus, MB：mamillary body, PCA：posterior cerebral artery, AD：aqueduct

図 66.10　頭蓋咽頭腫再発例の手術

にしている．解剖学的に温存されてもそのほとんどで下垂体機能不全（尿崩症）が免れないため，腫瘍の全摘出率を上げるためである（図 66.9）．

再発例の手術は，癒着との戦いとなる．視神経，視床下部などに癒着し，全摘出が困難な症例も多い．また，腫瘍が離れた部分に seeding している場合もあり，その一つひとつを切除する必要がある（図 66.10）．

4.4　斜台部脊索腫

斜台部から第 1, 2 頸椎まで経鼻的に到達可能である（Frank et al 2006；Holzmann et al 2010）. 蝶形骨洞までのアプローチは上記と同様とし，vomer bone の削除を十分に行う．両側の内頸動脈 C5 portion の位置をナビゲーション，ドップラーにて

確認する．骨が欠損し，頚動脈が露出している場合もあるので注意する．

　骨のドリリングを行い，腫瘍に到達する．トルコ鞍の下方には intercavernous sinus が発達し思わぬ出血に見舞われることもある．サージセル，フィブリン糊などで十分に止血することが肝要である．

4.5　髄膜腫

　Olfactory groove, planum, tuberculum sellar meningioma などが適応となる（Cook et al 2004；de Divitiis et al 2007b）．大きいものや ACA に癒着したもの，lateral extension の強いものは経頭蓋で行う方が多い．経鼻的手術の利点は，anterior, posterior ethmoid artery の処置が早期にできる点で，上記の髄膜腫の摘出に向いている．くも膜との剥離，前，中，内頚動脈，それらの分枝動脈との剥離などは経頭蓋または combined approach が適している．

5.　モニタリング

5.1　視覚誘発電位（VEP：visual evoked potential）

　術中の視機能モニタリングとして視覚誘発電位（VEP：visual evoked potential）が有用である．VEP は高輝度 LED を用いて網膜に入力した光刺激が視神経，視交叉，さらには視索，外側膝状体，視放線，大脳皮質視覚野へと伝わり，後頭部から記録される電位を評価する．光刺激が確実に網膜に達しているかどうか網膜電図（ERG）を同時に計測することによって false negative を排除できる．

5.2　ナビゲーション

　光学式，磁場式のナビゲーションを用いる．特に内頚動脈の位置，トルコ鞍の中心の位置などの確認に必須である．

5.3　ドップラー

　内頚動脈の確認に必須である．蝶形骨洞内において骨の上からでも十分に内頚動脈の血流を感知できる場合が多い．

6. 術後管理

　術後は，鼻腔からの出血，血塊などの喉への流下があるため，血液の嚥下による嘔気，嘔吐に注意したい．また，鼻閉による口腔乾燥に留意する．上半身を若干挙上し口腔を清潔に保つように工夫する必要がある．鼻孔に入っている綿球は適宜交換する．鼻腔内の湿気を保つため，数日間は綿球を挿入したままにする方がよい．

　下垂体機能不全の場合は特に尿量のチェックは必須である．ラトケ嚢胞などのように直接下垂体に侵襲が加わっていない場合でも一時的に尿量増加（尿崩症）をみることは稀ではない．

　下垂体前葉が解剖学的にも温存され，機能不全の可能性が低いと判断される場合には，ステロイドの投与は3日間ほどとし，前葉機能不全が強く疑われる場合には，術後1週間はステロイドの投与を継続し，採血結果をみて適宜投与量を調節する．外来に移行する前に甲状腺ホルモンの投与を開始する場合もある．

7. 合併症

　T/S手術における合併症を以下に列挙する．

a. 出　血
　術中出血に対しては以下に留意する．鼻粘膜はボスミンガーゼやコカイン塗布でもなかなかコントロールがつかない場合もある．こまめに止血を行う方が，最終的には手術時間の短縮につながる．また，トルコ鞍部硬膜に intercavernous sinus が発達している場合，硬膜切開時に思わぬ出血に見舞われることがある．静脈性であり，頭部の挙上，フィブリン糊などで止血する．腫瘍内からの出血は，腫瘍を取りきるまでは止血は困難と考えた方がよい．モノポーラーやバイポーラーでの止血は下垂体機能やまわりの血管損傷につながるため行わない．腫瘍を残存させた場合は，術後出血が高率で起こるため厳重な管理が必要となる．

b. 血管損傷
　トルコ鞍両側の内頚動脈損傷は最も危険な合併症である．出血量はもちろん，止血を行ったとしても内頚動脈閉塞や pseudoaneurysm の形成など術後注意を要する．また，鞍上部には内頚動脈から直接視神経，視交叉に分布する hypophysial arteries などがあり，剥離の際にその損傷には細心の注意が必要となる．

c. 視神経損傷
　上にも述べたように腫瘍の減圧なしに不用意に腫瘍の剥離などの操作を行う場合には，視神経損傷があり得る．また，腫瘍により菲薄化した視神経は脆弱であり，

微細な操作でも損傷される恐れがあることは十分に理解しておく必要があろう.

d. 眼球運動障害

内頚動脈の外側にまで伸びた腫瘍の切除や，後方外側（動眼神経管）に伸展する腫瘍の切除には周辺部を走行する脳神経に注意を要する．直接神経を損傷することは少ないものの，海綿静脈洞からの出血をサージセルなどを必要以上に用いて止血するとその圧迫で神経麻痺を起こすことがあり得るため，注意を要する.

e. 嗅覚脱失

鼻腔上方の上鼻甲介から鼻中隔上部の操作は，嗅神経の走行を理解しつつ行う必要がある．筆者らは止血にはサージセルなどを用いた圧迫を行っており，不注意な凝固止血は行わないように心がけている.

f. 下垂体前葉・下垂体後葉機能不全（尿崩症，SIADH など電解質異常）

術前検査で，ホルモンの基礎値のみで手術する場合には，hypopituitarism がマスクされている可能性を頭に置いておく必要がある．術前のステロイドホルモンの補充によってそれまでマスクされていた尿崩症が術前や術中に顕著化することは少なくない.

g. 髄液漏

腹部脂肪の移植や硬膜縫合，硬性再建，さらに鼻粘膜皮弁を用いた再建術の発展より髄液鼻漏の危険性は格段に低下している．しかし，再手術を要する場合もあることは事実である．特に斜台部手術の際などに過去放射線照射の既往がある場合などは，粘膜形成不全が起こり，難治性の髄液漏をみることがある．血流が豊富な粘膜皮弁が用いられればよいが，まわりの組織に血流が不足している場合も少なくない.

h. 感染症

口腔と比較して鼻腔内細菌叢による髄液感染，髄膜炎の可能性は低いと思われる．しかし長期間のステロイド投与を必要とする場合，もともと compromised host の場合には注意を要する.

i. その他（全身合併症など）

文　献

Cook SW, Smith Z, Kelly DF: Endonasal transsphenoidal removal of tuberculum sellae meningiomas: technical note. Neurosurgery 55: 239-244; discussion 244-236 (2004).

Cushing H: The pituitary Body and Its Disorders: Clinical States Produced by Disorders of the Hypophysis Cerebri, p341, JB Lippincott Co, Philadelphia, London (1912).

de Divitiis E, Cappabianca P, Cavallo LM, Esposito F, de Divitiis O, Messina A: Extended endoscopic transsphenoidal approach for extrasellar craniopharyngiomas. Neurosurgery 61: 219-227; discussion 228 (2007a).

de Divitiis E, Cavallo LM, Esposito F, Stella L, Messina A: Extended endoscopic transsphenoidal approach for tuberculum sellae meningiomas. Neurosurgery 61: 229-237; discussion 237-228 (2007b).

Frank G, Sciarretta V, Calbucci F, Farneti G, Mazzatenta D, Pasquini E: The endoscopic transnasal transsphenoidal approach for the treatment of cranial base chordomas and chondrosarcomas. Neurosurgery 59: ONS50-57; discussion ONS50-57 (2006).

Holzmann D, Reisch R, Krayenbuhl N, Hug E, Bernays RL: The transnasal transclival approach for clivus chordoma. Minim Invasive Neurosurg 53: 211-217 (2010).

Kassam A, Snyderman CH, Mintz A, Gardner P, Carrau RL: Expanded endonasal approach: the rostrocaudal axis. Part II. Posterior clinoids to the foramen magnum. Neurosurg Focus 19: E4 (2005a).

Kassam AB, Gardner P, Snyderman C, Mintz A, Carrau R: Expanded endonasal approach: fully endoscopic, completely transnasal approach to the middle third of the clivus, petrous bone, middle cranial fossa, and infratemporal fossa. Neurosurg Focus 19: E6 (2005b).

67. 脳室へのアプローチ

本間 敏美, 秋山 幸功

　脳深部に位置する脳室内病変に到達するためには, 正常脳組織を犠牲にしなければならない. 手術アプローチの選択は, その進入方向, 犠牲にする脳の機能などを考えた上で, 術後神経脱落症状を最小限にする工夫が重要である. ここでは, 側脳室, 第3脳室, 第4脳室に分け, それぞれで代表的脳室内腫瘍の鑑別を表に示し, それぞれの病変への手術アプローチについて概説する.

1. 側脳室へのアプローチ

　側脳室は大脳基底核, 島回などに囲まれたC字型の空間であり, 前角部, 体部, 下角, 三角部 (後角および体部, 下角の一部を合わせて) に分けられる. それぞれ周囲の重要構造物の損傷を最小限にするアプローチを選択する必要がある.

1.1　側脳室前角部

　側脳室前角部へのアプローチは, 前頭葉の皮質に切開を加えて到達する方法 (frontal transcortical approach) と, 大脳半球間裂から, 脳梁を切開して到達する方法 (anterior transcallosal approach) が主に用いられる. 後者はさらに病変と同側からのアプローチと, 反対側からアプローチする contralateral anterior interhemispheric approach とがある. 腫瘍の伸展様式によりいずれかを選択する. 側脳室腫瘍の代表である central neurocytoma の場合, 脳室の形に沿ってよう状に増大するため, 前後径が大きくなり, 三角部にまで達するものがある. その場合は transcortical approach が適応となる. 腫瘍が比較的小さい場合や, Monro 孔付近で水頭症などを併発している場合には, transcallosal approach が良い適応となる.

表 67.1 側脳室前角腫瘍の鑑別

	腫　瘍	鑑　別
小児	上衣下巨細胞性星状細胞腫	subependymal giant cell astrocytoma
	胚細胞腫	germ cell tumors
	神経外胚葉性腫瘍	neuroectodermal tumors
成人	コロイド嚢胞	colloid cyst
	中枢性神経細胞腫	central neurocytoma
	上衣下腫	subependymoma
	膠芽腫	glioblastoma
	悪性リンパ腫	malignant lymphoma
	転移性脳腫瘍	metastasis

表 67.2 側脳室体部腫瘍の鑑別

	腫　瘍	鑑　別
小児	脈絡叢乳頭腫	choroid plexus papilloma
	奇形腫	teratoma
	星状細胞腫	astrocytoma（pilocytic, anaplastic etc.）
	上衣腫	ependymoma
成人	中枢性神経細胞腫	central neurocytoma
	上衣腫	ependymoma
	膠芽腫，乏突起膠腫，星細胞腫	glioblastoma, oligodendroglioma, astrocytoma
	髄膜腫	meningioma
	上衣下腫	subependymoma
	転移性脳腫瘍	metastasis
	悪性リンパ腫	malignant lymphoma

1.1.1 frontal transcortical approach

　仰臥位で頭部は正中から約 15° 病側と反対側へ rotation する．vertex をやや上方になるように頸部を前屈させ頭部固定し，進入方向が術者の手術しやすい角度になるように調整する．bregma より腹側に 2cm，外側に 4cm の点を中心とする直径約 3〜4cm の小開頭をおく．正中から開頭縁を 1〜1.5cm 離し，上矢状静脈洞（SSS; superior sagittal sinus）の損傷を回避する．SSS への架橋静脈 bridging vein の走行を 3D-CTA などで術前に確認しておくことが必要である．通常 bregma より後方 2cm 以内に 75% 程度存在するとされる（Apuzzo et al 1993）．中前頭回 middle frontal gyrus に約 2〜2.5cm の corticotomy を加える．ナビゲーションシステムを用いて sheath（ViewSite® や Neuroport® など）を脳室壁まで誘導する．sheath で脳室壁を破る必要はなく，直前で内筒を抜去して吸引管で白質および上衣組織を丁寧に吸引しながら脳室壁を開窓する（図 67.1）．腫瘍と周辺部の解剖学的メルクマールとなる静脈（透明中隔静脈や視床線条体静脈など）や脈絡叢を確認する．脈絡

XII. 手術に関する事項

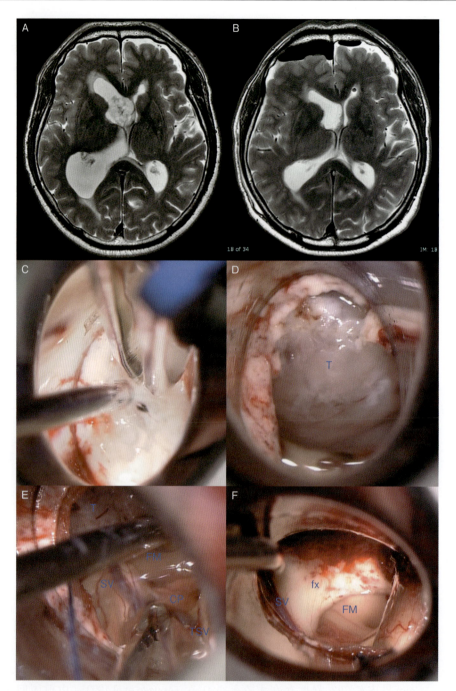

図 67.1　透明シース（ViewSite）を用いた摘出術の実際（65 歳男性）

A：術前右前角内に T2 hyper intensity mass を認める．B：術後全摘出が確認できる．C：シースを脳室壁にまで穿入し，脳室壁を開放したところ．髄液の流出が確認できる．D：脳室壁を開窓すると腫瘍（T）が確認できる．E：腫瘍を前方に圧迫し，重要構造物の位置を確認する．F：摘出後　モンロー孔を介して第 3 脳室内が確認できる．
CP：脈絡叢，FM：モンロー孔，fx：脳弓，SV：透明中隔静脈，T：腫瘍，TSV：視床線条体静脈

叢を腹側へ追っていくと腫瘍に隠れたモンロー孔が存在する．モンロー孔の上壁を形成するのが脳弓である．認知機能を担う辺縁系の1つであり，損傷は避けなければならない．脳弓の上部は透明中隔であり，開窓すると反対側の脳室にも到達可能である．

1.1.2　anterior transcallosal approach

　　仰臥位で頭部は正中位，vertexをやや上方に固定する．両側冠状切開またはU字状切開をおく．開頭は，正中をまたぎ，bregma前方，直径約5〜6cmの大きめの開頭を行う．腫瘍が外側に伸びている場合などは，病側と反対側からのアプローチの方が適している場合もある．

　　硬膜は，SSSを基部とするU字（円弧状）切開を行う．その際，SSSに流入する皮質静脈がdural sinus様に硬膜に入っている場合があるので，損傷に注意する．架橋静脈をできる限り脳より剥離（くも膜を静脈の両側で切開していき脳表からできる限り末梢まで剥離する）する．これは，大脳間裂を進入していき，脳をretractionしたときの静脈損傷を防ぐ意味で重要である．もし損傷した場合には，頭部を挙上し，出血量をコントロールしながらフィブリン糊を浸したサージセル®で圧迫し，止血を試みる．静脈再建については議論のあるところであるが，静脈閉塞による静脈性梗塞は遅発性に出現することも少なくないため，筆者らはできる限り再建を試みるようにしている．

　　大脳鎌と大脳半球間裂を剥離し深部へ進むと，falxのfree edgeより深部では，左右の帯状回を確認できる．帯状回は密に癒着している場合も少なくない．左右の帯状回の間のくも膜（trabecula）を丁寧に切開していく．帯状回を剥離すると，個人差はあるものの左右のpericallosal arteryおよびその下の白色調の脳梁が確認できる（cingulate sulcus内を走行するcallosomarginal arteryが発達し，pericallosal arteryが片側1本しか確認できない場合もある）．脳梁は純粋な白質線維であるため灰白質を伴う帯状回の脳表とは容易に区別がつく．両側のpericallosal arteryの間を剥離し，脳梁を露出する．正中を剥離子で前後に約2cm切開する．透明中隔腔や，反対側の脳室に入ってしまうこともあるので，正中から少し病側へ傾けるイメージで脳梁を切開する．脳室に到達した場合，静脈の走行，脈絡叢などのland markを確認し，病側に正しく到達しているかを判断し，病変の処置を行う．

1.2　側脳室三角部

　　側脳室体部後方部と後角，さらに下角後方部を合わせて，特に三角部と呼んでいる．髄膜腫などの好発部位となる．三角部へは側頭葉，頭頂葉，後頭葉などの経脳皮質経由のアプローチが報告され，視放線や弓状束などに関連する神経線維の走行

表 67.3 側脳室三角部腫瘍の鑑別

	腫　瘍	鑑　別
小児	脈絡叢乳頭腫	choroid plexus papilloma
	奇形腫	teratoma
	脈絡叢嚢胞	choroid plexus cyst
	星状細胞腫	astrocytoma（pilocytic, anaplastic etc.）
	上衣腫	ependymoma
成人	脈絡叢嚢胞	choroid plexus cyst
	髄膜腫	meningioma
	転移性脳腫瘍	metastasis
	悪性リンパ腫	malignant lymphoma
	黄色肉芽腫	xanthogranuloma

を考慮したアプローチが必要となる．円蓋部からのアプローチも脳回を切開していく場合と脳溝を剥離切開する方法など様々である．半球間裂から precuneus や cingulate gyrus，さらに脳梁膨大部の脳実質を経由する方法などがある．

1.2.1　側頭葉経由

　middle temporal gyrus approach，inferior temporal gyrus approach，transtemporal horn approach などがある．どの方法も視放線の損傷は免れない（図 67.2）．すでに術前半盲などの神経症状が確定している患者に適応となるが，これらのアプローチが選択される機会は少ない．

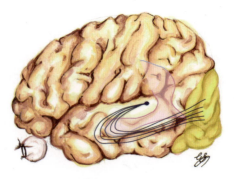

図 67.2　視放線

1.2.2　頭頂葉経由　high superior parietal lobe approach

三角部病変への到達距離は長くなるが，低位頭頂葉からのアプローチで特に優位側の場合に出現する可能性が高いゲルストマン症候群，失語，視野障害の発生を防ぐことができる．このアプローチでは，脳室内で脈絡裂を剥離することで四丘体槽にも到達可能である．

腹臥位で頭部をやや背側に頚部を後屈（vertex-up）し固定する．開頭部位は感覚野後方の gyrus 上を中心とする．皮膚切開は U 字状におき，正中または反対側までとし，直径約 5〜6cm の開頭とする．架橋静脈の損傷に注意しながら 2〜3cm の皮質切開をおく．その際，動静脈が走行する sulcus をまたがないように脳回にのみ corticotomy をおくようにする．白質内の進行方向はナビゲーションを用いて確実に脳室に向かうことが必須である．

髄膜腫など前・後脈絡叢動脈から栄養される腫瘍の場合，feeder は最深部で腫瘍に入るため，piece meal に腫瘍を摘出した場合，ある程度の出血は覚悟し，摘出を進める．脈絡叢が確認できたら，栄養血管を処理すると腫瘍からの出血が収まる．病変までの距離が長いもののワーキングスペースが比較的広くとれ，解剖学的オリエンテーションもつきやすい．

1.2.3　distal transsylvian fissure approach

シルビウス裂の後方の島回から下角側に進入し，三角部に到達する方法である．術野が狭く，視放線の損傷が起こりやすい（術式は，1.3.1 項を参照）．また，体部上方，腹側に伸びた腫瘍は死角となり到達できない．限られた症例にのみ適応がある．

1.2.4　occipital interhemispheric trans-precuneus/cingulate approach

筆者らは本アプローチを好んで用いており，言語，視放線，頭頂葉の損傷を免れる方法として重宝している．

腹臥位または側臥位にて行う．face down 位としアプローチ側を下にするように軽く頭部を rotation する．外側伸展が強い場合などは脳の retraction を最小限にするため，病側とは反対側から falx を切開してアプローチする contralateral occipital interhemispheric-transfalcine approach を選択する場合もある．この場合，SSS と streight sinus に沿ってくの字に falx を切開して反対側の後頭葉内側面に到達する．

術前準備として，髄液の排出が困難な場合もあるので，腰椎ドレナージを留置しておく．

皮膚切開は U 字状におき，SSS から transverse sinus の交点（confluence）を露出し，falx ごと脳べらで retraction する．硬膜は，SSS，transverse 側の両方が大き

く開窓するように円弧状切開し，さらに confluence に向かって直線状の切開を加える．後頭葉内側を観察し，脳梁膨大部，parieto-occipital sulcus を確認する．ガレン静脈やローゼンタール静脈，内大脳静脈，前中心小脳静脈などの血管が確認できる．precuneus または帯状回 cingulate gyrus に約 1〜2cm の corticotomy を加える．その場合，parieto-occipital sulcus を確認し，脳梁膨大部との間の脳回のみの損傷に止めることが必要である．手前の脳回が cuneus となり，この部分に過度の圧迫があると視野障害が術後出現するので注意する．外側に向かって進むと三角部内側面に到達できる．

腫瘍に内側からアプローチできるため，前・後脈絡叢動脈からの腫瘍栄養血管の処理を早期に行える利点がある．

1.3 側脳室下角

ナビゲーションにて側脳室下角の位置を開頭後に確認しながら手術を進めることが必要であるが，解剖学的メルクマール（landmark）を知っておく必要がある．側脳室下角は中側頭回の直下に存在し，前・後交連を結ぶ線に垂直に下ろした前交連を通る線が amygdala，その背側に下角の先端がある（図 67.3）．

1.3.1 transsylvian fissure approach

仰臥位で頭部を反対側へ約 20° rotation する．シルビウス裂を大きく後方まで剥離開放し，極平面（planum polare）を露出する．中大脳動脈の枝である temporopolar, anterior temporal arteries を側頭葉から可及的に剥離することで，より広い術

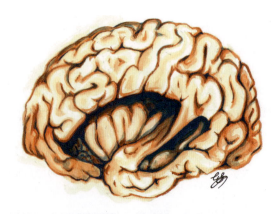

図 67.3　中側頭回を開放して側脳室下角を開窓したところ．扁桃体とその背側に位置する海馬が確認できる．

野が得られる．島限（limen insulae）および中大脳動脈に沿って下境界溝（inferior limiting sulcus）が確認できる．下境界溝の下縁に沿って後方へ向かって約 1.5〜2cm の皮質切開を加える．temporal stem を深部に進むと数 mm〜1.5cm 程度で下角（ちょうど inferior choroidal point 部）に到達できる．

1.3.2 subtemporal approach

選択的扁桃体海馬摘出術などで頻用される．側臥位で vertex down とする．術前に腰椎ドレナージを挿入して髄液を排出することで，脳の retraction による脳損傷を最小限とする．

側頭下に内側へ進み側頭葉の最内側の parahippocampal gyrus，その手前に fusiform gyrus（外側が inferior temporal gyrus），その間の collateral sulcus を確認する．その collateral sulcus を上方に向かって進むと下角に到達する．下角到達後は，landmark となる脈絡叢を確認し，海馬，扁桃体，脈絡裂を確認し，病変の処置を行う．

1.4 側脳室への推奨アプローチ

側脳室へのアプローチについて病変の場所による推奨アプローチを示す（表 67.4）．

表 67.4 側脳室への推奨アプローチ

Lession, Location	Suggested approaches
前角	Anterior interhemispheric transcallosal Transfrontal transcortical（via middle frontal gyrus）
体部	Anterior interhemispheric transcallosal Transfrontal transcortical（via middle frontal gyrus） posterior interhemispheric transcallosal Transparietal transcortical（via superior parietal lobule）
三角部	Ipsilateral interhemispheric transcingulate/transprecuneus Contralateral interhemispheric transfalcine transprecuneus Transparietal transcortical（via paramedian/superior parietal lobule） Transparietal transsulcal（intraparietal sulcus）
下角	Anterior temporal neocortical resection Transtemporal transcortical（via middle temporal gyrus） Transtemporal transsulcal（via occipitotemporal sulcus） Transsylvian Transparietal transcortical（via inferior parietal lobule）
後角	Posterior interhemispheric transcortical

998　XII. 手術に関する事項

2. 第3脳室へのアプローチ

2.1 第3脳室前半部

　　第3脳室は，重要構造物として上方に内大脳静脈，両側外側に視床，視床下部，視床下部下方には，下垂体茎を上方からみる漏斗陥凹が存在する．前下方には視交叉，乳頭体，後方は中脳水道，松果体が位置する．それら構造物の病変との解剖学的位置関係を術前に評価，把握しておくことが必要である．第3脳室前方，特にトルコ鞍部，鞍上部，視交叉下部から発生した下垂体腺腫，頭蓋咽頭腫に対しては，経鼻内視鏡，basal approach（interhemispheric/pterional lamina terminaris approach）が適応となる．

　　水頭症などによってモンロー孔が開いている場合には，斜め上前方より入る

表 67.5　第3脳室腫瘍の鑑別

		腫 瘍	鑑 別
第3脳室吻側	小児	脈絡叢乳頭腫	choroid plexus papilloma
		頭蓋咽頭腫	craniopharyngioma
		ランゲルハンス細胞組織球症	Langerhans' cell histiocytosis
		上衣下巨細胞性星状細胞腫	subependymal giant cell astrocytoma
		胚腫	germinoma
		毛様細胞性星状細胞腫	pilocytic astrocytoma
	成人	中枢性神経細胞腫	central neurocytoma
		コロイド嚢胞	colloid cyst
		髄膜腫	meningioma
		下垂体腺腫	pituitary adenoma
		膠芽腫，乏突起膠腫，星細胞腫	glioblastoma, oligodendroglioma, astrocytoma
		上衣下腫	subependymoma
		髄膜腫	meningioma
		転移性脳腫瘍	metastasis
		悪性リンパ腫	malignant lymphoma
		脳底動脈先端部動脈瘤	Giant cerebral aneurysm
第3脳室背側	小児	星状細胞腫	astrocytoma
		松果体腫	pineal region tumor
		胚細胞腫	germ cell tumor
		ガレン静脈瘤	abnormal vein of Galen
	成人	星状細胞腫	astrocytoma
		松果体腫	pineal region tumor
		転移性脳腫瘍	metastasis

transforaminal approach，さらに上方から側脳室経由で choroidal fissure を剥離して第3脳室にアプローチする transchoroidal fissure approach などがある．いずれにせよ記銘力などの高次機能の中枢の1つである脳弓の損傷を避けることが最重要ポイントとなる．

2.1.1 trans-laminaterminalis approach

Subfrontal, anterior interhemispheric, pteiornal approach な ど で 終 板（lamina terminalis）に到達する方法がある．筆者らは第3脳室上方まで広く開窓できる interhemispheric approach を 主 に 用 い て い る．ここでは（basal）interhemispheric trans-laminaterminalis approach について詳述する．

仰臥位で coronal skin incision をおき，できる限り frontal base までの広い開頭を行う．腫瘍が上方にまで存在している場合には，下方よりのぞきあげる（look-up）手術となるため，脳の retraction を最小限にできる basal interhemispheric approach を用いる．この場合，閉頭時に前頭洞が開放されているため，前頭部皮弁の骨膜を用いて（pericranial flap），副鼻腔と頭蓋を遮断する必要がある．

皮弁を翻転する場合，眼窩上縁まで骨膜下に剥離していく．その際，前頭部から眼瞼の感覚をつかさどる眼窩上神経（三叉神経第一枝 ophthalmic nerve から frontal nerve，その後，眼窩上神経（supra-orbital nerve）に枝分かれし，眼窩上孔を通り，前頭部に分布する）の温存に努める．眼窩上縁で眼窩上孔は recess の場合と foramen の場合とがあり，foramen の場合には，骨ノミなどで開放して皮弁とともにを翻転する．

硬膜は両側から切っていき，最後に上矢状静脈洞部を結紮切離する．大脳鎌を crista gali に向かって切開し，自由端に到達したら，硬膜と falx を一緒に後背側に牽引する．大脳間裂を鋭的に切離していく．動静脈が左右どちらに分けられるかを見極めて，切っていくことが肝要である．上方は脳梁膝部まで剥離する．

両側 ACA 水平部（A1 portion）から垂直部（A2 portion）を完全に剥離し，前交通動脈の後面から分岐して終板に沿って上方を走行する hypothalamic artery を確認する．数本存在していることが普通で，左右どちらかに寄って走行していることも多い．この動脈の間を分けて，終板を切開して第3脳室に到達する．病変が大きいとき，前交通動脈を切離する必要がある場合には，A2 への flow，およびこの hypothalamic artery への flow を温存できるように工夫する必要がある．

2.1.2 interhemispheric transcallosal transchoridal fissure approach

第3脳室を上から前後に広く開窓したい場合に用いられるアプローチである．片側または両側前頭開頭を行い，大脳間裂を進む．両側の pericallosal artery を確認し，その間から脳梁を確認し，右寄りに約2cm切開し右脳室に到達する（1.1.2 項

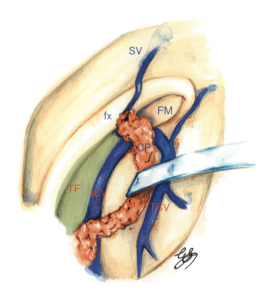

CP：choroid plexus, FM：foramen of Monro, fx：fornix, ICV：internal cerebral vein, SV：septal vein, TSV：thalamostriate vein, TF：taenial fornix

図 67.4　第 3 脳室前半部へのアプローチ．緑枠が手術のワーキングスペースとなる．

参照）．モンロー孔，choroid plexus, septal vein, thalamostriate vein などを確認する．choroid plexus を外側に retract し，choroidal fissure の taenial fornix 側を剥離する（図 67.4）．

　両側の内大脳静脈および choroidal artery を正中で剥離すると第 3 脳室の屋根が開放されることとなる．その際，脳弓の圧迫は最小限に留めることは言うまでもない．choroid plexus を内側に圧迫し，fissure の taenia thalami 側を剥離して第 3 脳室に入る，いわゆる subchoroidal approach もあるが，視床の損傷の可能性が高く，術野も狭いためあまり推奨できない．

2.2　第 3 脳室後半部

　第 3 脳室後半部すなわち，松果体部または中脳被蓋部に発生する腫瘍性病変へのアプローチを考える場合，摘出または病理診断目的の生検術を目的とするかによってそのアプローチを選択する必要がある．生検術の場合は脳室ドレナージと同様の術式にて軟性鏡をモンロー孔を介して誘導する内視鏡的脳室内アプローチがある．直径約 4mm の軟性鏡を第 3 脳室内に誘導後，腫瘍鉗子を用いて生検すると同時にフォガティーバルーンカテーテルを用いて水頭症例に対しては第 3 脳室開窓を同時に施行できるメリットがある．

摘出術が目的の場合，後方からのアプローチが必要となる．テント上またはテント下からのアプローチがあり，両方ともにテントを切開することで，広い視野を確保するとが可能となる．

2.2.1　occipital interhemispheric（transtentorial）approach

腹臥位または側臥位にて行う．face down 位としアプローチ側を下にするように軽く頭部を rotation する．髄液の排出が困難な場合もあるので，腰椎ドレナージを留置しておく．

皮膚切開は U 字状におき，SSS から transverse sinus の交点（confluence）を露出する．硬膜は SSS, transverse 側の両方が大きく開窓するように円弧状切開し，さらに confluence に向かって直線状の切開を加える．後頭葉の occipital pole から，falx と小脳テントの移行部をみながら，深部に進む．falx 内に streight sinus の青く膨らんだ部分を深部に進むと，脳梁膨大部およびガレン静脈が確認できる．また，ガレン静脈に流入する脳底（ローゼンタール）静脈，内大脳静脈，中心前小脳静脈などを確認する．その際，くも膜は白濁し，肥厚していることが多いので，その剥離は静脈損傷に注意して行うことが必要である．

脳梁膨大部を脳べらで持ち上げ，infrasplenial aproach にて各静脈の間から腫瘍へアプローチする．腫瘍が大きい場合や下方伸展が強い場合には，小脳テントをstreight sinus に平行に約 3～4cm テントの中央からテント自由縁 free edge に向かって，バイポーラーにて焼酌しながら切開していく．その後，ナイロン糸などで釣り上げ，内側は streight sinus ごと falx を脳べらで retraction すると，反対側の脳底静脈やテント下の小脳，脳幹（中脳）背側が観察できる．また，腫瘍の大きさや静脈との関係により，本アプローチより少し腹側上方より脳梁に到達し，脳梁膨大部の前方に約 1.5～2cm 切開して左右の内大脳静脈の間を分けて到達するtranscallosal approach（Dandy approach）も可能である．その場合，脳梁を切開後両側の内大脳静脈および脈絡ヒモ tela choroidea を確認し，正中より脳室内に到達する．ただ，脳梁膨大部損傷による disconnection syndrome の発生の可能性があり，現在はほとんど用いることは少ない．

2.2.2　軟性鏡による第 3 脳室アプローチ

直径約 4mm の軟性鏡を用いて第 3 脳室の前方から後方，さらには中脳水道を通して第 4 脳室にまで到達可能である．

体位は仰臥位で，頭部は正中位で行う．穿頭部位は冠状縫合上，その後方 1cm,前方 2～3cm で，正中より外側に約 2～3cm の部分におく．病変が前方または第 3脳室開窓の際には後ろ，病変が松果体部や後方にある場合にはより前方に burrhole を設置した方が脳弓の損傷が防げるため適している．ナビゲーション下に脳

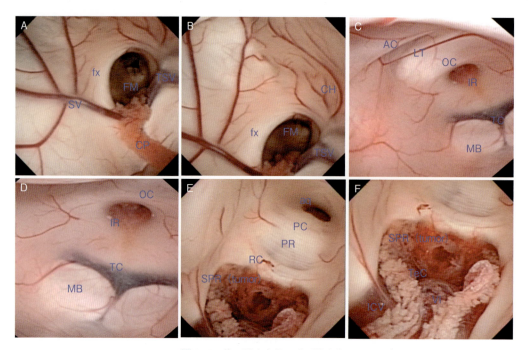

図67.5　第3脳室内部の重要構造物

AC：anterior commissure, CP：choroid plexus, FM：foramen of Monro, fx：fornix, ICV：internal cerebral vein, IR：infundibular recess, LT：lamina terminalis, MB：mammillary body, OC：optic chiasma, PC：posterior commissure, PR：pineal recess, RC：habenular commissure, SPR：suprapineal recess, SV：septal vein, TC：tuber cinereum, TeC：tela choroidea ventriculi III, TSV：thalamostriate vein, VI：velum interpositum

　室に透明シース（neuroportやViewSite）を挿入し，側脳室に内視鏡を誘導する．その後，モンロー孔，側脳室体部を確認してモンロー孔経由で第3脳室内に到達する．第3脳室内部の解剖学的重要構造物を確認する（図67.5）．

　視床間橋（massa intermedia）が左右の視床の間に橋を作って内視鏡の邪魔をするが，切断しても神経脱落症状が出現することはない．第3脳室底開窓術は，乳頭体の前方に位置する灰白隆起の前方（薄くなった膜の部分に穴をあけると，その直下に脳底動脈先端部が位置しており，非常に危険）の少し灰白隆起の膜が厚くなった部分に穴をあける．基本的には鉗子を用いて鈍的に穿通する．斜台背側（鞍背）にあたることもあるが，安全である．その後，あけた穴に3-4Fのフォガティーカテーテルを挿入，バルーンで穴を広げる．十分に開窓すると灰白隆起が上下に拍動性に揺れることが観察される．内視鏡をその穴に挿入しpre-pontine cisternを観察する．リリキスト膜につながるくも膜のtrabeculaが観察される．

3. 第4脳室へのアプローチ

　術前準備として腫瘍の発生部位がどこか，腫瘍の血流，伸展，浸潤状況などを把握しておく．血管芽腫（hemangioblastoma）の場合，血流が豊富で feeder の位置，数などを術前に把握しておくことは最低条件となるため，術前の血管撮影は必須と考える．

3.1　正中後下方からの Midline suboccipital approach

　手術体位は強い前屈位で行うため，頚椎病変の有無を確認しておくことが重要である．また，腹臥位または側臥位で行うため，心機能，肺機能を評価して，問題がある場合には事前に麻酔科に連絡しておく．胸腔への圧迫によって静脈圧が高くなることが予想されるため体位は頭部，上半身の挙上が基本である．

　体位は腹臥位（コンコルド位）または lateral oblique position（側臥位で上体を腹側に45°傾け，15°挙上し，頭部を下方へ face down 位）で行う．vertex をできる限り down（頭部を前屈位）し，第4脳室を下方から見上げながら手術する．下顎と前胸部は約2横指開けるように頭部を固定する．

　皮膚切開は直線状でもよいが，筆者らは創部が術後目立たないように毛流に対して直角になるように，左右の「くの字」を上下にあわせた形（ギザギザ）に切開している．頚部では，必要時皮膚切開を延長できるように正中に直線状の切開とする（図 67.6）．

　後頭蓋窩筋群の正中には血管はほとんどなく，結合織を剥離していくと出血なく剥離可能である．superior nuchal line に付着する筋群（僧帽筋（trapezius），頭半

表67.6　第4脳室腫瘍の鑑別

	腫　瘍	鑑　別
小児	上衣腫	ependymoma
	髄芽腫	medulloblastoma
	脈絡叢乳頭腫	choroid plexus papilloma
成人	上衣腫	ependymoma
	血管芽腫	hemangioblastoma
	星状細胞腫	astrocytoma
	脳幹部血管腫	cavernoma
	悪性リンパ腫	malignant lymphoma
	転移性脳腫瘍	metastasis

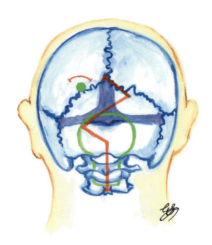

図67.6 「くの字」型の皮膚切開

棘筋(semispinaliscapitis muscle),頭板状筋(splenius capitis muscle)を後頭骨と電気メスで切離し左右に分けていく.深部で inferior nuchal line に付着する筋群(小後頭直筋(rectus capitis posterior minor muscle),大後頭直筋(rectus capitis posterior major muscle),上頭斜筋(obliquuscapitis superior muscle))も骨から剥離し,後頭骨を大きく開放する.尾側は第三頸椎棘突起上端まで見える程度に切開する.後頭窩開頭を行う場合,病変の大きさ,伸展方向などで開頭の大きさを決定する必要があるが,特に腫瘍性病変の場合には,できる限り左右にも大きな開頭をしておく方がよい.通常,頭側は外後頭隆起下1cmほど(ナビゲーションにて横静脈洞の位置を確認する),左右に6〜7cm,尾側は大後頭孔までの大きな開頭となる.大後頭孔の開放は,正中より左右に1.5cm程度とし,後環椎後頭膜も剥離,切除して硬膜を露出する.その際,vertebral plexus や emissary vein からの出血が認められることがあるが,不用意にバイポーラーで凝固しようとせず,止血剤(サージセルなど)で圧迫止血することが重要である.

第一頸椎は椎弓を露出し,必要時は椎弓切除も行う.第一頸椎の椎弓を骨膜下に剥離し,外側へ進み椎骨動脈溝(groove for vertebral artery)を見つける.その上に vertebral plexus に包まれた椎骨動脈がある.ドップラーなどで確認することも必要である.

第二頸椎に付着する筋群は剥離せず温存する.

水頭症の有無によっては脳室後角穿刺ができるように別の開創,穿頭が必要な場合もある.

硬膜はY字状に切開する.頸側から切開をはじめ髄液を排出し頭蓋内圧を下げてから左右の小脳硬膜を切開する.後頭静脈洞や辺縁静脈洞の走行を考慮し,適宜止血,結紮を行いながら硬膜を切開し,くも膜を露出する.くも膜は正中で切開し

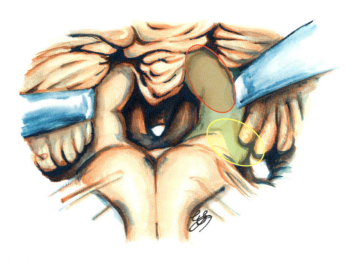

図 67.7 　緑枠が脈絡膜 telachoroidea，赤枠部（uvulo-tonsilar）と黄枠部（medullo-tonsilar）を剥離，開放することで，第 4 脳室が広く開放できる．

硬膜と 6-0 または 7-0 ナイロン糸で固定し，一緒に外側へ retract する．閉創の際，くも膜下の癒着をふせぐ意味で，できるだけ温存しておく方がよい．左右の小脳扁桃の間を進むと閂（obex）が確認できる．腫瘍がすでに obex より下垂している場合もある．以前は小脳虫部や小脳半球の一部を切開，または切除し術野を広げる方法が用いられていたが，最近では小脳延髄裂到達法（Matsushima et al 2001; Mussi et al 2015; Mussi et al 2000）が一般的となっている．以下に小脳延髄裂到達法を詳述する．

〈小脳延髄裂到達法〉

　小脳扁桃の外側下方と延髄の間（medullo-tonsilar）および小脳扁桃と虫部の間（uvulo-tonsilar）を剥離し，小脳扁桃を頭側に持ち上げる．その際，第 4 脳室の天井後半（頭側；上髄帆，尾側；下髄帆）を形成する脈絡膜（telachoroidea）が延髄背側とつながっており，特に脈絡ヒモ（taenia choroidea）と呼ぶ．この脈絡ヒモを切開すると小脳が頭側へ大きく持ち上げられる．小脳虫部垂を確認し，虫部垂と二腹小葉（biventral lobule）の間を剥離すると第 4 脳室が外側陥凹（lateral recess）まで大きく開放する．解剖学的に小脳虫部は背側から虫部錐体（pyramid），虫部垂（uvula），虫部結節（nodule）に分かれ，最内側の nodule と両側小脳方葉を連結する部分が下髄帆（velum）となる．下髄帆は切除しても神経学的後遺症は残らないとされる（Tubbs et al 2013）．後下小脳動脈（PICA）の choroidal branch は切

断しても問題なく，腫瘍の feeder となっていることも多いため，第 4 脳室開放の際に適宜，凝固切離していく.

（イラスト：札幌医科大学 脳神経外科　鈴木比女）

文　献

Apuzzo MLJ, Litofsky NSS：Surgery in and around the anterior third ventricle. In:Brain Surgery, vol.1, Apuzzo MLJ（ed）, 541-579, Churchill Livingstone, New York（1993）.

Matsushima T, Inoue T, Inamura T, Natori Y, Ikezaki K, Fukui M: Transcerebellomedullary fissure approach with special reference to methods of dissecting the fissure. J Neurosurg 94:257-264（2001）.

Mussi AC, Matushita H, Andrade FG, Rhoton AL: Surgical approaches to IV ventricle–anatomical study. Childs NervSyst 31:1807-1814（2015）.

Mussi AC, Rhoton AL, Jr.: Telovelar approach to the fourth ventricle: microsurgical anatomy. J Neurosurg 92:812-823（2000）.

Tubbs RS, Bosmia AN, Loukas M, Hattab EM, Cohen-Gadol AA: The inferior medullary velum: anatomical study and neurosurgical relevance. J Neurosurg 118:315-318（2013）.

XIII

将来の話題

68節　遺伝カウンセリング ……………………………… 1008

68. 遺伝カウンセリング

櫻井 晃洋

1. 遺伝カウンセリングの歴史

　医療の現場において「遺伝カウンセリング：genetic counseling」という言葉を見たり聞いたりする機会が最近急増している．この遺伝カウンセリングという語は，1947 年に Minnesota 大学の Sheldon C. Reed が初めて提唱したもので，医学の歴史の中ではまだ新しい概念である．この時代からの遺伝医療の歴史を振り返ると，米国では先天性代謝異常やメンデル遺伝病の知見の集積に伴い，1940 年代には大学医学部の多くで遺伝学の教育が始められた．1950 年代にヒトの染色体数が確定し，1970 年代には羊水検査の技術や超音波検査技術が医療に導入され，必然的に妊娠継続についての自律的な意思決定が求められるようになってきた．こうした背景から適切な情報提供と自己決定の支援を目的とした非指示的な遺伝カウンセリングの必要性が高まり，1969 年にニューヨークの Sarah Lawrence 大学に遺伝カウンセラーを養成する大学院が開設され，1971 年には人類遺伝学修士の学位を取得した遺伝カウンセラーを輩出している．

　腫瘍学の領域においては，1980〜90 年代に細胞のがん化に関わる多くのがん遺伝子，がん抑制遺伝子が同定され，がんの分子機構の理解が急速に進んだ．また同時に主な遺伝性腫瘍の原因遺伝子が明らかとなり，疾患概念の再編が行われるとともに，遺伝学的検査による診断の確定や，血縁者に対する発症前診断が可能となった．さらに近年においては，がん細胞における体細胞遺伝子変異のみならず，遺伝性腫瘍の原因遺伝子の生殖細胞系列変異の解析が薬剤選択に必要とされる状況や，がん細胞における遺伝子変異の網羅的解析によって，遺伝性とは想定されていない患者において遺伝性腫瘍の原因遺伝子の病的変異が二次的に同定される可能性など，これまでとは異なる水準での遺伝医療が展開されつつある．これに伴い，遺伝カウンセリングの重要性がますます高まるとともに，遺伝カウンセリングという医療に求められる内容も，少しずつ変遷しつつある．

2. 遺伝カウンセリングとは

　2011年に日本医学会から公表された「医療における遺伝学的検査・診断に関するガイドライン」では，遺伝カウンセリングを『疾患の遺伝学的関与について，その医学的影響，心理学的影響および家族への影響を人々が理解し，それに適応していくことを助けるプロセスであるととらえている．このプロセスには，

　　1) 疾患の発生および再発の可能性を評価するための家族歴および病歴の解釈

　　2) 遺伝現象，検査，マネジメント，予防，資源および研究についての教育

　　3) インフォームド・チョイス（十分な情報を得た上での自律的選択），およびリスクや状況への適応を促進するためのカウンセリングなどが含まれる．』

と定義している．すなわち遺伝カウンセリングは単に正しい情報を当事者（クライエント）に伝える，ということだけを意味するものではなく，当事者が理解し，それに対して適切に対応するところまでを支援する専門的医療である．そして遺伝カウンセリングの対象は患者ではなく「人々」であり，患者の家族，血縁者だけでなく，状況によって配偶者やパートナー，婚約者やその家族も含まれ得る．さらには自身や関係者の健康に関する遺伝についての漠然とした不安を持った「病気を持たない」人の場合もある．

　長い間，医師と患者の関係は対等ではなく，専門的知識を持った医師が最善と考えられる医療を提供し，患者は医師に対する信頼のもとに提供される医療を受けるという関係であったが，現在では医療の中心は当事者自身であり，当事者の希望を尊重しつつ医療的に最善と考えられる方針を検討し，最終的に当事者が方針を決定する informed decision making の概念が広く受け入れられている．遺伝カウンセリングで取り扱う問題にはほとんどの場合，医学的な「正解」はない．それゆえ当事者の最終的な意思決定は，

　　① 十分な情報および当事者の適切な理解に基づいたものであり，また当事者の価値観に沿ったものであること

　　② 当事者自身が決定の内容のみならず決定に至るプロセスに納得し，その時点で自身にとって最善の決断を下したと実感できること

　　③ 意思決定にあたって受けた支援に満足できていること

が重要である．

　時には当事者の意思決定の内容が，明らかに医学的あるいは社会通念上妥当でない場合や，本人や血縁者への便益を損なう可能性がある場合，さらには危害を及ぼし得る可能性がある場合も起こり得る．こうした場合においても遺伝カウンセリング担当者は，当事者が心理的な危機場面にあって正常な判断が困難になっている場合を除き，非指示的な態度で当事者の思いを受容しつつ，当事者のより好ましい意思決定につながるように働きかける必要がある．「非指示的」とは，情報を提供した後は当事者の判断にすべてを任せるという意味では決してなく，遺伝カウンセリング担当者が当事者に自身の価値観を押し付けないという意味である．むしろ遺伝

カウンセリング担当者は専門的な立場に立った上での自身の信念を確立している必要がある．当事者は対話を重ねる中で遺伝カウンセリング担当者の考え方を学び，それを取捨選択しつつ自身を「成長」させ，最終的に自らの意志を「指示されることなく」決定するのである．

3. 遺伝カウンセリングの担当者

　上述のように，遺伝カウンセリングは遺伝学的知識とカウンセリング技術，さらには医療の現場において多くの診療科との調整を行う能力など，高度な技量が求められる専門医療である．遺伝医療はもともと小児科や生殖・周産期科がその中心だったこともあり，小児科には「小児遺伝」と呼ばれるサブスペシャリティーがあり，産婦人科においても生殖医療を専門とする医師は必然的に遺伝医学に深く関わる医療を実践してきた．しかしながら，遺伝医学の進歩と領域の広がりを受けて，幅広い領域において専門的な遺伝医療を提供できる専門家が必要となってきた．

　わが国においては，こうした専門的遺伝医療を担う人材を育成する制度として，「臨床遺伝専門医制度」と「認定遺伝カウンセラー制度」がある．いずれも日本人類遺伝学会と日本遺伝カウンセリング学会が共同で運営する制度で，それぞれ医師，非医師の専門家を認定するための試験を実施している．

　このうち臨床遺伝専門医は全国に約1300名が認定されているが，小児科医と産婦人科医がそれぞれ約1/3を占めている．一方，認定遺伝カウンセラー制度は，米国の認定遺伝カウンセラー制度にならって2003年からわが国で開始されたもので，医師以外の遺伝の専門職者を養成するためのものである．認定遺伝カウンセラーを目指す者は，全国15大学に開設されている遺伝カウンセラー養成課程（修士課程）を修了し，その後，筆記試験と面接試験からなる認定試験を受ける．現在までに認定された認定遺伝カウンセラーは250名程度に過ぎず，米国には4000名を超える遺伝カウンセラーがいるのに比べると，その整備の不十分さは明らかである．

　しかしながら，2年間の修士課程では非常に濃密な個別指導を必要とすることから，多人数の教育は難しく，各養成コースとも年間3～4名程度を受け入れるのが限界である．また，認定遺伝カウンセラーが学会資格であり，国家資格ではないことから，認定遺伝カウンセラーの雇用にも多くの問題を抱え，卒業しても就職口が見つからない場合も多かった．しかしながら，最近のわずか1～2年の間に，後述のがんゲノム医療の急速な医療実装に伴って認定遺伝カウンセラーの需要が一気に増し，現在では求人を出してもなかなか認定遺伝カウンセラーを確保できない状況になっている．

4. 遺伝カウンセリングの流れ

　実際の遺伝カウンセリングの流れについて，札幌医科大学附属病院を例にして紹介する．

1）遺伝カウンセリング前

　遺伝カウンセリングはクライエントが自発的に来院することもあれば，担当医に受診を勧められ，紹介されて来院することもある．後者の場合には本人が遺伝カウンセリングという医療の目的を十分に理解できておらず，何を期待すればよいのかもわからない場合も少なくない．「遺伝子検査を受けるために紹介された」と思っている来談者もいまだに多い．このため紹介や受診希望の電話があった場合（当院では専用の電話回線と専任のクラークを用意している），来院前の予約の段階で当院に在籍する認定遺伝カウンセラーが，相談を希望する内容や本人および血縁者の情報などを事前に収集している．また有用と思われる情報（紹介状や検査結果，家系情報，母子手帳など）の準備も依頼する．このときのやり取りの中で，クライエントの遺伝学的な知識の正確さや考え方，持っている情報の量などを推測する．

　予診は単なる情報収集ではなく，遺伝カウンセリング担当者とクライエントとの間の最初の信頼関係を構築する重要なコミュニケーションの機会であり，来院への不安を解消する役割も持っている．こうして得られた情報をもとに遺伝的状況やリスクについての判断を行い，実際の遺伝カウンセリングのときに必要な資料を用意し，面談の具体的な目標を設定する．また必要に応じて診療部門内で事前カンファレンスを行い，対応について検討する．

2）遺伝カウンセリング当日

　面談の最初には，入室の前に認定遺伝カウンセラーがあいさつし，当日の診療の流れを説明するほか，クライエントが不安を少しでも解消できるよう雰囲気づくりを行う．

　面談は通常，臨床遺伝専門医と認定遺伝カウンセラーの両方が同席する．遺伝カウンセリング担当者は，クライエントが抱えている遺伝学的問題とそれについてのクライエント自身の理解や希望，それに伴う心理社会的問題を把握し，それを解決するための情報を提供する．提供する情報には，当該疾患の頻度や自然歴，遺伝形式と罹患リスク，遺伝学的検査の適応の有無やその意義と限界，発症予防法の有無とその内容，医学的管理や治療法，患者会や支援団体に関する情報，臨床研究に関する情報などが含まれる．情報提供に際してはわかりやすい図やモデルを用いるなど，クライエントの理解度や教育的背景に応じた工夫が必要である．またクライエントはインターネットなどから疾患の自然歴や再発リスクなどの情報を得ていることも多いが，遺伝カウンセリングで提供されるのは一般的，標準的な情報ではなく，クライエント個人のリスクや検査の適応であるという点はしっかりと伝えることが重要である．

　遺伝カウンセリング担当者は，こうした情報と対話をもとに意思決定に向かうク

ライエントを支援する．適応がある場合にはこの段階で遺伝学的検査が行われる．検査が発症者を対象とした診断確定目的の検査ではなく，保因者診断や発症前診断の場合には，通常複数回の遺伝カウンセリングを経て検査が行われる．遺伝学的検査が実施された場合には，後日その結果の開示と説明も行う．

3）来談後

　遺伝カウンセリングは情報を提供し，クライエントの意思決定がなされたらそこで終了するものではない．面談で提供された正確な情報をもとにクライエントが今後について考える時間を要することが多いからである．遺伝性疾患では当事者は患者のみでなく，きょうだいや子どもにも影響することになるので，家族など関係者と相談する必要がある場合も多い．検査が行われた場合にはその結果を開示するための面談も必要になる．意思決定の後もクライエントには迷いや不安が続き，継続した支援が必要となる場合も多い．筆者らは，一連の遺伝カウンセリングの終了時には，遺伝カウンセリング担当者から後日連絡を取ることの了解を得ておき，その後の状況を確認した上で必要があれば再度遺伝カウンセリングの機会を設定するなどの対応をとっている．

5. 腫瘍学領域における遺伝カウンセリング

　遺伝性腫瘍の適切な診療を実施するためには，
1）多くの腫瘍患者の中から遺伝性腫瘍が疑われる患者の適切な拾い上げ
2）正確な情報提供を含む遺伝カウンセリングと必要に応じた診断目的の遺伝学的検査
3）診断結果に基づいた治療選択とその提供
4）将来の発症を見据えたサーベイランス
5）可能な一次予防，二次予防の提供
6）同じ疾患を有している可能性がある血縁者へのアプローチと遺伝カウンセリング，発症前診断

といった要素が必要となる．こうした流れの中で，遺伝医療部門は主に2）と6）を担うことになる．特に遺伝性腫瘍においては，遺伝学的検査によって患者の診断を確定することは，非遺伝性の患者とは異なる治療法の選択やサーベイランスのプランニングなど，エビデンスに基づいた個別化医療の提供を可能にするという点で臨床的な有用性が大きい．

　さらに同じ遺伝的体質を持つ血縁者を発症前診断などによって確定することは，変異保持者に対する早期のサーベイランス開始や早期の治療介入を可能にし，結果として当事者の生命予後や生活の質を向上させることが期待される．もちろん遺伝性疾患の当事者であることの悩みや罪悪感，将来に向けての不安など，心理的なストレスは大きいものであり，遺伝カウンセリング担当者を中心とした医療チームが，

単に病変の治療や検査のみでなく，全人的かつ継続的な支援を行うことが求められる．

　札幌医科大学附属病院では，院内の認定遺伝カウンセラーが，乳腺外科，婦人科，消化器科のがん患者（乳がん，卵巣がん，大腸がん）の患者のカルテをチェックし，国内外のガイドラインに示された拾い上げ基準から遺伝性乳がん卵巣がん症候群やリンチ症候群が疑われる患者を抽出し，主治医にその旨報告するとともに，遺伝外来への受診を患者に提案するよう依頼している．主治医からの依頼があれば，認定遺伝カウンセラーが外来や病棟で患者に接してさらに詳しい情報収集を行うこともある．現時点ではまだ上記 2 疾患にしか対応できていないが，このような体制をとることによって多忙な主治医ではなかなかアプローチしにくい遺伝性腫瘍疑いの患者に適切に遺伝医療を提供することができ，実際遺伝外来の来談者数は着実に増加している．

6. これからの遺伝性腫瘍診療と遺伝カウンセリング

　これまでのがん診療は，臨床症状に加えて画像診断，病理診断，さらには腫瘍マーカーなど生化学的検査の情報を加味して診断が行われてきたが，近年は特に薬剤選択を目的として腫瘍組織における遺伝子変異を調べる機会が増えている．現在わが国では *K-RAS* 遺伝子や *EGFR* 遺伝子などの体細胞変異（がん細胞における遺伝子変異）を調べる検査が保険収載されているが，最近は，次世代シーケンサーに象徴される安価で網羅的なゲノム解析の実現に伴い，がん組織の網羅的な体細胞遺伝子解析が急速に普及しつつある．こうした遺伝子解析では数パーセントの確率で二次的に遺伝性腫瘍の原因遺伝子における病原性変異が同定される．

　したがって，こうした検査を実施する前には，検査によって予期していない遺伝性腫瘍の診断がなされる可能性があること，その場合には本人のみならず血縁者にも影響が及ぶことを説明しておかなければならない．実際に網羅的体細胞遺伝子検査によって遺伝性腫瘍の診断がなされた場合には，臨床遺伝専門医や認定遺伝カウンセラーなどの遺伝医療の専門家に紹介し，適切な遺伝医療の提供を行う必要がある．

　一方で，今後多くのがん患者がこうした検査を受ける時代の到来を考えると，検査前の説明を遺伝医療の専門家にゆだねるのは，人的資源を考えても限界があり，主治医をはじめとした医療者がある程度の事前説明を担う必要がある．これからのがん診療においては，すべての医療者が基本的な遺伝学的知識と遺伝カウンセリングの理念を理解し，実践できることが求められる．

和 文 索 引

あ

悪性胚細胞腫瘍の放射線治療　604
悪性リンパ腫　82
　　──の化学療法　615
　　──の放射線治療　605
足関節痙縮　902
アステリオン　687, 957
アスピリン　121, 395
亜脱臼
　　回旋性環軸椎──　845
　　環軸椎──　844
　　非外傷性環軸椎──　845
アーチファクト　316
アテローム血栓性梗塞　169
アートセレブ　454
アバスチン　339, 611
アピキサバン　123
アミノ酸加総合電解質液　156
アムロジピン　168
アルガトロバン　395
アルギニンバゾプレシン　245
アルギニン負荷試験　143
アルテプラーゼ　195, 428
アルベカシン　273
鞍結節部髄膜腫　664
鞍上部腫瘍　643
安静時 12 誘導心電図　117
安静時 12 誘導心電図　121
アンピシリン　270

い

異形脈絡叢乳頭腫　70
遺残性脳瘤　307, 312
異常発熱　16
意識下挿管　203
意識障害　12
　　──患者の初期治療　17
　　──評価スケール　288
維持輸液　149
異常筋反応　879
異常知覚　782
異常反射　781
イダルシズマブ　123, 741
一次神経管閉鎖　375
　　──障害　374
一次性頭痛　2
一次性脳損傷　739
溢水　131
遺伝カウンセリング　1008
遺伝性
　　──運動感覚性ニューロパシー　54
　　──腫瘍　1012
　　──ニューロパシー　54
　　──乳がん卵巣がん症候群　1013
意図的低体温療法　746
イミペネム・シラスタチン　272
インスリン
　　──少量持続投与法　239
　　──製剤　237
　　──抵抗性改善薬　236
　　──の使用法　237
　　──負荷試験　142
　　──分泌促進系薬　235

輸液中の──使用法　238
インターベンション治療　174
インチング法（生中神経──）　45
咽頭炎　265
インフォームド・コンセント　319

う

ウィリス動脈輪閉塞症　562
内側眼窩靱帯　938
ウロキナーゼ　195
　　──髄注法　455
運動神経束　901
運動耐用能　175
運動麻痺　761
運動誘発電位　625

え

エアウェイ　202
栄養管理　153
　　──の原則　155
　　AKI 患者の──　232
栄養障害性ニューロパシー　53
栄養素　154
栄養動脈　656
栄養療法　210
易出血性評価　181
エドキサバン　123
エネルギー必要量　153
エラスポール　255
エリル S　458
エルドハイム・チェスター病　83
遠位内頸動脈　464
円蓋部髄膜腫　79, 657

塩酸ニカルジピン 446
塩酸パパベリン動注 457
塩酸ファスジル 458
延髄の海綿状血管腫 542

お

黄色肉芽腫 90
黄色ブドウ球菌 261, 266
横紋筋様腫瘍 77
オクルージョンバルーンカテーテル 400
オプジーボ 637
オープンスリット構造 432
温度眼振検査 684

か

外頚動脈 464
外耳炎 264
外傷後髄液漏 754
外傷後めまい 8
外傷性脳血管損傷 751
外傷性脳内血腫 750
外傷病院前救護ガイドライン 736
改正道路交通法と認知症 37
外水頭症 362
回旋性環軸椎亜脱臼 845
ガイディングカテーテル 397
ガイディングシース 397
外転神経 955
開頭 952
　　──腫瘍摘出術 632
　　──静脈塞栓術 589
開頭法 473, 887
開閉頭法 883
外閉鎖筋 904
開放性二分脊椎 373, 377
海綿状血管腫 529, 706
　　──のT2強調画像 533
　　──の摘出 543, 838
　　延髄の── 542
　　基底核・視床の── 536
　　中脳下端部── 541
　　中脳腹側の── 538
　　脳幹部── 530, 535
　　橋右寄りの── 539
　　右運動野の── 545

海綿静脈洞部
　　──巨大脳動脈瘤 548
　　──硬膜動静脈 581
　　──硬膜動静脈瘻 584
　　──髄膜腫 666
　　──腫瘍 925
　　──のカテーテルワーク 587
解離性脳動脈瘤 517
下顎挙上法 202
化学療法
　　──の副作用 617
　　PCNSLの── 633
　　悪性リンパ腫の── 615
　　グリオーマの── 608
　　再発神経膠芽腫の── 609
　　中枢神経原発性悪性リンパ腫の── 633
　　脳腫瘍の── 607
　　胚細胞腫の── 646
　　胚細胞性腫瘍の── 616
過換気 746
過期産児 300
蝸牛神経 691
　　──機能 683
架橋静脈の温存 929
拡散障害 198
覚醒下手術 622
　　──の体位設定 623
拡大 pterional approach 674
拡大経蝶形骨洞手術 674
学童期 300
過呼吸 15
下垂体腺腫 87, 948, 979
　　──の三次元画像 864
　　──の放射線治療 604
　　機能性── 981
下垂体ホルモン
　　──検査 138
　　──分泌機能検査 141
ガスター 446
画像診断
　　正中部腫瘍の── 328
　　脊髄腫瘍の── 328
　　胎児── 316
　　大脳半球腫瘍の── 327
　　脳幹部腫瘍の── 328
　　脳梗塞の── 93
　　脳室内腫瘍の── 328

もやもや病の── 564
仮想内視鏡モード 865
家族性腫瘍症候群 84
下大静脈フィルター挿入 190, 195
片側巨脳症 733
割髄症 308, 383
活性化部分トロンボプラスチン時間 189
喀痰融解薬 200
活動係数 153
活動性心疾患 174
カッパサイン 31
カテーテル感染 263
カテーテル治療 195
カテーテルワーク(海綿静脈洞) 587
カテコラミン 177
　　──サージ 219
顆導出静脈 970
ガドリニウム含有MRI造影剤 228
カフアシスト 219
可溶性IL-2受容体 629
カリメート 230
カルチコール 230
カルバマゼピン 719
カルベニン 272
加齢に伴う生理学的変化 127
ガレン静脈 942, 946
カロリーの補充量 150
眼位 17
簡易超音波エコー検査 737
眼窩 708
　　──上神経 707
　　──骨膜の剥離 936
　　──腫瘍 706
　　──前頭発作 723
　　──内神経鞘腫 706
感覚障害 41
感覚神経活動電位 43
換気血流比不均等 197
眼球運動 17
間欠的空気圧迫法 189, 219
環軸椎亜脱臼 844
環軸椎脱臼 843
関節炎 265
間接血行再建術 569
完全静脈栄養 157
完全脊髄損傷 763
環椎後頭膜 701

和文索引 1017

環椎骨折 771
環椎外側塊スクリュー 853
環椎外側塊・軸椎スクリュー固定法 853
眼底検査 234
眼動脈 551
冠動脈
——形態評価 175
——冠動脈疾患 129
ガンマナイフ 601
顔面神経 955
——温存 689, 693
——管の露出 959
——機能 685
——刺激装置 951
——鞘腫 951
——の機能評価スケール 285
——のモニタリング 878
間葉系非髄膜上皮細胞性腫瘍 79
灌流評価法 106
灌流ライン 399

き

キアリⅡ型奇形 377
キアリ奇形 845
奇異呼吸 761
起炎菌 261, 266
気管
——切開 214
——挿管下の人工呼吸管理 205
——挿管中の鎮痛・鎮静管理 207
気管支
——炎 265
——拡張薬 200
——喘息 125
奇形腫 639, 641
基準電極導出法 723
基底核
——AVM 500
——視床の海綿状血管腫 536
——部胚細胞腫 643
気道圧開放換気 215
気道確保 202, 737
ギニアデル 611
機能障害の改善度評価 288
機能性下垂体腺腫 981
機能的係留脊髄 386

機能的評価スケール 287
キノロン系薬 258
虐待防止法 316
逆橈骨反射 781
吸引型血栓回収デバイス 437
嗅窩部髄膜腫 79, 659
嗅神経 977
——芽細胞腫 89
——損傷 660
——の機能温存 937
——の保護 930
急性PTEのリスクレベル 194
急性炎症性脱髄性ニューロパシー 50
急性換気障害 198
急性期DIC診断基準 253, 254
急性期血圧管理 160
急性期前方循環主幹動脈閉塞 432
急性期脳梗塞の血管内治療 428
急性期破裂脳動脈瘤 471
急性硬膜外血腫 748
急性硬膜下血腫 750
急性呼吸促迫症候群 215
急性呼吸不全 196
急性酸素化障害 197
急性腎障害 223
急性心不全 176, 177
——の管理アルゴリズム 177
急性腎不全 223
——を引き起こす薬剤 227
急性ニューロパシー 40
急性肺血栓塞栓症の薬物療法 191
急性肺水腫 176
急性肺損傷 252
急性副腎不全症 147
吸息性無呼吸 15
キュビシン 273
凝固止血 888
凝固線溶系検査 187, 192
胸腰部コルセット 828
胸髄神経鞘腫 829
強度変調放射線治療 602
胸部X線写真 120, 125
棘突起骨折 769
棘突起椎弓形成術 802
巨細胞性神経膠芽腫 62
虚血コア 93
虚血性ペナンブラ 107
虚血発作もやもや病 569

巨大動脈瘤
後交通動脈分岐部—— 555
中大脳動脈—— 557
椎骨動脈—— 558
内頚動脈硬膜内—— 552
脳底動脈—— 560
傍鞍部—— 552
巨大脳動脈瘤 547
内頚動脈傍鞍部—— 553
ギランバレー症候群 50
起立性調節障害 10
記録電極 869
筋萎縮 38
筋皮神経縮小術 905
緊急気管挿管 737
筋弛緩モニタリング 874
筋層剥離 686, 700
緊張型頭痛 2
筋トーヌスの検査 780
筋の剥離 888
緊縛終糸 386
筋膜切離 805
筋力検査法 290

く

くの字型皮膚切開 1003
組み合わせクリップ 474, 479
くも膜下腔拡大 362
くも膜下腔内血腫の除去 454
くも膜下血腫の除去 482
くも膜下出血 163, 444
——のGrading 276
——の診断 447
くも膜嚢胞 89, 388
クラビット 258, 272
クリアクター 195
グリオーマの化学療法 608
グリセオール 446
クリッピング術 449
クリニカルシナリオ 177
グリニド薬 236
グルカゴン負荷試験 143
グルコース・インスリン療法 230
グルコン酸カルシウム 230
グルセオール 149
クレアチニン 224
——クリアランス 131, 224, 233

グレイ（Gy） 599
クローズドエンドバスケットデザイン　433
クローヌス 901
グロームス腫瘍 698,956
クロピドグレル 395
桑の実状病変 529
群発呼吸 15
群発頭痛 7

け

計画標準体積 599
経管栄養 133
ケイキサレート 230
経口気管挿管 203
経口血糖降下薬 234
経口降圧剤 168
経口手術 848
脛骨神経縮小術 902
痙縮責任筋 900
軽症頭部外傷 739
頚静脈結節の骨削除 972
頚静脈孔開放 701
頚静脈孔神経鞘腫 78
　——の手術 697,699
経静脈的塞栓術 584
経静脈投与 155
頚髄延髄移行部腫瘍 355
頚髄損傷 760,769
痙性斜頚 906
ケイセントラ 741
経腸栄養 158
頚椎
　——OPLL 793
　——カラー 828
　——症 786
　——脊柱管狭窄症 802
　——前方アプローチ 786
　——前方除圧固定術 789
　——前方脱臼 765
　——椎間板ヘルニア 783
　——椎弓骨折 769
　——椎体骨折 768
経頭蓋刺激MEP 876
経頭蓋超音波ドプラ法 452
頚動脈
　——エコー 98

——狭窄度評価法 278
——ステント留置術 418
——の剥離 463
経動脈的静脈洞塞栓術 589
経動脈的塞栓術 584
軽度認知障害 19
経鼻気管挿管 203
経鼻経蝶形骨洞手術 975
経皮的経静脈的塞栓術 589
経皮的心肺補助 195
頚部
　——圧迫試験 782
　——カラー 766
　——頚動脈狭窄症 462
　——血管超音波検査 98
　——ジストニア 906
　——神経根症 787
　——脊髄症 787
　——内頚動脈閉塞 752
　——内頚動脈狭窄症の狭窄度 276
　——リンパ腫 265
係留脊髄（機能的——） 386
けいれん重積 316
下角AVM 507
外科治療可能てんかん 722
血圧 15
血圧管理 160
　急性期—— 160
　主幹動脈狭窄の—— 171
　頭部外傷の—— 166
　脳血管障害の—— 163
　脳小血管病の—— 170
血液
　——ガス分析値 197
　——浄化療法 231
　——培養 266
血管
　——炎性多発単神経炎 49
　——拡張バルーン 419
　——芽細胞腫の手術 839
　——芽腫 80,354
　——奇形てんかん 731
　——形成術 418
　——再開通の評価 283
　——性認知症 21
　——性認知障害 20
　——性浮腫 148
　——中心性神経膠腫 68

　——つき遊離皮弁 940
　——血管内悪性リンパ腫症 82
　——吻合 572
　——分布異常性ショック 169
血管内治療
　急性期前方循環主幹動脈閉塞の——　432
　急性期脳梗塞の—— 428
　椎骨動脈解離の—— 524
血行力学的脳虚血対策 551
血栓
　——化動脈瘤 961
　——症 184
　——シンチグラフィー 188
　——内膜の剥離 467
　——溶解療法 165,194
血栓回収
　——デバイス 432,437
　——療法 93,428
　再灌流カテーテルによる—— 438
血糖 232,234
　——値異常 233
血糖管理 131
　術前における—— 239
　術中における—— 240
　術後における—— 240
減圧開頭術 746,751
牽引整復 766
言語運動発達 311
言語皮質電気刺激 626
原繊維性星細胞腫 353
原発性悪性リンパ腫 81
原発性水頭症 365
腱反射 780
後骨間神経麻痺 47
好酸球性多発血管炎性肉芽腫症 49
行動評価尺度 20
骨肥厚 79

こ

コアグラーゼ陰性ブトウ球菌 266
コイル塞栓術 473
コイルの構造 400
抗MRSA薬 273
抗PD-1抗体薬 637
高悪性度神経膠腫 339,354
降圧剤 167

和文索引 1019

降圧治療 161
高位頚静脈球 682
高カリウム血症 230
抗がん剤の副作用 617
抗凝固薬 122
　　——法 395
　　DVTでの—— 189
抗菌薬
　　——の髄液移行性 270, 272
　　——の投与量 273
　　——の標準的選択 271
後頚筋の神経遮断 908
後脛骨神経刺激 SEP 872
高血圧
　　——症 128
　　——性脳出血 164
抗血小板
　　——剤2剤併用療法 395
　　——薬 121
　　——療法 395
抗血栓薬の管理 121
抗血栓療法 395
　　心房細動の—— 181
　　頭蓋外内頚動脈解離の—— 522
　　頭蓋内脳動脈解離の—— 523
　　——患者の頭部外傷 741
後交通動脈分岐部巨大動脈瘤 555
抗サイフォン機構 369
膠細胞系腫瘍　神経細胞性—— 70
後索路 785
高次視知覚検査 VPTA 295
高次動作性検査 SPTA 295
高次脳機能検査 118
高次脳機能評価スケール 290
後縦靱帯骨化症 792
甲状腺刺激ホルモン 140
甲状腺ホルモン 145
高浸透圧薬物療法 746
厚生労働省 DIC 診断基準 254
後脊髄症候群 785
後側方アプローチ 850
強直性脊椎障害 773
抗てんかん薬 637, 719
後天性水頭症 365
後頭骨頚椎固定 855
後頭蓋窩
　　——腫瘍の MRI 329
　　——正中嚢胞の分類 318

——法 682, 685
後頭顆窩の骨削除 971
後頭顆の骨削除 971
後頭環椎
　　——亜脱臼計測法 843
　　——脱臼 771
後頭骨の露出 967
後頭動脈 464
　　——の剥離 968
喉頭浮腫 213
後頭葉挫傷 947
後頭葉発作 723
高ナトリウム血症 132
　　——の是正 151
高頻度刺激 624
後方アプローチ 788, 802
　　ダンベル型腫瘍の—— 830
　　髄外腫瘍の—— 830
後方固定 767
硬膜
　　——欠損部の再建 939
　　——切開 890, 944
　　——内巨大動脈瘤 552
　　——の開放 955
　　——のタックアップ縫合 890
　　——剥離子 889
　　——補充 891
硬膜下
　　——液貯留 361
　　——血腫 314, 361, 750
　　——浸出液 361
　　——水腫 361
　　——電極 727
　　——腹腔シャント術 364
硬膜外動静脈瘻（脊髄——） 591
硬膜動静脈瘻 578, 966
　　——の分類 582
　　海綿静脈洞部—— 584
　　脊髄—— 579
　　静脈洞部—— 580
　　横・S状静脈洞部—— 587
肛門周囲膿瘍 265
抗利尿ホルモン 459
　　——不適合分泌症候群 245
高流量経鼻酸素療法 200
高齢者
　　——管理 127
　　——の軽症頭部外傷 741

——の薬物療法 136
語音明瞭度 683
股関節内転痙縮 904
呼吸
　　——機能検査 117
　　——障害 15
　　——麻痺 761
　　——理学療法 218
呼吸管理 196
　　気管挿管下の人工—— 205
呼吸不全
　　Ⅰ型—— 197
　　Ⅱ型—— 198
　　急性—— 196
　　超重症—— 217
呼気臭 15
国際 10-20 法 723
極低出生体重児 300
骨欠損部間隙の補填 892
骨欠損部の再建 940
骨硬化像 313
骨削除 951
骨折
　　環椎—— 771
　　棘突起—— 769
　　頚椎椎弓—— 769
　　頚椎椎体—— 768
　　軸椎—— 771
　　歯突起—— 771
　　椎弓根—— 771
骨盤内炎症性疾患 265
骨弁
　　——除法 889
　　——固定 892
骨膜弁の作製 935
ゴナドトロピン 140, 146
コの字皮膚切開 943
コルチゾール 140
コロイド嚢胞 90
混合腫瘍 642
根治的経動脈的塞栓術 589

さ

再灌流カテーテル 430
　　——による血栓回収 438
再係留症候群 380
採血 116

採尿　116
再発上衣腫　352
再発神経膠芽腫の化学療法　609
細胞腫(松果体――)　74
ザイボックス　273
索路　785
坐骨神経縮小術　904
札幌医科大学のTBI診療　755
サムスカ　229
サルコイドニューロパシー　50
三叉神経鞘腫　78,951
三次元画像　860
　　下垂体腺腫の――　864
　　舌下神経鞘腫の――　863
　　脳動脈瘤の――　867
酸素療法　198
　　高流量経鼻――　200
残存血管長　97
三角頭蓋　304
サンドイッチ造影　435
三半規管の露出　959

し

ジアゼパム　446
視覚誘発電位　986
死腔　198
軸索型ニューロパシー　43,53
軸索変性　38
軸椎
　　――骨折　771
　　――椎弓根スクリュー　854
　　――椎弓内スクリュー　855
刺激強度　869
刺激電極　869
止血デバイス　396
視交叉下面の腫瘍　675
篩骨洞到達法　977
脂質の必要量　154
視床AVM　500
視床接近法　502
視神経グリオーマ　706
視神経鞘髄膜腫　706
自然孔開放法　977
持続灌流ライン　399
持続性平衡感覚障害　9
持続的気道内陽圧　206
失語症検査SLAT　295

失神　10
失調性呼吸　15
指定難病(難病法に基づく――)　576
児童虐待　315
歯突起骨折　771
歯突起前方スクリュー固定法　852
自発呼吸トライアル　211,212
しびれ感　782
シプロキサン　272
シプロフロキサシン　272
シーベルト　599
シベレスタット　255
島回動脈　499
ジャーミノーマ　639,640
　　――の放射線治療　647
尺骨神経
　　――管症候群　47
　　――縮小術　905
　　――障害　41
ジャクソンマーチ　723
斜台部
　　――下部の髄膜腫　966
　　――髄膜腫　666
　　――脊索腫　985
斜頭蓋　304
シャント　198
　　――感染　370
　　――システム　369
　　――術後の細菌性髄膜炎　274
終糸脂肪腫　385
周術期
　　――感染症対策　257
　　――検査　119
　　――不整脈　180
舟状頭蓋　304
重症頭部外傷　743
　　――CT分類　745
　　――ガイドライン　746
　　――治療　745
　　――の呼吸管理　218
自由水クリアランス　233
終板の切開　675
終末部脊髄嚢瘤　386
絨毛がん　639,641
重粒子線治療　602
主幹動脈狭窄の血圧管理　171
手根管症候群　44
手術創クラス分類　258

手術部位感染症　257
　　――予防　259
出血型もやもや病　570
術後
　　――髄膜炎　268,270
　　――における血糖管理　240
　　――の発熱　262
出生後MRI　317
出生後の超音波エコー検査　311
術前
　　――心臓血管系評価　172
　　――洗髪　883
　　――における血糖管理　239
　　――の全身評価　116
　　――評価のアルゴリズム　174
術中
　　――DSA　475
　　――における血糖管理　240
　　――破裂　481
　　――皮質脳波　729
　　――モニタリング　480,869
術野の保護　890
腫瘍
　　――性病変てんかん　731
　　――の内減圧　689
　　――マーカー　643
　　胎児性――　347
　　脳幹部――　354
　　脈絡叢――　356
循環器系疾患の精査　118
循環血液量減少性ショック　169
除圧固定術　788
上衣下巨細胞性星細胞腫　64
上衣下腫　66
上衣系腫瘍　66
上衣腫　67,329,350,354
　　――の摘出　837
　　再発――　352
　　乳幼児――　351
上衣性嚢胞　90
消化態栄養剤　159
松果体
　　――芽腫　75
　　――芽細胞腫　74,347,349
　　――腫瘍　74,642
　　――腫瘍の放射線治療　604
　　――病変　941
　　――へのアプローチ　503,1000

和文索引　1021

上肢経頭蓋 SEP　869
上矢状静脈洞　991
照射範囲　600
常染色体優性遺伝　530
静注降圧剤　167
焦点性てんかん　719
小児
　——CT 撮像基準　740
　——VP シャント手術　370
　——遺伝　1010
　——期 HGG　340
　——脊髄損傷　770
　——低悪性度神経膠腫　337
　——脳腫瘍の合併症　326
　——脳腫瘍の 5 年生存率　331
　——脳腫瘍の症状　331
　——脳腫瘍の発症部位　327
　——脳脊髄腫瘍　325
　——脳脊髄腫瘍の診断　329
　——の診察　300
　——の脳外液貯留　361
　——慢性特定疾病　576
　——もやもや病　568
小脳延髄裂到達法　1005
小脳テント髄膜腫　79
上方注視麻痺　540
静脈
　——エコー検査　187
　——炎　263
　——血栓症の危険因子　185
　——血栓塞栓症の呼吸管理　219
　——洞部硬膜動静脈瘻　580
　——剥離　946
初期治療（意識障害患者の——）　17
ショック　168
徐脈性不整脈　179
自立度評価表　291
ジルチアゼム　167, 168, 446
シルビアンヘマトーマ　482
シルビウス裂の剥離　476
シロスタゾール　122
人為的高血圧　456
腎盂腎炎　263, 265
心エコー　121
心合併症率　119
腎機能評価　126
心筋シンチグラフィー　28
真菌性髄膜炎　268

神経下垂体部
　——腫瘍　643
　——胚細胞腫　646
神経機能異常（前庭——）　9
神経筋疾患者の自立度評価　287
神経原性肺水腫の呼吸管理　219
神経原発性悪性リンパ腫　627
神経膠芽腫　61
神経膠性嚢胞　90
神経膠肉腫　62
神経膠腫　68
　小児低悪性度——　337
　脊髄低悪性度——　353
　高悪性度——　339, 354
　低悪性度——　336
神経根症　788
神経細胞腫　73
神経細胞腫瘍　72
神経細胞性膠細胞系腫瘍　70
神経縮小術
　筋皮——　905
　脛骨——　902
　坐骨——　904
　尺骨神経——　905
　正中神経——　905
　閉鎖——　904
　末梢——　899
神経腫瘍（脳神経・傍脊椎——）　77
神経障害（糖尿病性——）　234
神経鞘腫　78, 697
　ダンベル型——　956
神経心理テスト　727
神経節細胞腫　70
神経節膠腫　71
神経線維腫症　681
神経叢障害　39
神経束　901
神経脱落症候　514
神経内視鏡　475, 488
　——的手術　646
心血管系の評価　173
心原性ショック　169
人工棘突起　812
人工呼吸器
　——管理中の鎮痛薬・鎮痛薬　209
　——関連肺障害　221
　——の離脱　211
腎後性 AKI　223

進行性神経脱落症候　514
進行性水頭症　365
人工妊娠中絶　311
人工肺（体外式膜型——）　217
人工鼻　207
腎性
　——AKI　223
　——全身性線維症　228
新生児　300
　——単純 X 線検査　312
　——脳室内出血　310, 320
　——の大泉門　301
　——の診察　300
真性めまい　8
腎前性・腎性 AKI の鑑別　226
腎前性 AKI　223
心臓血管事故のリスク分類　174
迅速挿管　203
深側頭神経　915
身体活動能力質問表　178
身体所見　119
身体知覚支配　782
心内膜炎　265
新皮質てんかん　732
深部腱反射　42
深部静脈
　——損傷　947
　——の剥離　946
深部静脈血栓症　184
　——の治療法　190
　——の薬物療法　190
　——予防　747
　中枢型——　186
心不全　130, 172
　——の定義　176
　急性——　177
腎不全　130
深部電極　727
深部白質電気刺激　626
深部皮質下白質病変　295
心房細動　129, 181
　——患者の脳卒中リスク評価　284
　——の抗血栓療法　181

す

髄液
　——移行　270

──吸収障害 390
──検査 628
──ドレナージ 746
──排出 323, 944
──リザーバー留置術 322
──漏(外傷後──) 754
髄液排除試験 31
髄外腫瘍
──の後方アプローチ 830
脊髄硬膜内── 829
髄芽腫 76, 329, 342
──の治療 343
──の放射線治療 605
髄腔内播種 643
推算糸球体濾過量 224
髄節レベル 779
錐体斜台部髄膜腫 666
錐体静脈 587
錐体テント髄膜腫 654, 666
錐体部髄膜腫 666
錐体路 785
水頭症 312, 365, 377
──管理 323, 459
正常圧── 29, 459
特発性正常圧── 29
閉塞性── 503
髄内腫瘍の摘出 835
髄内脊髄腫瘍 353
水分欠乏量の推定式 150
水分の補充量 149
髄膜炎 264
──検査 269
シャント術後の細菌性── 274
術後── 268, 270
真菌性── 268
髄膜腫 78, 698, 986
──手術 653
──の放射線治療 605
──の評価スケール 285
鞍結節部── 664
円蓋部── 657
海綿静脈洞── 666
嗅窩部── 659
斜台部── 666
錐体テント── 654, 666
前床突起── 661
前頭蓋底── 659
大孔部── 670

大脳鎌── 658
大脳鎌後方部── 948
大脳鎌テント部── 942, 948
中頭蓋窩── 666
蝶形骨縁── 661
蝶形骨平面── 659
テント── 669
脳室内── 671
傍矢状洞── 658
スードプログレッション 609
頭蓋咽頭腫 86, 673, 984
──の手術 674
──の放射線治療 604
頭蓋外内頚動脈解離の抗血栓療法
522
頭蓋形成的開頭術 748
頭蓋頚椎移行部の手術 841
頭蓋牽引 766
頭蓋骨
──起子 889
──線状骨折 749
──縫合早期癒合症 304
頭蓋底手術 472
頭蓋底陥入症 843
頭蓋底部計測法 843
頭蓋底部腫瘍 88
頭蓋内圧亢進 362
頭蓋内頚動脈解離 518
頭蓋内前方循環動脈解離 518
頭蓋内動脈の動脈硬化 134
頭蓋内脳動脈解離の抗血栓療法 523
頭蓋変形 303
スクリュー固定法
環椎外側塊・軸椎── 853
歯突起前方── 852
鈴木分類 566
頭痛 2
──型もやもや病 563
──の分類 2
緊張型── 2
群発── 7
片── 2
ステレオ脳波 728
ステロイド 200, 633
ステント 400
──アシストテクニック 406
──コイル塞栓術 526
──留置術 418

ステントリトリーバー 428
──による血栓回収 434
ストレス係数 153
スパイナルドレナージ留置 539
スパイロメトリー 124
スパズム 169, 452
スポーツ頭部外傷 742
スライディングスケール 240
スルホニル尿素薬 236

せ

正期産児 300
星細胞系腫瘍 60
星細胞腫 329
原繊維性── 353
上衣下巨細胞性── 64
多形黄色── 65
退形成性── 60
びまん性── 60
乏突起── 64
毛様細胞性── 64
正常圧水頭症 29, 459
星状芽細胞腫 68
精巣エコー検査 631
生中神経インチング法 45
正中神経刺激 SEP 869
正中神経神経縮小術 905
正中部腫瘍の MRI 328
成長ホルモン 139, 145
成分栄養剤 159
脊索形成 375
──異常 374
脊索腫 88, 966
──の放射線治療 606
斜台部── 985
脊髄
──MRI 検査 765
──横断症候群 785
──空洞 380
──空洞症 845
──係留 382
──硬膜外動静脈瘻 591
──硬膜動静脈瘻 579
──硬膜内腫瘍の手術 827
──硬膜内髄外腫瘍 829
──視床路 785
──脂肪腫 307, 316, 374, 384

和文索引

——終糸脂肪腫 308
——腫瘍の MRI 328
——症 788
——髄内腫瘍 353, 835
——髄膜瘤 317, 373, 377
——髄膜瘤修復術 377
——低悪性度神経膠腫 353
——のレベル診断 778
——被裂 373, 377
——半切症候群 785
脊髄損傷 760
——の呼吸管理 218
——の全身状態 761
——の評価 763
——の評価スケール 288
小児—— 770
脊椎管 CT 検査 764
脊椎管狭窄症 803
脊椎単純 X 線撮影 764
是正輸液 150
舌下神経管
——静脈叢 970
——の同定 972
舌下神経鞘腫の三次元画像 863
セファゾリン 257, 261
セフォタキシム 272
セフォタックス 272
セフタジジム 272
セフトリアキソン 272
セフメタゾール 261
セフメタゾン 261
線維形成性乳児神経節膠腫 72
線維性異形成 89
前顆導出動脈 972
前交通動脈
——の切断 675
——瘤 410, 483
前骨間神経症候群 46
前脊髄症候群 785
前大脳動脈
——遠位部瘤 411
——末梢部動脈瘤 486
前庭神経機能異常 9
穿頭孔 687
穿頭洗浄術 364
前頭側頭葉変性症 22
前角部 AVM 504
穿孔位置 943

潜在性二分脊椎 306, 373, 382
線状体動脈 499
前床突起削除 920
前床突起髄膜腫 661
全静脈麻酔 967
全身性悪性リンパ腫 631
全身の動脈硬化 134
全身評価(術前の——) 116
全身ヘパリン化 395
尖足 309
前側方アプローチ 850
選択的末梢神経遮断術 906
穿通枝梗塞の回避 526
前庭神経機能 684
前庭神経鞘腫 951
前庭誘発電位 684
先天性水頭症 365
先天性皮膚洞 307, 312, 384
穿頭 889
——ドレナージ術 364
尖頭蓋 305
前頭蓋底
——髄膜腫 659
——の再建 938
前頭極発作 723
前頭筋麻痺 914
前頭側頭開頭アプローチ 912
前頭洞
——後壁骨折 754
——の閉鎖 928
前頭葉機能検査 291
全脳脊髄照射 326
全般てんかん 719
前方アプローチ 788
——の合併症 798
頚椎—— 786
前方固定術 767
前方除圧固定術(頚椎——) 789
せん妄 136
線溶均衡型 DIC 252
線溶亢進型 DIC 252
線溶抑制型 DIC 251
前立腺炎 265
線量効果 599

そ

造影 X 線 CT 188

——検査 192
造影剤腎症 228
造影剤ハイリスク患者 228
挿管困難 737
早期癒合症 313
双極導出法 723
総頚動脈 464
早産児 300
創部感染症 263
ソウブサン 980
層別化治療 348
僧帽筋 815
足根管症候群 48
塞栓術 403
塞栓性脳虚血対策 551
側頭葉
——経由のアプローチ 994
——てんかん 730
——発作 723
側脳室へのアプローチ 990, 993
側方アプローチ 849
組織球系腫瘍 82
蘇生処置 738
ソセゴン 446
速効型インスリン分泌促進薬 236
外側半規管 958
損傷脊髄の薬物治療 774

た

第 3 脳室
——脊索腫様神経膠腫 68
——底開窓術 367
——内腫瘍 678
——へのアプローチ 998
第 4 脳室
——腫瘍 77
——髄条 542
——底 532
——へのアプローチ 1003
体外式膜型人工肺 217
大血管閉塞 93
退形成性
——上衣腫 66
——星細胞腫 60
——神経節細胞腫 72
——乏突起星細胞腫 64
——乏突起膠腫 63

大後頭孔
　　——減圧術　846
　　——の開放　970
対光反射　16
大孔部髄膜腫　670, 966
体細胞変異　1013
胎児
　　——MRI　316
　　——性腫瘍　76, 347, 639, 642
　　——の超音波エコー検査　311
代謝性アシドーシス　230
帯状回発作　723
大錐体神経　953
体積効果　599
大泉門(新生児の——)　301
大腿皮神経症候群　48
大動脈バルーンパンピング　219
大内転筋　904
大脳鎌
　　——後方部髄膜腫　948
　　——髄膜腫　658
　　——テント部髄膜腫　942, 948
大脳白質病変　295
大脳半球
　　——AVM　496
　　——間裂　478
　　——間裂の鑑別　318
　　——腫瘍のMRI　327
　　——離断術　733
胎盤性アルカリフォスファターゼ　640
体部AVM　504
耐用線量　606
多形黄色星細胞腫　65
タゴシッド　273
たこつぼ心筋障害　177, 445
　　——の呼吸管理　219
脱臼
　　環軸椎——　843
　　頚椎前方——　765
　　後頭環椎——　771
タックアップ縫合　890
脱水　131
　　——の是正　150
脱髄　38
脱髄性ニューロパシー　41
　　急性炎症性——　50
　　慢性炎症性——　51
脱髄性末梢神経疾患　43

多発
　　——血管芽腫　948
　　——硬化症　782
　　——単神経炎　49
　　——神経障害　39
　　——単神経障害　39
　　——単ニューロパシー　39, 48
　　——ニューロパシー　50
ダビガトラン　122
ダプトマイシン　273
ダブルカテーテルテクニック　405
単神経障害　39
単神経麻痺　41
炭水化物の投与量　154
弾性ストッキング　189
炭素線ビーム　603
短頭蓋　305, 313
短内転筋　904
単ニューロパシー　39, 44
蛋白の必要量　154
ダンベル型
　　——三叉神経鞘腫　961
　　——腫瘍の後方アプローチ　830
　　——神経鞘腫　956

ち

チアゾリジン誘導体　236
チエナム　272
チエノピリジン系薬剤　122
チェーン・ストークス呼吸　15
知覚異常　761, 781
恥骨筋　904
遅発性脳虚血障害　452
遅発性白質脳症　607
中間型松果体実質腫瘍　74
肘管症候群　46
中耳炎　264
中心溝の同定　871
中心静脈カテーテル感染症　263
中心性脊髄症候群　785
中枢型深部静脈血栓症　186
中枢神経
　　——感染　264
　　——系の低Na血症　152
　　——原発性悪性リンパ腫　627
　　——原発性悪性リンパ腫の化学療法
　　　633

中枢性塩分喪失症候群　245
中枢性神経細胞腫　69, 73
中枢性尿崩症　245
　　——の診断基準　246
中性子捕捉療法　603
中大脳動脈灌流領域のスコア化　282
中大脳動脈巨大動脈瘤　557
中大脳動脈分岐部瘤　411
中大脳脳動脈瘤　490
中頭蓋窩髄膜腫　666
中頭蓋底の露出　953
中等症頭部外傷　743
中脳蓋星細胞腫　75
中脳下端部の海綿状血管腫　541
中脳腹側の海綿状血管腫　538
中脳被蓋部へのアプローチ　1000
超音波エコー検査　311
腸管原性嚢腫　91
腸管内感染症　265
蝶形骨
　　——縁髄膜腫　79, 661
　　——眼窩部髄膜腫　706
　　——口蓋動脈　977
　　——平面髄膜腫　659
　　——稜のドリリング　486
蝶形骨洞　974
　　——内手術アプローチ　978
超重症呼吸不全　217
聴神経腫瘍　681
　　——の聴力温存　285
聴神経鞘腫　78
　　——の放射線治療　605
聴性脳幹反応　542, 684
超低出生体重児　300
長内転筋　904
重複脊髄　383
聴力温存　688, 693
直接経口抗凝固薬　220
直接血行再建術　569
チラーヂンS　145
治療可能な認知症　22
治療投与　259

つ

椎間板ヘルニア　783
椎弓形成術　788
椎弓根骨折　771

和文索引　1025

椎骨動脈
　——解離　412, 517
　——解離急性期　520
　——解離の血管内治療　524
　——巨大動脈瘤　558
　——損傷　752, 773
　——の同定　970
　——瘤　412, 966
椎骨脳底動脈
　——循環不全　9
　——閉塞　752

て

低悪性度神経膠腫　336
定位放射線照射　601
低栄養　133
低カリウム血症　133
低血糖性昏睡　242
テイコプラニン　273
低酸素血症　198
停止性水頭症　365
低出生体重児　300
低体温　16
低ナトリウム血症　133, 247
　——対策　458
　——の是正　152
低頻度刺激　624
ディプリバン　209, 446
低分子ヘパリン　189, 255
手関節屈曲痙縮　905
デキサメタゾン抑制試験　144
デクスメデトリジン　446
デスモプレシン点鼻液　246
デタッチャブルコイル　400
テモゾロミド　637
テモダール　610, 637
テルソン症候群　460
デルマトーム　781
転移性腫瘍　87
転移性脳腫瘍の放射線治療　606
電解質
　——異常　132
　——の必要量　150
電荷量　624
てんかん
　——画像検査　724
　——型もやもや病　563

——症候群国際分類　717
——焦点診断　714, 729
——性高周波律動　728
——の定義　714
——の薬物治療　719
——発作型国際分類　716
——発作重積状態　671, 720
外科治療可能——　722
血管奇形——　731
腫瘍性病変——　731
焦点性——　719
新皮質——　732
全般——　719
側頭葉——　730
発作型——　723
薬剤難治性——　722
電気刺激　624
　言語皮質——　626
　深部白質——　626
電極付き挿管チューブ　967
テント
　——上腫瘍　350
　——上胎児性腫瘍の臨床試験　349
　——上未分化外胚葉腫瘍　347
　——髄膜腫　669
　——切開　945
テンポラリークリップ　480
天幕下小脳上接近法　514
臀裂のゆがみ　308

と

頭囲曲線　302
同期的間歇的強制換気　206
瞳孔の形状　16
橈骨神経麻痺　47
動静脈奇形　503
頭頂葉経由のアプローチ　995
疼痛　782
糖尿病　131
　——患者の治療方針　235
　——性ケトアシドーシス　241
　——性昏睡　241
　——性神経障害　234
　——性ニューロパシー　49, 52
頭皮上脳波　723
頭皮クリップ　888
頭皮下貯留液　892

頭皮切開　888
頭部 CT 適応基準　286
頭部外傷
　——の血圧管理　166
　——の重症度分類　739
　——の診療　736
　——の評価スケール　286
　抗血栓療法患者の——　741
　高齢者の軽症——　741
　重症——　743
　スポーツ——　742
　中等症——　743
頭部後屈頤先挙上法　202
動脈解離
　頭蓋内頚——　518
　頭蓋内前方循環——　518
　椎骨——　517
　脳——　517
動脈硬化　134
動脈循環不全（椎骨脳底——）　9
動脈切開　466
動脈縫合　468
動脈瘤
　——の剝離　478
　——破裂　163
　IC 分岐部——　488
　血栓化——　961
　前交通——　483
　前大脳動脈末梢部——　486
　中大脳——　490
　椎骨動脈 - 後下小脳動脈分岐部——　966
　脳底——　966
　脳底動脈——　951
　脳底動脈先端部——　491
透明シーズ　992
徒手筋力テスト　779
徒手整復　766
特発性正常圧水頭症　29
突発性難聴　9, 682
ドパミン　177
　——トランスポーター　28
トピラマート　719
ドブタミン　169, 170
トモセラピー　602
ドリペネム　272
トルコ鞍上部胚細胞腫　646
トルコ鞍部腫瘍　85, 976

トルバプタン　229
ドルミカム　209,446
ドレナージの設置　483
トロンビン生成阻害剤　256
鈍的脳血管損傷　754

な

内頚動脈　953
　——眼動脈部瘤　407
　——硬膜内巨大動脈瘤　552
　——終末部瘤　409
　——上下垂体動脈瘤　407
　——前壁瘤　408
　——前脈絡叢動脈部瘤　409
　——傍鞍部巨大脳動脈瘤　553
　——後交通動脈部瘤　408
内視鏡下血腫吸引除法　323
内視鏡的脳室内アプローチ　1000
内耳機能障害　8
内耳道
　——後壁の骨削除　691
　——底の露出　955
　——の露出　953
内転筋群　904
内部標的体積　599
内分泌緊急症　147
ナトリウム排泄率　226,233
軟骨腫　88
軟骨肉腫　88
軟性鏡　1001
聴性脳幹反応　967
難聴　681
　——の転帰　704
　突発性——　9
難病法に基づく指定難病　576
軟膜下腫瘍の摘出　838
軟膜損傷の回避　932

に

ニカルジピン　167
肉眼的腫瘍体積　599
二次神経管形成　375
　——異常　374
二次性頭痛　2
二次性脳損傷　739
ニトログリセリン　167,446

二分頭蓋　306
二分脊椎　373
　開放性——　377
　閉鎖性——　382
日本高血圧治療ガイドライン　160
日本重症頭部外傷 GL　740
乳酸アシドーシス　241
乳酸リンゲル液　169
乳児期　300
乳頭状グリア神経細胞腫瘍　72
乳突洞の同定　958
乳突蜂巣　682
乳幼児
　——CT　314
　——HGG　341
　——VP シャント　380
　——高悪性度神経膠腫　341
　——上衣腫　351
　——頭蓋内圧亢進　309
　——髄芽腫　345
　——脊髄障害　310
乳様突起の露出　967
ニューロパシー　39
　サルコイド——　50
　遺伝性——　54
　栄養障害性（脚気）——　53
　急性炎症性脱髄性——　50
　多発——　50
　糖尿病性——　49,52
　慢性炎症性脱髄性——　51
　薬剤性——　53
尿路感染症　263,265
妊産婦（もやもや病——）　574
認知症　21
　——診断　19
　——の重症度分類　35
　——の定義　21
　——治療薬　35
　Alzheimer 型——　21
　レビー小体型——　21
　改正道路交通法と——　37
　血管性——　21
　治療可能な——　22
認定遺伝カウンセラー制度　1010

ね

ネッククリッピング　472,479,552

熱中症　16
粘液乳頭状上衣腫　67

の

脳炎　264
脳外液貯留（小児の——）　361
脳外傷　739
脳幹部
　——AVM　513
　——nidus の処置法　511
　——海綿状血管腫　530,535
　——腫瘍　354
　——腫瘍の MRI　328
脳灌流圧　160
脳弓　498
脳虚血型もやもや病　563
脳虚血対策　551
脳血液関門　148
脳血管撮影　393,449
　もやもや病の——　564
脳血管障害
　——の血圧管理　163
　——の評価スケール　276
脳血管損傷　751,754
脳血管攣縮　452
　——の治療　493
　——モニタ法　452
脳血流　107
　——SPECT　23
脳梗塞　165
　——急性期評価スケール　276
　——の画像診断　93
　——リスクスコア　285
濃厚流動食　158
脳磁図　726
脳室
　——外神経細胞腫　73
　——拡大　365
　——近傍動静脈奇形　503
　——周囲病変　295
　——内出血（新生児——）　320
　——内出血後水頭症の管理　322
　——内腫瘍の MRI　328
　——内髄膜腫　671
　——脳槽灌流　454
　——腹腔シャント術　368
　——へのアプローチ　990

和文索引　1027

脳出血
　　——型もやもや病　563
　　高血圧性——　164
脳腫瘍　285
　　——患者の機能評価　285
　　——の化学療法　607
　　——の評価スケール　285
　　——の分類　58
　　——の放射線感受性　600
　　——の放射線治療　598
脳障害の評価スケール　287
脳小血管病　135
　　——の血圧管理　170
脳神経・傍脊椎神経腫瘍　77
脳震盪　742
　　——症候群　743
脳槽の開放　689
脳卒中
　　——患者の機能評価　287
　　——発症リスクのスコア　283
　　——予防　170
脳損傷　739
脳底動脈　955
　　——上小脳動脈部瘤　413
　　——巨大動脈瘤　560
　　——先端部動脈瘤　491
　　——先端部瘤　413
　　——本幹部瘤　414
　　——瘤　951, 966
脳動静脈奇形
　　——治療方針　276
　　——手術　495
脳動脈解離　517
　　——診断基準　519
　　——治療　521
脳動脈瘤
　　——手術　471
　　——の三次元画像　867
　　——の診断　393, 448
　　——の塞栓術　392, 407
　　海綿静脈洞部巨大——　548
　　解離性——　517
　　急性期破裂——　471
　　巨大——　547
　　破裂——　444
　　傍鞍部巨大——　553
脳内血腫　750
脳波ビデオ記録　727

脳表刺激 MEP　875
脳表刺激効果　624
脳浮腫　148
囊胞
　　——性腫瘍　89
　　——脳室交通術　389
　　——脳槽交通術　389
　　——腹腔シャント術　390
　　くも膜——　388
脳膿瘍　264
脳瘤　307, 317
脳梁　993
　　——膨大部の離断　947
　　——離断術　733
ノバリス　602
ノボ・ヘパリン　255
ノルアドレナリン　169, 170

は

肺炎　263, 265
バイオマーカー　225
胚芽異形成性神経上皮腫瘍　70
敗血症　252
　　——性 DIC　254
　　——性ショック　169
肺梗塞　191
胚細胞腫　639, 643
　　——の化学療法　646
　　——の放射線治療　646
　　——の陽子線照射　651
　　——の化学療法　616
胚細胞性腫瘍　83
肺シンチグラム　193
肺水腫　176
肺性脳症　15
肺塞栓　191
　　——の臨床スコア　192
バイタルサイン　15
肺動脈塞栓症　191
バイパス + trapping　554
肺胞気 - 動脈血酸素分圧較差　197
肺胞低換気　198
肺理学療法　218
薄筋　904
パシル　272
パズフロキサシン　272
長谷川式簡易知能評価スケール　291

ハーディー法　975
鼻カニューレ　198
パニペネム・ベタミプロン　272
パパベリン　457
ハベカシン　273
ハムストリング筋　904
バルーンアシストテクニック　400,
　　404
バルプロ酸　719
パーロデル　144
破裂脳動脈瘤　163, 392, 444
半球間裂の剥離　931
バンコマイシン　258, 269, 273
半消化態栄養剤　159
反転パルス　107
半盲　947

ひ

鼻咽頭エアウェイ　202
被蓋腫瘍　355
非外傷性環軸椎亜脱臼　845
被蓋中脳腫瘍　356
皮下脂肪腫　307
ビグアナイド薬　235
ビクシリン　270
非痙攣性てんかん重積状態　671
非ケトン性高浸透圧性昏睡　241
肥厚終糸　386
非交通性水頭症　367
膝関節屈曲拘縮　904
肘関節屈曲拘縮　905
非指示的な態度　1009
皮質機能マッピング　732
皮質形成異常　733
皮質電気刺激　624
皮質脳波記録　729
非侵襲的陽圧換気　201
非心臓手術　119
鼻前頭管　754
ビタミンの必要量　155
ビタミンの補充量　150
鼻中隔粘膜下到達法　976
非定型奇形腫様　77, 358
非定型脈絡叢乳頭腫　356
ビデオ血管撮影　475
ヒト絨毛性ゴナドトロピン　639
ピトレシン　246

ヒドロコルチゾン 147, 255
非破裂性脳幹部 AVM 512
皮膚
　——陥凹 307
　——感染症 265
　——血管腫 307
　——小孔 308
　——知覚 781
　——瘢痕 307
　——寄せ 896
皮膚切開 686, 700, 952
　——線の決定 885
　コの字—— 943
腓腹筋 904
びまん性特発性骨増殖症 773
びまん性内在性橋膠腫 354
びまん性星細胞腫 60, 64
病院前救護 736
評価スケール
　機能的—— 287
　高次脳機能—— 290
　頭部外傷の—— 286
　脳血管障害の—— 276
　脳腫瘍の—— 285
標準フェイスマスク 198
表皮ブドウ球菌 261
表面電荷密度 624
ヒラメ筋 902
貧血 134
頻拍性不整脈 180

ふ

ファモチジン 446
不安定プラーク 465
フィズリン 249
フィニバックス 272
フェニトイン 721
フェンタニル 209, 737
不完全 Horner 症候群 518
腹臥位療法 216
腹腔内感染症 265
複合筋活動電位 43
副腎クリーゼ 147
副神経の遮断 910
副腎皮質刺激ホルモン 140
副腎皮質ホルモン 145
腹直筋皮弁 940

副鼻腔炎 264
不整脈 172
　——疾患 179
　周術期—— 180
　徐脈性—— 179
　頻拍性—— 180
不全脊髄損傷 763
ブドウ糖負荷試験 144
フラグミン 255
フラップ固定法 892
ブリズバインド 123, 741
プリンペラン 141, 446
フルクトサミン 233
フルドロコルチゾン 459
フレイル 135
プレセデックス 209, 446
プレッシャーサポート換気 206
プレート固定術 799
フロセミド 229, 249
プロタミン 395
プロテアーゼ阻害剤 256
プロテクションデバイス 419
プロトロンビン時間比 189
プロトン密度強調画像 725
プロポフォール 446, 737, 874
ブロモクリプチン負荷試験 144
プロラクチン 139
フロリネフ 459
分割照射 601
分子腫瘍マーカー 339
分離脊髄奇形 383
分離不全 384

へ

平均鈍音聴力 683
平衡感覚障害（持続性——） 9
閉鎖神経縮小術 904
閉塞性水頭症 503
閉鎖性二分脊椎 373, 382
閉頭法 891
ベクレル 599
ヘパリン 189, 255, 395
　——ブリッジ 123
ヘモグロビン A1c 232
ペルジピン 446
ヘルベッサー 446
弁蓋部発作 723

ペンタゾシン 446
片頭痛 2
片麻痺の評価法 289

ほ

傍鞍部腫瘍 87
傍鞍部巨大動脈瘤 552
傍矢状洞髄膜腫 658
帽状腱膜縫合法 894
放射線
　——画像検査 117
　——感受性 600
　——宿酔 607
　——障害 607
　——誘発性脳腫瘍 607
放射線治療 603
　——の種類 598
　——の適応 599
　germinoma の—— 647
　gliomas の—— 603
　悪性胚細胞腫瘍の—— 604
　悪性リンパ腫の—— 605
　下垂体腺腫の—— 604
　松果体部腫瘍の—— 604
　髄芽腫の—— 605
　髄膜腫の—— 605
　頭蓋咽頭腫の—— 604
　脊索腫の—— 606
　聴神経鞘腫の—— 605
　転移性脳腫瘍の—— 606
　脳腫瘍の—— 598
　胚細胞腫の—— 646
傍神経節腫 74
乏突起
　——星細胞腫 64
　——膠系腫瘍 60
　——膠腫 62
乏尿・無尿期 226
ホスフェニトイン 721
補足運動野発作 723
発作型てんかん 723
発作時直流電位 728
ボツリヌス毒素局注 906
ホリゾン 446
ホルター心電図 121
ホルモン
　——刺激試験 140

和文索引　1029

――同時負荷試験　141
――補償　138
――補償療法　145
――抑制試験　141

ま

マイクロガイドワイヤー　398
マイクロカテーテル　398
マイクロドプラー　475
麻酔リスク分類　173
マスク換気　202
マスターズリング開頭セット　887
末梢神経障害　38
末梢神経の手術　899
末梢静脈栄養　155
末梢・中心ライン感染　265
マルチスライスCT　793
慢性炎症性脱髄性ニューロパシー　51
慢性心不全　176
　　――のステージ分類　179
　　――の治療　178
慢性腎不全　224
慢性ニューロパシー　40
慢性閉塞性肺疾患　130,221
マンニトール　149,446

み

味覚障害　696
右運動野の海綿状血管腫　545
水電解質異常　245
ミダゾラム　446
ミニリンメルト　246
未破裂脳動脈瘤　392
未分画ヘパリン　189
未分化ヘパリン　255
耳鳴り　681,696
脈　15
脈絡がん　356
脈絡叢がん　70,357
脈絡叢腫瘍　68,356
脈絡叢乳頭腫　68,356
脈絡叢嚢胞　90
三宅式記銘力テスト　727
ミリスロール　446
ミルリノン　458

む

無症候型もやもや病　564
無症候虚血　175

め

迷走神経
　　――刺激療法　733
　　――のモニタリング　878
メイフィールド型頭部三点固定器
　　884
迷路炎　8
メイロン　230
メチルプレドニゾロン　774
メトクロプラミド　446
　　――試験　141
メトトレキサート　627
メニエール病　8
めまい　8
　　――感　10
　　真性――　8
メラノサイト系腫瘍　80
メロペネム　269,272
メロペン　272
綿状皮膚切開　540

も

毛髪除去　883
毛様細胞性星細胞腫　64
毛様性星細胞腫　336
モザバプタン塩酸塩錠　249
モダシン　272
もの忘れスクリーニング検査　23
もやもや病　562
　　――のMRI　564
　　――の新診断基準　565
　　――の妊産婦　574
　　――の脳血管撮影　564
　　――のバイパス術　861
　　――の病期分類　276,566
　　虚血発作の――　569
　　出血型――　570
問診　119
モンテプラーゼ　194

や

薬剤性ニューロパシー　53
薬剤性めまい　8
薬剤難治性てんかん　722
薬剤熱　264
薬物アレルギー　264
薬物動態　136
薬物療法　200
　　急性肺血栓塞栓症の――　191
　　高齢者の――　136
　　深部静脈血栓症の――　190
　　損傷脊髄の――　774

ゆ

融合三次元画像　683,860
誘発筋電図　877
輸液
　　――管理　132
　　――中のインスリン使用法　238
　　――の原則　148
　　――療法　210
　　維持――　149
　　是正――　150
揺さぶられっこ症候群　315

よ

陽イオン交換樹脂　230
陽子線照射　651
　　胚細胞腫の――　651
陽子線治療　602
幼児の診察　300
用手気道確保　202
腰椎
　　――脊椎管狭窄症　819
　　――椎間板ヘルニア　783
横・S状静脈洞部硬膜動静脈瘻　587
ヨード造影剤　228
予防的抗菌薬投与　260
予防投与　258

ら

ラシックス　229
ラトケ嚢腫　983

ラトケ嚢胞　88
ラブドイド腫瘍　358
ラモトリギン　719
卵黄嚢腫瘍　639, 641
ランゲルハンス組織球菌　313
　　──症　82

り

リザーバーからの髄液排出　322
リザーバー付きフェイスマスク　198
リツキサン　637
リツキシマブ　637
リドカイン　737
リニアック　601
利尿期　226
リネゾリド　273
リバーロキサバン　122
硫酸アトロピン　446
両側椎骨動脈解離　413
良性髄膜腫　655
良性発作性頭位めまい　8
臨床遺伝専門医　1010
輪状甲状靱帯穿刺・切開　203
臨床的認知尺度　20
臨床的標的体積　599
リンチ症候群　1013
リンパ球性下垂体炎　88

る

類上皮腫　90
類上皮性神経膠芽腫　62
涙腺腫瘍　710
類皮腫　91, 313

れ

レビー小体型認知症　22
レベチラセタム　719
レボフロキサシン　258, 272

ろ

ロイコボリン救援療法　633
ロクロニウム　737
ロサイ・ドルフマン病　83
ロゼット形成性グリア神経細胞腫瘍

73
ロセフィン　272

わ

若木骨折　810
笑い発作　733
ワルファリン　122, 189
ワレンベルグ症候群　518
腕神経叢障害　54

欧 文 索 引

■ 数字・記号

α グルコシダーゼ阻害薬　236
β 2-microglobulin　629
β -HCG　641
β - ラクタム系薬　257

Ⅰ型呼吸不全　197
1 椎間固定術　791, 794
1.5AG　233
^{123}I-IMP　726
12 誘導心電図　121
18 歳未満頭部 CT 適応基準　287
Ⅱ型呼吸不全　198
2 次性がん　607
2 椎間固定術　792, 797
2017AHA　160
2D-gradient-echo　98
3 歳以上髄芽腫の臨床試験　344
3 dimensional time-of-flight（3D-TOF）
　法　97
3-3-9 度方式　13
3D-CTA　449
3D-DSA　394
3D-TOF　97
3D 再構成画像　96
4D　657
4METs　120
5 連発刺激　625
7METs　175
8 in 1 治療　343
^{99m}Tc-ECD　726
^{99m}Tc-HMPAO　726

A

A Direct Aspiration first Pass Technique
　438
a feto protein　643
AAD（atlanto-acial dislocation）　844
A-aDO$_2$　197
AAO-HNS 分類　684
ABC（airway, breathing, circulation）
　12
ABCD$_2$ スコア　283
ABK　273
abnormal muscle response　879
ABPC　270
ABR（auditory brain stem response）
　542, 684, 967
AchA（anterior choroidal artery）　409
AChoA　555
AcoA（anterior communicating arter）
　410
acoustic neurinoma　605
ACTH　140
activated partial thromboplastin time
　189
acute epidural hematoma　748
acute kidney injury　223
acute lung injury　252
acute renal failure　223
acute respiratory distress syndrome
　215
acute subdural hematoma　750
AD　21, 35
ADAPT（A Direct Aspiration first Pass
　Technique）　438
ADC（apparent diffusion coefficient）

101
ADH（antidiuretic hormone）　459
ADI（atlanto-dental interval）　842
adjunctive　404
ADL 評価法　288
AED（antiepileptic drugs）　637
AEDH（acute epidural hematoma）
　748
AEP（auditory evoked potential）　952
AFP（a feto protein）　643
AHA/ACC　172
AI（asymmetry index）　550
airway pressure release ventilation
　215
airway, breathing, circulation　12
AIS（ASIA impairment scale）　763
AIUEO TIPS　12
AKI（acute kidney injury）　223
　——患者の栄養管理　231
　——診断基準　225
Alberta Stroke Program Early CT
　Score　282
ALI（acute lung injury）　252
Allcock test　548
Alzheimer 型認知症　21
American Spinal Injury Association の
　四肢運動評価　762
AMR（abnormal muscle response）
　879
anaplastic astrocytoma　60
anaplastic astrocytoma　608
anaplastic choroid plexus papilloma
　70
anaplastic ganglioglioma　72
anaplastic oligoastrocytoma　64

anaplastic oligodendroglioma　63, 608

Anderson-D'Alonzo 分類　844

angiocentric glioma　68

ankylosing spinal disorder　773

ANP（atrial natriuretic peptide）　459

anterior choroidal artery　409

anterior communicating arter　410

anterior cord syndrome　785

anterior craniofacial approach　933

anterior interhemispheric approach　927

anterior interhemispheric transcallosal approach　504

anterior mesencephalic SEZ　512

anterior MTR AVM　497

anterior odontoid screw fixation　852

anterior odontoid screw 固定法　851

anterior petrosal approach　951

anterior petrosectomy　951, 953

anterior spinal artery　559

anterior temporal approach　917

anterior transcallosal approach　993

anterior transpetrosal approach　539

antidiuretic hormone　459

antiepileptic drugs　637

Apert 症候群　305

Apgar score　300

apparent diffusion coefficient　101

APRV（airway pressure release ventilation）　215

APRV の初期設定　216

APTT（activated partial thromboplastin time）　189

AraC　633

arachnoid cyst　89

ARDS（acute respiratory distress syndrome）　215, 252

ARF（acute renal failure）　223

arginine vasopressin　245

Argyll-Robertson 瞳孔　642

arterial spin labeling　107

ASA（anterior spinal artery）　559

ASDH（acute subdural hematoma）　750

ASIA impairment Scale　763

ASIA の四肢運動評価　762

ASIST-Japan　282

ASL（arterial spin labeling）　107

ASPECTS on NCCT　100

ASPECTS（Alberta Stroke Program Early CT Score）　282

ASPECTS+W　104

ASPECTS-DWI　282

assist（adjunctive）technique　404

astroblastoma　68

astrocytoma and ganglioglioma　72

asymmetry index　550

AT（atypical teratoid）　77

ATC（automatic tube compensation）　212

Atlanto-acial dislocation　844

atlanto-dental interval　842

atlantooccipital membrane　701

atrial natriuretic peptide　459

atrial width　316

AT/RT（atypical teratoid/rhaboid tumour）　358

atypical choroid papilloma　356

atypical teratoid　77

――rhaboid tumour　358

auditory brain stem response　684

auditory evoked potential　952

automatic tube compensation　212

AVM　495

anterior MTR ――　497

brainstem ――　514

callosal ――　508

caudate head ――　500

cerebellar ――　508

cerebellopontine ――　515

deep ――　499

deep-seated brainstem ――　513

deep-seated ――　511

frontal lobe ――　496

inferior vermian ――　510

insular ――　499

medial thalamic ――　501

middle MTR ――　498

paramedian ――　498

parietooccipital ――　496

petrosal cerebellar ――　509

pineal body ――　503

posterior MTR ――　498

posterior thalamic ――　502

pure sylvian ――　499

putaminal ――　500

ruptured brainstem ――　514

suboccipital cerebellar ――　509

superficial（pial）――　511

superior thalamic ――　501

superior vermian ――　510

temporal lobe ――　496

tentorial cerebellar ――　508

thalamic ――　501

tonsillar cerebellar ――　509

ventricular and periventricular ――　503

Vermian ――　510

脳幹部――　513

非破裂性脳幹部――　512

AVP（arginine vasopressin）　245

axotmesis　39

B

BA（basilar artery）　413

―― trunk　414

BA-AICA aneurysm　493

Babisnki 反射　781

BAI-BDI 法　843

balloon-assist technique　404

Barthel Index　287

basal energy expenditure　153

basal interhemispheric approach　927

BA-SCA aneurysm　492

basilar artery　413

basilar impression or invagination　843

BCNU wafer　611

BCVI（Blunt Cerebro Vascular Injury）　751, 754

BCVI 危険因子　754

BEE（basal energy expenditure）　153

Beevor 徴候　781

behavior and psychological symptoms of dementia　20

belly-tendon 法　876

Berlin 定義　215

Bertrand 手術　907

Bevacizumab　611

bimastoid line　843

Blunt cerebro-vascular Injury　751, 754

Borden 分類　582

Boston Protocol　359

BPSD（behavior and psychological

欧文索引　1033

symptoms of dementia）　20

Bq　599

brainstem AVM　514

brainstem tumor　354

Brooks 法　851

Brown-Séquard syndrome　785

Brunnstrom stage　289

burr hore　687

C

C1 lateralmass-C2 screw fixation　853

C2-3 portion aneurysm　487

C4/5 レベル　783

C5/6 レベル　783

C6/7 レベル　783

C7/T1 レベル　783

Callosal AVM　508

caloric test　684

CAM（Clinical-ASPECTS Mismatch）
　110

Canada CT rule　286

CAPPAH sign（convexity apparent
　hyperfusion）　31

cardiogenic shock　169

CARE 療法　616

carotid artery stenting　418

carotid endarterectomy　462

carotid Guardwire PS　422

carotid ultrasonography　98

carotid-oculomotor window　919

CAS（carotid artery stenting）　418

caudate head AVM　500

CAZ　272

Ca 拮抗剤　167

CBF（cerebral blood flow）　107

CCI 法　843

CCM（Clinical-Core Mismatch）　110

Ccr　224

CDI（central diabetes insioidus）　245
　——の診断基準　246

CDR（clinical dementia rating）　20

CEA（carotid endarterectomy）　462

central cord syndrome　785

central diabetes insioidus　245

central neurocytoma　73

cerebellar AVM　508

cerebellar liponeurocytoma　74

cerebellopontine AVM　515

cerebral blood flow　107

cerebral salt wasting syndrome　152

cervical myelopathy　787

cervical radiculopathy　787

cervical spondylosis　786
　—— myelopathy　787

CEZ　257, 261

CHA₂DS₂-VASc スコア　182, 284

Chaddock 反射　781

CHADS₂ スコア　284

Chamberlain's line　843

Charcot-Marie-Tooth 病　54

Chari 奇形　847

child abuse　315

CHIPS ルール　740

chondroma　88

chondrosarcoma　80, 88

CHOP 療法　606

chordoid glioma of the third ventricle
　68

chordoma　88, 606

choriocarcinoma　639, 641

choroid plexsus cyst　90

choroid plexus carcinoma　70, 356

choroid plexus papilloma　68, 356

choroid plexus tumor　58, 68, 356

chronic inflammatory demyelinating
　polyneuropathy　51

chronic kidney disease　224

chronic obstructive pulmonary disease
　221

Churg-Strauss 症候群　49

CIDP（chronic inflammatory
　demyelinating polyneuropathy）　51

cigarette burn mark　308

CIM（Clinical-Imaging Mismatch）
　108

CKD（chronic kidney disease）　224
　——の重症度分類　224

clinical dementia rating　20

clinical target volume　599

Clinical-ASPECTS Mismatch　110

Clinical-Core Mismatch　110

Clinical-Imaging Mismatch　108

cMAP（compound muscle action
　potential）　43

CMZ　261

coccygeal pit　309

Cockcroft-Gault 式　131, 224

Cognard 分類　582

collaterals　110

colloid cyst　90

coma scale　288

combined petrosal approach　960

combined transpetrosal approach　674

compound muscle action potential　43

computed tomography　860

continuous positive airway pressure
　206

contralateral approach　498

convexity apparent hyperperfusion　31

COPD（chronic obstructive
　pulmonary disease）　126, 221

cord/sac ratio　385

cowden syndrome　85

CPAP（continuous positive airway
　pressure）　206
　——モード　201

CPFX　272

CPK アイソザイム　445

CPOT（critical-care pain observation
　tool）　207

CPT（choroid plexus tumor）　356

cranio-cervical junction　841

craniopharyngioma　86, 604, 673

craniospinal irradiation　326

CRH 負荷試験　142

cribriform plate complex　937

critical illness neuropathy　53

critical-care pain observation tool　207

Crouzon 症候群　305, 312

CSI（craniospinal irradiation）　326

CSI の減量　344

CSM（cervical spondylosis
　myelopathy）　787

CSWS（cerebral salt wasting
　syndrome）　152
　—— と SIADH の鑑別　247
　——の治療　250

CT（computed tomography）　860
　——DWI reversed discrepancy　103
　——perfusion　105, 108
　——灌流画像　105
　乳幼児の——　314

CTA　96
　—— source image　110

―――脳動脈瘤 393
CTP 105
CTRX 272
CTV（clinical target volume） 599
CTX 272
CUS（carotid ultrasonography） 98
cushing 現象 738
CyberKnife 602

D

D ダイマー/FDP 換算表 253
DAM（difficult airway management） 737
Dandy approach 1001
Dandy-Walker 症候群 368
DAP 273
DAPT（dual-antiplatelet therapy） 395
DC（decompressive craniectomy） 746
DDAVP 試験 144
decompressive craniectomy 746, 751
deep and subcortical white matter hyperintensity 295
deep AVM 499
deep-seated AVM 511
deep-seated brainstem AVM 513
de-escalation 258
definite iNPH 32
delayed ischemic neurological deficits 452
Denver criteria 751
Denver grading 754
dermoid cyst 91
DESH（disproportionately enlarged subarachnoid-space hydrocephalus） 30
desmoplastic infantile 72
developmental venous anomaly 529
diabetic ketoacidosis 241
diastematomyelia 383
DIC（disseminated intravascular coagulation） 251
―――の診断 254
―――の治療 254
線溶均衡型――― 252
線溶亢進型――― 252
線溶抑制型――― 251
敗血症性――― 254
difficult airway management 737

diffuse astrocytic and oligodendroglial tumors 58
diffuse astrocytoma 60
diffuse idiopathic skeletal hypersostosis 773
diffuse intrinsic pontine glioma 354
diffuse leptomeningeal glioneuronal tumor 73
diffuse midline glioma 62
diffusion-perfusion mismatch 108
diffusion-weighted Imaging 101
digastric line 843
digital subtraction angiography 393
DIND（delayed ischemic neurological deficits） 452
DIPG（diffuse intrinsic pontine glioma） 354, 356
diplomyelia 383
direct oral anticoagulant 220
direct sinus packing, surgical transvenous embolization 589
DISH（diffuse idiopathic skeletal hypersostosis） 773
disproportionately enlarged subarachnoid-space hydrocephalus 30
dissection of bilateral VA 413
disseminated intravascular coagulation 251
distal anterior cerebral artery 411
distal protection 法 421
distal transsylvian fissure approach 995
distributive shock 169
DKA（diabetic ketoacidosis） 241
DLB 22, 36
DOAC（direct oral anticoagulant） 220
Dolenc approach 472, 674, 919
dorsal root entry zone 836
double catheter technique 405
DPM（diffusion-perfusion mismatch） 108
DPP4 阻害薬 236
DREZ（dorsal root entry zone） 836
DRPM 272
DSA（digital subtraction angiography） 393
DSC（dynamic susceptibility contrast）

106
DSWMH（deep and subcortical white matter hyperintensity） 295
dual energy CT 397
dual-antiplatelet therapy 395
dural sinus の温存 930
DVA（developmental venous anomaly） 529
DVT 184
―――での抗凝固療法 189
DWI（Diffusion-weighted Imaging） 101
――― ASPECTS 102
dynamic susceptibility contrast 106
dysembryoplastic neuroepithelial tumor 70
dysgerminoma 639
dysplastic gangliocytoma 71

E

eCcr の計算式 224
ECMO（extracorporeal membrane oxygenation） 217
ECOG performance status 619
EFNS 740
eGFR 131
―――の計算式 224
EGFR 遺伝子 1013
EIC 100
embryonal carcinoma 639, 642
embryonal tumours 59, 76, 347, 604
EN（enteral nutrition） 158
endoscopic endonasal approach 664
endoscopic third ventriculostomy 367
enteral nutrition 158
enterogenous cyst 91
ependymal cyst 90
ependymal tumors 58
ependymoma 350, 354
epidermoid cyst 90
Erb 麻痺 55
Erdheim-Chester disease 83
ERG 880
ESCAPE 429
ETV（endoscopic third ventriculostomy） 367
――― success score 368
Euro SCORE 172

欧文索引　1035

evoked electromyogram　877

evoked EMG（evoked electromyogram）
　877

excreted fraction of filtered sodium
　226, 233

EXTEND IA　429

extracorporeal membrane oxygenation
　217

extradural anterior clinoidectomy　919

extradural temporopolar approach
　917

extraventricular neurocytoma　73

F

facial recess　960

FACT（focused assessment with CT
　for trauma）　738

familial tumor syndromes　60, 84

far lateral approach　966

fast spin echo　518

Fast STIR　725

FAST（focused assessment with
　sonography for trauma）　737

FAST（functional assessment staging）
　20

FD 治療　551

FD（flow diverter）　547

FDG-PET　726

FENa（excreted fraction of filtered
　sodium）　226, 233

FHV　112

fibrous dysplasia　89

FIM（functional independence
　measure）　288

Fisher の CT 分類　277

FLAIR Hyperintense Vessel（FHV）
　112

FLAIR（fluid attenuated inversion
　recovery）　447, 725

flow alteration teatment　560

flow diverter　414, 547

fluid attenuated inversion recovery
　447, 725

focal epilepsy　719

focused assessment with CT for trauma
　738

focused assessment with sonography
　for trauma　737

FOHR（frontal and occipital horn
　ratio）　367

Frankel 分類　763

froment 徴候　46

frontal and occipital horn ratio　367

frontal lobe AVM　496

frontal transcortical approach　990

FSE（fast spin echo）　518

FSH　140

FTLD　22, 36

functional assessment staging　20

functional independence measure　288

functional tethering　386

fusion image　918

G

Galli（McGraw）法　852

gangliocytoma　70

ganglioglioma　71

Gardner-Robertson 分類　285, 684

GBM（glioblastoma）　61

GBS（Guillain-Barre syndrom）　50

GCS（Glasgow coma scale）　13, 288

generalized epilepsy　719

genetic counseling　1008

germ cell tumor　60, 83, 604, 639

germinoma　604, 639
　——の放射線治療　647

germinoma with syncytiotroblastic
　giant cells　639

germinoma with syncytiotrophoblastic
　giant cell　640

GH　139

GHRH 負荷試験　142

GHRP-2 負荷試験　143

Glasgow coma scale　13

Glasgow Outcome Scale　287

gliadel　611

glioblastoma　608

glioma 神経膠腫　608

gliomas の放射線治療　603

gliosis　544

GLP-1 受容体作動薬　236

granular cell tumor of the sellar region,
　pituicytoma, spindle cell oncocytoma
　87

green wood fracture　810

gross tumor volume　599

GTV（gross tumor volume）　599

Guillain-Barre syndrome　50

guyon 管症候群　47

Gy　599

H

haemangiopericytoma　80

Halo vest 外固定　768

hangman 骨折　772

hANP　177

Harris-Benedict の式　153

HAS-BLED スコア　182

HCG（human chorionic gonadotropin）
　639, 643
　——HMG 療法　146
　—— β　643
　—— β 測定法　648
　——産生ジャーミノーマ　648

HDS-R　291

Head Smart Project　333

hemangioblastoma　80, 354

Henle 棘　957

HERMES collaboration　431

herniation technique　404

HGG（high-grade glioma）　339, 354

high grade AVM　496

high superior parietal lobe approach
　995

high-grade glioma　339, 354

histiocytic tumors　59, 82

histologically defined　76

Hockey stick 型　542

Homan 徴候　186

HONK（hyperosmolar nonketonic
　coma）　241

Horner 症候群　518

House-Brackmann grading　285, 685

human chorionic gonadotropin　639,
　643

Hunt & Kosnik の分類　277

hyperdense artery signs　95

hyperosmolar nonketonic coma　241

hyperostosis　79

hypertension　456

hypovolemic shock　169

I

IABP　219

I.A. videoangiography　553

IC anterior wall　408

IC-anterior choroidal aneurysm　488

IC dorsal aneurysm　488

IC-ophthalmic aneurysm　486

IC-PC aneurysm　487

IC 分岐部動脈瘤　488

ICA terminal　409

ICA 塞栓　550

ICE 療法　610, 616

ICH（traumatic intracerebral hematoma）　750

ICS（isolated cortical swelling）　100

IDH 変異　60

idiopathic normal pressure hydrocephalus grading scale　30

IgG4 関連疾患　88

IHA（interhemispheric lamina terminalis approach）　674

IL10　629

IM（internal margin）　599

IMPT（intensity modulated proton therapy）　650

IMRT（intensity modulated radiation therapy）　602, 650

in flow 効果　97

inberted radial reflex　781

incomplete disjunction　384

inferior petrosal sinus　585

inferior vermian AVM　510

informed decision making　1009

infratentorial supracerebellar approach　645

iNPHGS（idiopathic normal pressure hydrocephalus grading scale）　30

iNPH 診療ガイドライン　32

insular AVM　499

intensity modulated proton therapy　650

intensity modulated radiation therapy　650

intercollicular SEZ　512

interhemispheric approach　485, 664

interhemispheric cingulate gyrus approach　505

interhemispheric lamina terminalis approach　674

interhemispheric transcallosal

transchoridal fissure approach　999

internal margin　599

internal target volume　599

internal trapping　524

interpeduncular SEZ　512

intramedullary spinal cord tumour　353

intraparietal sulcus approach　504

IPM/CS　272

IPS（inferior petrosal sinus）　585

isolated cortical swelling　100

ITV（internal target volume）　599

IVH　320

ivy sign　567

J

Jackson test　782

jailing　406

Japan coma scale　13, 288

Japan Prehospital Trauma Evaluation and Care　736

Japan SCORE　172

JCS（Japan coma scale）　13, 288

Jefferson 骨折　771

JPTEC（Japan Prehospital Trauma Evaluation and Care）　736

JSH2014　160

Jugular bulb monitoring　747

K

Karnofsky performance status　619

Karnofsky performance scale　285

KDIGO 診断基準　225

Kemp test　783

keyhole corpectomy　795

Ki-67 index　72

Klumpke 麻痺　55

KPS（Karnofsky performance status）　619

KRAS 遺伝子　1013

L

L1/2 レベル　783

L2/3 レベル　784

L3/4 レベル　784

L4/5 レベル　784

L5/S1 レベル　784

L ドーパ負荷試験　143

Lalwani 分類　582

Langerhans cell histiocytosis　82

large core-perfusion mismatch　106

large vessel occlusion　93, 95

Lasegue 徴候　782

lateral frontal AVM　496

lateral spread　879

lateral subfrontal approach　664

lateral suboccipital approach　509, 515, 542

LDM（limited dorsal myeloschisis）　384

Ledge effect　440

LFS（Li-Fraumeni syndrome）　85

LGG（low-grade glioma）　336, 353

LH　140

Lhermitte-Duclus 病　72

Lhermitte 徴候　782

LH-RH による治療　147

LH-RH 負荷試験　142

Li-Fraumeni syndrome　85

Limited dorsal myeloschisis　384

LINAC　601

Long の式　153

Lowenberg 徴候　186

low-grade glioma　336, 353

Lt. IC-PC 破裂脳動脈瘤　448

LT の切開　675

LVFX　258, 272

LVO（large vessel occlusion）　93

lymphocytic hypophisitis　88

lymphomas　59

LZD　273

M

Macewen's triangle　957

macroadenoma　980

Magerl 法　852

magnetic resonance imaging　860

Malignant Lymphoma　605, 615

manual muscle test　290

mastoidectomy　957

Matas test　548

maximum intensity projection　448

MBL（medulloblastoma）　342

McCormick の分類　529

McGraw 法　852

McGregor's line　843

MCI（mild cognitive impairment） 19

mechanical insufflation exsufflator 219

medial thalamic AVM 501

medtronic Neurovascular 551

medulloblastoma 76, 342, 605, 612

MEG 726

melanocytic tumors 59, 80

melanocytoma 80

melanocytosis 80

melanoma 80

melanomatosis 80

meningioma 5, 605, 978

MEP（motor evoked potential） 625, 874

——運動誘発電位 874

MEPM 272

meralgia paresthetica 48

mesenchymal, non-meningothelial tumours 59, 79

meta-iodobenzylguanidine 28

metastatic brain tumours 606

metastatic tumors 60

—— of the CNS 87

methotrexate 606

Meyer's loop 505

MIBG（meta-iodobenzylguanidine） 28

microadenoma 982

middle cerebral artery 411

middle fossa rhomboid approach 951

middle frontal gyrus approach 504

middle MTR AVM 498

midline suboccipital approach 514, 541

midline suboccipital approach 1003

midline suboccipital craniotomy 510

MIE（mechanical insufflation exsufflator） 219

mild cognitive impairment 19

mini-orbitozygomatic approach 924

mini-pterional approach 924

mini-state examination 291

MIP（maximum intensity projection） 448

mixed germ cell tumor 639

mixed germinal cell tumor 642

MMA 周囲のドリリング 571

MMSE（mini-state examination） 291

MMT（manual muscle test） 290

modified Rankin scale 287

Monakow 症候群 488

mononeuropathy 44

——multiplex 48

motor evoked potential 625, 874

MPR（multi-planar reconstruction） 96

MR

——静脈造影 188

——ベノグラフィー 449

——angiography 683

——cisternography 682

——perfusion 106

——venography 683

MR CLEAN 428

——試験 431

MRA（MR angiography） 97, 448, 683

——脳動脈瘤 393

MRI（magnetic resonance imaging） 448, 860

——の鎮静 319

出生後—— 317

MRV（MR venography） 683

MSLP（Myoarchitectonic Spinolaminoplasty） 802

MTX（methotrexate） 606, 627

——大量療法 633

multi clipping method 479

multiphase CTA 111

multi-planar reconstruction 96

myelomeningocele 373, 377

myeloschisis 373, 377

N

nasal high flow 200

National Institutes of Health Stroke Scale 108

NBCA（n-butyl cyanoacrylate） 584

n-butyl cyanoacrylate 584

NCCT（Non-contrast CT） 95, 100

NCSE（nonconvulsive status epilepticus） 671

neck compression test 782

nephrogenic systemic fibrosis 228

nerve integrity monitor 951

neurenteric cyst 966

neurofi bromatosis type 1 85

neurofi bromatosis type 2 85, 681

neurogenic stunning 177

neuroglial cyst 90

neuronal and mixed neuronal-glial tumors 59, 70

neuropraxia 39

neurotmesis 39

NF1（neurofibromatosis type 1） 85

NF2（neurofibromatosis type 2） 85, 681

NHF（nasal high flow） 200

NICE 740

NIH Stroke Scale 278

NIHSS（National Institutes of Health Stroke Scale） 108, 278

NIM（nerve integrity monitor） 951

nivolmab 637

non-contrast CT 95

nonconvulsive status epilepticus 671

non-invasive positive pressure ventilation 201

normal pressure hydrocephalus 29

normovolemia 456

normovolemic therapy 456

NOVALIS 602

NPH（normal pressure hydrocephalus） 29, 459

NPPV（non-invasive positive pressure ventilation） 201

NYHAI 175

O

occipital interhemispheric approach 941

occipital interhemispheric approach 1001

occipital interhemispheric trans-precuneus/cingulate approach 995

occipital transtentorial approach 540, 645

occipitotemporal sulcus approach 497

occlusion in situ 514

ocular lymphoma 630

OD（orthostatic dysregulation） 10

olfactory groove 986

olfactory neuroblastoma 89

oligoastrocytoma 62, 64

one-piece 法　922

onyx　584, 591

ophthalmic artery　407

OPLL（ossification of the posterior
　longitudinal ligament）792

optico-carotid window　919

orbito-naso-glabellar osteotomy　936

orbitozygomatic approach　537

orbitozygomatic soteotomy　923

orthostatic dysregulation　10

ossification of the posterior longitudinal
　ligament　792

OTA（occipital transtentorial
　approach）514, 645

other astrocytic tumors　64

other astrocytic tumours　58

other gliomas　58

P

Packer protocol　612

Papile の CT 分類　321

papillary glioneuronal tumor　72

papillary tumor of the pineal region
　75

PAPM/BP　272

paraganglioma　74

paramedian AVM　498

parietooccipital AVM　496

parietooccipital interhemispheric
　precuneus approach　505

PBT（proton beam therapy）650

PCA（posterior cerebral artery）560

PCNSL（primary central nervous
　system lymphoma）81, 627
　――の化学療法　633
　――の治療　632

PcoA（posterior communicating
　artery）408, 555

PCPS（percutaneous cardiopulmonary
　support）195

PCS（post-concussion syndrome）
　743

PECARN　287

penumbra system　430, 437

penumbral marker　106

percutaneous cardiopulmonary support
　195

percutaneous transluminal angioplasty

419, 458

percutaneous TVE　589

perfect O テスト　46

perfusion-imaging mismatch　110

perfusion-weighted imaging　106

peritrigeminal SEZ　512

periventricular hyperintensity（PVH）
　295

PET　726

petroclival meningioma　961

petrosal cerebellar AVM　509

petrosal vein　587

Pfeiffer 症候群　305

pharmacokinetics/pharmacodynamics
　257

photon 照射　650

pial resection technique　514

piano-playing fingers　842

PICA（posterior inferior cerebellar
　artery）559
　―― involved type　524

pilocytic astrocytoma　64, 336

PIM（perfusion-imaging mismatch）
　110

pineal body AVM　503

pineal parenchymal tumor of
　intermediate differentiation　74

pineoblastoma　75, 347

pineocytoma　74

PIPELINE　414, 415

pipeline Flex　547, 551

pituitary adenoma　87, 604

PK/PD（pharmacokinetics/
　pharmacodynamics）257

placental alkaline phosphatase　640

planning target volume　600

planum　986

PLAP（placental alkaline phosphatase）
　640

pleomorphic xanthoastrocytoma　65

polyneuropathy　50

possible iNPH　32

post-concussion syndrome　743

posterior cerebral artery　560

posterior communicating artery　408

posterior cord syndrome　785

posterior frontotemporal approach
　507

posterior inferior cerebellar artery
　559

posterior MTR AVM　498

posterior petrosal approach　956

posterior thalamic AVM　502

posterior transcallosal approach　645

posterior transpetrosal approach　539

posterior zygomatic point　957

Power's ratio　843

PPTID（pineal parenchymal tumor of
　intermediate differentiation）74

preauricular zygomatic point　952

presigmoid approach　542

pressure support ventilation　206

preventable trauma death　736

priapism　761

primary brain damage　739

primary central nervous system
　lymphoma　627

primary CNS lymphoma　81

PRL　139

probable iNPH　32

prone parkbench position　943

prone position　943

propofol 麻酔　976

prothrombin time-international
　normalized ratio　189

proton beam therapy　650

proximal occlusion　549

proximal protection 法　422

pseudoprogression　609

PSV（pressure support ventilation）
　206

PTA（percutaneous transluminal
　angioplasty）419, 458

PTA（pure tone average）683

PTD（preventable trauma death）736

pterional approach　483, 674, 912

PT-INR（prothrombin time-
　international normalized ratio）189

PTV（planning target volume）600

pure sylvian AVM　499

pure tone average　683

push and fluff 法　432

putaminal AVM　500

PV（petrosal vein）587

PVH　295

PWI（perfusion-weighted imaging）

106

PZFX　272

Q

QOL の評価方法　288

R

radiation portals　600

Rankin scale　287

RANO criteria　618

RAPID　108

rapid sequence induction　737

rapid sequence intubation　203

RASS（Richmond Agitation-Sedation
scale）　207

Rathke's cleft cyst　88

RCRI（reviced cardiac risk index）
175

RD（reversed discrepancy）　101

re-build-up 現象　568

RELA fusion 陽性例　352

RELA 遺伝子　350

retained medullary cord　386

retrograde suction decompression 法
553

retrolabyrinthine approach　956

retrosigmoid suboccipital approach
514

REVASCAT　429

reversed discrepancy　101

reviced cardiac risk index　175

rhabdoid tumour　77

rhabdomyosarcoma　80

Richmond Agitation-Sedation scale
207

RIVIVE SE　433

Rosai-Dorfman disease　83

Rosette-forming glioneuronal tumor
73

RSI（rapid sequence intubation）
203, 737

RT（rhabdoid tumour）　77

rt-PA　428

ruptured brainstem AVM　514

Rusmussen 脳炎　733

S

S 状静脈洞　969

Saethre-Chotzen 症候群　305

safe entry zone　512, 541

SAH　444

SBT（spontaneous breathing trail）
211, 212

SCA（superior cerebellar artery）
413, 560

SCAT（sports concussion assesment
tool）　743

sCD25　629

schwannoma　78

SCIT approach　509

SCM（split cord malformation）　383

SDS（speech discrimination score）
683

secondary brain damage　739

seminoma　639

sensory nerve action potential　43

SEP（somatosensory evoked
potential）　869

――体性感覚誘発電位　869

septum posticum　837

set-up margin　599

SEZ（safe entry zone）　512

SF-36　288

SGLT-2 阻害薬　236

shaken impact syndrome　315

SHH-activated　76

SHPA（superior hypophyseal artery）
407

SIADH（syndrome of inappropriate
secretion of antidiuretic hormone）
152, 245

――の診断基準　248

――の治療　248

SIAS（stroke impairment assessment
set）　288

sigmoid sinus plate　957

sIL-2R　629

silent MRA　460

Simpson 分類　285, 657

SIMV（synchronized intermittent
mandatory ventilation）　206

single catheter technique　403

single photon emission computed
tomography　549

single-cage 法　795

SIRS　252

――の診断基準　253

SISCOM（subtraction ictal SPECT
co-registered to MRI）　726

skull base tumor　88

SM（set-up margin）　599

small core　100

SNAP（sensory nerve action
potential）　43

solitaire 2　432

solitary fibrous tumour　80

somatosensory evoked potential　869

SP シャント術　364

SPA（spheno-palatine artery）　977

SPECT（single photon emission
computed tomography）　549, 726

speech discrimination score　683

Spetzler & Martin Grade　277

spheno-palatine artery　977

spina bifida aperta　373

spina bifida occluta　373

spinolaminoplasty　813

SPL approach　504

split cord malformation　383

sPNET（supratentorial primitive
neuroectodermal tumor）　347

spontaneous breathing trail　212

sports concussion assesment tool　743

Spurling test　782

SR（stretch-resistance）　401

SSI（surgical site infection）　257

SSS（superior sagittal sinus）　991

S/T モード　201

STA 剥離　570

standard pterional approach　913

standard suboccipital craniotomy　509

stent assisted technique　406

STGC（syncytiotrophoblastic giant
cells）　639, 640, 648

stretch-resistance　401

stroke impairment assessment set
288

Strurge-Weber 症候群　733

STUPP regimen　609

subdural effusion　361

subdural fluid collection　361

subdural hematoma　361

subdural hygroma　361

subependymal giant cell astrocytoma

64

subfrontal approach 916

suboccipital cerebellar AVM 509

suboccipital craniotomy 508

subtemporal approach 496, 539, 997

subtraction ictal SPECT co-registered to MRI 726

suction decompression 法 480

sulcus 504

superficial（pial）AVM 511

superior cerebellar artery 413, 560

superior frontal sulcus approach 504

superior hypophyseal artery 407

superior parietal transcortical approach 504

superior sagittal sinus 991

superior thalamic AVM 501

superior vermian AVM 510

supracerebeller infratentorial approach 540

supramaximal 869

supraorbital approach 924

supraorbital bar 707

──── osteotomy 921

supratentorial primitive neuroectodermal tumor 347

surgical site infection 257

susceptibility vessel sign 98

Suzuki の分類 277

SU 剤 236

Sv 599

SVS（susceptibility vessel sign） 98

SWIFT PRIME 429

sylvian AVM 496

synchronized intermittent mandatory ventilation 206

syncytiotrophoblastic giant cells 648

syndrome of inappropriate secretion of antidiuretic hormone 152, 245

syndrome of paradoxical worsening 584

T

T1/2 レベル 783

T2-reverse 画像 725

T2 強調画像 98

海綿状血管腫の── 533

T4 製剤 145

TAE（transarterial embolization） 584

Taira 変法 908

TBI（traumatic brain injury） 736

────診療の実際 755

TCD（transcranial Doppler sonography） 452

TCDB（trauma coma data bank） 745

tectal glioma 355

TEIC 273

temozolomide 610, 637

temporal lobe AVM 496

temporal transcortical approach 496, 507

tentorial cerebellar AVM 508

teratoma 639

thalamic AVM 501

The ASTER Trial 431

THERAPY 430

thickened filum 386

thrombolysis in Cerebral Infarction 283

TIA 型もやもや病 563

TICI（thrombolysis in cerebral infarction） 283

tight filum terminale 386

tinel 徴候 42

tissue plasminogen activator 165

TIVA 967

TMZ（temozolomide） 610, 637

TOF（train-of-four）刺激 874

tomotherapy 602

tonsillar cerebellar AVM 509

top to bottom approach 264

tPA（tissue plasminogen activator） 165, 195

TPN キット製剤 156

train-of-four 刺激 874

TRAIT（treatment related acute imaging target） 93

transarterial embolization 584

transarterial intravenous embolization 589

transbasal approach 933, 938

transcallosal approach 504, 536

transclival approach 543

transcondylar approach 543, 850

transcondylar approach 966

transcondylar fossa approach 850

transcortical temporal approach 505

transcranial Doppler sonography 452

transcranial orbital approach 706

transjugular approach 700

trans-laminaterminalis approach 999

translucent image 394

transparietooccipital approach 496

transpeduncular approach 537

transpetrosal approach 951

transsphenoidal surgery 975

transsylvian approach 499, 507, 536

transsylvian fissure approach 996

transuncal foraminotomy 790

transvenous embolization 584

transverse cord syndrome 785

trapping 550

trauma coma data bank 745

traumatic brain injury 736

traumatic intracerebral hematoma 750

treatable dementia 22, 29

treatment related acute imaging target 93

Trevo XP ProVue Retriever 432

TRH 負荷試験 141

TS（tuberous sclerosis） 85

T/S（transsphenoidal surgery） 975

TSH 140

tuberculum sellar meningioma 986

tuberous sclerosis 85

tumors of the craninal and paraspinal nerves 59

tumors of the pineal region 59, 74

tumors of the cranial and paraspinal nerves 77, 604

tumors of the sellar region 604

TVE（transvenous embolization） 584

twin-cage 法 789

two-piece 法 922

two-point method 512, 535

U

unilateral lateral suboccipital approach 509

V

VA dissection 412

VA union aneurysm 493

VA (vertebral artery) 412
VaD 21, 36
VAP (ventilator-associated pneumonia) 220
VA-PICA aneurysm 494
vasculae cognitive impairment 20
VCI (vasculae cognitive impairment) 20
VCM 269, 273
VEMP (vestibular evoked myogenic potentials) 684
venous thromboembolism 219
ventilator-associated pneumonia 220
ventilator-induced lung injury 221
ventricular and periventricular AVM 503
VEP (visual evoked potential) 880, 986
Vermian AVM 510
vertebral artery 412
VeryfyNow 395
vestibular evoked myogenic potentials 684
VHL (von Hippel-Lindau disease) 80, 85
ViewSite 992
VILI (ventilator-induced lung injury) 221
visual evoked potential 986
VNS 733
Volpeの重症度分類 321
von Hippel-Lindau disease 80, 85
voxel-based specific regional analysis system for Alzheimer disease 23
VPシャント 323, 368
　　乳幼児期の―― 380
V/Qミスマッチ 197
VS 452
VSRAD (voxel-based specific regional analysis system for Alzheimer disease) 23
VTE (venous thromboembolism) 219

W

WAB (Western Aphasia Battery) 295
　　――失語症検査 727
WAIS-R (Wechsler adult intelligent scale revised) 291, 727
WCST (Wisconsin card sorting test) 291
weaning 211
Wechsler adult intelligent scale revised 291
Wechsler memory scale revised 291
Wellsスコア 187
Wernicke-Mannの肢位 905
Western Aphasia Battery 295
WFNS SAH scale 277
WHO2016神経膠腫分類 58
Windkessel効果 549
Wisconsin card sorting test 291
WMS 727
WMS-R (Wechsler memory scale revised) 291
WNT-activated 76

X

X線写真 117
xanthogranuloma 90

Y

Yコネクター 399
yolk sac tumor 639, 641

Z

zygomatic oseotomy 922

編 集 者

端　和夫（はし　かずお）
1935 年　京都市生まれ
1960 年　京都大学医学部卒業
1961〜1964 年　島根県立中央病院外科
1964〜1972 年　京都大学外科，脳神経外科
1969〜1972 年　米国ベイラー医科大学に留学
1972〜1978 年　大阪市立大学講師，助教授
1978〜1984 年　北野病院部長（大阪市）
1984〜2001 年　札幌医科大学教授
2001 年〜　　　　　同　　名誉教授
　　　　　　　　　新さっぽろ脳神経外科病院名誉院長

三國　信啓（みくに　のぶひろ）
1963 年　神戸市生まれ
1989 年　京都大学医学部卒業
1991〜1993 年　大阪赤十字病院脳神経外科
1993〜1997 年　京都大学大学院
1996〜1999 年　米国Cleveland Clinicに留学
1999〜1999 年　彦根市民病院脳神経外科
1999〜2010 年　京都大学脳神経外科助手，講師，准教授
2010 年〜　　　札幌医科大学脳神経外科教授
2012 年〜　　　　　同　　脳機能センター長

謹　告

　本書籍に記載されている薬剤情報に関しては，著者・編集者・訳者ならびに出版社は正確
を期するよう最善の努力を払っています．しかし，記載された内容があらゆる点において正確
かつ完全であることを保証するものではありません．
　薬剤をご使用になる際は，まず医薬品添付文書をご確認の上，最新情報を参照し，読者ご
自身で十分な注意を払われるようお願いいたします．

丸善出版株式会社

脳神経外科臨床マニュアル　改訂第5版

平成 30 年 12 月 30 日　発　行

編　者　　端　　　和　夫
　　　　　三　國　信　啓

発行者　　池　田　和　博

発行所　　丸善出版株式会社
　　　　　〒101-0051　東京都千代田区神田神保町二丁目17番
　　　　　編集：電話 (03) 3512-3263／FAX (03) 3512-3272
　　　　　営業：電話 (03) 3512-3256／FAX (03) 3512-3270
　　　　　https://www.maruzen-publishing.co.jp

© HASHI Kazuo, MIKUNI Nobuhiro, 2018

組版　株式会社 明昌堂／印刷・製本　株式会社 日本制作センター

ISBN 978-4-621-30348-1　C 3047　　　　　　　Printed in Japan

本書の無断複写は著作権法上での例外を除き禁じられています．